Guide des vitamines et des minéraux pour une bonne santé

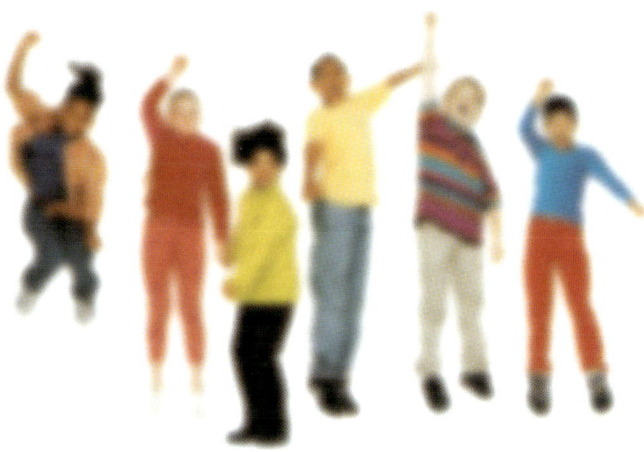

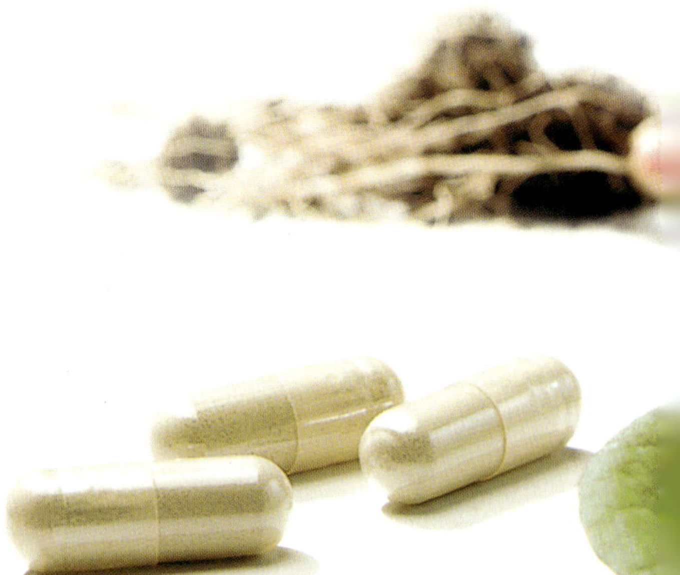

Guide des vitamines et des minéraux pour une bonne santé

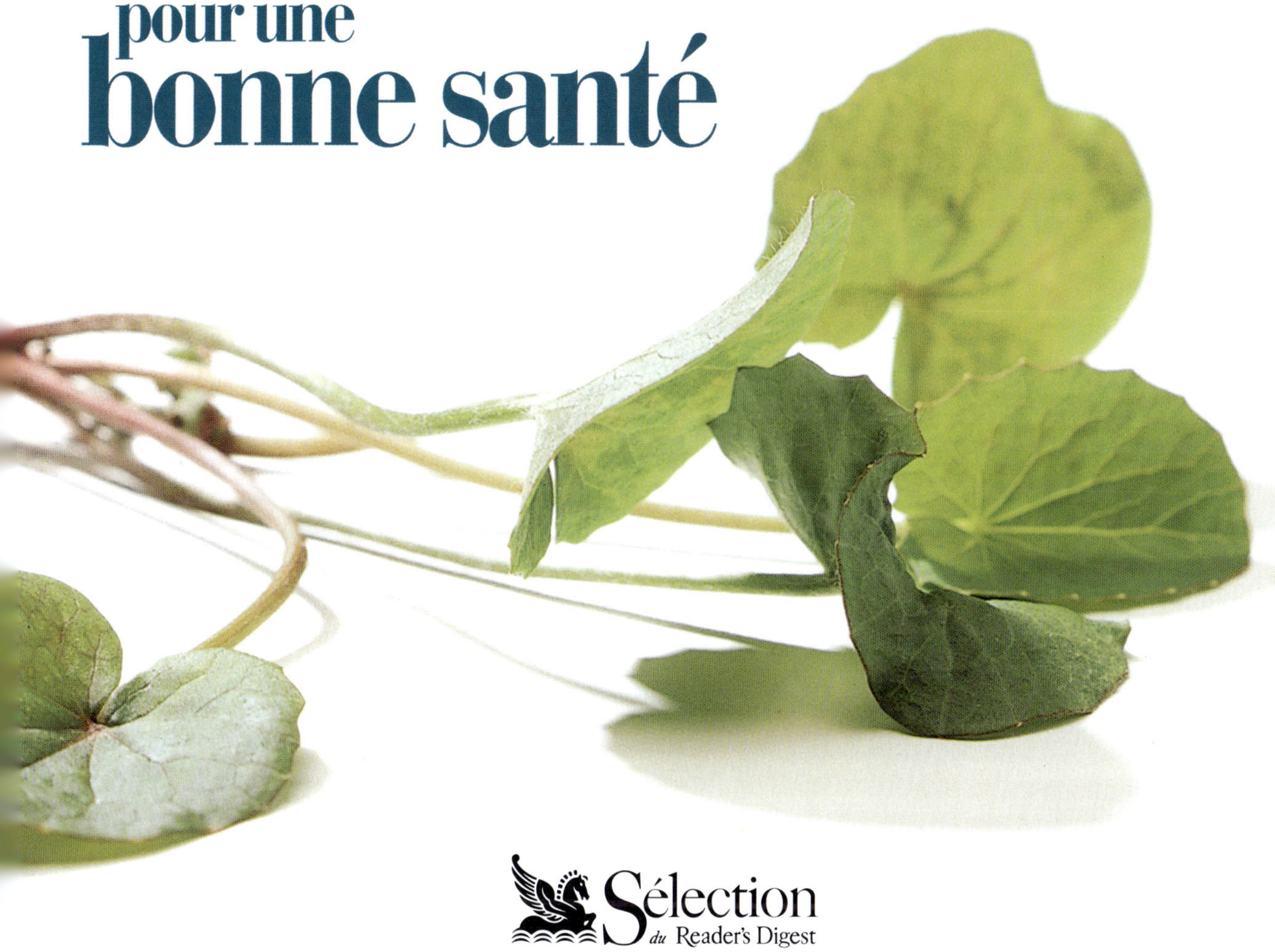

Sélection du Reader's Digest

PARIS ▪ BRUXELLES ▪ MONTRÉAL ▪ ZURICH

GUIDE DES VITAMINES ET DES MINÉRAUX POUR UNE BONNE SANTÉ,
publié par Sélection du Reader's Digest,
est l'adaptation française de
GUIDE TO
VITAMINS, MINERALS AND SUPPLEMENTS

Pour nous communiquer vos suggestions ou
remarques sur ce livre, utilisez notre adresse e-mail :
editolivre@readersdigest.tm.fr

PREMIÈRE ÉDITION
Premier tirage

ISBN 2 7098 1336 X

ÉQUIPE DE SÉLECTION DU READER'S DIGEST

DIRECTION ÉDITORIALE
Gérard Chenuet

DIRECTION ARTISTIQUE
Dominique Charliat

SECRÉTARIAT GÉNÉRAL
Élizabeth Glachant

RESPONSABLE DU PROJET
Servane Wattel

MAQUETTE
Dominique Thomas

LECTURE-CORRECTION
Béatrice Argentier-Le Squer
Catherine Decayeux
Emmanuelle Dunoyer

ICONOGRAPHIE
Danielle Burnichon

FABRICATION
Guillaume Duserre

PRÉPRESSE
Isabelle Lévy

NOUS REMERCIONS TOUS CEUX QUI ONT COLLABORÉ À CET OUVRAGE

CONSEILLERS DE LA RÉDACTION
Docteur Gérard Pacaud, docteur en médecine,
maître ès sciences,
ancien élève diplômé de l'Institut Pasteur
Marie-France Six, diététicienne-nutritionniste
diplômée d'État, journaliste spécialisée

INDEX
Marie-Thérèse Ménager

TRADUCTION
Catherine Bodin-Godi, Dominique Burgaud,
Anne-Marie Hussein

Et, pour leur aimable participation : Alain Le Saux (lecture-correction) et Anne Di Ruzza, conseillère en produits d'hygiène et nutrition

Code projet : US 3569/IC

Préface

Voici le *Guide des vitamines et des minéraux pour une bonne santé,* un ouvrage résolument tourné vers une nouvelle conception de la santé. Il propose à chacun de s'investir pleinement pour comprendre le fonctionnement de son corps, être à l'écoute de ses troubles et tenter d'y remédier en utilisant aussi bien des moyens accessibles à tous que les traitements les plus sophistiqués qu'offrent la science moderne et l'ensemble du corps médical.

Les conseils qui vous sont proposés ici pour entretenir et améliorer votre santé représentent à la fois un retour aux sources et un moyen de dialoguer avec cet univers souvent mystérieux de la médecine.

Un retour aux sources, car l'homme puise depuis toujours dans son alimentation et dans toutes les richesses animales, végétales ou minérales de son environnement pour se soigner. Hippocrate, le grand médecin de Cos, ne recommandait-il pas déjà dans un célèbre aphorisme : « Que ta nourriture soit ton médicament » ?

Un moyen de dialoguer, car une meilleure connaissance des bases de la biologie, de la physiologie et des signes d'apparition des diverses affections et maladies permet une collaboration plus fructueuse avec les médecins.

Le *Guide des vitamines et des minéraux pour une bonne santé* est un livre que vous consulterez au quotidien, une sorte de vade-mecum au sens premier du terme, c'est-à-dire un véritable compagnon de vie. Je souhaite que vous en tiriez le meilleur parti dans la quête d'une santé harmonieuse.

Docteur Gérard Pacaud

Sommaire

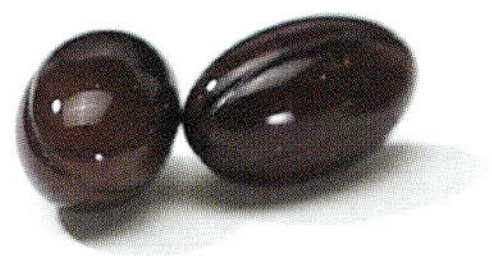

INTRODUCTION

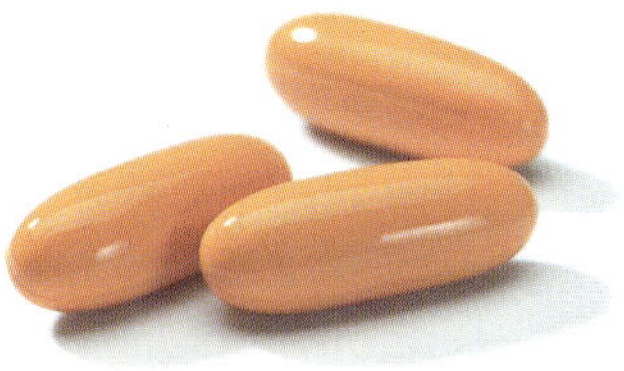

Partie 1 : COMPLÉMENTS NUTRITIONNELS

Signification des couleurs : Vitamines Minéraux Plantes Compléments nutritionnels

Partie 2 : PROTÉGEZ VOTRE SANTÉ

Comment prévenir et soigner les affections les plus courantes

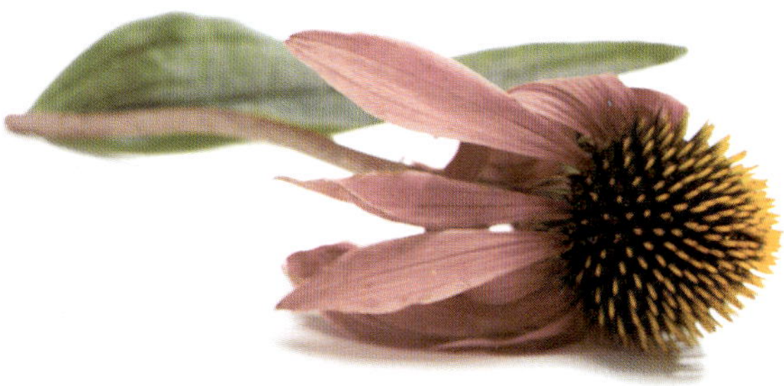

Avant-propos

Comment guérir ou soulager ces affections banales et maux en tous genres qui gâchent la vie quotidienne ? Comment affronter avec les meilleures armes les étapes cruciales de l'existence, de la petite enfance au grand âge ? Comment veiller sur la santé de ses proches avec les garanties de sécurité les plus sûres ? Un apport supplémentaire de vitamines, de minéraux ou d'autres éléments nutritionnels est-il vraiment utile ?

Autant de questions que chacun se pose à l'aube de ce nouveau siècle, qui, on en est déjà certains, connaîtra un allongement spectaculaire de l'espérance de vie. Autant de questions qui constituent aussi le fondement de ce livre. S'appuyant sur des connaissances scientifiques de pointe, cet ouvrage a pour objectif d'apporter un maximum de réponses à vos problèmes médicaux. Mais n'y cherchez pas de recette miracle : il n'en contient aucune. En revanche, vous y trouverez les conditions à réunir pour rétablir, conserver et même améliorer votre bien le plus précieux : la santé.

La première partie de l'ouvrage est consacrée aux vitamines, minéraux, plantes et compléments nutritionnels : elle en précise la nature, le rôle dans l'organisme, les bienfaits, les modes d'utilisation et les effets secondaires possibles.

Vous y constaterez que, s'ils n'ont livré que depuis peu les secrets de leur chimie, la plupart des remèdes à base de plantes s'utilisent depuis la nuit des temps. Vous y noterez l'action surprenante des minuscules oligoéléments sur les cellules, tout aussi minuscules, de votre organisme. Vous y apprendrez enfin à choisir

VOTRE ALIMENTATION EN QUESTION

Si vous souffrez régulièrement de fatigue, d'une baisse de tonus intellectuel ou d'infections, soumettez avant tout votre alimentation à un examen critique.

- Consommez-vous assez de fruits et de légumes ? Cinq portions par jour apportent vitamines, minéraux et phytonutriments en quantités largement supérieures à celles fournies par les autres familles d'aliments. Bien que les fruits et les légumes possèdent des propriétés antioxydantes exceptionnelles, on n'en absorbe en général que la moitié de ce qui est nécessaire à l'organisme.
- Consommez-vous assez de produits aux céréales complètes ? Celles-ci sont bien plus riches en magnésium, oligoéléments et vitamines du groupe B que les céréales raffinées.
- Vos apports en acides gras essentiels sont-ils équilibrés ? Les besoins de l'organisme portent sur deux familles de ces acides : les oméga-3 et les oméga-6. Absorber trop de matières grasses polyinsaturées (riches en oméga-6) et pas suffisamment d'huiles de poisson (riches en oméga-3) compromet cet équilibre et peut provoquer diverses inflammations.

Si vous avez répondu non à ces trois questions, il est plus que temps de modifier votre alimentation, car les compléments présentés dans ce livre peuvent améliorer la qualité de votre régime alimentaire, mais non s'y substituer. Si vous faites peu d'exercice ou souffrez d'affections légères, les préparations multivitaminées ou à base de plusieurs minéraux ne vous feront que du bien ; et elles seront aussi bénéfiques aux personnes âgées. Pour un état de santé optimal, ajoutez-y des compléments antioxydants comme les vitamines C et E ou le sélénium.

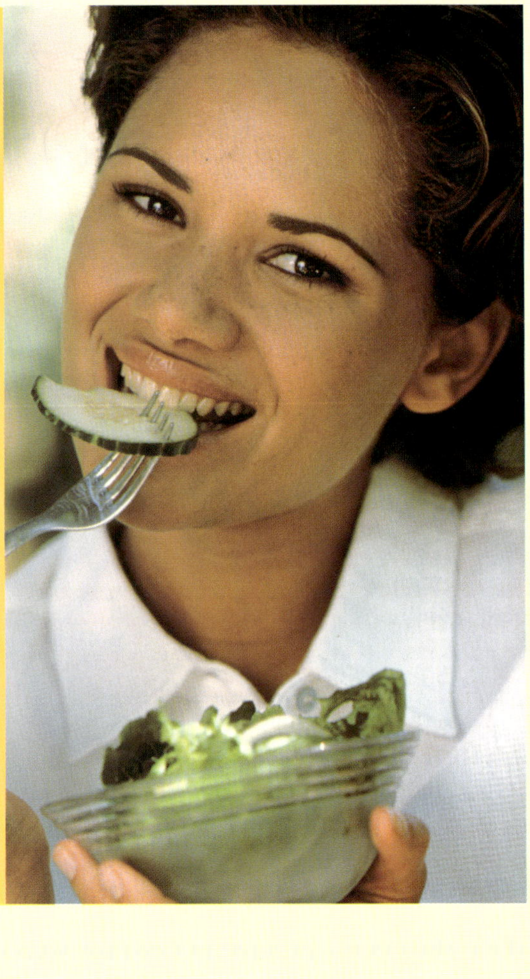

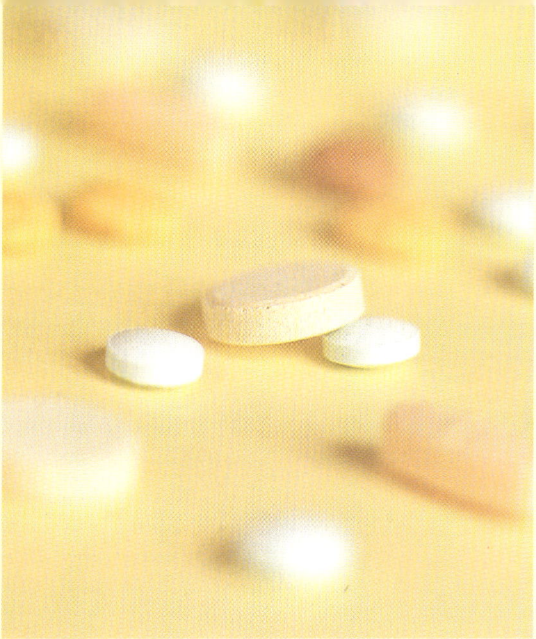

en toute connaissance de cause – parmi les innombrables préparations commercialisées – celles dont la composition se révélera le plus efficace.

La seconde partie s'intéresse aux troubles, maladies et maux divers qui perturbent, parfois gravement, la vie de tous les jours. Chaque rubrique en énumère la nature, les symptômes et les causes puis vous propose un certain nombre de compléments nutritionnels – dont la plupart figurent dans la première partie – en mesure de vous aider à les éviter ou à y remédier. Vous y trouverez les quantités à prendre, la durée du traitement et la façon de les associer.

Quoique bien distinctes, ces deux parties ont en commun des points fondamentaux. D'abord, le rappel insistant de la nécessité, avant d'envisager un traitement quel qu'il soit, de consulter un professionnel de la santé, car il est absolument indispensable de partir d'un diagnostic sans équivoque. Il faut aussi vous assurer qu'un produit ne présente, dans votre cas, aucune contre-indication ni aucun risque d'interférence avec un éventuel traitement médical classique.

Ensuite, les deux parties consacrent des doubles pages à des thèmes plus généraux, tels que les aliments fonctionnels proposés sur le marché, la croissance, la grossesse ou l'alimentation des adolescents et celle des personnes âgées.

Chaque chapitre fait par ailleurs le point sur les recherches et études menées jusqu'à ce jour dans le domaine abordé, à la fois en laboratoire et sur des groupes humains. Vous verrez que, si les chercheurs ne sont pas toujours du même avis, les compléments ont un champ d'application presque illimité et ouvrent des perspectives prometteuses, notamment pour soulager certaines maladies chroniques comme l'asthme ou le diabète.

Cet ouvrage requiert à tout moment votre participation. Il vous rappelle que votre alimentation comme votre mode de vie dépendent de vous, et que c'est en grande partie leur équilibre qui constitue votre capital santé. Vous constaterez par exemple que perdre du poids ou limiter les risques de maladies cardio-vasculaires n'impliquent pas tant de réduire les apports caloriques que de manger plus sainement. Vous trouverez au fil des pages des conseils sur les aliments à consommer en priorité afin de vous procurer les éléments nutritionnels de base utiles pour soigner un trouble précis, améliorer votre état général ou, tout simplement, rester en pleine forme. Ce sera à vous, à partir de ces observations, d'adopter un régime alimentaire adapté à votre cas – et à vos goûts.

Sachant enfin que la pratique quotidienne d'un exercice physique est le complément idéal d'une alimentation équilibrée, il vous reviendra d'en déterminer, avec votre médecin, la nature et le rythme en fonction de votre état de santé, de votre âge et de votre style de vie.

Loin d'être compliqué ou ennuyeux, ce livre évite tous les pièges de beaucoup d'ouvrages du même type émanant de spécialistes parfois oublieux de la distance qui les sépare du commun des mortels. Rédigé dans un langage simple et clair, c'est un guide vivant, émaillé de conseils pratiques et d'histoires vécues. Un guide pour vivre mieux.

L'éditeur

La santé par les compléments nutritionnels et les plantes

Fatigue, petit rhume, baisse de forme ? Il n'est pas rare de s'entendre conseiller de prendre de la vitamine C, du fer ou du ginseng... Nous sommes de plus en plus nombreux, en effet, à avoir recours aux compléments vitaminiques et nutritionnels pour améliorer notre résistance, notre tonus, bref, notre état de santé.

Une nourriture appauvrie

Les peurs provoquées récemment par les crises alimentaires et les problèmes de sécurité sanitaire ont mis en évidence qu'il ne suffisait plus de manger équilibré pour bien se nourrir.

Il est certain que notre alimentation connaît des changements profonds, du fait notamment des méthodes actuelles de production agricole.

Nous consommons des variétés de fruits et de légumes sélectionnées pour leur productivité, leur bonne aptitude au stockage et au transport, leur homogénéité de forme et de couleur, leur belle apparence... Mais leurs caractéristiques nutritionnelles sont rarement prises en compte par les sélectionneurs et les producteurs. Ainsi, les nouvelles variétés ne sont pas toujours aussi riches en oligoéléments et en phytonutriments que celles d'autrefois. D'autres facteurs entrent aussi en ligne de compte. La qualité du sol influe, par exemple, sur la teneur en oligoéléments des plantes cultivées, et ces éléments essentiels ne sont pas toujours inclus dans les engrais utilisés pour la culture intensive. Les fruits et les légumes sont aujourd'hui souvent récoltés avant complète maturité, ce qui ne leur permet pas d'atteindre leur plein apport vitaminique. Tout cela diminue leur qualité nutritionnelle.

DES HABITUDES À REVOIR

L'importance d'une bonne alimentation est désormais officiellement reconnue, mais des études récentes menées dans notre pays montrent que beaucoup de Français, quel que soit leur âge, ne reçoivent pas les quantités conseillées en nutriments essentiels. Par exemple, nous sommes très peu nombreux à consommer au moins cinq portions de fruits et de légumes par jour comme le recommandent les nutritionnistes.

Or ce type de comportement peut, à long terme, menacer la santé. Les risques sont plus immédiats pour les enfants et les adolescents, les femmes enceintes, les personnes âgées ou malades, qui résistent mal à des carences nutritionnelles. Des compléments peuvent donc se révéler très utiles à ces consommateurs en particulier, mais aussi à beaucoup d'autres (*voir p.* 15-23).

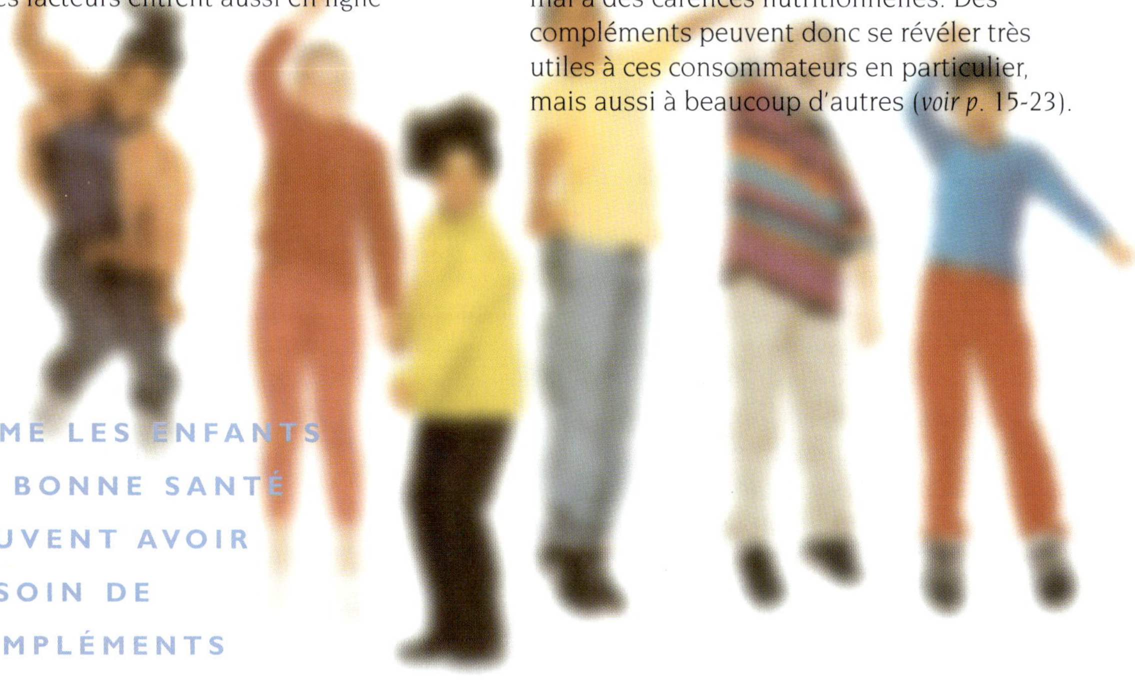

MÊME LES ENFANTS EN BONNE SANTÉ PEUVENT AVOIR BESOIN DE COMPLÉMENTS

Tradition et renouveau

L'usage de compléments nutritionnels et de plantes n'est ni une innovation ni une mode récente. On a recours aux plantes médicinales depuis des milliers d'années et, d'après l'Organisation mondiale de la santé, elles sont utilisées par plus de 80 % de la population du globe. Pour ne citer qu'un exemple, les Sud-Africains connaissent depuis des siècles les propriétés anti-inflammatoires de la racine d'une plante originaire de leur pays, la griffe-du-diable, ou harpagophytum, qui ne nous a pas livré tous ses secrets.

DES CONNAISSANCES QUI PROGRESSENT

Il y a 20 ou même 10 ans seulement, la plupart des compléments étaient à base de vitamines B et C, ou encore de minéraux tels que le fer ou le calcium, dont on connaissait les déficits dans l'alimentation. Et quand on ne pouvait récolter soi-même les plantes médicinales, rares étaient les herboristeries où l'on parvenait à en trouver.

Aujourd'hui, les progrès de la nutrition ont permis de mettre en évidence des déficiences en de nombreux oligoéléments essentiels. On s'est également aperçu que les phytoconstituants des végétaux avaient une influence considérable sur la santé et une grande utilité dans la prévention des maladies.

C'est pourquoi les laboratoires ont mis au point des compléments conçus pour répondre aux besoins nutritionnels de chacun. Ces produits sont disponibles en pharmacie, dans les magasins spécialisés et beaucoup de grandes surfaces, voire par correspondance ou sur Internet. Et les ventes progressent spectaculairement chaque année.

LES MÉDECINS ET LES COMPLÉMENTS

Bien que souvent sceptiques, les médecins prennent eux-mêmes des compléments nutritionnels. Une enquête américaine effectuée parmi 181 cardiologues a en effet montré que 50 % d'entre eux absorbaient régulièrement des antioxydants, notamment des vitamines C et E. Mais ils n'étaient que 37 % à les recommander à leurs patients. Une autre enquête réalisée dans l'État de Washington sur 665 nutritionnistes a montré que près de 60 % d'entre eux prenaient des compléments nutritionnels chaque jour ou occasionnellement.

L'ÉVOLUTION DES COMPORTEMENTS

Les médias se font régulièrement l'écho de cet intérêt pour les compléments nutritionnels, en évoquant par exemple les effets préventifs des antioxydants ou des huiles de poisson contre les maladies cardio-vasculaires et certains cancers, les bienfaits des fibres ou des ferments lactiques pour le bon fonctionnement des intestins et le renforcement de l'immunité... Nous sommes de plus en plus attirés par des remèdes qui paraissent plus naturels que les médicaments classiques.

Cette évolution des mentalités a coïncidé avec un certain changement dans les relations entre médecin et patient. Aujourd'hui, nous faisons preuve d'initiative et n'hésitons plus à poser des questions sur un traitement ou à nous informer sur d'autres thérapeutiques. Bref, nous nous sentons davantage responsables de notre santé.

Nouvelles recherches

De récentes études ont fourni un faisceau de preuves montrant que certains aliments pouvaient aider à prévenir des maladies graves, à en retarder l'évolution ou même à les faire régresser. Il est maintenant acquis, par exemple, que la prescription d'acide folique aux femmes enceintes protège le fœtus de certaines malformations congénitales. Et, tout en affirmant qu'une personne qui se nourrit bien n'a pas besoin de compléments, les médecins recommandent aux femmes de prendre de l'acide folique lorsqu'elles veulent concevoir, et pendant les trois premiers mois de leur grossesse.

En Europe, les plantes font aussi l'objet d'études sérieuses depuis plus de 70 ans, et des normes concernant tant leur efficacité que leur innocuité ont été établies.

L'Allemagne fait ici figure de modèle avec sa Commission E, un comité composé de scientifiques et de professionnels de la santé qui évalue, depuis 1978, l'utilité des plantes médicinales et leur innocuité, en compilant les résultats des expérimentations et les résultats cliniques. Elle a publié la liste de plus de 200 plantes jugées efficaces. Dans le monde entier, des recherches fondamentales et appliquées sont menées par de nombreux laboratoires privés et publics. Les résultats obtenus ont incité beaucoup de médecins et scientifiques à réviser leur opinion concernant les plantes médicinales...

Un scepticisme persistant

Les recherches n'en sont cependant qu'à leurs débuts, et étudier ne serait-ce que les effets principaux des plantes médicinales traditionnellement utilisées depuis des siècles représente déjà une tâche colossale.

Les scientifiques reprochent souvent leur manque de rigueur aux travaux effectués dans ce domaine. De plus, les succès obtenus soulèvent des critiques soit parce qu'ils apparaissent illusoires, soit parce qu'ils risquent de faire naître l'impression que tout ce qui est naturel est sans danger – ce qui, bien sûr, n'est pas le cas. Par ailleurs, la plupart des études sont effectuées sur une petite échelle et ne comportent pas d'évaluation à long terme de l'efficacité ni des éventuels effets secondaires.

Cependant, les preuves de l'action bénéfique des plantes s'accumulent au fil du temps. Ainsi, plus de 25 études montrent que le millepertuis est plus efficace qu'un placebo dans les cas de dépression mineure ou modérée. Et pourvu que la posologie recommandée soit respectée, cette plante n'a que de rares – et très légers – effets secondaires.

L'importance de la prévention

Il est aujourd'hui acquis que le respect d'une certaine discipline dans son mode de vie – manger sainement, surveiller son poids, pratiquer un sport ou du moins faire régulièrement de l'exercice physique, limiter sa consommation d'alcool et de tabac – joue un rôle essentiel pour se maintenir en bonne santé.

Tout cela permet d'atténuer, voire d'éviter, des problèmes aussi courants que le mal de dos ou la constipation, par exemple. Cela peut également éloigner les risques d'affections graves comme certains cancers et les maladies cardio-vasculaires.

Associés à ces mesures d'hygiène de vie à la portée de tous, les vitamines, minéraux et autres compléments nutritionnels ne peuvent qu'en renforcer le bénéfice et nous permettre d'éviter les maladies, mais aussi de vivre mieux.

Une démarche globale

La médecine est venue à bout d'un grand nombre de problèmes de santé, parmi lesquels des maladies infectieuses jadis mortelles. Mais elle n'a pas encore remporté les mêmes victoires contre des pathologies chroniques comme le diabète, le cancer et les affections cardio-vasculaires. Par ailleurs, les médicaments actuels ont souvent des effets secondaires plus ou moins importants et difficiles à supporter, causant parfois des troubles nécessitant d'être traités à leur tour.

C'est ainsi que, prenant conscience des limites de la médecine classique, les patients montrent un intérêt de plus en plus marqué pour d'autres

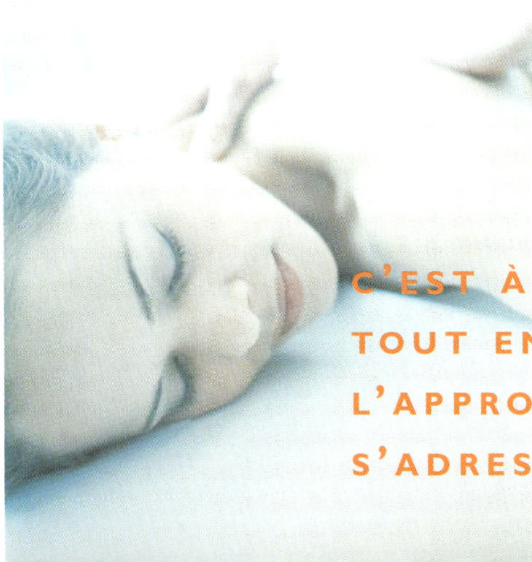

C'EST À L'ORGANISME TOUT ENTIER QUE L'APPROCHE HOLISTIQUE S'ADRESSE

COMMENT VOUS COMPORTER EN PATIENT RESPONSABLE

- Abstenez-vous de faire votre propre diagnostic. Si vous avez le sentiment de présenter les symptômes d'une affection, allez voir un médecin. Lui seul possède la compétence nécessaire pour établir un diagnostic – éventuellement confirmé par des analyses de laboratoire : les techniques modernes sont extrêmement fiables dans ce domaine, et il ne faut pas hésiter à y recourir lorsque cela paraît nécessaire.
- Parlez à votre médecin. Décrivez-lui tous vos symptômes sans exception. N'oubliez pas de lui parler des compléments nutritionnels que vous prenez, car il se peut que leur association avec certains médicaments qui vous seront prescrits soit contre-indiquée *(voir aussi p. 378-381)*.
- Même si votre médecin se déclare peu favorable à la thérapie par les plantes ou les compléments nutritionnels, vous devez l'informer de ce que vous prenez déjà ou de ce que vous envisagez de prendre, surtout si vous souffrez d'une affection chronique (asthme, diabète, problème cardiaque, hypertension...).
- N'interrompez jamais un traitement, n'en modifiez pas non plus la posologie. Certains compléments peuvent accompagner, ou éventuellement remplacer, des médicaments classiques, mais il ne faut procéder à un tel changement qu'après avoir consulté votre médecin.
- Soyez prêt à admettre que les traitements classiques sont parfois les plus efficaces.

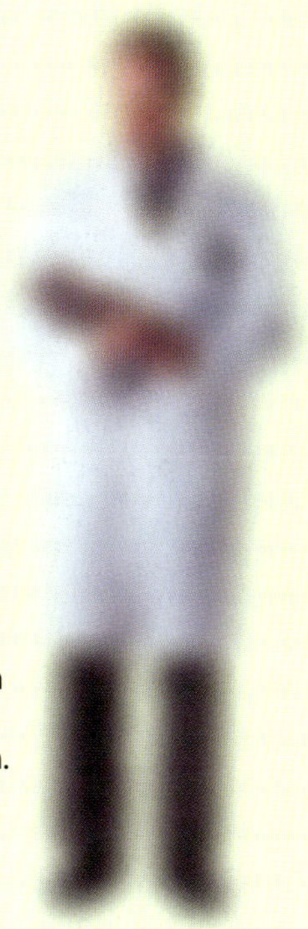

méthodes thérapeutiques : phytothérapie, diététique, mais aussi acupuncture, homéopathie, voire chiropraxie ou aromathérapie, qu'ils jugent moins agressives et moins dangereuses que les traitements conventionnels. Ils privilégient également l'approche holistique, laquelle consiste à traiter l'individu dans sa totalité plutôt que les seuls symptômes qu'il présente.

RENFORCER SES DÉFENSES

L'idée qu'il existe un médicament pour chaque affection est en passe d'être remplacée par cette approche globale de l'individu et de sa santé. Voilà pourquoi cet ouvrage donne également des conseils sur la manière de soulager certains maux en changeant de mode de vie. On y explique par exemple que, pour traiter la fatigue, il ne suffit pas de prendre des vitamines B ou C, mais qu'il convient de faire chaque jour de l'exercice et d'adopter une alimentation équilibrée.

Les diverses thérapies alternatives s'appuient sur une même constatation : la remarquable capacité du corps à se guérir lui-même. Dans cette perspective, les compléments utilisés avec discernement peuvent renforcer les fonctions immunitaires qui permettent de résister aux agressions virales ou bactériennes ou à la maladie, favorisant ainsi le processus de guérison.

Comme vous le constaterez en consultant cet ouvrage, les compléments agissent souvent en tant qu'auxiliaires des défenses de l'organisme. Ainsi, une plante que l'on prend en cas de maladie infectieuse ne tue pas la bactérie qui en est la cause comme le fait un antibiotique : elle renforce l'immunité et permet au corps de fabriquer ou de puiser en lui de quoi l'éradiquer.

COMMENT S'INFORMER

Il faut avant tout que s'instaure, entre vous et votre médecin, une véritable collaboration. Vous pourriez ainsi décider ensemble des compléments nutritionnels à prendre et des éventuelles thérapies d'appoint adaptées à votre cas (acupuncture, kinésithérapie...).

Toutefois, certains médecins restent sceptiques sur l'utilité de ces méthodes complémentaires dans le cadre d'un traitement médical, invoquant la rareté des sources de renseignements fiables sur ces thérapies. Ce sera donc souvent à vous de vous documenter sérieusement sur ces méthodes ainsi que sur les effets et les bienfaits des compléments nutritionnels.

Vous et votre médecin

La médecine actuelle a tendance à appréhender globalement les problèmes de santé, en prenant en compte non seulement les résultats cliniques des traitements appliqués, mais aussi leurs incidences économiques et sociales. Ainsi, même si les compléments nutritionnels sont rarement remboursés par la Sécurité sociale, le simple fait qu'ils aident à se maintenir en bonne santé peut contribuer à réduire, voire à éviter d'autres dépenses médicales.

Par ailleurs, la plupart des médecins se soucient de la qualité de vie de leurs patients ; beaucoup n'hésitent pas à évaluer les mérites respectifs des différentes thérapies, afin de mettre au point la stratégie qui convient le mieux à chacun. Si, par exemple, vous souffrez d'hypertension et avez du mal à supporter les effets secondaires du médicament qu'il vous a prescrit, il peut proposer de le remplacer par une thérapie combinant des techniques de relaxation et la prise de compléments nutritionnels.

CONSULTER UN SPÉCIALISTE

Malgré leur ouverture d'esprit, tous les généralistes n'ont pas toujours le temps de se tenir au courant de l'évolution des thérapies complémentaires. Au cours de leurs études, la formation qu'ils reçoivent dans le domaine nutritionnel se résume à quelques heures, et celle qui concerne les thérapies alternatives les plus importantes – la phytothérapie et l'homéopathie – est encore plus limitée.

Un médecin qui n'a pas les connaissances requises pour vous aider pourra vous adresser à un nutritionniste ou à un autre spécialiste dont la discipline s'avère efficace pour soulager ou même soigner l'affection dont vous souffrez.

CONSEIL IMPORTANT

Chaque complément nutritionnel et chaque maladie ou affection traités dans ce livre sont assortis d'un avertissement sur les symptômes et les circonstances qui nécessitent impérativement une consultation médicale.

Sachez que, dans certains cas, il est inutile, et parfois dangereux, d'avoir recours à des thérapies alternatives alors que la médecine classique dispose d'excellents moyens de prévention et de traitement. Citons en particulier les blessures graves ou les brûlures étendues, les infections aiguës comme la pneumonie et de fortes fièvres, les maladies sexuellement transmissibles, les infections rénales, ou encore la prévention de maladies contagieuses graves comme la poliomyélite ou la diphtérie.

Au moindre doute, ayez toujours le réflexe de consulter votre médecin pour avoir son avis.

ALIMENTS OU MÉDICAMENTS ?

En France, les compléments peuvent avoir deux statuts différents. Certains répondent à la réglementation sur les compléments alimentaires, qui émane des ministères de l'Économie, de l'Agriculture et de la Santé et est en cours d'harmonisation avec la directive européenne *(voir p. 29)*. Ces compléments peuvent être commercialisés indifféremment en pharmacie, dans les magasins diététiques ou grandes surfaces.

D'autres compléments sont des médicaments avec AMM (autorisation de mise sur le marché), qui relèvent de ce fait de l'Agence française de sécurité sanitaire des produits de santé (AFSSaPS). Ils sont vendus exclusivement en pharmacie. Actuellement, seuls ces compléments-médicaments peuvent renfermer certains composants spécifiques, tels le chrome, le manganèse, le cuivre ou la vitamine D.

Être au mieux de sa forme

Bien qu'il semble tout à fait normal de vouloir toujours être en pleine forme, l'état actuel des connaissances du métabolisme humain ne permet pas encore d'atteindre un tel résultat ! Certes, de nombreux facteurs qui nous rendent vulnérables aux maladies échappent encore à notre contrôle, mais il en est sur lesquels nous pouvons agir.

Les facteurs influant sur la santé

Les chercheurs qui étudient la manière dont les maladies se développent selon les régions et les populations du monde ont établi un lien entre un certain nombre d'affections chroniques et différents facteurs tels le tabac, l'activité physique et, bien sûr, l'alimentation. Études de laboratoire et recherches cliniques viennent souvent renforcer de telles hypothèses.

Le cancer de l'estomac est, par exemple, beaucoup plus fréquent au Japon qu'en Europe, ce qu'on attribue au fait que les Japonais consomment beaucoup d'aliments conservés dans la saumure. Mais le patrimoine génétique des individus constitue également un facteur de prédisposition à certaines maladies. Ainsi, les personnes originaires du sous-continent indien vivant en Grande-Bretagne souffrent plus fréquemment de maladies cardio-vasculaires que les autres habitants de ce pays, même lorsqu'ils s'alimentent de façon identique.

L'appartenance à un groupe ethnique spécifique est une réalité immuable. Mais savoir distinguer les facteurs sur lesquels on peut intervenir constitue la première démarche à effectuer pour améliorer ou préserver sa santé.

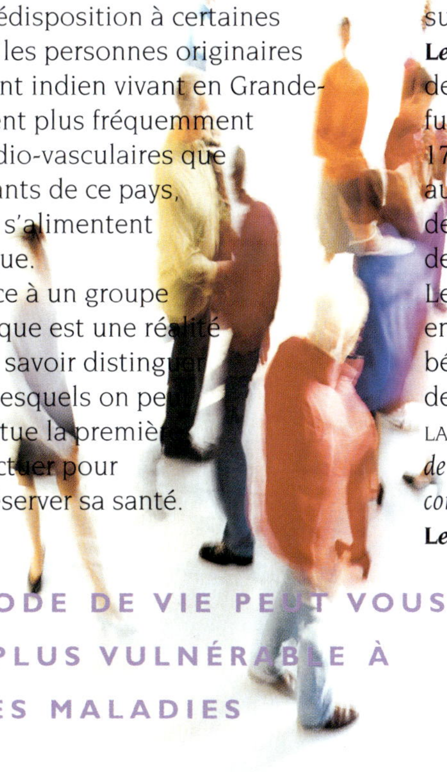

VOTRE MODE DE VIE PEUT VOUS RENDRE PLUS VULNÉRABLE À CERTAINES MALADIES

LES FACTEURS NON MODIFIABLES

Taille Les individus de petite taille sont plus vulnérables aux maladies cardio-vasculaires que ceux de grande taille.

Sexe L'ostéoporose est plus fréquente chez les femmes que chez les hommes.

Âge L'espérance de vie des femmes est supérieure à celle des hommes.

Classe sociale L'obésité est plus fréquente dans les milieux les plus défavorisés.

Race Certains médecins ont remarqué que les Antillais vivant en Europe présentaient plus d'accidents vasculaires cérébraux et moins de maladies cardio-vasculaires.

Environnement géographique Les citadins souffrent plus souvent de troubles respiratoires que les gens vivant à la campagne.

Poids à la naissance La prématurité ou même un faible poids de naissance augmentent le risque de développer différentes pathologies à l'âge adulte, parmi lesquelles le diabète de type II et les maladies cardio-vasculaires.

LES FACTEURS MODIFIABLES

Pour jouir d'une meilleure santé en changeant certaines de vos habitudes, agissez en priorité sur les quatre facteurs de risque suivants.

Le tabac Fumer est très mauvais pour la santé des fumeurs mais aussi pour celle des non-fumeurs, obligés d'inhaler la fumée. En France, 17 % des décès sont directement imputables au tabac, lequel est la cause de plus de 80 % des cancers du poumon. Fumer multiplie par deux les risques de maladies cardio-vasculaires. Les femmes qui fument pendant leur grossesse encourent le risque de donner naissance à des bébés de petite taille, susceptibles de souffrir de maladies chroniques à l'âge adulte.

LA BONNE DÉMARCHE SANTÉ *Essayez de cesser de fumer ou, à défaut, diminuez considérablement votre consommation de tabac.*

Les tensions émotionnelles et le stress

Les pressions qui s'exercent dans le cadre du travail ou simplement à la maison agissent sur la santé en diminuant l'efficacité du système immunitaire et en augmentant les risques de maladies cardio-vasculaires.

LA BONNE DÉMARCHE SANTÉ *Organisez votre vie de façon à réduire le surcroît de stress.*

Le manque d'activité physique
L'exercice physique permet à tous nos organes de bien fonctionner et nous donne une sensation de bien-être. Les risques de maladies cardio-vasculaires sont deux fois plus importants chez les personnes qui mènent une vie très sédentaire que chez les autres. Ce ne sont pas seulement aux muscles, au cœur et aux artères que l'exercice profite : la solidité des os se renforce, le volume des poumons augmente.

LA BONNE DÉMARCHE SANTÉ
Faites 30 min d'exercice physique d'une intensité modérée, une marche rapide par exemple, au moins cinq jours par semaine.

Une alimentation déséquilibrée La manière dont vous vous alimentez exerce une influence capitale sur votre santé. Selon vos choix alimentaires, vous fournirez à votre organisme tout ce qui lui permet de rester en bonne santé, ou au contraire vous le priverez de vitamines et de minéraux qui lui sont indispensables, ou vous lui apporterez trop de graisses et de sucres. Beaucoup de cancers et la plupart des maladies cardio-vasculaires pourraient être dus à une mauvaise alimentation.

LA BONNE DÉMARCHE SANTÉ
Nourrissez-vous d'une manière équilibrée et variée, en ayant comme objectif d'atteindre le poids « idéal » par rapport à votre taille, et de vous y tenir.

COMMENT SE NOURRIR SAINEMENT

- Prenez plaisir à manger.
- Adoptez une nourriture très variée.
- Surveillez votre poids.
- Choisissez des produits céréaliers riches en fibres.
- Limitez les graisses.
- Évitez la consommation trop fréquente de sucreries.
- Veillez à absorber suffisamment de vitamines et de minéraux.
- N'abusez pas des boissons alcoolisées.

Manger équilibré

Le meilleur régime alimentaire est celui qui fournit les quantités de vitamines et de minéraux correspondant aux besoins de notre organisme. L'apport quotidien en énergie – exprimée couramment en calories, ou plus précisément en kilocalories (kcal), remplacées maintenant par les kilojoules (kJ) : 1 kcal = 4,18 kJ – doit être suffisant, mais pas excessif. Cette énergie sera fournie par les protéines, les lipides et les glucides, dans des proportions optimales pour vous maintenir en bonne santé.

Bien que la notion de régime équilibré change selon les pays, les principes de base

LA TABLE DE LA SANTÉ

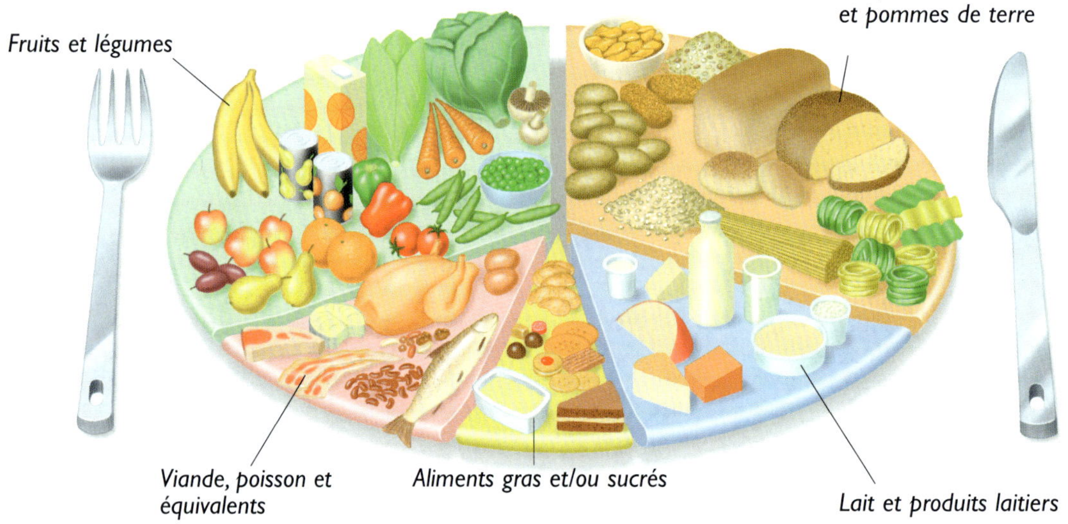

sont les mêmes partout où l'alimentation est de type occidental.

Les règles suivantes permettent de se nourrir d'une manière équilibrée :

- Veillez à ce que votre poids reste raisonnable.
- Prenez de l'exercice tous les jours.
- Choisissez des aliments sains et de préférence peu transformés.
- Faites des céréales, des fruits et des légumes la base de votre alimentation.
- Mangez quotidiennement des fruits et des légumes variés.
- Consommez un produit laitier à chaque repas.
- Prévoyez une fois par jour une portion de viande, de poisson, d'œufs ou de soja.
- Limitez votre consommation de corps gras et d'aliments riches en graisse.
- Privilégiez les aliments et les boissons pauvres en sucre.
- Salez peu vos plats, et préférez les aliments peu salés.
- Consommez de l'alcool avec modération.

Pour visualiser les quantités d'aliments à consommer chaque jour, on utilise souvent la pyramide des aliments, dans laquelle chaque étage correspond à un groupe d'aliments.

CE QU'APPORTENT LES GROUPES D'ALIMENTS ET COMMENT LES CONSOMMER

Groupe d'aliments	*PAIN, CÉRÉALES ET POMMES DE TERRE*	*FRUITS ET LÉGUMES*	*LAIT ET PRODUITS LAITIERS*	*VIANDE, POISSON ET ÉQUIVALENTS*	*ALIMENTS GRAS ET/OU SUCRÉS*
Les aliments du groupe	Pain, biscottes ; brioches ; céréales enrichies pour petit déjeuner ; riz ; pâtes ; semoule ; pommes de terre ; avoine, maïs, millet, seigle et autres céréales.	Fruits et légumes frais, surgelés ou en conserve ; salade verte ; jus de fruits ; fruits secs.	Lait, fromages, yaourts, fromage blanc et autres laitages.	Viande (bœuf, veau, porc, agneau...) ; abats (foie, rognons...) ; volaille (poulet, dinde...) ; poisson et fruits de mer ; jambon ; œufs ; légumes secs (haricots, lentilles), soja et autres protéines végétales.	Beurre, margarine, pâtes à tartiner ; huile ; mayonnaise et sauces riches en huile ; fritures ; charcuteries ; amuse-gueule ; biscuits, gâteaux et entremets ; glaces ; chocolat, bonbons ; sucre ; boissons sucrées.
Conseils	Doivent figurer au menu de chaque repas et composer un quart à un tiers de l'alimentation.	Consommer au moins 5 portions par jour ; devraient représenter au moins un tiers de l'alimentation.	À prévoir à chacun des repas de la journée.	À consommer une fois par jour.	N'utiliser que peu de corps gras. Ne pas manger trop souvent d'aliments gras ou sucrés.
Commentaires	Choisir des produits complets. Ces aliments riches en amidon fournissent de l'énergie et des fibres. Ils calment bien l'appétit et suppriment l'envie d'aliments gras et/ou sucrés.	Les fruits et les légumes sont une source essentielle de vitamines, minéraux, fibres et phyto-nutriments protecteurs.	Privilégier les produits allégés, moins chargés en graisses. Ils contiennent autant de calcium et de vitamines B mais moins de vitamines A et D.	Choisir de préférence la viande maigre, retirer la graisse visible et la peau des volailles. Les légumes secs sont riches en vitamines B, en fibres et en phytonutriments.	Privilégier les produits allégés. Éviter frites et fritures, gâteaux, biscuits, bonbons et boissons sucrées, qui sont des aliments très caloriques mais à faible densité nutritionnelle.

Cette pyramide a pour base de larges quantités de produits céréaliers, légumes et fruits frais (car ils sont à prévoir en volumes généreux), et se termine par la petite pointe rassemblant les aliments très gras et très riches en sucre (à ne consommer qu'en petites quantités). On peut aussi utiliser le schéma de l'« assiette de la santé », qui représente symboliquement la part tenue par chaque groupe d'aliments dans une alimentation équilibrée (*voir p.* 16).

À noter que, dans le régime des très jeunes enfants (jusqu'à 3 ans), les produits laitiers doivent tenir une place proportionnellement plus importante.

Les groupes d'aliments

PAIN, CÉRÉALES ET POMMES DE TERRE

Ce groupe d'aliments est une source majeure de glucides complexes (amidon) et de vitamines B. Outre qu'ils fournissent beaucoup de fibres, les produits à base de céréales complètes – comme le pain complet – sont beaucoup plus riches en vitamines et en minéraux que ceux qui sont raffinés. Ils fournissent aussi du magnésium et des oligoéléments tels le chrome et le manganèse. Les céréales enrichies pour petit déjeuner assurent pour leur part un apport significatif en vitamines et en minéraux (fer notamment).

L'humble pomme de terre, en particulier quand elle est nouvelle et consommée avec sa peau, constitue une source de vitamine C non négligeable. Elle est également intéressante pour sa teneur en fibres et en potassium.

FRUITS ET LÉGUMES

Il est recommandé de consommer au moins 5 portions de fruits et de légumes par jour pour leur richesse vitaminique et minérale. Les plus riches en vitamine C sont les poivrons, les kiwis, les fraises et les agrumes. Carottes, mangues et papayes procurent beaucoup de bêta-carotène, que l'organisme transformera en vitamine A. Les fruits et les légumes sont en outre une excellente source de vitamines du groupe B, d'oligoéléments et de fibres solubles. Ils fournissent également des phytonutriments tels que les caroténoïdes et les flavonoïdes. Ces composés antioxydants aident l'organisme à lutter contre les radicaux libres, des molécules instables dont l'excès est dangereux pour l'organisme. Ils sont en grande partie responsables de la couleur des végétaux : le brocoli, les légumes-feuilles, le potiron, la tomate, les fruits rouges et orangés (baies, fraises, mangues, melons) en sont très bien pourvus, et plus leur couleur est vive, mieux cela vaut.

APPORTS QUOTIDIENS RECOMMANDÉS

NUTRIMENTS	ANC* POUR L'HOMME ADULTE	ANC* POUR LA FEMME ADULTE	AJR**
Thiamine (mg)	1,3	1,1	1,4
Riboflavine (mg)	1,6	1,5	1,6
Niacine (mg)	14	11	18
Vitamine B6 (mg)	1,8	1,5	2
Biotine (µg)	50	50	150
Folates (µg)	330	300	200
Vitamine B12 (µg)	2,4	2,4	1
Vitamine C (mg)	110	110	60
Vitamine A (µg)	800	600	800
Vitamine D (µg)	5	5	5
Vitamine E (mg)	12	12	10
Calcium (mg)	900	900	800
Phosphore (mg)	750	750	800
Magnésium (mg)	420	360	300
Fer (mg)	9	16	14
Zinc (mg)	12	10	15
Iode (µg)	150	150	150
Sélénium (µg)	60	50	-
Fluor (mg)	2,5	2	-
Chrome (µg)	65	55	-
Cuivre (mg)	2	1,5	-

**ANC = Apport nutritionnel conseillé (France, 2001)*
***AJR = Apport journalier recommandé (Europe, directive pour l'étiquetage, 1990)*

LAIT ET PRODUITS LAITIERS

Les produits laitiers sont nos meilleures sources de calcium, minéral que l'organisme absorbe très bien quand il provient du lait. Ces aliments doivent donc avoir une place de choix dans l'alimentation, l'idéal étant d'en consommer au moins un à chaque repas. Ils apportent en quantité appréciable toutes les vitamines du groupe B (en particulier la riboflavine et la B12), et les vitamines liposolubles A et D. On privilégiera les produits laitiers allégés : ils contiennent autant – voire plus – de calcium et de vitamines B que les produits entiers mais moins de vitamines A et D.

VIANDE, POISSON, ŒUFS, LÉGUMES SECS, FRUITS OLÉAGINEUX ET SOJA

Riches en protéines de bonne qualité biologique (celles de l'œuf servent de référence), les aliments de ce groupe fournissent aussi des nutriments qui ne se trouvent pas en abondance ailleurs. La viande et le poisson constituent, par exemple, des sources essentielles de fer bien assimilable et de zinc. Le poisson gras est le seul aliment apportant des acides gras oméga-3 capables, entre autres, de réduire le risque cardio-vasculaire en améliorant la fluidité du sang.

Légumes secs, fruits oléagineux et soja procurent une vaste gamme de nutriments, parmi lesquels les fibres, les vitamines du groupe B, le magnésium et différents oligoéléments. Ils renferment également de la vitamine E, un antioxydant essentiel.

ALIMENTS GRAS OU SUCRÉS

Leur valeur nutritionnelle est en général assez faible. Ils fournissent beaucoup d'énergie mais peu de vitamines et de minéraux : on parle parfois de « calories vides ». Pris en grande quantité, les matières grasses et le sucre diminuent la qualité nutritive de l'alimentation et empêchent d'atteindre les apports recommandés en nutriments essentiels.

Les recommandations des nutritionnistes

Des recommandations concernant les apports en différents nutriments ont été établies par les scientifiques. Les apports nutritionnels conseillés (ANC) constituent des références pour des groupes de population, mais ne sont à utiliser individuellement que comme repères. En France, les derniers ANC datent de 2001 (*voir encadré p.* 26). Leurs valeurs sont proches de celles retenues à l'étranger : *Recommended Dietary Allowances* (RDA) aux États-Unis, *Reference Nutrient Intake* (RNI) en Grande-Bretagne, par exemple.

Les règlements de l'Union européenne exigent que l'apport journalier recommandé (AJR) soit indiqué sur l'étiquetage des aliments et des compléments. Ces valeurs, supposées convenir à des adultes moyens, n'ont donc qu'une valeur très générale.

Le tableau de la page ci-contre montre les différences existant entre les ANC français et les AJR européens. Aucun chiffre n'est donné quand les valeurs ne sont pas définies.

La nutrition et le plaisir

Manger peut procurer une grande satisfaction – au point qu'on a parfois du mal à rester raisonnable – et constitue l'un des attraits fondamentaux de la vie. Et savoir découvrir, parmi les aliments que nous aimons, ceux qui nous font du bien peut aussi contribuer au plaisir de bien se nourrir. Enfin, n'oublions pas que l'ambiance joue un rôle : soigner celle du repas, c'est aussi se faire du bien.

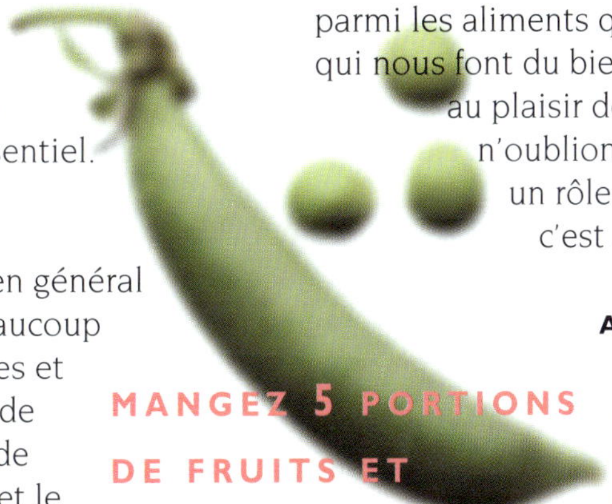

MANGEZ 5 PORTIONS DE FRUITS ET DE LÉGUMES CHAQUE JOUR

ALIMENTS ET COMPLÉMENTS

Les compléments peuvent améliorer l'alimentation, mais non la remplacer. En particulier, ils ne peuvent pas pallier les carences dues à une consommation insuffisante de fruits, de légumes ou de céréales complètes. En effet, ces aliments apportent en abondance, outre des vitamines et des minéraux, de nombreux phytonutriments. Leurs bénéfices pour la santé résultent probablement de la présence simultanée de tous ces nutriments.

Les compléments peuvent cependant servir à compenser des apports insuffisants en certains nutriments – lorsque les aliments ont été appauvris par des traitements industriels – et à garantir une meilleure assimilation par l'organisme. Dans les aliments, cette propriété, appelée biodisponibilité, est parfois altérée par la présence d'autres composants. Le fer du blé complet est bloqué par les phytates, celui des œufs par les phosphoprotéines, celui des épinards par l'acide oxalique. Mais certaines interactions sont positives : la vitamine C, par exemple, facilite l'assimilation du fer.

Qui a besoin de compléments ?

Les apports alimentaires de vitamines et de minéraux varient considérablement d'une personne à l'autre. Les études faites en France montrent qu'une grande part de la population n'atteint pas les apports conseillés. Les raisons en sont multiples, mais parmi les plus fréquentes on peut retenir des choix alimentaires inadaptés et la sédentarité.

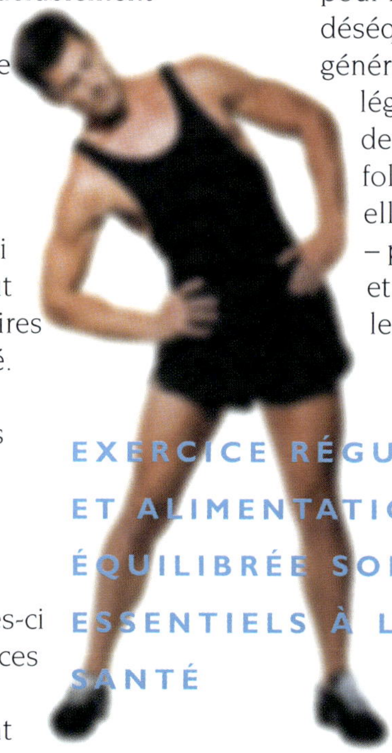

EXERCICE RÉGULIER ET ALIMENTATION ÉQUILIBRÉE SONT ESSENTIELS À LA SANTÉ

Les risques d'apports insuffisants sont moindres chez les hommes, qui, dépensant généralement plus d'énergie que les femmes, mangent plus qu'elles. En revanche, celles-ci sont exposées à des carences tout au long de leur vie, surtout lorsqu'elles suivent un régime amaigrissant, ou tout simplement quand elles contrôlent leur alimentation pour ne pas grossir.

Les valeurs retenues pour les apports conseillés en vitamines et en minéraux s'appuient sur des études faites sur des individus en bonne santé et ne sont pas toujours appropriées en cas de maladies qui peuvent augmenter certains besoins. Le stress, l'usage du tabac, la prise de médicaments accroissent également les besoins en nutriments. De plus, pour réduire les effets de la pollution et de l'environnement, ou freiner l'apparition de maladies chroniques, un apport supplémentaire en nutriments protecteurs est probablement nécessaire.

Enfin, on peut avoir une alimentation saine et équilibrée, conforme aux recommandations officielles, sans pour autant recevoir les quantités optimales de tous les nutriments. D'où, pour de nombreux utilisateurs, le rôle précieux d'auxiliaires de santé joué par les compléments nutritionnels.

RÉGIMES AMAIGRISSANTS

Les personnes qui réduisent leur alimentation pour maigrir mangent souvent d'une manière déséquilibrée. Bien qu'elles augmentent en général leur consommation de fruits et de légumes et absorbent ainsi suffisamment de vitamine C, de bêta-carotène, d'acide folique, de magnésium et de potassium, elles se privent d'autres micronutriments – parmi lesquels le fer, le zinc, la riboflavine et l'iode –, de même que de calcium lorsque les produits laitiers sont exclus du régime.

Quant aux acides gras essentiels, ils sont presque toujours déficitaires.

CONSEILS *Évitez les régimes express. Une alimentation minceur doit inclure de la viande maigre et du poisson, sources de fer, de sélénium et de zinc ; des produits laitiers allégés, riches en calcium ; des féculents qui contiennent des vitamines B ; des fruits frais – en quantité limitée – et beaucoup de légumes. Il est sage de prendre des compléments de multivitamines et de minéraux ainsi que, pour ceux qui ne consomment pas régulièrement du poisson gras, des huiles de poisson.*

RÉGIMES VÉGÉTARIENS

Dans un régime végétarien correctement conçu, les micronutriments ne manquent pas. Ils sont même parfois présents en quantités plus élevées que dans l'alimentation courante. Cependant, certains minéraux et vitamines sont plus abondants et plus facilement assimilables dans les produits animaux. Les végétariens stricts – végétaliens –, qui ne mangent aucun produit animal, sont en revanche exposés à des carences en vitamines B12 et D, en riboflavine, en calcium, fer, zinc et iode. Des compléments permettent alors d'assurer un apport de sécurité. L'anémie ferriprive menace tous les végétariens, surtout les femmes, car le fer que contiennent les végétaux est moins abondant et surtout beaucoup moins assimilable que le fer héminique de la viande.

CONSEILS *Prenez des compléments – vitamines + minéraux – spécialement destinés aux végétariens.*

ENFANTS DIFFICILES

Les enfants refusent parfois de manger certains aliments... Sachez dans ce cas les remplacer par des produits équivalents, appartenant au même groupe (*voir p.* 16-17). Si par exemple un enfant ne veut pas boire de lait, proposez-lui des yaourts, des entremets au lait, ajoutez du fromage dans ses plats... S'il rejette tous les produits laitiers, il faudra lui donner des compléments de calcium. L'alimentation que l'on donne aux enfants doit avoir une bonne valeur nutritionnelle. Il est souhaitable de limiter au maximum la consommation de frites, de bonbons et de boissons sucrées gazeuses, de biscuits et gâteaux. Pris en trop grandes quantités, ils réduisent la place des aliments plus sains, ce qui peut entraîner des carences vitaminiques ou minérales.

CONSEILS *Encouragez les enfants à s'alimenter d'une façon très variée. Pour ce faire, prévoyez les menus avec eux, faites-les participer à la préparation des repas, mais ne les forcez pas à manger. En cas d'échec, ayez recours aux compléments élaborés tout spécialement pour les enfants.*

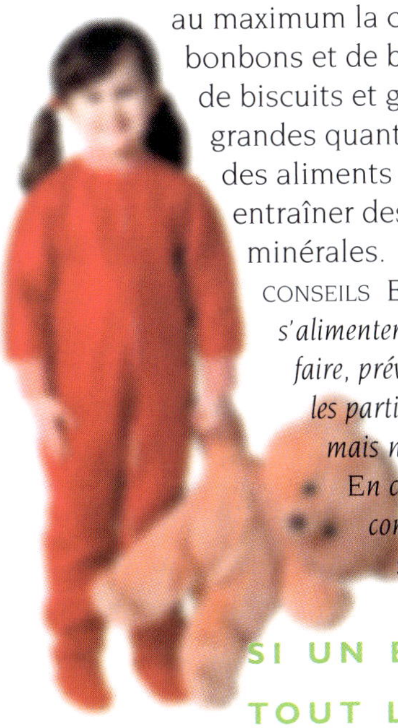

SI UN ENFANT REFUSE TOUT LAITAGE, IL AURA BESOIN DE COMPLÉMENTS

LES BESOINS EN CALCIUM

L'ANC en calcium entre 10 et 19 ans est de 1 200 mg. Pour atteindre cette valeur, le jeune devra consommer beaucoup de produits laitiers – voir le tableau ci-dessous – et éventuellement prendre des compléments de calcium.

PORTIONS D'ALIMENTS	APPORT EN CALCIUM (mg)
Un morceau de comté (30 g)	**264**
Une tasse de lait demi-écrémé (200 ml)	**228**
Un yaourt nature (125 ml)	**216**
200 ml de yaourt à boire aromatisé	**214**
Un yaourt aux fruits allégé (125 ml)	**201**
Un pot de crème à la vanille (120 ml)	**150**
1/8 de camembert (30 g)	**120**
100 g de fromage blanc à 20 %	**117**
1 portion de crème de gruyère (20 g)	**98**
2 boules de glace (125 ml)	**90**

Les aliments autres que les produits laitiers apportent 200 à 400 mg de calcium par jour.

PERSONNES STRESSÉES

En période de stress, le besoin en vitamines B augmente, car le métabolisme s'intensifie dans toutes les cellules, y compris celles du système immunitaire. Un apport abondant de vitamine C peut aussi aider à mieux résister aux atteintes virales (rhume, grippe...) : pensez aux fruits et aux légumes frais, éventuellement sous forme de jus. Attention au grignotage, qui provoque une consommation accrue de sucre et de sodium, avec les risques associés de prise de poids et d'hypertension, sans compter ses effets négatifs sur la digestion et l'équilibre nutritionnel.

CONSEILS *En cas de stress prolongé, envisagez la prise de compléments de vitamines antioxydantes additionnées de zinc, de sélénium et de manganèse.*

FUMEURS

La fumée du tabac stimule la production des radicaux libres, molécules instables qui, en excès, endommagent les cellules et sont éliminées par la vitamine C et d'autres antioxydants. Mais aucun complément ne paraît efficace pour lutter contre les dommages causés par le tabac : les antioxydants ne sont vraiment bénéfiques que s'ils sont fournis par les aliments. Or de nombreuses études montrent que les gros fumeurs consomment moins de fruits et de légumes que les non-fumeurs. Ils reçoivent donc moins de phytonutriments protecteurs, ce qui augmente sans doute les risques liés au tabac.

CONSEILS *Les fumeurs devraient trouver au moins 130 mg de vitamine C par jour dans leur alimentation grâce à une consommation accrue de fruits et légumes.*

GROS BUVEURS

Consommer une quantité raisonnable de vin rouge – 2 ou 3 verres par jour pour les hommes, 1 ou 2 verres pour les femmes – peut avoir des effets bénéfiques. Cependant, lorsque ces quantités sont dépassées, l'alcool prend la place des aliments, et un déséquilibre nutritionnel s'installe. Le stock de vitamines B et C s'épuise, ce qui entraîne des troubles du système nerveux et la destruction des cellules du foie. Enfin, à plus long terme, le risque de cancer de la bouche, du larynx et du pharynx menace.

CONSEILS *Les personnes qui boivent beaucoup d'alcool consomment souvent peu de fruits et de légumes. Elles devraient recevoir des compléments adaptés (vitamines B et C, et substances lipotropes).*

TRAITEMENTS MÉDICAMENTEUX

Beaucoup de médicaments – de la pilule contraceptive aux antidépresseurs – peuvent augmenter les besoins de l'organisme en certains nutriments.

CONSEILS *Si vous prenez un médicament ou si vous en changez, renseignez-vous auprès de votre médecin sur ses effets éventuels sur le plan nutritionnel.*

L'évolution des besoins

Les besoins nutritionnels ne sont pas les mêmes tout au long de la vie. C'est par exemple le cas du besoin en calcium, qui varie avec l'âge, et qui est très élevé chez les femmes enceintes et celles qui allaitent.

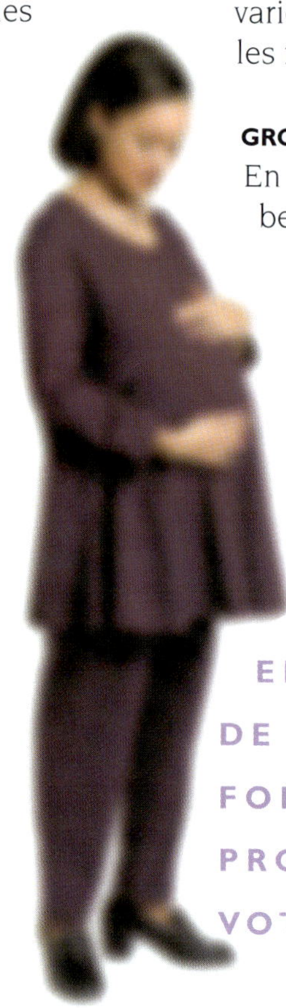

GROSSESSE

En général, l'alimentation couvre les besoins en vitamines et en minéraux, mais on prescrit souvent des compléments : en fer pour éviter l'anémie chez la mère, en acide folique pour écarter le risque de défaut de fermeture du canal neural – spina-bifida – chez le nouveau-né. Alors que l'apport idéal d'acide folique pendant la grossesse est de 400 µg par jour, l'alimentation en apporte autour de 200 à 300 µg. Pour atteindre les bonnes quantités, il faudrait manger chaque jour des aliments riches en cette vitamine, tels épinards, brocolis, fromage bleu ou fruits oléagineux.

EN PRENANT DE L'ACIDE FOLIQUE, VOUS PROTÉGEZ VOTRE BÉBÉ

MALADIES ET TROUBLES CHRONIQUES

Certaines affections, comme la colite ulcéreuse et la maladie de Crohn, qui ont pour effet d'altérer l'assimilation intestinale des aliments, peuvent entraîner des carences en vitamine B12 et en beaucoup d'autres nutriments. Une diarrhée persistante provoque une chute des taux de zinc, de sodium et de potassium ; des pertes de sang abaissent le taux de fer. Des compléments nutritionnels sont alors nécessaires.

Un bon équilibre entre les acides gras oméga-6 (huile de graines végétales) et oméga-3 (huiles de poisson) est essentiel pour la santé des cellules. Certaines affections inflammatoires (eczéma, arthrite, colite, asthme...) peuvent être combattues par un complément d'acides gras essentiels oméga-3.

Les bienfaits des compléments

On ne considère généralement les compléments de vitamines et de minéraux que comme un moyen d'éviter les carences. Mais de nombreuses recherches récentes ont révélé qu'ils pouvaient aussi permettre de prévenir, voire de traiter des maladies et que les doses nutritionnelles optimales pourraient être plus élevées qu'on ne le pensait jusqu'à présent.

Est-il vraiment utile de prendre des compléments lorsque l'on est en bonne santé ? Peut-on en attendre une aide quelconque en cas de maladie ou de trouble chronique ? Le lecteur trouvera ci-après les réponses à ces questions. Fondé sur les travaux scientifiques les plus sérieux, cet ouvrage présente les principaux avantages de l'usage des compléments. Pour plus de détails sur chacun de ceux-ci, reportez-vous aux pages 40 à 179.

Qui a besoin de compléments ?

On pense souvent que, si l'on se nourrit de manière à éviter des carences spécifiques et que l'on est en bonne santé, les compléments nutritionnels sont superflus : il suffit de se conformer aux recommandations établies par les nutritionnistes (*voir p.* 26).

Mais, même si l'on admet que les taux de vitamines et de minéraux officiellement conseillés sont suffisants, force est de constater qu'en France, comme d'ailleurs dans la plupart des pays occidentaux, une bonne fraction de la population ne les trouve pas dans son alimentation.

La majorité d'entre nous ne mange pas assez de fruits et de légumes, moins que les cinq portions par jour nécessaires pour rester en bonne forme et prévenir la maladie. Au détriment des aliments à haute valeur nutritionnelle, nous préférons souvent les frites et négligeons les brocolis, choisissons une glace ou une pâtisserie plutôt qu'un fruit et oublions l'existence de l'eau pure...

Avec de tels choix, nous adoptons un régime qui est non seulement trop riche en graisses et en sucre, mais dont le contenu en vitamines, minéraux et phytonutriments protecteurs est loin d'être idéal.

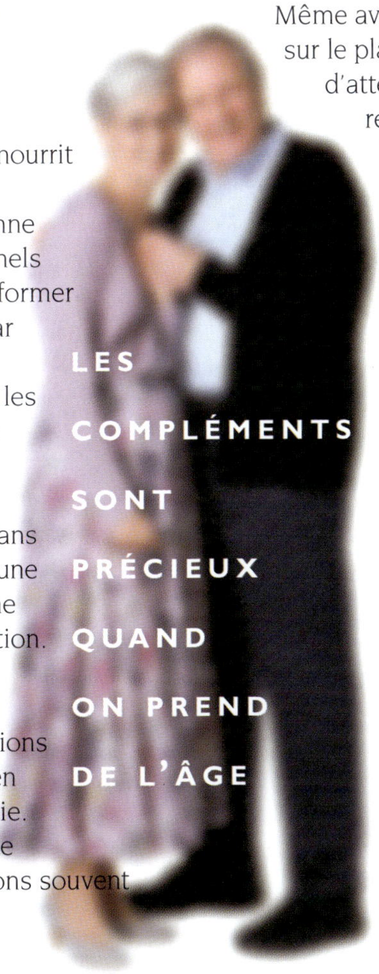

LES COMPLÉMENTS SONT PRÉCIEUX QUAND ON PREND DE L'ÂGE

Objectifs nutritionnels à atteindre

D'après les dernières enquêtes, notre alimentation est souvent déficitaire en plusieurs minéraux et vitamines. Chez 20 % des hommes, 30 % des femmes et 50 % des adolescentes, l'apport conseillé de calcium est loin d'être atteint. Il en est de même pour le magnésium chez plus de 20 % des adultes, et pour l'acide folique chez 25 % des femmes.

Même avec un régime soigneusement conçu sur le plan nutritionnel, il est difficile d'atteindre les taux de fer recommandés, en particulier pour les adolescentes et les femmes, et le risque est majeur pour celles qui adoptent un régime végétarien.

Chez 30 % des adultes, l'apport en vitamine E est très insuffisant, notamment en cas d'alimentation restrictive ou pauvre en graisses. Enfin, certaines substances spécifiques – huiles de poisson, isoflavones de soja, probiotiques, etc. –, considérées aujourd'hui comme bénéfiques pour la santé, peuvent être absentes d'un régime équilibré. Si l'on n'arrive pas à se nourrir correctement chaque jour, c'est en prenant des compléments que l'on pourra corriger d'éventuelles déficiences, voire atteindre un apport nutritionnel optimal.

Les risques liés à l'environnement

Même quand on a de bonnes habitudes alimentaires, d'autres raisons peuvent inciter à prendre des compléments. Certains scientifiques pensent que les polluants auxquels nous sommes exposés – gaz d'échappement, résidus chimiques – peuvent provoquer d'importants dommages au niveau cellulaire, et même atteindre le système immunitaire. Beaucoup de compléments, en particulier les antioxydants, ont sans doute la capacité de combattre de tels effets (*voir p.* 56-57).

On sait que l'alcool, le tabac, un stress prolongé et certains médicaments s'opposent à l'assimilation de différents nutriments. L'alimentation la mieux équilibrée est impuissante à corriger de tels déficits, mais il est possible d'établir des programmes nutritionnels qui prennent en compte ces problèmes et permettent de limiter les dégâts dans l'organisme.

La prévention

On associait autrefois les déficits nutritionnels aux seules maladies carentielles comme le scorbut (dû au manque de vitamine C), le béribéri ou la pellagre (provoqués par des carences graves en vitamines B). Mais, au cours de ces trente dernières années, d'innombrables études ont mis en évidence le rôle important joué par certains nutriments dans la prévention de maladies dégénératives chroniques répandues aujourd'hui dans le monde occidental. Ces recherches montrent aussi, pour la plupart, que les taux associés à la prévention de ces maladies sont souvent beaucoup plus élevés que ceux des ANC ou des AJR (*voir encadré p.* 26).

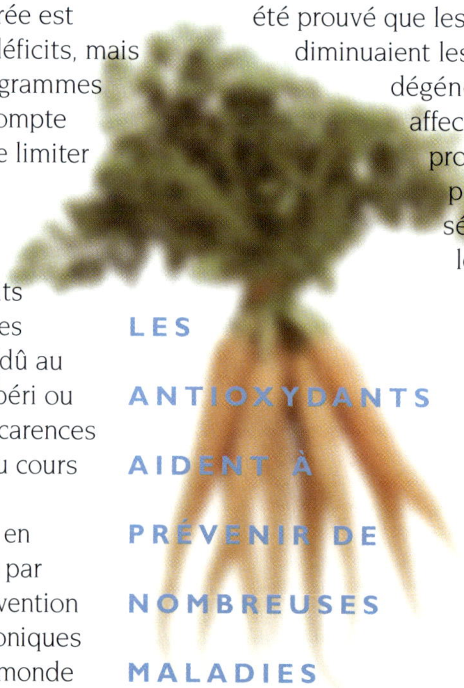

> **LES ANTIOXYDANTS AIDENT À PRÉVENIR DE NOMBREUSES MALADIES**

Certains spécialistes estiment que les nutriments, surtout les antioxydants, qui freinent l'apparition de la maladie ou en empêchent le développement, pourraient aussi retarder le processus du vieillissement au niveau cellulaire. Il ne faut pas en conclure pour autant que la vitamine E, le sélénium ou les carotènes sont des élixirs de jouvence ! Il n'en reste pas moins que plusieurs études ont conclu que des compléments comme la vitamine E, ou une combinaison bien dosée de vitamines et de minéraux, renforçaient les défenses immunitaires chez les personnes âgées.

Les problèmes liés à l'âge

Une enquête effectuée aux États-Unis par l'Institut national de gérontologie auprès de 11 178 personnes âgées a montré qu'il s'était produit beaucoup moins de morts « annoncées » (en particulier celles qui sont dues à des problèmes cardiaques) chez les sujets qui prenaient de la vitamine E. En outre, il a été prouvé que les compléments d'antioxydants diminuaient les risques de cataracte et de dégénérescence maculaire, deux affections liées à l'âge et qui provoquent une détérioration progressive de la vue. Le sélénium, les caroténoïdes, les flavonoïdes et certains acides aminés, enfin, comptent parmi les compléments utilisables en tant qu'antioxydants contre les problèmes associés au vieillissement.

Certaines substances présentes dans des plantes comme l'échinacée sont réputées renforcer le système immunitaire. Les phyto-œstrogènes, telles les isoflavones de soja, pourraient retarder ou faire disparaître les effets de la ménopause et aider à prévenir le cancer et les maladies cardio-vasculaires. (Les problèmes liés au vieillissement sont présentés p. 374-375.)

Le traitement des maladies

Même les médecins les plus sceptiques à l'égard des compléments sont conduits à prescrire du fer pour soigner certains types d'anémie, de la vitamine A pour les cas graves d'acné, des vitamines B pour soulager différentes neuropathies. Ils n'hésitent pas non plus à recommander des huiles de poisson en cas d'hypercholestérolémie.

Dans le présent ouvrage, nous préconisons des vitamines et des minéraux pour traiter des affections spécifiques. Mais l'utilisation de compléments nutritionnels en tant que remèdes reste un sujet très controversé, surtout dans les cas graves. Les tenants de la médecine classique mettent souvent leurs effets en doute et trouvent qu'il peut être dangereux de s'en remettre exclusivement à eux. Cependant, s'appuyant sur les résultats d'observations cliniques et sur des données parues dans diverses publications, d'autres praticiens, qui s'intéressent à la nutrition et à certaines thérapeutiques parallèles, estiment que les preuves de leur efficacité sont maintenant suffisantes pour en justifier l'usage.

Quoi qu'il en soit, et jusqu'à plus ample informé, il convient d'adopter une attitude raisonnable et d'associer médicaments classiques et compléments nutritionnels pour se soigner.

Les thérapies traditionnelles par les plantes

Pendant des milliers d'années, les hommes de diverses civilisations se sont servis des plantes pour soulager, améliorer ou même guérir les maux courants. Des travaux récents montrent que beaucoup des propriétés attribuées aux plantes sont réelles. Leurs effets pharmacologiques décrits dans cet ouvrage s'appuient tant sur des études cliniques que sur des pratiques traditionnelles. Le rôle de certains végétaux, parmi lesquels le millepertuis, le kawa, le yam ou le fragon épineux, est maintenant reconnu, et ces plantes sont prescrites pour traiter certains désordres comme la dépression, le stress, les douleurs menstruelles ou l'insuffisance veineuse. Mais même lorsque leurs propriétés thérapeutiques sont prouvées, les plantes et autres compléments doivent être utilisés judicieusement pour traiter les maladies. (On trouvera des conseils à ce sujet p. 35-36.)

LES FRANÇAIS ET LES COMPLÉMENTS

Selon les sondages, 37 % des Français prennent de temps à autre des compléments alimentaires (surtout des vitamines, et en particulier de la vitamine C) et seuls 8 % en consomment régulièrement. C'est beaucoup moins qu'aux États-Unis, où l'on compte 40 à 45 % de consommateurs réguliers, ou même qu'au Royaume-Uni, où l'on considère que 30 à 35 % de la population absorbe chaque jour des compléments. Mais les professionnels estiment que le marché français augmente de 20 % par an.

En France, le consommateur type de compléments alimentaires est une femme active ayant entre 35 et 55 ans : les femmes de cet âge représentent 65 % des consommateurs réguliers. Elles achètent d'abord des produits qui les aident à garder la forme et à lutter contre la fatigue. Et elles poursuivent leur consommation au-delà de 50 ans pour atténuer les difficultés dues à la ménopause. Quant aux hommes qui prennent des compléments, ils sont plutôt jeunes (75 % ont entre 18 et 35 ans). Ils y sont venus assez récemment, mais leur nombre augmente très rapidement.

Les compléments sont en majorité achetés en pharmacie (50 %), puis en parapharmacie (24 %) et dans les magasins diététiques (10 %). Viennent ensuite les grandes surfaces, les magasins de sport et les commandes sur Internet.

Ce que les compléments ne peuvent pas faire

Les compléments peuvent être utiles, mais il faut être conscient de leurs limites et savoir que certaines des propriétés qu'on leur attribue sont parfois douteuses.

- Comme leur nom l'indique, les compléments ne sont pas destinés à remplacer totalement l'alimentation, mais simplement à la compléter. Ils ne peuvent pas non plus corriger de mauvais choix alimentaires : par exemple, ils ne combattront jamais les effets d'un excès de matières grasses saturées ou de sel. On sait par ailleurs que l'efficacité de certains nutriments est optimale lorsqu'ils sont fournis par les aliments, et moins bonne lorsqu'ils sont pris séparément sous forme de compléments.

- Les compléments ne suffisent pas à compenser les effets de comportements notoirement nocifs pour la santé, comme le fait de fumer ou de n'avoir que très peu d'activité physique. Pour rester en bonne forme, il faut mener une vie saine (*voir p.* 15-22), en particulier quand on avance en âge et que l'on désire bien vieillir.
- Si beaucoup de compléments sont tout à fait fiables, il en existe dont il faut se méfier. C'est le cas de certaines préparations censées faire maigrir : il n'existe aucun produit, quel qu'il soit (nutriment ou plante miracle), permettant de perdre du poids sans changer ses habitudes alimentaires ni modifier un comportement trop sédentaire !
- On peut en dire autant des compléments censés favoriser les performances mentales ou physiques : les bienfaits que l'on peut en espérer restent au mieux limités. Même si l'un ou l'autre de ces compléments peut – d'après les expériences – améliorer le fonctionnement psychique ou atténuer des troubles de mémoire chez certains individus, il n'aura que des effets négligeables sur les facultés mentales de la plupart d'entre nous. De même, un complément réputé combattre la fatigue physique ne transformera pas un coureur aux performances médiocres en marathonien. Et il n'est pas non plus prouvé que les prétendus aphrodisiaques améliorent les prouesses sexuelles !
- Alors qu'on ne reconnaît à aucun complément la propriété de guérir les affections graves telles que cancers, maladies cardio-vasculaires ou sida, un complément approprié peut aider à soulager une affection chronique ou des symptômes comme la douleur et l'inflammation. Mais ne prenez jamais un complément pour vous soigner sans avoir consulté un médecin.
- Enfin, il faut toujours garder à l'esprit que les compléments sont des facteurs nutritionnels, et non des médicaments. Même s'ils nous aident à rester en bonne santé, ils ne peuvent jamais se substituer à un traitement médical quand celui-ci est nécessaire.

RECOMMANDATIONS OFFICIELLES : ANC, AJR, QUE VEULENT DIRE LES CHIFFRES ?

- En France, les ANC (apports nutritionnels conseillés), recommandations officielles des nutritionnistes, sont utilisés comme référence, notamment en termes de santé publique. Ils sont établis par des groupes de scientifiques éminents, qui s'appuient sur les recherches et travaux les plus récents.

Les valeurs des ANC sont déterminées en partant des besoins nutritionnels d'individus en bonne santé, et diffèrent selon l'âge, le sexe, l'activité physique et le statut physiologique (grossesse, allaitement, par exemple). Le respect des ANC garantit que, statistiquement, la très grande majorité de la population verra ses besoins couverts. Ils sont régulièrement réévalués, leur dernière édition datant de 2001.

Au niveau individuel, les ANC permettent d'apprécier le bon équilibre nutritionnel de son alimentation. Certes, on peut rester en dessous de la valeur de l'ANC pour un nutriment sans pour autant souffrir obligatoirement d'une carence. Mais une différence trop marquée doit alerter, et inciter à prendre les mesures nécessaires pour améliorer l'apport.

Par ailleurs, les nutritionnistes continuent à étudier l'apport en nutriments jugé optimal pour prévenir les maladies dégénératives comme le cancer et les affections cardio-vasculaires. En dépit de nombreuses recherches, les débats à leur sujet sont loin d'être clos.

- Les AJR (apports journaliers recommandés) sont les valeurs retenues par la directive de l'Union européenne pour l'étiquetage nutritionnel des aliments. Ces valeurs de référence imposées par la réglementation internationale sont habituellement plus faibles que les ANC, et assez approximatives.

Les AJR s'appliquent en effet à des « adultes moyens », et ne permettent pas de prendre en compte les différences de besoins dues, par exemple, à l'âge ou au sexe. Cela pose notamment un problème lorsque cet étiquetage s'applique à un complément alimentaire censé répondre aux besoins de consommateurs particuliers, par exemple les adolescents ou les femmes.

Les principaux compléments

En entrant dans un magasin de produits diététiques ou en parcourant les rayons spécialisés des grandes surfaces, des parapharmacies ou des pharmacies, on est frappé par l'incroyable diversité des compléments disponibles sur le marché.

Les produits de ce genre, commercialisés sous différentes marques et présentés de multiples façons, se comptent littéralement par milliers. On ne les trouve pas tous réunis au même endroit, mais même l'échantillonnage limité en vente chez un pharmacien de quartier est étonnant.

Les fabricants s'efforcent constamment de différencier leurs produits de ceux de la concurrence en modifiant les dosages ou en inventant de nouvelles combinaisons...

Par ailleurs, les scientifiques affinant sans cesse leurs méthodes pour extraire le meilleur des composants des plantes ou synthétiser des nutriments actifs en laboratoire, on dispose aujourd'hui d'une gamme de produits de plus en plus purs et efficaces.

Choisir en connaissance de cause

Il faut pour cela connaître la nature et les propriétés des différents compléments. C'est pourquoi 65 d'entre eux sont présentés en détail dans la première partie de cet ouvrage (*p.* 40-178). Pour comprendre les termes utilisés sur les étiquettes, reportez-vous aux pages 33-34.

Une bonne connaissance des principaux types de compléments et de leur influence sur la santé est utile pour ne pas se sentir complètement perdu. Les caractéristiques des vitamines, minéraux, plantes et autres compléments – phytonutriments inclus – sont donc décrites ci-après.

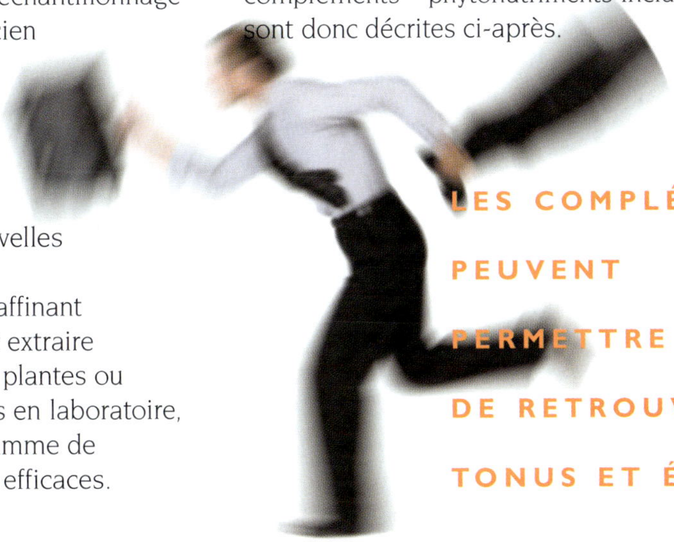

LES COMPLÉMENTS PEUVENT PERMETTRE DE RETROUVER TONUS ET ÉNERGIE

Les vitamines

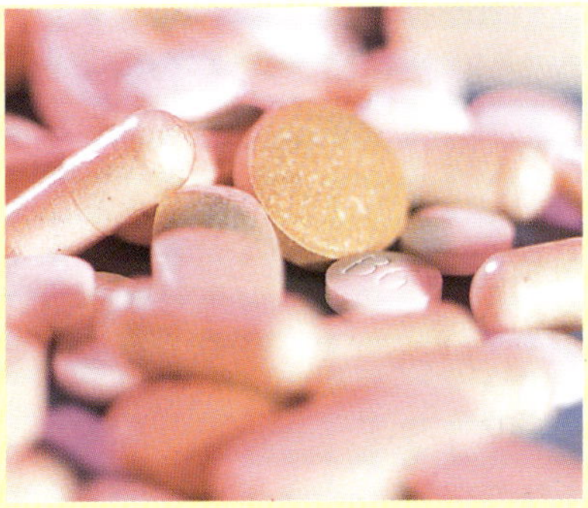

- Une vitamine est un composé organique essentiel à la fois à la régulation des métabolismes cellulaires et au processus de libération de l'énergie fournie par les aliments.
- On sait désormais que certaines vitamines sont des antioxydants, c'est-à-dire des substances qui protègent les membranes des cellules et contribuent probablement à prévenir un certain nombre de maladies dégénératives.
- On compte13 vitamines. Elles appartiennent soit au groupe des vitamines liposolubles (vitamines A, D, E et K), soit à celui des vitamines hydrosolubles (les 8 vitamines B et la vitamine C).
- La différence existant entre les deux groupes est grande. En effet, l'organisme stocke les vitamines liposolubles pendant des périodes relativement longues (des mois, voire des années), tandis que, mis à part la vitamine B 12, il ne peut mettre en réserve les vitamines hydrosolubles, qu'il faut donc lui fournir quotidiennement.
- Sauf exception (vitamines D et K notamment), l'organisme est incapable de fabriquer des vitamines : elles doivent donc être apportées par l'alimentation ou des compléments nutritionnels.

Les minéraux

- Les minéraux ne sont présents dans l'organisme qu'en petites quantités : ils ne constituent en tout que 4 % de notre poids.
- Ces substances sont essentielles à une large gamme de processus vitaux, allant de la formation des os et des dents au bon fonctionnement du cœur et du système digestif.
- Des quelque 60 minéraux présents dans notre organisme, 22 seulement sont jugés essentiels.
- Parmi ceux-ci, 7 sont regroupés sous le nom de macroéléments ou minéraux majeurs : le calcium, le chlore, le magnésium, le phosphore, le potassium, le sodium, le soufre.
- Les 15 autres sont nommés oligoéléments ou éléments-traces. Leur apport quotidien nécessaire est extrêmement faible, de l'ordre de quelques microgrammes, c'est-à-dire de millionièmes de gramme.
- Certains minéraux jouent un rôle crucial dans la prévention de pathologies comme l'ostéoporose ou l'anémie ; d'autres pourraient aider à mieux résister aux maladies cardio-vasculaires ou à certains cancers.

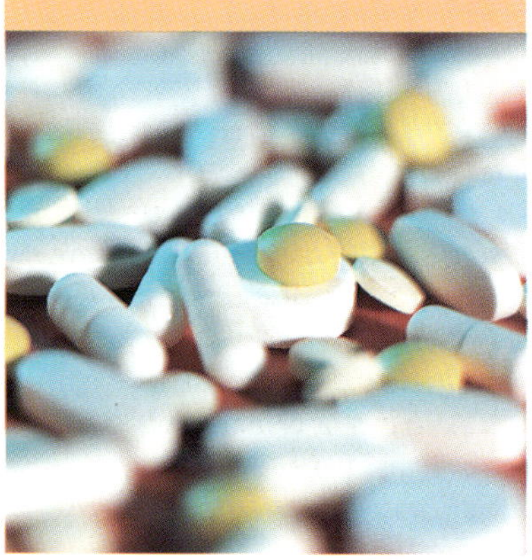

Les plantes

- Ces compléments à base de plantes sont préparés, selon les cas, avec les feuilles, les tiges, les racines ou l'écorce de la plante, parfois avec les boutons et les fleurs.
- Les plantes peuvent être proposées simplement séchées. On peut aussi les concentrer en teinture-mère, ou les présenter sous forme de poudre, de comprimés, de gélules, d'extrait liquide, de capsules molles, etc.
- Un complément à base de plante contient soit tous les composants présents dans une plante, soit seulement celui ou ceux que l'on a réussi à extraire.
- Le principe actif de certaines plantes n'a pas encore pu être identifié et, pour bénéficier de leurs propriétés, il est nécessaire de les utiliser tout entières.
- Le renouveau d'intérêt pour les plantes médicinales a permis la mise au point de multiples compléments, qui pour la plupart servent à traiter des affections chroniques.
- Les plantes permettent aussi d'améliorer l'état général ; on les utilise par exemple pour renforcer les défenses immunitaires, mieux contrôler le taux de cholestérol ou combattre la fatigue.

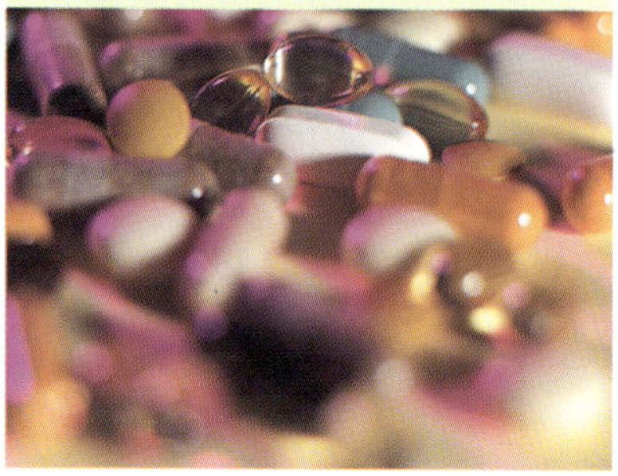

Autres compléments

- Des produits très divers entrent dans cette catégorie. Certains, comme les huiles de poisson, sont des substances alimentaires dotées de propriétés bénéfiques pour la santé, puisqu'elles diminuent notamment le risque cardio-vasculaire.
- Les flavonoïdes, les caroténoïdes, les anthocyanes sont des phytonutriments. On les trouve dans les végétaux (en particulier les fruits et les légumes). Ils permettent de rester en bonne santé, et pourraient diminuer les risques d'apparition de maladies dégénératives.
- Les isoflavones de soja sont parfois appelées phyto-hormones. Elles semblent avoir des effets préventifs et curatifs sur certains symptômes liés au vieillissement.
- À cette catégorie appartient aussi l'acidophilus, une bactérie « amie » qui peut contribuer à soulager des troubles digestifs, et peut-être à renforcer le système immunitaire.
- Les acides aminés, éléments constitutifs des protéines, jouent probablement un rôle important dans le maintien d'une bonne santé ; certains sont disponibles sous forme de compléments.

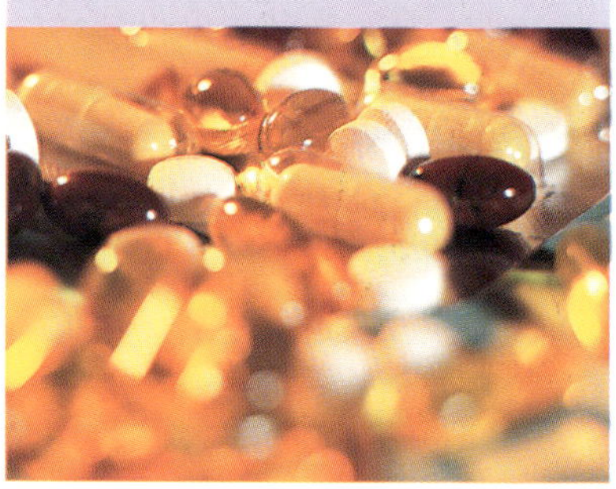

Compléments : les différentes présentations

La grande variété de compléments disponibles sur le marché, la multiplicité des présentations, des conditionnements et des dosages devraient théoriquement permettre à chacun de trouver ce qui lui convient.

Un vaste choix

Les compléments se présentent le plus fréquemment en comprimés et en gélules, mais ils existent sous d'autres formes galéniques qui peuvent être mieux adaptées à certaines situations.

LES COMPRIMÉS ET LES GÉLULES

Les comprimés et gélules sont faciles à utiliser et à conserver, et ils se gardent souvent plus longtemps que les compléments présentés sous d'autres formes. Leur taille doit rester raisonnable pour qu'ils soient faciles à avaler.

Les comprimés sont en général additionnés de substances appelées excipients, qui servent de liants aux différents composants, augmentent leur volume et leur durée de conservation, et, dans certains cas, accélèrent leur dissolution dans l'estomac. Les gélules sont à base de gélatine, de plus en plus souvent d'origine végétale (dérivée de la cellulose, par exemple), et renferment habituellement moins d'additifs que les comprimés.

LES CAPSULES MOLLES

On les utilise généralement pour conditionner les huiles extraites des poissons ou des plantes, dans une matière première résistant aux lipides mais dégradable dans le tube digestif.

LES POUDRES

Les personnes qui ont du mal à avaler les comprimés peuvent utiliser des poudres à dissoudre dans un peu d'eau ou de jus de fruits, ou à mélanger aux aliments. Les graines broyées, telles les semences de psyllium, sont souvent présentées de cette façon.

COMPLÉMENTS ALIMENTAIRES : NOUVELLE RÉGLEMENTATION EUROPÉENNE

Une nouvelle directive européenne concernant les compléments alimentaires a été élaborée au cours de ces dernières années. Son objectif est non seulement d'harmoniser les réglementations nationales et de permettre la libre circulation de ces produits, mais aussi de garantir la protection optimale de la santé des consommateurs. Cette directive, qui devrait prendre effet en 2002, fixe la définition générale et les règles d'usage et de sécurité des compléments alimentaires. Ceux-ci sont désormais définis comme « des sources concentrées de nutriments ou d'autres substances ayant un rôle nutritionnel ou physiologique, seuls ou en combinaison, commercialisés sous forme de dose unitaire, dont l'objet est de compléter l'alimentation normale ». Leur présentation pourra se faire sous forme de gélules, comprimés, pilules et autres aspects similaires, ainsi que sachets de poudre, ampoules de liquide et flacons munis d'un compte-gouttes.

L'étiquetage devra notamment fournir :

- des informations précises sur les teneurs en vitamines et minéraux du complément, et ce que représente la dose quotidienne par rapport aux valeurs journalières conseillées ;
- des instructions claires concernant la quantité à prendre par jour, et un avertissement relatif au risque éventuel en cas de dépassement ;
- une déclaration selon laquelle le complément ne peut pas remplacer une alimentation variée.

Est interdite toute mention :

- attribuant au produit des propriétés de prévention, de traitement ou de guérison d'une maladie ;
- suggérant qu'un régime varié n'apporte pas les quantités nécessaires de nutriments essentiels.

Actuellement, seules ont été prévues les règles pour les compléments à base de vitamines et de minéraux, avec la liste des substances autorisées, et les quantités minimales et maximales autorisées. Pour les autres compléments, à base de plantes en particulier, les textes devraient paraître au cours des années à venir.

On peut les doser en fonction de ses besoins, mais il est important de mesurer avec précision les quantités à employer, en utilisant les mesures-doses fournies. Les poudres constituées d'un nutriment unique sont utiles en cas d'allergie aux additifs, car elles en contiennent moins que les comprimés ou les gélules.

LES SOLUTIONS LIQUIDES

Les compléments liquides sont faciles à avaler. Souvent aromatisés, ils conviennent particulièrement bien aux enfants. Ils sont présentés sous forme de solution, de sirop ou d'extrait, et conditionnés en flacons ou en ampoules, selon les cas. Certains extraits de plantes sont traditionnellement proposés en concentrés à diluer.

LES TABLETTES

Les tablettes à croquer, généralement aromatisées, sont pratiques lorsqu'on a du mal à avaler les cachets. On peut en plus les prendre sans eau. Mais attention à l'adjonction de sucre, qui est parfois importante.

LES PASTILLES

Certains compléments sont disponibles en pastilles. Celles-ci fondent lentement dans la bouche, ce qui leur permet d'avoir une action locale en plus de leurs effets généraux sur l'organisme. Présenté ainsi, le zinc contribue par exemple au traitement des rhumes et de la grippe.

LES MICROCAPSULES

Elles sont conditionnées dans des gélules classiques. Ces microcapsules, ou microsphères, se dissolvent lentement, libérant leur contenu dans le sang en un laps de temps qui varie de 2 à 10 heures. La vitamine C, que l'organisme ne stocke pas, est souvent présentée sous cette forme, qui permet peut-être un passage plus naturel et plus uniforme des vitamines dans le sang.

LES MINÉRAUX CHÉLATÉS

Les compléments de minéraux sont chélatés, c'est-à-dire combinés à une autre substance qui peut être soit un minéral inorganique, soit une substance organique ou un acide aminé. L'assimilation du complément dépend de ce second élément. Lorsque celui-ci est inorganique, comme c'est le cas des oxydes, sulfates, phosphates, chlorures et carbonates, le complément coûte généralement moins cher mais il est difficilement assimilable.

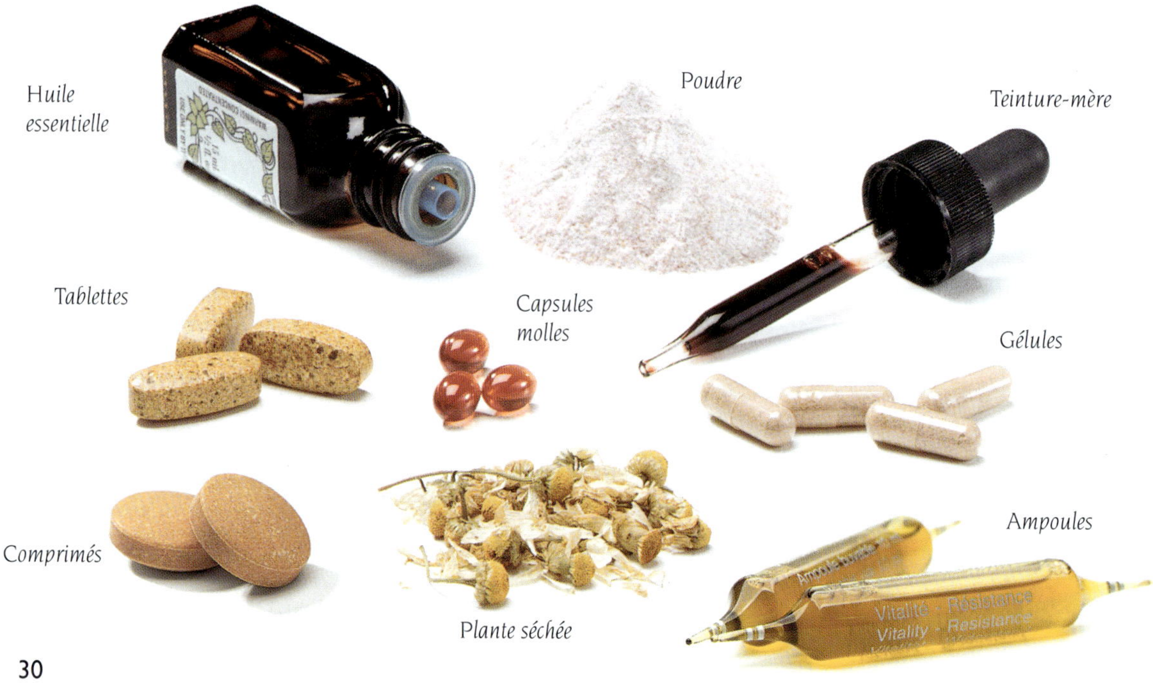

À l'inverse, les ascorbates, citrates, succinates ou malates sont bien assimilés.

Les plantes médicinales

S'il est possible d'acheter les plantes en vrac et de confectionner soi-même ses remèdes, il est généralement plus commode de se les procurer sous forme de comprimés, gélules et autres présentations énumérées ci-après. On les trouve au rayon diététique des grandes surfaces, en magasin spécialisé, en pharmacie ou en parapharmacie.

LES COMPRIMÉS ET LES GÉLULES

Les comprimés et les gélules sont préparés à partir de plantes entières séchées et broyées ou d'extraits concentrés de leurs agents actifs. Les composants sont pilés, puis façonnés en comprimés ou enfermés dans des capsules.

Certaines plantes (l'ail, par exemple) sont présentées sous la forme de gélules, de capsules molles ou de comprimés gastro-résistants, qui traversent l'estomac sans être attaqués par les sucs digestifs et arrivent intacts dans l'intestin, où ils peuvent être dissous. On évite ainsi les troubles digestifs que l'ingestion de plantes risque d'entraîner, et celles-ci passent plus facilement dans le sang.

LES TEINTURES-MÈRES

On fabrique généralement ces liquides très concentrés en faisant macérer la plante entière ou une partie seulement (feuille, tige, racine...) dans de l'eau et de l'alcool – qui permet d'extraire les substances actives de la plante et de les concentrer. On élimine tout ou partie de l'alcool ensuite.

Les teintures se prennent plusieurs fois par jour, par petites doses à mesurer au compte-gouttes, et on les absorbe le plus souvent diluées dans de l'eau.

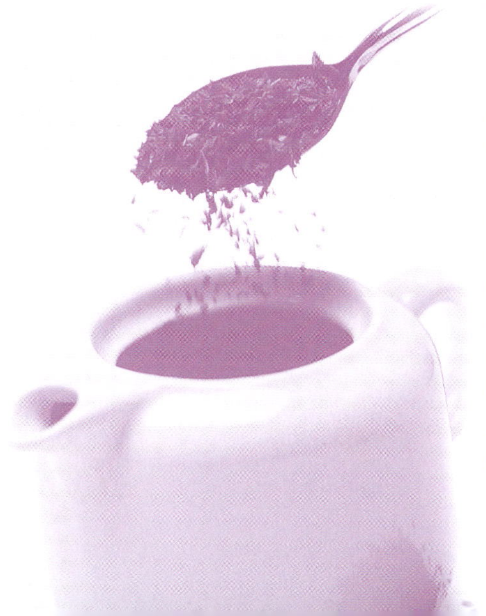

LES TISANES ET LES DÉCOCTIONS

Les tisanes se préparent avec les fleurs, les feuilles ou les racines séchées des plantes. Les éléments à faire infuser sont disponibles en vrac ou en sachets. On les laisse infuser de 5 à 10 min en général dans de l'eau frémissante, mais pas à ébullition : cela permet un meilleur passage des substances actives dans l'eau et limite l'évaporation des substances volatiles dans la vapeur de l'eau bouillante. Mieux vaut utiliser une eau minérale très pure (comme celle que l'on met dans les biberons).

Pour faire une décoction, on se sert de la partie la plus dure de la plante, sa tige ou son écorce par exemple, et on la laisse bouillir doucement pendant au moins 30 min. Les tisanes et décoctions sont à boire rapidement, car, en général, leur efficacité ne tarde pas à diminuer, sous l'action de l'oxygène de l'air notamment.

PLANTES ET PHYTOTHÉRAPIE

En France, c'est en 1986 que la phytothérapie a été reconnue comme une médecine à part entière par le ministère de la Santé, et qu'une réglementation des AMM (autorisations de mise sur le marché) a été proposée pour les spécialités et compléments médicamenteux à base de plantes.

Les laboratoires sérieux exigent le respect d'un cahier des charges très strict pour la culture des plantes et la mise en place de procédures de suivi permettant une parfaite traçabilité des matières premières. Pour les plantes sauvages, des contrôles systématiques et rigoureux doivent être prévus afin de sélectionner des produits parfaitement sûrs.

LES HUILES ESSENTIELLES

Les huiles essentielles extraites de plantes sont obtenues par distillation de leurs concentrés actifs. On les utilise en massage ou en application locale ; pour cela, on les associe en général à des huiles neutres comme celle d'amande douce. Les huiles essentielles de plantes ne doivent jamais être ingérées, à l'exception de celle de menthe poivrée, dont une goutte déposée sur la langue peut être recommandée en cas de nausée.

LES POMMADES ET LES CRÈMES

Appliqués sur la peau, les pommades, gels et crèmes à base d'huiles extraites de plantes servent notamment à soulager les démangeaisons et à soigner les contusions ainsi que diverses lésions. Les crèmes sont en général des mélanges fluides d'huile et d'eau qui, partiellement absorbés par la peau, la laissent respirer et l'empêchent de se dessécher en surface. Elles sont utilisées pour adoucir ou nettoyer la peau, et aussi pour soulager éruptions cutanées, piqûres d'insectes et coups de soleil.

LA CONCENTRATION EN SUBSTANCES ACTIVES

La quantité de substance active que renferme un complément à base d'extrait de plantes est généralement exprimée en pourcentage. Ainsi, l'expression « titré à 5 % de cynarine » appliquée à un extrait d'artichaut signifie que ce composant représente 5 % du complément.

C'est cette indication qui est utilisée pour la plupart des extraits de plantes évoqués dans cet ouvrage. Par exemple, une gélule ou un comprimé de 200 mg d'extrait d'artichaut titré à 5 % de cynarine contient 10 mg de cet élément : 200 x 5/100 = 10.

De plus en plus souvent, cependant, l'étiquetage donne aussi la quantité de substance active apportée par chaque dose. En reprenant l'exemple précédent, on peut alors lire directement sur le conditionnement « 10 mg de cynarine par gélule [ou par comprimé] ».

Les extraits de plantes

Pour obtenir un extrait concentré, on fait macérer la plante dans l'alcool et/ou dans l'eau, qu'on élimine ensuite par évaporation, sous vide et à froid le plus souvent. On peut aussi, après l'extraction hydroalcoolique, retenir certaines substances par ultrafiltration (passage sur résine) ou par cristallisation puis filtration.

C'est sous la forme d'extraits – en poudre ou liquides – que les plantes sont habituellement le plus efficaces. Ces extraits sont élaborés afin de renfermer une concentration suffisante de principes actifs (par exemple l'alliine pour l'ail ou les ginsénosides pour le ginseng). Puis ils sont conditionnés en comprimés, gélules, capsules ou ampoules. Vérifiez toujours la teneur en principes actifs des extraits que vous utilisez, afin de contrôler la quantité apportée par chaque dose. Lorsque, dans le présent ouvrage, des plantes sont recommandées pour traiter une affection, c'est en général sous forme d'extraits normalisés.

On peut aussi utiliser la totalité de la plante séchée réduite en poudre. On emploie de plus en plus le cryobroyage, qui consiste à broyer la plante séchée sous atmosphère d'azote à très basse température (–196 °C). L'intégralité des composants se retrouve dans la poudre, dont la granulométrie est très fine.

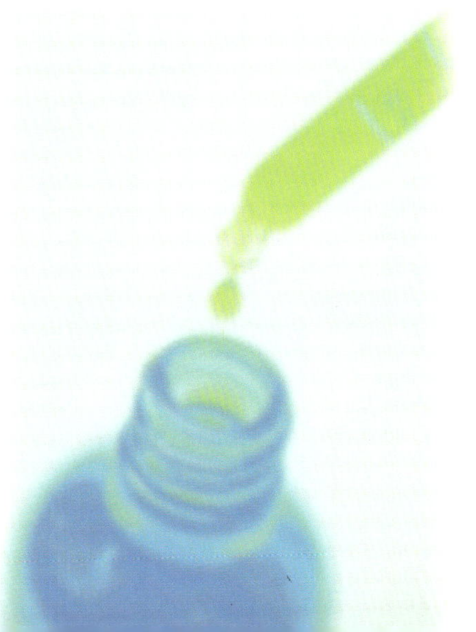

Certains phytothérapeutes considèrent que ce n'est qu'en ingérant les plantes sous cette forme qu'on bénéficie de toutes leurs propriétés. Pour obtenir la même efficacité thérapeutique, il faut en général absorber une plus grande quantité de plante entière que d'extrait.

Savoir lire les étiquettes

Connaître les principaux termes employés sur l'étiquette des compléments permet de choisir ces produits en connaissance de cause.

La loi interdit, bien sûr, aux fabricants de donner des informations inexactes ou trompeuses. Mais si la réglementation appliquée aux compléments limite les allégations relatives à la santé, elle impose de fournir suffisamment d'informations au consommateur. Or elle n'est pas toujours respectée : n'hésitez pas à demander des précisions au fabricant si nécessaire, et privilégiez les compléments dont l'étiquette vous informe correctement.

Les allégations relatives à la santé

Les compléments alimentaires se voient appliquer l'ensemble de la réglementation relative aux aliments, notamment en ce qui concerne l'hygiène et la sécurité, les caractéristiques des matières premières, les normes de fabrication, le libellé des étiquettes, etc. Cette réglementation est complétée et rendue plus stricte et plus restrictive par la directive européenne sur les compléments alimentaires, applicable dès 2002.

Selon ces textes, toute mention de propriétés concernant la prévention, le traitement ou la guérison d'une maladie est interdite. Cependant, il est possible de citer certaines propriétés relatives au maintien de la santé, à condition que le fabricant en ait apporté les preuves, et après un avis favorable de l'AFSSA (Agence française pour la sécurité sanitaire des aliments). Les compléments ayant le statut de médicaments relèvent d'une autre réglementation, différente mais tout aussi contraignante (*voir encadré page suivante*).

Les informations fournies par l'étiquette

QUANTITÉ Il s'agit du contenu du conditionnement, exprimé en nombre de gélules ou de comprimés, et/ou en terme de volume ou de poids. Important : à mettre en relation avec la dose à prendre chaque jour, et le prix.

INFORMATIONS NUTRITIONNELLES L'apport nutritionnel de chaque dose est obligatoirement indiqué sur l'étiquette (voir exemple ci-dessous), en relation avec les apports journaliers conseillés (AJR) quand il s'agit de vitamines ou de minéraux.

COMPRENDRE LES INFORMATIONS

La quantité du nutriment est indiquée pour une « dose unitaire » (comprimé, gélule...). Elle est exprimée habituellement en milligrammes, ou mg (millièmes de gramme), ou bien en microgrammes, µg, ou mcg (millionièmes de gramme).

Pourcentage d'apport journalier recommandé (AJR, voir p. 26) fourni par une « dose unitaire » du produit.

INFORMATIONS NUTRITIONNELLES	PAR COMPRIMÉ	% AJR*
Vitamine C	60 mg	100
Vitamine E	10 mg	100
Folates	200 µg	100
Calcium	200 mg	25
Cuivre	1,5 mg	*
Sélénium	50 µg	*

Énergie, protéines, glucides et matières grasses : apports négligeables

*AJR = apport journalier recommandé

La lettre grecque µ est l'abréviation officielle pour micro- (millionième).

Un astérisque ou un tiret dans cette colonne indique que l'AJR n'a pas été défini pour le nutriment concerné.

MODE D'ADMINISTRATION La dose à prendre est précisée dans une rubrique qui, généralement, fournit aussi des conseils quant au moment et à la manière d'absorber le produit – pendant ou entre les repas, avec un verre d'eau par exemple. Tenez-en compte pour une efficacité et une sécurité optimales.

INGRÉDIENTS La loi exige qu'une liste des ingrédients classés par valeur décroissante de poids figure sur l'emballage. Le terme d'ingrédient recouvre non seulement les matières premières, mais aussi les additifs, les excipients, les arômes ou les colorants. Toutes ces substances ne peuvent être employées que si elles sont spécifiquement autorisées (principe de la « liste positive »).

PRÉCAUTIONS D'EMPLOI Les cas où un produit est prohibé – grossesse, par exemple – ou dans lesquels il est recommandé de consulter un médecin doivent être mentionnés, ainsi qu'un avertissement concernant les risques – s'ils existent – pour la santé en cas de consommation excessive.

LES COMPLÉMENTS MÉDICAMENTS

Les compléments possédant le statut de médicaments – et ayant donc obtenu une autorisation de mise sur le marché, ou AMM – sont désormais soumis aux règles en vigueur dans la Communauté européenne, en particulier à celles prévues par la directive de 1992 relative aux informations à fournir au consommateur.

La notice ou l'étiquette doivent notamment préciser les ingrédients employés, les situations pour lesquelles le complément est prévu et ses effets attendus, ainsi que la posologie et le mode d'utilisation. Il est obligatoire de fournir les avertissements nécessaires si l'usage du complément est dangereux dans une situation donnée ou pour certains consommateurs, la date limite d'utilisation et les précautions éventuelles à prendre pour une bonne conservation. Toutes ces informations doivent être conformes au dossier présenté par le fabricant lors de la demande d'enregistrement et d'autorisation de mise sur le marché. Elles doivent enfin être faciles à lire et à comprendre par l'utilisateur.

MENTION RELATIVE À L'ALIMENTATION Il doit être précisé de façon explicite que le complément ne peut pas remplacer une alimentation variée et équilibrée.

MISE EN GARDE CONCERNANT LES ENFANTS La mention de ne pas laisser les compléments à la portée des enfants est obligatoire. Pris en quantités importantes, beaucoup de compléments peuvent en effet être dangereux pour eux.

CONSERVATION Les conseils donnés dans cette rubrique concernent la meilleure manière de conserver les produits. Elle figure en général à côté de celle qui indique la date limite d'utilisation. La plupart des compléments doivent être conservés au frais et au sec. S'il fait très chaud, gardez-les de préférence au réfrigérateur, mais dans une boîte étanche où ils sont à l'abri de l'humidité. Certains produits doivent impérativement être mis au réfrigérateur une fois le conditionnement ouvert. La nécessité d'une telle précaution est mentionnée sur l'étiquette.

DATE LIMITE Il s'agit de la date jusqu'à laquelle le produit garde ses propriétés intactes, s'il est conservé dans de bonnes conditions. En particulier, on a la garantie que les teneurs vitaminiques annoncées sont respectées jusqu'à cette date.

À QUI S'ADRESSER EN CAS DE RÉCLAMATION Le nom et l'adresse inscrits sur l'étiquette sont ceux du fabricant, de l'entreprise responsable de l'emballage ou du distributeur. Un numéro de téléphone les accompagne parfois. Vous pouvez aussi entrer en contact avec le fabricant par l'intermédiaire de votre point de vente, surtout s'il s'agit d'une pharmacie, d'une parapharmacie ou d'un magasin spécialisé.

Utiliser les compléments efficacement et sans risque

Cet ouvrage fournit des informations détaillées sur les propriétés, les modes d'utilisation, les effets secondaires et les présentations des compléments qui y figurent, ainsi que les doses jugées efficaces et sans danger.

Des informations importantes concernant les interactions éventuelles entre les compléments et les médicaments d'un usage courant figurent aux pages 378-381. Les conseils généraux concernant l'utilisation des compléments sont résumés ci-après.

Le bon équilibre

Certains nutriments agissent entre eux, ce qui peut avoir une influence sur leur assimilation par l'organisme. Ainsi, les vitamines liposolubles requièrent des graisses pour être assimilées et doivent être prises au cours des repas ; le fer est mieux assimilé s'il est absorbé en même temps qu'un repas qui comprend de la viande (source de fer héminique) ou des aliments riches en vitamine C ; l'assimilation du calcium se fait mieux si ce minéral est pris pendant les repas et associé à du magnésium. On peut donc utiliser les effets bénéfiques de ce type d'interactions dans certaines combinaisons de compléments. Par exemple, la vitamine C contribuant à régénérer la vitamine E lorsque celle-ci a été transformée lors du processus de neutralisation des radicaux libres, il vaut donc mieux absorber ces deux antioxydants ensemble puisqu'ils interviennent en même temps dans l'organisme.

Les bonnes quantités

Pris en quantités appropriées, les compléments nutritionnels ne présentent en général aucun danger. En revanche, augmenter les doses ne sert à rien et peut même présenter des risques. Le fluor, par exemple, recommandé pour la prévention des caries, peut provoquer des anomalies dans la structure des dents et des os s'il est pris, pendant plusieurs années, en quantités un peu supérieures à celles conseillées. Pour tout complément, il vaut mieux éviter les fortes doses, en particulier celles, très élevées, appelées mégadoses. Conformez-vous aux recommandations et prévenez votre médecin en cas de réactions intempestives ou si votre état s'aggrave.

VITAMINES ET MINÉRAUX

Beaucoup de vitamines peuvent être absorbées en quantités supérieures à celles des ANC (*voir p.* 26) sans inconvénients. Mais les vitamines A et D, qui sont liposolubles et que l'organisme stocke et n'élimine pas en cas d'excès, sont dangereuses lorsqu'elles sont prises en trop grandes quantités. La plupart des autres vitamines ne sont pas toxiques à haute dose, mais elles peuvent avoir des effets secondaires sur certains individus. Dans de tels cas, il suffit de réduire la prise pour faire disparaître les symptômes.

Certains minéraux, lorsqu'ils sont absorbés en quantités importantes sur une longue période, font parfois obstacle à l'assimilation d'autres nutriments : ainsi, le zinc inhibe l'absorption du cuivre. On a pu par ailleurs établir des relations entre des apports élevés de minéraux et certaines maladies : plusieurs études montrent, par exemple, qu'un excès de fer chez les hommes est lié à une augmentation du risque de maladies cardio-vasculaires.

PLANTES

Des études faites par des toxicologues montrent que les plantes médicinales entraînent rarement de graves réactions secondaires. On reconnaît néanmoins aujourd'hui la toxicité de certaines d'entre elles, comme la digitale, autrefois très populaire. Il arrive aussi que des réactions allergiques dangereuses

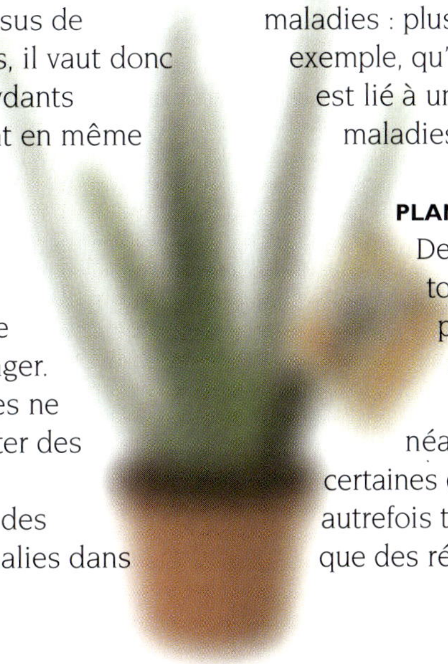

(éruptions cutanées ou difficultés respiratoires) surviennent chez des individus prédisposés.

La qualité des préparations à base de plantes n'est malheureusement pas encore clairement définie ni contrôlée systématiquement par les pouvoirs publics. Certaines peuvent renfermer des produits réduisant leur efficacité ou entraînant des effets secondaires.

Les compléments de phytothérapie normalisés, qui annoncent clairement le pourcentage de substance active, donnent plus de garanties que les autres. Mais, actuellement, la qualité des compléments à base de plantes qu'on trouve dans le commerce dépend surtout du sérieux et de l'intégrité du fabricant.

CONTRE-INDICATIONS ÉVENTUELLES

L'usage de plantes médicinales peut être dangereux pour les individus qui souffrent d'une affection particulière ou prennent certains médicaments (*voir p.* 378-381). L'ail, par exemple, risque d'intensifier les effets des anticoagulants, et la réglisse peut élever la pression artérielle. Quoi qu'il en soit, les contre-indications connues et signalées mises à part, les plantes figurant dans cet ouvrage n'ont généralement pas d'effets secondaires gênants.

Le contrôle de qualité

Que sait-on de ce qu'un produit contient ? Les laboratoires réputés ont le souci de cette réputation ; théoriquement, le contenu de leurs produits correspond bien aux indications figurant sur l'étiquette. Les compléments à base de plantes n'en restent pas moins parfois sujets à caution, même lorsque leur teneur en substance active est indiquée.

Par exemple, une très récente étude publiée dans les *Cahiers de nutrition et de diététique* montre que, sur 10 marques différentes de compléments à base de soja vendus en France, 3 renfermaient les taux d'isoflavones annoncés, 4 étaient nettement en dessous des valeurs indiquées et, parmi les 3 compléments ne fournissant pas d'indications chiffrées, l'un ne contenait que des traces d'isoflavones et les deux autres des quantités plutôt modestes. Dans une autre étude parue dans le célèbre journal médical anglais *The Lancet*, des compléments à base de ginseng renfermaient des ginsénosides en quantités variables et d'autres, pas du tout. En fait, la plante utilisée dans ces derniers n'étant pas du ginseng, l'absence de ginsénosides devenait logique… mais le consommateur était doublement trompé.

MISE EN GARDE

Certains compléments peuvent avoir des effets secondaires importants. Il est donc bon de garder les conseils suivants à l'esprit.

- Choisissez de préférence des marques dont la réputation est bien établie.
- Ne dépassez pas les doses recommandées. Lorsque plusieurs valeurs sont indiquées – qu'il s'agisse de préparations à base de plantes ou de compléments nutritionnels –, commencez par la plus faible.
- Observez vos réactions. Au moindre trouble, cessez de prendre le complément. Faites de même si un produit à base de plantes ne semble pas avoir d'effet (laissez-lui cependant le temps d'agir, ce qui peut prendre 1 mois ou plus).
- Faites des pauses. Si vous utilisez des compléments pour traiter une affection, mieux vaut les prendre pendant une durée définie, puis arrêter et voir si un mieux s'est produit. Si les symptômes se manifestent à nouveau après une période d'amélioration, reprenez le complément en traitement de fond.
- Ne courez aucun risque. Si vos symptômes montrent que votre problème est sérieux, n'ayez pas recours à l'automédication, mais consultez immédiatement votre médecin.
- Les très jeunes enfants, les personnes âgées, les femmes enceintes ou qui allaitent doivent aussi consulter un médecin avant de prendre des compléments.
- Si vous suivez un traitement médicamenteux, informez-vous toujours auprès de votre médecin ou de votre pharmacien sur d'éventuelles interactions (*voir p. 378-381*).

Situations particulières

Si vous appartenez à l'une des catégories suivantes, veillez tout spécialement à prendre les compléments recommandés.

VOUS ÊTES UNE FEMME

Quel que soit votre âge, ajoutez du calcium à votre apport quotidien, car, après la ménopause, le processus de dégradation de la masse osseuse s'accélère et peut aboutir à l'ostéoporose.
CONSEILS *L'apport quotidien total en calcium fourni par l'alimentation et par les compléments devrait atteindre au moins 1 200 mg et pourrait aller jusqu'à 2 000 mg* (voir aussi Ostéoporose, p. 318-319).

VOUS ÊTES UN HOMME DE PLUS DE 50 ANS

Vous risquez l'adénome prostatique, une tumeur qui se développe aux dépens de la prostate et déclenche des troubles de la miction.
CONSEILS *Le pollen est excellent pour l'hygiène de la prostate. Ce produit combat l'inflammation et régule le niveau des hormones prostatiques* (voir aussi Prostate, p. 330-331).

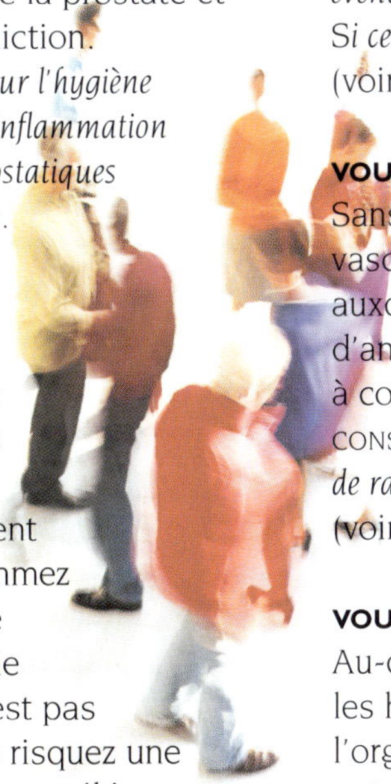

VOUS ÊTES VÉGÉTARIEN OU VÉGÉTALIEN

En ne mangeant aucun produit animal – y compris le lait et les œufs –, vous vous privez de vitamine B12 et assimilez souvent mal le fer. Même si vous consommez une grande variété de fruits, de légumes, de légumineuses et de céréales, votre alimentation n'est pas équilibrée. Avec le temps, vous risquez une anémie due à une déficience en ces éléments.
CONSEILS *Prévoyez un complément journalier de 10 µg de vitamine B12, et de 10 à 20 mg de fer* (voir aussi p. 20 ; Adolescence, p. 188).

VOUS FAITES DU SPORT

Pratiqués intensément, tous les sports entraînent un renouvellement plus rapide des cellules musculaires. L'augmentation de l'apport glucidique accroît le besoin de vitamines B, qu'il faut fournir en quantités suffisantes.
CONSEILS *Une dose de 200 mg de magnésium par jour est utile car cet élément joue un rôle important dans la contraction des muscles, de même qu'une dose de complexe de vitamines B. Si vous avez plus de 50 ans et qu'en prenant de l'exercice régulièrement vous sentez votre énergie diminuer, vous pouvez absorber 100 mg de ginseng sibérien par jour* (voir aussi Douleurs musculaires, p. 306).

VOUS SUIVEZ UN RÉGIME AMAIGRISSANT

Ce type de régime peut provoquer des fringales soudaines et causer d'importantes variations du taux de sucre sanguin.
CONSEILS *Pour éviter ces variations brutales, consommez des aliments riches en fibres (céréales complètes, fruits et légumes frais), et prenez-en éventuellement aussi sous forme de compléments. Si cela ne suffit pas, ajoutez 200 µg de chrome par jour* (voir aussi p. 20 ; Mincir, p. 302-303).

VOUS FUMEZ

Sans réduire les risques de troubles cardio-vasculaires, de maladie pulmonaire ou de cancer auxquels vous êtes exposé, un complément d'antioxydants d'origine alimentaire vous aidera à combattre certains des effets du tabac.
CONSEILS *Essayez 100 mg par jour d'extrait de pépins de raisin ou 250 mg 2 fois par jour d'extrait de thé vert* (voir aussi p. 21 ; Tabagisme, p. 358).

VOUS BUVEZ DE L'ALCOOL

Au-delà de 3 verres de vin par jour pour les hommes et 2 verres pour les femmes, l'organisme risque de manquer de certains nutriments. En outre, l'excès chronique d'alcool peut aussi être la cause de maladies hépatiques et de troubles neurologiques ou autres.
CONSEILS *Le chardon-Marie (150 mg 2 fois par jour) contribuera à protéger votre foie. Un apport de 1 000 mg de vitamine C par jour et des vitamines B (1 gélule de complexe de vitamines B et 100 mg de thiamine) peuvent également avoir un effet bénéfique* (voir aussi p. 22 ; Alcoolisme, p. 190 ; Foie, p. 268).

Première partie

Compléments nutritionnels

Vous trouverez dans cette partie la présentation détaillée de plus de 70 compléments courants, classés par ordre alphabétique. Chaque entrée s'accompagne d'un code couleur désignant la nature du complément :

- ○ Vitamines
- ● Minéraux
- ● Plantes
- ● Compléments nutritionnels

(Pour une explication générale concernant cette classification, reportez-vous aux pages 27 et 28.)

Chaque article définit la nature du complément, les formes sous lesquelles il se présente, ainsi que son action bénéfique sur la santé et la prévention ou le traitement de maladies spécifiques. Des indications sur les doses à absorber ainsi que sur les effets secondaires éventuels complètent ces informations. Les principales sources alimentaires de vitamines et de minéraux sont également signalées.

De plus, cette partie comporte des rubriques consacrées aux aliments enrichis, aux antioxydants, aux combinaisons de compléments et aux phytonutriments.

Pour en savoir davantage sur des troubles précis, reportez-vous à la seconde partie de cet ouvrage, « Protégez votre santé », p. 180 à 377. Néanmoins, si vous souffrez d'un trouble physiologique ou psychologique sérieux, consultez toujours votre médecin avant d'entreprendre un traitement à base de compléments nutritionnels.

À PROPOS DES DOSES CONSEILLÉES

Avec chaque complément nutritionnel présenté ici, des doses sont conseillées. Elles représentent l'apport quotidien utile pour traiter un problème de santé ou une maladie. Dans la pratique, il se peut que vous ayez à modifier ces doses en fonction de celles déjà fournies par les polyvitamines ou compléments que vous prenez par ailleurs.

Nous suggérons par exemple une prise de 25 mg de vitamine E pour assurer le bon fonctionnement de la prostate. Cet apport supplémentaire est inutile si vous prenez déjà un comprimé de polyvitamines contenant ces 25 mg de vitamine E. Si vous souffrez également d'angine de poitrine (pour laquelle, cette fois, 50 mg de vitamine E sont recommandés), il vous suffira de prendre 25 mg de cette vitamine chaque jour pour couvrir tous vos besoins.

Les doses indiquées ont été calculées avec autant de précision que possible, mais il faut tenir compte des cas individuels. Lisez toujours la notice d'un produit et ne dépassez pas les doses prescrites, même si vous avez plusieurs affections à traiter à la fois. En cas de troubles graves, consultez votre médecin avant de prendre un complément.

En conclusion. Les doses proposées dans les pages suivantes ont été établies pour convenir au plus grand nombre, mais l'efficacité des compléments peut varier selon les individus. Si les informations figurant sur le conditionnement d'un produit vous semblent manquer de clarté, faites appel aux professionnels de la santé – médecin ou pharmacien –, qui vous aideront à déterminer des doses adaptées à votre cas.

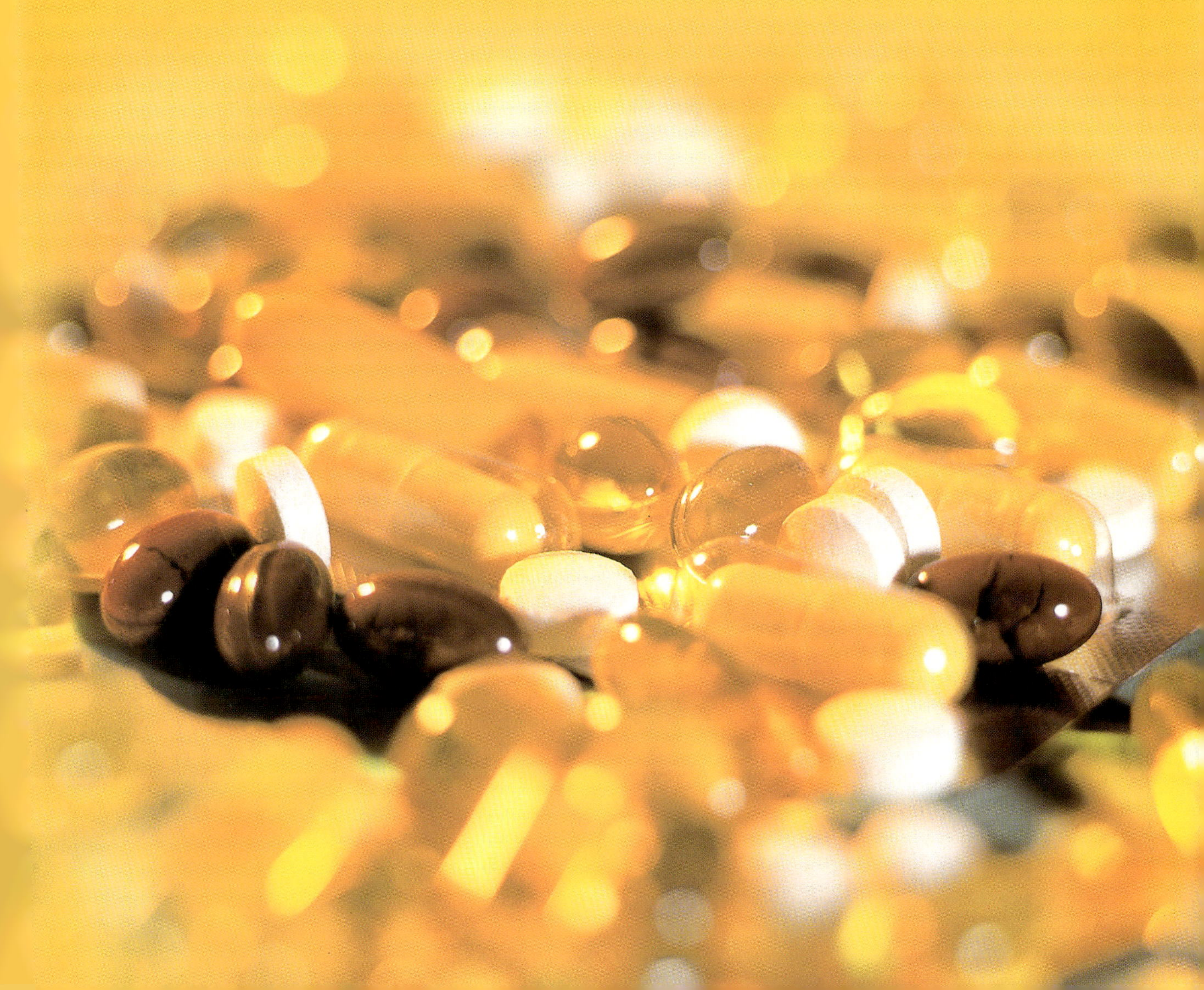

Abeille (produits de l')

La réputation flatteuse dont jouissent les produits fabriqués par les abeilles remonte à la nuit des temps. La gelée royale, le pollen et la propolis sont des compléments fort appréciés, qui continuent à susciter l'intérêt des scientifiques.

Indications

- *La gelée royale est utilisée en cas de fatigue ou durant la convalescence.*
- *Le pollen pourrait aider à soulager l'hypertrophie de la prostate.*
- *La propolis permet de soigner les écorchures et les petites plaies.*

Présentation

- Ampoules
- Comprimés
- Crème et pommade
- Extraits liquides
- Filaments
- Gelée royale et pollen frais
- Gélules
- Poudre lyophilisée

ATTENTION

- Les asthmatiques et les personnes allergiques aux piqûres d'abeille doivent utiliser le pollen et la propolis avec la plus grande prudence et éviter radicalement la gelée royale.

Si vous suivez un traitement médical, consultez votre médecin avant de prendre des compléments.

Qu'est-ce que c'est ?

La gelée royale est une substance jaune pâle onctueuse, produite par les glandes salivaires des abeilles ouvrières pour nourrir leur reine. Elle est constituée de 65 à 70 % d'eau, de glucides et de protides à parts sensiblement égales (13 à 14 %) et d'un peu de lipides (4 %). Elle renferme aussi des vitamines du groupe B et de nombreux minéraux et oligo-éléments. Sa composition spécifique pourrait être à l'origine de la fertilité, de la taille imposante et de la longévité exceptionnelle de la reine.

Le pollen, la semence mâle des fleurs, constitue avec le nectar et le miellat l'alimentation de la colonie d'abeilles. Il est prélevé par les abeilles butineuses, puis aggloméré en minuscules boules, les pelotes. Celles-ci sont ensuite emmagasinées dans la ruche. Le pollen est riche en glucides (35 à 40 %) et en protides (20 à 35 %). Outre des vitamines et des oligo-éléments, il renferme de nombreux constituants spécifiques, notamment des enzymes et des substances dotées de propriétés antibiotiques.

La propolis est une résine collante récoltée par les abeilles ouvrières sur les bourgeons de certains arbres (résineux, peupliers...) pour consolider les rayons de leur ruche et en tapisser les parois internes. Elle se constitue d'environ 50 % de résine et 30 % de cire, et de différents composants aux vertus antiseptiques, anesthésiques et cicatrisantes pour l'abeille et, partiellement, pour l'homme.

Leur rôle dans l'organisme

Les produits dérivés de la ruche, en particulier le pollen et la gelée royale, passent souvent pour des remèdes miracles. Leurs inconditionnels affirment, entre autres, qu'ils peuvent ralentir le vieillissement, améliorer les performances athlétiques ou sexuelles et atténuer les troubles dus à

Les trois compléments élaborés par les abeilles : le pollen en pelotes (à gauche), la propolis (au centre) et la gelée royale (à droite).

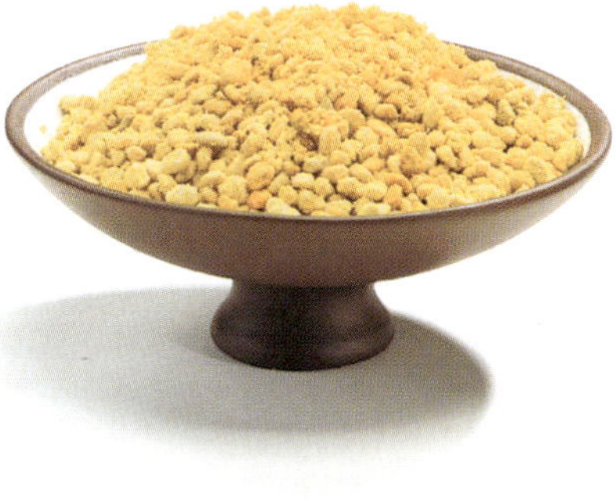

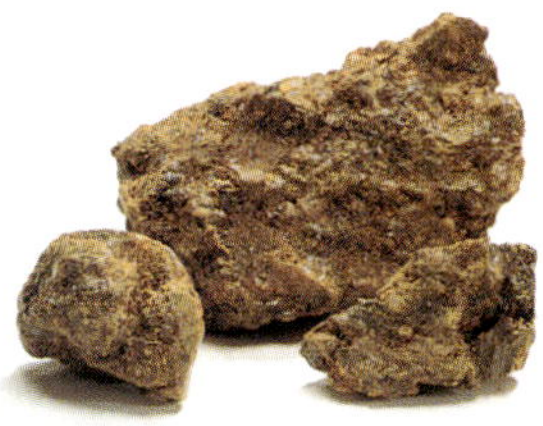

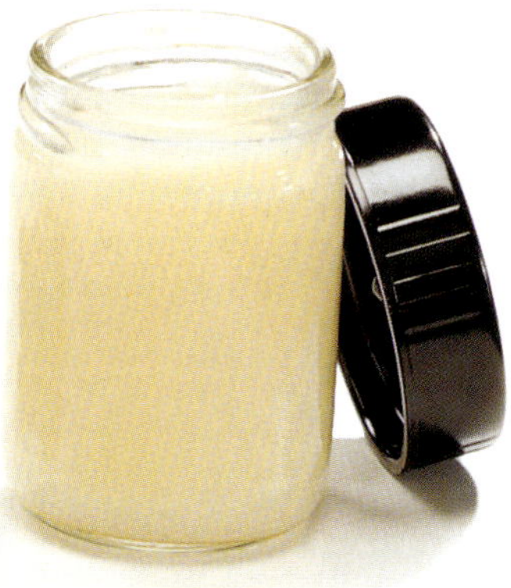

l'hypertrophie bénigne de la prostate ; le pollen renforcerait l'immunité grâce à sa richesse en sélénium. Il est reconnu enfin que la propolis possède une action antibactérienne et favorise la cicatrisation.

Principaux effets bénéfiques. Le pollen d'abeille peut contribuer à prévenir les symptômes des allergies saisonnières causées par le pollen des fleurs : éternuements, nez qui coule, inflammations oculaires... Certains scientifiques pensent que l'absorption de quantités réduites de pollen désensibilise le malade à ses composants allergéniques, exactement à la façon d'un vaccin. Exposé à une dose de pollen, même infime, le système immunitaire humain produirait donc des anticorps protégeant de la réaction extrême responsable des symptômes classiques d'allergie. Cette théorie est à l'étude.

Autres effets bénéfiques. La propolis pourrait servir de calmant ou de cicatrisant : introduite dans des pommades ou des baumes, elle est efficace en cas de brûlures légères (y compris les coups de soleil), de coupures et de petites plaies. Elle est employée dans certains pays en adjuvant du traitement des pharyngites ou des rhinites, ainsi que dans les affections bucco-dentaires.

L'influence de la gelée royale sur la croissance, la fertilité et la longévité des abeilles-reines a souvent conduit à en tirer des conclusions identiques pour l'espèce humaine. Sans aller jusque-là, notons que la médecine chinoise traditionnelle l'utilise depuis longtemps pour restaurer les forces des convalescents.

Comment les prendre

Doses. *Pour atténuer l'hypertrophie bénigne de la prostate*, 1 à 3 gélules ou cuill. à café bombées de pollen par jour. *En cure revitalisante*, la gelée royale est utilisée pendant 3 à 6 semaines, à raison de 250 à 1 000 mg par jour.

Conseils d'utilisation. Prenez le pollen d'abeille le matin à jeun ou avant le repas de midi. Le pollen en pelotes doit être mastiqué longuement, afin de permettre une meilleure assimilation du produit. Vous pouvez aussi le mélanger à du jus de fruit ou à du miel. La gelée royale se prend de préférence à jeun ou en début de repas.

Effets secondaires possibles

Le pollen d'abeille cause parfois des réactions allergiques chez des sujets sensibilisés aux piqûres d'abeille. Commencez toujours par en prendre une petite quantité afin de déterminer une éventuelle sensibilité. S'il s'ensuit une éruption, des rougeurs, des maux de tête ou une difficulté à respirer, interrompez aussitôt le traitement.

BIEN CHOISIR

- La gelée royale est fragile : si vous l'achetez fraîche, gardez-la au réfrigérateur (à une température maximale de 5 °C), et respectez la date limite d'utilisation indiquée. Sous forme de poudre lyophilisée (déshydratée par le froid), elle garde le maximum de ses propriétés et peut se conserver à température ambiante.
- Le pollen de bonne qualité doit être bien sec (s'il est mal conservé et humide, il peut fermenter et provoquer des troubles digestifs). Vérifiez que les pelotes ne s'agglutinent pas les unes aux autres. On peut aussi le trouver lyophilisé en gélules, ou déshydraté en comprimés.

INFOS PLUS

- Le pollen est le reflet de l'environnement floral des abeilles. La variété des couleurs des pelotes est le signe qu'il a des origines botaniques multiples, et donc qu'il est plus riche.

LE SAVIEZ-VOUS ?

Le pollen est exceptionnellement riche en sélénium : 1 cuill. à soupe en fournit de 400 à 770 µg, soit 6 à 10 fois l'apport nutritionnel conseillé.

Acide folique

L'acide folique (ou vitamine B9), qui est nécessaire à la division cellulaire, joue un rôle essentiel dans le développement du fœtus et le fonctionnement cérébral et nerveux. Pourtant, nombre de personnes n'en reçoivent pas suffisamment par leur alimentation.

Indications

- *Protège le fœtus des malformations.*
- *Diminue les risques de maladies cardio-vasculaires.*
- *Pourrait combattre la dépression, notamment chez les personnes âgées.*

Présentation

- Comprimés
- Gélules
- Tablettes

ATTENTION

- Les compléments d'acide folique peuvent masquer un type d'anémie dû à une carence en vitamine B12. Si elle n'est pas dépistée, cette anémie peut provoquer des lésions nerveuses irréversibles. En cas de carence mixte (vitamines B9 et B12), le traitement doit toujours commencer par la prise de vitamine B12.

Si vous suivez un traitement médical ou psychiatrique, consultez votre médecin avant de prendre des compléments.

Qu'est-ce que c'est ?

Parfois désigné sous l'appellation générique de folates, l'acide folique (dont le nom dérive du latin *folium*, feuille) est une vitamine du groupe B qui a été découverte dans les années 1940. L'organisme en stocke une partie dans le foie, mais un apport quotidien est nécessaire pour maintenir constant le taux sanguin. La cuisson des aliments, ou leur conservation prolongée, peut réduire de 50 % leur teneur en acide folique.

Son rôle dans l'organisme

L'acide folique participe à la formation des acides aminés, éléments constitutifs de toutes les cellules vivantes, et notamment à la synthèse de l'ADN et de l'ARN. Il permet le renouvellement des globules rouges, la bonne cicatrisation des tissus en cas de blessure ou de lésion, et intervient dans le fonctionnement immunitaire. Il joue un rôle essentiel dans le métabolisme cérébral et nerveux, en particulier dans la synthèse des neuromédiateurs chargés de transmettre l'influx nerveux. Enfin, sa présence est indispensable dans tous les processus qui requièrent une division cellulaire, et donc dans le développement du fœtus et la croissance de l'enfant.

Action préventive. Un apport adéquat d'acide folique au moment de la conception et pendant les 3 premiers mois de la grossesse réduit considérablement le risque de graves malformations fœtales, telles que le spina-bifida et la fente labiopalatine (bec-de-lièvre). Un complément est donc recommandé aux femmes enceintes ou qui envisagent une grossesse. L'acide folique régule par ailleurs la production et l'utilisation par l'organisme de l'homocystéine, une substance apparentée à un acide aminé qui, lorsqu'elle est en excès dans le sang, favorise la formation de la plaque d'athérome et la survenue de pathologies cardio-vasculaires. Il joue donc un rôle important dans la prévention de ces maladies.

Effets bénéfiques. Il semblerait que l'acide folique exerce une action préventive contre certains cancers (poumons, col de l'utérus, côlon...),

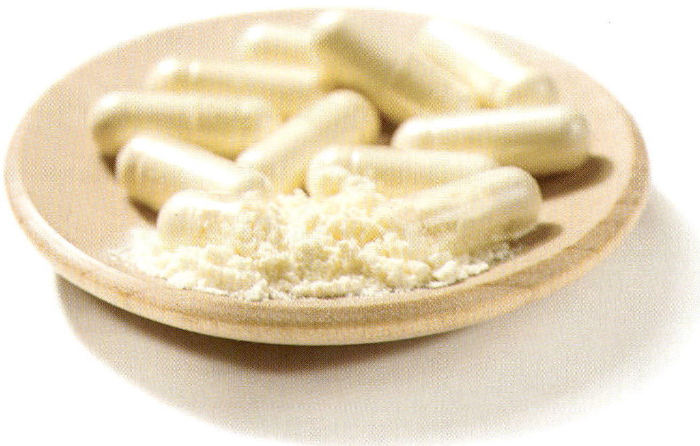

Un complément d'acide folique est parfois conseillé en cas de dépression.

sans que cela soit confirmé. Les personnes dépressives souffrant souvent d'une carence en acide folique, il est reconnu qu'un complément en cette vitamine peut améliorer l'efficacité d'un traitement par antidépresseurs.

Vos besoins

L'apport recommandé est de 330 µg par jour pour l'homme et de 300 µg pour la femme. Il atteint 400 µg pour la femme enceinte, désireuse de l'être ou qui allaite, ainsi que pour les personnes âgées : chez ces sujets, un supplément nutritionnel peut être nécessaire.

En cas d'apport déficitaire. Une carence sévère en acide folique provoque une forme particulière d'anémie – dite mégaloblastique –, entraînant anomalies sanguines, grande fatigue, anorexie, troubles de la croissance chez l'enfant, irritabilité et dépression. Ce type de carence, rare, touche en particulier les alcooliques et les personnes qui suivent certains traitements (anticancéreux ou antiépileptiques) ou qui présentent des troubles de l'assimilation tels que la maladie de Crohn ou la maladie cœliaque. Un léger déficit n'entraîne aucun symptôme immédiat mais augmente les risques de malformations fœtales et de maladies cardio-vasculaires.

En cas d'apport excédentaire. De très fortes doses, pouvant aller de 5 000 à 10 000 µg par jour, n'ont aucun effet bénéfique et peuvent être toxiques chez les sujets atteints de cancers hormonodépendants, comme les cancers du sein et de la prostate, ainsi que de leucémie. Un apport excessif d'acide folique peut également provoquer des crises chez les épileptiques. En France, la dose à ne pas dépasser a été fixée à 600 µg par jour (sous forme de complément, en plus de l'apport alimentaire).

Comment le prendre

Doses. *Pour un effet sur la santé en général* ou *pour prévenir les maladies cardio-vasculaires*, 200 µg d'acide folique par jour. *Pour la femme enceinte ou susceptible de le devenir*, 400 µg par jour ; cet apport est important car cette vitamine joue un rôle essentiel dans le développement du bébé dès sa conception. *Pour combattre la dépression*, 400 µg par jour, sous la forme d'un complément associant plusieurs vitamines du groupe B.

Conseils d'utilisation. L'acide folique peut être absorbé à tout moment de la journée, à jeun ou au cours d'un repas.

Sources alimentaires

Légumes verts, légumineuses, céréales complètes, jus d'orange, fromage, levure et, surtout, foie et pâté de foie sont d'excellentes sources d'acide folique. Certains produits céréaliers et céréales pour petit déjeuner sont aujourd'hui enrichis en acide folique ainsi qu'en autres vitamines B.

BIEN CHOISIR

- Si vous prenez un complément en acide folique pour prévenir les maladies cardio-vasculaires, préférez-en un qui renferme aussi des vitamines B6 et B12, car elles aident également à éviter une augmentation excessive du taux d'homocystéine dans le sang.

QUOI DE NEUF ?

On pensait jusqu'à présent que seule la moitié des folates apportés par les aliments était assimilée, ce qui bien sûr desservait la forme alimentaire de la vitamine par rapport aux compléments. Mais une étude récente conclut que 60 à 98 % des folates fournis par les légumes, les fruits ou les jus de fruits sont utilisés par l'organisme.

Une étude préliminaire menée à l'université d'Oxford (Royaume-Uni) suggère que l'acide folique pourrait jouer un rôle dans la prévention de la maladie d'Alzheimer. Chez les personnes souffrant de cette maladie, on a constaté que les taux sanguins d'acide folique et de vitamine B12 étaient généralement inférieurs à ceux des personnes du même âge en bonne santé.

Une douzaine de pointes d'asperge fournissent plus de la moitié de l'apport journalier recommandé en acide folique.

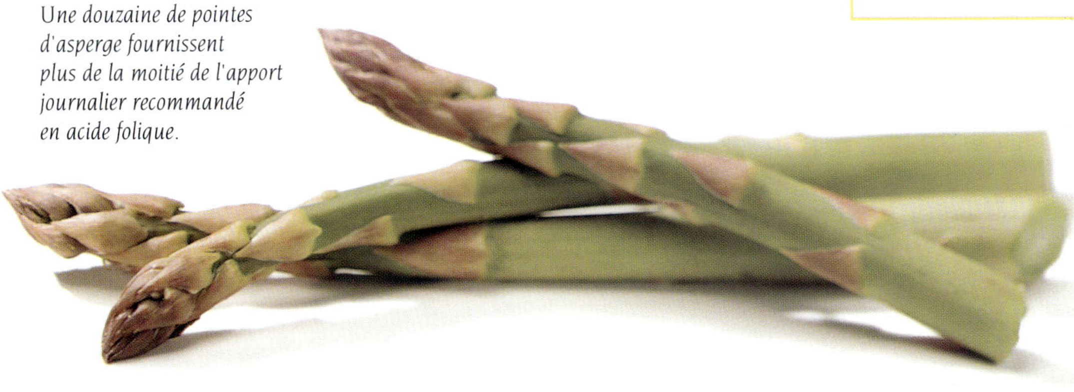

Acides aminés

Les acides aminés sont les éléments de base constitutifs des protéines. Certains d'entre eux – les acides aminés indispensables – doivent être fournis à l'organisme par l'alimentation. Les compléments permettent de compenser des carences éventuelles.

Indications

- *Améliorent la qualité protéique de l'alimentation.*
- *Participent au fonctionnement immunitaire.*
- *Permettraient de lutter contre l'asthénie.*

Présentation

- Ampoules
- Comprimés
- Gélules
- Poudre

ATTENTION

- Les femmes enceintes ou qui allaitent, les diabétiques, les personnes souffrant d'hypertension, de maladies du foie ou des reins ne doivent prendre des compléments d'acides aminés qu'avec l'accord du médecin.

Si vous suivez un traitement médical, consultez votre médecin avant de prendre des compléments.

Qu'est-ce que c'est ?

Chaque cellule de l'organisme a besoin en permanence d'acides aminés. Lors de la digestion, les protéines des aliments sont scindées en molécules plus simples d'acides aminés. Ceux-ci se recombinent ensuite afin de fabriquer les protéines nécessaires à l'organisme : chaque cellule est programmée pour produire les protéines spécifiques répondant à ses besoins. Il existe deux grands types d'acides aminés : les acides aminés dits indispensables, et les acides aminés non indispensables. Les premiers ne peuvent être synthétisés par l'organisme et doivent être fournis par l'alimentation. On en compte neuf : l'histidine, l'isoleucine, la leucine, la lysine, la méthionine, la phénylalanine, la thréonine, le tryptophane et la valine. Les acides aminés non indispensables peuvent, eux, être produits dans l'organisme à partir de différents acides aminés recombinés. Ce sont l'alanine, l'arginine, l'asparagine, l'acide aspartique, la cystéine, l'acide glutamique, la glutamine, le glycocolle, la proline et la sérine.

Leur rôle dans l'organisme

Les acides aminés servent à fabriquer, entretenir et réparer les cellules des muscles, tendons et ligaments, de la peau, des différents organes, ainsi que des ongles et des cheveux. Ils interviennent dans la production d'hormones (comme l'insuline) et de médiateurs chimiques (qui transmettent les messages au cerveau), et participent à l'élaboration du sang et des enzymes. Dans l'organisme, les cellules se renouvellent continuellement : la synthèse protéique est donc permanente. Elle nécessite des apports suffisants en acides aminés, particulièrement en acides aminés indispensables : si l'un d'entre eux manque, ou est apporté en quantité insuffisante, la synthèse des protéines est perturbée, et le fonctionnement de l'organisme s'en trouve affecté.

Les carences en acides aminés, surtout liées à une dénutrition globale, sont rares dans nos pays. Mais un régime trop pauvre en protéines

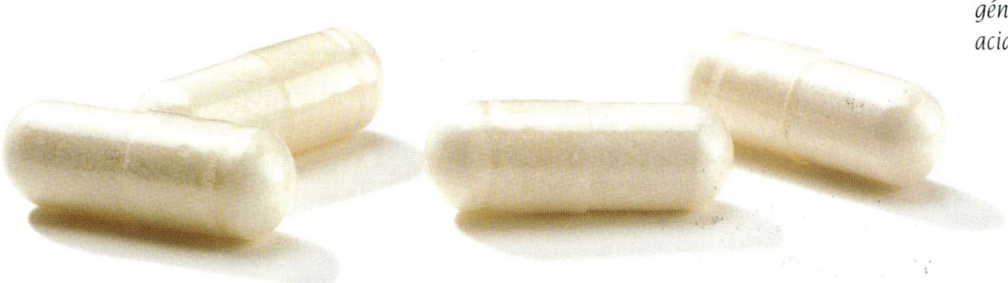

Les gélules contiennent généralement plusieurs acides aminés.

(particulièrement d'origine animale) peut aussi être en cause, de même que les infections, les traumatismes, les brûlures étendues ou le stress, qui majorent les besoins. Des compléments nutritionnels en acides aminés peuvent être prescrits après une intervention sur le tube digestif, ou en cas de malabsorption digestive. De même, le besoin en acides aminés soufrés (glutamine, arginine) peut augmenter chez des personnes âgées souffrant d'un état inflammatoire chronique justifiant une supplémentation.

Principaux effets bénéfiques. Les actions non nutritionnelles des acides aminés suscitent de nombreuses études, souvent encore en cours. Ainsi, certains acides aminés (arginine, lysine, leucine, phénylalanine, valine...) pourraient aider à lutter contre l'asthénie. L'effet favorable de la glutamine et de la leucine sur les défenses immunitaires semble également reconnu. À doses pharmacologiques, l'arginine ou la taurine – dérivée de la cystéine – pourraient s'avérer bénéfiques dans le traitement des pathologies cardio-vasculaires et de l'hypertension. La cystéine est actuellement très étudiée, car elle joue un rôle essentiel dans l'organisme. Elle participe en effet largement (pour 30 à 50 % de son utilisation totale) à la formation du glutathion, un antioxydant doté de puissantes propriétés détoxicantes, et qui intervient aussi dans de nombreux processus métaboliques et hormonaux. La cystéine peut servir elle-même d'antioxydant, mais on ne connaît pas les quantités requises pour obtenir un effet optimal.

Autres effets bénéfiques. En tant qu'acides aminés soufrés (constitutifs des phanères et des cellules de la peau), la cystéine et la méthionine sont actives pour lutter contre l'alopécie séborrhéique (chute des cheveux liée à une peau trop grasse). Différentes études ont montré que la glutamine prescrite sous forme de complément permettrait de diminuer l'envie d'alcool, aussi est-elle parfois prescrite lors de cures de désintoxication. Enfin, l'arginine est traditionnellement utilisée en traitement d'appoint des troubles dyspeptiques (difficultés à digérer) et des dysfonctionnements hépato-biliaires.

Comment les prendre

Doses. Elles sont de l'ordre de quelques dizaines et centaines de milligrammes selon l'acide aminé et l'indication. Sauf prescription médicale spécifique, il est déconseillé de prendre en complément un seul acide aminé, car cela peut entraîner un déséquilibre avec les autres acides aminés. Un acide aminé individuel ne devrait pas faire l'objet d'une cure de plus de 3 mois, si ce n'est sous le contrôle d'un médecin familiarisé avec son utilisation.

Conseils d'utilisation. Les compléments d'acides aminés utilisés pour compenser un déficit nutritionnel sont plus efficaces quand ils sont pris durant les repas. Les compléments d'acides aminés à but non nutritionnel peuvent être pris indifféremment pendant ou entre les repas. Si vous utilisez des acides aminés pour lutter contre l'asthénie, prenez-les de préférence le matin à jeun.

Effets secondaires possibles

Aux doses recommandées, les acides aminés n'ont pas d'effets secondaires. À haute dose, certains d'entre eux peuvent cependant provoquer nausées, vomissements ou diarrhée.

BIEN CHOISIR

- Le nom des compléments d'acides aminés est souvent précédé, sur les étiquettes, des lettres L (par exemple, L-carnitine) ou D. Préférez les formes avec L, plus proches des acides aminés de l'organisme, à l'exception de la D-L-phénylalanine, parfois prescrite pour lutter contre les douleurs chroniques.

QUOI DE NEUF ?

La bêta-alanine est l'agent actif de médicaments prescrits aux femmes à la ménopause : cet acide aminé agirait sur les phénomènes de dilatation périphérique pour inhiber les bouffées de chaleur, sans avoir une action hormonale.

Des compléments d'arginine peuvent modérer la tendance des plaquettes sanguines à s'agréger entre elles et à se fixer aux parois artérielles. Ils aideraient ainsi à prévenir la formation de caillots responsables d'infarctus et d'accidents vasculaires cérébraux.

Chez les sportifs, l'utilisation d'un complément en créatine, un acide aminé synthétisé à partir notamment de la méthionine, a pu être préconisée pour améliorer les performances musculaires. Cet acide aminé intervient en effet dans l'utilisation de l'énergie par le muscle. Cependant, au-delà de 6 g par jour, on se situe dans les doses pharmacologiques.

Acidophilus et autres ferments lactiques

Qu'il s'agisse d'acidophilus, de bifidus ou d'autres souches, les ferments lactiques vivants possèdent des propriétés biologiques remarquables, dites probiotiques, qui vont bien au-delà de leur rôle sur la microflore intestinale.

Indications

- *Combattent les dysfonctionnements intestinaux chroniques (colopathie fonctionnelle, diarrhée, constipation) et l'entérocolite.*
- *Permettent de lutter contre les diarrhées provoquées par les antibiotiques.*
- *Diminuent les récidives de mycoses vaginales.*
- *Pourraient améliorer les défenses de l'organisme.*

Présentation

- Ampoules
- Comprimés
- Gélules
- Poudre

ATTENTION

Si vous suivez un traitement médical, consultez votre médecin avant de prendre des compléments.

Qu'est-ce que c'est ?

Près de 500 espèces de bactéries sont naturellement présentes dans le système digestif, dont elles constituent la flore intestinale. Parmi celles-ci, deux souches ont une action particulièrement bénéfique : *Lactobacillus acidophilus*, et *Bifidobacterium*, ou bifidus.

D'autres ferments lactiques utilisés pour la fabrication de laits fermentés et de yaourts (comme *Streptococcus thermophilus*, *Lactobacillus casei* ou *Lactobacillus bulgaricus*) et apportés par ces aliments peuvent aussi s'y trouver. Ces lactobactéries sont en effet capables de résister aux sécrétions gastriques et biliaires : on peut retrouver dans le côlon jusqu'à 30 % des bactéries vivantes provenant de l'alimentation ou de compléments. Si elles ne s'implantent pas à proprement parler dans l'intestin, leur survie est suffisamment importante pour leur permettre d'agir favorablement sur la flore digestive.

Leur rôle dans l'organisme

Non seulement ces bactéries lactiques favorisent le développement équilibré dans l'intestin d'une flore efficace, mais elles ont la capacité de s'opposer au développement de micro-organismes pathogènes. Cette action est due à des composés antimicrobiens spécifiques produits dans l'organisme par les lactobactéries.

Elles aident aussi à lutter contre différents types de diarrhées. De nombreuses études ont en effet montré que la prise de ferments lactiques vivants (sous forme de yaourts ou de compléments) avait une réelle action sur l'apparition ou la durée des diarrhées chez l'enfant et le voyageur, ainsi que celles qui sont dues à la prise d'antibiotiques.

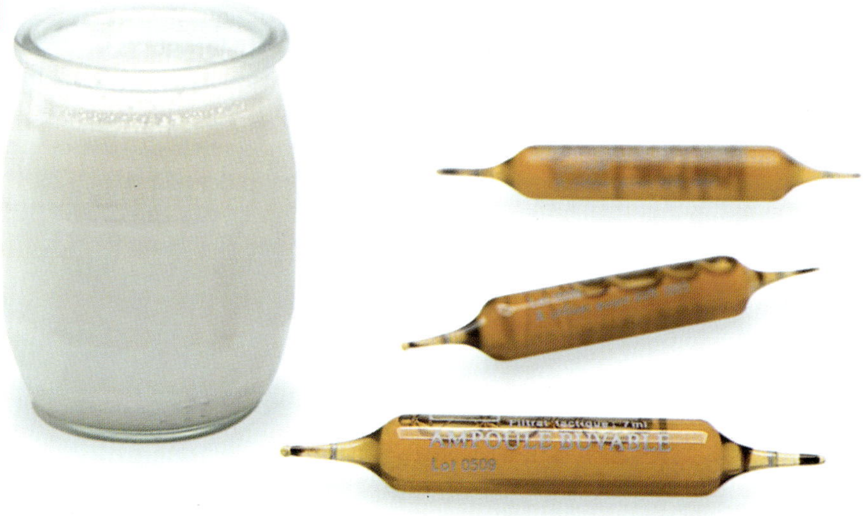

Les yaourts renferment une grande quantité de ferments lactiques.

Principaux effets bénéfiques. L'acidophilus et les différents ferments lactiques créent un environnement inhospitalier pour les colibacilles *Escherichia coli*, ainsi que pour les salmonelles, streptocoques et de nombreuses autres souches de bactéries dangereuses. Ils permettent ainsi de prévenir ou de traiter différents troubles digestifs, ainsi que les mycoses vaginales causées par *Candida albicans*. C'est une propriété particulièrement appréciable lors de traitements antibiotiques, qui détruisent la flore intestinale et favorisent le développement de levures.

D'autre part, des études récentes ont pu montrer qu'une souche spécifique de *Lactobacillus acidophilus*, utilisée dans certains yaourts, était capable d'inhiber chez l'homme *Helicobacter pylori*, la bactérie impliquée dans les ulcères gastro-intestinaux.

Autres effets bénéfiques. On étudie actuellement l'action des lactobacilles sur les processus de défense de l'organisme. La consommation de laits renfermant différents ferments (bifidus, acidophilus ou *Lactobacillus casei*) ou l'absorption de ces ferments vivants sous forme lyophilisée pourraient augmenter légèrement la production d'anticorps IgA (immunoglobuline A), ce qui est le signe d'une meilleure réponse immunitaire. Les laits fermentés pourraient avoir une action hypocholestérolémiante : une consommation suffisante (200 g par jour pendant 30 jours, ou 3 fois 125 g par jour pendant 21 jours) pourrait faire légèrement baisser le taux de cholestérol sanguin, en particulier celui du LDL, ou mauvais cholestérol.

Enfin, des observations épidémiologiques ont montré une relation inversement proportionnelle entre le risque de cancer du côlon et la consommation de laits fermentés. Des études in vitro ont également mis en évidence une action antimutagène liée aux ferments lactiques. Le rôle bénéfique des laits fermentés dans la prévention du cancer du côlon reste donc, pour le moment, une hypothèse que d'autres études doivent venir étayer.

Comment le prendre

Doses. *Pour améliorer le fonctionnement intestinal*, 1 ou 2 gélules, comprimés ou sachets de poudre (dosés à 1 milliard de bactéries au minimum) 1 ou 2 fois par jour ; ou bien 1 ou 2 yaourts par jour.

Conseils d'utilisation. Si vous prenez des ferments lactiques en gélules ou en comprimés, absorbez-les de préférence à jeun ou 30 min à 1 h avant le repas. Si vous êtes sous traitement antibiotique, n'absorbez pas les ferments lactiques en même temps que ce médicament.

Effets secondaires possibles

Même à haute dose, les ferments lactiques ne semblent pas provoquer d'effets secondaires indésirables. N'utilisez pas de souches additionnées de protéines lactiques si vous souffrez d'une intolérance au lait.

BIEN CHOISIR

- La lyophilisation (déshydratation par le froid) préserve bien les propriétés des ferments lactiques proposées en complément : gélules, poudre ou comprimés. Maintenez ceux-ci au sec et à l'abri de la chaleur, et tenez compte de la date limite indiquée.

- C'est dans les 3 jours suivant leur fabrication que les yaourts et laits fermentés renferment la quantité maximale de ferments lactiques : il est donc préférable de les consommer le plus tôt possible (sans attendre la date limite inscrite sur l'emballage).

INFOS PLUS

- Selon la réglementation française, les yaourts ne peuvent être ensemencés qu'avec deux types de ferments lactiques : *Lactobacillus bulgaricus* et *Streptococcus thermophilus*. Ils doivent renfermer au moins 10 millions de bactéries vivantes par gramme. Les produits dans lesquels on utilise d'autres souches de ferments lactiques – bifidus, casei, etc. – sont nommés laits fermentés (ils ne peuvent s'appeler yaourts).

- Le yaourt, source classique d'acidophilus, est connu depuis des temps immémoriaux. Au début du XXe siècle, le savant russe Élie Metchnikov a été le premier à s'étonner de la longévité des personnes qui en consommaient. Cela eut pour effet de stimuler les recherches sur les ferments lactiques.

Ail

Allium sativum

Plante à la fois alimentaire, condimentaire et médicinale, l'ail a longtemps été jugé fortifiant et considéré comme une panacée. Les recherches actuelles portent sur les effets bénéfiques de l'ail contre les maladies cardio-vasculaires et le cancer, dont il réduirait les risques.

Indications

- *Fluidifie le sang.*
- *Contribue à faire baisser une tension artérielle trop élevée.*
- *Diminue le taux de cholestérol et aide à prévenir l'athérosclérose.*
- *Combat les infections.*
- *Stimule les défenses immunitaires.*
- *Pourrait prévenir certains cancers.*

Présentation

- Bulbe frais
- Capsules molles
- Comprimés
- Extrait de plante fraîche
- Gélules
- Huile essentielle
- Poudre

ATTENTION

- Consultez le médecin si vous suivez un traitement destiné à prévenir la formation de caillots sanguins (anticoagulants ou aspirine) ou à faire baisser la tension (antihypertenseurs), car l'ail peut intensifier l'effet de ces médicaments.

Si vous suivez un traitement médical, consultez votre médecin avant de prendre des compléments.

Qu'est-ce que c'est ?

L'ail appartient à une espèce voisine de l'oignon, de l'échalote et des autres végétaux du genre *Allium*. Il est apprécié depuis des milliers d'années pour ses vertus médicinales. Les ouvriers des pyramides d'Égypte en prenaient pour augmenter leur force. Au Moyen Âge, on le croyait capable de protéger contre la peste. Au XIXe siècle, Louis Pasteur découvrit ses propriétés antibactériennes et, pendant la Première Guerre mondiale, les médecins l'utilisèrent sur le front pour soigner certaines blessures.

Son rôle dans l'organisme

Les composés actifs de l'ail sont surtout concentrés dans le bulbe. Il s'agit pour l'essentiel de composés soufrés dont le plus important, l'alliine, se transforme rapidement en allicine lorsque l'on coupe ou écrase le bulbe. L'allicine, qui donne à l'ail son odeur, se transforme à son tour presque instantanément en d'autres substances telles que l'ajoène et l'allylcystéine, auxquelles on doit la plupart des propriétés pharmacologiques de l'ail.
Action préventive. L'utilisation généreuse de l'ail dans la cuisine méditerranéenne expliquerait en partie la faible incidence de l'athérosclérose (durcissement des artères) dans des pays comme l'Espagne et l'Italie. Plusieurs études montrent que l'ail contribue, de différentes manières, à prévenir les maladies cardio-vasculaires. Il freine notamment l'agrégation des plaquettes (les cellules impliquées dans la coagulation du sang) et leur dépôt sur les parois des artères, réduisant ainsi le risque de formation de caillots. De plus, il est établi que l'ail dissout les protéines associées à la formation de caillots et qui interviennent dans le développement de la plaque d'athérome. L'ail contribue aussi à faire légèrement baisser la tension artérielle, principalement grâce à ses facultés de dilatation des vaisseaux sanguins. Les résultats de travaux récents portant sur les effets de compléments d'ail sur le cholestérol ne sont pas tous probants, mais ils montrent, en moyenne, une diminution du cholestérol total de 10 % et une baisse de 16 % du mauvais cholestérol (LDL) ; la consommation d'ail frais

Les compléments d'ail se présentent sous différentes formes : gélules, comprimés, capsules molles...

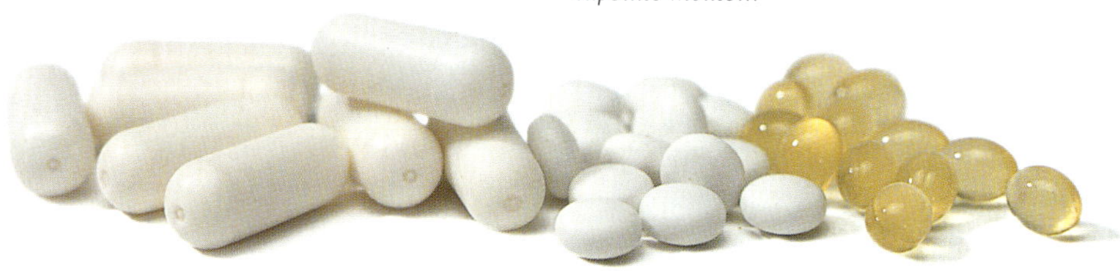

(1 à 3 gousses par jour) serait ici souvent plus efficace (avec une diminution de 16 % du cholestérol sanguin total). L'ail semble agir sur le métabolisme du cholestérol au niveau du foie, ce dernier libérant moins de cholestérol dans le sang.

Effets bénéfiques. L'ail pourrait participer à la prévention de certains cancers de l'appareil digestif ainsi que des cancers du sein et de la prostate. On ne sait pas précisément comment il agit : différents processus pourraient être impliqués, notamment l'augmentation du taux d'enzymes inhibant le déclenchement de la maladie. L'ail réduirait également la formation des nitrites responsables du cancer de l'estomac et stimulerait le système immunitaire. Il possède en outre des propriétés antioxydantes et sait neutraliser les radicaux libres.

L'ail semble aussi être efficace contre les agents infectieux tels que virus ou bactéries, car l'allicine bloque la production des enzymes permettant à ces micro-organismes d'envahir et de léser les tissus. Cette plante, enfin, inhibe l'action des champignons responsables du pied d'athlète et de l'otite des piscines.

Comment le prendre

Doses. Choisissez des compléments indiquant le taux d'alliine : sachez qu'une gousse d'ail en renferme environ 5 à 7 mg et que, dans la plupart des recherches scientifiques, on utilise une dose quotidienne d'au moins 10 mg. *Pour un effet sur l'état général ou en cas d'hypercholestérolémie*, absorbez quotidiennement 2 à 6 comprimés ou gélules par jour. *En usage externe*, appliquez un peu d'huile essentielle sur la région concernée, 2 ou 3 fois par jour. Certaines affections de la peau comme les verrues, ou même les piqûres d'insectes, sont soulagées par l'application d'huile essentielle, voire d'une gousse d'ail écrasée, sur la zone affectée.

Conseils d'utilisation. L'ail peut être consommé sans limitation de durée. Si vous utilisez des compléments d'ail pour faire baisser votre taux de cholestérol, sachez qu'il faut parfois plusieurs semaines de traitement avant d'observer un résultat.

Effets secondaires possibles

À haute dose, l'ail provoque chez certaines personnes des troubles de la digestion, des gaz intestinaux ou des diarrhées. De rares éruptions cutanées ont aussi été signalées. Durant l'allaitement, l'ail confère au lait maternel un goût et une odeur que le bébé n'apprécie pas toujours.

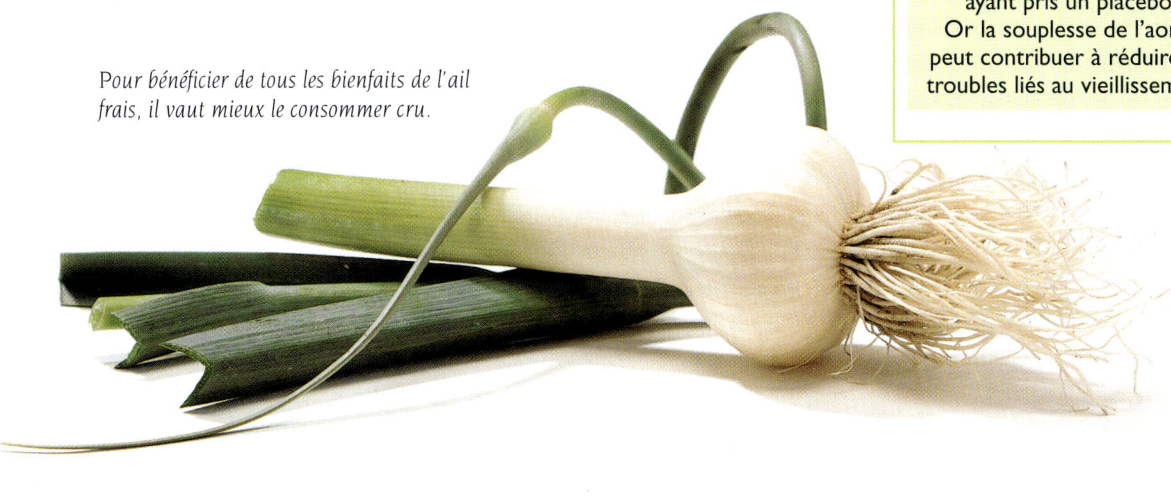

Pour bénéficier de tous les bienfaits de l'ail frais, il vaut mieux le consommer cru.

BIEN CHOISIR

- L'enrobage gastrorésistant des gélules et des comprimés d'ail évite d'avoir mauvaise haleine : il permet au complément de n'être dissous qu'après avoir traversé l'estomac. C'est donc dans l'intestin grêle que l'alliine est transformée en allicine, qui est ensuite absorbée par l'organisme.

QUOI DE NEUF ?

Une étude récente a démontré que l'extrait d'ail était assez puissant pour neutraliser, en laboratoire, *Helicobacter pylori*, la bactérie responsable des ulcères gastro-duodénaux. Les prochains travaux consisteront à découvrir si l'ail a les mêmes effets dans l'organisme.

L'ail pourrait prévenir le durcissement de l'aorte – l'artère transportant le sang du cœur vers le reste du corps –, un phénomène qui se produit naturellement avec l'âge. Une étude conduite sur 200 personnes ayant pris tous les jours, pendant 2 ans, les unes un complément d'ail, les autres un placebo, a montré que l'aorte des sujets âgés de 70 ans ayant pris de l'ail était aussi souple que celle des personnes de 55 ans ayant pris un placebo. Or la souplesse de l'aorte peut contribuer à réduire les troubles liés au vieillissement.

Airelle

Vaccinium macrocarpon

Les airelles à gros fruits, ou canneberges, sont des baies rouges au goût acidulé, qui permettent de préparer des plats et des desserts. Longtemps considérées comme un remède naturel en cas d'infection des voies urinaires, elles ont vu leur rôle confirmé par la science moderne.

Indications

- *Aide au traitement des infections urinaires et des cystites.*
- *Peut prévenir ces infections.*
- *Atténue l'odeur de l'urine.*

Présentation

- Extrait de plante fraîche
- Fruits frais ou séchés
- Gélules
- Jus
- Plante séchée

ATTENTION

- L'airelle ne remplace pas les antibiotiques dans les cas graves d'infection urinaire. Consultez le médecin si vous pensez avoir ce type d'infection et si vous ne constatez aucune amélioration après vous être soigné avec des airelles pendant 24 à 36 h.
- Consultez le médecin immédiatement si vos symptômes s'accompagnent de fièvre, de frissons, de mal de dos et de la présence de sang dans les urines.

Si vous suivez un traitement médical, consultez votre médecin avant de prendre des compléments.

Qu'est-ce que c'est ?

L'airelle à gros fruits, baie d'une plante voisine de la myrtille et originaire d'Amérique du Nord, est utilisée depuis des siècles à des fins tant médicinales que culinaires. On écrasait autrefois ces baies pour les appliquer en pansement sur les blessures et les plaies. On s'en servait également pour traiter le scorbut, une affection due à une carence en vitamine C et qui fait saigner les gencives. C'est néanmoins le rôle joué par l'airelle dans la prévention et la guérison d'infections des voies urinaires causées par diverses bactéries, parmi lesquelles *Escherichia coli*, qui retient de nos jours l'attention des médecins.

Son rôle dans l'organisme

On constata dans les années 1920 que les urines des personnes consommant beaucoup d'airelles étaient particulièrement acides et pures. On découvrit que ces baies avaient pour effet de stimuler la production d'acide hippurique, normalement présent dans les urines (c'est une forme de dégradation d'un acide aminé, la phénylalanine) : on attribua cette stimulation au rôle bénéfique des airelles sur les infections urinaires (on pensait que l'acide hippurique était capable de freiner la prolifération des bactéries). Des études plus récentes montrent que cette stimulation est due, en fait, à certains de leurs constituants, des phytonutriments connus sous

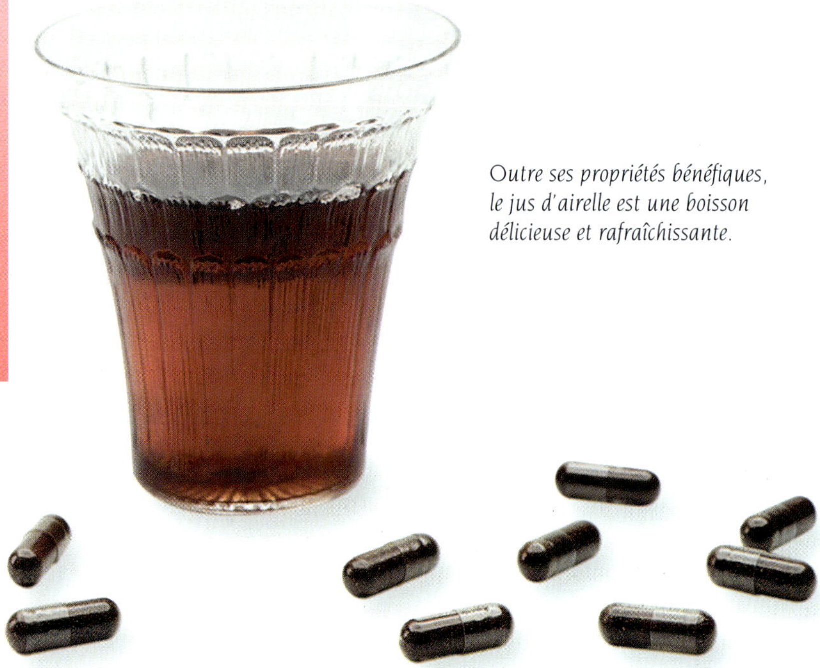

Outre ses propriétés bénéfiques, le jus d'airelle est une boisson délicieuse et rafraîchissante.

le nom de composés proanthocyaniques, et qui sont des pigments pourpres spécifiques. Ces composants agissent en empêchant les micro-organismes nuisibles (*Escherichia coli*, notamment) d'adhérer aux parois internes des voies urinaires.

Principaux effets bénéfiques. L'efficacité de l'airelle dans la prévention et le traitement des maladies des voies urinaires a fait l'objet d'une confirmation scientifique. Plusieurs études ont montré que la consommation quotidienne de cette baie sous forme de jus ou de gélules réduisait d'une manière spectaculaire l'apparition de ce genre de troubles. Ce sont les femmes, particulièrement vulnérables à ce type de désordre (25 % d'entre elles en souffrent au moins une fois entre 20 et 40 ans), qui y ont le plus souvent recours, mais elle est également bénéfique aux hommes.

On a constaté que l'airelle semblait diminuer la durée des maladies des voies urinaires, et même soulager les douleurs, les brûlures et les démangeaisons qui les accompagnent. Il est néanmoins important de rappeler que, pour éviter les complications, les infections de ce type doivent être traitées aussi rapidement que possible avec des antibiotiques lorsqu'elles sont récurrentes. Le jus d'airelle peut être associé sans danger aux médicaments classiques, voire contribuer à hâter la guérison.

Autres effets bénéfiques. L'airelle a pour effet d'atténuer l'odeur de l'urine ; toutes les personnes souffrant d'incontinence devraient en consommer. Cette baie étant en outre très riche en vitamine C, elle joue le rôle de complément vitaminique naturel.

Comment la prendre

Doses. *Pour traiter les infections des voies urinaires*, prenez 800 mg d'extrait d'airelle par jour (2 gélules de 400 mg, par exemple) ou buvez au moins 500 ml de jus, pur ou sous forme de concentré, en vous conformant dans ce dernier cas aux indications figurant sur la notice. *En traitement préventif*, la moitié de cette dose suffit, soit 400 mg d'extrait par jour ou environ 250 ml de jus.

Conseils d'utilisation. Le jus d'airelle peut être absorbé en mangeant ou en dehors des repas. Vous guérirez plus vite en buvant beaucoup d'eau (de tisanes, jus...) tout au long de la journée. Aucune interaction n'a été constatée entre l'airelle et les antibiotiques ou tout autre médicament mais, comme son jus acidifie l'urine, il se peut qu'elle contrecarre l'action d'une autre plante, *Uva ursi* (aussi connue sous le nom de busserole), dont on fait parfois le même usage. Il vaut mieux éviter d'utiliser ces deux plantes ensemble.

Effets secondaires possibles

L'airelle n'a pas d'effets secondaires connus, ni à court terme ni à long terme, et ne semble présenter aucun danger pour les femmes enceintes et celles qui allaitent.

BIEN CHOISIR

- Pour bénéficier au maximum des bienfaits de l'airelle, consommez de préférence cette plante sous forme de gélules ou de jus. Dans ce dernier cas, choisissez un jus non dilué (plus riche en ingrédients actifs). On trouve du pur jus d'airelle de bonne qualité dans les magasins diététiques. Pour en rendre le goût plus agréable, ajoutez-lui du sucre ou tout autre édulcorant de votre choix.

QUOI DE NEUF ?

On a pu très récemment mettre en évidence que l'airelle est l'un des fruits dont le pouvoir antioxydant (en particulier concernant les radicaux libres) est le plus élevé. Cette propriété est probablement liée à sa richesse en vitamine C et en substances flavonoïques.

Des recherches en cours suggèrent que la consommation de jus d'airelle peut limiter la formation de la plaque dentaire, responsable de maladies des gencives (gingivite, parodontite).

LE SAVIEZ-VOUS ?

2 gélules de 400 mg d'extrait d'airelle ont un effet équivalent à celui de 400 g de baies fraîches.

Aliments enrichis et fonctionnels

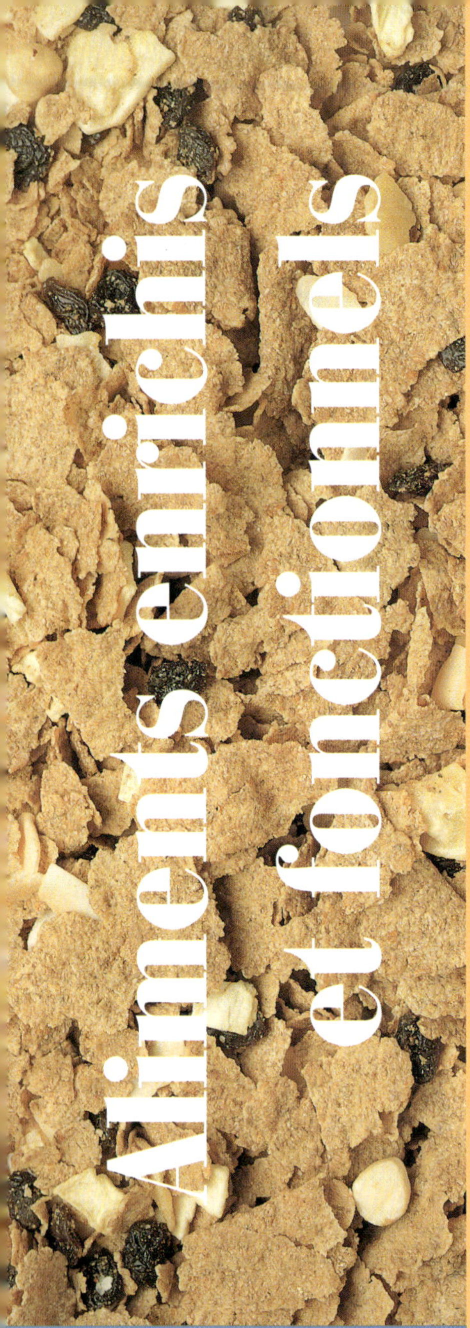

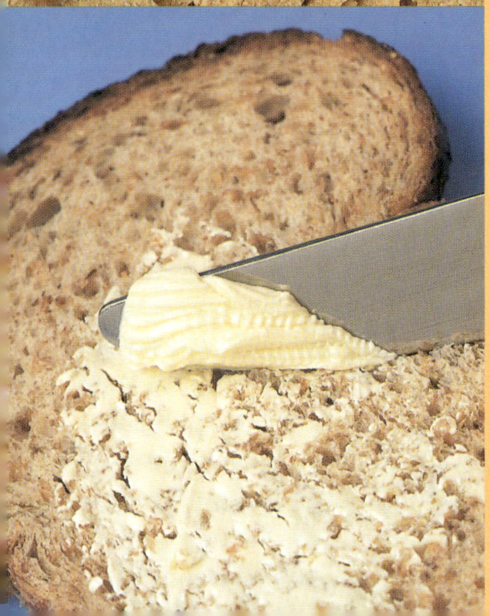

Les aliments enrichis et les aliments « fonctionnels » connaissent une popularité croissante. Les premiers apportent un supplément de vitamines ou de minéraux ; les seconds pourraient aider à prévenir des maladies... Leur principal intérêt : fournir davantage de nutriments essentiels (parfois déficitaires dans l'alimentation, comme le calcium ou les acides gras oméga-3) que les aliments courants.

- Les aliments enrichis sont ceux auxquels on a ajouté des vitamines et/ou des minéraux, de sorte que chaque portion fournisse un pourcentage significatif de l'apport journalier recommandé.
- Les aliments dits fonctionnels (ou alicaments) sont conçus pour que leurs effets bénéfiques sur la santé soient supérieurs à ceux des aliments traditionnels.
- Quelques aliments enrichis peuvent être considérés comme des aliments fonctionnels ; c'est le cas, par exemple, du sel iodé, qui protège contre une déficience en iode, cause de dysfonctionnement thyroïdien.
- Parmi les aliments fonctionnels, on trouve des laits fermentés avec des bactéries particulières, des huiles végétales composées et des margarines végétales enrichies en phytostérols.

VERS DES ALIMENTS QUI SOIGNENT ?

Les aliments fonctionnels sont censés aider à prévenir ou à traiter certaines maladies, grâce, par exemple, à des bactéries bénéfiques utilisées pour remédier aux problèmes intestinaux et améliorer l'immunité ; ou encore à des acides gras essentiels ou des phytostérols destinés à faire baisser le taux de cholestérol. Les aliments fonctionnels étant toutefois considérés comme des aliments et non comme des médicaments, la loi interdit de mentionner sur les étiquettes leurs propriétés préventives ou curatives, sauf si celles-ci ont été prouvées de façon scientifique et irréfutable.

UNE CONSOMMATION RÉGULIÈRE

Ces aliments doivent être consommés régulièrement pour être efficaces, d'autant plus qu'ils ne constituent qu'une petite fraction de l'alimentation et que les enrichissements sont faits à doses physiologiques et non thérapeutiques.

LES PROBIOTIQUES ET LES PRÉBIOTIQUES

L'intestin renferme des milliards de bactéries aux rôles essentiels : bon fonctionnement digestif, régulation du cholestérol, processus immunitaires, protection contre les substances cancérogènes présentes dans le côlon, synthèse de certaines vitamines. Elles s'opposent aussi à la colonisation de l'intestin par des bactéries pathogènes, qui prolifèrent au détriment des

« bonnes » bactéries à cause du stress, de certains médicaments comme les antibiotiques ou de déséquilibres alimentaires. L'équilibre de la flore intestinale peut être amélioré par la prise de probiotiques, aliments fonctionnels courants.

Les probiotiques se présentent essentiellement sous la forme de yaourts et de boissons lactées, comme le Yakult ou l'Actimel, ensemencés avec des bifido-bactéries (bifidus) et des lacto-bacilles (acidophilus) vivants. Pour être pleinement efficaces, ils doivent être ingérés chaque jour, afin que leur effet salutaire sur la flore intestinale ne soit pas interrompu.

Les prébiotiques, utiles au bon fonctionnement de l'intestin, sont des oligo-fructo-saccharides et autres fibres spécifiques, qui traversent la première partie du système digestif sans être digérés et parviennent intacts jusqu'au gros intestin. Ils sont alors utilisés comme nutriments par les bactéries, y compris celles qui proviennent des probiotiques, ce qui permet à ces « bonnes » bactéries d'être encore plus bénéfiques pour l'organisme.

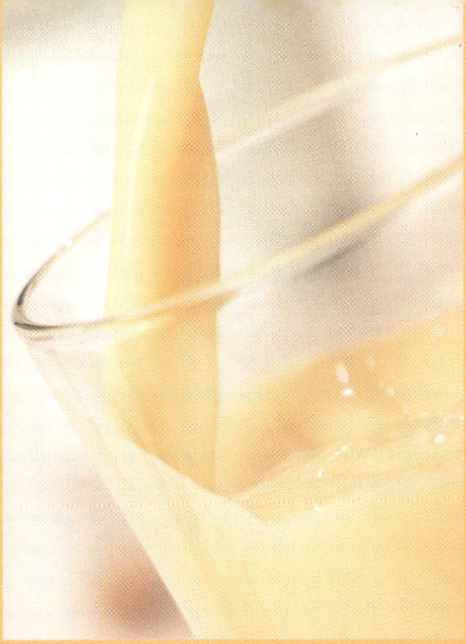

LES PHYTO-ŒSTROGÈNES

Les isoflavones, les plus actifs des phyto-œstrogènes présents dans les aliments *(voir p. 133)*, pourraient, en apport élevé, diminuer les risques de maladies coronariennes et de certains cancers (sein, prostate, intestin...). Ils contribueraient aussi à réduire les symptômes de la ménopause et les risques d'ostéoporose. Des aliments fonctionnels contenant des protéines de soja ou des isoflavones à l'état pur sont en cours d'élaboration.

LES PHYTOSTÉROLS

Substances chimiques d'origine végétale ayant une structure similaire à celle du cholestérol, les phytostérols ne sont pas assimilés par l'intestin, mais réduisent l'absorption du cholestérol présent dans la nourriture et dans la bile libérée par le foie. En abaissant le taux de cholestérol dans le sang, les phytostérols diminuent les risques de maladies cardio-vasculaires, ce qui explique qu'ils soient introduits dans des margarines vendues en tant qu'aliments fonctionnels (qui doivent être consommées en quantité suffisante chaque jour pour produire les bienfaits souhaités).

L'ACIDE FOLIQUE

Un déficit en acide folique (ou folates) pourrait avoir une incidence sur le cancer du côlon ou la maladie d'Alzheimer et augmenter les risques de maladies cardio-vasculaires en élevant le taux sanguin d'homocystéine.
Dans les pays anglo saxons, le pain et les céréales sont couramment enrichis en acide folique dans le but de diminuer la fréquence de ces maladies, mais aussi de prévenir le spina-bifida chez le fœtus (malformation relativement fréquente dans certaines régions de Grande-Bretagne).

LES HUILES DE POISSON

Les huiles de poisson contenant des acides gras essentiels (AGE) oméga-3 réduisent l'incidence des maladies cardio-vasculaires et les risques de décès dus à une crise cardiaque. Pourtant, les apports en AGE oméga-3 sont encore très inférieurs aux apports recommandés. Depuis plusieurs années, des pâtes, des œufs, de la margarine et du pain enrichis en oméga-3 sont commercialisés en France.

LE CAPITAL OSSEUX

Le calcium, le magnésium et la vitamine D sont indispensables à la santé des os. On trouve désormais dans le commerce du lait et des yaourts enrichis en vitamine D, du jus d'orange, des barres de céréales et des boissons chocolatées additionnés de calcium et de magnésium.

Aloe vera

Aloe vera
A. barbadensis
A. vulgaris

L'Égypte ancienne connaissait déjà les vertus de l'aloès. Le gel apaisant extrait de ses feuilles a toujours servi, depuis l'Antiquité, à soigner les brûlures ou les blessures sans gravité et, consommé sous forme de jus, à apaiser les troubles digestifs.

Indications

En application externe

- *Soigne les coups de soleil, les brûlures, coupures et éraflures légères, les piqûres d'insectes, les engelures et les lésions bénignes de la peau.*
- *Calme les démangeaisons.*

Par voie orale

- *Combat la dyspepsie et d'autres affections digestives.*

Présentation

- Ampoules
- Capsules molles
- Crème, gel
- Gélules
- Jus

ATTENTION

- Ne pas confondre le gel d'aloe vera, provenant de la pulpe des feuilles de l'aloès, avec la résine extraite du suc de la plante, laquelle peut provoquer des diarrhées graves et des troubles rénaux et cardiaques en cas d'usage prolongé. Elle est contre-indiquée pour les femmes enceintes ou qui allaitent.

Si vous suivez un traitement médical, consultez votre médecin avant de prendre des compléments.

Qu'est-ce que c'est ?

Plante grasse de la famille des liliacées, l'aloès *Aloe vera* est originaire d'Afrique. Il y pousse encore à l'état sauvage dans certaines contrées. Il est maintenant cultivé aux Antilles, dans les pays méditerranéens, au Japon et aux États-Unis. L'aloès possède des feuilles charnues à suc visqueux, fournissant le gel d'aloe vera, introduit dans différents produits diététiques et cosmétiques (en particulier dans les pays anglo-saxons). Composé d'eau, d'acides aminés et de polysaccharides, ainsi que de faibles quantités de stérols, de lipides et d'enzymes, ce gel était traditionnellement employé en usage externe contre les problèmes de peau.

Son rôle dans l'organisme

Riche en substances anti-inflammatoires, le gel d'aloe vera contient un composé glucidique aux propriétés émollientes, l'acémannane, ainsi qu'une enzyme, la bradykinase – qui réduit la douleur et le gonflement – et divers composants antiprurigineux. Selon certaines recherches, ce gel pourrait détruire divers virus, bactéries et champignons, ou du moins empêcher leur propagation.

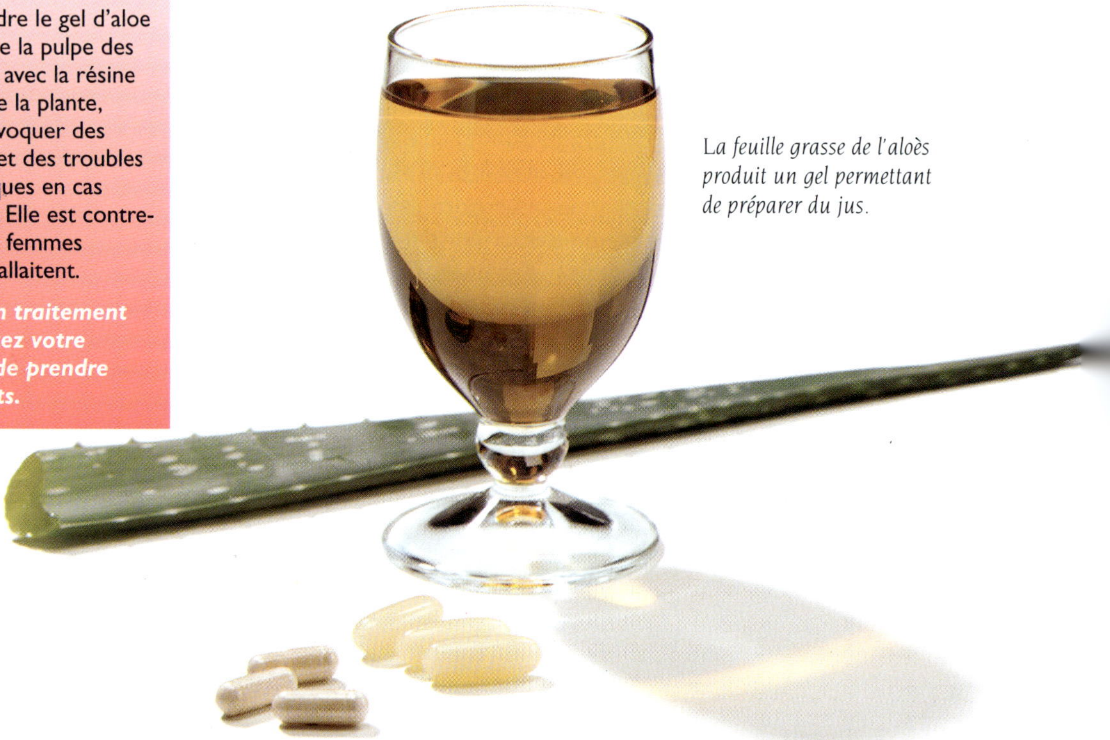

La feuille grasse de l'aloès produit un gel permettant de préparer du jus.

Principaux effets bénéfiques. Le gel d'aloe vera appliqué sur de petites lésions cutanées donne en général d'excellents résultats. Il favorise aussi la cicatrisation des brûlures légères et des coups de soleil, de même qu'il calme la douleur et atténue les démangeaisons liées au zona. Le gel forme également une barrière protectrice sur les lésions, qu'il protège de la déshydratation et des contaminations. On le dit capable d'accélérer la régénération de l'épiderme et de soulager les engelures bénignes. Efficace contre les petites coupures et écorchures, l'aloe vera n'est cependant pas recommandé dans le cas de blessures infectées plus sérieuses.

Autres effets bénéfiques. Le gel d'aloe vera sert à préparer un jus que l'on boit pour lutter contre les troubles digestifs et la dyspepsie. Les recherches sont cependant insuffisantes pour prouver son efficacité sous cette forme. Déshydraté, il est proposé en gélules. Un laboratoire pharmaceutique expérimente actuellement aux États-Unis un dérivé de l'aloe vera pour le traitement de la colite ulcéreuse, forme courante d'entérocolite. D'autres études sont également en cours pour explorer les possibilités d'utiliser l'aloe vera dans le traitement du diabète. On travaille aussi sur ses éventuelles propriétés antivirales et immunostimulantes.

Comment le prendre

Doses. En *usage externe*, appliquez généreusement le gel ou la crème à l'aloe vera sur la lésion cutanée, selon les besoins. En *usage interne*, prenez de 10 à 15 cl de jus d'aloe vera 2 ou 3 fois par jour, ou 1 ou 2 gélules, selon les indications portées sur le conditionnement.

Conseils d'utilisation. L'*application locale* du gel d'aloe vera peut être répétée à volonté, en particulier dans le cas de brûlures. Massez-en simplement la région atteinte, laissez sécher et renouvelez aussi souvent que nécessaire. En *usage interne*, buvez le jus de la plante de préférence entre les repas. Les gélules peuvent se prendre pendant ou entre les repas.

Attention : la résine d'aloe vera, extraite du suc de la plante, est un laxatif puissant, à utiliser avec prudence et uniquement sur prescription médicale.

Effets secondaires possibles

L'application locale est sans danger. En cas d'éruption ou de démangeaisons (rares), cessez l'utilisation. Le jus d'aloe vera, s'il a été extrait sans précaution, peut parfois contenir un peu des composants laxatifs présents dans la résine. Si vous constatez l'apparition de crampes, de diarrhées ou de selles molles après avoir pris du jus, cessez aussitôt d'en boire et remplacez-le par un autre produit. Par précaution, ne prenez jamais de jus d'aloe vera si vous êtes enceinte ou si vous allaitez.

BIEN CHOISIR

- Si vous achetez un produit à l'aloe vera, vérifiez que ce composant arrive en tête des ingrédients. Les crèmes et pommades doivent contenir au moins 20 % d'aloe vera. Pour un usage interne, choisissez une boisson composée à 98 % de pur jus d'aloe vera, et, si possible, garantie sans aloïne ni émodine (les composants actifs de la résine d'aloe vera).

QUOI DE NEUF ?

Le traitement du psoriasis (inflammation de la peau) par le gel d'aloe vera constitue un nouveau champ de recherche. Une étude faite sur 60 patients atteints depuis longtemps a montré que l'application de gel d'aloe vera sur les lésions 3 fois par jour pendant 8 mois entraînait une amélioration probante dans 83 % des cas, contre 6 % seulement dans le groupe traité par un placebo.

LE SAVIEZ-VOUS ?

Les bains à l'aloe vera sont particulièrement efficaces contre les brûlures des coups de soleil. Ajoutez environ 25 cl de jus à un bain d'eau tiède.

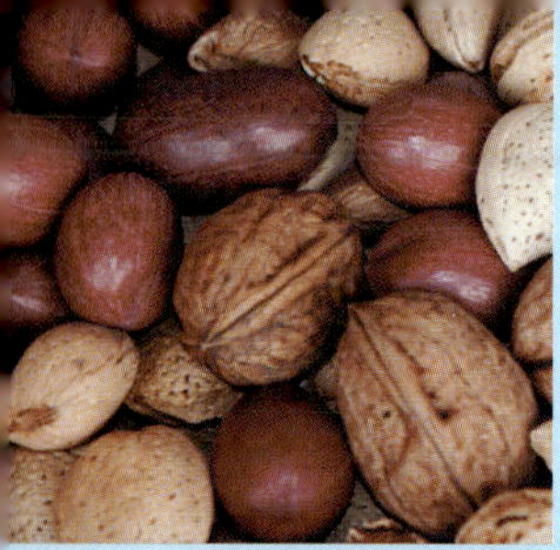

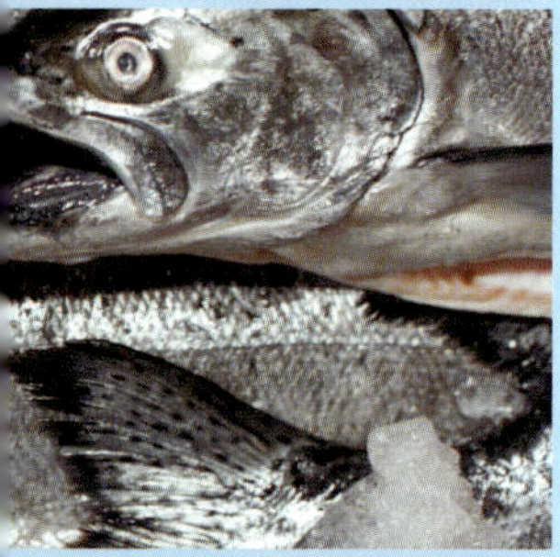

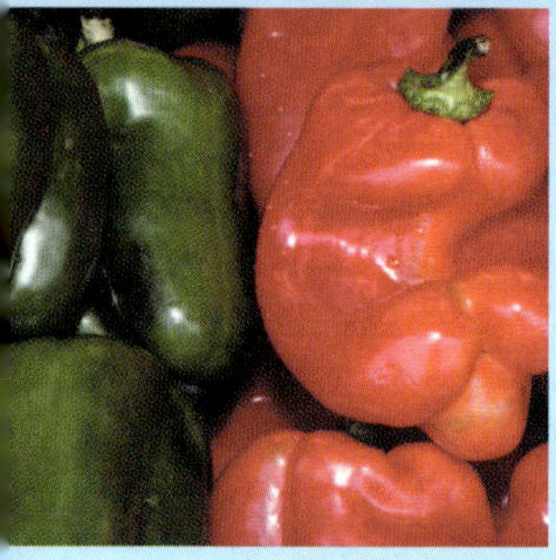

Antioxydants

Les antioxydants sont des composants des aliments utilisés par l'organisme pour se protéger des radicaux libres – molécules produites normalement lors du métabolisme, mais qui peuvent se multiplier de manière incontrôlable dans certaines circonstances.

LES RAVAGES DES RADICAUX LIBRES

Hautement instables, les radicaux libres se propagent rapidement vers les molécules voisines, déclenchant un processus nommé oxydation, aux conséquences parfois dangereuses pour l'organisme.

- Si les radicaux libres oxydent l'ADN (code génétique de l'organisme) dans le noyau d'une cellule, il peut se produire une mutation cellulaire, susceptible d'initier un cancer.
- L'oxydation du cholestérol dans le sang peut entraîner la formation dans les artères de dépôts de graisse, à l'origine de maladies cardiaques ou d'attaques cérébrales.
- Les radicaux libres en excès sont également impliqués dans la cataracte, les déficiences immunitaires, l'arthrite et le vieillissement cellulaire prématuré ; leur rôle dans ces maladies fait l'objet de recherches intensives.

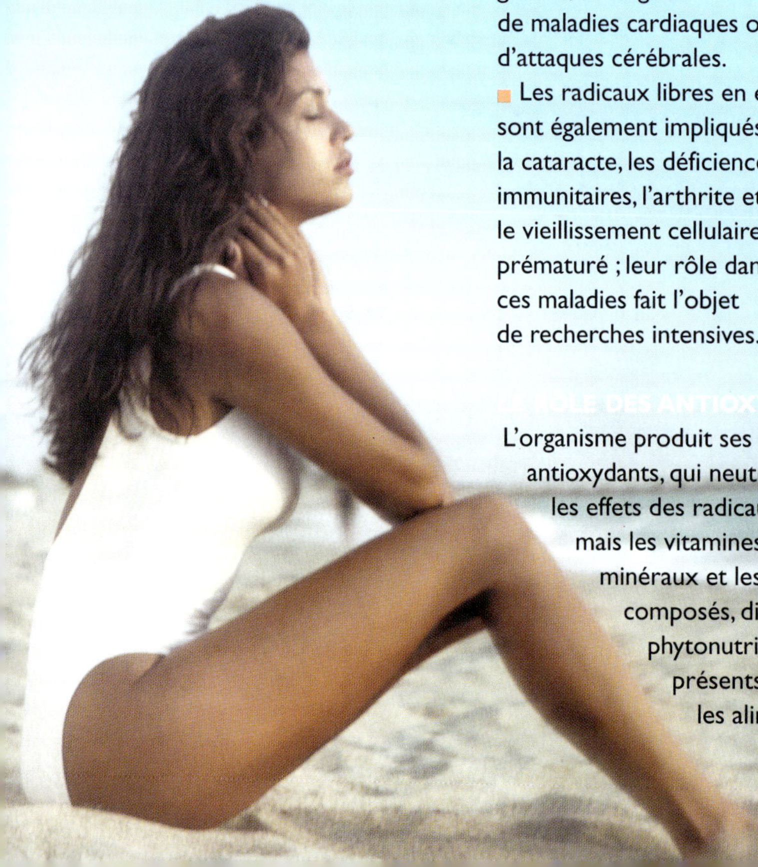

LE RÔLE DES ANTIOXYDANTS

L'organisme produit ses propres antioxydants, qui neutralisent les effets des radicaux libres, mais les vitamines, les minéraux et les composés, dits phytonutriments, présents dans les aliments végétaux apportent un complément précieux pour la santé. Le tableau ci-contre établit la liste des vitamines et minéraux antioxydants ainsi que leurs sources alimentaires, et présente les apports nutritionnels conseillés, ou ANC *(voir p. 26)*. Les doses recommandées peuvent être augmentées en cas de maladie.

- Les compléments associant polyvitamines et minéraux fournissent en général suffisamment d'antioxydants minéraux, mais des apports supplémentaires en vitamines C et E pourront s'avérer utiles pour obtenir une efficacité optimale.
- Des extraits antioxydants provenant de végétaux peuvent être utilisés comme compléments. Selon certaines études, l'extrait de thé vert ou de pépins de raisin et différents flavonoïdes, telle la rutine, pourraient réduire les risques de cancer et de maladie cardiaque.
- Certains phytonutriments ont une action privilégiée sur des tissus ou des organes spécifiques. Ainsi, les extraits de myrtille, riches en anthocyanosides (pigments flavonoïdes), améliorent l'état de la rétine ; les antioxydants des extraits de ginseng agissent sur la circulation cérébrale...

VITAMINES ET MINÉRAUX ANTIOXYDANTS

VITAMINES	*EFFETS ANTIOXYDANTS*	*SOURCES ALIMENTAIRES*	*APPORT NUTRITIONNEL CONSEILLÉ (ANC)* * PAR JOUR	*APPORT MAXIMAL SUGGÉRÉ* ** PAR JOUR
Vitamine A, sous forme de rétinol ou de caroténoïdes	Un régime alimentaire riche en caroténoïdes (que l'organisme transforme partiellement en vitamine A) atténuerait le risque de certains cancers. Des études suggèrent que deux caroténoïdes, la lutéine et la zéaxanthine, protégeraient de la dégénérescence maculaire liée au vieillissement, cause fréquente de cécité.	**Rétinol :** aliments animaux tels que foie, jaune d'œuf, poisson gras, beurre, fromage, lait. **Caroténoïdes :** légumes et fruits bien colorés, tels que carotte, brocoli, légumes à feuilles vert foncé, poivron rouge, potiron, mangue, melon, abricots secs.	Hommes : 800 µg Femmes : 600 µg (apport global : rétinol + caroténoïdes, dont 60 % sous forme de caroténoïdes, soit 2 mg de bêta-carotène)	1 000 µg de rétinol, en plus de l'apport alimentaire *(voir p. 162).*
Vitamine C	Neutralise les radicaux libres et régénère le potentiel antioxydant de la vitamine E après sa réaction avec les radicaux libres.	Agrumes, kiwi, fraise et baies rouges (cassis, groseille), cresson, poivrons vert et rouge, légumes verts à feuilles, pomme de terre nouvelle.	110 mg (pour les fumeurs, + 20 %)	1 000 mg, en plus de l'apport alimentaire *(voir p. 170).*
Vitamine E	Aide à prévenir l'oxydation par les radicaux libres des acides gras polyinsaturés des membranes cellulaires. Plus vous consommez d'acides gras polyinsaturés, plus vous avez besoin de vitamine E pour les protéger de cette oxydation.	Huiles végétales, margarine végétale, noisette, amande, germes de blé, légumes verts à feuilles, avocat, poissons gras.	12 mg	40 mg, en plus de l'apport alimentaire *(voir p. 174).*
MINÉRAUX				
Cuivre	Présent dans beaucoup d'enzymes protégeant des dégradations dues aux radicaux libres ; nécessaire à la croissance des os, à la formation du tissu conjonctif et à l'assimilation du fer.	Foie, coquillages, crustacés, cacao, fruits oléagineux, champignons et céréales complètes.	Hommes : 2 mg Femmes : 1,5 mg	L'ANC suffit *(voir p. 80).*
Manganèse	Présent dans de nombreuses enzymes permettant de lutter contre les dégradations dues aux excès de radicaux libres.	Noix, riz complet, pain complet, légumineuses et céréales complètes ; la richesse des plantes en manganèse dépend de la teneur en manganèse du sol où elles poussent.	Pas d'ANC. Besoin estimé : 2 à 3 mg	
Sélénium	Présent dans l'enzyme qui protège l'ADN contre les dégradations dues aux radicaux libres. Sa déficience accroît les risques de cancer de la prostate.	Noix du Brésil, viande et abats, algues, poisson et fruits de mer, champignons, ail ; avocat, céréales complètes et légumineuses contiennent du sélénium, mais la teneur dépend de celle du sol où ils poussent.	Hommes : 60 µg Femmes : 50 µg	150 µg, y compris l'apport alimentaire *(voir p. 152).*
Zinc	Présent dans de nombreuses enzymes permettant de lutter contre les dégradations dues aux excès de radicaux libres.	Fruits de mer (en particulier les huîtres), viande, volaille, germe de blé, céréales complètes, noix, noisette, œufs et produits laitiers.	Hommes : 12 mg Femmes : 10 mg	15 mg, y compris l'apport alimentaire *(voir p. 178).*

* D'après *Apports nutritionnels conseillés pour la population française* (3e édition 2001)
** D'après l'avis du Conseil supérieur d'hygiène publique de France (séance du 12.09.1995)

Arbre à thé (huile essentielle d')

Melaleuca alternifolia

Utilisées depuis des siècles pour combattre les infections de la peau, les feuilles de l'arbre à thé sont aujourd'hui scientifiquement reconnues pour leur action contre les bactéries dangereuses et les mycoses cutanées.

Indications

- *Désinfecte les coupures et écorchures et favorise leur cicatrisation.*
- *Apaise les morsures et piqûres d'insectes.*
- *Lutte contre le pied d'athlète, les mycoses des ongles et autres candidoses.*

Présentation

- Crème
- Gel
- Huile essentielle

ATTENTION

- L'huile essentielle d'arbre à thé ne doit s'utiliser qu'en applications locales. Son ingestion peut être toxique. Évitez tout contact avec les yeux.
- Consultez votre médecin avant de l'appliquer sur une plaie ouverte.

Si vous suivez un traitement médical, consultez votre médecin avant de prendre des compléments.

Qu'est-ce que c'est ?

Cette huile essentielle provient de *Melaleuca alternifolia*, l'arbre à thé, une espèce proche des eucalyptus et qui pousse uniquement en Australie (cet arbre à écorce blanche est radicalement différent de *Thea sinensis* ou de *Camellia thea*, utilisés pour la préparation du thé à boire, noir ou vert). Extraite des feuilles par distillation, l'huile essentielle possède un agréable parfum de noix muscade. Après une éclipse due à l'apparition des antibiotiques au milieu du XXe siècle, l'huile essentielle d'arbre à thé a récemment suscité un nouvel intérêt de la part des laboratoires, et plus de 700 tonnes en sont désormais produites chaque année.

Son rôle dans l'organisme

Lorsqu'elle est de bonne qualité, l'huile essentielle d'arbre à thé contient au moins 40 % de terpinéol, principe actif responsable de ses effets cicatrisants, et moins de 5 % de cinéole (ou eucalyptole), substance dont la présence excessive peut irriter l'épiderme. Son application sur la peau élimine plusieurs champignons pathogènes. Elle combat aussi diverses bactéries, dont certaines résistent à des antibiotiques puissants, tout en épargnant, semble-t-il, la flore cutanée. On attribue l'efficacité de cette huile à sa capacité à se mélanger avec les lipides de la peau, ce qui lui permet de s'attaquer violemment et rapidement à l'agent infectieux.

Principaux effets bénéfiques. Les propriétés antiseptiques de l'huile essentielle d'arbre à thé en font un produit parfaitement adapté pour guérir toutes sortes d'infections courantes, dont coupures et écorchures, ainsi que morsures et piqûres d'insectes. Cette huile essentielle favorise la cicatrisation des plaies bénignes et aide à prévenir l'infection. En tant qu'agent antifongique, elle neutralise *Trichophyton*, un champignon microscopique responsable du pied d'athlète et d'autres infections des ongles. Dans les cas de mycoses particulièrement résistantes, le médecin

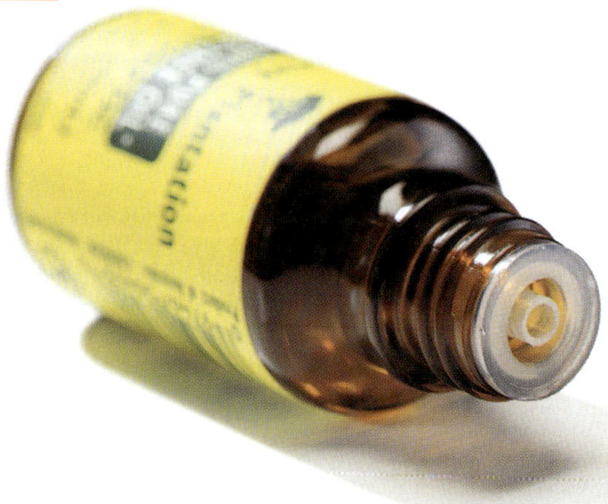

L'huile essentielle d'arbre à thé soulage un grand nombre d'affections cutanées.

peut néanmoins être amené à prescrire un traitement antifongique conventionnel plus puissant.

Autres effets bénéfiques. Cette huile essentielle pourrait donner de bons résultats contre l'acné. Selon une étude, un gel contenant 5 % de cette huile s'est avéré aussi efficace contre cette affection qu'une lotion à 5 % de peroxyde de benzoyle, principe actif de la majorité des produits pharmaceutiques antiacnéiques en vente libre. Mais les effets secondaires étaient moins importants avec l'huile essentielle d'arbre à thé : elle entraînait moins de desquamation, de dessèchement de la peau et de démangeaisons que la lotion pharmaceutique. Une autre étude a conclu qu'une solution à 0,5 % d'huile essentielle d'arbre à thé protégeait contre *Pityrosporum ovale*, un champignon fréquemment à l'origine des pellicules.

Comment la prendre

Doses. *Pour traiter le pied d'athlète, les blessures cutanées ou les infections des ongles*, appliquez 1 ou 2 gouttes d'huile essentielle sur les zones affectées de la peau ou des ongles 2 ou 3 fois par jour. Vous pouvez aussi employer une crème à base de cette huile. *Pour le traitement de l'acné*, utilisez un produit renfermant 5 à 15 % d'huile essentielle.

Conseils d'utilisation. L'huile essentielle d'arbre à thé est réservée à l'usage externe : n'en avalez jamais. En cas d'ingestion, en particulier par un enfant, appelez aussitôt le médecin ou rendez-vous au service des urgences d'un hôpital. Dans certains cas rares, cette huile essentielle peut provoquer une éruption cutanée d'origine allergique. Avant de l'utiliser pour la première fois, appliquez-en quelques gouttes avec un tampon de coton sur la face interne du bras : si vous êtes allergique, vous constaterez rapidement une rougeur marquée ou une inflammation. Dans ce cas, ne l'utilisez pas.

Effets secondaires possibles

En dehors de risques d'irritation bénigne de la peau, l'huile essentielle d'arbre à thé ne présente pas de contre-indication en usage local. Mais, comme beaucoup d'autres huiles essentielles végétales, elle peut, pure et non diluée, irriter les yeux et les muqueuses.

L'huile essentielle d'arbre à thé est souvent ajoutée aux produits de soin pour la peau en raison de ses vertus antibactériennes.

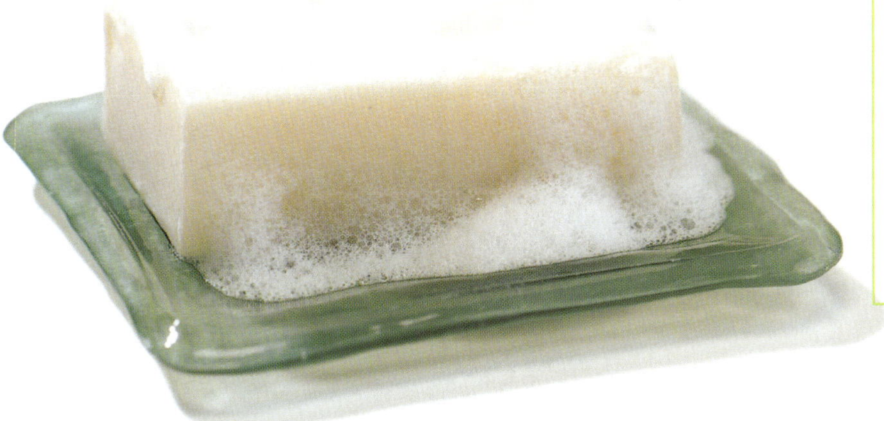

BIEN CHOISIR

- Il existe un grand choix de shampooings, savons et autres produits de soin pour la peau à l'huile essentielle d'arbre à thé, mais ces produits en contiennent souvent trop peu pour avoir un effet antiseptique réel.
- Il n'y a pas qu'une seule espèce d'arbre à thé. Lorsque vous achetez de l'huile essentielle, vérifiez qu'elle provient bien de *Melaleuca alternifolia.* Les huiles d'origine différente ont souvent une teneur élevée en cinéole et ne possèdent pas les mêmes propriétés médicinales.

QUOI DE NEUF ?

Un test récent en laboratoire a révélé que l'huile essentielle d'arbre à thé (comme celles de menthe poivrée, de feuilles de cannelle et de noix muscade) contenait des substances nocives pour les poux. Il faudra cependant étendre les recherches avant de la recommander pour combattre ces parasites, et surtout s'assurer qu'elle peut être utilisée dans ce but sans présenter de risques pour les enfants.

Des chercheurs suisses ont découvert qu'une préparation médicale spéciale d'huile essentielle d'arbre à thé protégeait contre les bactéries responsables de lésions buccales. N'appliquez pourtant jamais d'huile essentielle pure dans la bouche : elle est irritante, et toxique si vous l'avalez. Si les dentifrices à l'huile essentielle d'arbre à thé sont inoffensifs, c'est parce qu'ils en contiennent très peu. Leur action antiseptique est de ce fait limitée.

Artichaut

Cynara scolymus

Issu du chardon sauvage, l'artichaut est aujourd'hui largement cultivé et apprécié en France. Mais déjà, dans l'Antiquité, on évoquait les bienfaits de ce légume dont les extraits sont capables de stimuler le fonctionnement hépato-biliaire et de favoriser la digestion.

Indications

- *Facilite la sécrétion et l'évacuation de la bile.*
- *Améliore la digestion.*
- *Stabilise et réduit le taux de cholestérol.*
- *Pourrait aider à contrôler l'élévation du taux de sucre dans le sang.*

Présentation

- Ampoules
- Comprimés
- Extrait de plante fraîche
- Gélules
- Plante séchée

ATTENTION

- Si vous souffrez de calculs biliaires, consultez votre médecin avant de prendre de l'extrait d'artichaut, car il stimule la sécrétion de bile.
- Il existe de rares cas d'allergies à l'artichaut et à son extrait qui imposent l'arrêt immédiat du traitement.

Si vous suivez un traitement médical, consultez votre médecin avant de prendre des compléments.

Qu'est-ce que c'est ?

L'artichaut appartient à la même famille botanique que le tournesol, le cardon, la marguerite et le chardon-Marie. Il dérive sans doute de l'évolution du cardon originaire des régions méditerranéennes. Les améliorations culturales ont donné la plante que nous connaissons aujourd'hui : haute de 1,50 à 2 m, elle possède de fortes tiges ramifiées couronnées d'une grosse fleur pourpre et verte. Ce sont ces fleurs, encore immatures, qui donnent l'artichaut-légume dont nous nous régalons. On consomme après cuisson la base épaisse des bractées florales (improprement appelées feuilles) et le réceptacle charnu de la fleur (ou fond). L'extrait d'artichaut est obtenu à partir des grandes feuilles profondément découpées de la plante (les feuilles vraies). Celles-ci renferment plusieurs substances bénéfiques pour la santé, dont la cynarine (principal composant actif) et divers flavonoïdes (en particulier la lutéoline), ainsi que beaucoup de potassium.

Son rôle dans l'organisme

L'extrait de feuille d'artichaut est traditionnellement utilisé depuis longtemps. On lui reconnaissait des propriétés cholérétiques (stimulant la sécrétion de bile par les cellules hépatiques) et cholagogues (facilitant l'évacuation de la bile rassemblée dans la vésicule biliaire). Les scientifiques ont pu montrer que cette action était due à la cynarine (ou acide

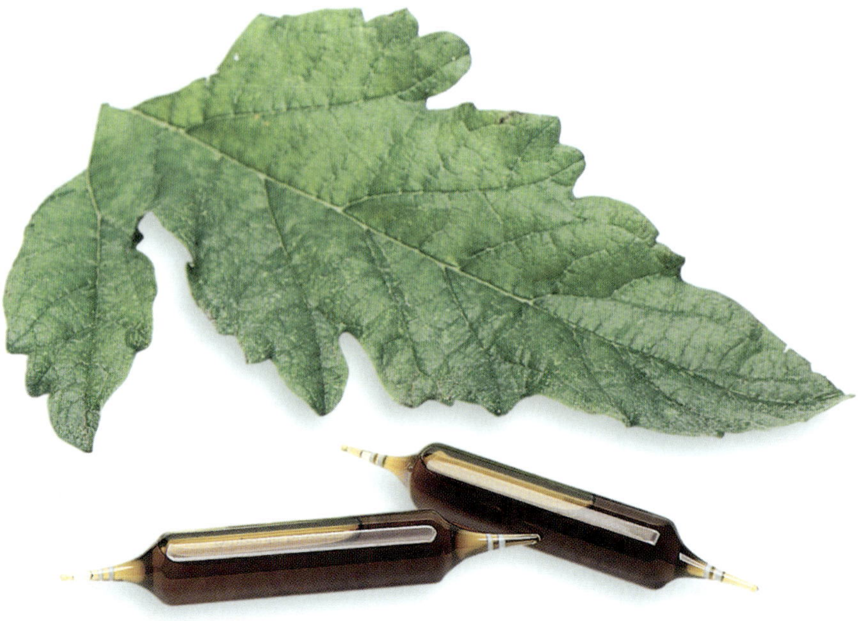

L'extrait d'artichaut est préparé à partir des vraies feuilles de l'artichaut, et non des bractées dont on consomme la base charnue.

dicaféil-quinique), une substance très amère abondante dans les feuilles et les tiges de l'artichaut. Des études entreprises dans les années 1930 ont montré que l'extrait d'artichaut avait le pouvoir d'abaisser un taux de cholestérol trop élevé. Cette action a été confirmée par des travaux récents. Ceux-ci ont même établi que, parallèlement à la baisse du mauvais cholestérol (LDL), on observait une hausse légère du bon cholestérol (HDL). L'extrait d'artichaut doit probablement cette propriété bénéfique à la présence de lutéoline, qui inhibe la synthèse du cholestérol endogène dans le foie.

Principaux effets bénéfiques. L'extrait d'artichaut est utile en cas de paresse biliaire, et plusieurs études cliniques ont montré qu'il peut soulager des troubles tels que digestion lente ou pesanteur abdominale. Il est également recommandé en cas d'hypercholestérolémie. La cynarine et les flavonoïdes de l'artichaut, dont la lutéoline, sont de puissants antioxydants, qui peuvent empêcher la destruction des cellules hépatiques et protéger l'organisme des agressions des radicaux libres en excès.

L'artichaut contient de l'inuline, un polysaccharide capable de ralentir le rythme d'absorption des nutriments. Consommé en tant que légume, il peut aider à limiter l'élévation du taux de sucre dans le sang après le repas, et convient donc tout spécialement aux diabétiques.

Autres effets bénéfiques. En raison de ses vertus détoxicantes, l'extrait de feuille d'artichaut est traditionnellement employé dans le traitement de l'arthrite et des rhumatismes. Son action diurétique (liée à sa grande richesse en potassium) permettrait aussi de soulager certains problèmes urinaires. Les recherches portent actuellement sur d'autres effets possibles, notamment son action sur la colopathie fonctionnelle.

Comment le prendre

Doses. *Pour améliorer la digestion, le fonctionnement biliaire et le taux de cholestérol*, 500 mg d'extrait (soit 1 ampoule ou 1 gélule) 3 fois par jour. Tenez compte du dosage de l'extrait ainsi que des indications portées sur le conditionnement.

Conseils d'utilisation. L'extrait d'artichaut se prend généralement avant les repas (les comprimés sont à avaler avec un peu d'eau). Il peut également être pris le matin à jeun ou au moment des troubles.

Effets secondaires possibles

L'extrait d'artichaut est habituellement très bien toléré, même lors d'un traitement de longue durée. Consommé sous forme de légume, l'artichaut entraîne parfois des effets digestifs peu agréables (tels que flatulences ou accélération du transit), mais sans aucun danger.

BIEN CHOISIR

- L'extrait d'artichaut peut être liquide ou déshydraté (ce dernier étant utilisé dans les gélules et les comprimés). Selon la concentration en cynarine, les quantités préconisées pour chaque prise peuvent être plus ou moins élevées.

QUOI DE NEUF ?

En 1998, une étude menée sur des personnes atteintes de troubles digestifs a montré une amélioration dans 85 % des cas avec la prise d'extrait de feuille d'artichaut. Au bout de 23 semaines de traitement, les patients constatèrent une diminution spectaculaire de leurs différents symptômes (nausées, flatulences, lourdeurs digestives, mauvaise tolérance aux graisses).

Une récente étude allemande effectuée sur 553 personnes âgées de 20 à 87 ans a mis en évidence les effets bénéfiques de l'extrait d'artichaut sur le taux de cholestérol : après 6 semaines de traitement, il avait diminué en moyenne de 11,5 %.

LE SAVIEZ-VOUS ?

Originaire d'Afrique du Nord, l'artichaut a été introduit en Europe dès l'Antiquité. Connu des Grecs, puis des Romains, il est resté à travers les siècles un légume très consommé en Italie et en France.

Aubépine

Crataegus oxyacantha

Jadis utilisée à la fois comme diurétique et dans le traitement des calculs rénaux et biliaires, cette plante est aujourd'hui l'un des remèdes les plus souvent prescrits contre les troubles cardio-vasculaires. Ce sont surtout ses fleurs qui possèdent des propriétés tonicardiaques.

Indications

- *Soulage les douleurs liées à l'angine de poitrine.*
- *Fait baisser la tension artérielle.*
- *Aide le cœur à se contracter en cas de cardiopathie.*
- *Régularise le rythme du cœur en cas d'arythmie cardiaque.*
- *Atténue les manifestations liées à la nervosité et aide à traiter les troubles mineurs du sommeil.*

Présentation

- Ampoules
- Comprimés
- Extrait de plante fraîche
- Gélules
- Plante séchée
- Teinture-mère

ATTENTION

Si vous suivez un traitement médical, consultez votre médecin avant de prendre des compléments.

Qu'est-ce que c'est ?

Pendant des siècles, l'aubépine, un arbuste pouvant atteindre 9 m de haut, a été taillée pour former des haies destinées à délimiter des champs ou des jardins. Elle présente en effet le double avantage d'être décorative et de décourager les indiscrets car, si elle produit de jolies fleurs blanches et des baies rouge vif, elle possède aussi de longues épines. On dit d'ailleurs que la couronne d'épines que le Christ portait lorsqu'il fut crucifié avait été tressée avec des branches d'aubépine. La plante est parfois surnommée épine blanche ou épine de mai.

Les vertus protectrices de l'aubépine pour le cœur étaient connues de nombreux peuples anciens, des Grecs aux Indiens d'Amérique, qui considéraient la plante comme un puissant tonicardiaque. Mais son utilisation médicamenteuse comme modérateur de l'éréthisme cardiaque (c'est-à-dire régulateur du rythme du cœur) ne date que de la fin du XIXe siècle.

Son rôle dans l'organisme

L'aubépine est utilisée traditionnellement pour soulager différents problèmes cardio-vasculaires car elle exerce une action bénéfique directe sur le fonctionnement du cœur et des artères. Elle favorise la dilatation des vaisseaux sanguins, stimule les contractions du cœur et accroît ses apports énergétiques. Ces effets, légers mais néanmoins précieux, sont vraisemblablement dus à la forte teneur de cette plante en flavonoïdes, notamment en oligomères-proanthocyanidiques (OPC), qui sont de puissants antioxydants.

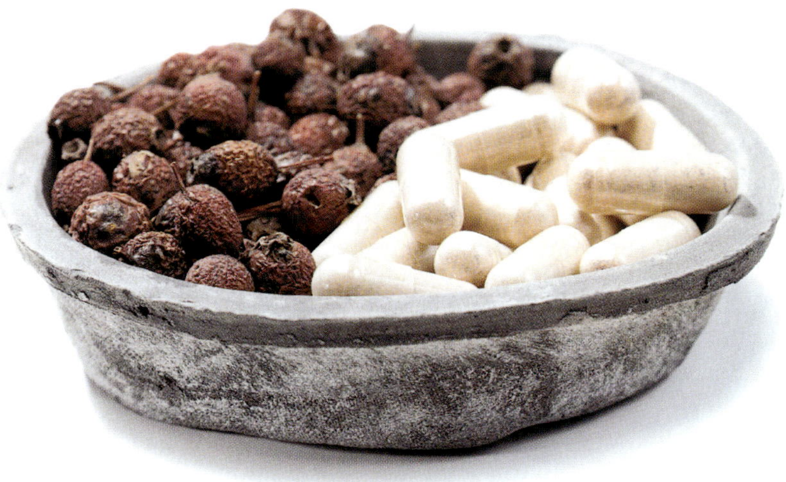

Les compléments d'aubépine sont fabriqués à partir des feuilles et des fleurs de la plante, de ses baies rouges ou des trois à la fois.

Principaux effets bénéfiques. L'aubépine dilate les artères en entravant la production de l'enzyme appelée ACE (enzyme de conversion de l'angiotensine), qui rétrécit les vaisseaux. Il en résulte une amélioration de la circulation artérielle qui fait de cette plante un bon remède contre l'angine de poitrine. Sachant qu'un rétrécissement chronique des artères est également un facteur d'hypertension (car le cœur doit travailler davantage pour faire circuler le sang à travers des vaisseaux rigides), l'aubépine peut se révéler efficace aussi contre les hypertensions légères.

L'aubépine exercerait également une action inhibante sur les enzymes qui affaiblissent le muscle cardiaque, renforçant ainsi sa force de contraction. Elle est donc particulièrement recommandée aux malades atteints de troubles cardiaques modérés qui n'ont pas besoin de médicaments plus puissants, comme la digitaline. Les vertus antioxydantes de l'aubépine contribuent en outre à protéger les artères coronaires des dommages liés à la formation de la plaque d'athérome.

Autres effets bénéfiques. L'aubépine est également employée depuis fort longtemps pour soigner d'autres affections. Elle exerce notamment une action sédative qui permet de combattre les troubles du sommeil. De nombreux chercheurs ont par ailleurs observé que cette plante préservait le collagène (la protéine constituant le tissu conjonctif), souvent endommagé dans des maladies comme l'arthrite.

Comment la prendre ?

Doses. Selon la nature des troubles cardio-vasculaires, on recommande une dose quotidienne comprise entre 300 et 450 mg d'extrait (gélules ou comprimés), ou de 1 à 3 cuill. à café de teinture-mère. Si vous présentez un risque de maladie cardio-vasculaire, vous pouvez prendre quotidiennement, à titre préventif, entre 100 et 150 mg d'extrait d'aubépine, ou 1 cuill. à café de teinture-mère. *Contre la nervosité et les troubles du sommeil*, 1 gélule ou 1 comprimé 2 ou 3 fois par jour.

Conseils d'utilisation. Si vous absorbez de fortes doses d'aubépine, vous obtiendrez de meilleurs résultats en les répartissant en 3 prises distinctes au cours de la journée. Sachez qu'il faut parfois attendre quelques mois pour que les effets bénéfiques de la plante sur l'organisme se manifestent.

Effets secondaires possibles

L'aubépine est considérée comme l'un des remèdes phytothérapiques les plus sûrs qui soient. Ses effets secondaires sont très rares (néanmoins, quelques cas de nausées, de sueurs, de fatigue et d'éruptions cutanées ont été signalés). L'aubépine peut être associée en toute sécurité aux médicaments pour le cœur, amenant même parfois à diminuer les doses de ces produits. Consultez toutefois votre médecin avant de prendre de l'aubépine et n'interrompez ou ne modifiez jamais le traitement qu'il vous a prescrit sans son accord.

BIEN CHOISIR

- Achetez de préférence des extraits d'aubépine qui précisent le taux de vitexine (ou vitexine-2-rhamnoside), principal constituant actif de la plante pour le cœur.

QUOI DE NEUF ?

Une étude de 8 semaines menée en Allemagne sur 136 personnes souffrant de troubles cardio-vasculaires légers a montré que les sujets ayant pris de l'extrait d'aubépine étaient moins essoufflés, avaient les chevilles moins enflées et étaient plus performants physiquement que ceux qui avaient absorbé un placebo. Des examens cliniques et des analyses effectuées en laboratoire ont ensuite confirmé que l'état du premier groupe s'était amélioré, tandis que celui du second s'était dégradé.

LE SAVIEZ-VOUS ?

Dans la mythologie scandinave, l'aubépine avait la réputation de protéger de la foudre et des esprits malins. En revanche, introduire des fleurs d'aubépine dans une maison était supposé porter malheur.

Broméline

Enzyme digestive dotée de propriétés anti-inflammatoires, la broméline est extraite de l'ananas. Elle est utilisée depuis les années 1950 dans différentes affections, en particulier dans le traitement des blessures provoquées par le sport.

Indications

- *Réduit la douleur et l'enflure provoquées par des blessures ou contusions.*
- *Favorise la digestion des protéines.*
- *Favorise la cicatrisation des lésions et atténue les œdèmes postopératoires.*
- *Réduit la congestion des muqueuses au cours des bronchites et sinusites.*
- *Améliore l'efficacité de certains antibiotiques.*
- *Efficace en cas de crise de goutte aiguë.*

Présentation

- Comprimés
- Gélules

ATTENTION

- Ne prenez pas de complément de broméline si vous êtes allergique à l'ananas.
- Fluidifiant du sang, la broméline ne doit pas être associée à des médicaments anticoagulants : leur interaction reste peu connue.

Si vous suivez un traitement médical, consultez votre médecin avant de prendre des compléments.

Qu'est-ce que c'est ?

Enzyme intestinale protéolytique (elle « digère » les protéines en les scindant en plus petites molécules), la broméline provient essentiellement de l'ananas frais. Le complément commercialisé est généralement extrait de la tige.

Son rôle dans l'organisme

La broméline est un puissant anti-inflammatoire qui atténue la douleur et l'œdème, et facilite la régénération des tissus. Son efficacité est attribuée à son interaction avec des substances de type hormonal, les prostaglandines. La broméline inhibe l'action des prostaglandines à l'origine de la douleur et de l'inflammation, tout en déclenchant la formation de prostaglandines différentes, aux propriétés anti-inflammatoires. Elle agit de façon remarquable sur les tissus ayant subi un traumatisme, en leur assurant une microcirculation adéquate. Elle contribue aussi à décomposer la fibrine, protéine insoluble parfois responsable de rétention d'eau. Enfin, elle intervient en tant qu'enzyme digestive protéolytique en agissant sur le bol alimentaire dans l'estomac, puis au niveau intestinal.

Principaux effets bénéfiques. L'action anti-inflammatoire de la broméline lui permet d'atténuer la douleur et l'œdème dus aux foulures et lésions musculaires, et d'aider à la cicatrisation de blessures et brûlures légères. Elle est également utilisée en traumatologie et lors d'interventions chirurgicales mineures, en particulier en chirurgie dentaire et maxillo-faciale. En qualité d'anti-inflammatoire, la broméline peut calmer certains cas de rhumatisme articulaire. Dans la mesure où elle permet d'atténuer

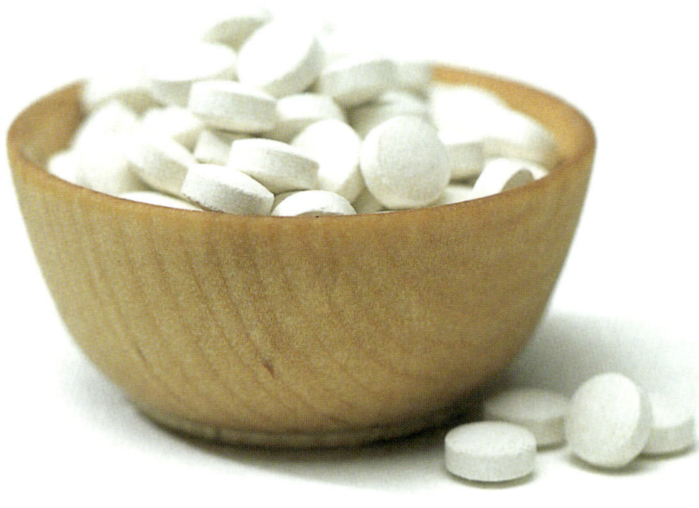

Les comprimés de broméline aident à atténuer la douleur.

les contusions et gonflements éventuels provoqués par une opération chirurgicale, elle peut éventuellement être prescrite à des patients sur le point de subir une liposuccion.

Autres effets bénéfiques. En tant qu'enzyme protéolytique, la broméline favorise la digestion des viandes et poissons, en particulier chez les sujets dont les sécrétions digestives de protéases sont insuffisantes (dysfonctionnement gastrique ou pancréatique).

La broméline fluidifie le mucus, d'où son intérêt dans la bronchite chronique ainsi que pour soulager la sinusite. Elle a aussi été utilisée en aérosol (avec de la trypsine) pour lutter contre les œdèmes pulmonaires. Différentes études montrent que cette enzyme peut favoriser l'absorption d'antibiotiques comme l'amoxicilline et la pénicilline. Ainsi, des sujets souffrant de cystite et qui avaient pris de la broméline – en plus du traitement par antibiotique – ont tous guéri rapidement de leur infection urinaire, contre 46 % seulement des patients n'ayant reçu que l'antibiotique et un placebo. D'autres travaux semblent indiquer qu'en association avec la papaïne, enzyme protéolytique présente dans la papaye verte, la broméline permette de soulager les règles douloureuses. Elle atténue aussi la violence de la crise de goutte si elle est prise dès les premiers symptômes. Enfin, elle diminue la propension des plaquettes sanguines à s'agglomérer, ce qui pourrait lui permettre de réduire les risques de thrombose ; mais cette action reste modeste et demande à être mesurée plus précisément.

Comment la prendre

Doses. La dose moyenne recommandée de broméline se situe entre 250 et 500 mg 3 fois par jour.

Conseils d'utilisation. La broméline se prend en principe à jeun, mais pour son action enzymatique digestive, lorsqu'elle doit faciliter la digestion des protéines, il faut la prendre en cours de repas. Pour soulager un œdème ou une inflammation, continuez à prendre le complément jusqu'à la disparition des symptômes.

Effets secondaires possibles

Même prise à très haute dose, la broméline entraîne de très rares effets secondaires. Certaines intolérances peuvent cependant entraîner des réactions allergiques et des irritations cutanées. Elle est aussi à éviter en cas de gastrite ou d'ulcère en crise.

Des travaux ont établi des relations entre cette enzyme et une élévation du rythme cardiaque, ainsi qu'avec une augmentation du risque d'apparition d'asthme chez des personnes prédisposées.

BIEN CHOISIR

- Les préparations du commerce ne sont pas toutes aussi efficaces. Pour obtenir des effets thérapeutiques suffisants, vérifiez la teneur du complément en broméline.
- Juste avant sa pleine maturité, l'ananas cru renferme environ 50 mg de broméline aux 100 g, mais cette teneur décroît ensuite très rapidement. Quoi qu'il en soit, le fruit ne suffit pas à fournir des doses thérapeutiques de broméline : elles ne peuvent être obtenues que par la prise de compléments.

QUOI DE NEUF ?

Des chercheurs ont pu améliorer plus rapidement des ulcères chroniques de la jambe avec la broméline. Des travaux montrent qu'en association avec la papaïne, enzyme protéolytique présente dans la papaye verte, la broméline permet de soulager les règles douloureuses.

LE SAVIEZ-VOUS ?

La broméline brute a une action si puissante que les ouvriers des plantations et des conserveries d'ananas doivent porter des gants et des vêtements de protection. La chaleur la détruisant, l'ananas en boîte en est dépourvu.

Calcium

Connu pour son action contre l'ostéoporose, le calcium pourrait également abaisser la tension artérielle et prévenir le cancer du côlon. Malheureusement, les apports en calcium provenant de l'alimentation sont souvent insuffisants.

Indications

- *Préserve la santé des os et des dents.*
- *Aide à prévenir la déminéralisation osseuse (ostéomalacie) et l'ostéoporose.*
- *Intervient dans la contraction cardiaque et musculaire, la transmission de l'influx nerveux et la coagulation du sang.*
- *Pourrait abaisser la tension artérielle des hypertendus et le risque de cancer du côlon et de la prostate.*

Présentation

- Comprimés
- Comprimés effervescents
- Gélules
- Poudre
- Solution buvable
- Tablettes

ATTENTION

- Si vous souffrez d'une maladie de la parathyroïde ou des reins, demandez l'avis de votre médecin avant de prendre du calcium.
- Le calcium peut avoir des interactions avec certains médicaments, surtout avec les tétracyclines (antibiotiques), les dérivés de la digitaline (traitement des maladies cardiaques) et certains diurétiques.

Si vous suivez un traitement médical, consultez votre médecin avant de prendre des compléments.

Qu'est-ce que c'est ?

Le corps humain contient de 1 000 à 1 200 g de calcium, dont pratiquement 99 % sont localisés dans les os et les dents (sous forme de phosphate de calcium). La faible fraction restante est présente dans l'organisme sous une forme ionisée libre, dans le sang et dans les espaces intra- et extracellulaires. Les apports calciques alimentaires doivent permettre, chez l'adulte, de couvrir les pertes obligatoires (les os étant en perpétuel renouvellement). Chez l'enfant et l'adolescent, il faut ajouter les besoins liés à la croissance du squelette ; et chez la femme enceinte ou qui allaite, ceux qui sont propres à son état (croissance du fœtus, calcium du lait maternel). Lorsque l'on ne consomme pas d'aliments riches en calcium (en particulier les produits laitiers) en quantité suffisante, les compléments calciques permettent d'éviter d'éventuelles carences. Dans les compléments, le calcium se présente le plus souvent sous forme de carbonate, parfois de citrate, de malate, de gluconate ou de lactate de calcium.

Son rôle dans l'organisme

Le calcium se concentre essentiellement dans les os et les dents, auxquels il donne leur structure et leur rigidité. Sous sa forme ionisée libre, il intervient dans de nombreuses fonctions de l'organisme : coagulation du sang et contraction musculaire, conduction nerveuse, perméabilité des membranes cellulaires, libération de certaines hormones, activation d'enzymes... Pour maintenir dans le sang un taux de calcium stable permettant d'assurer au mieux toutes ces fonctions vitales, l'organisme puise dans ses réserves osseuses. À long terme, si les apports calciques quotidiens sont insuffisants, ces ponctions risquent de rendre les os poreux et fragiles.

Action préventive. Recevoir assez de calcium toute sa vie est le meilleur moyen de prévenir l'ostéoporose, cette maladie qui, en fragilisant les os, augmente les risques de fracture, de déformation et de tassement des vertèbres. C'est avant 30 ans (et probablement vers 20 ou 25 ans) que l'organisme est le mieux équipé pour absorber le calcium et constituer son capital osseux. Mais des études ont prouvé que, même au-delà de 65 ans, on peut préserver la densité osseuse en augmentant sa consommation d'aliments riches en calcium et/ou en prenant des compléments calciques.

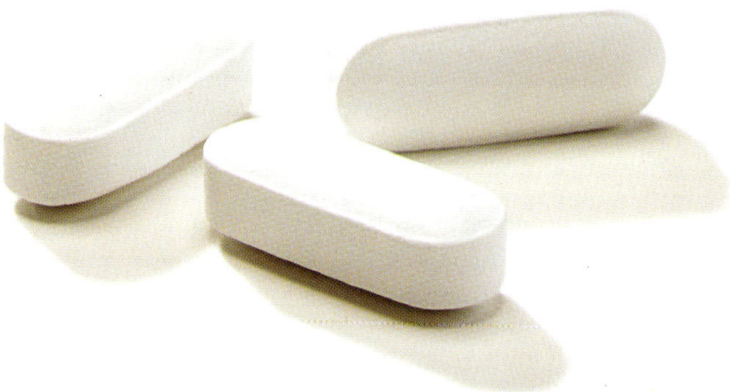

Effets bénéfiques. Le calcium pourrait avoir un rôle protecteur en piégeant les acides biliaires (dont certains sont toxiques) dans le côlon. Il limiterait ainsi les risques de cancer intestinal. Il est démontré qu'un régime alimentaire riche en calcium ainsi qu'en fruits et légumes est aussi efficace que certains médicaments pour abaisser la tension artérielle. Les hypertendus ne doivent pas, cependant, interrompre leur traitement médical quand ils prennent des compléments de calcium : seul le médecin est habilité à modifier éventuellement la prescription.

Vos besoins

En France, l'apport nutritionnel conseillé (ANC) en calcium est de 900 mg par jour pour les adultes. À partir de 55 ans pour les femmes, et de 65 ans pour les hommes, il s'élève à 1 200 mg. Pour les femmes enceintes et celles qui allaitent, l'ANC est de 1 000 mg par jour.

En cas d'apport déficitaire. Un manque prolongé de calcium peut conduire à une fragilité osseuse et favoriser l'ostéoporose ; un taux sanguin de calcium trop bas peut provoquer des spasmes musculaires.

En cas d'apport excédentaire. Des apports très élevés de calcium (jusqu'à 2 500 mg par jour) ne semblent pas exercer d'effets défavorables chez les personnes en bonne santé. Cependant, un excès de calcium peut empêcher l'organisme de bien assimiler le zinc, le magnésium et surtout le fer. Il peut également provoquer des calculs rénaux chez certains sujet prédisposés. C'est pourquoi il est prudent de ne pas dépasser un total de 2 000 mg de calcium par jour (alimentation + compléments).

Comment le prendre

Doses. Faites en sorte d'atteindre les apports nutritionnels conseillés grâce à votre alimentation et/ou des compléments. La proportion de calcium contenue dans un complément est généralement de l'ordre de 400 à 500 mg par dose : vérifiez le dosage sur le conditionnement.

Conseils d'utilisation. Pour bien assimiler le calcium, fractionnez votre ration de complément en doses maximales de 500 à 600 mg, et prenez-le toujours au moment des repas, surtout s'il s'agit de carbonate de calcium.

Sources alimentaires

Les produits laitiers (lait, yaourt et fromage), même allégés en matières grasses, sont les meilleures sources de calcium. Autres aliments recommandés : les eaux minérales calciques, les agrumes et les choux, les sardines (consommées avec les arêtes !), les brocolis et les amandes.

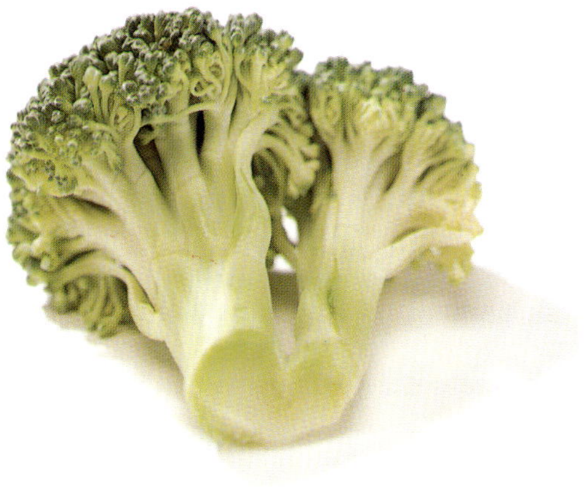

100 g de brocolis cuits fournissent 10 % de l'apport nutritionnel recommandé en calcium à un adulte.

BIEN CHOISIR

- Si vous avez plus de 65 ans, préférez le citrate de calcium : avec l'âge, l'acidité de l'estomac n'est plus assez élevée pour permettre l'assimilation optimale du carbonate de calcium.

LE SAVIEZ-VOUS ?

L'assimilation du calcium ne peut pas se faire sans vitamine D, synthétisée par la peau sous l'action du soleil. Certains compléments de calcium contiennent en plus de la vitamine D.

INFOS PLUS

- En France, des enquêtes récentes montrent que 30 % des adolescents et des femmes de 18 à 50 ans, 50 % des adolescentes et près de 75 % des femmes de plus de 55 ans consomment moins des deux tiers des apports nutritionnels conseillés, ce qui correspond à un seuil de risque.
- Si vous utilisez des compléments de calcium à base de calcaire magnésien, de coquille d'huître ou de poudre d'os, assurez-vous qu'ils sont garantis dépourvus de polluants et de résidus de métaux lourds (notamment de plomb).
- Le calcium des produits laitiers est le mieux absorbé par l'organisme, qui en retient environ le tiers. Celui des végétaux l'est généralement moins, puisque l'organisme n'en retient en moyenne que 5 à 10 %.

Camomille

Matricaria recutita

Parfois considérée comme la plus sédative des plantes, la camomille sert depuis la nuit des temps à préparer une tisane qui calme les nerfs et facilite la digestion. On en fait aussi des crèmes et des lotions servant à soigner les plaies et les éruptions cutanées.

Indications

- *Favorise la détente et apaise l'anxiété, soulage l'insomnie.*
- *Aide la digestion en stimulant les sécrétions digestives.*
- *Calme les démangeaisons et les brûlures, y compris les coups de soleil.*
- *Soulage les yeux rouges et irrités.*
- *Atténue les spasmes musculaires.*

Présentation

- Crème, lotion
- Extrait de plante fraîche
- Gélules
- Huile essentielle
- Plante séchée
- Pommade
- Teinture-mère

ATTENTION

Si vous suivez un traitement médical, consultez votre médecin avant de prendre des compléments.

Qu'est-ce que c'est ?

Il existe deux sortes de camomille. Celle dont il est question ici est la matricaire, dite aussi petite camomille. C'est une plante apparentée à la marguerite dont le nom latin de *Matricaria recutita* a remplacé ceux plus anciens de *Matricaria chamomilla* et de *Chamomilla recutita*. L'autre espèce, *Chamaemelum nobile* ou *Anthemis nobilis*, appelée camomille romaine, a sensiblement les mêmes propriétés.

La fleur séchée sert depuis longtemps à préparer une infusion dont l'effet calmant s'exerce en douceur. Son parfum agréable rappelle un peu celui de la pomme (camomille vient du grec *kama*, melon, pomme rampante), mais sa saveur est plus amère. La camomille doit ses propriétés à l'interaction de nombreux composants, présents notamment dans son huile essentielle riche en un flavonoïde particulier, l'apigénine.

Son rôle dans l'organisme

La camomille possède des propriétés anti-inflammatoires et antiœdémateuses dues pour l'essentiel à des flavonoïdes et à des composés aromatiques spécifiques (matricine, chamazulène, apigénine...). D'autres substances présentes dans la plante ont une action antibactérienne et antiseptique. Enfin, des études très récentes menées sur des animaux ont montré que l'apigénine de la camomille agissait sur les mêmes zones du cerveau et du système nerveux que les anxiolytiques, et se montrait capable, comme ces médicaments, de réduire les tensions psychiques.

Principaux effets bénéfiques. La camomille possède un léger effet sédatif et, de plus, détend le corps et facilite l'endormissement. Elle peut soulager les crampes et aider à la décontraction musculaire. Grâce à son amertume naturelle, elle est apéritive et capable d'activer les sécrétions digestives. Elle a en outre des propriétés antispasmodiques qui agissent sur les muscles lisses du tube digestif. Selon les *Cahiers de l'Agence du médicament* (1998), elle est « traditionnellement utilisée pour stimuler l'appétit » et « dans le traitement symptomatique des troubles digestifs (ballonnement épigastrique, lenteur à la digestion, éructations, flatulences) ». Son action décontractante sur les muscles lisses la rend utile contre les douleurs menstruelles : son nom de matricaire est d'ailleurs dérivé de *matrix*, matrice.

Autres effets bénéfiques. En usage externe, la camomille est « traditionnellement utilisée comme traitement d'appoint adoucissant et antiprurigineux des affections dermatologiques [...], dans le traitement des crevasses, écorchures, gerçures et contre les piqûres d'insectes » (*Cahiers de l'Agence du médicament*, 1998). Appliquée sur la peau et sur les muqueuses, elle apaise en effet les démangeaisons et aide à la guérison des petites plaies et des inflammations cutanées. Ses composants antibactériens hâtent sans doute la disparition des infections.

La plante sert aussi à traiter les inflammations et les infections des yeux et de la bouche. Une infusion refroidie utilisée comme bain oculaire soulage les rougeurs et les irritations de toute nature. On peut aussi employer cette infusion pour se rincer la bouche : elle contribue à prévenir les gingivites et accélère la guérison des affections buccales.

Comment la prendre

Dose. *Pour préparer une tasse d'infusion*, versez de l'eau frémissante dans une tasse sur 2 cuill. à café de fleurs séchées. Laissez infuser 10 min et filtrez. Buvez-en 3 ou 4 tasses par jour, entre les repas, en cas de troubles digestifs ; ou 1 ou 2 tasses dans la journée, plus 1 tasse avant de vous coucher pour favoriser la détente et le sommeil. *Si vous utilisez l'infusion en application sur la peau ou sur les yeux*, laissez-la refroidir et versez-la dans un récipient stérile et hermétique. Cette infusion doit être conservée au frais et renouvelée chaque jour. *Pour la peau*, mélangez quelques gouttes d'huile essentielle de camomille à 3 cuill. à café d'huile d'amande (ou de toute autre huile neutre), ou procurez-vous une crème à la camomille. La camomille existe aussi sous forme de gélules et de teinture, pour lesquelles vous suivrez la posologie indiquée sur l'étiquette. Une gélule ou 1 cuill. de teinture-mère ont souvent le même effet thérapeutique qu'une tasse de tisane.

Conseils d'utilisation. La camomille ayant une action douce, elle est utilisable pendant de longues périodes. Elle peut être associée à des traitements médicamenteux ainsi qu'à d'autres plantes et compléments nutritionnels. Sous réserve du respect des doses recommandées, elle convient aussi bien aux enfants qu'aux femmes enceintes ou qui allaitent.

Effets secondaires possibles

En usage tant externe qu'interne, la camomille n'a pratiquement aucun effet secondaire connu. Cependant, des personnes ayant dépassé les doses recommandées se sont plaintes de nausées et de vomissements. On a signalé aussi quelques cas, extrêmement rares, de réactions allergiques provoquant une éruption cutanée et des difficultés respiratoires.

BIEN CHOISIR

- Les gélules et les teintures sont fabriquées avec des extraits concentrés de camomille. Choisissez des extraits titrés au minimum à 1 % d'apigénine. Lisez attentivement la notice des produits à usage cutané pour vous assurer qu'ils contiennent au moins 3 % de camomille. Certains d'entre eux ne renferment en effet que des traces de la plante. Attention : l'huile essentielle de camomille doit toujours être employée en dilution et ne jamais être ingérée.

LE SAVIEZ-VOUS ?

Certaines personnes ont réussi à faire pousser de la camomille dans leur jardin en éparpillant le contenu d'un sachet de plante séchée sur le sol.

INFOS PLUS

- Un bain à la camomille est extrêmement détendant, adoucit les peaux sèches, et calme les démangeaisons et les brûlures des coups de soleil. Ajoutez 4 ou 5 gouttes d'huile essentielle de camomille ou plusieurs tasses d'infusion dans un bain tiède et restez-y pendant au moins 15 min.

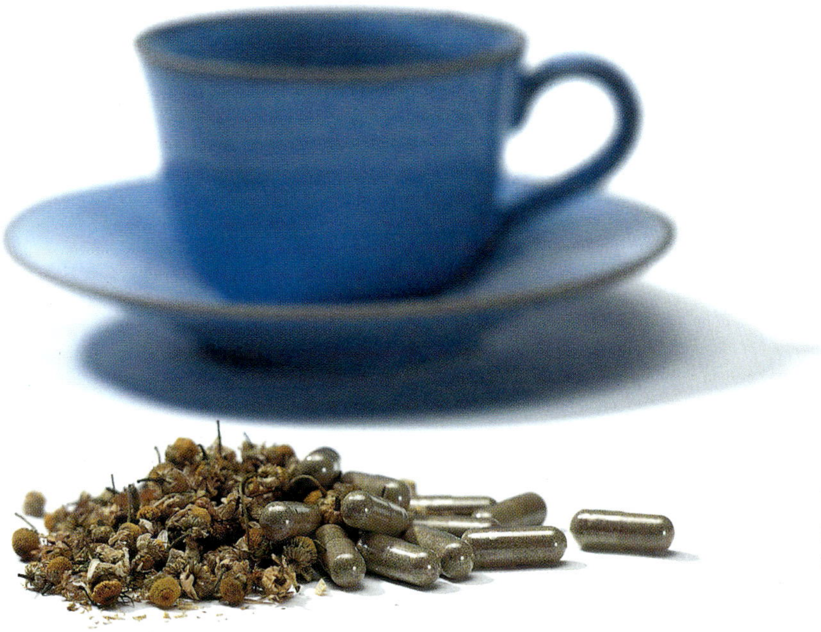

Une seule gélule de camomille produit le même effet calmant qu'une tasse de tisane.

Centella

Centella asiatica

Connue pour être la nourriture préférée des éléphants, animaux réputés vivre très vieux, la centella est devenue synonyme de longévité. Si les recherches n'ont cependant pas démontré que cette plante pouvait prolonger la vie, il ne fait aucun doute qu'elle est bénéfique pour la santé.

Indications

- *Favorise la cicatrisation des brûlures et des blessures.*
- *Stimule la synthèse du tissu conjonctif.*
- *Tonifie les parois veineuses.*
- *Pourrait améliorer la mémoire.*

Présentation

- Comprimés
- Crème
- Extrait de plante fraîche
- Gélules
- Plante séchée
- Poudre
- Teinture-mère

ATTENTION

- La centella est contre-indiquée chez la femme enceinte.

Si vous suivez un traitement médical, consultez votre médecin avant de prendre des compléments.

Qu'est-ce que c'est ?

Plante herbacée vivace et rampante, la centella affectionne les zones marécageuses des régions chaudes. Elle pousse à l'état spontané en Inde, au Sri Lanka, à Madagascar, en Afrique centrale et méridionale, en Australie, en Chine et dans le sud des États-Unis. Son aspect varie selon qu'elle vit dans l'eau (ses feuilles flottent comme celles d'un nénuphar) ou en pleine terre (ses feuilles, plus petites, s'arriment au sol). Ce sont les feuilles qui sont employées à des fins médicinales.

Son rôle dans l'organisme

Parmi ses constituants, la centella renferme des substances appelées triterpènes (principalement de l'asiaticoside), dont des dérivés stimulent la production de collagène au niveau des os, des cartilages et du tissu conjonctif. Ils protègent et renforcent les vaisseaux sanguins. Ils contribueraient en outre à régulariser l'action des neurotransmetteurs, les messagers chimiques du cerveau.

Principaux effets bénéfiques. En exerçant une action spécifique sur le tissu conjonctif, la centella possède une action thérapeutique reconnue sur les brûlures – elle est utilisée en France à cet effet depuis les années 1880 –, les chéloïdes (bourrelets cicatriciels) et les blessures, notamment les plaies chirurgicales et les ulcérations de la peau. Par ailleurs, la centella est capable de tonifier les cellules des parois des vaisseaux sanguins (qui sont entourées d'une gaine de tissu conjonctif), améliorant ainsi la circulation. C'est pourquoi elle est parfois prescrite pour le traitement des varices, où elle donne des résultats souvent impressionnants : dans plus d'une douzaine de travaux consacrés à l'action de la centella sur les veines, 80 % des patients atteints de varices ou de problèmes du même type ont constaté une nette amélioration de leur état. Elle est aussi utilisée pour soulager les douleurs dues aux entorses et claquages musculaires. Des études enfin ont montré que des applications locales de centella sur des lésions dues au psoriasis pouvaient contribuer à soulager les malades.

Autres effets bénéfiques. Cette plante est également utilisée depuis la nuit des temps pour accroître les facultés mentales. Selon des études en cours, elle stimulerait la mémoire, améliorerait les capacités d'apprentissage et pourrait exercer un effet bénéfique sur certaines pertes de mémoire liées à la maladie d'Alzheimer. Lors d'une expérimentation portant sur 30 enfants présentant des difficultés d'apprentissage, on a pu noter chez chacun d'eux une augmentation de la concentration et de la capacité d'attention après la prise de centella pendant 12 semaines. Une étude récente a montré que des animaux auxquels on avait donné de la centella pendant 2 semaines ont été capables d'assimiler et de mémoriser de nouveaux comportements avec plus de facilité que les animaux n'ayant rien reçu.

Comment la prendre

Doses. *Pour traiter les varices*, prenez 200 mg d'extrait de centella 3 fois par jour. *Pour soigner les brûlures*, utilisez 200 mg d'extrait 2 fois par jour jusqu'à complète guérison. *Pour améliorer la mémoire*, 200 mg 3 fois par jour.

Conseils d'utilisation. *Par voie orale*, la centella se prend sous forme de comprimés ou de gélules, au cours ou en dehors des repas. Mais *en cas de psoriasis, de brûlures, d'entorses, de blessures, de coupures ou sur des cicatrices*, on utilise aussi la centella sous forme de teinture-mère ou de crème, en application locale. Vous pouvez cumuler la prise par voie orale et les applications externes.

En *usage externe*, imbibez une compresse d'infusion ou de teinture-mère de centella et appliquez-la directement sur les zones lésées. Commencez par une solution faiblement dosée et augmentez progressivement le dosage selon vos besoins. La crème à la centella est également très efficace. *Pour les infusions*, plongez 1 ou 2 cuill. à café de feuilles séchées dans une tasse d'eau très chaude et laissez infuser 10 à 15 min.

Effets secondaires possibles

L'utilisation de la centella par voie orale ou en application externe n'entraîne généralement pas de manifestations indésirables. On a signalé de rares cas d'éruptions cutanées (dermatites), de réactions de photosensibilisation et de maux de tête. Si vous présentez ces symptômes, réduisez les doses ou interrompez le traitement.

BIEN CHOISIR

- Choisissez des produits titrés à 10 % d'asiaticoside, un principe actif de la centella. Si vous ne trouvez pas d'extrait dosé, remplacez chaque dose de 200 mg d'extrait par 1 g de plante fraîche.

LE SAVIEZ-VOUS ?

L'utilisation médicinale de la centella est traditionnelle en Inde (notamment en médecine ayurvédique), et sa réputation s'est propagée à travers toute l'Asie et l'Europe.

INFOS PLUS

- *Centella asiatica* porte aussi le nom d'hydrocotyle asiatique ou gotu-kola. L'écuelle d'eau *(Hydrocotyle vulgaris)*, une espèce voisine originaire d'Europe, ne possède pas de propriétés thérapeutiques.
- À haute dose, la centella agit plutôt comme un sédatif, d'où son emploi fréquent par les yogis, qui souhaitent ainsi atteindre plus facilement l'état de méditation.

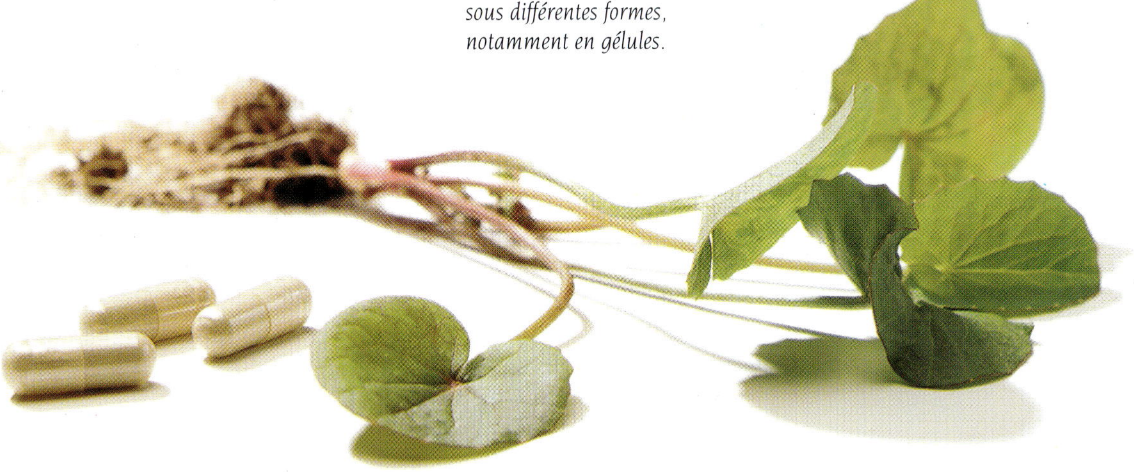

La centella est disponible sous différentes formes, notamment en gélules.

Champignons asiatiques

Ganoderma lucidum
Grifola frondosa
Lentinus edodes

Le maitake, le reishi et le shii-take appartiennent à un groupe particulier de champignons médicinaux utilisés en Asie depuis des siècles pour leurs vertus toniques et leur action stimulante sur l'immunité.

Indications

- *Renforcent l'immunité.*
- *Aideraient à prévenir les cancers.*
- *Pourraient contribuer à prévenir les maladies cardio-vasculaires.*
- *Soulagent l'inflammation des voies respiratoires supérieures.*

Présentation

- Ampoules
- Champignons frais
- Champignons séchés
- Gélules
- Infusions

ATTENTION

- Si vous prenez des anticoagulants, il est préférable d'éviter les compléments de reishi, car ces champignons renferment des constituants qui contribuent aussi à fluidifier le sang.

Si vous suivez un traitement médical, consultez votre médecin avant de prendre des compléments.

Qu'est-ce que c'est ?

Dans la médecine asiatique traditionnelle, certaines espèces de champignons, comme le maitake, le reishi et le shii-take (ou lentin du chêne), sont prisées depuis fort longtemps pour leurs vertus curatives. Les champignons reishi, en particulier, constituent l'un des principaux remèdes toniques en Chine, et sont évoqués dans les textes chinois dès l'an 200 av. J.-C.

On trouve ces champignons séchés en poudre et commercialisés en gélules ou en infusions, ou sous forme d'extrait liquide concentré en principes actifs et conditionné en ampoules. Les champignons reishi séchés et les champignons shii-take et maitake frais et séchés sont également vendus dans les supermarchés asiatiques et dans certains magasins de produits exotiques ; toutefois, pour bénéficier de leurs bienfaits, il est préférable de les consommer sous forme de compléments nutritionnels.

Leur rôle dans l'organisme

Ces champignons renferment des polysaccharides spécifiques, les glucanes et protéoglycanes, dont un en particulier, le bêta-glucane (nommé lentinane pour le shii-take) stimule la production par l'organisme de lymphocytes T et d'autres substances du système immunitaire. Ils pourraient donc stimuler le système immunitaire de l'organisme et auraient un effet adjuvant dans les traitements anticancéreux. Ils sont capables d'abaisser le taux du cholestérol sanguin et exercent une action anticoagulante.

Principaux effets bénéfiques. Ces champignons sont recommandés aux personnes dont l'immunité est défaillante, par exemple celles qui souffrent du syndrome de fatigue chronique. Au Japon, les champignons maitake sont couramment donnés aux patients qui suivent une chimiothérapie. Des études ont montré que les extraits de ce champignon pouvaient améliorer l'efficacité du traitement, permettant ainsi de réduire les doses de médicaments tout en aidant les cellules saines à se protéger contre les effets néfastes de la cure. On manque encore de recherches cliniques rigoureuses chez l'homme, mais les recherches in vitro, comme celles sur l'animal, ainsi que plusieurs résultats cliniques indirects justifient l'utilisation de ce champignon en traitement adjuvant du cancer.

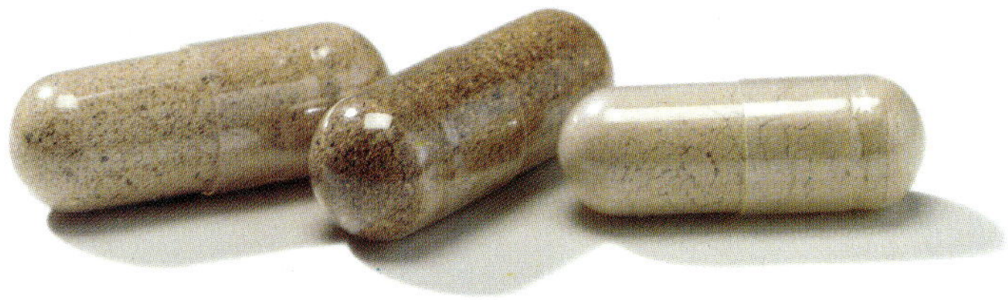

De gauche à droite, des compléments de shii-take, de reishi et de maitake en gélules.

Selon certaines chercheurs, les champignons médicinaux pourraient être assez puissants pour stimuler le système immunitaire des personnes séropositives ou atteintes du sida, mais cela doit encore être prouvé par des études cliniques sur l'homme.

Autres effets bénéfiques. Les champignons reishi (appelés par les Chinois « plantes de l'esprit ») sont traditionnellement utilisés dans le traitement du stress et de la fatigue pour leurs vertus sédatives. Ils contiennent en outre des composés anti-inflammatoires qui aident à combattre la bronchite et d'autres affections respiratoires. Dans une étude chinoise portant sur 2 000 personnes atteintes de bronchite, 60 à 90 % de celles ayant reçu des extraits de reishi ont vu leur état s'améliorer en 2 semaines. Les champignons maitake, reishi et shii-take pourraient également lutter contre les maladies cardio-vasculaires en fluidifiant le sang, en faisant baisser la tension artérielle et en réduisant le taux de cholestérol.

Comment les prendre

Doses. *Pour renforcer le système immunitaire*, prenez 100 mg d'extrait de maitake, 200 mg d'extrait de reishi et 200 mg d'extrait de shii-take 2 ou 3 fois par jour. *Contre les maladies cardio-vasculaires*, 800 mg d'extrait de reishi et 300 mg d'extrait de maitake par jour. *Contre la bronchite ou la sinusite*, prenez 1 500 mg d'extrait de reishi et/ou 600 mg d'extrait de maitake chaque jour pendant la durée de la maladie.

Conseils d'utilisation. Les effets de ces champignons n'apparaissent parfois qu'au bout de plusieurs mois. Pour obtenir de meilleurs résultats, répartissez les compléments en 2 ou 3 doses quotidiennes. Les champignons médicinaux ayant également une valeur alimentaire, ils peuvent être introduits, sous forme séchée, dans les potages (2 à 9 g par jour) ou infusés dans de l'eau frémissante pour en faire des tisanes.

Effets secondaires possibles

Ces champignons ne présentent aucune toxicité lorsqu'ils sont pris aux doses adéquates. Les spores peuvent provoquer de rares réactions allergiques respiratoires. On a signalé, après un usage prolongé de reishi (3 à 6 mois) des troubles se manifestant par une sécheresse de la bouche, une éruption cutanée et des démangeaisons, des problèmes digestifs, des saignements de nez ou des traces de sang dans les selles. Si vous présentez l'un de ces symptômes, cessez de prendre du reishi.

Les femmes enceintes ou qui allaitent doivent consulter un médecin avant d'utiliser l'un de ces champignons à des fins médicinales.

BIEN CHOISIR

- On trouve des champignons reishi et shii-take frais dans certains supermarchés, et ils se cuisinent de la même façon que les champignons classiques. Toutefois, compte tenu de leur teneur en eau lorsqu'ils sont consommés frais, ces champignons ne sont pas aussi efficaces sur le plan médicinal que les produits séchés.

LE SAVIEZ-VOUS ?

Au Japon, maitake signifie « champignon de la danse », car celui qui en trouve un est supposé danser de joie. Un seul champignon maitake peut peser jusqu'à 45 kg.

INFOS PLUS

- Afin que les champignons séchés libèrent leur saveur et leurs propriétés curatives, laissez-les infuser dans de l'eau frémissante pendant 40 min à 1 h.
- Le shii-take est le deuxième champignon le plus cultivé dans le monde, après le champignon de couche. Il est maintenant largement produit en France.

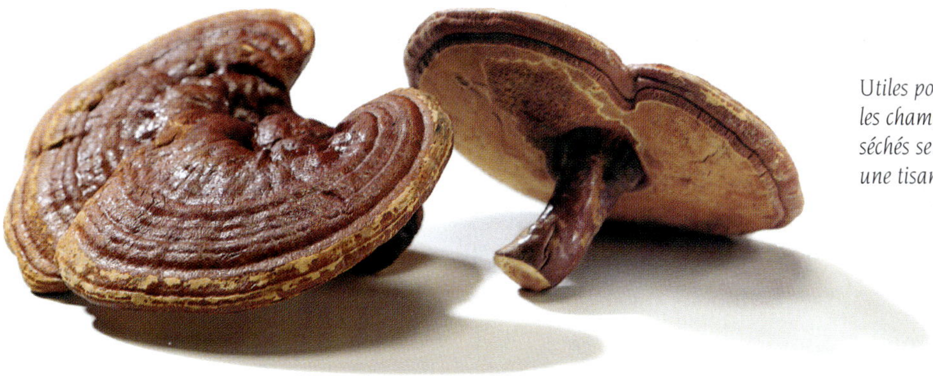

Utiles pour combattre le stress, les champignons reishi séchés servent à préparer une tisane apaisante.

Chardon-Marie

Silybum marianum

Le chardon-Marie est une plante médicinale connue depuis l'Antiquité. Ses effets bénéfiques, en particulier dans le traitement des affections hépatiques, sont aujourd'hui confirmés par plus de 300 études scientifiques réalisées dans le monde entier.

Indications

- *Protège le foie contre les toxines, et notamment contre l'effet néfaste de certains médicaments et substances chimiques.*
- *Soulage les dysfonctionnements hépato-biliaires.*
- *Pourrait aider à prévenir les calculs biliaires.*
- *Possède des propriétés antioxydantes.*

Présentation

- Comprimés enrobés
- Extrait de plante fraîche
- Gélules
- Huile essentielle
- Plante séchée

ATTENTION

- Toute affection hépatique doit être diagnostiquée et traitée par un médecin.
- Le chardon-Marie est déconseillé pendant la grossesse et l'allaitement.

Si vous suivez un traitement médical, consultez votre médecin avant de prendre des compléments.

Qu'est-ce que c'est ?

Parfois appelé chardon argenté, chardon de Notre-Dame ou artichaut sauvage, le chardon-Marie pousse dans les lieux incultes du midi de la France et est largement répandu en Europe du Sud. Cette plante robuste peut atteindre 1,50 m de haut et possède de grandes feuilles pourvues de pointes acérées, portant des taches blanches caractéristiques situées surtout le long des nervures. Ses capitules floraux pourpres donnent de petits fruits noirs, des akènes, récoltés à la fin de l'été pour être utilisés à des fins médicinales.

Son rôle dans l'organisme

Cette plante doit son efficacité à un principe actif spécifique appartenant au groupe des flavonoïdes, la silymarine, qui représente 4 à 6 % des fruits mûrs. Il s'agit d'un mélange de trois substances proches qui possèdent des effets hépatoprotecteurs avérés. Ayant fait l'objet d'innombrables études, le chardon-Marie est une plante médicinale très bien connue aujourd'hui.

Principaux effets bénéfiques. Le chardon-Marie a la propriété de protéger les cellules du foie (les hépatocytes) et de favoriser le processus de détoxication. On peut le considérer comme un garde-barrière régulant la quantité de toxines que le foie métabolise en permanence. Cette plante est en effet capable de prévenir la diminution du glutathion (une substance indispensable aux processus de détoxication de l'organisme), et même

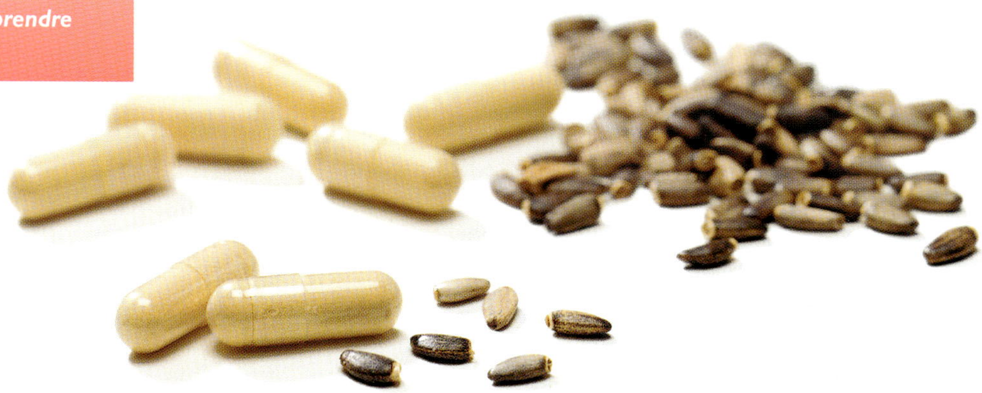

Généralement présenté en gélules, l'extrait en poudre des fruits du chardon-Marie renferme une puissante substance hépatoprotectrice appelée silymarine.

d'augmenter sa teneur de 35 %. Elle contribue ainsi à aider l'organisme à éliminer les toxines, différentes substances médicamenteuses et les polluants chimiques de toute sorte. De plus, dans la mesure où l'abus d'alcool entraîne une diminution du taux de glutathion, le chardon-Marie contribue à protéger le foie des alcooliques et des personnes en cours de sevrage. C'est également un puissant antioxydant : tout aussi efficacement que les vitamines C et E, le chardon-Marie contribue à prévenir les dommages causés par l'excès de radicaux libres. Il aide les cellules du foie à se renouveler en facilitant le remplacement par des cellules saines des cellules usées ou abîmées. Enfin, des études cliniques auprès de patients atteints d'hépatites chroniques de type B et C ont montré que des extraits de chardon-Marie pouvaient réduire la nécrose des cellules hépatiques, diminuer la formation de tissu fibreux sclérosé et fait baisser le taux sanguin de transaminases (un marqueur des dommages hépatiques).

Autres effets bénéfiques. Le chardon-Marie permettrait de protéger le foie contre les effets secondaires de certains médicaments, dits hépatotoxiques. Cette plante a également une action anti-inflammatoire et pourrait ralentir la prolifération des lésions cutanées érythémato-squameuses associées au psoriasis. Elle est parfois utilisée dans le traitement de l'endométriose (première cause de stérilité chez la femme), car elle aide le foie à réguler le taux excessif d'œstrogènes – qui aggrave les symptômes de cette maladie, notamment la douleur. Enfin, le chardon-Marie est recommandé dans la prévention et le traitement des calculs biliaires, car il améliore l'évacuation de la bile sécrétée par le foie et accumulée dans la vésicule biliaire avant d'être déversée dans l'intestin pour participer à la digestion des graisses.

Comment le prendre

Doses. La dose recommandée est de 200 mg d'extrait (titrant entre 70 et 80 % de silymarine) 3 fois par jour ; mais des doses plus légères (de 1 à 8 %) peuvent se révéler efficaces pour un traitement à moyen terme. Le chardon-Marie est souvent associé à d'autres plantes et nutriments, comme le pissenlit, la choline, la méthionine ou l'inositol, dans des compléments dits hépatoprotecteurs ou facteurs lipotropes (le terme lipotrope se réfère à la capacité de ces substances de métaboliser les graisses et d'empêcher ainsi leur accumulation dans le foie). Pour connaître les doses adaptées à chaque situation, reportez-vous aux instructions figurant sur les conditionnements.

Conseils d'utilisation. L'extrait de chardon-Marie semble plus efficace lorsqu'il est pris avant les repas. Les effets bénéfiques s'observent généralement au bout de 1 à 2 semaines, mais un traitement prolongé est souvent nécessaire en cas d'affection chronique.

Effets secondaires possibles

Considérée comme l'une des plantes les plus sûres qui soient, le chardon-Marie n'entraîne pratiquement aucun effet secondaire, si ce n'est, chez certaines personnes, un léger effet laxatif pendant 1 ou 2 jours. Cependant, une récente publication américaine signale une possible interférence de fortes doses de silymarine avec des antiviraux utilisés contre le sida.

QUOI DE NEUF ?

Le chardon-Marie pourrait avoir des effets bénéfiques contre le cancer de la peau. En étudiant des souris, des chercheurs américains de l'université de Cleveland, dans l'Ohio, ont constaté que l'apparition de tumeurs de la peau était réduite de 75 % chez celles qui avaient été enduites de silymarine, le principe actif du chardon-Marie, avant d'être exposées à des rayonnements ultraviolets. Des travaux complémentaires devront montrer si ces effets s'étendent à l'homme. L'action de la silymarine est si forte qu'on l'administre parfois en injection dans les salles de réanimation des hôpitaux pour lutter contre les effets toxiques sur le foie des champignons vénéneux.

LE SAVIEZ-VOUS ?

Les constituants du chardon-Marie sont peu solubles dans l'eau ; c'est pourquoi les infusions ne contiennent qu'une faible quantité des composants hépatoprotecteurs.

Chrome

Il est aujourd'hui reconnu que le chrome joue un rôle fondamental dans l'assimilation des sucres, ainsi que dans le métabolisme des graisses. En revanche, ses capacités à faire maigrir ou à augmenter la masse musculaire restent encore purement hypothétiques.

Indications

- *Indispensable à l'assimilation des glucides, des graisses et des protéines.*
- *Intervient dans la régulation du taux sanguin de glucose.*
- *Semble abaisser le taux sanguin de mauvais cholestérol* (LDL) *et de triglycérides.*

Présentation

- Comprimés
- Gélules
- Solution buvable
- Tablettes

ATTENTION

- Les diabétiques doivent consulter leur médecin avant de prendre du chrome. Un tel traitement pourrait en effet nécessiter la modification des doses d'insuline ou celles d'autres médicaments destinés à soigner leur maladie.

Si vous suivez un traitement médical, consultez votre médecin avant de prendre des compléments.

Qu'est-ce que c'est ?

Le chrome est un oligoélément qui se présente sous plusieurs formes. Dans les compléments, il s'agit généralement de chlorure ou, mieux, de picolinate de chrome (un sel dont le coefficient d'absorption est plus élevé). On le trouve aussi dans la levure sous une forme biologique bien assimilée : le FTG (facteur de tolérance au glucose), composé de chrome, d'acide nicotinique (ou vitamine B3) et de trois acides aminés (glycine, cystéine et acide glutamique).

Son rôle dans l'organisme

Le chrome joue un rôle important dans l'utilisation de l'insuline par l'organisme. Cette hormone est responsable du transfert du glucose aux cellules qui le transforment en énergie. Elle n'est efficace et ne permet au taux de sucre dans le sang de se maintenir à un niveau normal qu'en présence d'une quantité suffisante de chrome. L'action du chrome passerait par une augmentation du nombre des récepteurs à l'insuline dans les cellules. En améliorant la tolérance au glucose, le chrome permet une baisse de l'insuline dans le sang, ce qui a pour conséquence une moindre transformation des sucres en graisses. Il en résulte aussi une diminution du cholestérol total (en particulier du mauvais cholestérol, dit LDL) et des triglycérides dans le sang.

Action préventive. Un apport complémentaire de chrome pourrait empêcher l'apparition du diabète chez les personnes ayant un tempérament dit insulinorésistant. En pareil cas, l'insuline est difficilement utilisable par les cellules, et le pancréas doit en produire des quantités de plus en plus importantes pour empêcher le taux de glucose dans le sang de s'élever excessivement. Lorsqu'il devient impossible au pancréas de satisfaire la demande de l'organisme, un diabète de type II (non insulinodépendant) se déclare, s'accompagnant en général d'un surpoids et d'un excès de cholestérol. En aidant l'organisme à utiliser plus efficacement l'insuline, un complément de chrome pris à titre préventif permettrait ainsi de réduire le risque de ces pathologies chez les personnes prédisposées.

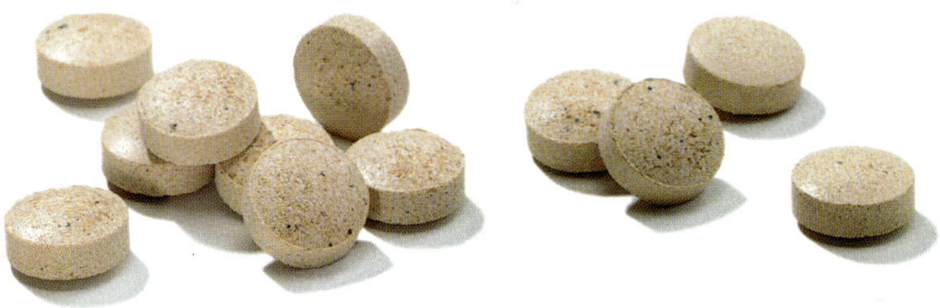

Le chrome est souvent présent dans des comprimés multiminéraux.

Effets bénéfiques. Le stress, une infection, l'excès d'activité sportive entraînent une augmentation du métabolisme du glucose et, parallèlement, une mobilisation du chrome, qui est alors excrété en plus grande quantité dans les urines. Il en est de même lors d'épisodes d'hyperglycémie chez les diabétiques ; l'apport en chrome fourni par l'alimentation étant habituellement juste suffisant, un complément est alors souhaitable.

Vos besoins

La dose de chrome nécessaire à l'organisme n'est pas fixée. Mais on sait qu'au-delà de 50 µg par jour il n'existe pas de signes cliniques de carence. L'apport nutritionnel conseillé (ANC) a donc été fixé à 55-65 µg par jour, en sachant que, jusqu'à 200 µg, on n'observe aucun risque de toxicité. À noter que l'alimentation courante apporte rarement plus de 40 à 50 µg par jour, et un régime restrictif (de type amaigrissant), moins encore.

En cas d'apport déficitaire. Une carence en chrome peut entraîner irritabilité, fatigue, prise de poids et troubles nerveux dans les extrémités ; chez les diabétiques, une difficulté à équilibrer le diabète.

En cas d'apport excédentaire. Le chrome pris en complément ne semble pas avoir d'effets indésirables, même à haute dose. Cependant, dans ce dernier cas, il peut faire obstacle à l'assimilation du fer et du zinc.

Comment le prendre

Doses. Le chrome est généralement associé à d'autres minéraux et oligoéléments ; il faut alors le chercher parmi les ingrédients. Il est présent à des doses comprises entre 25 et 200 µg, quantité maximale jugée non toxique. On peut le prendre soit pour se maintenir en bonne santé, soit lorsque l'on suit un régime amaigrissant, soit pour améliorer l'efficacité de l'insuline.

Conseils d'utilisation. Le chrome doit être absorbé au cours des repas, avec un grand verre d'eau, afin d'atténuer son effet irritant sur l'estomac. Il est préférable de l'associer à des aliments riches en vitamine C et d'éviter les compléments de carbonate de calcium ou les antiacides, qui pourraient rendre son assimilation difficile.

Sources alimentaires

Parmi les aliments contenant du chrome, on peut citer les céréales complètes, les pommes de terre, le miel, le jaune d'œuf, les champignons, les fruits de mer, et bien sûr la levure, « champion » pour cet oligoélément.

Le pain complet est une bonne source de chrome.

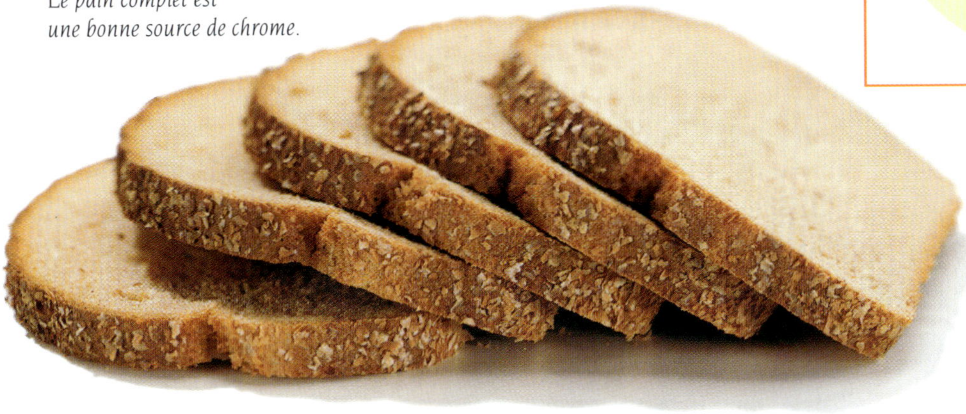

INFOS PLUS

- C'est le chrome dit hexavalent, différent du chrome biologiquement assimilable, qui est mis en cause dans les allergies. On trouve des traces de ce type de chrome dans les poudres à laver, et parfois dans les bijoux fantaisie. Il peut alors provoquer des réactions cutanées – eczéma surtout – chez les sujets sensibilisés. Dans l'industrie métallurgique, ce même chrome hexavalent peut entraîner des troubles cutanés, digestifs, pulmonaires ou rénaux.
- Le chrome intervient dans le maintien de l'intégrité des acides nucléiques et participe à la synthèse de l'ARN et de l'ADN, molécules porteuses du patrimoine génétique de chaque individu.
- En aucun cas un complément de chrome ne peut, à lui seul, permettre de perdre du poids ou d'acquérir des muscles. Il doit être associé à un régime alimentaire équilibré et à une activité physique régulière.

LE SAVIEZ-VOUS ?

Une consommation élevée de féculents raffinés et de sucre augmente les pertes de chrome et peut, de ce fait, entraîner un état de subcarence.

Combinaison de suppléments

Quand on se sent fatigué et qu'on a l'impression de manquer de tonus et de dynamisme, prendre des vitamines et des minéraux peut aider à retrouver une meilleure forme. Mais tout le monde n'a pas besoin des mêmes compléments nutritionnels, et beaucoup de ces substances sont même interactives : c'est pourquoi il est préférable de les prendre sous forme de compléments de minéraux et de vitamines, ou multicompléments.

Les produits disponibles sur le marché sont très nombreux, et il est souvent difficile de s'y retrouver. En consultant le tableau ci-contre, vous pourrez repérer à quoi servent les différents compléments, et choisir ceux qui vous conviennent le mieux.

DES BÉNÉFICES SUPPLÉMENTAIRES

Les phytonutriments tirés des plantes (flavonoïdes, isoflavones, polyphénols) sont maintenant incorporés à de nombreux compléments, dont ils augmentent l'efficacité *(voir aussi p. 132-135)*. Par exemple, certains compléments de vitamine C sont additionnés de flavonoïdes, beaucoup de compléments d'antioxydants renferment de la rutine ou des extraits de thé vert, et des isoflavones sont introduits dans des préparations destinées aux femmes.

BIEN CHOISIR
Les compléments nutritionnels ne se prennent pas à la légère, mais selon les besoins de chacun.

L'ASSIMILATION DES MINÉRAUX

Les minéraux devraient être fournis par des multicompléments renfermant notamment du calcium, du fer, du magnésium, du manganèse, du sélénium et du zinc. L'assimilation de ces divers éléments ayant généralement lieu dans la même zone du tube digestif, toute préparation doit être conçue de manière à éviter que l'un ou l'autre d'entre eux ne prédomine, ce qui risquerait de nuire à leur assimilation et d'entraîner des carences. Dans certains cas (fatigue, arthrite...), il peut être nécessaire de prendre une quantité importante d'un minéral spécifique. Des conseils à ce sujet, ainsi que les mises en garde à propos des interactions

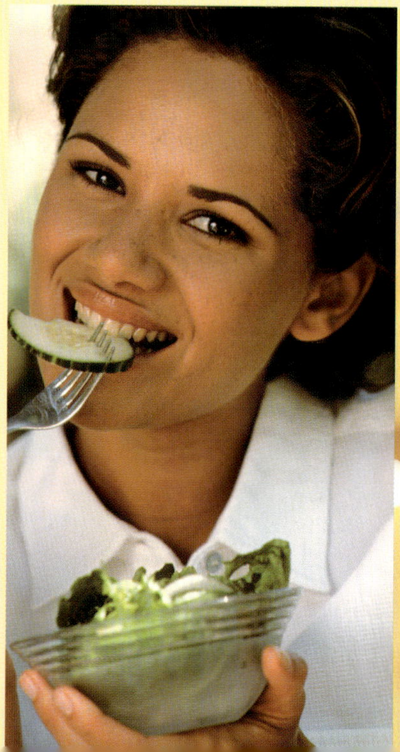

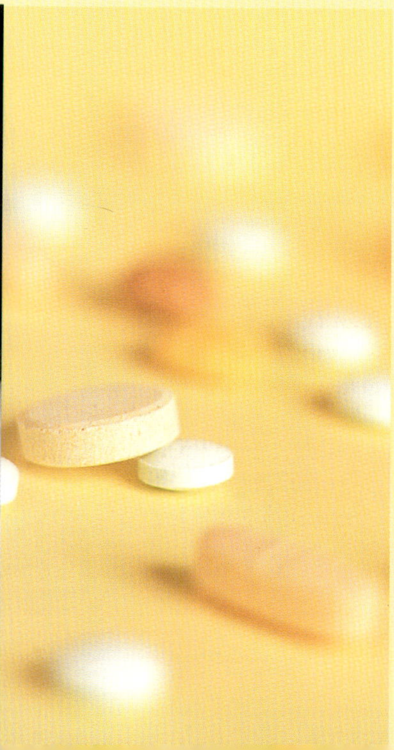

MINÉRAUX : FORMES ET INTERACTIONS			
MINÉRAUX	*FORMES LES MIEUX ASSIMILÉES*	*FACILITENT L'ASSIMILATION*	*ATTENTION : NUISENT À L'ASSIMILATION, AUGMENTENT L'ÉLIMINATION*
Calcium	Gluconate, lactate, citrate, ascorbate	Vitamine D, lactose	Phytates (céréales complètes), caféine, fortes doses de zinc, oxalates (rhubarbe, épinards), excès de sel, de sulfates (certaines eaux minérales)
Magnésium	Formes organiques, citrate, acétate	Vitamine B6, vitamine D	Alcool, caféine, fortes doses de calcium, excès de graisses, de phosphore et de sucre, stress
Fer	Sulfate, gluconate, fumarate	Vitamine C, protéines animales	Oxalates, phytates, tanins, excès de fibres, de phosphore, fortes doses de zinc et de calcium
Zinc	Citrate, gluconate, acétate, sulfate	Certains acides gras et aminés, vitamine B6	Phytates, oxalates, fer et cuivre, fortes doses de calcium, excès de phosphore, tabac, stress
Manganèse	Non connues	Vitamine C	Polyphénols, fer, zinc, cuivre, excès de calcium et de phosphore
Sélénium	Sélénocystéine, sélénométhionine	Vitamine C	Excès de phosphore (boissons au cola, additifs alimentaires), fibres
Chrome	FTG ou nicotinate	Certains acides aminés, vitamine B3	Excès de sucre, phytates, fortes doses de calcium
Cuivre	Non connues	Certains acides aminés	Fortes doses de zinc et de vitamine C, fer, sulfates

possibles, sont donnés dans la seconde partie de cet ouvrage. Les formes sous lesquelles les minéraux sont les mieux assimilés sont l'ascorbate, le citrate et le gluconate, car ils sont aisément libérés pendant la digestion. Pour certains oligoéléments, les formes organiques apportées par les levures (FTG pour le chrome, sélénométhionine pour le sélénium) sont les plus efficaces. Les vitamines peuvent aussi être présentes sous diverses formes. La vitamine A, par exemple, est disponible dans le rétinol ou le bêta-carotène, son précurseur (que l'organisme convertit en vitamine A selon ses besoins, et qui ne présente pas les risques du rétinol, toxique en cas d'excès). On utilise même des mélanges de caroténoïdes à base de bêta-carotène associé à de petites quantités d'autres caroténoïdes protecteurs.

COMBINAISONS COURANTES		
TYPE	*INDICATIONS*	*CE QU'ELLES RENFERMENT HABITUELLEMENT*
Complément multi-vitamines et multi-minéraux	Apporte une bonne fraction (ou la totalité) des apports nutritionnels conseillés (ANC) pour la journée en vitamines et minéraux, afin d'assurer un état de santé optimal	Les principaux minéraux et vitamines (ou quelques-uns d'entre eux seulement)
Complément « croissance »	Favorise le développement de l'enfant	Association de vitamines et de minéraux répondant aux besoins spécifiques de l'enfant (en particulier fer, calcium, vitamine C)
Formule « minceur »	Assure les compléments nécessaires en cas de régime restrictif	Vitamines liposolubles, vitamines B, magnésium
Complément antioxydant	Prévient les dommages liés à l'excès de radicaux libres	Bêta-carotènes et autres caroténoïdes, vitamine C, vitamine E, sélénium. Parfois zinc, cuivre et différents phytonutriments (lutéine, lycopène, extraits de végétaux, extraits de thé vert, quercétine...)
Formule « peau, cheveux, ongles »	Aide au maintien d'une peau saine et à la santé des cheveux et des ongles	Vitamines B, vitamine E, zinc, magnésium, parfois huiles de poisson ou sélénium
Formule « femme »	Pour le bien-être et l'équilibre hormonal à partir de la cinquantaine	Vitamines B6, B9, E, zinc, magnésium, souvent isoflavones ou phyto-œstrogènes (soja)

Cuivre

Le cuivre est l'un des constituants de nombreuses protéines et enzymes du corps humain. Indispensable à beaucoup de processus vitaux, il permet la bonne utilisation des lipides. Son insuffisance pourrait augmenter les risques de maladies cardio-vasculaires.

Indications

- *Essentiel pour assurer la solidité des os et la qualité du cartilage et des tissus conjonctifs.*
- *Contribue à la fertilité.*
- *Permet la pigmentation des cheveux et de la peau.*

Présentation

- Ampoules
- Comprimés
- Gélules

ATTENTION

Si vous suivez un traitement médical, consultez votre médecin avant de prendre des compléments.

Qu'est-ce que c'est ?

Métal malléable d'un brun rougeâtre traditionnellement utilisé en plomberie et pour fabriquer les batteries de cuisine, le cuivre est aussi présent dans le corps humain en tant qu'oligoélément : l'organisme d'un adulte en renferme environ 100 mg. Le cuivre est concentré dans le foie, et se répartit également dans les cheveux, la peau et différents tissus. Il est fourni habituellement par l'alimentation, davantage dans les produits non raffinés que dans les aliments industriels. On le trouve intégré dans des compléments nutritionnels, sous forme d'oxyde de cuivre, de sulfate, de chlorure, de pidolate et de gluconate de cuivre.

Son rôle dans l'organisme

Le cuivre est indispensable à la formation du collagène, une protéine présente dans les os, la peau et les tissus conjonctifs. C'est un catalyseur majeur de la formation des globules rouges. Présent dans de nombreuses enzymes, il participe au métabolisme des protéines et des lipides, et permet de maintenir en bon état la gaine de myéline des nerfs. Il contribue au maintien des défenses immunitaires et à la fertilité. Il permet la formation de la mélanine, responsable de la coloration des cheveux et de la peau, et garantit la constance de la pigmentation.

Principaux effets bénéfiques. Le cuivre, nécessaire à la bonne qualité du cartilage et à la minéralisation des os, favorise le maintien de la masse osseuse. Il pourrait prévenir certaines arythmies grâce à son action dans le métabolisme oxydatif du glucose (le muscle cardiaque étant très sensible à un manque d'oxygène). Le cuivre participe à la synthèse de prostaglandines ayant une activité anti-inflammatoire et antiagrégation plaquettaire, ce qui évite une coagulation trop marquée du sang et la formation de caillots. Il aide au bon fonctionnement de la thyroïde et améliore l'équilibre de l'histamine, impliquée dans les mécanismes de l'allergie.

Autres effets bénéfiques. Le cuivre est l'un des constituants de la superoxyde dismutase, enzyme aux puissantes propriétés antioxydantes.

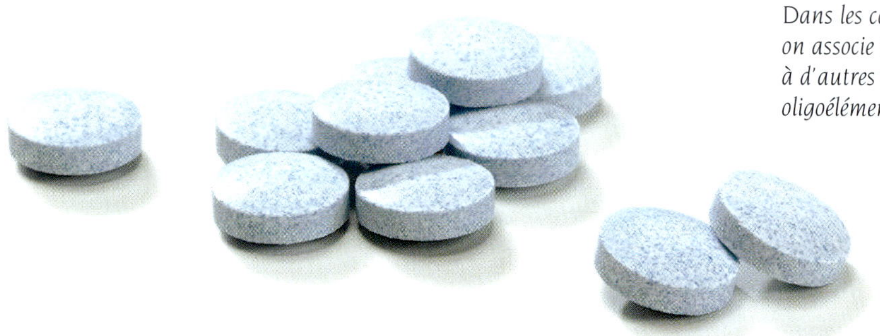

Dans les compléments, on associe toujours le cuivre à d'autres minéraux et oligoéléments.

Il participe ainsi – indirectement – à la lutte contre l'excès de radicaux libres, cause de vieillissement cellulaire prématuré et facteur favorisant l'apparition de maladies cardio-vasculaires et de certains cancers.

Vos besoins

L'apport nutritionnel conseillé en cuivre est de 1,5 mg par jour pour les femmes, et 2 mg pour les hommes. L'alimentation habituelle fournit tout juste les quantités nécessaires, ce qui n'est probablement plus le cas lors d'une diminution des apports alimentaires (régime restrictif, baisse de l'appétit...).

⊖ **En cas d'apport déficitaire.** Les véritables carences en cuivre sont rares. Elles ne se produisent en général que chez les personnes souffrant de diarrhée chronique, de malabsorption intestinale, ou lors d'affections congénitales qui, tel l'albinisme, entraînent un défaut d'assimilation du cuivre. Cette carence engendre fatigue, arythmie cardiaque, fragilité et décoloration des cheveux, mais aussi de l'hypertension, une anémie, des malformations osseuse et la stérilité.

Une déficience plus légère peut quand même avoir des conséquences préjudiciables pour la santé. Une étude préliminaire menée sur 24 hommes a montré qu'un régime trop pauvre en cuivre entraînait une augmentation significative du mauvais cholestérol (LDL) et une diminution du bon (HDL), ce qui accroît les risques de maladies cardio-vasculaires.

⊕ **En cas d'apport excédentaire.** Le comité d'experts de la FAO/OMS a fixé la dose toxique de cuivre à 0,5 mg par kilo de poids corporel, soit environ 35 mg par jour chez l'adulte. La prise d'une dose très élevée (10 mg) peut provoquer des nausées, des douleurs musculaires et des maux d'estomac. L'intoxication chronique par le cuivre (due à une eau trop riche en cuivre ou à la cuisson des aliments dans des récipients en cuivre) peut provoquer une hépatite parfois mortelle, mais rarissime en Occident. Aucune toxicité causée par des compléments de cuivre pris oralement n'a été constatée.

Comment le prendre

Doses. L'apport quotidien fourni par l'alimentation et les compléments en cuivre ne doit pas dépasser 2 mg.

Conseils d'utilisation. Prendre les compléments à la même heure chaque jour, de préférence juste avant les repas.

Sources alimentaires

Le foie et les fruits de mer (huîtres, homard, crabe) sont de très bonnes sources de cuivre. On en trouve aussi de bonnes quantités dans la levure, les noix et les noisettes, les légumes secs et les céréales complètes, dans certains légumes (petits pois, artichauts, avocats, radis, ail, champignons) et quelques fruits (bananes, prunes). Le vin rouge en apporte également, ainsi que certaines eaux minérales et l'eau du robinet (même si, en France, la limite maximale tolérée est de 1 mg par litre).

BIEN CHOISIR

- Dans les compléments, le cuivre est généralement associé à d'autres minéraux et oligoéléments : vous devez le chercher dans la liste des constituants. Si vous prenez un complément de zinc, vérifiez qu'il vous apporte aussi du cuivre : le zinc, en effet, diminue l'absorption du cuivre par l'organisme.

QUOI DE NEUF ?

En cas d'apports trop élevés de cuivre, on a pu craindre des effets indésirables liés à la production de radicaux libres par le cuivre lui-même. Cependant, comme le cuivre stimule aussi la synthèse d'une enzyme détruisant les radicaux libres, cette action nocive semble neutralisée. C'est ce que montre une étude récente, dans laquelle la prise de 3 mg ou de 6 mg de cuivre par jour pendant 6 semaines n'a entraîné aucun effet néfaste.

INFO PLUS

- Un excès de fer ou de vitamine C, ou encore une consommation excessive de fructose ou de sucre (saccharose) peuvent freiner la biodisponibilité du cuivre et entraîner une anémie.
- Il ne semble pas que la forme sous laquelle le cuivre se présente (chlorure, sulfate, gluconate...) influence son assimilation par l'organisme.

Curcuma

Curcuma longa

Ingrédient de base de la poudre de curry, le curcuma est aussi utilisé depuis des millénaires par la médecine indienne. La découverte récente de ses propriétés antioxydantes et anti-inflammatoires devrait lui ouvrir un champ d'action thérapeutique encore plus vaste.

Indications

- *Stimule l'appétit et facilite la digestion.*
- *Améliore le fonctionnement de la vésicule biliaire.*
- *Soulage l'inflammation et la douleur du rhumatisme articulaire.*
- *Pourrait faire baisser le taux de cholestérol et réduire la tendance à la thrombose.*
- *Pourrait aider à prévenir le cancer, en particulier celui du côlon et de la bouche.*

Présentation

- Poudre
- Teinture-mère

ATTENTION

- **Ne dépassez pas les doses recommandées. Sans présenter de véritable toxicité, le curcuma pourrait, en grande quantité, entraîner des problèmes gastro-intestinaux, voire des ulcères.**

Si vous suivez un traitement médical, consultez votre médecin avant de prendre des compléments.

Qu'est-ce que c'est ?

Grande plante vivace aux larges feuilles veinées et à fleurs jaunes, le curcuma appartient à la famille du gingembre et pousse en Indonésie, en Chine, en Inde et dans d'autres régions tropicales. Son rhizome (tige souterraine) est traditionnellement consommé frais dans les zones de production, mais, pour obtenir le curcuma en poudre, on le chauffe à la vapeur avant de le sécher et de le moudre finement. Il contient de la curcumine – son principe actif essentiel –, d'un jaune intense, ainsi qu'une huile essentielle volatile orange vif. Le curcuma s'emploie surtout en cuisine en tant qu'épice, mais il est aussi utilisé comme colorant (E 100) et agent de sapidité dans de multiples produits alimentaires comme les plats cuisinés ou les sauces et condiments.

Son rôle dans l'organisme

Le curcuma possède la capacité de stimuler la sécrétion de bile, mais on a découvert de plus qu'il augmentait la production d'enzymes hépatiques, ce qui explique qu'il peut protéger le foie contre les toxiques. C'est son puissant pouvoir antioxydant (pratiquement équivalent à celui des vitamines C et E) qui suscite aujourd'hui beaucoup d'intérêt : il protège des détériorations cellulaires dues à l'excès de radicaux libres. Selon des expérimentations sur l'animal, il pourrait aussi faire baisser le taux de cholestérol. Le curcuma possède par ailleurs une activité anti-inflammatoire appréciable : il agit en inhibant l'enzyme responsable de la synthèse des prostaglandines, impliquées notamment dans l'arthrite. Par ailleurs, des études in vitro semblent montrer qu'il aiderait à la prévention et au traitement de

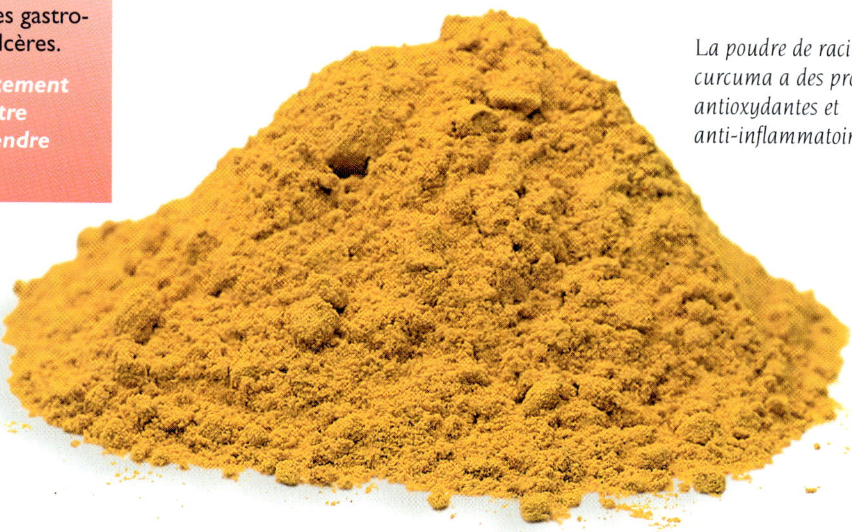

La poudre de racine de curcuma a des propriétés antioxydantes et anti-inflammatoires.

certains cancers en augmentant l'activité du glutathion (molécule anti-oxydante formée dans l'organisme) et en inhibant le développement des tumeurs. Enfin, des travaux très récents montrent que la curcumine pourrait renforcer le système immunitaire et augmenter les défenses de l'organisme.

Principaux effets bénéfiques. Selon les *Cahiers de l'Agence du médicament* (1998), le curcuma est « traditionnellement utilisé comme cholagogue et cholérétique, dans le traitement symptomatique des troubles fonctionnels d'origine hépatique, et pour stimuler l'appétit ». Il est également efficace pour lutter contre les flatulences et les spasmes intestinaux. Il peut enfin soulager la dyspepsie : une étude effectuée en comparant l'effet du curcuma (en doses de 500 mg de curcumine 4 fois par jour) à celui d'un placebo montre un soulagement des troubles dyspepsiques pour 87 % des sujets, contre 53 % seulement dans le groupe placebo.

Autres effets bénéfiques. Le curcuma est utilisé pour son action anti-inflammatoire en cas de douleurs rhumatismales à la fois par voie orale et en application locale, sous forme de cataplasmes. Son application sur la peau est d'ailleurs courante en Inde, et permet de soulager la douleur et l'inflammation des muscles et des articulations. Au cours d'une expérimentation clinique, des patients atteints de rhumatismes articulaires furent traités par 1 200 mg de curcumine par jour. Les résultats furent comparés à ceux d'un groupe soigné avec 300 mg de phénylbutazone, un anti-inflammatoire classique. Les deux groupes présentèrent des améliorations identiques concernant la capacité à se déplacer, la raideur et le gonflement des articulations, mais, contrairement à la phénylbutazone, le curcuma n'entraîna pas d'effets secondaires. Grâce à des études actuellement en cours, on commence à comprendre comment la curcumine agit pour modifier le cours de certaines infections bactériennes ou virales. Un essai préliminaire sur 18 volontaires atteints par le virus du sida a montré une amélioration encourageante de la réponse immunitaire, avec une dose de 2 000 mg de curcumine par jour. Mais d'autres études sont nécessaires pour confirmer ces effets bénéfiques.

Comment le prendre

Doses. La dose thérapeutique quotidienne recommandée varie le plus souvent entre 500 et 1 000 mg de curcumine, soit 4 à 8 cuill. à café de curcuma en poudre. On peut aussi le prendre sous forme de teinture-mère, à raison de 0,5 à 1 ml 3 fois par jour.

Conseils d'utilisation. Pour donner les meilleurs résultats, le curcuma pris en tant que complément doit être absorbé entre les repas, et de préférence associé à la broméline (enzyme qui améliore son absorption).

Effets secondaires possibles

Le curcuma ne présente aucun risque aux doses recommandées. Il semble pourtant raisonnable de conseiller aux patients atteints de calculs biliaires (susceptibles de gêner le flux biliaire) de ne pas prendre de fortes doses de curcuma, qui augmente la libération de bile dans le foie.

QUOI DE NEUF ?

Une expérience a été faite sur 62 patients atteints d'ulcères de la bouche ou de tumeurs cutanées qui n'avaient pas réagi aux traitements classiques (chimiothérapie, radiothérapie ou chirurgie). Ils furent soignés pendant 18 mois, 3 fois par jour, par des applications externes d'extrait de curcuma ou de curcumine. À la fin du traitement, leurs démangeaisons avaient diminué de 70 %, leurs douleurs de 50 % et l'étendue de leurs lésions de 10 %.

LE SAVIEZ-VOUS ?

En anglais, curcuma se dit *turmeric*, du latin *terra merita*, terre méritante. Il s'agit peut-être d'une référence lointaine aux innombrables effets bénéfiques de cette plante...

INFOS PLUS

- Même si on n'atteint pas les doses thérapeutiques quand on utilise le curcuma en cuisine, son usage régulier ne peut être que bénéfique.
- Le curcuma est une plante tinctorale qui donne aux tissus une magnifique couleur jaune d'or ; il est utilisé, entre autres, pour teindre en jaune safran les amples robes des moines bouddhistes.

Échinacée

Echinacea angustifolia
E. pallida
E. purpurea

Longtemps utilisée en médecine traditionnelle par les Indiens d'Amérique du Nord, cette plante a été largement adoptée dans le Nouveau Monde à partir du XVIIe siècle. Jugée obsolète à l'arrivée des antibiotiques, elle retrouve aujourd'hui une place d'honneur en pharmacologie.

Indications

- *Diminue la vulnérabilité de l'organisme aux refroidissements et à la grippe.*
- *Réduit la durée et la gravité des infections, en particulier celles des voies respiratoires supérieures.*
- *Facilite la cicatrisation des lésions et inflammations cutanées.*
- *Stimule l'immunité.*

Présentation

- Ampoules
- Comprimés
- Extrait de plante fraîche
- Gélules
- Plante séchée
- Solution buvable
- Teinture-mère

ATTENTION

- Si vous prenez des antibiotiques ou tout autre médicament contre les infections, l'échinacée peut leur être associée, mais ne peut pas les remplacer.

Si vous suivez un traitement médical, consultez votre médecin avant de prendre des compléments.

Qu'est-ce que c'est ?

L'échinacée est une plante aux fleurs de couleur pourpre rappelant celles des marguerites. Elle pousse à l'état sauvage en Amérique du Nord, mais elle y est aussi cultivée, ainsi qu'en Europe. Les Indiens l'utilisaient pour guérir les morsures de serpents venimeux. Les premiers arrivants européens l'adoptèrent pour traiter de multiples maux.

Il existe neuf espèces d'échinacées, dont trois seulement (*Echinacea angustifolia*, E. *pallida* et E. *purpurea*) servent à des fins médicinales. Dans de nombreux pays, les différentes parties de la plante (fleurs, feuilles, tiges et racines) sont incorporées à des préparations commerciales présentées sous diverses formes. L'échinacée contient plus d'une centaine de composants actifs et figure depuis quelques années parmi les plantes médicinales les plus utilisées dans le monde.

Son rôle dans l'organisme

L'échinacée, et en particulier sa racine, renferme des constituants très spécifiques, comme les alcamides, des substances azotées de saveur légèrement brûlante, puis devenant piquante et enfin localement anesthésiante ; de l'échinacoside, une substance de saveur très amère ; des flavonoïdes ; une huile essentielle très volatile ; enfin, des polysaccharides, dont certains ont une activité sur les processus immunitaire. Différentes études ont en effet montré, in vitro et chez la souris, la capacité de l'échinacée à stimuler la production de cellules du système immunitaire jouant un rôle essentiel dans la lutte contre les infections. Cette plante pourrait en outre augmenter la sécrétion cellulaire d'interleukine et d'interféron, des substances qui inhibent la reproduction des virus. Son action étant cependant de courte durée, il faut en prendre fréquemment, jusqu'à 2 h d'intervalle.

L'échinacée se comporte comme un antibiotique naturel capable de combattre les infections et d'aider à l'élimination des bactéries, virus, champignons et autres microbes générateurs de maladies. On a pu par ailleurs mettre en évidence ses effets protecteurs et curatifs sur les lésions de la peau provoquées par l'excès de radicaux libres (vieillissement cellulaire) et par une exposition au soleil prolongée (action des rayons UV).

Action préventive. L'échinacée est utile pour prévenir les deux affections virales les plus répandues, le rhume et la grippe. Elle est d'autant plus efficace que le traitement intervient dès les premiers symptômes. Une étude menée sur des personnes facilement enrhumées a montré que celles ayant absorbé de l'échinacée pendant 8 semaines étaient moins touchées que celles auxquelles on avait administré un placebo (35 % de risques en moins). D'autres recherches ont montré que l'action de cette plante s'exerce même après l'apparition de courbatures, congestion ou fièvre, et que ces symptômes sont alors moins marqués et disparaissent plus rapidement. Ainsi, dans une étude en double aveugle menée auprès de 160 adultes atteints d'une infection des voies respiratoires supérieures, la prise quotidienne de 900 mg d'extrait d'échinacée a réduit la durée des troubles : 9,8 jours en moyenne pour les infections bactériennes, et 9,1 jours pour les infections virales (contre 13 jours avec la prise d'un placebo), des résultats considérés comme hautement significatifs par les chercheurs.

Effets bénéfiques. L'efficacité de l'échinacée s'étend aux affections récurrentes, parmi lesquelles le muguet ainsi que les infections des voies urinaires et de l'oreille moyenne. On y a parfois recours pour traiter les infections dues au streptocoque ou au staphylocoque, et celles de nature herpétique (herpès génital, boutons de fièvre, zona), ainsi que la bronchite et la sinusite. Son efficacité en cas de fatigue chronique est à l'étude. Par ailleurs, l'échinacée sous forme liquide favorise la guérison des lésions de la peau, des ulcères et escarres cutanés. Enfin, l'extrait est utilisé dilué en gargarisme pour soigner les inflammations de la gorge et les angines.

Comment la prendre

Doses. L'échinacée se présente sous de nombreuses formes. La plupart des comprimés sont préparés avec la racine pulvérisée ou avec un extrait. *Pour soigner des affections déclarées*, on conseille en général 400 à 800 mg d'extrait par jour, à prendre en 3 fois. *Pour un traitement destiné à renforcer les défenses immunitaires*, particulièrement utile pour les personnes vulnérables aux infections chroniques, on utilise les mêmes doses, en limitant généralement le traitement à 8 semaines d'affilée.

Conseils d'utilisation. L'échinacée se prend aussi bien au moment qu'en dehors des repas .

Effets secondaires possibles

On ne connaît aucun effet secondaire à l'échinacée lorsque les doses recommandées sont respectées. Elle risque cependant d'être mal tolérée par les personnes allergiques aux fleurs de la famille des marguerites. En cas d'éruption cutanée ou de difficultés à respirer, arrêtez aussitôt le traitement et consultez immédiatement le médecin.

BIEN CHOISIR

- Lorsque vous achetez des comprimés, assurez-vous qu'ils contiennent au moins 3,5 % d'échinacosides.

INFOS PLUS

- En Allemagne, l'échinacée a été administrée à des personnes atteintes d'un cancer avancé du côlon et traitées par la chimiothérapie. La vie des patients semble en avoir été prolongée, sans doute grâce à l'aide apportée à leur système immunitaire. Seules d'autres recherches permettront cependant de déterminer le rôle éventuel de cette plante dans la lutte contre le cancer.
- En raison du phénomène, de plus en plus préoccupant, de résistance aux antibiotiques, l'échinacée suscite à nouveau beaucoup d'intérêt dans le monde scientifique.

LE SAVIEZ-VOUS ?

Sous forme liquide, l'échinacée contient une substance qui pique la langue et les lèvres. Si vous éprouvez une telle sensation, c'est que le produit que vous avez acheté est de bonne qualité.

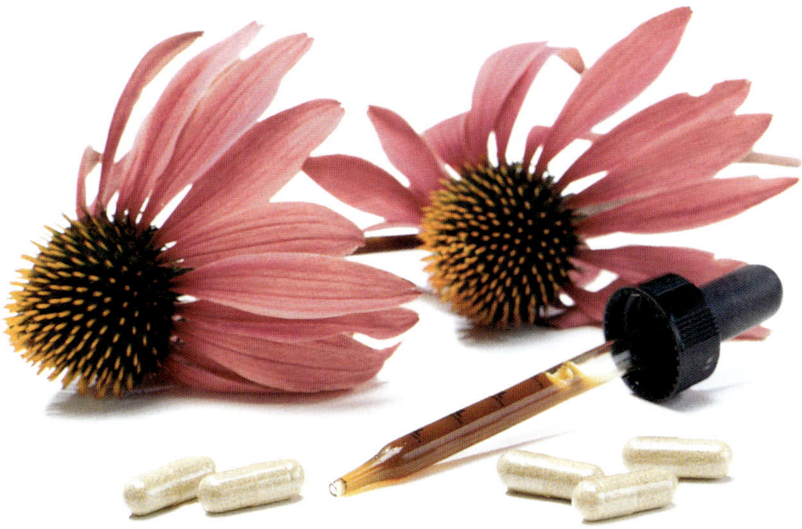

L'échinacée a la réputation de protéger l'organisme contre les maux de l'hiver.

Fer

Beaucoup de gens ont une alimentation carencée en fer et ignorent qu'un tel déficit peut être à l'origine de fatigue, de difficultés de concentration et d'une moindre résistance aux infections. Cependant, il faut savoir qu'un apport excessif de fer peut aussi être toxique.

Indications

- *Traite l'anémie ferriprive.*
- *Souvent utile aux personnes qui pratiquent un régime végétarien.*
- *Parfois utile aux femmes enceintes et à celles qui ont des règles abondantes ; dans toute autre situation, sur avis médical.*

Présentation

- Ampoules
- Comprimés
- Gélules
- Poudre
- Tablettes

ATTENTION

- Évitez les compléments fortement dosés ne contenant que du fer, à moins qu'ils ne vous soient prescrits par votre médecin.

Si vous suivez un traitement médical, consultez votre médecin avant de prendre des compléments.

Qu'est-ce que c'est ?

Indispensable à l'organisme, le fer est présent à raison de 4 g environ chez un homme adulte, et 2,5 g chez la femme. On le trouve sous deux formes : le fer héminique (70 % du total) dans l'hémoglobine du sang et dans la myoglobine – le pigment des muscles –, et le fer non héminique (30 % restants), qui entre dans la constitution de certaines enzymes.

Son rôle dans l'organisme

Le fer joue un rôle essentiel dans de nombreuses fonctions métaboliques. Il assure le transport de l'oxygène dans le sang (en tant que composant de l'hémoglobine) et permet ainsi la respiration et le métabolisme énergétique cellulaire. Il intervient également dans le stockage de l'oxygène au sein des cellules musculaires (c'est le rôle de la myoglobine, dont il est un constituant majeur). Enfin, il participe au fonctionnement d'un grand nombre d'enzymes et d'éléments du système immunitaire.

Dans l'organisme, le métabolisme du fer s'effectue pratiquement en circuit fermé. Les quantités de fer éliminées sont très faibles (de l'ordre de 1 à 2 mg par jour), sauf chez la femme de la puberté à la ménopause, les règles entraînant des pertes en fer pouvant atteindre 12 à 15 mg par mois (soit une moyenne de 0,4 à 0,5 mg supplémentaire par jour). Les besoins augmentent en période de croissance – c'est-à-dire pendant l'enfance et l'adolescence –, durant la grossesse ou lors d'une activité physique intense. Qu'il soit fourni par l'alimentation ou par les compléments, le fer n'est que faiblement absorbé : l'organisme ne retient en moyenne que 25 % du fer dit héminique (dans la viande et le poisson), et seulement 1 à 10 % du fer provenant des autres aliments (œufs, végétaux). L'organisme constitue des réserves dans le foie, la moelle et la rate, mais il ne les sollicite que lorsque l'apport alimentaire de fer est déficitaire.

Effets bénéfiques. Un apport de fer adéquat préserve la vitalité, renforce le système immunitaire et stimule les facultés intellectuelles. En revanche, des études ont montré qu'un déficit en fer, même léger (bien

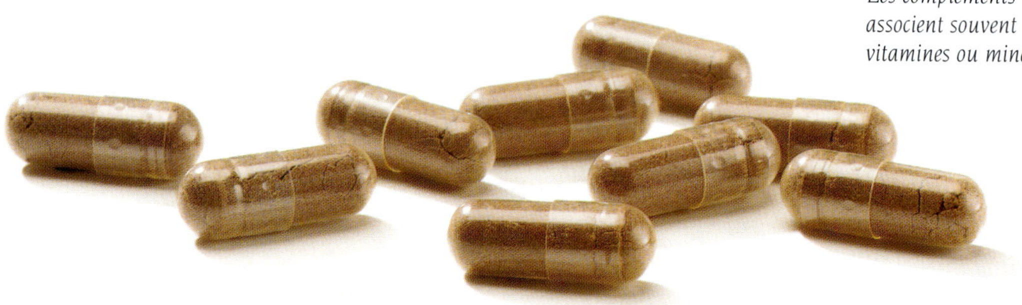

Les compléments de fer associent souvent plusieurs vitamines ou minéraux.

inférieur à celui qui entraîne une anémie), peut être à l'origine de difficultés de concentration chez l'adulte et de mauvais résultats scolaires chez les jeunes.

Vos besoins

L'apport journalier conseillé est de 9 mg pour l'homme et pour la femme ménopausée. Chez les femmes plus jeunes, il s'élève à 16 mg. Un apport complémentaire peut être jugé nécessaire pendant la grossesse ; il est alors prescrit par le médecin.

⊖ **En cas d'apport déficitaire.** Si votre alimentation ne vous apporte pas assez de fer (c'est généralement le cas lorsque l'on suit un régime végétarien ou amaigrissant très strict) ou si vous en perdez beaucoup (règles abondantes, microsaignements de l'estomac – souvent causés par les médicaments contre l'arthrite – ou présence d'un cancer), votre organisme va puiser dans ses réserves. Au début, vous ne ressentirez rien, mais, à mesure que vos réserves vont s'amenuiser, la qualité de vos globules rouges va baisser. Vous serez alors atteint d'anémie ferriprive, dont les symptômes sont la fatigue, la pâleur, un essoufflement au moindre effort, des palpitations cardiaques et une moindre résistance aux infections.

⊕ **En cas d'apport excédentaire.** Selon certaines études, un apport excessif de fer (surtout associé à de la vitamine C) sous forme de compléments augmenterait les risques de stress oxydatif et de surproduction de radicaux libres, ce qui pourrait favoriser les troubles cardio-vasculaires et certains cancers (notamment du côlon). L'excès de fer se révèle particulièrement dangereux chez les sujets atteints d'hémochromatose, une maladie génétique qui entraîne une accumulation de fer dans l'organisme, ainsi que chez les enfants, très sensibles aux surdosages en fer.

Comment le prendre

Doses. Sauf indication médicale contraire, le fer ne devrait être absorbé que sous la forme d'un complément associant plusieurs vitamines ou minéraux, sans dépasser l'apport journalier recommandé. L'anémie doit faire l'objet d'un diagnostic précis, et son traitement permettra d'en éliminer la cause. Le fer prescrit médicalement se présente souvent sous forme de sels ferreux, tels que le sulfate, le fumarate ou le gluconate ferreux. La dose est généralement de 25 mg par jour, en 1 à 3 prises. La dose à ne pas dépasser a été fixée à 28 mg par jour. Les femmes ménopausées et les hommes qui n'ont pas besoin de compléments de fer choisiront des compléments polyvitaminiques qui n'en contiennent pas.

Conseils d'utilisation. Le fer est mieux absorbé à jeun. Toutefois, s'il déclenche chez vous des douleurs gastriques, prenez-le au cours des repas, de préférence avec un peu de viande et un aliment ou une boisson riches en vitamine C, comme le brocoli ou le jus d'orange, afin d'accroître la quantité de fer absorbée par votre organisme.

Sources alimentaires

Le foie, le boudin noir, la viande et le poisson sont d'excellentes sources de fer. On en trouve aussi dans les palourdes, les huîtres et les moules. Pour satisfaire leurs besoins en fer, les végétariens doivent manger des légumes secs, des légumes à feuilles vert foncé, des fruits secs (notamment des abricots et des raisins), des œufs et des céréales enrichies en fer.

BIEN CHOISIR

- Le fer est souvent proposé sous forme de sulfate ferreux, un complément peu onéreux mais qui provoque parfois constipation et douleurs gastriques. Il est généralement mieux toléré sous forme de fumarate ou de gluconate ferreux. Certains toniques à base de plantes riches en fer vendus dans les magasins de produits diététiques peuvent aussi fournir un complément en fer.

LE SAVIEZ-VOUS ?

En France, la déficience en fer concerne 15 % des adolescentes, et 10 % des femmes avant la ménopause (dont 4,4 % souffrent d'une vraie anémie ferriprive).

INFOS PLUS

- Conservez tous les compléments nutritionnels contenant du fer hors de portée des petits : la prise accidentelle de 5 comprimés de fer fortement dosés peut entraîner une intoxication mortelle chez le jeune enfant.
- Les compléments de fer peuvent inhiber l'action des antibiotiques et de certains autres médicaments. Pensez à signaler systématiquement à votre médecin tous les compléments que vous prenez en plus de votre traitement habituel.
- Les femmes qui présentent un déficit en fer, même minime, sont plus frileuses que les femmes dont le taux de fer sanguin est satisfaisant.

Fibres

Les bienfaits des fibres n'ont été pleinement reconnus que dans les années 1970, grâce à deux médecins britanniques travaillant en Afrique, qui se sont rendu compte qu'une alimentation riche en fibres permettait de prévenir certaines maladies fréquentes dans les pays occidentaux.

Indications

- *Favorisent la digestion et le bon fonctionnement de l'intestin.*
- *Abaissent la cholestérolémie.*
- *Évitent colopathie fonctionnelle et douleurs hémorroïdaires.*
- *Stabilisent la glycémie.*
- *Peuvent faciliter la perte de poids.*
- *Pourraient prévenir la formation des calculs biliaires.*

Présentation

- Céréales au son de blé
- Cubes aux fruits, gélules
- Granulés poudre, tablettes

ATTENTION

- Un excès de fibres peut réduire l'efficacité de médicaments tels que des contraceptifs oraux et certains remèdes hypocholestérolémiants.
- Chez les personnes âgées ou alitées, les fibres en gélules peuvent être dangereuses : une fois hydratées, elles risquent de se dilater et de former un bouchon obstruant la gorge ou l'intestin.
- Si vous présentez une réaction allergique au psyllium, comme une éruption ou des difficultés respiratoires, consultez votre médecin sans attendre.

Si vous suivez un traitement médical, consultez votre médecin avant de prendre des compléments.

Qu'est-ce que c'est ?

Les fibres solubles, présentes dans les fruits, les légumes, l'avoine, les fruits secs et les légumineuses, sont constituées de gommes et autres composants des cellules végétales (et notamment de leurs parois), qui ont la propriété de gonfler dans l'eau. Sous l'action des bactéries, ces fibres sont transformées en composés plus simples dans le gros intestin. Les graines de psyllium (ou ispaghul) sont une source de fibres solubles couramment utilisée.

Les fibres insolubles, présentes dans les céréales, sont constituées principalement des composants cellulosiques des parois des cellules végétales, qui se lient à l'eau mais ne gonflent pas de façon significative. Elles traversent l'intestin sans être digérées, car elles ne peuvent être absorbées ou décomposées par les enzymes de l'organisme. Qu'elles soient solubles ou insolubles, les fibres n'ont pratiquement aucune valeur énergétique, mais elles contribuent de façon essentielle à préserver notre santé.

Leur rôle dans l'organisme

Les fibres absorbent le surplus d'eau présent dans l'intestin, contribuant ainsi à former des selles plus souples et plus volumineuses. Elles favorisent en outre l'élimination fécale du cholestérol. Les fibres insolubles, comme la cellulose, stimulent le péristaltisme intestinal tout en absorbant différentes toxines et substances cancérogènes, favorisant donc leur élimination. Bien que les fibres solubles ne soient pas digérées par l'organisme, elles fermentent dans l'intestin sous l'action de bactéries bénéfiques, produisant ainsi des acides gras qui contribuent de façon importante à nourrir les « bonnes » bactéries de l'intestin.

Principaux effets bénéfiques. Une alimentation pauvre en fibres est corrélée avec un risque plus élevé de nombreuses maladies dégénératives ou chroniques, et notamment d'affections cardio-vasculaires, de diabète et de diverticuloses. En France, la consommation moyenne de fibres est d'environ 15 à 22 g par jour, alors que l'apport journalier conseillé est de 25 à 30 g (dont 10 à 15 g sous forme de fibres solubles).

Une alimentation riche en fibres aide à prévenir constipation et hémorroïdes. Un apport élevé en fibres solubles contribue à diminuer le besoin d'insuline de l'organisme et à ralentir l'absorption du sucre dans le sang, ce qui est bénéfique aux diabétiques. Les fibres solubles réduisent également l'absorption du cholestérol dans le sang et abaissent la cholestérolémie. Lors d'une étude, des personnes ayant un taux de cholestérol sanguin élevé ont pris un complément d'au moins 10 g de psyllium par jour pendant 6 semaines ou plus : elles ont constaté une diminution bien plus importante (entre 6 et 20 %) de leur taux de mauvais cholestérol (LDL) que les personnes ayant seulement suivi un régime pauvre en graisses.

Autres effets bénéfiques. Selon certaines études, les fibres peuvent faire perdre du poids, car elles aident à manger moins ; en effet, elles remplissent l'estomac en se gonflant d'eau tout en retardant l'évacuation gastrique du bol alimentaire. Certains aliments riches en fibres insolubles, comme le son des céréales, sont très efficaces pour lutter contre la constipation liée à la paresse intestinale. Quant au psyllium, il pourrait contribuer à prévenir l'apparition des calculs biliaires (en particulier chez les sujets obèses, plus exposés à cette affection).

Comment les prendre

Doses. Commencez par une petite dose de 1 à 2 g par repas. Vous pourrez ensuite l'augmenter progressivement jusqu'à 1 à 3 cuill. à soupe (3 à 10 g) de poudre, 2 ou 3 fois par jour, à prendre avec au moins 250 ml d'eau ou d'une autre boisson. Ne dépassez pas 25 à 30 g par jour.

Conseils d'utilisation. Si vous prenez des compléments de fibres, veillez à boire beaucoup. Il est conseillé de laisser passer 2 h entre la prise de ces compléments et celle de médicaments, car les fibres pourraient retarder leur absorption. Les femmes enceintes doivent consulter leur médecin avant de prendre des compléments de fibres.

Effets secondaires possibles

Une augmentation de l'apport en fibres peut être à l'origine de ballonnements et de douleurs abdominales : veillez à toujours augmenter les doses progressivement.

Chez certaines personnes, les fibres, et notamment le son de blé, peuvent entraîner une irritation gastrique imposant l'arrêt du complément.

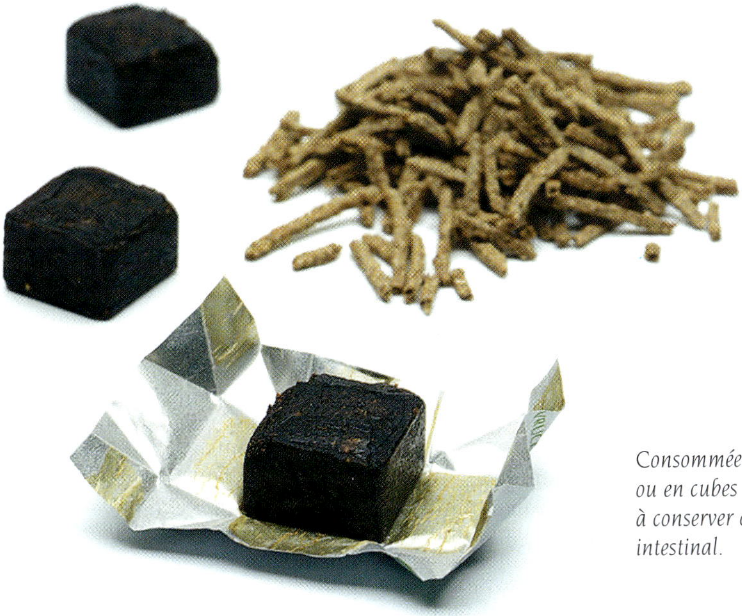

Consommées en céréales pour le petit déjeuner ou en cubes aux fruits, les fibres aident à conserver ou à rétablir un bon transit intestinal.

QUOI DE NEUF ?

Aux États-Unis, une étude portant sur plus de 68 000 infirmières et infirmiers, suivis pendant plus de 10 ans, a montré que les personnes dont l'apport en fibres provenait principalement des céréales pour petit déjeuner étaient nettement moins exposées aux maladies cardio-vasculaires que celles chez qui les céréales ne fournissaient qu'une part minime de fibres.

INFOS PLUS

- Le son de blé renferme près de 40 % de fibres, et, parmi les différents types de fibres, c'est lui qui fournit la meilleure protection contre le cancer du côlon.
- Selon certains chercheurs, les fibres seraient susceptibles de diminuer l'assimilation des sels minéraux, et notamment du phosphore, du calcium, du fer et du magnésium, mais ces effets n'ont pas été retrouvés dans toutes les études.
- Excellente source de fibres solubles, le psyllium aide à réguler le transit intestinal des sujets atteints aussi bien de diarrhée que de constipation. Il peut donc être utile pour traiter la colopathie fonctionnelle, qui se traduit par une alternance de ces troubles digestifs opposés.

Fluor et molybdène

Le fluor et le molybdène sont deux oligoéléments essentiels qui travaillent en synergie, tout en ayant des fonctions propres : le molybdène pour la synthèse des acides nucléiques, le fluor pour la structure des os et des ligaments.

Indications

Fluor

- *Traite et, surtout, prévient les caries dentaires.*
- *Participe au maintien de la structure des os et des ligaments.*

Molybdène

- *Assure la synthèse et la dégradation des acides nucléiques ADN et ARN.*
- *Contribue à la maturation du système nerveux.*
- *Intervient dans l'absorption intestinale du fer.*

Présentation

Fluor

- Comprimés
- Gélules
- Granulés

Molybdène

- Solution buvable

ATTENTION

- Avant de donner du fluor à vos enfants, renseignez-vous pour savoir si l'eau de la ville n'en renferme pas suffisamment (au moins 0,6 mg par litre).

Si vous suivez un traitement médical, consultez votre médecin avant de prendre des compléments.

Qu'est-ce que c'est ?

Le fluor est associé naturellement aux phosphates dans les sols ; sa teneur est particulièrement élevée dans les zones volcaniques. Il se retrouve ainsi facilement dans les eaux potables et les végétaux qui entrent directement dans la chaîne alimentaire. Dans l'organisme, la presque totalité (96 %) du fluor est fixée dans les os.

Le molybdène est présent à l'état de traces dans de nombreux sols et minerais, d'où il peut passer dans les plantes ; c'est grâce à lui que celles-ci peuvent fixer l'azote atmosphérique, ce qui veut dire qu'il participe à la synthèse de toutes les protéines végétales. Chez l'homme, le molybdène est concentré dans les reins, le foie, le tissu graisseux, les glandes surrénales et les os.

Leur rôle dans l'organisme

Le fluor a un rôle de prévention contre la carie dentaire. Le molybdène, pour sa part, aurait pour mission de favoriser la fixation du fluorure dans l'émail. Par ailleurs, il est indispensable à la synthèse et à la dégradation des acides nucléiques ADN et ARN, et au métabolisme des acides aminés soufrés.

Principaux effets bénéfiques. Le fluor est surtout connu pour lutter contre la carie dentaire en empêchant les bactéries de la plaque dentaire de déminéraliser l'émail et en renforçant la structure de celui-ci.

Quant au molybdène, il agit essentiellement comme cofacteur d'une enzyme nommée xanthine oxydase, indispensable à la synthèse et à la dégradation des acides nucléiques ADN et ARN. Il participe aussi à la synthèse de nombreuses grosses molécules qui, dans les jours précédant la naissance, sont indispensables à la maturation du système nerveux. Il favorise l'absorption intestinale du fer et contribue à fabriquer les cellules du sang.

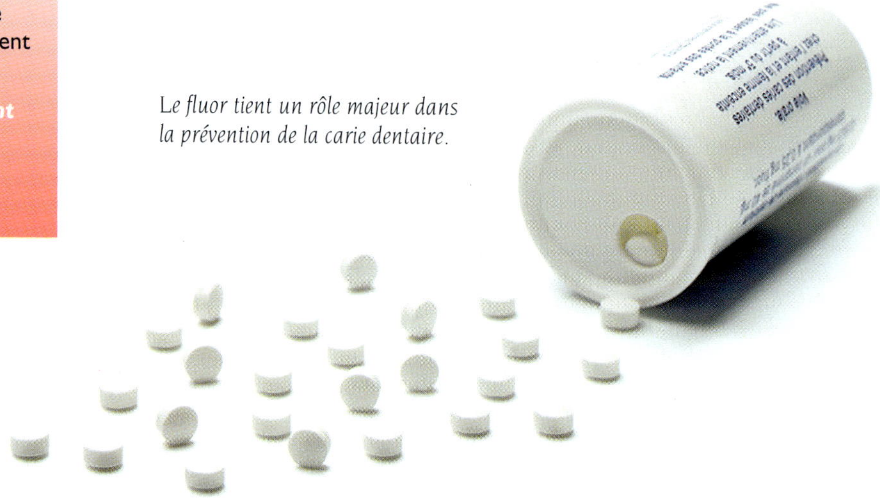

Le fluor tient un rôle majeur dans la prévention de la carie dentaire.

Autres effets bénéfiques. On attribue au molybdène un rôle dans la détoxication de l'organisme. Il agirait en collaboration avec des enzymes pour détruire des molécules azotées potentiellement dangereuses. Une carence en molybdène entraîne rapidement la destruction des reins par accumulation de produits toxiques.

Des études concernant la reminéralisation cherchent aujourd'hui à préciser le rôle du fluor dans l'ostéoporose. Les premiers résultats semblent montrer que, selon les doses utilisées, il pourrait favoriser ou, au contraire, diminuer la fixation du calcium dans les travées osseuses. Ces travaux concernent également les suites difficiles des fractures, lorsque le cal se forme trop lentement.

Comment le prendre

Doses. Pour le fluor, les apports nutritionnels conseillés (ANC) sont de 2 à 2,5 mg par jour pour l'adulte, mais ils ne dépassent pas 0,25 à 1,5 mg pour l'enfant. Dans les régions où l'eau est pauvre en fluor (moins de 0,6 mg par litre), il est conseillé de donner aux enfants des comprimés de fluorure de sodium à 0,25 mg selon la posologie suivante : de 0 à 2 ans, la dose est de 1 comprimé par jour ; de 2 à 3 ans, 2 comprimés par jour ; de 3 à 4 ans, 3 comprimés par jour ; à partir de 4 ans, 4 comprimés par jour.

Une alimentation équilibrée apporte généralement les quantités de molybdène nécessaires à l'organisme, estimées entre 30 et 50 µg par jour. Cependant, commme le molybdène s'élimine très rapidement, certains régimes trop déséquilibrés entraînent parfois des subcarences, que des compléments alimentaires peuvent corriger. Dans ce cas, l'apport maximal autorisé est de 150 µg par jour.

Conseils d'utilisation. La prise du fluor et du molybdène doit se faire de 5 à 10 min avant les repas.

Effets secondaires possibles

Les excès de fluor peuvent être particulièrement nocifs. Pour des doses supérieures à 10 mg par jour, on peut paradoxalement observer des dégradations dentaires et osseuses.

Sources alimentaires

Le fluor est surtout apporté par l'eau de boisson et les légumes frais (plus ou moins selon la richesse du sol). On en trouve des quantités importantes dans le thé et le poisson de mer.

La teneur des végétaux en molybdène est très variable. Il est surtout présent dans les céréales et les légumes ; les fruits, la viande, le poisson et les produits laitiers en contiennent beaucoup moins.

BIEN CHOISIR

- Contrairement au fluor, le molybdène n'est pas en vente libre comme complément alimentaire. Il n'existe qu'en solution et ne peut être utilisé que sur prescription médicale.

INFOS PLUS

- Le fluor a certainement d'autres effets très positifs encore mal élucidés. Ainsi, il faciliterait le fonctionnement d'une enzyme intracellulaire, l'adénylcyclase, qui joue un rôle majeur dans la transmission des messages hormonaux à l'intérieur de la cellule. De même, il a été démontré qu'il stimule directement les ostéoblastes, cellules qui reconstituent l'os en cas d'ostéoporose. Cependant, les doses utiles dans ce dernier cas sont difficiles à déterminer, et le risque de toxicité limite l'utilisation du fluor dans cette indication.
- L'enrichissement en fluor du sel de cuisine (à raison de 250 mg de fluor par kilo) est autorisé en France. Toutefois, pour permettre de maîtriser son utilisation, ce sel fluoré ne peut être utilisé ni en cuisine collective ni dans l'industrie alimentaire.
- Les légumes peuvent aussi souffrir d'une carence en molybdène. C'est le cas par exemple du melon, de la laitue, du chou-fleur et de l'épinard. Faites sur des cultures maraîchères, ces observations ont permis de détecter des sols pauvres en molybdène et de les supplémenter.

Fragon épineux

Ruscus aculeatus

Cette plante très populaire, encore appelée petit houx, était déjà utilisée durant l'Antiquité. Son rhizome, à la faible odeur de térébenthine, est largement employé aujourd'hui pour soigner les troubles veineux et lymphatiques.

Indications

- *Agit sur tous les symptômes de l'insuffisance veineuse : lourdeurs des jambes, varices, œdèmes, crampes nocturnes, prurit....*
- *Atténue tous les troubles de l'insuffisance lymphatique : œdèmes, lymphangites...*
- *Contribue à soigner les affections hémorroïdaires aiguës (prurit, saignements, douleurs) et chroniques (lourdeur rectale, saignements non douloureux).*
- *Agit sur certains troubles des règles et de la ménopause.*

Présentation

- Comprimés
- Crème
- Extrait de plante fraîche
- Gélules
- Plante séchée
- Poudre
- Teinture-mère

ATTENTION

- L'existence d'une insuffisance veineuse impose un bilan médical sérieux avant de prendre tout complément.

Si vous suivez un traitement médical, consultez votre médecin avant de prendre des compléments.

Qu'est-ce que c'est ?

Très commun dans les bois et les haies des zones calcaires de toute l'Europe, ainsi qu'en Afrique du Nord et en Asie Mineure, le fragon épineux est un arbuste persistant et épineux (comme son nom l'indique). Ses petites fleurs donnent des baies rouge vif. Ses principes actifs sont concentrés dans la partie souterraine, ou rhizome. Il s'agit pour l'essentiel de saponosides propres à la plante (dont la ruscogénine, aux propriétés veinotoniques), et d'hétérosides (notamment le rutoside, aux effets protecteurs pour les petits capillaires sanguins).

Dans l'Antiquité, Dioscoride célébrait déjà les vertus diurétiques du fragon épineux. On le trouve cité dans de nombreux textes latins, grecs et arabes, ainsi que par les médecins de l'école de Montpellier. Cependant, cette plante n'est vraiment exploitée commercialement que depuis une trentaine d'années par l'industrie pharmaceutique. Il existe d'ailleurs de nombreuses associations du fragon épineux avec d'autres plantes veinotoniques, comme le mélilot, la vigne rouge ou le cassis.

Son rôle dans l'organisme

Selon les *Cahiers de l'Agence du médicament* (1998), le fragon est traditionnellement utilisé dans les manifestations subjectives de l'insuffisance veineuse et lymphatique (jambes lourdes) et dans la pathologie hémorroïdaire. Il agit comme un vasoconstricteur en augmentant le

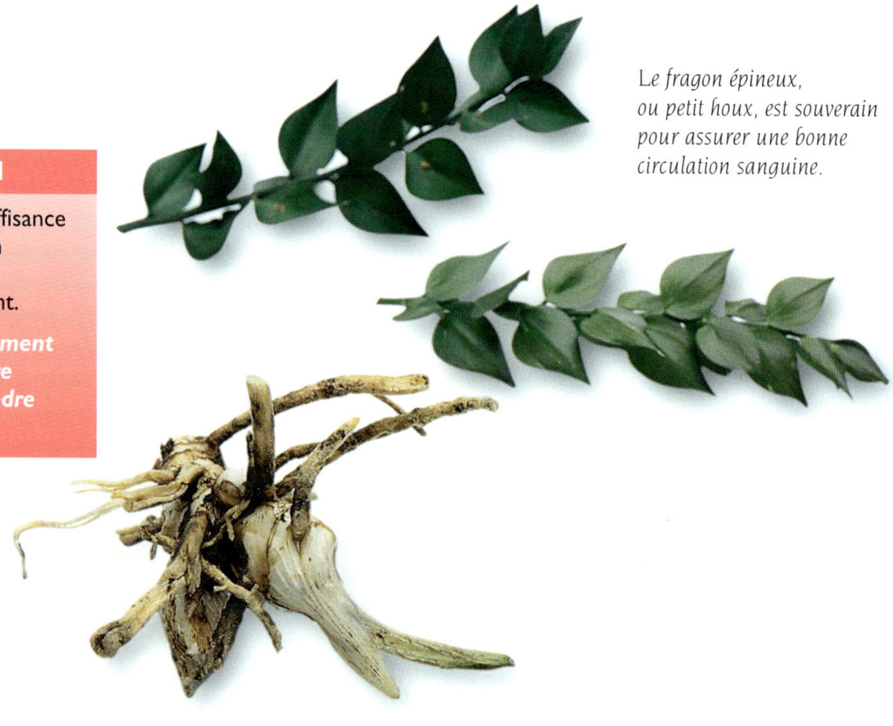

Le fragon épineux, ou petit houx, est souverain pour assurer une bonne circulation sanguine.

tonus et l'élasticité de la paroi des vaisseaux, quel que soit leur diamètre. Il possède aussi une action anti-inflammatoire et antiœdémateuse prouvée, ainsi que des effets diurétiques.

Action préventive. En raison des vertus qui lui sont reconnues, l'utilisation du fragon épineux à titre préventif est recommandée, dès la trentaine, chez les femmes qui ont une hérédité connue d'insuffisance veineuse, et plus spécialement chez celles qui ont un travail sédentaire en position assise ou debout.

Principaux effets bénéfiques. L'action du fragon sur les symptômes de l'insuffisance veineuse de l'adulte est particulièrement nette : les douleurs et lourdeurs dans les jambes, les crampes nocturnes et le prurit (démangeaisons) diminuent rapidement. Cette plante permet aussi de lutter contre l'infiltration cellulitique des tissus et contre l'œdème, grâce, notamment, à son pouvoir diurétique, qui en justifie l'utilisation dès l'apparition des premiers symptômes, cela pour éviter l'engorgement chronique. Le fragon aide également les personnes âgées à conserver leur vitalité.

Autres effets bénéfiques. L'action sur le prurit et les brûlures des crises hémorroïdaires comme sur le terrain hémorroïdaire chronique est également très intéressante. La plante agit alors aussi bien à titre préventif qu'à titre curatif. D'autres indications concernent la sphère génitale chez la femme, l'appareil urinaire et les petites articulations : les douleurs avant ou pendant les règles et les troubles de la ménopause sont atténués ; la survenue de calculs urinaires est ralentie ; les effets sur les crises de goutte sont indiscutables. Enfin, le fragon épineux a parfois été préconisé dans la prévention des embolies postopératoires.

Comment le prendre

Doses. Les extraits sont utilisés à raison de 7 à 11 mg de ruscogénine par jour. *Sous forme d'infusion*, 1 poignée de plante pour 1 litre d'eau, à boire au cours de la journée. *En décoction*, 60 g pour 1 litre d'eau ; boire 2 ou 3 tasses par jour. *En gélules*, 3 à 6 par jour.

Conseils d'utilisation. Les extraits de fragon épineux se prennent généralement avant les repas (les comprimés et les gélules sont à avaler avec un peu d'eau). Ils peuvent également être pris le matin à jeun ou au moment des troubles.

Effets secondaires possibles

Dans de rares cas, des troubles gastriques et des nausées peuvent survenir. Mais ces effets sont généralement faibles et transitoires. Il n'y a pas de contre-indications connues. Aucun effet secondaire n'a été décrit chez la femme enceinte ni chez celle qui allaite.

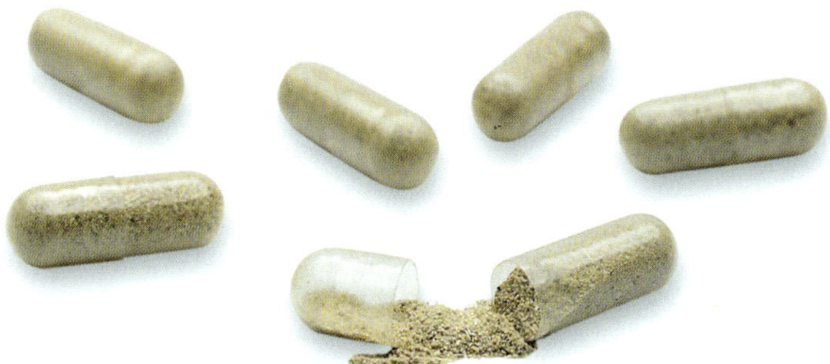

BIEN CHOISIR

- Lorsque vous achetez une préparation de fragon épineux, assurez-vous que les quantités de ruscogénines, hétérosides ou saponosides sont bien indiquées sur le conditionnement, car on associe souvent d'autres substances au fragon épineux dans des spécialités veinotoniques.

QUOI DE NEUF ?

De nouvelles spécialités comportant plusieurs plantes veinotoniques voient le jour chaque année, et le fragon fait partie des plantes très étudiées aujourd'hui. En effet, l'augmentation constante de la longévité fait croître chaque année le nombre de personnes âgées qui présentent des troubles dégénératifs tels que l'insuffisance veineuse. Cela incite les chercheurs à mettre au point des spécialités issues de la formidable réserve de la pharmacopée végétale, qui présente très peu d'inconvénients pour des effets curatifs souvent similaires à ceux des médicaments de synthèse.

LE SAVIEZ-VOUS ?

Le fragon entrait dans la composition du traditionnel « sirop des cinq racines » (aux vertus diurétiques), avec l'ache, l'asperge, le fenouil et le persil.

Gattilier

Vitex agnus-castus

Les médecins de la Grèce antique recommandaient déjà le gattilier pour soigner différents problèmes de santé. C'est maintenant une plante couramment prescrite aux femmes pour traiter le syndrome prémenstruel et les autres troubles relatifs aux règles.

Indications

- *Atténue le syndrome prémenstruel.*
- *Régularise les règles.*
- *Diminue les bouffées de chaleur dues à la ménopause.*
- *Aiderait à traiter certaines infertilités.*
- *Pourrait limiter certains risques de fausse couche.*

Présentation

- Comprimés
- Extrait de plante fraîche
- Gélules
- Huile essentielle
- Plante séchée
- Teinture-mère

ATTENTION

- Le gattilier agit sur la production des hormones et ne convient donc ni aux femmes qui suivent un traitement hormonal comportant pilule contraceptive ou œstrogènes, ni aux femmes enceintes.

Si vous suivez un traitement médical, consultez votre médecin avant de prendre des compléments.

Qu'est-ce que c'est ?

Également appelé agnus-castus, le gattilier est un arbrisseau à fleurs épineuses violettes et à longues feuilles minces. Originaire de la région méditerranéenne, il pousse dans toutes les zones à climat subtropical. Ce sont ses baies rouges, récoltées en automne, que l'on utilise après les avoir fait sécher. Elles ressemblent à des grains de poivre, dont elles ont un peu le parfum. L'usage du gattilier pour soigner les « maladies de femmes » est attesté depuis le IVe siècle avant J.-C. : il était notamment utilisé à Athènes par les matrones. Les Romains, quant à eux, préparaient à partir de ses graines des potions destinées à diminuer la libido.

Son rôle dans l'organisme

Les fruits du gattilier sont riches en flavonoïdes spécifiques et en huiles essentielles. Bien que cette plante ne contienne ni hormones ni substances similaires, elle joue un rôle antiandrogène. Elle incite en effet l'hypophyse – un organe situé à la base du cerveau – à envoyer un message aux ovaires pour qu'ils produisent davantage de progestérone, l'hormone féminine. Le gattilier tend aussi à limiter la production de prolactine, une autre hormone dont le rôle principal est de réguler la lactation, mais qui intervient aussi dans les mécanismes de l'ovulation.

Principaux effets bénéfiques. D'après certains scientifiques, la production de progestérone serait insuffisante pendant les 2 semaines précédant les règles chez les femmes souffrant du syndrome prémenstruel, ce qui entraînerait un déséquilibre entre cette hormone et les œstrogènes. Le gattilier corrigerait ce désordre et éliminerait donc les troubles qui en

C'est en prenant le gattilier sous forme de comprimés ou de gélules qu'on profite le mieux de ses propriétés.

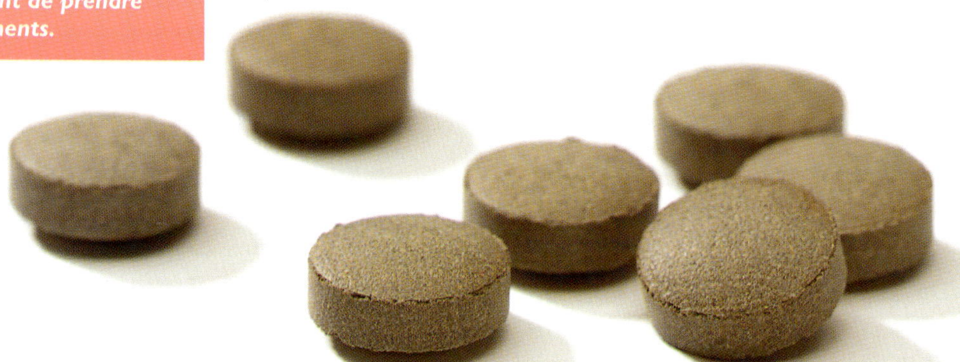

résultent : ballonnements, irritabilité, dépression, modifications mammaires au cours du cycle menstruel. En diminuant la production de prolactine, il atténue la sensibilité des seins chez celles qui éprouvent ce type de symptôme avant les règles.

Autres effets bénéfiques. La présence simultanée dans l'organisme de quantités importantes de prolactine et de faibles quantités de progestérone ayant probablement pour effet d'empêcher l'ovulation, le gattilier pourrait être utile pour les femmes qui, à cause de ce trouble, ont du mal à concevoir. D'une façon générale, l'action de cette plante est plus efficace quand le taux de progestérone est peu élevé. Il se pourrait aussi qu'elle intervienne dans le rétablissement du cycle menstruel en cas d'aménorrhée (absence de règles) provoquée par un excès de prolactine.

Les femmes qui ont atteint l'âge de la ménopause pourraient, elles aussi, avoir recours au gattilier, car il atténue les troubles associés à cette période de la vie. Le gattilier est également recommandé pour traiter les poussées d'acné prémenstruelles.

Comment le prendre

Doses. La dose est la même, quelles que soient les indications (syndrome prémenstruel, aménorrhée, etc.). Si vous le prenez en teinture, absorbez-en 1/2 cuill. à café dans un verre d'eau 2 fois par jour. L'équivalent en comprimés ou en gélules est de 225 mg d'extrait titré à 0,5 % d'agnuside (un des composants actifs du gattilier).

Conseils d'utilisation. Le gattilier doit être pris à jeun car il est mieux assimilé de cette façon, la première dose devant toujours être absorbée le matin. Une femme souffrant du syndrome prémenstruel remarquera une amélioration dès les règles suivantes, même si le traitement n'a duré que 10 jours, mais ce n'est qu'au bout de 3 à 4 mois qu'elle en ressentira tous les bienfaits. En cas d'aménorrhée ou de stérilité, il faudra souvent attendre 6 mois de traitement pour que les effets se manifestent.

Effets secondaires possibles

Le gattilier généralement pas d'effets secondaires indésirables. Une irritation de l'estomac et des démangeaisons ont cependant été constatées chez un très petit nombre de femmes. Si cela vous arrive, interrompez le traitement. Il se peut aussi qu'il rende les règles plus abondantes. En cas d'allaitement, il est cependant préférable d'éviter de prendre du gattilier, dont on ne connaît pas l'effet sur la lactation.

LE SAVIEZ-VOUS ?

Le nom anglais du gattilier, *chasteberry*, « baie chaste », vient de la croyance, répandue au Moyen Âge, que ses baies supprimaient la libido : les moines en mâchaient afin de rester fidèles à leur vœu de chasteté.

INFOS PLUS

- Une étude publiée en 2001 dans le *British Medical Journal* montre que 56 % des femmes ayant pris du gattilier souffraient moins du syndrome prémenstruel – troubles de l'humeur, maux de tête, gonflement des seins – contre 24 % dans le groupe placebo (étude en double aveugle portant sur 170 femmes d'une moyenne d'âge de 36 ans).
- Les propriétés du gattilier sont dues, comme celles d'autres plantes, à l'action conjuguée de plusieurs composants actifs ; on n'obtient pas le même effet en absorbant ceux-ci séparément.

Le gattilier est, normalement, contre-indiqué chez les femmes enceintes, car il pourrait avoir un effet stimulant sur l'utérus. Mais il est parfois prescrit durant le premier trimestre de la grossesse pour prévenir une fausse couche chez des femmes ayant une insuffisance en progestérone.

Gingembre

Zingiber officinale

De l'Inde à la Chine anciennes en passant par la Grèce et la Rome antiques, le gingembre était une épice appréciée pour ses vertus culinaires et ses propriétés curatives. Il est encore largement utilisé pour éviter le mal des transports et soulager les problèmes digestifs.

Indications

- *Stimule et facilite la digestion.*
- *Soulage nausées et mal des transports.*
- *Atténue la douleur et l'inflammation provoquées par l'arthrite.*
- *Réduit les flatulences.*

Présentation

- Extrait de plante fraîche
- Gélules
- Huile essentielle
- Plante séchée
- Poudre
- Rhizome confit
- Rhizome frais ou séché
- Teinture-mère

ATTENTION

- Il est recommandé aux personnes souffrant de calculs biliaires de consulter leur médecin avant d'avoir recours au gingembre.
- Les patients sous chimiothérapie ou souffrant de gastrite ne doivent pas absorber de gingembre à jeun, car cette plante irrite la paroi stomacale.

Si vous suivez un traitement médical, consultez votre médecin avant de prendre des compléments.

Qu'est-ce que c'est ?

Le gingembre pousse dans certaines régions de l'Inde et de la Chine, ainsi qu'en Jamaïque et dans d'autres pays tropicaux. Cette grande plante herbacée, dont on utilise le rhizome, appartient à la famille du curcuma et de la cardamome. Le gingembre donne aux mets une saveur piquante et citronnée et occupe une grande place dans la pharmacopée traditionnelle.

Son rôle dans l'organisme

Le gingembre est utilisé pour traiter divers troubles digestifs, de l'indigestion légère ou des flatulences aux nausées et vomissements, et a aussi été employé pour soulager le rhume et l'arthrite. Ses constituants les plus actifs sont concentrés dans son huile essentielle, riche en substances volatiles très aromatiques (zingibérol, géranial, linalol, citronellal...) et dans sa résine, renfermant des principes piquants et âpres (gingérol, shogaols...) : en tout, plus de 150 composés différents.

Principaux effets bénéfiques. Le gingembre agit principalement sur le système digestif, en stimulant la production de sucs gastriques et en augmentant le tonus de la musculature intestinale. Il aide ainsi à lutter contre l'inappétence et la dyspepsie. Des compléments de gingembre (ou de la pulpe fraîche additionnée de jus de citron vert) constituent un bon remède contre les flatulences. Ses propriétés antinauséeuses ont été vérifiées par plusieurs études en double aveugle chez des personnes souffrant du mal des transports. Il peut donc parfois remplacer efficacement les médicaments antinausées susceptibles d'affecter le système nerveux central et de provoquer des somnolences. Des études menées sur des femmes soumises à des actes exploratoires (comme une laparoscopie) ou à des opérations gynécologiques lourdes ont démontré que l'absorption, avant l'intervention, de 1 g de gingembre réduisait les nausées et les vomissements postopératoires, deux des effets secondaires habituels des anesthésiques et autres médicaments utilisés en chirurgie. Le gingembre combat les nausées provoquées par la chimiothérapie, mais il est conseillé de le prendre au cours des repas afin d'éviter toute irritation de l'estomac.

Autres effets bénéfiques. Les vertus anti-inflammatoires et antalgiques du gingembre semblent soulager les douleurs musculaires et chroniques associées à l'arthrite. Lors d'une étude réalisée sur 7 femmes atteintes de polyarthrite rhumatoïde (une maladie auto-immune caractérisée par une inflammation sévère), celles-ci ont observé une diminution des douleurs articulaires et de l'inflammation après avoir pris une dose quotidienne de 5 à 50 g de gingembre frais ou des gélules contenant jusqu'à 1 g de gingembre en poudre. Grâce à ses propriétés anti-inflammatoires, il pourrait diminuer la constriction bronchique due au rhume ou à la grippe. On lui prête enfin des vertus aphrodisiaques.

Comment le prendre

Doses. *Contre les vertiges, les nausées, le mal des transports, les flatulences, pour soulager les douleurs chroniques ou la polyarthrite rhumatoïde,* prenez du gingembre 3 fois par jour ou toutes les 4 h selon vos besoins. La posologie habituelle est de 100 à 200 mg d'extrait en gélules, de 1 à 2 g de gingembre frais en poudre ou d'une tranche de 1,25 cm d'épaisseur de gingembre frais. *Pour stimuler la digestion, soulager les crises d'arthrite ou calmer les douleurs,* d'autres préparations, notamment en infusion, peuvent être absorbées plusieurs fois par jour. Utilisez des infusettes prêtes à l'emploi ou versez 1/2 cuill. à café de rhizome râpé dans une tasse d'eau très chaude. *Contre le mal des transports,* essayez le gingembre confit (un petit morceau suffit). *Contre les douleurs musculaires,* frottez les zones concernées avec un mélange constitué de quelques gouttes d'huile essentielle de gingembre et de 1 cuill. à soupe d'huile d'amande ou d'une autre huile neutre. *Contre le rhume et la grippe,* buvez jusqu'à 4 tasses d'infusion de gingembre par jour, selon les besoins, pour atténuer les symptômes.

Conseils d'utilisation. Prendre de fortes doses de gingembre à jeun peut provoquer des maux d'estomac. Il est donc conseillé de l'absorber pendant les repas, et d'avaler les gélules avec une boisson. Pour éviter le mal des transports, le gingembre doit être pris 2 à 3 h avant le départ, puis toutes les 4 h selon les besoins, jusqu'à 4 fois par jour. Pour combattre les nausées postopératoires, commencez à prendre du gingembre la veille de de l'intervention, sous contrôle médical. Chez les femmes enceintes, des doses de gingembre allant jusqu'à 250 mg d'extrait 4 fois par jour semblent soulager les nausées matinales des deux premiers mois de la grossesse. Si vous souhaitez en prendre davantage ou pendant une plus longue période, une surveillance médicale s'impose.

Effets secondaires possibles

Qu'il soit pris frais, en gélules ou en infusion, le gingembre soulage de nombreux maux en toute sécurité. Seuls de rares cas de légers troubles digestifs ont été rapportés.

Consommé frais ou sous forme de gélules, le gingembre est un excellent remède contre les nausées et les vertiges.

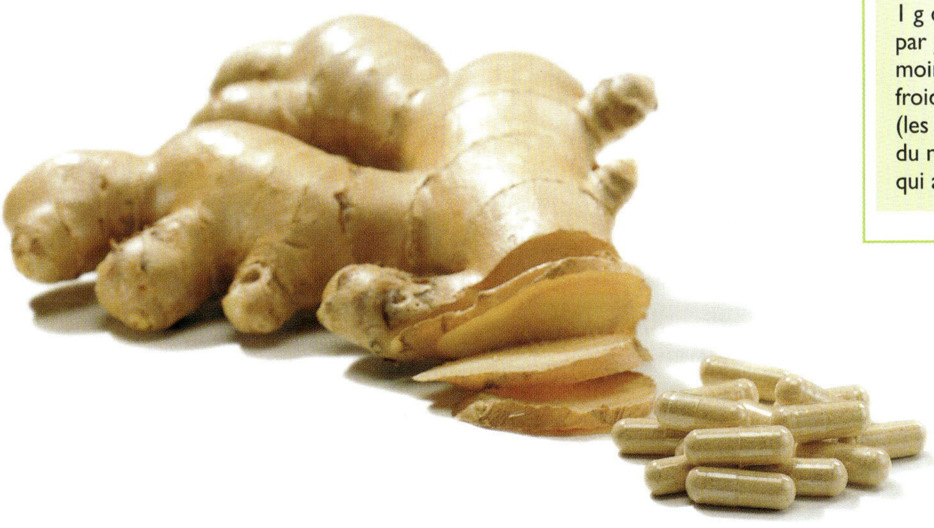

BIEN CHOISIR

- Achetez des compléments renfermant les « composés piquants » du gingembre (gingérol et shogaols), qui confèrent à la plante ses vertus curatives.
- Certaines boissons diététiques à base de gingembre naturel peuvent renfermer jusqu'à 100 mg de produit pour 225 ml. Les sodas (type *ginger ale*) vendus en grande surface ne renferment que des quantités infimes de gingembre et n'ont aucune de ses propriétés thérapeutiques.

LE SAVIEZ-VOUS ?

Une tasse d'infusion de gingembre contient l'équivalent d'environ 250 mg de plante réduite en poudre. Un plat chinois ou indien généreusement épicé de gingembre en renferme environ 2 fois plus.

INFOS PLUS

- Que faire d'un marin souffrant du mal de mer ? Lui donner du gingembre ! Dans le cadre d'une étude danoise, un groupe de 40 cadets de la marine a reçu 1 g de gingembre en poudre par jour : ils se sont révélés moins sujets aux sueurs froides et aux vomissements (les symptômes habituels du mal de mer) que 39 autres qui avaient reçu un placebo.

Ginseng

Panax ginseng
Panax quinquefolius
Eleutherococcus senticosus

Il existe trois grands types de ginseng qui, pris à des doses appropriées, ont chacun divers effets bénéfiques sur l'organisme. On ajoute parfois du ginseng dans les boissons industrielles, mais les quantités sont bien trop faibles pour avoir une quelconque efficacité.

Indications

- *Combat les effets du stress et de la fatigue sur l'organisme.*
- *Augmente les capacités de mémorisation.*
- *Améliore la vitalité et stimule les défenses immunitaires.*
- *Est traditionnellement utilisé contre l'impuissance et la stérilité masculine.*

Présentation

- Ampoules
- Extrait de plante fraîche
- Gélules
- Huile essentielle
- Plante séchée
- Poudre
- Racine fraîche
- Teinture-mère

ATTENTION

- Le ginseng est à proscrire sans suivi médical si vous souffrez d'hypertension ou de troubles du rythme cardiaque.
- Ne prenez pas de ginseng, de quelque type que ce soit, si vous êtes enceinte.
- Le ginseng est également contre-indiqué si vous prenez de l'IMAO, un médicament inhibiteur d'enzyme utilisé comme antidépresseur.

Si vous suivez un traitement médical, consultez votre médecin avant de prendre des compléments.

Qu'est-ce que c'est ?

Le ginseng panax, également appelé ginseng asiatique, ou encore ginseng de Chine ou de Corée, est le plus réputé. Il est employé en médecine chinoise depuis des milliers d'années pour son action sur la longévité et la qualité de vie. En France, les *Cahiers de l'Agence du médicament* (1998) indiquent qu'il est traditionnellement utilisé dans le traitement des asthénies fonctionnelles. Une autre espèce, *Panax quinquefolius*, ou ginseng d'Amérique, est cultivée principalement dans les États du Midwest américain et exportée en Chine. Le ginseng de Sibérie, ou éleuthérocoque (*Eleutherococcus senticosus*), est un parent éloigné des deux autres espèces. La racine de la plante, qui renferme les substances dotées de propriétés médicinales, se développe lentement, et on la récolte tous les 4 à 6 ans, lorsque sa teneur en principes actifs est maximale. On appelle ginseng blanc la racine sèche de la plante, et ginseng rouge la racine étuvée puis séchée.

Son rôle dans l'organisme

Le ginseng panax renferme des ginsénosides, les principales substances actives de ces plantes, tandis que le ginseng de Sibérie se caractérise par ses éleuthérosides, dont les propriétés stimulantes et antioxydantes sont très proches. On y trouve aussi des glucanes spécifiques, les panaxanes (capables de faire baisser le taux de sucre sanguin), des polysaccharides complexes et une huile essentielle riche en substances volatiles. La plupart des recherches et études ont été menées sur le ginseng asiatique. Les principaux effets bénéfiques sur la santé des trois types de ginseng découlent de leurs propriétés antioxydantes, de leur action stimulante sur le système immunitaire et l'activité cérébrale, et de leur capacité à protéger l'organisme contre les effets nocifs du stress.

Action préventive. En favorisant la production de cellules immunitaires appelées lymphocytes T, qui détruisent les bactéries et les virus dangereux, le ginseng améliore la résistance de l'organisme. Des travaux ont établi également que le ginseng panax pourrait inhiber le développement de certaines cellules cancéreuses. Une étude coréenne de grande envergure a montré que le risque de développer un cancer chez les personnes

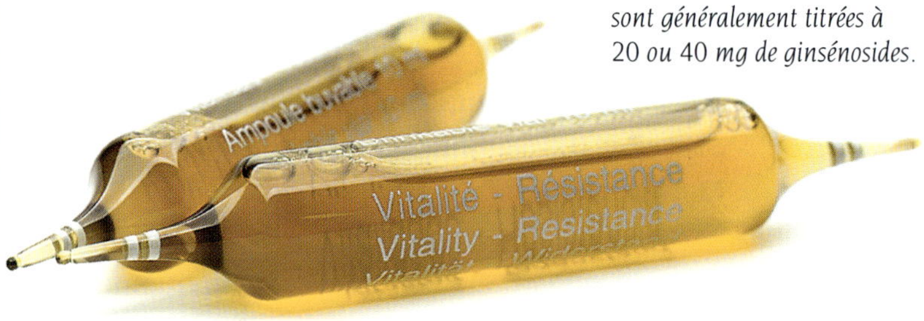

Les ampoules de ginseng panax sont généralement titrées à 20 ou 40 mg de ginsénosides.

ayant pris régulièrement du ginseng panax était divisé par deux par rapport aux sujets n'en consommant pas. Toutefois, seules la poudre et la teinture-mère ont permis de réduire les risques de cancer : la racine fraîche ou les tisanes ne produisent pas les mêmes effets.

Effets bénéfiques. Le ginseng stimule et régularise le fonctionnement des glandes qui sécrètent les hormones du stress, à savoir l'hypophyse et l'hypothalamus (situés à la base du cerveau) et les surrénales. Il aide ainsi à combattre la fatigue et à retrouver la vitalité. Il augmente aussi l'endurance : de très nombreux sportifs prennent du ginseng.

Le ginseng panax peut se révéler efficace contre l'impuissance, car il améliore la fonction érectile en dilatant les vaisseaux sanguins. Des études sur l'animal ont montré que cette plante induisait une élévation du taux de testostérone et stimulait la production du sperme, ce qui pourrait aider les hommes ayant des problèmes de stérilité. L'espèce sibérienne semble plus adaptée aux femmes, particulièrement à celles ayant un cycle menstruel irrégulier. Quant au ginseng d'Amérique, il est bien connu pour traiter les troubles de l'appareil digestif. Mis à part ces quelques spécificités, les trois espèces ont des propriétés et des usages similaires.

Comment le prendre

Doses. Ne pas dépasser 2 g de racine par jour. *Pour l'état général ou contre la fatigue*, prenez 100 à 150 mg d'extrait de ginseng panax, ou 200 à 300 mg d'extrait de ginseng de Sibérie, 1 fois par jour. *Pour aider l'organisme en période de stress ou de convalescence et contre l'impuissance et la stérilité masculine*, absorbez les doses mentionnées ci-dessus 2 fois par jour.

Conseils d'utilisation. Commencez par les doses les plus faibles et augmentez progressivement. Certains spécialistes recommandent d'interrompre la cure pendant 1 semaine toutes les 2 ou 3 semaines.

Effets secondaires possibles

Aux doses recommandées, le ginseng ne semble pas avoir d'effets secondaires. On a cependant mentionné que des quantités plus importantes pouvaient provoquer une certaine nervosité, des insomnies ainsi que des maux de tête et des problèmes digestifs. Si vous souffrez de ces troubles, réduisez les doses. L'association du ginseng et de la caféine peut intensifier ces réactions. Certaines femmes ont également signalé une augmentation du flux menstruel ou une tension mammaire accrue après avoir pris de fortes doses de ginseng panax. Dans ce cas, remplacer ce dernier par du ginseng de Sibérie.

BIEN CHOISIR

- Lisez soigneusement les étiquettes pour être sûr d'acheter le type de ginseng que vous souhaitez, car ils n'ont pas exactement les mêmes indications et l'un d'entre eux est peut-être mieux adapté à votre cas.
- Achetez de préférence des extraits qui indiquent leur teneur en ginsénosides (pour le ginseng panax ou celui d'Amérique) ou en éleuthérosides (pour le ginseng de Sibérie).

QUOI DE NEUF ?

Les personnes atteintes d'un diabète de type II (non insulinodépendant) pourraient aussi profiter des bienfaits du ginseng. Des travaux récents portant sur des diabétiques ont montré que les malades absorbant entre 100 et 200 mg par jour d'extrait de ginseng panax (ou 3 g de ginseng d'Amérique) avaient un taux de glycémie inférieur à celui des sujets prenant un placebo.

LE SAVIEZ-VOUS ?

Le mot ginseng vient du vieux chinois *jen shen*, signifiant homme-racine, la racine de cette plante rappelant un peu la silhouette d'un corps humain.

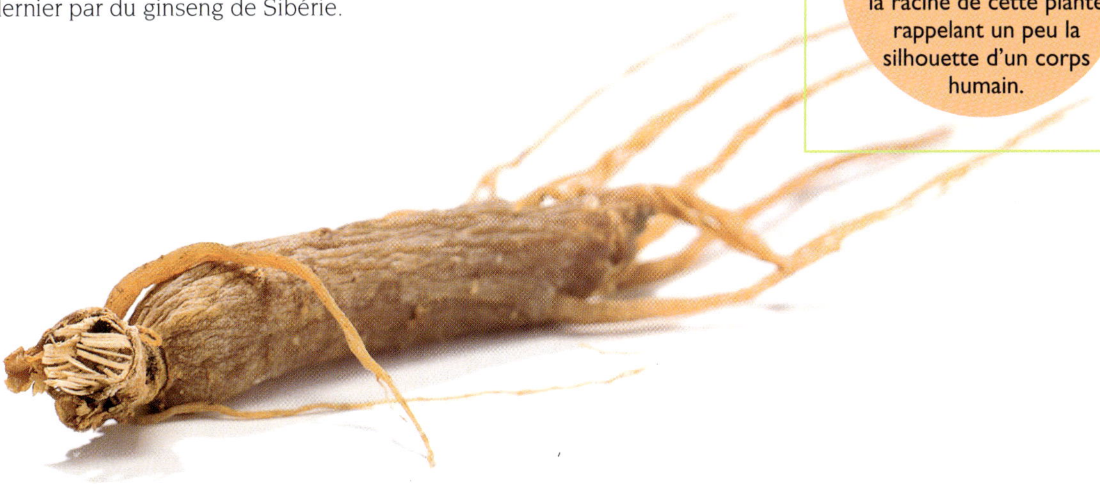

Griffe-du-diable

Harpagophytum procumbens

La griffe-du-diable, ou harpagophytum, a une action contre les inflammations comparable à celle de la cortisone ou de la phénylbutazone, sans en avoir les effets secondaires néfastes. Elle s'est avérée efficace contre les maladies de l'appareil locomoteur.

Indications

- *Agit sur tous les rhumatismes en réduisant l'inflammation et les douleurs.*
- *Atténue l'acuité des poussées d'arthrose en diminuant la raideur articulaire et en relâchant les contractures musculaires périarticulaires.*
- *Traite le terrain arthrosique en diminuant la fréquence des crises.*
- *Atténue les troubles fonctionnels de la digestion.*

Présentation

- Comprimés
- Extrait de plante fraîche
- Gel
- Gélules
- Racine séchée
- Teinture-mère

ATTENTION

- La racine d'harpagophytum ne peut être utilisée qu'après avis médical en cas de calculs biliaires et d'ulcère digestif.

Si vous suivez un traitement médical, consultez votre médecin avant de prendre des compléments.

Qu'est-ce que c'est ?

L'harpagophytum tire son nom du grec *harpago*, qui signifie grappin ou crochet d'abordage, par allusion aux griffes de ses fruits. Ces crochets acérés, qui se fixent dans les parties molles des sabots des animaux et répandent des maladies dans les troupeaux, lui ont aussi valu d'être nommée communément griffe-du-diable. La poudre de racine d'harpagophytum n'est utilisée en Europe que depuis 1953. Cette plante est originaire d'Afrique du Sud, où on l'emploie depuis des siècles pour ses propriétés anti-inflammatoires. Elle a peu à peu gagné la faveur des partisans d'une automédication raisonnée comme alternative de choix aux traitements anti-inflammatoires classiques, tels les dérivés de la cortisone, aux effets secondaires redoutables.

Son rôle dans l'organisme

On a identifié dans la racine de griffe-du-diable de nombreux composants. Les plus importants sont des glucosides spécifiques, les iridoïdes, dont l'harpagoside est le mieux connu. Ces substances inhibent la synthèse des prostaglandines et ont une action anti-inflammatoire, antispasmodique et analgésique (antidouleur). On y a retrouvé également des flavonoïdes (lutéoline, kaempférol) et des phytostérols, qui pourraient renforcer l'activité anti-inflammatoire de l'harpagoside. L'acide chlorogénique présent dans la plante est responsable de sa saveur amère et possède des

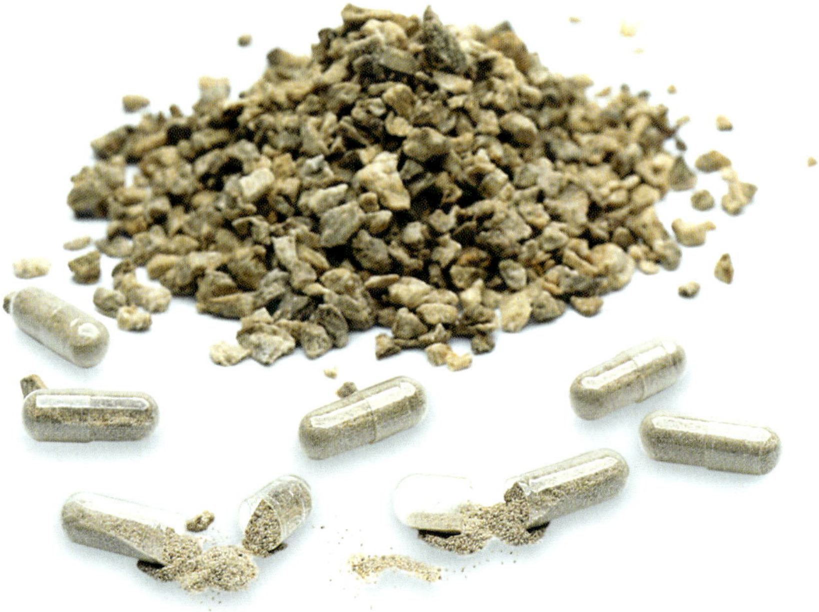

La griffe-du-diable exerce une action anti-inflammatoire souvent comparable à celle des médicaments classiques.

propriétés diurétiques.Tous ces constituants sont présents à des taux très variables selon l'origine de la plante, la date de sa récolte, la nature du sol et les moyens de conservation mis en œuvre. De plus, ils sont difficiles à doser. Cela explique les grandes différences d'efficacité des produits. Il faut donc exiger à l'achat un label de qualité qui garantisse la teneur en principe actif (harpagoside).

Action préventive. La griffe-du-diable est traditionnellement utilisée dans le traitement symptomatique des manifestations articulaires douloureuses. L'arthrose, comme la plupart des maladies rhumatismales chroniques, est une maladie dégénérative héréditaire. La poudre de racine de griffe-du-diable représente l'un des moyens de prévenir ou tout au moins de retarder la survenue de ces troubles. On peut l'utiliser seule ou en association avec d'autres plantes, d'autres compléments alimentaires et certains oligoéléments et vitamines antioxydants, dès la cinquantaine.

Principaux effets bénéfiques. L'harpagophytum joue le rôle d'un anti-inflammatoire naturel contre les maladies rhumatismales en général, et notamment l'arthrose. On observe ses effets bénéfiques contre la douleur, les spasmes, les contractions des muscles et des tendons, et dans le soulagement de la raideur articulaire lors des poussées inflammatoires. Il agit aussi en profondeur pour rééquilibrer le terrain et différer la survenue des crises. Son action contre l'arthrose atteint son maximum avec l'utilisation de cartilage et de collagène de poisson, et d'oligoéléments et vitamines antioxydants (manganèse, cuivre, fer, sélénium, vitamine C, vitamine A, vitamine E). Enfin, elle est efficace contre les poussées aiguës d'arthrite.

Autres effets bénéfiques. Cette plante a également un effet stimulant sur l'ensemble des sécrétions digestives, et notamment sur la production de bile. Sous forme de décoction ou d'infusion, elle peut être utilisée chez des sujets déficients dans ce domaine (enfant à la croissance difficile, convalescent, personne âgée...).

Comment la prendre

Doses. On utilise de l'extrait sec de racine secondaire, titré au minimum entre 1,5 et 2 % d'harpagosides. La dose journalière d'extrait à prendre varie selon les indications. *Pour traiter les troubles de l'appareil articulaire*, prenez 2 à 3 g d'extrait sec chaque jour. *Pour traiter l'inappétence et les troubles de la digestion*, prenez 1,5 g d'extrait sec.

Conseils d'utilisation. La prise doit se faire de 5 à 10 min avant les repas.

Effets secondaires possibles

Les seuls effets secondaires parfois rapportés consistent en de légers troubles digestifs (diarrhée) et sont assez rares. La griffe-du-diable apparaît comme totalement atoxique.

BIEN CHOISIR

- La racine d'harpagophytum est souvent associée à d'autres substances dans des spécialités anti-arthrosiques. Vous devez donc la rechercher dans la liste des ingrédients. Vous la trouverez ainsi souvent associée à la reine-des-prés, à la vergerette du Canada, au frêne, à l'orhosiphon, à la prêle, à l'ortie blanche, à la bardane, au cassis et au saule.
- Vous devez exiger des extraits de « racines secondaires » titrés en harpagoside. En effet, certaines préparations fabriquées à partir de racines primaires n'ont aucune activité.

QUOI DE NEUF ?

De nombreuses études cliniques ont montré que l'harpagophytum était très efficace dans le traitement des troubles dus à l'arthrite chronique. L'une des plus récentes a été menée en France, pendant 4 mois, sur 122 patients (en double aveugle, et en comparaison avec un médicament classique). La griffe-du-diable a entraîné une diminution des douleurs et des raideurs, et a permis de réduire – voire de supprimer – l'usage des médicaments anti-inflammatoires et antidouleur habituellement utilisés par les patients.

Iode

On associe souvent l'iode à l'antiseptique local brun orangé – la teinture d'iode – jadis employé pour désinfecter les écorchures. Mais l'intérêt réel de cet oligoélément tient à son rôle indispensable dans la production de la thyroxine, l'hormone sécrétée par la thyroïde.

Indications

- *Assure le bon fonctionnement de la thyroïde.*
- *Pourrait contribuer au traitement des tumeurs fibrokystiques du sein.*

Présentation

- Ampoules
- Comprimés
- Tablettes
- Sel iodé

ATTENTION

Les carences en iode étant rares dans les pays industrialisés, ne prenez des compléments d'iode que sur prescription médicale.

Qu'est-ce que c'est ?

L'organisme ne renferme que d'infimes quantités d'iode (15 à 20 mg chez l'adulte), et cet oligoélément est rare : on le trouve essentiellement dans l'eau des océans. Le cycle naturel de l'iode passe par son évaporation dans l'atmosphère et sa retombée avec les eaux de pluie. Certaines zones éloignées des océans ou les régions montagneuses de nature granitique ayant subi des périodes de glaciation – Alpes, Andes – ont les sols les plus sévèrement carencés en iode. Dès les années 1920, le gouvernement américain décida d'enrichir en iode un produit alimentaire de base, le sel de table. L'introduction du sel iodé dans l'alimentation des Américains élimina presque totalement l'une des formes les plus sévères d'arriération mentale, connue sous le nom de crétinisme. En France, le sel est parfois iodé, mais pas systématiquement. En dépit de l'importance vitale de cet oligoélément, environ 1,6 milliard de personnes, essentiellement dans les pays en développement, souffrent d'une carence en iode.

Son rôle dans l'organisme

Cas unique parmi les sels minéraux, l'iode n'exerce, semble-t-il, qu'une seule fonction dans l'organisme : il permet à la thyroïde (une glande en forme de papillon entourant la trachée) de fabriquer et de sécréter la thyroxine, une hormone régulant le métabolisme de toutes les cellules de notre corps. Celle-ci joue un rôle déterminant dans le processus de croissance de la plupart des organes, et en particulier du cerveau.

Action préventive. Pendant la grossesse et la période néonatale, un apport d'iode adéquat permet de prévenir l'apparition de certaines formes d'arriération mentale chez le nouveau-né.

Effets bénéfiques. Contrairement à d'autres minéraux, l'iode ne semble jouer un rôle dans le traitement d'aucune maladie, mais il assure le bon fonctionnement de la thyroïde, qui concentre environ 75 % du total de l'iode de l'organisme. Cette glande contrôle les métabolismes énergé-

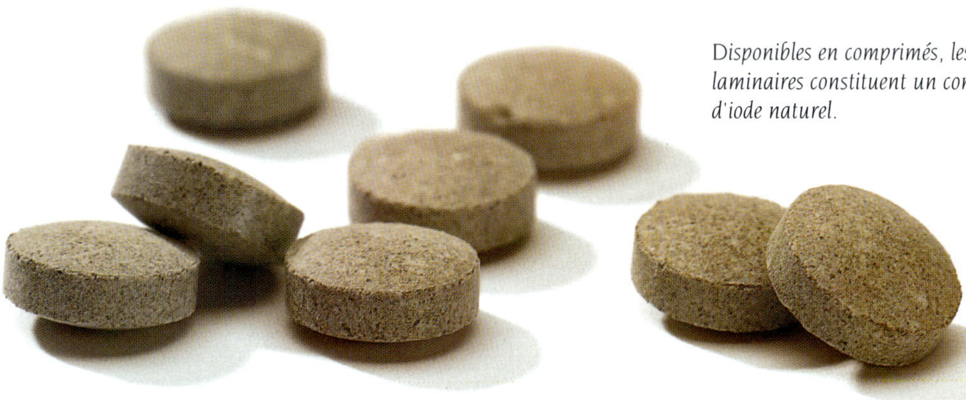

Disponibles en comprimés, les algues laminaires constituent un complément d'iode naturel.

tiques, c'est-à-dire la quantité de calories brûlées par l'organisme et la vitesse de ces transformations. La thyroïde régule aussi la croissance et le développement de l'enfant, les fonctions reproductrices, nerveuses et musculaires, la dégradation des graisses et des protéines, la pousse des ongles et des cheveux et la consommation d'oxygène de chacune des cellules. Il semble que l'iode provenant d'une source organique puisse diminuer les douleurs associées aux tumeurs fibrokystiques du sein, mais il faut dans ce cas consulter le médecin pour prendre ce complément.

Vos besoins

La dose quotidienne d'iode conseillée est de 150 µg chez l'adulte, homme ou femme. Dans 1 cuill. à café (1 g) de sel iodé, on trouve environ 15 µg d'iode, mais ce minéral est présent dans beaucoup d'autres aliments.

⊖ **En cas d'apport déficitaire.** Les carences en iode se traduisent par une augmentation du volume de la thyroïde, connue sous le nom de goitre, destinée à capter le maximum d'iode présent dans le sang pour combler le déficit. Si un apport en iode insuffisant peut réduire la production d'hormones thyroïdiennes (hypothyroïdie), cette affection est plus souvent due à un trouble d'origine auto-immune (lorsque le système immunitaire se retourne contre lui-même) connu sous le nom de myxœdème. L'hypothyroïdie se caractérise par de la fatigue, une sécheresse de la peau, une augmentation du taux de lipides sanguins, une raucité de la voix, un ralentissement des réflexes et une certaine confusion mentale.

⊕ **En cas d'apport excédentaire.** Les risques de surcharge en iode sont très faibles, même en dépassant largement les quantités recommandées. Toutefois, si on absorbe plus de 20 ou 30 fois la dose conseillée, différents symptômes peuvent apparaître : goût métallique et douleurs dans la bouche, gonflement des glandes salivaires, diarrhée, vomissements, maux de tête, difficultés à respirer. Paradoxalement, l'apparition d'un goitre peut également être due à un apport d'iode excessif, principal cause de thyrotoxicose. Cette affection peut aussi être liée à une sécrétion excessive d'hormones thyroïdiennes (hyperthyroïdie), entraînant une hyperactivité, des réflexes rapides, de l'anxiété et une perte de poids.

Comment le prendre

Doses. Les besoins en iode sont presque toujours couverts par l'alimentation quotidienne, surtout si l'on mange régulièrement du poisson et des fruits de mer et que l'on utilise du sel iodé. L'iode est souvent présent aussi dans de nombreux compléments polyvitaminiques. Les personnes souffrant de problèmes thyroïdiens doivent impérativement consulter leur médecin avant de prendre des compléments qui renferment de l'iode.

Conseils d'utilisation. Prescrits par un médecin, les compléments d'iode peuvent être absorbés à tout moment de la journée.

Sources alimentaires

En dehors du sel iodé (facile à consommer quotidiennement), le poisson et les fruits de mer sont, avec les algues, les meilleures sources alimentaires d'iode. Dans les régions côtières, où le sol est souvent riche en iode, les laitages produits par les vaches broutant sur ces terres en contiennent des quantités appréciables, de même que les fruits, les légumes et céréales qui y sont cultivés.

QUOI DE NEUF ?

En France, il existe encore des zones touchées par la carence en iode : les Pyrénées, les Landes, le Massif central, la Franche-Comté et l'Alsace. Dans ces régions, 10 à 20 % des femmes développent un petit goitre durant la grossesse ou après la ménopause.

LE SAVIEZ-VOUS ?

Il est prouvé que le tabagisme augmente les risques de déficit en iode, de même que la malnutrition et les carences en sélénium et en vitamine A.

INFOS PLUS

- Si les magasins de produits diététiques vantent souvent les mérites du sel de mer, celui-ci, contrairement à certains sels de table, n'est pas enrichi en iode et ne permet pas d'assurer un apport complémentaire contrôlé.
- L'analyse de dix études différentes réalisées dans des pays où les carences en iode sont fréquentes a prouvé qu'un déficit en iode affectait les capacités motrices, réduisant le temps de réaction, la dextérité, la coordination des mouvements et la force musculaire. Cette analyse, effectuée par des chercheurs de l'UNICEF, a également révélé que le coefficient intellectuel des personnes carencées était inférieur à celui des autres sujets.

Kawa

Piper methysticum

Originaire du Pacifique Sud, le kawa a sans doute été utilisé au XVIIIe siècle par le navigateur anglais James Cook et son équipage pour combattre le stress durant les expéditions. Appréciée pour ses vertus sédatives, cette plante connaît aujourd'hui un succès grandissant.

Indications

- *Combat l'anxiété.*
- *Calme le stress et la tension.*
- *Favorise le sommeil.*
- *Soulage la douleur.*

Présentation

- Ampoules
- Comprimés
- Extrait de plante fraîche
- Gélules
- Tablettes
- Teinture-mère

ATTENTION

- Le kawa est contre-indiqué pendant la grossesse et l'allaitement.
- Ne prenez pas de kawa si vous souffrez de la maladie de Parkinson : cela pourrait aggraver vos symptômes.

Si vous suivez un traitement médical, consultez votre médecin avant de prendre des compléments.

Qu'est-ce que c'est ?

Le kawa (ou kava) est un arbuste de la famille du poivrier originaire de Polynésie ; il est aujourd'hui cultivé dans de nombreuses îles du Pacifique Sud. Doté de feuilles persistantes en forme de cœur, le kawa porte des fleurs stériles et se multiplie exclusivement par division de ses racines rhizomateuses, épaisses et noueuses, qui pèsent jusqu'à 10 kg. On désigne également sous le nom de kawa la boisson traditionnelle que l'on prépare en écrasant la racine de cette plante et en l'additionnant d'eau ou de lait de coco avant de filtrer le tout dans des coques de noix de coco. Dans les îles du Pacifique, le kawa joue depuis des milliers d'années un rôle essentiel dans la vie sociale et les rituels religieux. Là-bas, jamais une cérémonie ou une réception ne s'achèvent sans kawa, qu'il s'agisse d'accueillir un membre de la famille royale ou d'une simple fête entre voisins ; cette boisson remplit une fonction sociale comparable à celle de l'alcool dans nos sociétés : elle favorise la détente et stimule la conversation.

Son rôle dans l'organisme

On a pu isoler dans la racine de kawa différents composants, dont les plus caractéristiques sont les kawalactones. Ces substances sont dotées de propriétés physiologiques originales : elles agissent probablement sur le système limbique du cerveau, qui assure, entre autres, le contrôle des émotions. Selon certains chercheurs, leurs effets rappelleraient à la fois ceux des neuroleptiques et ceux des benzodiazépines. Elles agissent par ailleurs comme des sédatifs légers, et possèdent une action anesthésiante locale, tout en ayant un effet relaxant sur la musculature et en étant capables de diminuer les spasmes.

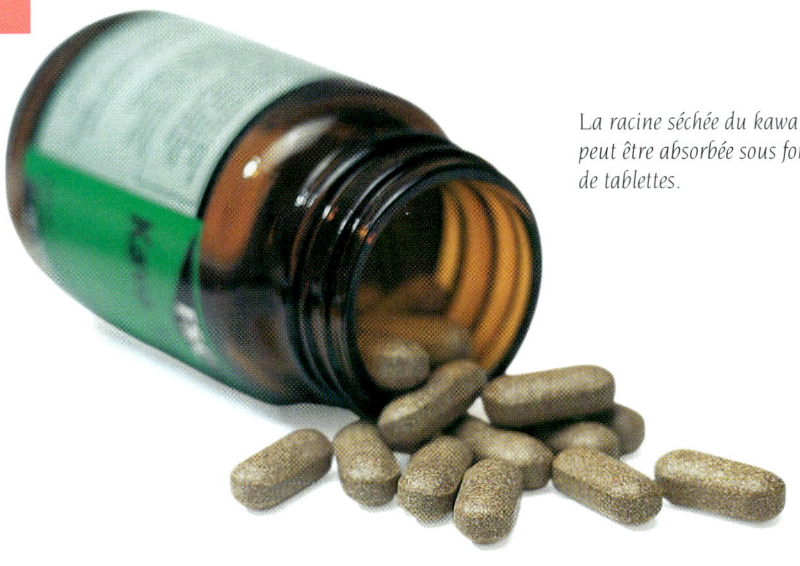

La racine séchée du kawa peut être absorbée sous forme de tablettes.

Principaux effets bénéfiques. Le kawa est d'abord indiqué dans le traitement de l'anxiété et se révèle efficace pour réduire le stress et la nervosité. Il est également conseillé en cas de dépression légère et moyenne. Ses vertus sédatives favorisent le sommeil. Cette plante peut exercer un effet apaisant sur les personnes qui essaient d'arrêter de fumer ou de boire. Contrairement aux tranquillisants classiques, le kawa n'émousse pas les facultés intellectuelles, et certains travaux indiquent qu'il aurait même tendance à stimuler la vivacité de l'esprit. Curieusement, c'est une plante qui entraîne rarement une accoutumance.

Autres effets bénéfiques. Le kawa est doté de propriétés antibactériennes et a été utilisé pour lutter contre les infections urinaires. Ses effets antalgiques se révèlent précieux dans le traitement des douleurs musculaires, ainsi que de toutes sortes de douleurs chroniques. Il favorise en outre le relâchement des muscles, d'où son utilité pour soulager les spasmes musculaires. Chez certains épileptiques, le kawa semble prévenir les crises de façon pratiquement aussi efficace que les anticonvulsivants classiques. Enfin, des études – bien qu'encore à un stade préliminaire – permettent de penser que cette plante pourrait favoriser la guérison des victimes d'une attaque cérébrale en limitant l'apparition de lésions cérébrales irréversibles.

Comment le prendre

Doses. La dose journalière généralement recommandée est de 60 à 120 mg de kawalactones (voir le dosage de l'extrait ou des gélules), à répartir en 3 fois dans la journée, ou de 1 à 3 ml de teinture-mère 3 fois par jour. Consultez votre médecin si vous prenez du kawa depuis plus de 3 mois, car un usage prolongé de cette plante augmente les risques d'effets secondaires.

Conseils d'utilisation. Ne dépassez pas les doses recommandées. Un surdosage peut provoquer une intoxication, de la somnolence ou un phénomène de désorientation. Lorsque l'on prend du kawa, il est préférable de ne pas consommer d'alcool, qui potentialise les effets du premier.

Le kawa agit très vite, en quelques minutes. Toutefois, chez les personnes souffrant d'une forte anxiété, ses effets bénéfiques n'apparaissent parfois qu'après plusieurs semaines de traitement. Le kawa peut être associé à des plantes médicinales dont l'action s'exerce sur le cerveau, comme le millepertuis, aux effets antidépresseurs.

Effets secondaires possibles

Lorsque le kawa est utilisé en tant que complément nutritionnel, les effets secondaires sont rares (parfois quelques troubles gastriques). On a cependant rapporté des éruptions cutanées de type allergique, éventuellement accompagnées de photosensibilisation, et signalé de rares cas de troubles hépatiques plus graves. Les Polynésiens, qui consomment régulièrement la boisson locale préparée avec du kawa, ont parfois la peau qui jaunit (sur le visage d'abord, puis sur tout le corps), sèche et se desquame. Si vous présentez l'un de ces symptômes, cessez immédiatement d'utiliser cette plante.

BIEN CHOISIR

- Achetez des extraits titrés à 30 % au minimum de kawalactones.
- Choisissez du kawa extrait de la racine de la plante, plutôt qu'un produit contenant uniquement des kawalactones purifiées : celles-ci ne sont pas aussi efficaces que les extraits de racine, qui renferment d'autres constituants agissant en synergie avec elles.

QUOI DE NEUF ?

Dans le cadre d'une vaste étude réalisée dans plusieurs centres médicaux européens, 101 patients souffrant d'une forte anxiété depuis longtemps ont reçu, selon les cas, 100 mg d'extrait de kawa 3 fois par jour ou un placebo. Au bout de 24 semaines, 76 % des patients ayant pris du kawa ont déclaré se sentir mieux, contre 51 % dans le groupe prenant un placebo. En revanche, il a fallu 8 semaines avant que les effets bénéfiques du kawa ne se fassent sentir de façon significative alors que, lors de précédentes études, ils étaient apparus au bout de 3 à 4 semaines. On suppose que cela est dû à la gravité et à l'ancienneté de l'état des derniers patients testés.

LE SAVIEZ-VOUS ?

Ce sont les pigments flavonoïdes jaunes du kawa (les flavokawines) qui sont responsables du jaunissement de la peau des personnes qui consomment souvent cette plante.

Lécithine et choline

Ces deux nutriments sont indispensables au bon fonctionnement des cellules de notre organisme. Étroitement apparentés, ils jouent un rôle particulièrement important dans le maintien en bonne santé des systèmes hépatique et nerveux.

Indications

- *Protègent les cellules hépatiques.*
- *Favorisent la prévention des calculs biliaires.*
- *Réduiraient le risque de maladies cardio-vasculaires.*
- *Pourraient stimuler la mémoire et améliorer les fonctions cérébrales.*

Présentation

- Capsules molles
- Comprimés enrobés
- Gélules
- Granulés
- Poudre

ATTENTION

Si vous suivez un traitement médical, consultez votre médecin avant de prendre des compléments.

Qu'est-ce que c'est ?

La lécithine est un phospholipide présent dans de nombreux aliments, qu'ils soient d'origine végétale (graines de soja, cacahuètes, noix du Brésil, germes de blé, légumes verts à feuilles...) ou d'origine animale (jaune d'œuf, foie, abats, viande, poisson...). Dans l'organisme, elle est concentrée dans le tissu nerveux et les cellules cérébrales. La lécithine renferme environ 10 à 20 % de phosphatidylcholine, une substance importante car elle est source de choline. Cette dernière est parfois nommée vitamine B7 ou encore vitamine J, car elle est aujourd'hui souvent considérée comme un nutriment essentiel, au même titre que les vitamines.

Leur rôle dans l'organisme

La lécithine et la choline sont nécessaires à de nombreuses fonctions de l'organisme. Elles participent à la formation des membranes cellulaires, et particulièrement celles du cerveau et des nerfs. Elles sont indispensables à la reproduction et au développement du fœtus, puis durant toute la croissance. La choline est un précurseur de l'acétylcholine, un constituant des tissus cérébraux et un neurotransmetteur qui joue un rôle important dans la transmission de l'influx nerveux, la mémoire et le contrôle des muscles. On pensait jusqu'à ces derniers temps qu'elle pouvait être synthétisée dans l'organisme à partir de la sérine, un acide aminé. Mais on estime à présent qu'un apport suffisant de choline (ou de lécithine) doit être fourni par les aliments (ou, si nécessaire, par des compléments alimentaires) pour assurer le bon fonctionnement de l'organisme.

La lécithine et plus encore la choline sont aussi de très bons protecteurs des cellules hépatiques et pourraient avoir une action favorable sur le système cardio-vasculaire.

Principaux effets bénéfiques. La lécithine et la choline sont utilisées dans le traitement des maladies du foie et de la vésicule biliaire. La lécithine entre dans la composition de la bile, le liquide qui contribue à la digestion des graisses, et son insuffisance entraîne la formation de calculs

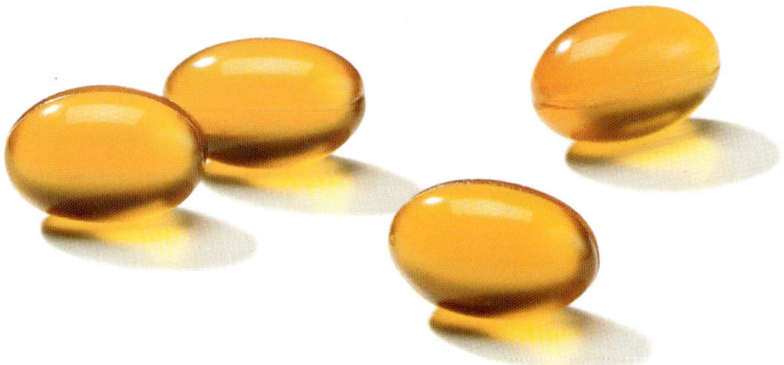

Les compléments de lécithine se présentent sous des formes variées, et notamment en capsules molles.

biliaires. Un complément de lécithine ou de phosphatidylcholine, son extrait purifié, permettrait de soigner ou de prévenir cette affection. La choline entre souvent dans la composition de compléments hépatoprotecteurs, dans lesquels elle est généralement associée à d'autres substances qui stimulent le foie, telle la méthionine (un acide aminé soufré), ou à des plantes comme le chardon-Marie et le pissenlit. Ces préparations lipotropes préviennent la formation de dépôts graisseux dans le foie (stéatose), améliorent l'écoulement des graisses et du cholestérol dans la vésicule biliaire et le foie, qu'elles aident à éliminer les toxines. Elles se révèlent particulièrement efficaces pour soigner les affections du foie ou de la vésicule telles que l'hépatite, la cirrhose ou les calculs biliaires.

Autres effets bénéfiques. La lécithine ainsi que la choline sont couramment préconisées en cas de cholestérol sanguin trop élevé. Elles pourraient aider à réduire le taux d'homocystéine dans le sang, ce qui diminue le risque de maladies cardio-vasculaires. Par ailleurs, ces deux substances ont été testées pour améliorer la mémoire des personnes atteintes de la maladie d'Alzheimer, prévenir les malformations du tube neural chez le fœtus (spina-bifida) et traiter les mouvements convulsifs et les tics (dyskinésie tardive) déclenchés par des médicaments antipsychotiques. Des études plus approfondies sont néanmoins encore nécessaires pour déterminer leur efficacité réelle sur ces diverses pathologies.

Comment les prendre

Doses. La lécithine est généralement prescrite à raison de 2 gélules 2 fois par jour. Elle existe aussi sous forme de granulés : 1 cuill. à café contient 1 200 mg de lécithine. La choline peut-être obtenue à partir de la lécithine (alimentaire ou fournie par les compléments), mais elle est aussi proposée sous forme de phosphatidylcholine (500 mg 3 fois par jour) ou de choline pure (500 mg 2 fois par jour). Elle est parfois intégrée dans des spécialités lipotropes, dans des préparations de vitamines du groupe B et des compléments polyvitaminiques.

Conseils d'utilisation. Pour une meilleure absorption, prenez la lécithine et la choline au cours des repas. La lécithine en granulés a un goût de noisette et peut être parsemée sur les aliments ou additionnée à des boissons.

Effets secondaires possibles

À haute dose, la lécithine et la choline peuvent provoquer des sueurs, des nausées, des vomissements, des ballonnements et de la diarrhée. De très fortes doses de choline (10 g par jour) peuvent donner à la transpiration une odeur de poisson ou entraîner une arythmie cardiaque.

QUOI DE NEUF ?

Une insuffisance en choline entraîne rapidement des troubles. Chez des volontaires adultes ayant suivi pendant 30 jours un régime alimentaire artificiellement carencé en choline, on a constaté une augmentation des enzymes hépatiques, symptôme manifeste de troubles hépatiques. Leur foie s'est remis à fonctionner normalement dès qu'ils ont absorbé de la choline.

Selon une récente étude menée sur des rats, la choline aurait des effets bénéfiques sur la mémoire. Des rats femelles ayant reçu un complément de choline ont eu des petits dotés d'une mémoire et de capacités d'apprentissage nettement supérieures à ceux dont la mère avait été nourrie de façon classique.

LE SAVIEZ-VOUS ?

La lécithine est souvent utilisée dans l'industrie alimentaire comme émulsifiant et stabilisateur des corps gras, notamment dans les glaces, le chocolat, la margarine et les sauces de salades.

INFOS PLUS

- Aux États-Unis, la Food and Drug Administration préconise un apport journalier de choline de 550 mg pour l'homme et de 425 mg pour la femme. Or l'alimentation en apporte entre 500 et 1 000 mg par jour, sauf si l'on réduit fortement sa consommation d'abats et d'œufs.

Levure de bière et germe de blé

Levure de bière et germe de blé sont deux compléments alimentaires traditionnellement utilisés depuis plus d'un siècle pour leurs effets bénéfiques sur la santé. L'un et l'autre sont particulièrement riches en vitamines.

Indications

Levure de bière

- *Régule tous les grands métabolismes.*
- *Diminue les effets du vieillissement.*
- *Atténue les troubles de la peau et des phanères.*
- *Agit contre les petites dépressions réactionnelles.*
- *Régule les troubles du transit intestinal.*

Germe de blé

- *Diminue les effets du vieillissement.*
- *Participe aux mécanismes de détoxication.*
- *Contribue à l'équilibre vitaminique et minéral de l'alimentation.*

Présentation

- Comprimés
- Gélules
- Poudre

ATTENTION

- En cas d'intolérance ou d'allergie au blé ou aux levures, vous devez vous abstenir de prendre ces compléments alimentaires. La levure est déconseillée en cas d'infections récurrentes par les candidas (mycose).

Si vous suivez un traitement médical, consultez votre médecin avant de prendre des compléments.

Qu'est-ce que c'est ?

La levure de bière est un micro-organisme unicellulaire, appelé *Saccharomyces cerevisiae*, qui est utilisé dans la fermentation de la bière. Pour préparer ce complément alimentaire, des cultures du micro-organisme sont centrifugées et déshydratées, le plus souvent par lyophilisation. On obtient alors une poudre ocre jaune que l'on peut mélanger aux aliments.

Le germe de blé, comme son nom l'indique, est la partie du grain de blé qui contient l'embryon de la future plante. Il est séparé de la graine, puis séché et réduit en une poudre de couleur jaune pâle que l'on peut utiliser en l'état.

Leur rôle dans l'organisme

L'intérêt de la levure de bière et du germe de blé réside dans leur composition spécifique, notamment leur richesse en vitamines, minéraux et oligoéléments. La levure de bière renferme de nombreux acides aminés essentiels (que le corps humain ne sait pas synthétiser), une quantité remarquablement élevée de chrome très bien assimilé, et toutes les vitamines du groupe B. Celles-ci interviennent dans tous les grands métabolismes : utilisation du glucose pour la production de l'énergie cellulaire, transmission de l'influx nerveux, synthèse des graisses, stockage de l'énergie, synthèse des acides gras, des acides nucléiques, des acides aminés, nutrition des tissus.

2 cuill. à café de levure de bière fournissent près de 10 % de l'apport nutritionnel conseillé.

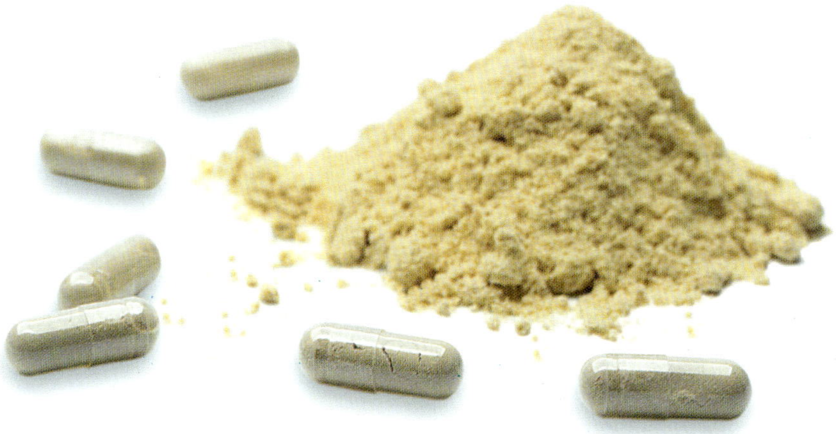

Le germe de blé, pour sa part, est particulièrement riche en protéines, en sélénium, en zinc et en plusieurs vitamines B. Mais il est surtout renommé pour sa richesse en vitamine E, dont on connaît aujourd'hui le très fort pouvoir antioxydant. Cette vitamine est désormais reconnue comme l'un des chefs de file des molécules antioxydantes. Elle opère en synergie avec la vitamine C, le bêta-carotène, la vitamine A et différents oligoéléments – manganèse, cuivre, fer et sélénium, pour ne citer que les plus importants. Tous ces micronutriments agissent comme cofacteurs d'enzymes capables de neutraliser les radicaux libres en excès dans les cellules, notamment les superoxydes dismutases, les catalases, les oxydases et le glutathion peroxydase.

Principaux effets bénéfiques. En fonction des effets décrits ci-dessus, on comprend que ces deux compléments alimentaires puissent être utilisés en cure préventive, particulièrement chez ceux qui ne bénéficient pas d'une alimentation équilibrée (personnes âgées et adolescents en particulier). Ils sont très utiles également dans le cadre d'un régime restrictif, dans lequel ils peuvent compenser d'éventuelles carences vitaminiques et minérales.

Autres effets bénéfiques. Cliniquement, l'effet attendu des vitamines B et E et des antioxydants est de réguler tous les grands métabolismes, toutes les grandes fonctions et, singulièrement, de ralentir les effets du vieillissement cellulaire. De plus, ils participent à tous les mécanismes de détoxication, entre autres pour éliminer les molécules étrangères comme les médicaments de synthèse, les produits de la pollution, notamment atmosphérique, et pour lutter contre les effets du tabac et de l'alcool.

Comment les prendre

Doses. Les gélules et comprimés de levure de bière sont généralement dosés entre 350 et 450 mg de poudre contenant environ 35 milliards de cellules déshydratées de saccharomyces. Vous pouvez en absorber 2 à 4 par jour, en cure de 1 mois. Si la levure de bière est présentée en poudre, les doses préconisées varient entre 1 et 4 cuill. à café par jour. Les gélules de germe de blé contiennent également 350 à 450 mg du produit. On recommande 4 à 6 gélules par jour en cure de 1 mois. Sous forme de poudre, la dose conseillée de germe de blé est de 1 à 3 cuill. à soupe par jour.

Conseils d'utilisation. Ces deux compléments alimentaires se prennent avant ou pendant les principaux repas. Il est raisonnable d'en faire des cures de plus en plus fréquentes avec l'âge.

Effets secondaires possibles

Levure de bière et germe de blé sont de véritables compléments alimentaires. Ils ne présentent donc aucun effet secondaire indésirable. Cependant, l'utilisation de trop grandes quantités de levure de bière (plus de 4 cuill. à café par jour) peut entraîner des ballonnements et des flatulences. Il suffit de diminuer les doses pour voir ces effets indésirables disparaître.

BIEN CHOISIR

- Levure de bière et germe de blé sont parfois associés à d'autres substances, notamment dans des produits antiradicalaires. Vous devez alors les rechercher dans la liste des ingrédients.

QUOI DE NEUF ?

Des travaux récents ont montré que l'organisme utilisait mieux les vitamines naturelles contenues dans des produits alimentaires que les vitamines de synthèse, qui ont pourtant la même formule. Ce phénomène inexpliqué incite à chercher une autre spécificité dans les molécules issues du monde vivant.

Les recherches sur le vieillissement s'orientent de plus en plus vers le rôle agressif, sur les membranes cellulaires, des radicaux libres en excès contenus dans les cellules. L'augmentation de la longévité constatée dans les pays développés serait peut-être due à une meilleure alimentation, avec une consommation accrue de légumes, de fruits et de compléments alimentaires végétaux, sources de molécules antioxydantes.

INFOS PLUS

- Jusque dans les années 1970, la vitamine E était considérée comme n'intervenant que dans les mécanismes de la reproduction du rat de laboratoire. Depuis, la découverte des antioxydants et de leur rôle lui a donné son statut de vitamine essentielle pour l'homme.

Magnésium

Le magnésium est sans doute l'un des minéraux les plus indispensables à notre santé. Selon les chercheurs, il interviendrait dans plus de 300 systèmes enzymatiques et pourrait contribuer à prévenir ou à combattre de nombreuses affections chroniques.

Indications

- *Aide à traiter la spasmophilie et la dépression.*
- *Contribue à prévenir l'arythmie et les maladies cardio-vasculaires.*
- *Peut soulager les symptômes de la fatigue musculaire chronique.*
- *Contribue à lutter contre l'hypertension artérielle.*
- *Pourrait atténuer l'intensité des manifestations d'allergie.*
- *Soulage les symptômes du syndrome prémenstruel.*

Présentation

- Ampoules
- Comprimés
- Gélules
- Granulés
- Tablettes

ATTENTION

- En cas de troubles rénaux, consultez votre médecin avant de prendre du magnésium.
- Le magnésium peut réduire l'efficacité des tétracyclines, une famille d'antibiotiques.

Si vous suivez un traitement médical, consultez votre médecin avant de prendre des compléments.

Qu'est-ce que c'est ?

L'organisme humain contient en moyenne 25 g de magnésium, concentré en majorité dans les os et les muscles squelettiques, le reste se répartissant entre les nerfs et différents organes (cœur, foie, tube digestif, reins, etc.). L'élimination du magnésium augmente sous l'effet du stress, de certains troubles ou traitements médicamenteux, ainsi que d'une activité physique intense. L'alimentation actuelle, riche en produits raffinés, n'en fournissant pas toujours suffisamment, des compléments nutritionnels sont parfois nécessaires. On les trouve sous plusieurs formes : aspartate, carbonate, citrate, gluconate, oxyde, ou encore sulfate de magnésium, etc.

Son rôle dans l'organisme

Le magnésium intervient dans la transformation des aliments en énergie, la transmission de l'influx nerveux, le relâchement des muscles et la formation des os et des dents. Agissant avec le calcium et le potassium, il régularise le rythme cardiaque et participe à la production de l'insuline.

Action préventive. Selon de récentes recherches, le magnésium aurait des vertus hypotensives et favoriserait le rétablissement après un infarctus en inhibant la formation de caillots de sang, ainsi qu'en évitant les spasmes artériels et les arythmies cardiaques dangereuses.

Un apport adéquat de magnésium contribuerait à prévenir le diabète non insulinodépendant (type II). Des chercheurs américains ont mesuré les taux de magnésium de plus de 12 000 personnes non diabétiques, qu'ils ont suivies pendant 6 ans pour étudier la fréquence de l'apparition de cette maladie. Ils ont constaté que, chez les sujets dont le taux de magnésium était le plus bas, le risque d'être atteint de diabète était de 94 % supérieur à celui des sujets en ayant un taux élevé. Il reste encore à déterminer si les compléments de magnésium permettraient de prévenir cette maladie.

Effets bénéfiques. Le magnésium décontracte les muscles, ce qui le rend utile dans le traitement des blessures des sportifs, de la fatigue chronique et de la fibromyalgie. Il semble efficace contre le syndrome prémenstruel, notamment pour soulager les crampes abdominales, et renforcerait la densité des os chez les femmes ménopausées, prévenant l'ostéoporose. Le magnésium favorise en outre le traitement de l'asthme

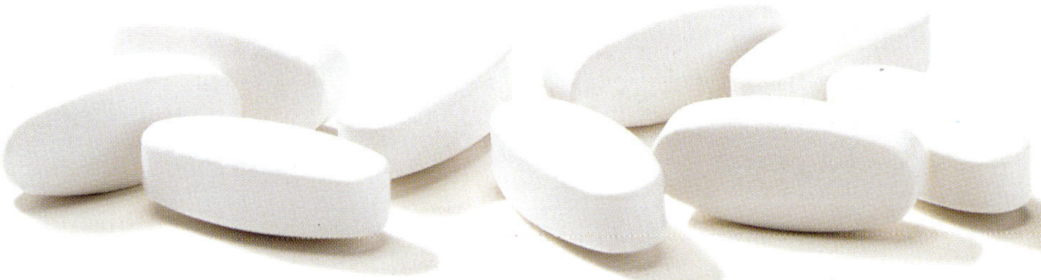

et de la bronchite, car il dilate les voies respiratoires. Son rôle dans la prévention ou le traitement des allergies et des migraines n'est pas formellement attesté, mais une étude a révélé qu'il pourrait renforcer l'action du Sumatriptan, un médicament antimigraineux classique.

Vos besoins

L'apport journalier conseillé en magnésium est de 420 mg pour l'homme et de 360 mg pour la femme. Il peut être augmenté dans un but curatif.

En cas d'apport déficitaire. Une carence, même légère, augmenterait les risques de maladie cardio-vasculaire et de diabète. Elle peut aussi provoquer des manifestations de spasmophilie (hyperexcitabilité neuromusculaire) ou d'allergie, et diminuer la résistance aux infections. Un déficit sévère peut se manifester par une arythmie cardiaque, de la fatigue, de la dépression, des crampes musculaires, voire des crises de tétanie ou des convulsions, de l'irritabilité, de l'hypernervosité et de la confusion mentale.

En cas d'apport excédentaire. Un excès peut entraîner diarrhée et nausées. En cas d'atteinte rénale, quand l'organisme est incapable d'éliminer le surplus par les urines, on observe faiblesse musculaire, léthargie, confusion et difficultés respiratoires. Mais ce surdosage n'a lieu qu'avec une supplémentation mal contrôlée.

Comment le prendre

Doses. *Pour la prévention des maladies cardio-vasculaires*, 400 mg par jour. *Contre l'arythmie cardiaque et l'asthme, après une défaillance cardiaque, et contre la fatigue chronique*, prenez-en 200 mg, de préférence sous forme de citrate de magnésium, 2 à 3 fois par jour. *Contre le diabète et l'hypertension artérielle*, 500 à 600 mg par jour. Il est conseillé, sauf indications particulières, de ne pas dépasser un apport total – alimentation plus complément – de 770 mg pour l'homme et 710 mg pour la femme.

Conseils d'utilisation. Le magnésium est mieux absorbé s'il est pris au cours d'un repas. En cas de diarrhée, réduisez les doses ou essayez le gluconate de magnésium, mieux toléré par le système digestif.

Sources alimentaires

Les céréales complètes, les fruits secs, les légumineuses, les légumes à feuilles vert foncé, les coquillages, le chocolat noir et certaines eaux minérales (regardez les étiquettes) sont riches en magnésium.

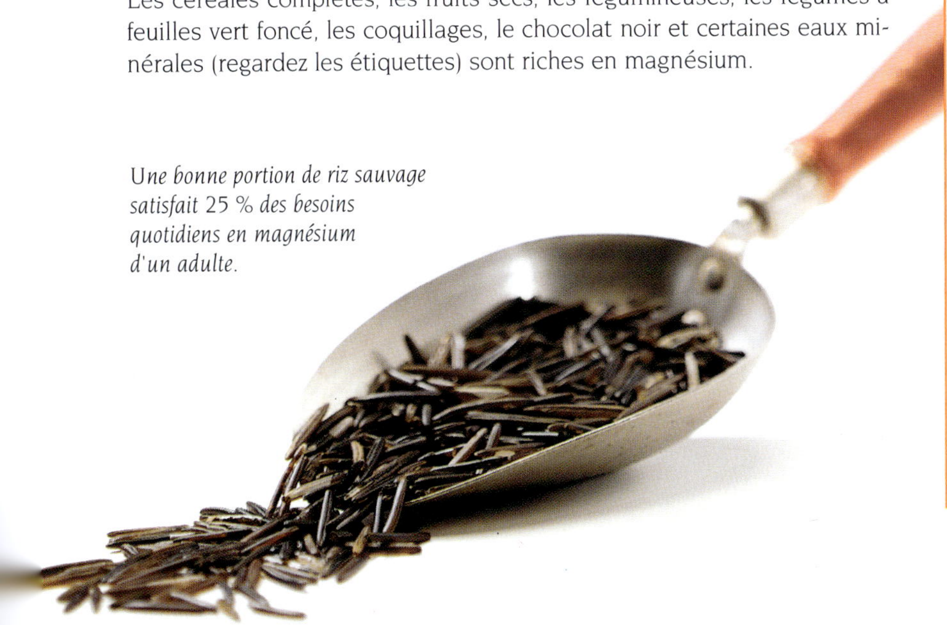

Une bonne portion de riz sauvage satisfait 25 % des besoins quotidiens en magnésium d'un adulte.

QUOI DE NEUF ?

Le magnésium fait baisser la tension artérielle : c'est ce qui ressort d'une étude menée auprès de 60 femmes et hommes hypertendus. En moyenne, leur pression systolique (le chiffre le plus élevé) a baissé de 2,7 points, tandis que leur pression diastolique (le chiffre le plus bas) a diminué de 1,5 point. Une diminution de la tension artérielle de quelques points suffit pour réduire les risques d'infarctus et d'attaque cérébrale.

LE SAVIEZ-VOUS ?

L'eau dite dure est meilleure pour la santé que l'eau adoucie. Elle contient du calcium, mais aussi du magnésium et d'autres minéraux. Si votre eau est trop douce, prenez du magnésium.

INFOS PLUS

- Si vous prenez des compléments de magnésium, associez-les à des compléments de calcium. Un rapport déséquilibré entre ces deux minéraux peut en effet réduire leurs effets bénéfiques respectifs.
- En France, 18 % des hommes et 23 % des femmes suivis par l'enquête SU.VI.MAX ont des apports en magnésium inférieurs aux deux tiers des apports recommandés, et constituent donc des sujets à risque.
- C'est sous forme de citrate de magnésium que l'organisme absorbe le mieux le magnésium.

Manganèse

Le manganèse est un oligoélément majeur, indispensable à la fois dans les mécanismes de lutte contre les radicaux libres en excès et pour le maintien d'un bon équilibre énergétique au sein des cellules. Il assure donc un rôle éminemment protecteur des cellules.

Indications

- *Combat la fatigue et l'asthénie.*
- *Soutient les convalescents, notamment après une maladie grave.*
- *Atténue les suites de l'accouchement.*
- *Participe au processus immunitaire.*

Présentation

- Comprimés
- Gélules
- Solution buvable

ATTENTION

Les seuls risques d'intoxication possibles concernent les ouvriers qui travaillent dans l'industrie du manganèse. En aucun cas les doses utilisées en automédication ne peuvent être toxiques, même si l'on se trompe de posologie.

Si vous suivez un traitement médical, consultez votre médecin avant de prendre des compléments.

Qu'est-ce que c'est ?

Déjà identifié dans le règne végétal, où il est indispensable à la synthèse chlorophyllienne, le manganèse doit ses lettres de noblesse au célèbre chimiste français Gabriel Bertrand, qui a découvert en 1896 son action essentielle chez l'homme comme cofacteur d'activité enzymatique.

Indispensable à de nombreuses fonctions de l'organisme, le manganèse se trouve dans le sol, donc dans tous les aliments végétaux et animaux. Le corps humain en contient de 12 à 20 mg. Il est présent dans tout le corps, mais c'est dans le foie, les reins et le pancréas qu'il est le plus abondant.

Son rôle dans l'organisme

Le manganèse agit en synergie avec de nombreux systèmes enzymatiques de l'organisme, et plus spécialement comme antioxydant pour protéger les membranes et l'ADN des cellules contre les radicaux libres en excès. Il fait partie d'au moins deux enzymes antioxydantes, regroupées sous le nom de super-oxyde dismutase.

Des apports insuffisants en manganèse peuvent entraîner des troubles osseux. Cependant, il est désormais acquis que la carence alimentaire en manganèse est impossible, sauf chez les sujets très malades qui ne sont nourris que par intraveineuse. Cependant, de très petites quantités de cet oligoélément (au moins 100 fois inférieures à la dose alimentaire), prises par voie orale avant les repas, ont des effets réels de régulation, notamment sur l'état général et les défenses immunitaires.

Principaux effets bénéfiques. Le manganèse est nécessaire à de nombreuses fonctions : la reproduction, la croissance osseuse – en favorisant la synthèse de la matrice de l'os et du cartilage –, le sens de l'équilibre, le fonctionnement cérébral et, dans chaque cellule, le maintien de l'intégrité des mitochondries. Ce petit organite de la cellule est en effet

Le manganèse jour un rôle primordial dans la production d'énergie par chaque cellule.

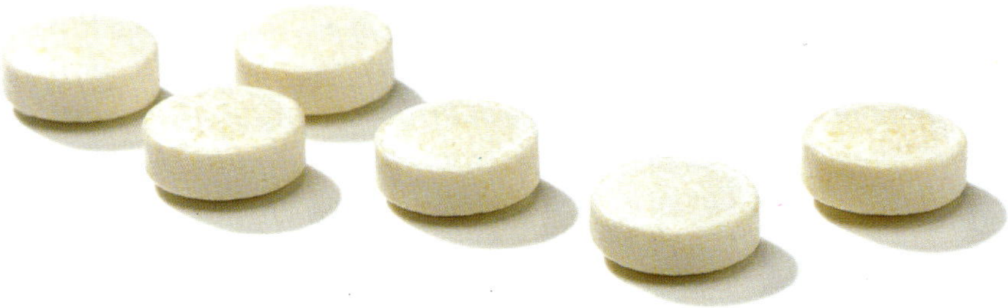

spécialisé dans la production d'énergie à partir du seul sucre que la cellule sache utiliser : le glucose. Il est l'usine énergétique de la cellule. La teneur en manganèse est beaucoup plus élevée dans la mitochondrie, où l'on trouve la majorité des enzymes qui l'utilisent comme cofacteur.

Autres effets bénéfiques. Le manganèse exerce une activité de régulation sur le taux de sucre dans le sang en agissant sur la fabrication de l'insuline et le métabolisme du glucose. Il intervient dans les mécanismes de la coagulation sanguine, en relation avec la vitamine K. Il participe à la synthèse des protéines et du cholestérol. Il est impliqué dans la formation de l'urée à partir de la dégradation des protéines. Par l'intermédiaire de la superoxyde dismutase, il assure une fonction anti-inflammatoire majeure et son taux est augmenté, par exemple, dans les poussées d'arthrite, dues à une inflammation aiguë des articulations. Des travaux récents l'ont impliqué dans le bon fonctionnement de la thyroïde, dans la synthèse des hormones sexuelles et dans la synthèse des anticorps par les plasmocytes et les lymphocytes. Il contrôle, en relation avec l'activité de l'ion calcium, la transmission des messages cellulaires. Il joue enfin un rôle important dans l'équilibre du système immunitaire.

Comment le prendre

Doses. Les besoins en manganèse, évalués entre 2 et 3 mg par jour, sont généralement couverts par l'alimentation. On peut cependant utiliser des microquantités de manganèse afin de stimuler et d'harmoniser la vie cellulaire. Dans les compléments alimentaires, l'apport maximal autorisé est de 3,5 mg par jour.

Conseils d'utilisation. La prise doit se faire de 5 à 10 min avant les principaux repas.

Effets secondaires possibles

Cet oligoélément est particulièrement peu toxique, et aucun effet secondaire important n'a été rapporté chez les gens qui prennent jusqu'à 10 mg de manganèse par jour.

Sources alimentaires

Le thé et certaines eaux constituent les meilleures sources de manganèse. Les aliments qui en renferment beaucoup sont surtout les végétaux, notamment les céréales (blé, riz non décortiqué), les noix, certains condiments (gingembre, clou de girofle, thym, laurier...) et, à un degré moindre, les haricots et les petits pois. La viande, le poisson, les œufs ont des teneurs faibles, et les fruits en sont pratiquement dépourvus.

BIEN CHOISIR

- Le manganèse est souvent associé à d'autres substances, notamment dans des produits antiradicalaires. Vous devez donc le rechercher dans la liste des ingrédients.

QUOI DE NEUF ?

Le manganèse continue à faire l'objet de recherches très poussées. On connaît déjà son implication comme cofacteur de plusieurs dizaines de systèmes enzymatiques, mais la récente annonce du décryptage du génome humain – qui implique la connaissance d'autant de protéines enzymatiques – relance l'intérêt pour tous les oligoéléments, et en particulier pour le manganèse. On sait en effet que la quasi-totalité des protéines enzymatiques cellulaires nécessitent, pour fonctionner, une étroite coopération avec un oligoélément et/ou une vitamine.

INFOS PLUS

- Bien que reconnu depuis plus de 100 ans essentiel au maintien de la vie, le manganèse, comme tous les oligoéléments, fut d'abord peu étudié du fait des très petites quantités contenues dans l'organisme et de la difficulté de suivre son devenir à l'intérieur des cellules. C'est un Français, le docteur Ménétrier, qui le premier utilisa les oligoéléments en thérapeutique. Dès 1945 furent commercialisées des spécialités à base d'oligoéléments, dont le manganèse et les associations manganèse-cuivre et manganèse-cobalt.

Menthe poivrée

Mentha piperita

Cette plante puissamment aromatique a été utilisée durant des siècles contre rhume, maux de tête et douleurs stomacales. Aujourd'hui, la menthe poivrée médicinale est surtout appréciée pour sa capacité à soulager les troubles digestifs en tout genre.

Indications

- *Soulage les nausées et la dyspepsie.*
- *Atténue les symptômes de la diverticulite et de la colopathie fonctionnelle.*
- *Rafraîchit l'haleine.*
- *Apaise les douleurs musculaires.*
- *Décongestionne les voies nasales.*
- *Pourrait aider à dissoudre les calculs vésiculaires.*

Présentation

- Capsules molles
- Huile essentielle
- Pastilles
- Plante fraîche
- Plante séchée
- Teinture-mère

ATTENTION

- L'huile essentielle de menthe poivrée détend les muscles gastro-intestinaux, ce qui peut aggraver les symptômes de la hernie hiatale.
- La menthe poivrée (sous toutes ses formes) ne doit pas être utilisée chez l'enfant de moins de 5 ans, en raison d'un risque de suffocation et d'atteinte du système nerveux. Son huile essentielle est à éviter avant l'âge de 12 ans.

Si vous suivez un traitement médical, consultez votre médecin avant de prendre des compléments.

Qu'est-ce que c'est ?

Hybride naturel de menthe verte et de menthe aquatique, la menthe poivrée est une plante vivace portant des feuilles pointues et vert foncé, ou ovales et pourpres, et des fleurs violettes, à l'odeur fraîche et pénétrante. Elle est largement cultivée pour la cuisine et la phytothérapie, et récoltée en été pendant la floraison. Pour les usages médicinaux, les feuilles et les tiges de la plante se récoltent en été, juste avant la floraison. La principale substance active de la menthe poivrée est son huile essentielle volatile, dont les effets thérapeutiques sont dus principalement au menthol (de 35 à 55 %), à la menthone (de 15 à 30 %) et à des flavonoïdes. L'huile essentielle de menthe poivrée médicinale s'obtient par distillation des parties aériennes de la plante.

Son rôle dans l'organisme

L'effet antispasmodique de la menthe poivrée et de ses extraits a été prouvé aussi bien sur l'animal que chez l'homme. Son huile essentielle a la propriété de relaxer la musculature lisse (en particulier celle de l'appareil digestif) et de dilater les vaisseaux sanguins. Elle possède une action antiseptique et antalgique, et décongestionne les fosses nasales. L'infusion de menthe accroît considérablement la sécrétion biliaire, ce qui est lié non seulement à la présence de menthol, mais aussi à celle de flavonoïdes.

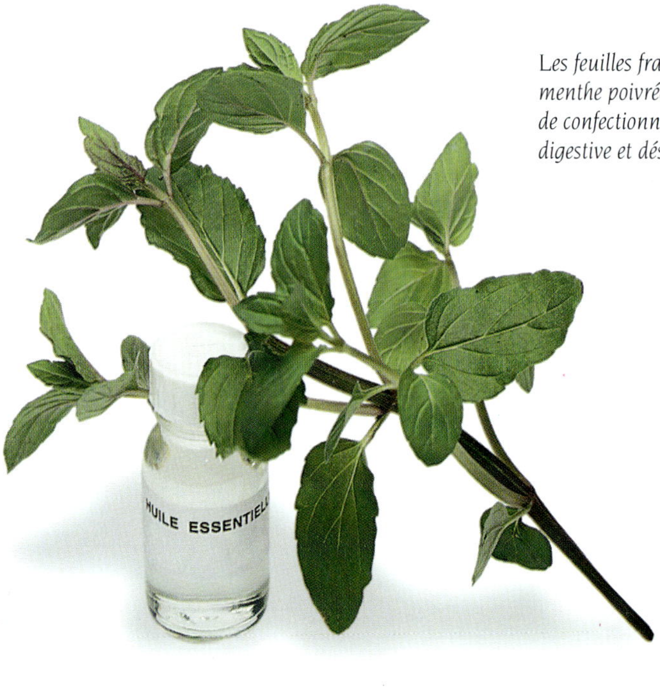

Les feuilles fraîches de menthe poivrée permettent de confectionner une tisane digestive et désaltérante.

Principaux effets bénéfiques. Très efficace dans le traitement des troubles digestifs, la menthe poivrée calme les crampes et détend les muscles de l'intestin. Selon les *Cahiers de l'Agence du médicament* (1998), elle est « traditionnellement utilisée dans le traitement symptomatique des troubles digestifs [...] pour faciliter les fonctions d'élimination urinaire et digestive, et dans les troubles fonctionnels hépatiques attribués à une origine hépatique ». Son huile essentielle combat les crampes et gaz intestinaux. Grâce à son action antispasmodique, elle atténue les symptômes classiques de la colopathie fonctionnelle : douleurs abdominales, accès alternés de diarrhée et de constipation, dyspepsie. Le menthol qu'elle contient facilite la digestion en stimulant la sécrétion des sucs digestifs et de la bile. Diverses études montrent qu'il aide aussi à dissoudre les calculs vésiculaires, mais il est souhaitable de consulter un médecin avant de l'utiliser dans cette perspective en raison d'un risque de crises de colique hépatique.

Antidote traditionnel et naturel de la mauvaise haleine, la menthe intervient dans de nombreuses spécialités pour l'hygiène et les soins de la bouche. Prise sous forme d'inhalation, elle permet de décongestionner les voies nasales et soulage temporairement les rhumes et les troubles respiratoires bénins.

Autres effets bénéfiques. En friction, l'huile essentielle de menthe agit sur les récepteurs nerveux de la douleur. Elle a donc un effet positif sur les douleurs musculaires. Sous forme de tisane ou d'huile essentielle, la menthe poivrée agit sur la muqueuse de l'estomac comme un anesthésique doux, et aide ainsi à lutter contre les nausées et le mal des transports. La tisane pourrait par ailleurs atténuer certains symptômes de la diverticulite, comme les flatulences et ballonnements.

Comment la prendre

Doses. *Pour le traitement de la colopathie fonctionnelle, des nausées et des troubles dyspepsiques*, prenez 1 ou 2 capsules molles d'huile essentielle 3 fois par jour entre les repas ou 2 ou 3 tasses d'infusion. *Pour vous rafraîchir l'haleine*, déposez sur votre langue quelques gouttes d'huile essentielle. *Pour soulager la douleur*, ajoutez quelques gouttes d'huile essentielle de menthe poivrée à 3 cuill. à soupe d'une huile neutre, et massez-en la zone douloureuse jusqu'à 4 fois par jour.

Conseils d'utilisation. Pour utiliser la teinture de menthe poivrée, versez-en de 10 à 20 gouttes dans un verre d'eau. Pour préparer une tisane, versez 25 cl d'eau frémissante sur 1 ou 2 cuill. à café de feuilles séchées, et laissez infuser 5 à 10 min (couvrez la tasse pour empêcher l'huile essentielle de se volatiliser). Buvez-la de préférence entre les repas.

Évitez l'huile essentielle de menthe poivrée en cas de grossesse.

Effets secondaires possibles

Aux doses recommandées, la menthe poivrée n'entraîne en général aucun effet secondaire, même prise à long terme. Il existe de rares hypersensibilités au menthol, qui se traduisent par des éruptions cutanées et/ou des douleurs digestives. Dans ce cas, cessez le traitement.

QUOI DE NEUF

Des études in vitro ont montré que l'huile essentielle de menthe poivrée était capable de détruire plusieurs types de bactéries, ainsi que le virus de l'herpès.

Des recherches menées à l'université de Kiel (Allemagne) ont permis de constater que l'application d'un mélange de menthe poivrée et d'éthanol sur le front et les tempes réduisait nettement la douleur en cas de maux de tête.

LE SAVIEZ-VOUS ?

L'action apaisante de la menthe poivrée sur l'estomac en fait un ingrédient courant des boissons digestives, même s'il y entre rarement une quantité notable d'huile essentielle.

INFOS PLUS

- L'huile essentielle de menthe poivrée est l'élément végétal le plus utilisé dans les produits du commerce. Elle s'intègre aux antiacides pour ses effets thérapeutiques, et aux pâtes dentifrices et bains de bouche pour rafraîchir l'haleine.
- La menthe verte contient nettement moins de menthol que la menthe poivrée, ce qui limite ses effets sur le système digestif.

Millepertuis officinal

Hypericum perforatum

Les Anciens prêtaient au millepertuis le pouvoir d'éloigner les mauvais esprits. Aujourd'hui, cette plante réputée pour son action sur l'humeur peut, dans certains cas, offrir une alternative aux antidépresseurs conventionnels.

Indications

- *Aide à traiter les légers troubles de l'humeur.*
- *Calme la nervosité et les symptômes de dépression légère ou moyenne.*
- *Soulage les lésions cutanées, brûlures légères et piqûres d'insectes.*
- *Réduit les douleurs chroniques.*
- *Pourrait aider à traiter le syndrome prémenstruel.*

Présentation

- Ampoules
- Capsules molles, gélules
- Comprimés, dragées
- Extrait de plante fraîche
- Pommade, teinture-mère

ATTENTION

- L'association du millepertuis avec certains médicaments, en particulier des antidépresseurs, peut entraîner des interactions dangereuses. Consultez absolument votre médecin avant de prendre cette plante.
- Contactez rapidement un médecin si vous souffrez de troubles respiratoires.

Si vous suivez un traitement médical, consultez votre médecin avant de prendre des compléments.

Qu'est-ce que c'est ?

Parfois surnommé herbe aux mille trous ou herbe de la Saint-Jean, le millepertuis est une plante herbacée vivace qui pousse à l'état sauvage dans les clairières ou sur le bord des chemins, et donne en été de jolies inflorescences jaune d'or. Il sert depuis des siècles de calmant nerveux et de cicatrisant pour les blessures et les brûlures. Les compléments se préparent à partir des fleurs séchées, riches en pigments flavonoïdes (hypéroside, rutoside...) et qui renferment aussi une huile essentielle aromatique ainsi que différentes substances dotées de propriétés thérapeutiques (hypéricine, hyperforine...) et des tanins.

Son rôle dans l'organisme

Le millepertuis a été largement étudié dans le traitement de la dépression légère. Les scientifiques n'ont aucune certitude sur le mode de fonctionnement de cette plante qui améliore l'humeur et soulage en cas de problème émotionnel. On sait cependant qu'elle provoque dans le cerveau l'augmentation du taux de quatre neurotransmetteurs au moins, dont la sérotonine. Les recherches ont surtout porté sur l'hypéricine, mais d'autres constituants du millepertuis, en particulier les flavonoïdes, semblent agir en synergie pour créer cet effet comparable à celui de certains antidépresseurs.

Principaux effets bénéfiques. L'analyse récente de 23 études consacrées au millepertuis a conclu que cette plante pouvait être aussi efficace que des médicaments antidépresseurs – et plus efficace que des placebos – pour soigner la dépression légère ou modérée. Au cours d'une étude, 50 patients atteints de ce type de dépression furent traités les uns par du millepertuis, les autres par un placebo. Au bout de 8 semaines, 70 % des sujets soignés à l'extrait de millepertuis montrèrent une nette

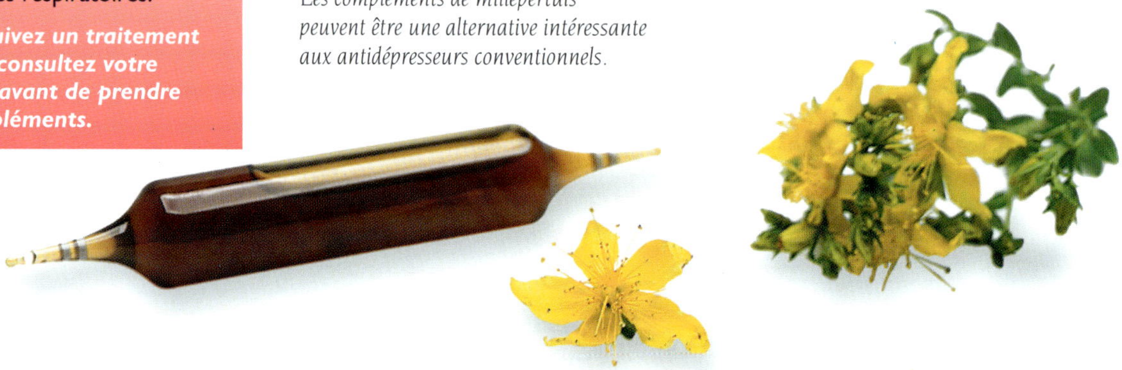

Les compléments de millepertuis peuvent être une alternative intéressante aux antidépresseurs conventionnels.

amélioration, contre 45 % des malades prenant le placebo, et aucune contre-indication ne fut observée. En revanche, peu d'études se sont penchées sur son action sur les dépressions plus sérieuses.

Le millepertuis pourrait se révéler utile dans de nombreux troubles liés à la dépression, comme l'anxiété, le stress, le syndrome prémenstruel, la fatigue et les douleurs chroniques ; il aurait même des effets antalgiques directs. Il procure un sommeil profond et semble être particulièrement indiqué dans les cas de dépression accompagnés de troubles du sommeil et de manque d'énergie. Il peut aussi intervenir dans le traitement de la dépression saisonnière, qui se produit en hiver et se dissipe avec l'ensoleillement du printemps et de l'été.

Autres effets bénéfiques. Le millepertuis pourrait soulager les symptômes psychologiques et physiques de la ménopause (excepté les bouffées de chaleur). Il permettrait par ailleurs de lutter contre les bactéries et les virus : des recherches sont en cours pour évaluer son action dans la lutte contre les virus du groupe *Herpès* (herpès simple, virus d'Epstein-Barr) et celui de la grippe. De plus, la plante semble pouvoir améliorer la fonction hépatique et, en application externe, elle soulagerait les brûlures et lésions cutanées.

Comment le prendre

Doses. La dose habituelle est de 0,2 mg d'extrait titré à 0,3 % d'hypéricine, 3 fois par jour (désormais, en France, les compléments à base de millepertuis ne sont autorisés que sous forme microdosée).

Conseils d'utilisation. Prenez le millepertuis au moment des repas pour limiter les troubles digestifs.

Comme n'importe quel antidépresseur médicamenteux, le millepertuis doit s'accumuler dans les tissus avant de se montrer efficace. Il faut donc attendre 2 à 4 semaines en général avant d'en constater les effets. Consultez toujours votre médecin avant d'associer du millepertuis à des antidépresseurs, ou à tout médicament quel qu'il soit, afin d'éviter d'éventuelles incompatibilités.

Effets secondaires possibles

Le millepertuis peut entraîner (bien qu'assez rarement) des effets secondaires comme de la constipation, des troubles digestifs, une sécheresse de la bouche et des étourdissements. Le millepertuis est photosensibilisant : si vous avez la peau claire, mieux vaut éviter les expositions prolongées au soleil. Il est contre-indiqué pendant la grossesse et l'allaitement. Enfin, il faut interrompre la prise de la plante en cas d'éruption cutanée, d'allergie ou de maux de tête.

Attention : si vous prenez du millepertuis et si, par ailleurs, vous suivez un traitement médicamenteux, notamment à base d'antivitamine K, de digoxine (pour les maladies du cœur), de théophylline (pour le traitement de l'asthme) ou de ciclosporine, n'arrêtez jamais brutalement le millepertuis et demandez auparavant l'avis de votre médecin.

QUOI DE NEUF ?

Depuis janvier 2001, sur avis de l'Agence française de sécurité sanitaire des produits de santé (AFSSPS), toute préparation renfermant du millepertuis doit comporter sur son conditionnement la mise en garde suivante : « Attention, risque d'interaction médicamenteuse. L'association de cette préparation de millepertuis à d'autres médicaments peut entraîner une diminution de leur efficacité. À l'inverse, une interruption brutale de la prise de millepertuis peut majorer la toxicité de ces médicaments. »

Ainsi, on déconseille de prendre du millepertuis :
– en cas de contraception orale (risque de diminution de l'efficacité de la pilule) ;
– en cas de prise de médicaments antirétroviraux dans le cadre d'une infection à VIH ou de sida (risque de diminution de l'efficacité des médicaments et de développement d'une résistance virale) ;
– en cas de traitement par antidépresseur inhibiteur de la recapture de la sérotonine (risque de troubles, surtout chez les sujets âgés) ;
– en cas de dépression maniaco-dépressive (ce n'est pas une indication pour le millepertuis).

INFOS PLUS

- En France, aucune spécialité à base de millepertuis ne bénéficie d'une autorisation de mise sur le marché (AMM) en tant que médicament, tandis qu'en république d'Irlande le millepertuis entre désormais dans la classe des médicaments vendus sur ordonnance.

Myrtille

Vaccinium myrtillus

Des pilotes de la Seconde Guerre mondiale ont constaté une amélioration de leur vision nocturne après avoir consommé de la confiture de myrtilles. À la suite de leurs observations, des recherches ont révélé l'action bénéfique de cette baie sur certains troubles visuels.

Indications

- *Améliore la vision nocturne.*
- *Contribue à soigner certains troubles oculaires, dont la baisse d'acuité et les troubles du champ visuel d'origine vasculaire.*
- *Aide à combattre les symptômes de l'insuffisance veineuse, atténue la fragilité capillaire.*

Présentation

- Comprimés
- Extrait de plante fraîche
- Gélules
- Jus
- Plante séchée

ATTENTION

Si vous suivez un traitement médical, consultez votre médecin avant de prendre des compléments.

Qu'est-ce que c'est ?

La myrtille est un sous-arbrisseau vivace qui pousse dans les forêts et les zones montagneuses d'Europe septentrionale, ainsi qu'en Asie occidentale et dans les montagnes Rocheuses d'Amérique du Nord. Ses petites baies du même nom, d'un bleu sombre caractéristique, charnues, acidulées et légèrement sucrées, sont consommées depuis l'époque préhistorique. Son utilisation thérapeutique est attestée dès l'Antiquité : elle était préconisée par le médecin grec Dioscoride pour combattre les effets de la diarrhée. On la conseillait également contre les hémorroïdes, les infections urinaires et même le scorbut. La myrtille renferme des tanins spécifiques, mais, surtout, est riche en anthocyanosides, pigments flavonoïdes qui donnent à la baie sa couleur pourpre intense. Ces substances, présentes à forte concentration dans l'extrait de myrtille, sont utilisées comme colorant alimentaire et pharmaceutique.

Son rôle dans l'organisme

Une grande part des qualités médicinales de la myrtille provient des anthocyanosides, flavonoïdes particulièrement bénéfiques dont les puissants effets antioxydants aident à lutter contre les dégradations cellulaires entraînées par l'excès des radicaux libres.

Principaux effets bénéfiques. L'extrait de myrtille arrive en tête des spécialités d'origine végétale préconisées pour améliorer la vision et traiter divers troubles oculaires. La myrtille aide en particulier la rétine – zone de l'œil sensible à la lumière – à s'adapter correctement à l'obscurité et à la clarté, en favorisant la régénération du pourpre rétinien. L'extrait de myrtille

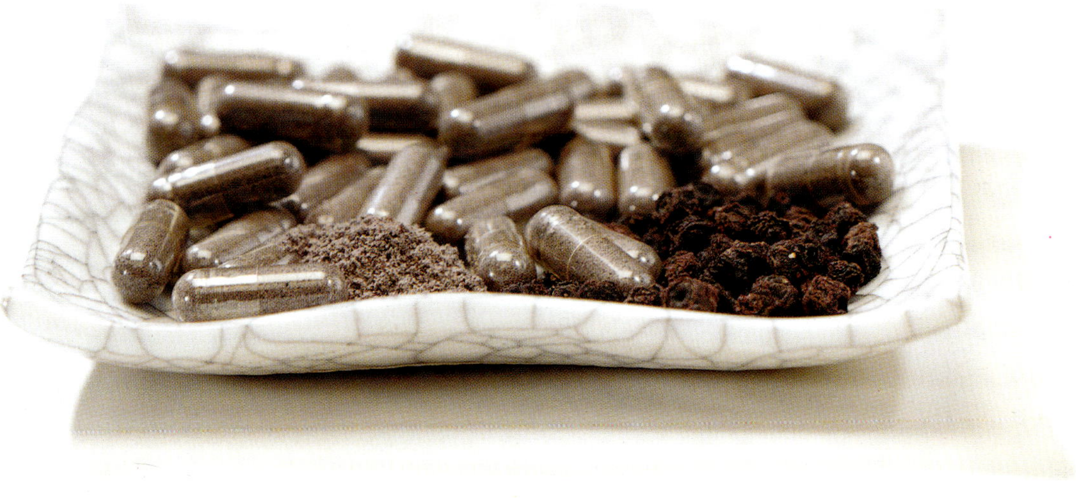

La myrtille est un remède populaire contre de nombreux troubles oculaires.

est largement utilisé pour soigner la cécité nocturne aussi bien que les difficultés de vision provoquées par les éblouissements diurnes. Grâce à sa capacité à renforcer les petits vaisseaux sanguins, ou capillaires – et à faciliter ainsi l'accès aux yeux de sang riche en oxygène –, la myrtille pourrait également jouer un rôle important dans la prévention et le traitement des maladies dégénératives de la rétine. Ainsi, chez des patients traités durant 4 semaines par de l'extrait de myrtille, on a pu observer une diminution des hémorragies oculaires, spécialement dans les cas de rétinopathie diabétique.

La myrtille intervient dans le traitement de deux causes majeures de perte de la vision périphérique chez les personnes âgées : la dégénérescence maculaire, affection évolutive qui affecte la région centrale de la rétine, et la cataracte, opacité acquise du cristallin. Une étude conduite sur 50 patients âgés atteints de cataracte a conclu que l'extrait de myrtille associé à des compléments de vitamine E empêchait l'évolution de cette maladie chez la plupart des participants. La myrtille permet aussi de consolider le collagène (protéine de soutien des tissus conjonctifs sains) et pourrait ainsi aider à prévenir et à soigner le glaucome, maladie provoquée par une pression oculaire excessive.

Autres effets bénéfiques. L'extrait de myrtille, grâce à ses anthocyanosides qui améliorent la circulation sanguine, soulagerait les problèmes de mauvaise circulation dans les extrémités. Il peut également aider à soigner les varices et à soulager la douleur et l'inflammation des hémorroïdes, très gênantes notamment pendant la grossesse. Son action sur les vaisseaux capillaires semble enfin intéressante pour les personnes qui se font facilement des bleus.

Des recherches, encore à leurs débuts, permettent d'envisager d'autres applications thérapeutiques pour l'extrait de myrtille. Une étude a montré que son utilisation prolongée améliorait la vue des myopes, mais on ne sait pas encore exactement quel est le mécanisme de cette action. Dans d'autres travaux portant sur les crampes menstruelles dont souffrent certaines femmes, les premiers résultats montrent que l'extrait de myrtille a un effet favorable qui serait dû aux anthocyanosides capables de détendre les muscles lisses, dont l'utérus. Enfin, certaines études faites sur des animaux indiquent que les anthocyanosides de la myrtille pourraient enrayer l'ulcère de l'estomac.

Comment la prendre

Doses. En général, 1 ou 2 gélules ou comprimés, ou 1 à 2 cuill. à café d'extrait, 2 ou 3 fois par jour. Les comprimés sont dosés entre 50 et 200 mg d'extrait d'anthocyanosides. La dose minimale est en principe recommandée pour une prévention à long terme, les doses plus élevées peuvent être prescrites en traitement curatif.

Conseils d'utilisation. L'extrait de myrtille peut se prendre pendant ou entre les repas. Il n'existe pas d'interaction nocive connue avec les médicaments classiques.

Effets secondaires possibles

À doses thérapeutiques, la myrtille ne présente aucun effet secondaire notoire, même en cas de traitement prolongé.

BIEN CHOISIR

- Prenez de préférence les compléments qui vous indiquent la teneur en anthocyanosides (ou anthocyanidines), principe actif de la plante.

LE SAVIEZ-VOUS ?

L'extrait de myrtille contient 100 à 250 fois plus d'anthocyanosides que le fruit frais.

INFOS PLUS

- La tisane de myrtille est un remède traditionnel contre la diarrhée. Pour la préparer, versez une tasse d'eau portée à ébullition sur 1 ou 2 cuill. à soupe de baies fraîches écrasées, laissez infuser 10 min et filtrez. Vous pouvez en boire jusqu'à 3 tasses par jour. Cette tisane, une fois refroidie, peut aussi être employée en gargarisme contre les inflammations de la bouche et de la gorge.

Niacine

Une déficience grave en niacine, vitamine du groupe B également appelée nicotinamide ou vitamine B3 ou PP, provoque la pellagre, maladie carentielle encore fréquente dans certains pays en développement. Chez nous, la niacine aide à prévenir et à traiter différents maux.

Indications

- *Améliore la circulation sanguine.*
- *Soulage les symptômes de l'arthrite.*
- *Agit sur la dépression et l'insomnie.*
- *Prévient la lucite.*

Présentation

- Ampoules
- Comprimés
- Gélules

ATTENTION

- Consultez votre médecin dans les cas suivants : diabète, hypotension artérielle, problèmes hémorragiques, glaucome, goutte, maladie du foie ou ulcère, car la prise de niacine risque d'aggraver ces maladies.
- Si une dose quotidienne thérapeutique de 750 mg, ou davantage, de niacine vous a été prescrite, soumettez-vous tous les 3 mois à un contrôle médical pour mesurer vos enzymes hépatiques.

Si vous suivez un traitement médical, consultez votre médecin avant de prendre des compléments.

Qu'est-ce que c'est ?

La niacine est présente dans de nombreux aliments, mais elle peut aussi être synthétisée dans l'organisme à partir du tryptophane, un acide aminé essentiel présent notamment dans les protéines des œufs, la viande et la volaille : 60 mg de tryptophane alimentaire (soit un peu plus de 4 g de protéines) donnent l'équivalent de 1 mg de niacine. Celle-ci peut aussi provenir de compléments nutritionnels et d'aliments enrichis en vitamines B.

Son rôle dans l'organisme

La niacine est indispensable pour libérer l'énergie fournie par les glucides. Elle participe à la formation des coenzymes qui jouent un rôle essentiel dans différents métabolismes, en particulier pour la biosynthèse des acides gras et du cholestérol. Elle intervient dans l'élaboration de plusieurs hormones – dont la cortisone et les hormones sexuelles–, dans la synthèse des neurotransmetteurs et la protection des fonctions nerveuses. La niacine participe aussi au contrôle de la glycémie. Enfin, elle est nécessaire à la santé de la peau et des muqueuses digestives.

Action préventive. La niacine est prescrite à titre préventif aux personnes atteintes de lucite (réaction d'intolérance cutanée au soleil).

Effets bénéfiques. La niacine contribuant au bon état des cellules du cerveau et des nerfs, elle peut être recommandée en traitement d'appoint de la dépression et de l'insomnie. Chez les personnes âgées qui s'alimentent peu ou mal, un complément de niacine (associée à d'autres vitamines du groupe B) peut aider à lutter contre la fatigue et soulager des troubles tels que diarrhée, maux d'estomac, nausées ou perte d'appétit. Enfin, des études récentes ont démontré que la niacine avait un effet anti-inflammatoire sur les rhumatismes articulaires et l'arthrite et pourrait même aider à restaurer les cartilages endommagés.

Vos besoins

L'apport quotidien conseillé s'élève à 11 mg pour les femmes et 14 mg pour les hommes. Des doses plus élevées sont parfois prescrites par le médecin en tant que médicament et non plus comme complément nutritionnel.

Un complément de niacine est parfois prescrit en cas d'anxiété et d'insomnie.

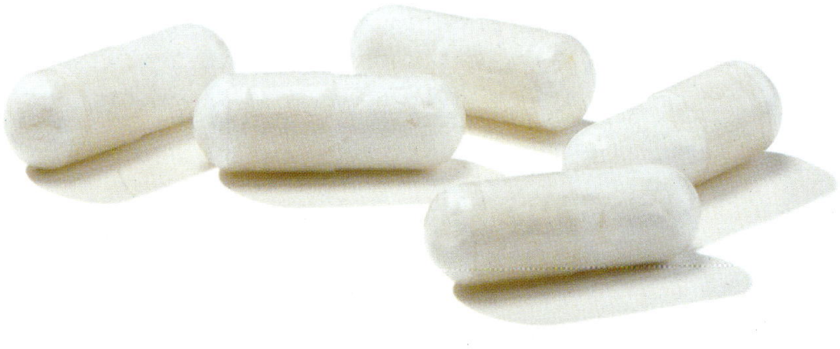

En cas d'apport déficitaire. Une déficience légère (généralement associée à un déficit protéique) entraîne perte d'appétit, dyspepsie et faiblesse, ainsi que des lésions superficielles de la peau. Elle se rencontre dans les régimes restrictifs trop sévères et en cas d'alcoolisme chronique. Les déficiences graves, pratiquement inexistantes dans les pays industrialisés, sont responsables de la pellagre, une maladie qui peut être mortelle. Elle se manifeste par une grande fatigue, des troubles cutanés, des perturbations psychiques et des problèmes digestifs. La prise de niacine – et la correction d'autres possibles carences nutritionnelles – permet la guérison.

En cas d'apport excédentaire. Prise en complément et aux taux préconisés, la niacine (ou nicotinamide) est sans danger. À doses très élevées (de l'ordre de 750 mg par jour, soit plus de 50 fois l'apport moyen recommandé), elle peut devenir toxique et endommager le foie.

Comment la prendre

Doses. *Contre l'anxiété et la dépression,* 30 mg de niacine par jour (cette dose est fournie par la plupart des complexes de vitamines B). *Contre l'insomnie,* prenez 30 mg de niacine 1 h avant de vous coucher. *Pour soulager l'arthrite,* 100 mg 1 fois par jour sous surveillance médicale. *Pour prévenir la lucite,* 500 à 1 000 mg par jour sur prescription médicale exclusivement.

Conseils d'utilisation. Mieux vaut prendre la niacine au moment des repas pour limiter les risques de troubles de l'estomac. La prise de niacine à dose thérapeutique ne peut pas être associée à celle de médicaments contre le cholestérol.

Sources alimentaires

La niacine, très abondante dans la levure et le foie, est aussi présente dans des aliments riches en protéines (viande, poisson...), et les fruits oléagineux. On l'ajoute aux céréales et biscuits enrichis en vitamines. Quoique pauvres en niacine, les œufs et les produits laitiers en représentent de bonnes sources par leur richesse en tryptophane, qui est son précurseur dans la cellule.

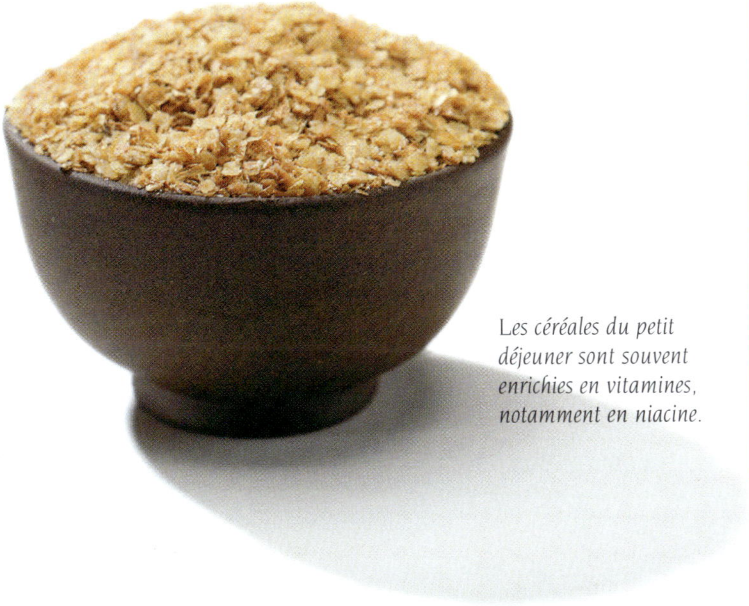

Les céréales du petit déjeuner sont souvent enrichies en vitamines, notamment en niacine.

QUOI DE NEUF ?

Au cours d'une étude consacrée à l'action de la nicotinamide sur l'arthrite, les chercheurs ont constaté chez des patients traités par un complément pendant 12 semaines une réduction de l'inflammation et une meilleure flexibilité articulaire. Ces malades avaient aussi moins besoin de médicaments anti-inflammatoires que ceux qui avaient pris un placebo.

LE SAVIEZ-VOUS ?

On appelait autrefois la niacine vitamine PP, en référence à son action préventive sur la pellagre.

INFOS PLUS

- L'acide nicotinique est parfois prescrit pour faire baisser le taux des triglycérides et celui du mauvais cholestérol (LDL), tout en préservant le bon (HDL). Mais, sous cette forme, la niacine a des effets secondaires indésirables (vasodilatation cutanée, rougeurs, démangeaisons, voire évanouissements) et nécessite une surveillance médicale étroite.
- La pellagre a longtemps sévi parmi les populations qui se nourrissaient majoritairement de maïs, très pauvre en tryptophane et en niacine.
- Sur plus de 300 ingrédients actifs présents dans le café, la niacine est le seul à posséder une valeur nutritionnelle ; mais chaque tasse n'apporte que 1 mg environ de cette vitamine.

Onagre (huile d')

Oenothera biennis

Ce sont les Indiens d'Amérique qui ont fait connaître aux premiers colons les vertus curatives de l'onagre. Aujourd'hui, on utilise à des fins thérapeutiques l'huile extraite des graines de cette plante, qui est riche en un acide gras oméga-6, l'acide gamma-linolénique.

Indications

- *Réduit les douleurs de la polyarthrite rhumatoïde.*
- *Peut atténuer les symptômes des troubles nerveux liés au diabète.*
- *Contribue à traiter le syndrome prémenstruel, l'endométriose et les règles douloureuses.*
- *Peut réduire les symptômes de l'eczéma et de l'acné.*
- *Diminue l'intensité des phénomènes inflammatoires.*

Présentation

- Capsules molles
- Crème
- Gélules
- Huile
- Spray

ATTENTION

- **Les personnes souffrant d'épilepsie doivent impérativement consulter leur médecin avant de prendre de l'huile d'onagre : certaines études ont montré que de fortes doses pouvaient déclencher des crises.**

Si vous suivez un traitement médical, consultez votre médecin avant de prendre des compléments.

Qu'est-ce que c'est ?

Cette plante sauvage aux jolies fleurs jaunes, originaire d'Amérique du Nord, fait partie depuis longtemps de la pharmacopée traditionnelle. En revanche, l'utilisation de l'huile extraite de ses graines est assez récente. Cette huile renferme un acide gras essentiel de la série oméga-6, l'acide gamma-linolénique (ou GLA, *Gamma linolenic acid*), rare dans l'alimentation courante, mais à teneur élevée dans l'huile d'onagre, puisque 8 à 10 % des acides gras qu'elle renferme sont constitués de GLA. Parmi les autres sources intéressantes, on trouve l'huile de bourrache (20 à 26 % de GLA) et l'huile de pépins de cassis (14 à 19 % de GLA). Toutefois, ces huiles contiennent aussi une quantité plus élevée d'autres acides gras susceptibles d'entraver l'absorption du GLA. C'est pourquoi on privilégie l'utilisation de l'huile d'onagre, qui a d'ailleurs servi de base à la plupart des études consacrées aux effets de cet acide gras. L'huile de bourrache peut toutefois constituer un bon produit de remplacement : elle est moins chère que l'huile d'onagre et produit un effet thérapeutique à plus faibles doses.

Son rôle dans l'organisme

Le GLA est un acide gras essentiel que l'organisme transforme en prostaglandines, substances comparables aux hormones qui régulent de nombreux processus physiologiques. L'organisme produit plusieurs types de prostaglandines : certaines déclenchent l'inflammation, d'autres la contrôlent. Le GLA contenu dans l'huile d'onagre est directement transformé en prostaglandines, qui exercent une forte action anti-inflammatoire ; c'est le principal intérêt thérapeutique de ce complément nutritionnel. Le GLA est en outre un constituant de base de la membrane cellulaire.

Action préventive. Ce GLA inhibe le développement de la neuropathie diabétique, une complication courante du diabète affectant le système nerveux. Lors d'une étude menée pendant 1 an sur des personnes souffrant d'une forme modérée de cette maladie, l'huile d'onagre s'est révélée plus efficace que le placebo pour réduire l'engourdissement, les picotements, la perte de sensibilité et d'autres symptômes ; l'onagre pourrait ainsi avoir une action réversible sur ce type de neuropathie.

Effets bénéfiques. Plusieurs études ont montré que des compléments d'huile d'onagre (ou d'une autre source de GLA) atténuaient le gonflement et les douleurs articulaires qui caractérisent la polyarthrite rhumatoïde. L'huile d'onagre aurait également une action bénéfique dans le traitement des affections à caractère inflammatoire, tels les rhumatismes ou les froissements musculaires.

L'huile d'onagre est efficace dans le traitement du syndrome prémenstruel, des règles douloureuses ou de l'endométriose. Elle neutraliserait notamment les prostaglandines responsables de l'inflammation à l'origine des douleurs menstruelles. Il semble également qu'elle diminue la tension mammaire ressentie par certaines femmes juste avant les règles, et qu'elle contribue à améliorer dans certains cas la fécondité féminine.

L'huile d'onagre est couramment utilisée pour soigner l'eczéma, une affection dermatologique souvent associée à une mauvaise conversion par l'organisme des lipides contenus dans les aliments en acide gamma-linolénique : des recherches ont montré que la prise d'huile d'onagre pendant 3 à 4 mois pouvait soulager les démangeaisons et limiter le recours à des crèmes à base de stéroïdes ou à des médicaments aux effets secondaires indésirables. On l'a enfin prescrite en cas d'acné et de psoriasis.

Comment la prendre ?

Doses. La dose thérapeutique recommandée est en général de 1 000 mg 3 fois par jour, ce qui correspond à un apport d'environ 250 à 300 mg d'acide gamma-linolénique. Pour obtenir le même apport de GLA, vous pouvez utiliser de l'huile de bourrache – 1 000 mg par jour – ou de l'huile de pépins de cassis – 1 500 mg chaque jour.

Conseils d'utilisation. Prenez de l'huile d'onagre, ainsi que tous les produits renfermant du GLA, au cours des repas, afin de favoriser leur absorption.

Effets secondaires possibles

Lors des études cliniques, environ 2 % des participants traités à l'huile d'onagre ont éprouvé des ballonnements ou des troubles digestifs, inconvénients qui peuvent être atténués en prenant l'huile au cours des repas.

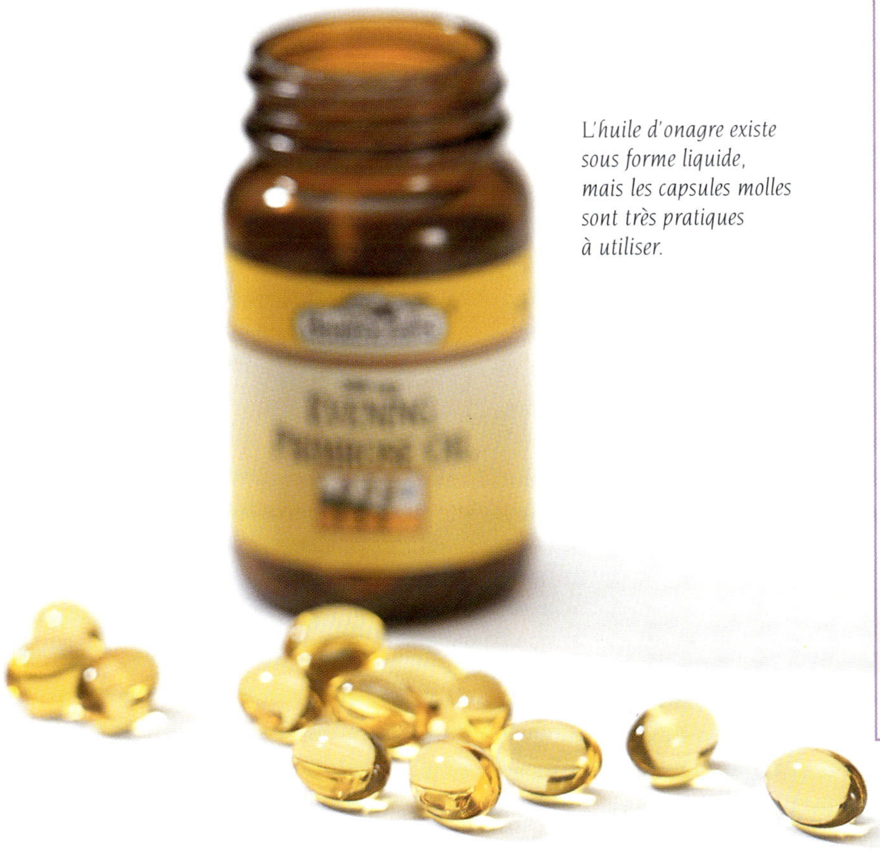

L'huile d'onagre existe sous forme liquide, mais les capsules molles sont très pratiques à utiliser.

BIEN CHOISIR

■ Les acides gras contenus dans l'huile d'onagre se décomposant très rapidement, de nombreux compléments sont additionnés d'une petite quantité de vitamine E (tocophérols), qui ralentit ce processus.

QUOI DE NEUF ?

Lors d'une étude portant sur 60 personnes atteintes d'eczéma, le GLA – l'acide gras essentiel contenu dans l'huile d'onagre – s'est révélé plus efficace qu'un placebo pour réduire les démangeaisons et le suintement causés par cette affection. Les malades appartenant au groupe traité au GLA en avaient pris 274 mg 2 fois par jour pendant 12 semaines.

Une étude du centre médical de l'université du Massachusetts (États-Unis) a montré que de fortes doses de GLA (2,4 g par jour) sous forme d'huile de bourrache réduisaient les lésions des tissus articulaires, et donc les douleurs et le gonflement, chez les personnes souffrant de polyarthrite rhumatoïde.

INFOS PLUS

■ L'acide gamma-linolénique peut être formé dans l'organisme à partir d'autres acides gras essentiels. Mais ce processus est moins efficace avec l'âge. L'abus de graisses ou d'alcool, l'usage du tabac, la prise régulière d'aspirine entravent aussi la formation de GLA. Il est alors utile d'en ajouter directement à son alimentation sous forme de complément.

Ortie

Urtica dioica

Les Grecs de l'Antiquité pensaient que l'ortie stimulait la pousse des cheveux et combattait les effets du venin des serpents... Les recherches actuelles montrent qu'elle possède des propriétés moins étonnantes, en particulier sur les douleurs articulaires et les allergies.

Indications

- *Facilite l'élimination urinaire.*
- *Apaise les symptômes allergiques, notamment le rhume des foins.*
- *Aide à soulager l'inflammation articulaire.*
- *Sa racine pourrait modérer certaines manifestations de la prostate.*

Présentation

- Ampoules
- Extrait de plante fraîche
- Gélules
- Plante séchée
- Poudre
- Teinture-mère

ATTENTION

Si vous suivez un traitement médical, consultez votre médecin avant de prendre des compléments.

Qu'est-ce que c'est ?

Souvent considérée comme une mauvaise herbe, l'ortie est présente dans certaines parties de l'Europe, aux États-Unis et au Canada. La plante, qui atteint facilement 1,50 m de haut, pousse facilement dans les zones incultes, les jardins et les haies. Paradoxalement, la faculté de l'ortie à irriter la peau par contact a sans doute conduit, jadis, à s'intéresser à cette plante pour des applications médicinales. Les feuilles d'ortie sont en effet recouvertes de poils minuscules qui piquent et brûlent. Jadis, cette caractéristique passait pour avoir des effets bénéfiques en cas de douleurs articulaires (un vieux remède contre l'arthrite consistait à se frotter avec des orties) et, pendant des siècles, des cataplasmes de feuilles d'ortie furent appliqués pour débarrasser la peau de ses toxines. Ces feuilles, comestibles, sont par ailleurs intéressantes sur le plan nutritionnel : elles ont une teneur élevée en fer et en autres minéraux, ainsi qu'en caroténoïdes et en vitamine C.

Son rôle dans l'organisme

La feuille d'ortie renferme de nombreux composés actifs : des flavonoïdes (quercétine, kaempférol et rutinosides) bénéfiques contre l'excès de radicaux libres, et des minéraux en abondance (calcium, potassium, silicates, fer) qui lui confèrent des qualités reminéralisantes. Sa teneur élevée en flavonoïdes et en potassium explique son efficacité pour stimuler la diurèse et favoriser la détoxication de l'organisme. Son action irritante sur la peau lors d'un simple contact serait due à la présence d'acide formique ainsi que d'histamine et d'acétylcholine dans ses poils urticants.

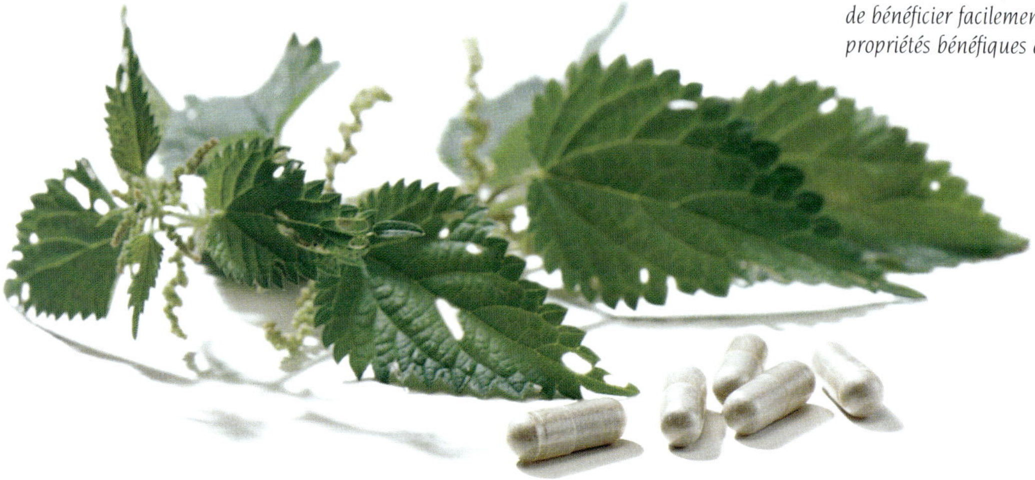

Les compléments permettent de bénéficier facilement des propriétés bénéfiques de l'ortie.

Principaux effets bénéfiques. Selon les *Cahiers de l'Agence du médicament* (1998), l'ortie est « traditionnellement utilisée dans le traitement symptomatique des manifestations articulaires douloureuses mineures ». Une étude clinique réalisée sur 152 patients a d'ailleurs permis de confirmer l'amélioration des manifestations rhumatismales chez 70 % d'entre eux après la prise quotidienne de 1,54 g d'extrait sec d'ortie pendant 3 semaines. Il est prouvé que l'ortie favorise la diurèse, en augmentant le volume urinaire et l'élimination de l'acide urique, ce qui peut la faire conseiller en traitement d'appoint de la goutte. Cette action diurétique serait associée à une influence bénéfique sur la tension : dans une étude récente, un traitement de 14 jours avec 15 ml de jus frais d'ortie a permis l'augmentation de 10 % du volume des urines, et une légère diminution de la pression sanguine systolique. Des compléments d'ortie peuvent également soulager les femmes qui se sentent gonflées juste avant leurs règles.

Des travaux semblent montrer que l'ortie possède une action antiallergène, et qu'elle pourrait atténuer les manifestations les plus gênantes du rhume des foins : au cours d'une étude encore au stade préliminaire menée sur des sujets allergiques, plus de la moitié des participants traités par de l'ortie ont constaté une amélioration de leurs symptômes par rapport au groupe mis sous placebo.

Autres effets bénéfiques. La racine de l'ortie, qui contient des phytostérols et des phénols, pourrait quant à elle soulager les hommes atteints d'une hypertrophie bénigne de la prostate (lorsqu'elle n'est pas d'origine cancéreuse : un diagnostic médical est indispensable). Cette hypertrophie résulte d'une dilatation de la prostate et d'un rétrécissement de l'urètre (conduit par lequel l'urine quitte le rein) et rend la miction difficile : la racine d'ortie peut contribuer à ralentir l'accroissement du volume de la prostate et l'inflammation qui y est souvent associée.

Comment la prendre

Doses. *Pour favoriser la diurèse,* buvez 3 fois par jour 25 cl de tisane d'ortie préparée avec 1 ou 2 cuill. à café de feuilles séchées pour 25 cl d'eau bouillante. Remplacez-la au choix par 250 mg d'extrait, ou 1 gélule, ou 1 cuill. à café de teinture-mère, 3 fois par jour. *Pour soulager une articulation douloureuse,* appliquez une compresse de tisane d'ortie. *En cas d'hypertrophie bénigne de la prostate,* prenez 2 à 4 gélules ou 2 ampoules par jour.

Conseils d'utilisation. Prenez les feuilles, l'extrait ou la teinture d'ortie lors des repas pour limiter les risques de troubles digestifs.

Effets secondaires possibles

L'ortie n'a pas de contre-indication particulière, malgré un risque minime de réaction allergique. Il existe en revanche des cas d'irritation de l'estomac, de dyspepsie et de diarrhée.

BIEN CHOISIR

- En achetant des gélules de feuille d'ortie, choisissez de préférence un produit lyophilisé dont la teneur en flavonoïdes est indiquée.

LE SAVIEZ-VOUS ?

Au Moyen Âge, l'ortie était considérée comme une véritable panacée. Elle était utilisée en particulier contre les hémorragies.

QUOI DE NEUF ?

Une étude préliminaire a montré que l'ortie aidait les sujets atteints d'arthrite à diminuer leurs doses d'analgésiques et réduisait les effets secondaires des médicaments. On obtient les mêmes améliorations sur la douleur, la raideur ou le niveau d'altération physique avec 200 mg de diclofénac (anti-inflammatoire vendu sous la marque Voltarène) et un traitement associant 50 mg du même médicament et 50 g de feuilles d'ortie.

L'ortie est largement utilisée aujourd'hui comme matière première pour l'extraction de la chlorophylle, une substance introduite dans les dentifrices et les chewing-gums, et qui est aussi un colorant alimentaire autorisé (E 140).

Passiflore

Passiflora incarnata

Utilisée depuis la fin du XIXe siècle comme calmant – principalement en cas de neurasthénie, dans les troubles neurovégétatifs et ceux du sommeil, contre l'anxiété, l'agitation et la nervosité –, la passiflore est aujourd'hui importée des États-Unis et de l'Inde.

Indications

- *Diminue l'instabilité nerveuse.*
- *Apaise l'angoisse et le stress ; calme l'anxiété.*
- *Régule les petits troubles du sommeil.*
- *Traite le terrain des insomnies chroniques.*
- *Atténue les troubles nerveux de la ménopause.*
- *Régule les manifestations d'anxiété en période scolaire et avant les examens.*

Présentation

- Comprimés
- Gélules
- Plante séchée
- Solution buvable
- Teinture-mère

ATTENTION

- Nervosité, troubles du comportement et insomnies peuvent nécessiter une consultation médicale pour un diagnostic précis avant d'entreprendre toute forme d'automédication.

Si vous suivez un traitement médical, consultez votre médecin avant de prendre des compléments.

Qu'est-ce que c'est ?

La passiflore, souvent appelée fleur de la Passion, est une plante originaire d'Amérique du Sud, probablement du Pérou ou du Brésil. Elle est cultivée dans les régions à climat tropical et subtropical. Son nom vient de la structure particulière de ses fleurs blanc-violet, qui présentent des appendices filiformes rappelant la couronne d'épines du Christ : les cinq étamines seraient les cicatrices, et les trois stigmates, les clous de la croix. Présente dans les jardins des souverains aztèques, elle fut introduite en Europe par des missionnaires espagnols au XVIIe siècle. Par la suite, des chercheurs américains ont démontré les propriétés tranquillisantes et sédatives de la plante.

La passiflore est un arbuste grimpant, qui se fixe à son support à l'aide de vrilles. Elle peut atteindre plusieurs mètres de haut. On utilise ses parties aériennes séchées, fragmentées ou coupées, pouvant renfermer des fleurs et/ou des fruits.

Son rôle dans l'organisme

La passiflore agit sur les cellules nerveuses cérébrales, selon des mécanismes qui n'ont pas encore tous été élucidés. Parmi ses composants, on a pu isoler des principes actifs (des flavonoïdes, des indoles, des dérivés de la coumarine et de petites quantités d'huiles essentielles) qui pourraient être à l'origine de ses effets bénéfiques. L'un de ses composés flavonoïques, la chrysine, agit sur des récepteurs cérébraux spécifiques de la même façon que les benzodiazépines. Cependant, les études ont montré que si cette substance possède bien une action anxiolytique, elle n'induit ni la somnolence ni le relâchement musculaire que provoquent les benzodiazépines.

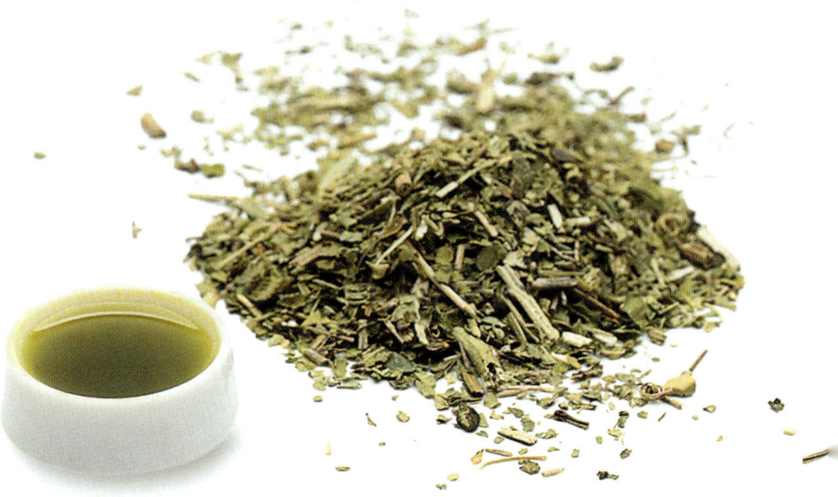

La passiflore rééquilibre l'ensemble du système nerveux.

Action préventive. Il est souhaitable d'utiliser la passiflore dès les premières manifestations de dérèglement neurovégétatif ou neuropsychique, à titre préventif. Il faut en effet toujours garder présent à l'esprit que les traitements phytothérapiques, qui régulent le fonctionnement général de l'organisme, agissent de façon plus douce et plus lente que les produits médicamenteux de synthèse, qui n'ont qu'un effet très ponctuel sur des récepteurs moléculaires précis et sont fortement dosés pour obtenir des résultats rapides.

Principaux effets bénéfiques. Selon les *Cahiers de l'Agence du médicament* (1998), la passiflore est traditionnellement utilisée par voie orale dans les troubles de l'éréthisme cardiaque de l'adulte (palpitations sur un cœur sain), et dans le traitement symptomatique des états neurotoniques des adultes et des enfants, notamment en cas de problèmes mineurs et de troubles du sommeil. Elle a une action sédative sans effet secondaire dépressif.

Cliniquement, la prise de passiflore permet d'observer une diminution rapide de la nervosité, un apaisement de l'anxiété, de l'angoisse et du stress, avec diminution et disparition en 2 à 3 semaines des troubles fonctionnels associés (boule au niveau de la gorge, sensation d'oppression, difficultés respiratoires, malaises avec tendance à l'évanouissement). Les petits troubles du sommeil s'amendent. L'endormissement devient plus facile et le sommeil redevient réparateur. Le traitement du terrain des insomnies chroniques requiert un temps plus long, de quelques semaines à quelques mois. À noter, enfin, que la passiflore est capable d'aider à se sevrer de somnifères des sujets en état d'accoutumance depuis des mois, voire des années. Commencez à prendre la plante sans arrêter le somnifère pendant quelques jours ou quelques semaines, selon le degré de dépendance. Les quantités de celui-ci seront ensuite très progressivement diminuées pour être totalement remplacées par la plante.

Autres effets bénéfiques. La passiflore lutte contre les troubles nerveux de la ménopause et contribue à apaiser l'irritabilité. Dans les pays tropicaux et subtropicaux où elle est cultivée, la passiflore est également prescrite comme calmant contre la spasmophilie. Il faut enfin noter que les enfants réagissent particulièrement bien à cette plante, qui peut être prescrite sans risque d'accoutumance, notamment pour calmer les angoisses scolaires ou préparer aux périodes d'examen chez les enfants anxieux et perfectionnistes.

Comment la prendre

Doses. La prise quotidienne est de 1 ou 2 comprimés de 450 mg 3 fois par jour, ou 1 à 3 tasses d'infusion par jour.

Conseils d'utilisation. La passiflore se prend par voie orale, et la durée d'utilisation peut aller de 1 semaine à quelques mois.

Effets secondaires possibles

Des doses exagérément élevées peuvent entraîner des maux de tête ou des diarrhées.

BIEN CHOISIR

- La passiflore est souvent associée à d'autres substances dans des produits sédatifs. Vous devez donc la rechercher dans la liste des ingrédients. Vous la trouverez souvent associée à la valériane, à l'aubépine, au gattilier ou à l'eschscholtzia.

QUOI DE NEUF ?

Les chercheurs d'un laboratoire français d'ethnobotanique et de pharmacologie ont étudié récemment sur des animaux les effets d'un extrait de passiflore. Ils ont pu confirmer ses effets sédatifs et anxiolytiques, ainsi que sa capacité à favoriser le sommeil.

INFOS PLUS

- Des études en double aveugle, avec un mélange *Passiflora-Crataegus*, réalisées sur une cohorte de personnes âgées, ont montré une amélioration de leur vitalité.

Pépins de raisin (extrait de)

Doté de puissantes propriétés antioxydantes, l'extrait de pépins de raisin se révèle utile pour la santé cardio-vasculaire. Il agit également sur le bien-être général en améliorant la circulation du sang, la vision et l'état de la peau.

Indications

- *Soulage l'insuffisance veineuse.*
- *Améliore la vision nocturne.*
- *Antioxydant, pourrait réduire les risques de maladies cardio-vasculaires et de cancer.*
- *Freine la dégradation du collagène de la peau.*

Présentation

- Gélules

ATTENTION

Si vous suivez un traitement médical, consultez votre médecin avant de prendre des compléments.

Qu'est-ce que c'est ?

L'extrait provenant des minuscules pépins du raisin noir est devenu un complément nutritionnel très recherché. Il renferme des substances nommées oligomères proanthocyanidiques (OPC), également connues sous le nom de procyanidines et appelées autrefois pycnogénols. Ces substances sont également présentes dans l'écorce du pin maritime et dans la peau des arachides, mais, en Europe, on utilise essentiellement les pépins de raisin comme source d'OPC.

Son rôle dans l'organisme

Les procyanidines, composants actifs de l'extrait de pépins de raisin, appartiennent au groupe des flavonoïdes, des antioxydants qui protègent les cellules de l'organisme contre les dommages causés par une prolifération de radicaux libres, molécules très instables. Si l'on en croit une étude récente, leurs effets seraient même supérieurs à ceux des vitamines E et C. De ce fait, l'extrait de pépins de raisin pourrait tenir une place importante dans la prévention des maladies cardio-vasculaires et des cancers. Il agit sur la stabilité du collagène et de l'élastine, deux protéines qui jouent un rôle essentiel dans la qualité du tissu conjonctif, des parois des vaisseaux sanguins et des muscles.

L'extrait de pépins de raisin renferme en outre des composants solubles à la fois dans l'huile et dans l'eau, ce qui lui permet de traverser tous les types de membranes cellulaires, diffusant ainsi ses propriétés antioxydantes à travers tout l'organisme : étant l'une des rares substances pouvant franchir la barrière hémato-encéphalique, il protégerait les cellules cérébrales des dommages causés par l'excès de radicaux libres.

Principaux effets bénéfiques. Grâce à sa puissante action protectrice sur les vaisseaux sanguins, l'extrait de pépins de raisin est capable de tonifier les vaisseaux capillaires fragilisés et d'améliorer la circulation

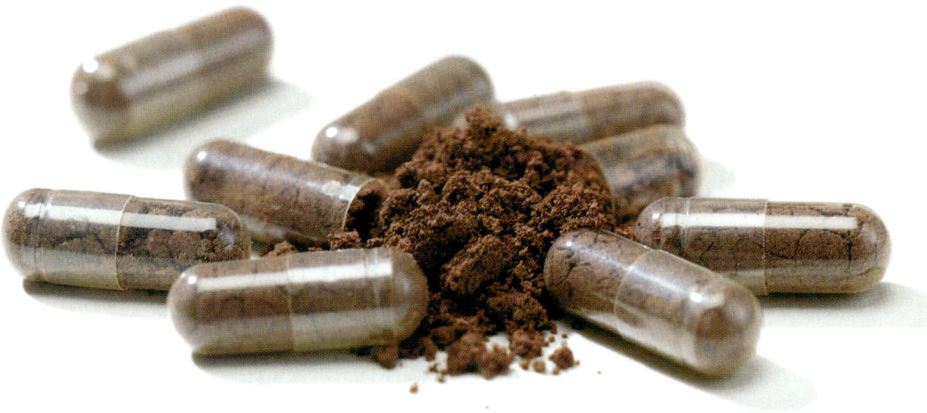

sanguine, particulièrement au niveau des extrémités. C'est pourquoi on le préconise en cas d'insuffisance vasculaire, ainsi que dans d'autres affections associées à ce problème, telles que les varices, l'engourdissement et les picotements dans les bras et les jambes, les hémorroïdes, et même les douloureuses crampes dans les jambes. On pense également que l'extrait de pépins de raisin pourrait avoir un effet favorable sur la circulation sanguine au niveau de l'œil. On le recommande ainsi pour combattre la dégénérescence maculaire et la cataracte, deux des causes les plus fréquentes de cécité chez les personnes âgées. Il peut en tout cas améliorer la vision nocturne et atténuer les conséquences de l'éblouissement en cas de conduite de nuit. Enfin, les procyanidines ont été utilisées avec succès pour réduire les œdèmes, qu'ils soient dus à des chutes, à la pratique sportive ou à une intervention chirurgicale.

Autres effets bénéfiques. L'extrait de pépins de raisin aide à préserver et à renforcer le collagène de la peau, ce qui explique qu'on en trouve dans de nombreuses crèmes de beauté destinées à améliorer l'élasticité de la peau et à en ralentir le vieillissement. En raison de ses propriétés antioxydantes et tonifiantes pour les vaisseaux sanguins, l'extrait de pépins de raisin pourrait réduire les risques d'accidents cardiovasculaires et cérébraux et freiner l'évolution de l'athérosclérose. Enfin, il pourrait aider à prévenir l'apparition de cancers, dans la mesure où ses procyanidines antioxydantes permettent de corriger les dommages subis par le matériel génétique des cellules, susceptibles d'entraîner la formation de tumeurs. On attribue parfois à l'extrait de pépins de raisin des propriétés antihistaminiques et antiallergiques (grâce à des mécanismes inhibant la production d'histamine et de prostaglandines), mais cela doit encore être confirmé.

L'extrait de pépins de raisin peut aussi s'avérer utile pour les gens travaillant régulièrement devant un écran d'ordinateur. Une étude a même démontré que prendre 300 mg d'extrait par jour pendant seulement 2 mois réduisait la fatigue oculaire liée au travail sur écran et améliorait la perception des contrastes.

Comment le prendre

Doses. *Pour ses effets antioxydants*, prendre chaque jour 50 à 100 mg d'extrait de pépins de raisin. *Pour ses effets thérapeutiques*, les doses quotidiennes sont généralement de 150 à 300 mg. Choisissez de préférence des compléments titrant de 92 à 95 % de procyanidines, ou OPC.

Conseils d'utilisation. Au bout de 24 h, seuls 28 % des principes actifs de l'extrait de pépins de raisin sont encore présents dans l'organisme. C'est pourquoi il est important de prendre ces compléments chaque jour à la même heure.

Effets secondaires possibles

Aucun effet secondaire ni aucune intoxication n'ont été rapportés.

QUOI DE NEUF

Dans une étude portant sur 100 volontaires auxquels on a donné 200 mg de procyanidines par jour, on a observé une nette amélioration de la vision nocturne et une faculté plus rapide de récupérer la vue après un éblouissement.

LE SAVIEZ-VOUS ?

Pycnogénol est le nom commercial de procyanidines spécifiques tirées de l'écorce de pin maritime, qui peut être utilisé à la place de l'extrait de pépins de raisin. Il est cependant plus onéreux.

INFOS PLUS

- L'huile de pépins de raisin peut aussi avoir des effets bénéfiques sur la santé. Lors d'une étude préliminaire américaine, on a constaté que le fait d'ajouter 2 cuill. à soupe d'huile de pépins de raisin dans l'alimentation quotidienne augmentait le taux de cholestérol HDL (le bon) de 14 % et diminuait celui des triglycérides de 15 % en seulement 4 semaines. Ce produit peut remplacer les huiles classiques dans les assaisonnements ou pour la cuisson.
- En France, une équipe de la faculté de pharmacie de Bordeaux a travaillé à l'élaboration d'une ligne de produits dermatologiques et cosmétiques à base d'extrait de pépins de raisin, dont un savon surgras à la fleur de vigne provenant des vendanges 1999 du Château Smith Haut-Lafitte...

Phosphore

Le phosphore, qui a pour fonction première de se combiner avec le calcium pour construire et consolider les os et les dents, joue aussi un rôle essentiel dans le mécanisme d'alimentation en énergie de chaque cellule de l'organisme. Les risques d'une déficience sont très rares.

Indications

- *Participe à la construction des os, protège et fortifie le squelette.*
- *Contribue à la formation de l'émail dentaire et consolide les dents.*

Présentation

- Comprimés
- Gélules
- Solution buvable
- Tablettes

ATTENTION

- Le risque majeur avec le phosphore est d'en prendre trop, ce qui peut entraîner une déficience en calcium.
- Dans les cas rares de déficience en phosphore (dus par exemple à une maladie rénale ou digestive ou à des brûlures graves), la prise de compléments de phosphore doit s'effectuer sous contrôle médical.

Ne prenez jamais de complément au phosphore sans avis médical préalable.

Qu'est-ce que c'est ?

L'organisme de l'adulte contient environ 700 g de phosphore, ce qui place ce minéral au deuxième rang sur le plan quantitatif, après le calcium. On le trouve sous forme de phosphates (notamment de calcium, de sodium, de potassium), et aussi de composés organiques très divers. Les os et les dents concentrent 85 % du phosphore, tandis que le reste se répartit dans le sang et divers organes, dont le cœur, les reins, le cerveau et les muscles.

Son rôle dans l'organisme

Le phosphore joue un rôle capital dans la formation des os, aux côtés de son compagnon attitré, le calcium. C'est aussi un composant essentiel des phospholipides, constituant important des membranes. La majorité des mécanismes biologiques ou cellulaires utilisent plus ou moins directement le phosphore. Il permet la mise en réserve et le transport de l'énergie fournie par les aliments : sous forme d'esters phosphoriques de l'adénosine triphosphate, ou ATP, il intervient dans cette molécule qui alimente en énergie chaque cellule de l'organisme. Le phosphore participe aussi à l'étape d'activation (phosphorylation) de nombreuses enzymes. Enfin, il est prouvé que le phosphore aide également à activer les vitamines du groupe B et leur permet de dispenser tous leurs bienfaits.

Principaux effets bénéfiques. Sous forme de phosphates de calcium, le phosphore assure la rigidité et la solidité du squelette, ainsi que la dureté des dents. Cette partie minérale de l'os est fixée sur une trame de collagène, dont les cellules très spécialisées assurent aussi la calcification. Dans l'os, le rapport calcium/phosphore est constant et voisin de 2/1, et la rétention du phosphore est favorisée par une absorption simultanée suffisante de calcium. Mais il faut se garder d'un excès trop marqué de phosphore par rapport au calcium, qui pourrait entraîner une hyperparathyroïdie secondaire, et favoriser la fuite de calcium, donc le risque d'ostéoporose.

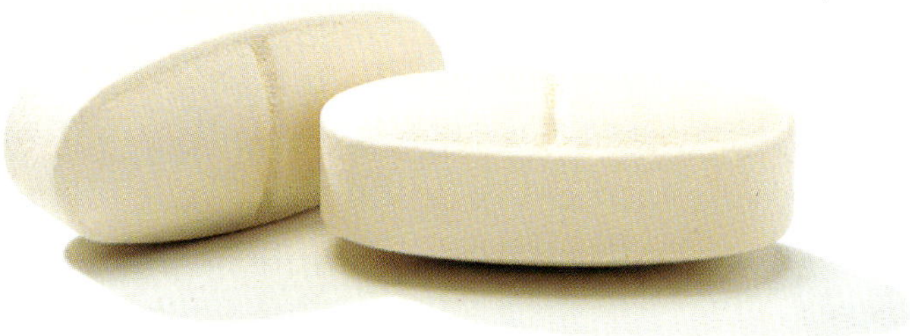

Certaines polyvitamines contiennent du phosphore, mais, dans la majorité des cas, l'alimentation en apporte des quantités suffisantes.

Autres effets bénéfiques. Le phosphore transmet les messages d'une cellule à l'autre. Il contribue ainsi à la coordination de mécanismes comme la contraction musculaire, la transmission des impulsions nerveuses du cerveau aux muscles et la sécrétion d'hormones. Le phosphore en solution dans les liquides extracellulaires contribue au maintien du pH (équilibre acidobasique) de l'organisme. Ce minéral est enfin nécessaire à la fabrication de l'ADN et de l'ARN, composants de base de notre structure génétique.

Vos besoins

L'apport minimal nécessaire s'élèverait, pour l'homme comme pour la femme, à 600 mg par jour, mais ce minéral est présent dans tellement d'aliments qu'il n'y a quasiment aucun risque de déficience : il est très rarement nécessaire d'en prendre sous forme de complément.

En cas d'apport déficitaire. Une déficience d'apport en phosphore ne s'observe pratiquement qu'en cas de malnutrition sévère. Elle peut entraîner une fragilité des os et des dents, de la fatigue, une sensation de faiblesse, une perte d'appétit, des douleurs articulaires et une sensibilité accrue aux infections.

En cas d'apport excédentaire. Il n'existe pas d'effets nocifs immédiats occasionnés par un excès de phosphore, car les reins régulent le taux de ce minéral dans le sang et assurent l'élimination du surplus dans les urines. En revanche, en cas de prise prolongée d'un complément de phosphore, il peut se produire une perte de calcium qui entraînerait une déminéralisation osseuse.

Comment le prendre

Doses. Dans la plupart des cas, le régime alimentaire quotidien apporte une quantité suffisante de phosphore. Les compléments de polyvitamines et minéraux peuvent cependant en renfermer en petite quantité. Si vous êtes atteint d'une maladie intestinale ou rénale responsable de déplétion du phosphore, votre médecin vous en prescrira des doses appropriées.

Conseils d'utilisation. Ne prenez jamais de compléments nutritionnels ne contenant que du phosphore sans prescription médicale.

Sources alimentaires

Les aliments riches en protéines – viande, poisson, volaille et produits laitiers – ont une teneur élevée en phosphore, qui est aussi présent dans les produits céréaliers, même si les pains complets et les céréales contiennent parfois des constituants (phytates) qui limitent son assimilation. Enfin, sous forme de polyphosphates, le phosphore sert d'additif dans de nombreux produits industriels. Les sodas, notamment les colas, en renferment souvent des doses importantes.

QUOI DE NEUF ?

Des chercheurs suisses ont signalé qu'un complément de phosphore pourrait être particulièrement bénéfique pour les victimes de brûlures graves, chez qui le taux de ce minéral baisse fortement en l'espace d'une semaine.

Selon une étude récente, les adolescentes grandes consommatrices de boissons au cola riches en phosphore présentent un risque de fractures plus important que les autres. Les nutritionnistes, sans rejeter totalement la responsabilité du phosphore, soulignent que ces buveuses de sodas sont moins enclines à boire du lait, de sorte qu'elles n'ingèrent sans doute pas assez de calcium, essentiel aussi pour la construction des os.

INFOS PLUS

- L'aluminium présent dans certains antiacides peut faire baisser le taux de phosphore dans l'organisme. Si vous prenez régulièrement des antiacides, interrogez donc votre médecin sur la nécessité éventuelle d'y adjoindre un complément de phosphore.
- La consommation moyenne de phosphore en France est de l'ordre de 1 500 à 1 600 mg par jour, soit beaucoup plus que l'apport minimal nécessaire. Pour éviter de fatiguer la fonction rénale d'élimination et pour protéger la solidité osseuse, il semble raisonnable de ne pas dépasser un apport de 2 500 mg de phosphore par jour.

Phytonutriments

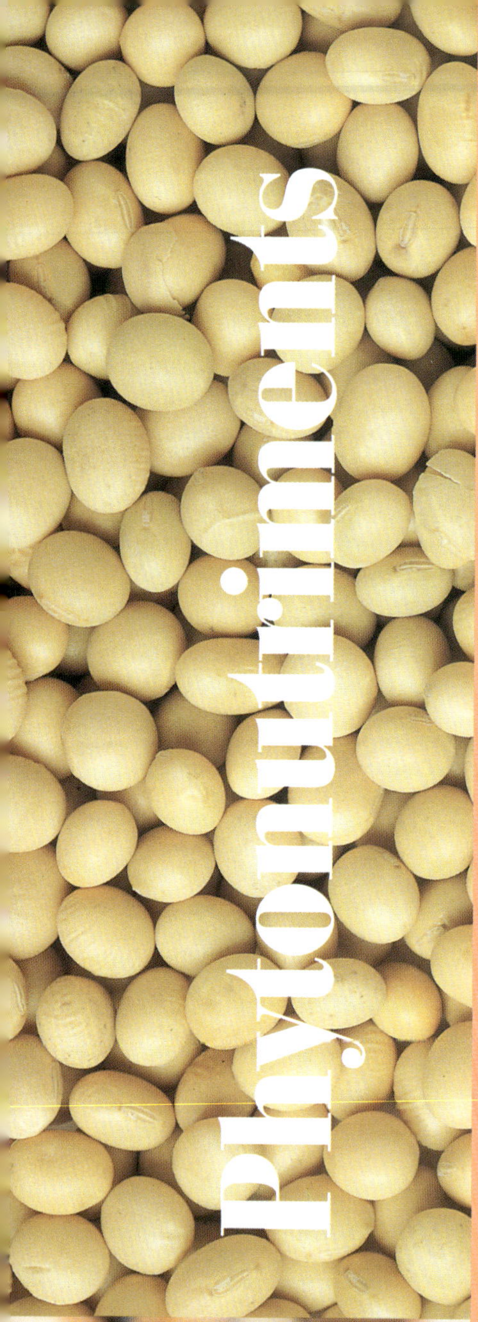

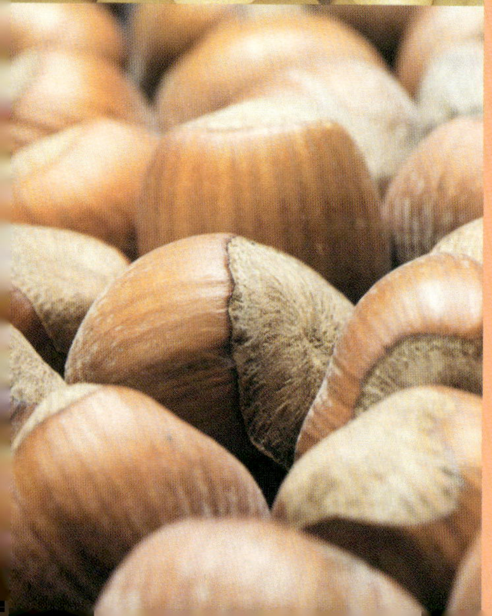

Différents des vitamines, des oligoéléments ou des fibres, les phytonutriments sont des composés naturellement présents dans les végétaux et qui exercent une action biologique sur l'organisme. Ces dernières années, ils ont suscité un intérêt particulier en raison de leur richesse en éléments bénéfiques pour la santé. Comme les fruits et les légumes, les plantes aromatiques et médicinales renferment, elles aussi, des phytonutriments.

Les phytonutriments ont des effets multiples, et agissent souvent en synergie dans le corps humain. En plus de leur action antioxydante, antibactérienne et antivirale, ils ont le pouvoir de :

- stimuler les enzymes hépatiques qui protègent des toxines ou les éliminent ;
- stimuler le fonctionnement du système immunitaire ;
- réduire les risques de formation de caillots sanguins ;
- réguler le taux de cholestérol et les métabolismes hormonaux ;
- abaisser la tension artérielle.

EFFETS ANTIOXYDANTS

La majorité des phytonutriments (en particulier les flavonoïdes et les caroténoïdes) ont des propriétés antioxydantes puissantes. Ils peuvent donc neutraliser les effets des radicaux libres, molécules instables dont l'excès peut provoquer des dégradations cellulaires.
Cela permettrait notamment de réduire les risques de maladies cardio-vasculaires, voire allergiques ou inflammatoires. Ainsi, la quercétine, un flavonoïde présent dans l'oignon et la pomme, pourrait atténuer des manifestations allergiques tel l'asthme, des affections cutanées comme l'eczéma et certains problèmes inflammatoires des articulations et des muscles.

LES FLAVONOÏDES

Les flavonoïdes forment un vaste groupe de phytonutriments. La plupart sont incolores, mais beaucoup donnent des couleurs vives à d'innombrables fruits et légumes. L'alimentation en apporte habituellement 1 g par jour, davantage si l'on boit du thé et du vin – rouge, notamment –, qui en sont très riches.

Plus de 4 000 flavonoïdes ont été répertoriés, et nombre d'entre eux ont fait l'objet de recherches intensives in vitro et également sur l'animal, mais rarement sur l'homme (à l'exception de la quercétine). La rutine et l'hespéridine (présentes respectivement dans le sarrasin et les agrumes) comptent parmi les flavonoïdes antioxydants les plus efficaces. On trouve aussi les procyanidines (ou OPC), abondantes dans l'huile de pépins de raisin, les isoflavones (dans le soja), et les anthocyanosides (pigment du raisin rouge et de la mûre, entre autres).

Les caroténoïdes sont des pigments végétaux rouges,

orange ou jaunes. Le plus connu, le bêta-carotène, donne sa couleur à la carotte et au melon. Le lycopène de la tomate pourrait aider à prévenir certains cancers.

LES CHOUX ET LES OIGNONS

Il existe deux grands groupes de phytonutriments renfermant du soufre. Les glucosinolates, qui semblent offrir une protection contre le cancer, sont apportés par tous les choux (y compris brocolis, chou-fleur et chou de Bruxelles). L'alliine, l'allyl et leurs dérivés, autres composés soufrés bénéfiques pour la santé, sont présents dans l'ail, l'oignon et tous les alliacés.

DANS LES PLANTES MÉDICINALES AUSSI

Dans la plupart des plantes médicinales sont présents, outre des flavonoïdes, d'autres phytonutriments aux effets soit préventifs, soit curatifs. La réglisse et le ginseng, ainsi que le soja, par exemple, renferment des saponines chimiquement identiques aux stéroïdes de l'organisme. D'autres plantes contiennent des constituants spécifiques auxquels elles donnent leur nom : échinoside de l'échinacée, acide valérique de la valériane, et ainsi de suite.

LE POUVOIR DES PHYTO-ŒSTROGÈNES

Les phyto-œstrogènes principaux de l'alimentation humaine sont les isoflavones et un groupe de composés appelés lignanes, présents dans le seigle, les graines de lin et de sésame et les fruits oléagineux.

La recherche s'est concentrée sur les isoflavones, présentes presque exclusivement dans les légumes : les protéines de soja en sont la meilleure source. Les principales isoflavones trouvées dans le soja sont la daidzéine, la génistéine et la glycitéine.

Bien qu'ils n'aient pas de parenté chimique avec l'œstradiol, hormone sexuelle produite par l'organisme féminin, les phyto-œstrogènes s'en rapprochent, ce qui leur permet de se fixer sur les récepteurs d'œstrogènes dans les cellules. Les phyto-œstrogènes n'ont aucune action sur le taux d'œstrogènes sanguin, mais, en se fixant sur ces récepteurs, ils ont un effet œstrogénique en cas de carence dans ce domaine, et un effet antiœstrogènique en cas d'excès. Des œstrogènes sont présents également dans l'organisme masculin. Lorsque leur taux est élevé, le risque de cancer de la prostate augmente. Les phyto-œstrogènes du soja protégeraient contre ce cancer.

Le taux d'œstrogènes décroît chez la femme ménopausée. Les phyto-œstrogènes sont alors capables de fournir l'équivalent d'un substitut à l'organisme, et pourraient remédier à des symptômes comme les bouffées de chaleur ou le dessèchement de la peau. Il se peut même qu'ils aident à réduire la baisse de densité osseuse qui survient après la ménopause et entraîne l'ostéoporose.

L'ALIMENTATION ASIATIQUE

Dans les pays asiatiques, où l'alimentation est riche en soja, les bouffées de chaleur liées à la ménopause sont beaucoup plus rares que dans les pays occidentaux. Ainsi, en Europe, 70 à 80 % des femmes ont ces symptômes, contre 57 % en Malaisie et 18 % en Chine. Les Asiatiques se distinguent nettement des Occidentales par leur consommation de soja, et donc de phyto-œstrogènes,

LA BONNE DOSE D'ISOFLAVONES

On ne peut encore établir d'apports recommandés, mais les Asiatiques en consomment entre 25 et 200 mg par jour. Une dose journalière de 50 à 120 mg permettrait d'obtenir des effets thérapeutiques. Elle correspond à 1 ou 2 portions par jour de produits à base de soja – bien que leur teneur en isoflavones soit variable.

On trouve environ 50 mg d'isoflavones dans :

- **100 g de tofu séché ou 200 g de tofu fraisu ;**
- **100 g de miso ;**
- **25 cl de lait ou de yaourt de soja ;**
- **50 g de farine de soja, de graines de soja cuites ou de protéines de soja texturées.**

Les protéines de soja employées dans l'industrie alimentaire contiennent 10 à 300 mg d'isoflavones pour 100 g. La sauce au soja, l'huile de soja et la lécithine n'en renferment presque pas.

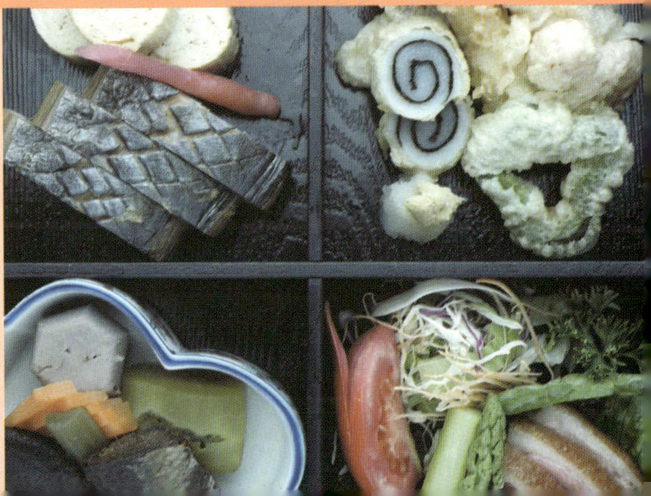

PRINCIPAUX PHYTONUTRIMENTS – LEUR ORIGINE – LEUR ACTION

GROUPES DE PHYTONUTRIMENTS	*EXEMPLES DE COMPOSÉS*	*SOURCES ALIMENTAIRES PRINCIPALES*	*ACTION*
Flavonoïdes	Kaempférol, quercétine Hespéridine, naringénine, rutine, tangéritine	Artichaut, pomme, laitue, oignon, poivron, thé Tomate, vin, agrumes (pamplemousse, orange, tangerine)	Antioxydants, régulateurs d'enzymes ; prévention du cancer et des maladies cardio-vasculaires ; régulateurs d'immunité
Glucosinolates, isothiocyanates	Allylisothiocyanates, glucobrassicine, indoles	Famille du chou (brocoli, chou de Bruxelles, chou-fleur), moutarde, cresson	Inducteurs d'enzymes hépatiques ; prévention du cancer
Acides hydroxy-cinnamiques	Acides caféique, chlorogénique et férulique, curcumine	Pomme, café, curry en poudre, moutarde, poire	Antioxydants ; peut-être prévention du cancer
Isoflavones	Daidzéine, génistéine	Produits dérivés du soja (farine, lait, protéine de soja)	Baisse des lipides sanguins ; prévention des cancers du sein et de la prostate
Lignanes	Matairésinol, sécoisolacirésinol	Baies rouges, graines de lin, fruits secs oléagineux, seigle	Antioxydants ; prévention des cancers du sein et de la prostate
Monoterpènes	D-carvone, D-limonène	Cerise, agrumes, plantes aromatiques (aneth, menthe, carvi)	Inducteurs d'enzymes hépatiques ; agents anti-tumoraux (seins, prostate, pancréas...), antimicrobiens.
Organosulfures	Di- et trisulfures de diallyle, sulfoxyde d'allyl-cystéine, sulfoxyde de diallyle	Chou, ail, poireau, oignon, échalote	Fluidifient le sang ; baisse des lipides sanguins ; inducteurs d'enzyme hépatique ; prévention du cancer
Phénols	Acide ellagique, acide gallique, hydroquinone, crésol	Entre autres : thé noir, thé vert, fève de cacao, framboise, fraise	Antioxydants ; agents anti-inflammatoires
Phytostérols	Bêta-sitostérol, campestérol, stigmastérol	Huiles de maïs, de pépins de raisin, de soja, de tournesol ; certaines margarines végétales	Réduisent le taux de cholestérol total et de mauvais cholestérol (LDL)
Tanins	Théaflavines, théarubigens	Thé noir, vin rouge, café	Antioxydants ; antimicrobiens et anti-inflammatoires

UNE ARME PUISSANTE POUR COMBATTRE LE CANCER

Une femme sur 11 risque d'être atteinte d'un cancer du sein en France, contre 1 sur 50 au Japon. De la même façon, le cancer de la prostate fait 4 fois plus de morts en Europe qu'au Japon : des chiffres à mettre sur le compte d'une consommation d'isoflavones nettement plus réduite dans les pays occidentaux.

et présentent un taux urinaire d'œstrogènes 100 à 1 000 fois plus élevé que celle des Occidentales. En 1998, une étude a montré que des femmes ménopausées qui ajoutaient 40 g de protéines de soja (avec leurs isoflavones naturelles) à leur alimentation constataient une réduction de leurs bouffées de chaleur de 45 % au bout de 12 semaines.

RÉDUIRE LA MENACE D'OSTÉOPOROSE

L'ostéoporose est la cause majeure des 73 000 fractures du col du fémur enregistrées chaque année en France. Un traitement hormonal destiné à préserver la densité osseuse est de plus en plus souvent prescrit, mais, en matière de prévention, on s'intéresse aussi aux isoflavones prises sous forme de compléments .

Chez les femmes asiatiques, le risque de fractures dues à l'ostéoporose est plus réduit que chez les Occidentales, même si les premières ont une ossatures plus fine, consomment moins de produits laitiers et absorbent moins de calcium. Il est donc probable que les isoflavones du soja diminuent le risque de fracture.

Lors d'une étude menée sur des femmes ménopausées, on a constaté une augmentation de la densité osseuse avec une alimentation comprenant chaque jour 90 mg d'isoflavones de soja. Les isoflavones de synthèse, dont la structure est identique à celle du soja, agissent aussi sur la densité osseuse.

RÉDUIRE LES RISQUES DE CANCER

Les scientifiques considèrent désormais qu'une faible consommation de fruits et de légumes augmente les risques de cancer. Aussi ne faut-il pas se contencer d'absorber des vitamines antioxydantes C, E et A, mais manger régulièrement fruits et légumes pour diminer efficacement les risques de cancer. Les phytonutriments présents dans les fruits, légumes et légumineuses joueraient donc un grand rôle en matière de prévention.

Boire du thé pourrait aussi être bon : des études sur les animaux ont montré que le thé vert jugulait la carcinogenèse (formation de tumeurs) dans les poumons, le foie, l'intestin grêle et le côlon. On peut finalement penser que si les décès dus au cancer du sein et de la prostate sont beaucoup plus nombreux en Europe qu'au Japon, c'est aussi parce que les Européens consomment beaucoup moins d'isoflavones.

DES PHYTONUTRIMENTS EN COMPLÉMENTS

Les études scientifiques donnent raison à la croyance ancestrale selon laquelle la consommation de végétaux assure une protection efficace contre de nombreuses maladies. Leurs effets bénéfiques découlent essentiellement de leur teneur en vitamines et phytonutriments. Les phytonutriments des légumes, fruits et plantes aromatiques sont aujourd'hui disponibles sous forme de compléments. Ils peuvent améliorer l'équilibre nutritionnel et aider à mieux se porter.

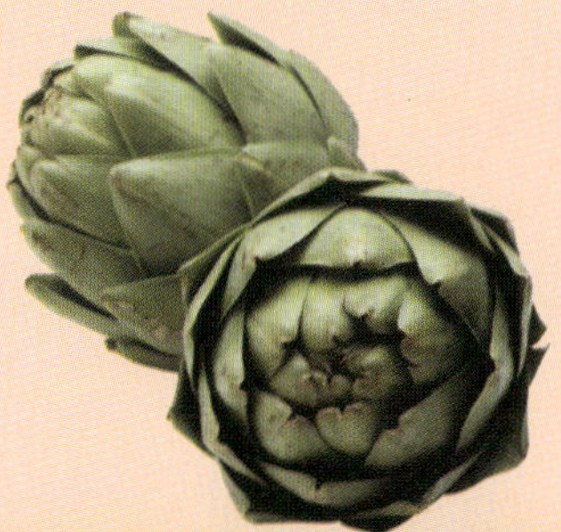

PROTECTION CONTRE LES MALADIES CARDIO-VASCULAIRES

La cause la plus fréquente de ce type de maladies est l'athérosclérose, durcissement des artères provoqué par la formation, sur les parois des vaisseaux sanguins, d'une substance graisseuse et rigide appelée plaque d'athérome.

Des flavonoïdes comme les OPC et la quercétine peuvent enrayer ce processus et protéger contre les maladies cardio-vasculaires. Ainsi, les écarts de consommation de flavonoïdes selon les pays expliquent sans doute 25 % des différences de fréquence de ces maladies.

Les isoflavones permettraient, elles aussi, de limiter les risques d'athérosclérose. On a pu récemment démontrer qu'une dose quotidienne de 62 mg d'isoflavones, sous forme de protéines de soja, réduisait de 10 % le mauvais cholestérol (LDL). Par leurs propriétés anticoagulantes, ces isoflavones, notamment la génistéine, pourraient réduire les risques de crise cardiaque en empêchant la formation de caillots dans le sang et, par conséquent, l'obstruction des artères. Toutes les observations in vitro ou sur l'animal commencent à être confirmées par des études effectuées sur l'être humain.

Piments

Capsicum genus

Les piments relèvent traditionnellement la cuisine indienne et mexicaine, mais ils servent également à stimuler la digestion et à soulager la douleur. Ils doivent leurs propriétés médicinales à des substances appelées capsinoïdes.

Indications

En application externe

- *Atténue les douleurs musculaires, tendineuses ou ligamentaires ; utilisé en traitement d'appoint comme décongestionnant et révulsif dans les affections respiratoires banales.*

Par voie orale

- *Stimule la digestion, notamment celle des graisses.*

Présentations

- Baume
- Cataplasme
- Crème
- Pommade
- Séché, entier ou en poudre

ATTENTION

- N'appliquez jamais de pommade au piment sur une peau à vif ou sur une lésion. Évitez le contact avec les yeux et les lentilles cornéennes, en raison du risque de forte irritation.

Si vous suivez un traitement médical, consultez votre médecin avant de prendre des compléments.

Qu'est-ce que c'est ?

Piment et piment de Cayenne sont cousins des poivrons rouge et vert, mais sans rapport avec le poivre noir. Leurs composants actifs essentiels sont des capsinoïdes, et en particulier de la capsaïcine, qui leur donnent leur piquant. Ces substances irritantes se retrouvent également dans les bombes antiagression. Sur les étiquettes des produits médicinaux, le piment figure parfois sous les appellations capsaïcine ou capsinoïdes.

Son rôle dans l'organisme

La capsaïcine du piment interfère avec le fonctionnement des petites fibres nerveuses du système sensoriel. Elle se fixe aux récepteurs de ces fibres et entraîne la libération d'un neurotransmetteur, dit substance P, qui stimule dans le cerveau les neurones nociceptifs (sensibles à la douleur), ce qui déclenche la sensation de douleur. En fonction des doses utilisées et du rythme des applications (pour l'usage externe), la capsaïcine peut avoir une action excitatrice et inflammatoire ou, au contraire, analgésique et anti-inflammatoire. Des travaux récents montrent par ailleurs que la capsaïcine augmente notablement l'activité des enzymes digestives, en particulier celles qui permettent la digestion des graisses (lipase).

Principaux effets bénéfiques. L'application locale régulière d'une pommade ou d'un baume au piment permet de soulager les douleurs musculaires ou rhumatismales. Ce traitement pourrait aussi apaiser les douleurs chroniques consécutives au zona, certaines douleurs postopératoires et celles des affections nerveuses provoquées par le diabète.

La pommade au piment pourrait en outre réduire les démangeaisons du psoriasis – ces sensations suivent le même parcours nerveux que la douleur –, apaiser les souffrances de la fibromyalgie et celles des extrémités dans la maladie de Raynaud.

Autres effets bénéfiques. Le piment frais a la réputation de stimuler la digestion et de soulager la dyspepsie et les flatulences, car il stimule la circulation du sang dans l'estomac et l'intestin ; il provoque la sécrétion de

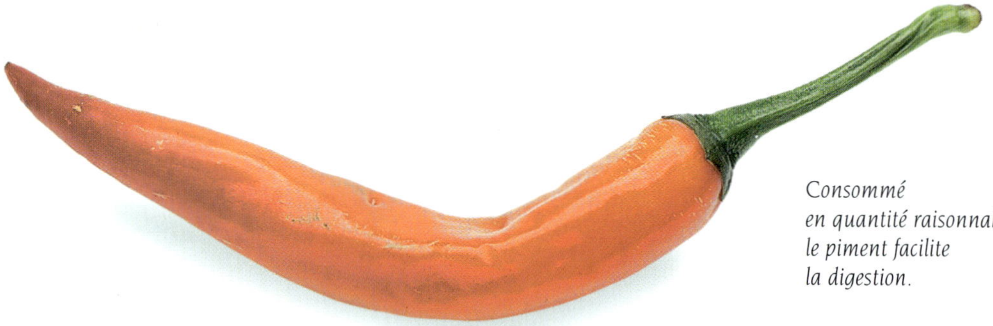

Consommé en quantité raisonnable, le piment facilite la digestion.

sucs digestifs. Les cataplasmes et baumes atténuent les symptômes du rhume et de la grippe. Rien ne prouve, en revanche, que le piment ait le pouvoir de réduire les risques de maladie cardiaque en diminuant les taux de cholestérol et de triglycérides, ni de prévenir le cancer.

Comment le prendre

Doses. *En application locale*, la sensibilité au piment varie selon les individus ; commencez par tester la pommade sur une zone limitée. Si les résultats sont concluants (ce qui peut demander 1 semaine ou plus), élargissez la zone d'application. Pour éviter de vous mettre du piment dans les yeux, lavez-vous ensuite les mains à l'eau chaude et au savon, ou enfilez des gants de plastique jetables. Si vous employez une pommade au piment pour calmer une douleur aux doigts ou aux mains, attendez 30 min avant de les laver, pour permettre à la pommade de pénétrer. En attendant, évitez de toucher lentilles de contact et zones sensibles, yeux et nez par exemple. Conservez la pommade au piment à l'abri de la lumière et de la chaleur ou du froid extrême, hors de portée des enfants.

Conseils d'utilisation. Le piment est à éviter en cas de gastrite ou d'ulcère en crise. Aucun effet nocif n'a été constaté chez les femmes enceintes. Par prudence, cessez d'en prendre si vous allaitez votre bébé.

Effets secondaires possibles

La pommade au piment produit souvent une sensation déplaisante de brûlure pendant 1 h environ après son application, mais cet effet disparaît habituellement au bout de quelques jours d'utilisation régulière. Le piment peut également causer des irritations douloureuses – sans gravité à long terme – s'il entre en contact avec les yeux ou une muqueuse quelconque. Si cela se produit, baignez largement à l'eau la zone touchée.

Enfin, en cas de « feu dans la bouche » après avoir absorbé du piment (ou une sauce au piment : harissa, Tabasco...), ne buvez pas d'eau mais absorbez plutôt du yaourt, du fromage blanc ou du lait (dont les protéines ont la propriété de neutraliser l'activité de la capsaïcine).

INFOS PLUS

- La pommade au piment peut s'utiliser en complément d'autres traitements de l'arthrite, dont les anti-inflammatoires non stéroïdiens. Elle peut permettre de réduire la prise de médicaments, et limiter ainsi les risques d'effets secondaires, mais il ne faut pas modifier votre prescription sans avis médical.
- Le piment est plus riche en vitamine C que les agrumes, mais sa consommation, généralement minime, a peu d'effets sur l'apport quotidien en cette vitamine. Certaines variétés plus douces (poivrons) permettent une consommation plus significative.

LE SAVIEZ-VOUS ?

À l'époque précolombienne, les piments faisaient l'objet d'une vaste culture en Amérique du Sud. Le piment de Cayenne serait originaire de la ville de Guyane française qui lui a donné son nom.

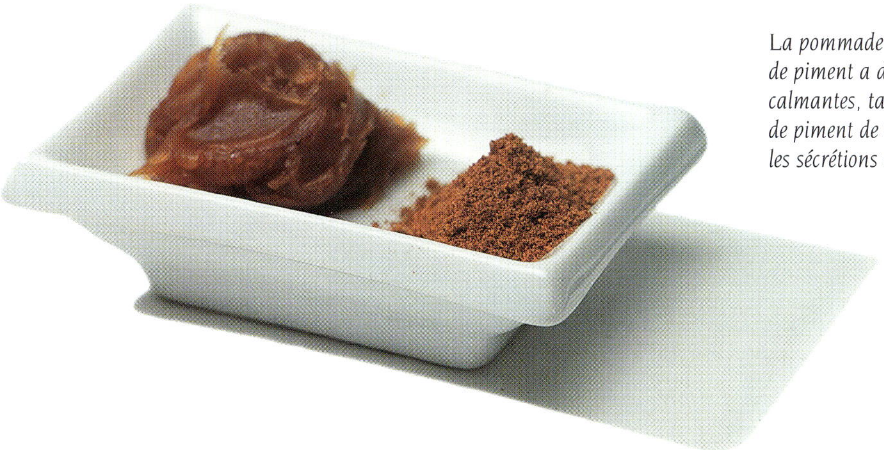

La pommade à base de pâte de piment a de multiples applications calmantes, tandis que la poudre de piment de Cayenne stimule les sécrétions digestives.

Pissenlit

Taraxacum officinale

Le pissenlit, volontiers consommé en salade, est aussi traditionnellement utilisé pour ses propriétés médicinales : ses feuilles et ses racines sont en effet riches en composants actifs, capables notamment de stimuler le fonctionnement hépatique.

Indications

- *Stimule l'appétit grâce à ses composants amers.*
- *Facilite la digestion en augmentant la sécrétion de bile.*
- *Pourrait jouer un rôle dans la prévention des calculs biliaires.*
- *Possède une action diurétique et laxative.*

Présentation

- Ampoules
- Comprimés
- Extrait de plante fraîche
- Gélules
- Plante séchée ou fraîche
- Teinture-mère

ATTENTION

- En cas de calculs biliaires, à n'utiliser qu'après avis médical.

Si vous suivez un traitement médical, consultez votre médecin avant de prendre des compléments.

Qu'est-ce que c'est ?

Le pissenlit, petite plante vivace proche parente de la chicorée, pousse à l'état sauvage un peu partout dans le monde, et est également cultivé à des fins médicinales. Il possède une forte racine pivotante et des feuilles d'un vert plus ou moins foncé profondément découpées. Chaque plante ne porte qu'une fleur jaune vif, s'ouvrant à l'aube et se refermant le soir par temps humide. Une fois fanée, elle cède la place à une boule plumeuse de graines, que le vent ou des enfants espiègles dispersent. La racine du pissenlit est employée depuis les temps les plus anciens pour soigner les troubles digestifs et hépatiques, tandis que ses feuilles fraîches, consommées en salade, permettent de faire une cure de printemps dépurative. C'est la plante tout entière, racine et feuilles, récoltée et séchée avant la floraison, qui entre aujourd'hui dans la composition des compléments.

Son rôle dans l'organisme

Le principe amer caractéristique du pissenlit, la taraxine, est maintenant parfaitement identifié. Il lui donne ses propriétés apéritives, cholérétiques (stimulant la production de bile) et cholagogues (qui facilitent l'excrétion de la bile de la vésicule), pour lesquelles, selon les *Cahiers de l'Agence du médicament* (1998), la plante est traditionnellement utilisée. Elle favorise également les fonctions urinaires et digestives. D'autres substances actives sont présentes dans la plante : des stérols, des flavonoïdes (rutine, lutéoline, quercétol), des terpènes et du potassium en quantité importante (30 % des minéraux de la plante). La racine est particulièrement riche en inuline (un glucide présent également dans la racine de chicorée).

Principaux effets bénéfiques. Le pissenlit est réputé à juste titre pour améliorer la digestion des graisses, grâce à son action sur le foie et la vésicule biliaire. Il est utile en cas de lenteur digestive, de dyspepsie et d'inappétence. Il est parfois associé à d'autres compléments destinés à stimuler le foie, en particulier le chardon-Marie, le radis noir, la chélidoine, l'inositol, la méthionine et la choline. De telles combinaisons sont généralement vendues dans les magasins diététiques en tant que préparations lipotropes (aidant à protéger les cellules hépatiques). Le pissenlit est aussi

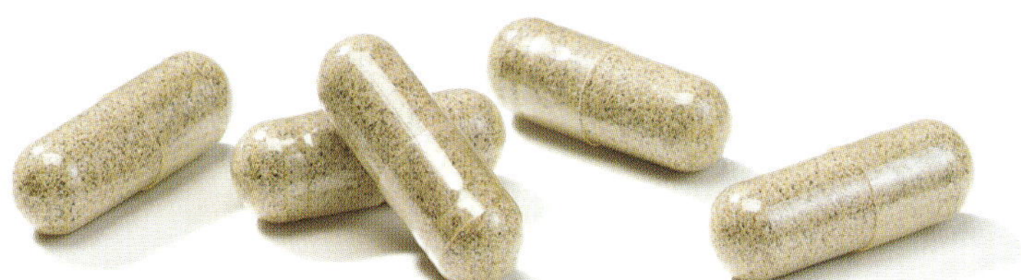

Pris en complément ou sous forme naturelle, le pissenlit aide à soulager un grand nombre de problèmes digestifs.

utilisé comme laxatif doux. Il stimule l'élimination urinaire, en raison de sa richesse en potassium, un diurétique naturel : il est donc efficace en cas de rétention d'eau et d'œdèmes.

Autres effets bénéfiques. Il est possible que la racine de pissenlit soulage l'endométriose et la sensibilité des seins avant les règles, ainsi que d'autres symptômes dus à un excès d'œstrogènes. Elle renforce en effet la capacité du foie à rétablir l'équilibre hormonal chez les femmes qui souffrent de tels troubles. La plante tout entière faciliterait l'assimilation du fer, qu'il soit fourni par l'alimentation ou par des compléments, ce qui la rendrait efficace pour soigner certains types d'anémie. Il se peut même qu'elle puisse aider au traitement du cancer, en tant que stimulant de facteur de nécrose tumorale (TNF-alpha). C'est du moins ce que certaines études ont déjà indiqué : les Japonais ont mis au point un extrait de racine de pissenlit lyophilisé destiné à soigner les tumeurs, et les Chinois, encouragés par les résultats de ce type de thérapie sur les animaux, essaient de traiter le cancer du sein avec des extraits de pissenlit. D'autres recherches devront cependant déterminer si un tel traitement est vraiment actif. On a enfin constaté que le pissenlit abaissait le taux sanguin de sucre chez les animaux, ce qui indique que cette plante pourrait intervenir comme modulateur du glucose sanguin dans le traitement du diabète.

Comment le prendre

Doses. *Pour stimuler le foie*, prenez soit 1 gélule 2 fois par jour, soit 500 mg d'extrait sec de racine. *En cas de constipation*, buvez une tasse d'infusion de racine de pissenlit 3 fois par jour. *En cas de rétention d'eau*, buvez 1 tasse d'infusion de feuilles de pissenlit 3 fois par jour.

Conseils d'utilisation. Les compléments à base de pissenlit sont à prendre de préférence avant les repas quand ils sont destinés à stimuler le foie. L'extrait liquide de pissenlit doit être bu dilué dans de l'eau. Aucune contre-indication n'existe pour les femmes enceintes ou celles qui allaitent.

Effets secondaires possibles

Le pissenlit n'a aucun effet secondaire important. Pris à haute dose, il peut toutefois entraîner des éruptions cutanées, des maux d'estomac ou de la diarrhée. Arrêtez le traitement dès l'apparition de l'un de ces symptômes, et consultez votre médecin.

INFOS PLUS

- Ce sont ses propriétés diurétiques qui ont valu son nom au pissenlit (pisse-au-lit). Le terme dent-de-lion, une autre de ses appellations, due à la forme dentée de ses feuilles, a inspiré le nom de *dandelion* qu'on lui donne en Angleterre. On le surnomme aussi florin d'or, salade de taupe, couronne de moine, cochet, laitue de chien...

- L'infusion de pissenlit se prépare avec les racines ou les feuilles séchées et hachées. Versez une tasse d'eau très chaude sur 1 ou 2 cuill. à café de la plante et laissez infuser pendant environ 15 min. D'autres plantes comme la réglisse peuvent être associées au pissenlit, et l'infusion gagnera à être additionnée de miel.

- Les feuilles de pissenlit sont excellentes préparées comme les épinards, et leur saveur amère relève agréablement les salades auxquelles on les mélange lorsqu'elles sont tendres. Elles servent aussi à faire du jus. On peut utiliser les racines grillées du pissenlit pour préparer une boisson qui remplace le café, sans en avoir les effets stimulants.

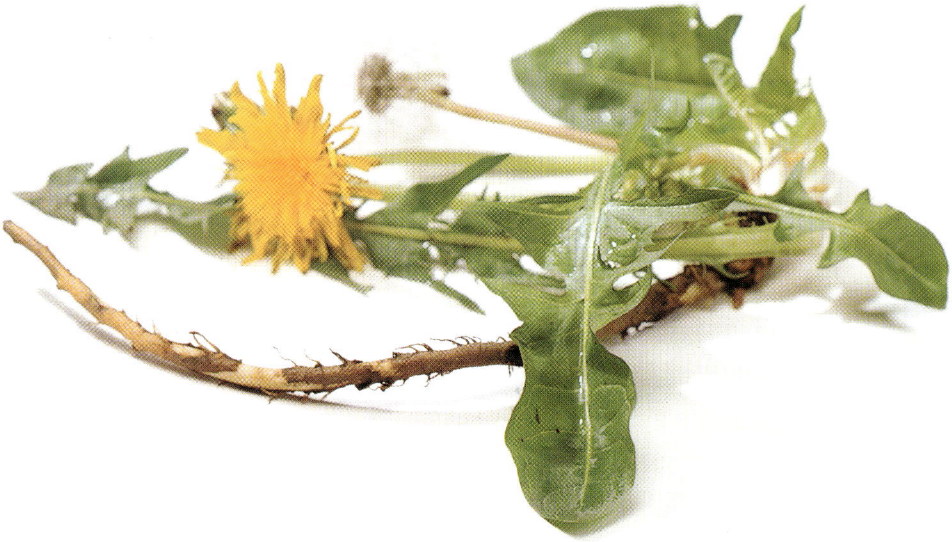

Poisson (cartilage et collagène de)

Les poissons pêchés au large offrent à l'homme une source de produits dont on extrait, par des procédés physiques, du cartilage et du collagène, très utiles pour la prévention et le traitement de certaines affections.

Indications

- *Agit de façon bénéfique sur toutes les affections du système ostéo-articulaire.*
- *Calme les poussées rhumatismales.*
- *Diminue l'intensité et la fréquence des poussées d'arthrose.*
- *Pourrait freiner le développement de l'ostéoporose.*
- *Favoriserait la croissance osseuse chez l'enfant.*

Présentation

- Comprimés
- Gélules

ATTENTION

- Les personnes allergiques aux produits de la mer doivent impérativement consulter un médecin avant de prendre collagène et cartilage de poisson.

Si vous suivez un traitement médical, consultez votre médecin avant de prendre des compléments.

Qu'est-ce que c'est ?

L'idée d'utiliser certaines parties des poissons dont on se débarrassait systématiquement est récente. Elle correspond au souci de la médecine moderne de devenir plus préventive que curative. Ainsi, depuis une dizaine d'années, la peau et les parties cartilagineuses de certains poissons sont utilisées pour fabriquer des produits très utiles dans la protection et la régénération du système ostéo-articulaire humain. Le cartilage est une sorte d'os mou qui constitue les parties semi-rigides de l'appareil de soutien de certains poissons. On le trouve de façon caractéristique dans l'aile de raie et dans plusieurs espèces de requins. Après dessiccation, déshydratation et broyage, on obtient une poudre blanche très fine, riche en substances azotées spécifiques, la chondroïtine et la glucosamine.

Le collagène est une substance protéique présente dans tous les tissus de soutien et les membranes cellulaires des êtres vivants. Chez les poissons, on l'extrait notamment de la peau du cabillaud, du colin, du merlan et de la rascasse. Après un lavage soigneux à grande eau et l'élimination des impuretés, les peaux sont traitées par une enzyme naturelle qui réduit les fibres de collagène en fragments. Ceux-ci sont constitués de différents acides aminés, dont deux, caractéristiques du collagène, sont présents en grande quantité : la proline (environ 10 %) et l'hydroxyproline (environ 7 %). Après séchage et déshydratation, on obtient finalement une fine poudre beige clair à très faible odeur de poisson et soluble dans l'eau.

Leur rôle dans l'organisme

Cartilage et collagène de poisson apportent des quantités appréciables de glucosamine et de chondroïtine, deux composants qui jouent un rôle fondamental dans la formation des tendons et des ligaments, ainsi que celle de la peau et des ongles. Ces deux substances utilisées en complément

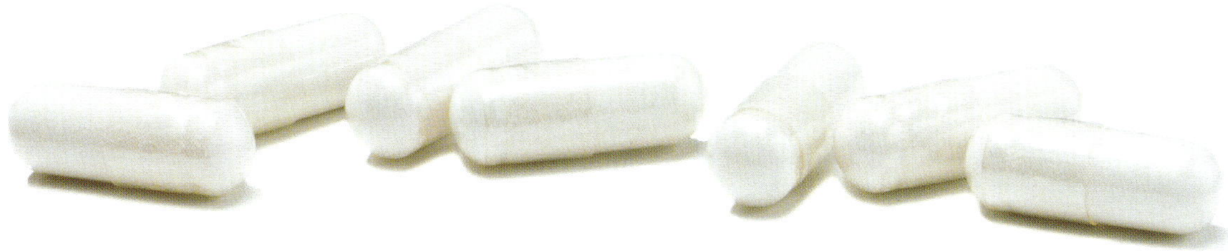

Présentés sous forme de gélules et de comprimés, le cartilage et le collagène de poisson sont faciles à absorber.

semblent capables de stimuler la biosynthèse des protéoglycanes, molécules ayant pour fonction d'assurer la flexibilité et la résistance du collagène, l'un des constituants principaux du tissu conjonctif, dont la dégénérescence et l'inflammation sont à l'origine de la maladie arthrosique.

Action préventive. Les effets décrits précédemment permettent de comprendre pourquoi collagène et cartilage peuvent activement participer à la prévention du vieillissement articulaire et de son corollaire, la maladie arthrosique, affection d'origine héréditaire mais dont les désordres peuvent être considérablement atténués par des mesures d'hygiène de vie. Parmi celles-ci, la prise de compléments alimentaires contenant ces produits est particulièrement recommandée.

Principaux effets bénéfiques. Ces deux produits naturels aident à lutter contre les effets de l'arthrose. Car, contrairement aux traitements médicamenteux classiques, qui ont des effets anti-inflammatoires de courte durée, collagène et cartilage fournissent des constituants naturels qui vont aider à la reconstruction des parties articulaires défectueuses en apportant les matériaux directement utilisables (collagène, proline, hydroxyproline, glucosamine et chondroïtine) et en stimulant le travail du chondrocyte, cellule ouvrière de cette régénération. Des études récentes ont montré que, lors d'une crise d'arthrite, ces compléments pouvaient permettre de réduire de 2 à 2,7 fois la quantité d'anti-inflammatoires nécessaire. Les effets sur la douleur et l'amélioration des symptômes sont progressifs, mais durables (jusqu'à 3 mois après la fin du traitement).

Autres effets bénéfiques. Cartilage et collagène ont également un effet sur la croissance des os chez le sujet jeune, et sur leur régénération chez l'adulte. On peut donc les utiliser d'une part en cas de croissance difficile chez l'enfant et l'adolescent et, d'autre part, comme adjuvant dans le traitement de fond de l'ostéoporose, notamment chez la femme à partir de la ménopause et chez l'homme après 60 ans.

Comment les prendre

Doses. Le cartilage et le collagène de poisson contiennent 15 % de glucosamine et de chondroïtine. On peut donc en prendre jusqu'à 2 g par jour sous forme de gélules ou de comprimés. Il existe aussi des préparations microdosées qui peuvent être efficaces en stimulant la reconstruction des pièces ostéo-articulaires.

Conseils d'utilisation. Il est d'usage de prendre ces compléments alimentaires quelques minutes avant les repas. Pour obtenir un effet maximal, il est recommandé de faire des cures de 2 à 3 mois, 3 fois par an. À titre préventif, dès les premiers signes d'arthrose, des cures de 1 mois par trimestre sont souhaitables.

Effets secondaires possibles

Aucun effet secondaire particulier n'a été rapporté chez les sujets qui prennent du collagène et du cartilage de poisson. De fait, il s'agit de denrées alimentaires, et beaucoup de personnes, par goût, croquent le cartilage de la raie lorsqu'ils en mangent la chair.

BIEN CHOISIR

Cartilage et collagène de poisson sont souvent associés à d'autres substances dans des produits antiarthrosiques. Vous devez donc les rechercher dans la liste des ingrédients.

QUOI DE NEUF ?

Des recherches récentes effectuées aux États-Unis ont obtenu des résultats encourageants dans le traitement de la polyarthrite rhumatoïde par ingestion de cartilage de poisson et de poulet.

Des scientifiques canadiens ont déposé un brevet pour l'obtention d'extrait de cartilage de requin sous forme liquide. Cet extrait, testé en cosmétologie et en dermatologie pour son activité anti-inflammatoire, son effet sur les rides et le vieillissement prématuré de la peau, pourrait se substituer à certains produits d'origine bovine désormais écartés en cosmétologie.

LE SAVIEZ-VOUS ?

La consommation mondiale actuelle de cartilage de requin entraîne une pêche excessive de ce poisson, ce qui inquiète les autorités responsables des ressources maritimes.

Poisson (huiles de)

Chez les Esquimaux, l'incidence des maladies cardio-vasculaires est étrangement faible malgré leur alimentation riche en graisses. Cela s'explique par le fait qu'ils consomment des poissons à teneur élevée en acides gras oméga-3.

Indications

- *Favorisent la prévention des maladies cardio-vasculaires ; réduisent le taux des lipides sanguins.*
- *Pourraient faire baisser la tension.*
- *Atténuent ou neutralisent dans l'organisme les réactions inflammatoires associées à certaines maladies.*

Présentation

- Capsules molles
- Gélules
- Liquide

ATTENTION

- Les acides gras oméga-3 inhibent la coagulation sanguine : si vous souffrez de troubles circulatoires ou si vous prenez des anticoagulants, consultez votre médecin avant d'utiliser des compléments d'huiles de poisson.
- Les compléments d'huiles de poisson sont contre-indiqués dans les 2 jours qui précèdent ou qui suivent une intervention chirurgicale.
- Les personnes diabétiques doivent consulter leur médecin avant de prendre des compléments d'huiles de poisson, car, à fortes doses, ceux-ci peuvent avoir un effet hyperglycémiant.

Si vous suivez un traitement médical, consultez votre médecin avant de prendre des compléments.

Qu'est-ce que c'est ?

Parmi les lipides présents dans le poisson, on trouve une catégorie d'acides gras polyinsaturés appelés oméga-3. Ces acides gras se distinguent des acides gras polyinsaturés présents de les huiles végétales, appelés oméga-6, et ont des effets différents sur l'organisme. Les poissons ne synthétisent pas les oméga-3, mais les trouvent dans le plancton qu'ils consomment : plus l'eau est froide, plus le plancton en contient. Les poissons sauvages des mers froides, comme le saumon, la truite, le maquereau et le thon, sont les plus riches en oméga-3, et notamment en acide eicosapentaénoïque (EPA) et en acide docosahexaénoïque (DHA), les deux formes les plus actives de ces acides gras.

Leur rôle dans l'organisme

Les oméga-3, comme certains autres acides gras essentiels, sont intégrés par les membranes cellulaires, où ils fonctionnent en tant que précurseurs des prostaglandines, des substances similaires aux hormones qui aident à contrôler de très nombreuses fonctions de l'organisme. Ces acides gras jouent ainsi un rôle essentiel dans la régulation de la tension artérielle, la coagulation sanguine, le contrôle des processus inflammatoires et le renforcement des défenses immunitaires. Ils peuvent être utiles dans la prévention et le traitement de nombreuses maladies.

Action préventive. Il semble que les huiles de poisson réduisent les risques de maladies cardio-vasculaires en agissant à différents niveaux. En effet, les oméga-3 freinent l'agrégation des plaquettes sanguines et donc la formation de caillots provoquant des crises cardiaques. Ils contribuent aussi à la réduction du taux de triglycérides et du cholestérol sanguins, et permettraient de faire baisser une tension trop élevée. Des études récentes ont en outre montré que les oméga-3 pouvaient réduire le risque d'apparition de troubles du rythme cardiaque. Toutefois, les bienfaits des huiles de poisson sur le système cardio-vasculaire ont été mis en évidence de façon particulièrement probante chez des sujets qui consommaient du poisson, et non des compléments d'huiles de poisson.

À l'intérieur des parois artérielles, les oméga-3 inhibent l'inflammation, facteur de formation de la plaque d'athérome. À doses thérapeutiques, les huiles de poisson constituent l'une des rares méthodes efficaces pour éviter que les artères se rebouchent – ce qui est fréquent – à l'issue d'une angioplastie. Cette action des huiles de poisson sur les vaisseaux est également utilisée dans le traitement de la maladie de Raynaud.

Effets bénéfiques. Les oméga-3 exercent par ailleurs une action anti-inflammatoire générale, qui est employée pour traiter les affections articulaires, le lupus et le psoriasis. Des études montrent que les personnes souffrant de polyarthrite rhumatoïde connaissent moins de problèmes de gonflement et de raideur des articulations, et peuvent même réduire leurs doses d'anti-inflammatoires lorsqu'elles prennent des compléments d'huiles de poisson. Lors d'une étude menée chez des sujets atteints de la maladie de Crohn (une affection inflammatoire évolutive des intestins), 69 % des patients traités avec environ 3 000 mg d'huiles de poisson par jour ne présentaient plus aucun symptôme de la maladie, contre seulement 28 % des sujets ayant reçu un placebo.

Comment les prendre

Doses. *Pour traiter les maladies cardio-vasculaires, la maladie de Raynaud, le lupus et le psoriasis,* 2 à 4 capsules molles d'huiles de poisson par jour. *Contre la polyarthrite rhumatoïde,* 4 capsules par jour. *Contre les maladies inflammatoires de l'intestin,* 4 capsules par jour.

Conseils d'utilisation. Les capsules doivent être ingérées au cours des repas. Pour une meilleure tolérance, répartissez les doses en 2 ou 3 prises. Lorsque vous utilisez des compléments d'huiles de poisson, mangez beaucoup de fruits et de légumes, ou prenez un supplément de vitamine E afin d'augmenter la protection fournie par les antioxydants.

Effets secondaires possibles

Les acides gras oméga-3 contenus dans les huiles de poisson interfèrent avec les mécanismes de la coagulation. Ainsi, les Esquimaux, qui se nourrissent en majorité de poisson, ont tendance à présenter une baisse de la coagulabilité du sang. Il est donc recommandé de ne pas associer les huiles de poisson et un traitement anticoagulant sans avis médical.

Les gélules et capsules d'huile de poisson peuvent provoquer éructations, ballonnements, nausées ou diarrhées. Il arrive que le corps dégage une légère odeur de poisson lorsque ces huiles sont prises à très haute dose.

Certains travaux ont montré que des doses élevées d'huiles de poisson rendaient plus difficile le contrôle de la glycémie chez les personnes diabétiques, alors que d'autres n'ont pas mis en évidence de tels effets. Pour plus de sûreté, les diabétiques ne devront pas dépasser 2 000 mg d'huiles de poisson par jour, sauf avis médical contraire. Les sujets présentant un taux élevé de triglycérides doivent aussi être prudents si leur taux de mauvais cholestérol (LDL) est élevé. Ce dernier peut en effet s'accroître avec des doses thérapeutiques d'huiles de poisson.

BIEN CHOISIR

- Si vous constatez que vous ne tolérez pas bien un complément d'huiles de poisson, essayez-en un autre : les effets secondaires peuvent varier selon les marques.
- Il est préférable de conserver les compléments au réfrigérateur, car les huiles de poisson sont fragiles et rancissent rapidement.

INFOS PLUS

- Certains poissons d'élevage (truites, saumon) reçoivent une alimentation enrichie en acides gras polyinsaturés ; un enrichissement dont profiteront leurs consommateurs.
- Il n'est pas nécessaire de prendre des compléments pour prévenir ou traiter les maladies cardio-casculaires si vous consommez des poissons gras au moins 2 fois par semaine. Des compléments sont en revanche recommandés en cas de polyarthrite rhumatoïde ou de toute autre maladie inflammatoire.

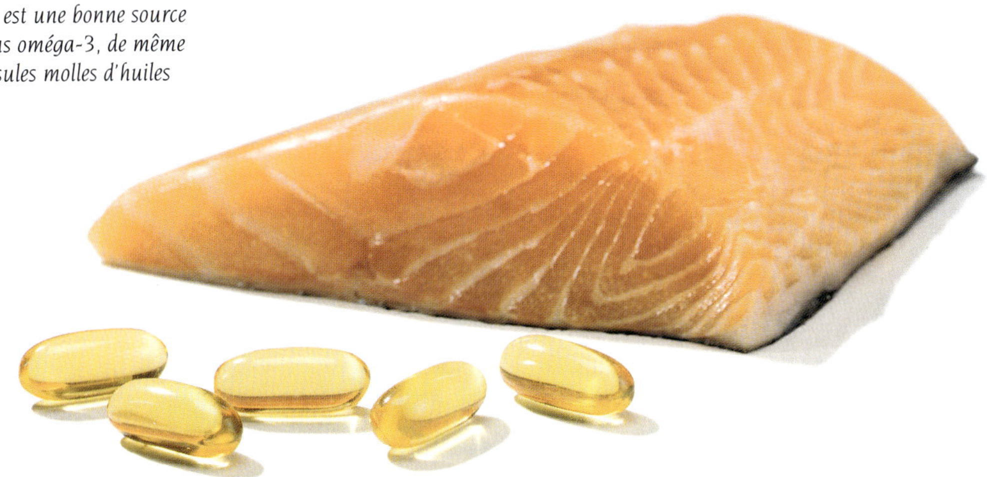

Le saumon est une bonne source d'acides gras oméga-3, de même que les capsules molles d'huiles de poisson.

Potassium

Si vous êtes sujet à l'hypertension, vous veillez sans doute à ne pas consommer trop de sel. Dans ce cas, vous avez intérêt à augmenter votre apport de potassium, ce qui constitue également un moyen efficace de lutter contre l'hypertension.

Indications

- *Aide à faire baisser la tension artérielle.*
- *Protégerait contre l'hypertension, les maladies cardiaques et les accidents cardio-vasculaires.*

Présentation

- Comprimés
- Gélules

ATTENTION

- Si vous êtes atteint d'une maladie rénale, ou si vous suivez un traitement contre l'hypertension ou une maladie cardiaque, ne prenez de complément de potassium que sur avis médical.

Si vous suivez un traitement médical, consultez votre médecin avant de prendre des compléments.

Qu'est-ce que c'est ?

Au troisième rang des minéraux du corps humain sur le plan quantitatif (après le calcium et le phosphore), le potassium est présent sous forme de solution dans l'organisme et se concentre en quasi-totalité à l'intérieur des cellules. Comme le chlore et le sodium, il s'agit d'un électrolyte, une substance qui se charge positivement ou négativement une fois dissoute. L'organisme a besoin d'un équilibre entre le potassium, le chlore et le sodium pour remplir une multitude de fonctions essentielles.

Son rôle dans l'organisme

De même que les autres électrolytes, le potassium intervient dans la conduction des impulsions nerveuses, la contraction musculaire et la régulation du rythme cardiaque et de la pression artérielle. Il régule aussi la quantité de liquide à l'intérieur des cellules. Le sodium ayant la même action à l'extérieur, ces deux minéraux assurent l'équilibre hydrique du corps. Le potassium permet à l'organisme de transformer le sucre du sang (glucose), son carburant de base, en réserve de glycogène stockée dans les muscles et le foie. Diurétique, il contribue à éliminer les toxines.

Action préventive. De nombreuses études prouvent qu'une alimentation riche en potassium fait baisser la tension artérielle, et cela même en cas de consommation élevée de sodium. Lors d'une étude effectuée sur 54 malades traités pour de l'hypertension, une moitié s'est nourrie comme d'habitude, l'autre moitié a ajouté à son alimentation de 3 à 6 portions par jour d'aliments riches en potassium. Au bout de 1 an, 81 % des patients du second groupe ont pu réduire sensiblement leurs doses de médicaments, contre 29 % seulement dans le premier groupe.

Effets bénéfiques. Par le biais de son action sur la tension artérielle, le potassium pourrait aussi diminuer les risques de maladies cardiaques et d'accidents vasculaires cérébraux. Selon une étude faite sur un groupe de près de 10 000 patients atteints d'hypertension, une alimentation riche en potassium réduit de 28 % le risque d'une attaque mortelle. Une enquête étalée sur 12 ans a établi que les hommes dont l'alimentation était pauvre en potassium se trouvaient deux ou trois fois plus exposés au risque de succomber à une attaque cardiaque que les gros consommateurs de potassium ; chez les femmes, ce risque se multipliait presque par cinq.

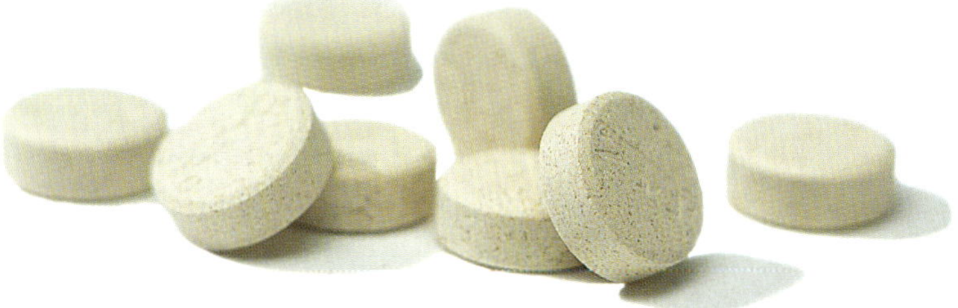

Des compléments de potassium peuvent aider à rétablir l'équilibre entre le chlore, le sodium et le potassium.

Vos besoins

Si le besoin minimal en potassium ne dépasse pas 400 à 600 mg par jour, l'apport quotidien recommandé est de l'ordre de 3 000 à 3 500 mg.

⊖ **En cas d'apport déficitaire.** Un apport en potassium insuffisant a rarement des conséquences fâcheuses immédiates, mais il pourrait à long terme favoriser l'apparition d'hypertension. En cas d'apport vraiment bas, ou de pertes importantes dues à une transpiration excessive, une diarrhée chronique ou aiguë, des vomissements importants ou la prise mal contrôlée de certains diurétiques ou de laxatifs, une déficience grave peut survenir. Elle provoque faiblesse musculaire et nausées, et peut entraîner une insuffisance cardiaque si elle n'est pas corrigée.

⊕ **En cas d'apport excédentaire.** Le risque d'intoxication par le potassium est fort improbable, puisque même un apport de 18 g par jour semble sans danger. Une intoxication ne se produit en principe qu'en cas de troubles rénaux ou de prise très excessive de compléments de potassium. Elle se manifeste par une fatigue musculaire, un rythme cardiaque irrégulier et, dans les cas les plus sévères, un arrêt cardiaque.

Comment le prendre

Doses. En dehors de certains traitements diurétiques, les compléments de potassium sont généralement inutiles. Il est préférable d'en absorber par l'alimentation quotidienne : il est d'ailleurs beaucoup mieux assimilé lorsqu'il est fourni par la nourriture que par des compléments. Si vous pensez néanmoins avoir besoin de compléments de potassium, consultez votre médecin auparavant. Sachez qu'un traitement de l'hypertension ou de l'angine de poitrine par des antagonistes ou des inhibiteurs de l'enzyme de conversion (IEC) de l'angiotensine, comme le captopril ou l'énalapril, est incompatible avec la prise de compléments de potassium.

Conseils d'utilisation. Prenez votre complément de potassium aux repas avec un grand verre d'eau pour limiter l'irritation de l'œsophage et de l'estomac ainsi que les nausées éventuelles.

Sources alimentaires

Les légumes et fruits frais ou secs (pomme de terre, banane, orange et jus d'orange, abricots secs notamment) sont très riches en potassium. Les céréales complètes, la viande, la volaille, le lait et les laitages en sont également de bonnes sources.

QUOI DE NEUF ?

Les résultats de 33 études portant sur 2 600 participants démontrent que le potassium exerce une action positive sur la tension artérielle. On a pu constater, chez des sujets qui avaient ajouté à leur alimentation 2 340 mg de potassium par jour (sous forme d'aliments et/ou de compléments), une baisse modeste mais significative de leur tension artérielle. Cette baisse était plus marquée encore chez les personnes souffrant déjà d'hypertension.

INFOS PLUS

- Dans la mesure du possible, faites cuire les légumes au micro-ondes ou à la vapeur : la cuisson à l'eau diminue leur teneur en potassium. Ainsi, les pommes de terre cuites à l'eau perdent 50 % de leur potassium contre moins de 6 % à la vapeur.
- Pratiquer une activité sportive intense et prolongée par temps chaud augmente fortement les pertes de potassium par sudation. Un complément quotidien de 1 à 2 g peut être utile, fourni de préférence par la boisson de récupération (en même temps qu'un complément de sel).

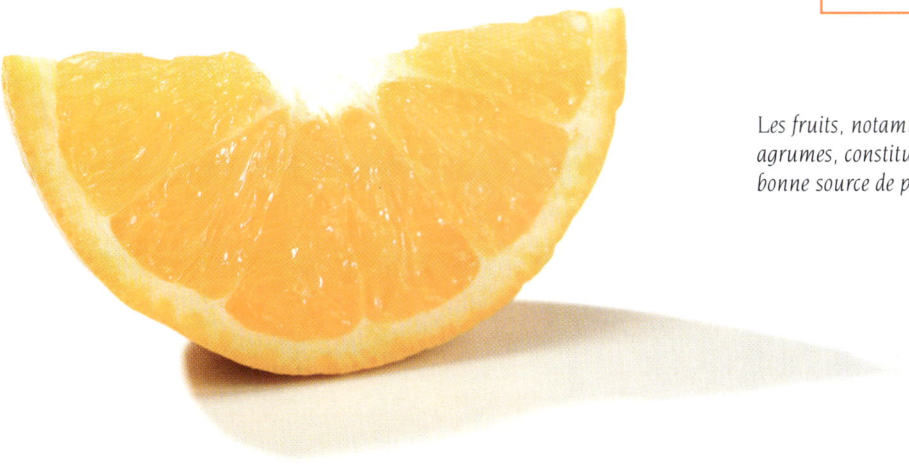

Les fruits, notamment les agrumes, constituent une très bonne source de potassium.

Réglisse

Glycyrrhiza glabra

Dans la Grèce antique, la réglisse était déjà employée pour calmer la toux et soigner les indigestions. Non seulement les recherches scientifiques récentes ont confirmé les vertus thérapeutiques de cette plante, mais elles ont même permis de lui en découvrir d'autres.

Indications

- *Soulage certaines affections respiratoires.*
- *Facilite la digestion.*
- *Aurait des effets bénéfiques contre des troubles du cycle menstruel et de la ménopause.*
- *Pourrait stimuler les fonctions immunitaires.*
- *Aiderait à traiter l'hépatite.*

Présentation

- Bâtonnets
- Extrait de plante fraîche
- Pastilles
- Plante séchée
- Teinture-mère

ATTENTION

- La réglisse contient une substance appelée glycyrrhizine, qui fait monter la tension artérielle. Elle est donc à exclure en cas d'hypertension, de troubles cardiaques, rénaux ou hépatiques, pendant la grossesse et si vous prenez des médicaments diurétiques ou de la digitaline.

Si vous suivez un traitement médical, consultez votre médecin avant de prendre des compléments.

Qu'est-ce que c'est ?

Originaire de la région méditerranéenne, la réglisse est un arbrisseau à fleurs bleuâtres de la famille des papilionacées, dont on utilise la racine ligneuse. Elle pousse spontanément dans les prairies, au bord des fossés, et est maintenant cultivée en Turquie et en Grèce pour un usage thérapeutique. Appréciée depuis les temps les plus anciens pour ses vertus curatives, elle compte parmi les plantes médicinales les plus couramment employées et les plus étudiées. Ses substances actives sont localisées dans ses racines rhizomateuses, riches en glycyrrhizine, son constituant le plus caractéristique. La réglisse renferme plusieurs centaines d'autres composants aux effets bénéfiques potentiels, comme des flavonoïdes et des phyto-œstrogènes. Des essences aromatiques puissantes (anéthole, estragole, géraniol...) lui donnent sa saveur spécifique. On l'utilise à des fins médicinales sous forme de plante séchée, de cachous ou de pastilles, et de teinture-mère.

Son rôle dans l'organisme

La glycyrrhizine contenue dans la réglisse réduit l'inflammation des voies respiratoires, inhibe la croissance et l'effet pathologique de nombreux virus et stimule la sécrétion de certaines hormones par les glandes surrénales. Elle est capable d'augmenter la production d'interférons (substances antivirales) par le système immunitaire. Elle présente en revanche l'inconvénient de faire monter la tension artérielle. D'autres composants de la réglisse ont de puissantes propriétés antioxydantes et auraient une activité œstrogénique.

Principaux effets bénéfiques. Dans les *Cahiers de l'Agence du médicament* (1998), la réglisse est présentée comme « utilisée traditionnellement dans le traitement symptomatique de la toux, des troubles digestifs

La réglisse est souvent utilisée pour faciliter la digestion et soigner les maux de gorge.

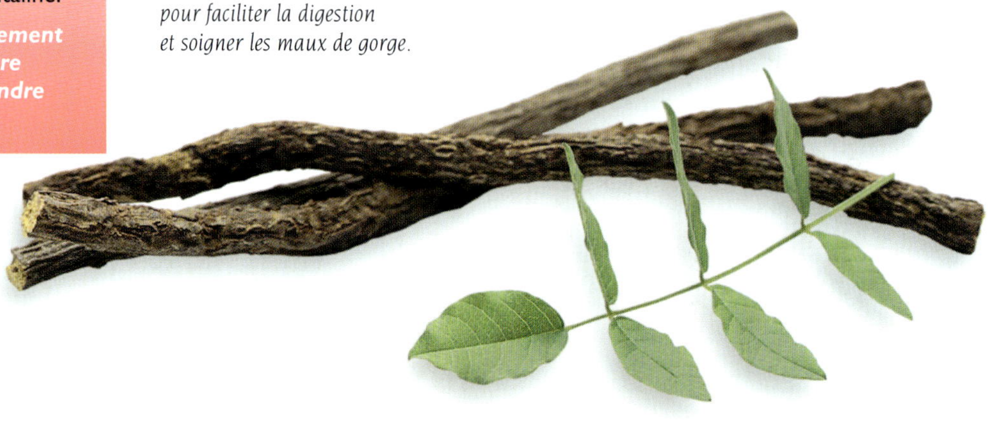

(ballonnements épigastriques, lenteur à la digestion, éructations, flatulences) et comme antalgique dans les affections bucco-pharyngées ».

Préconisée dans le traitement des troubles respiratoires, cette plante soulage les symptômes tels que la toux et le mal de gorge et contribue à fluidifier le mucus. Elle peut combattre les virus qui s'attaquent aux voies aériennes. Son action sur les glandes surrénales la rend efficace dans le traitement du syndrome de fatigue chronique. Elle se révèle utile aussi dans quasiment toutes les affections de type inflammatoire. Ainsi, elle est préconisée dans le traitement de l'hépatite, car elle aide à réduire l'inflammation du foie et à inhiber l'action des virus qui sont souvent à l'origine de cette maladie. Antispasmodique, la réglisse facilite la digestion et s'avère utile en cas d'ulcère, de gastrite et de colopathie fonctionnelle. Des études en laboratoire ont montré, in vitro, que ses flavonoïdes tuaient la bactérie *Helicobacter pylori*, impliquée dans l'ulcère de l'estomac. Elle peut également contribuer à la guérison des aphtes et lésions de la bouche.

Autres effets bénéfiques. La réglisse est recommandée dans le traitement de certains troubles du cycle menstruel ou liés à la ménopause. La glycyrrhizine exerce en effet une légère activité œstrogénique : elle se fixe sur les récepteurs œstrogéniques de l'organisme. Ainsi, lorsque le taux d'œstrogènes est trop élevé (c'est le cas dans le syndrome prémenstruel), la glycyrrhizine bloque les récepteurs de ces hormones et réduit leur action ; quand le taux d'œstrogènes est bas (comme après la ménopause), la glycyrrhizine exerce un effet substitutif léger mais cependant efficace.

Comment la prendre

Doses. *Contre les états inflammatoires, la toux, la fatigue et autres troubles*, prenez 45 gouttes (1/2 cuill. à café) d'extrait liquide 3 fois par jour. *Contre les indigestions et autres problèmes digestifs*, sucez 2 à 4 pastilles 3 fois par jour, ou buvez une infusion à base de réglisse après les principaux repas. Évitez de dépasser 500 mg de glycyrrhizine dans la journée.

Conseils d'utilisation. Les compléments de racine de réglisse peuvent être pris à tout moment de la journée.

Effets secondaires possibles

Absorbée en quantités excessives, la réglisse peut faire monter la tension artérielle ; ne dépassez donc pas les doses indiquées. Si vous prenez des compléments de réglisse pendant plus de 1 mois, faites contrôler régulièrement votre tension.

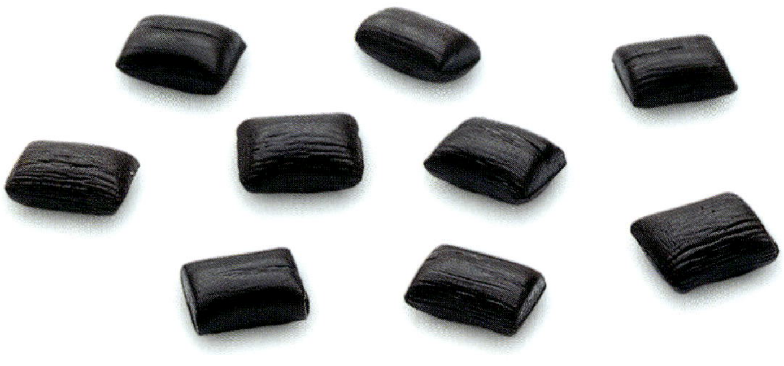

QUOI DE NEUF ?

Des études préliminaires sur l'animal indiquent que la réglisse pourrait avoir des propriétés anticancéreuses et favoriser notamment la prévention des cancers du côlon et du sein. Elle devrait ces propriétés à son principe actif, la glycyrrhizine, qui renforce l'activité du système immunitaire, ainsi qu'aux phyto-œstrogènes présents dans la racine, qui semblent intervenir dans la prévention du cancer du sein.

Selon une étude récente, la réglisse contribuerait à améliorer l'état cardio-vasculaire, prévenant ainsi les maladies cardiaques. Les chercheurs ont constaté que la prise de seulement 100 mg de réglisse par jour permettait de réduire le taux du cholestérol LDL (mauvais cholestérol), principal responsable de la formation de la plaque d'athérome.

LE SAVIEZ-VOUS ?

La glycyrrhizine de la réglisse possède un pouvoir sucrant 50 fois supérieur à celui du sucre (saccharose) et peut être utilisée à faible dose comme édulcorant dans des boissons ou des confiseries.

Riboflavine

La riboflavine, ou vitamine B2, est indispensable au métabolisme énergétique et contribue au bon état de la peau et des yeux ; et l'on sait aujourd'hui qu'elle est bénéfique dans bien d'autres domaines. Notre alimentation en est rarement déficitaire.

Indications

- *Atténue les taches cutanées provoquées par l'acné rosacée.*
- *Accroît l'efficacité de la photothérapie.*
- *Pourrait réduire la fréquence et l'intensité des migraines.*
- *Préviendrait ou retarderait la formation de la cataracte.*

Présentation

- Comprimés
- Gélules
- Tablettes

ATTENTION

Si vous suivez un traitement médical, consultez votre médecin avant de prendre des compléments.

Qu'est-ce que c'est ?

En 1879, des scientifiques examinant du lait au microscope découvrirent une substance fluorescente jaune verdâtre à laquelle on ne donna le nom de riboflavine qu'en 1933. Cette vitamine, soluble dans l'eau et facilement détruite par la lumière du soleil, appartient à la famille des vitamines du groupe B. Elle est présente à l'état naturel dans de nombreux aliments, et sa carence (très rare dans nos pays occidentaux) va souvent de pair avec une dénutrition générale ou des déficiences en d'autres vitamines B, problème fréquent chez les personnes âgées et les alcooliques. La riboflavine est proposée en complément soit isolément, soit dans des complexes de vitamines du groupe B ou dans des polyvitamines.

Son rôle dans l'organisme

De multiples fonctions de l'organisme utilisent la riboflavine : avec les autres vitamines B, elle intervient dans la transformation en énergie des protéines, lipides et glucides. Elle est essentielle à la production de l'hormone thyroïdienne et aide également l'organisme à produire des cellules immunitaires pour lutter contre l'infection. Elle participe à la fabrication des globules rouges, qui apportent de l'oxygène à toutes les cellules du corps. La riboflavine produit en outre des substances qui aident les antioxydants, comme la vitamine E, à protéger les cellules des dégâts provoqués par l'excès de radicaux libres. Elle joue un rôle majeur dans la régénération des tissus en favorisant la cicatrisation des plaies à la suite d'opérations chirurgicales, de brûlures ou de blessures. C'est enfin une vitamine nécessaire à la vue et au bon état des cellules nerveuses.

Action préventive. Comme elle stimule l'activité des antioxydants, la riboflavine protège de multiples tissus de l'organisme, en particulier le cristallin de l'œil : elle pourrait ainsi aider à prévenir la cataracte, opacité laiteuse du cristallin qui altère la vue des gens âgés. Des études montrent qu'elle diminuerait la fréquence et l'intensité des migraines, dues vraisemblablement à une insuffisance des réserves d'énergie du cerveau.

Effets bénéfiques. La riboflavine a démontré ses qualités dans le traitement de troubles cutanés comme l'acné rosacée, fréquemment responsable de lésions et de rougeurs du visage chez les adultes. Elle permet une

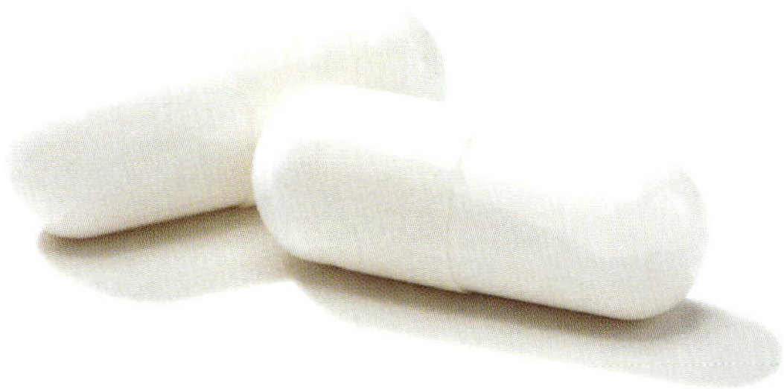

Les compléments de riboflavine peuvent aider à atténuer et à espacer les migraines.

atténuation plus rapide de la jaunisse du nourrisson devant subir une photothérapie en raison d'un excès de pigment biliaire (bilirubine) dans le sang. Elle est également préconisée chez les patients soumis à la photothérapie pour lutter contre la dépression saisonnière. Associée à d'autres vitamines B, dont la vitamine B6 et la niacine, elle pourrait avoir une action bénéfique dans des pathologies touchant le système nerveux, comme l'anxiété, le stress et même la fatigue.

Vos besoins

L'apport quotidien conseillé de riboflavine s'élève à 1,3 mg pour l'homme et 1,1 mg pour la femme. Il ne s'agit là que de doses destinées à prévenir les déficiences générales ; des états spécifiques impliquent en principe la prescription de doses plus élevées.

En cas d'apport déficitaire. Les déficiences se manifestent classiquement par des crevasses au coin des lèvres, une sensibilité accrue à la lumière du soleil et des yeux qui larmoient, brûlent et démangent. Il arrive que la peau du tour du nez, les sourcils et le lobe des oreilles pèlent et, parfois, il se produit une éruption cutanée à l'aine. On peut aussi observer une diminution du nombre de globules rouges (anémie), ce qui entraîne une grande fatigue.

En cas d'apport excédentaire. L'excès de riboflavine est sans danger, car l'organisme en élimine le surplus dans les urines. Des doses élevées peuvent simplement colorer l'urine en jaune vif, effet secondaire inoffensif bien que déconcertant.

Comment la prendre

Doses. La majorité des compléments polyvitaminiques fournissent l'apport quotidien recommandé. *Pour prévenir la cataracte*, la dose habituellement prescrite est de 5 mg par jour. *Contre l'acné rosacée et les migraines*, elle est de 10 mg (voire davantage). Dans ces derniers cas, il faut avoir recours à des comprimés de riboflavine pure, beaucoup plus fortement dosés. Il est préférable de les prendre en 1 ou 2 fois dans la journée, pendant ou entre les repas.

Conseils d'utilisation. Consultez votre médecin si vous prenez des contraceptifs oraux, des antibiotiques ou des médicaments psychotropes, susceptibles de modifier les besoins en riboflavine. N'absorbez pas cette vitamine avec de l'alcool, qui réduit son absorption dans l'appareil digestif.

Sources alimentaires

Le foie, la levure, les fromages bleus et le germe de blé constituent les meilleures sources de riboflavine. Elle est fournie également par le lait et les laitages, la viande et le poisson, le pain et les céréales complètes, les œufs, les avocats et les champignons.

QUOI DE NEUF ?

Au cours d'une récente étude européenne, 55 patients victimes de 2 à 8 migraines par mois ont pris 400 mg de riboflavine par jour. Au bout de 3 mois, leurs maux tête avaient diminué de 37 % en moyenne – des résultats en principe obtenus seulement grâce à des médicaments spécifiques. La riboflavine entraîne pourtant nettement moins d'effets secondaires que les traitements en question.

LE SAVIEZ-VOUS ?

Le lait laissé au soleil dans une bouteille en verre perd les trois quarts de sa riboflavine en quelques heures, car c'est une vitamine extrêmement sensible à la lumière.

INFOS PLUS

- Dans notre alimentation, le lait, les laitages et le fromage fournissent plus du tiers de l'apport quotidien recommandé en riboflavine.
- Une enquête alimentaire récente montre que c'est chez les personnes âgées de plus de 65 ans que l'on rencontre la majorité de risques de déficit en riboflavine (plus de 10 % de sujets carencés, en particulier ceux qui mangent peu, ou qui boivent beaucoup d'alcool).

Saule blanc (écorce de)

Utilisée depuis des siècles, l'écorce de saule blanc contient un principe actif précurseur du plus populaire des antalgiques actuels : l'aspirine. Toutefois, elle entraîne nettement moins d'effets secondaires que son équivalent pharmaceutique.

Salix alba

Indications

- *Soulage les douleurs aiguës et chroniques, qu'elles soient articulaires, musculaires ou autres.*
- *Atténue l'inflammation.*
- *Peut éventuellement faire baisser la fièvre.*

Présentation

- Ampoules
- Extrait de plante fraîche
- Gélules
- Plante séchée
- Teinture-mère

ATTENTION

- Aussi bien chez l'enfant que chez l'adolescent ou l'adulte, éviter l'écorce de saule blanc en cas d'allergie à l'aspirine.
- Si vous êtes enceinte ou que vous allaitez, demandez l'avis de votre médecin avant de prendre de l'écorce de saule blanc : son innocuité dans ces situations n'a pas été démontrée.

Si vous suivez un traitement médical, consultez votre médecin avant de prendre des compléments.

Qu'est-ce que c'est ?

L'écorce du majestueux saule blanc, un arbre qui peut atteindre jusqu'à 25 m de haut et donne des chatons au printemps, est traditionnellement utilisée en Chine pour ses propriétés médicinales. Ce n'est cependant qu'au XVIIIe siècle qu'elle fut reconnue en Occident pour ses capacités antalgiques et fébrifuges. Les colons européens qui importèrent le saule blanc en Amérique du Nord découvrirent que les tribus indigènes employaient déjà l'écorce de certains saules pour soulager la douleur et lutter contre la fièvre. En 1828, des chercheurs allemands et français isolèrent son principe actif, la salicine (ou salicoside). Dix ans plus tard, des chimistes européens fabriquèrent à partir de ce principe l'acide salicylique, cousin de l'aspirine. Cette dernière, ou acide acétylsalicylique, fut par la suite créée à partir d'un autre végétal contenant de la salicine, la reine-des-prés. L'aspirine fut commercialisée dès 1900 par la société Bayer, puis par de nombreux autres laboratoires.

Toutes les parties du saule blanc contiennent de la salicine, et particulièrement l'écorce, récoltée au début du printemps sur des arbres âgés de 2 à 5 ans. *Salix alba*, ou saule blanc, est la variété privilégiée pour les usages médicinaux.

Son rôle dans l'organisme

La salicine de l'écorce de saule blanc est métabolisée et transformée par le foie en acide salicylique. Celui-ci, comme l'acide acétylsalicylique (ou aspirine), apaise la douleur, la fièvre et l'inflammation. En revanche, son action sur l'agrégation plaquettaire est peu importante, ce qui limite le risque de saignements de l'estomac, l'un des effets secondaires les plus graves de l'aspirine. Si l'écorce de saule agit moins rapidement que

L'écorce du saule blanc, séchée, concentrée et présentée en gélules, contient un puissant antalgique naturel.

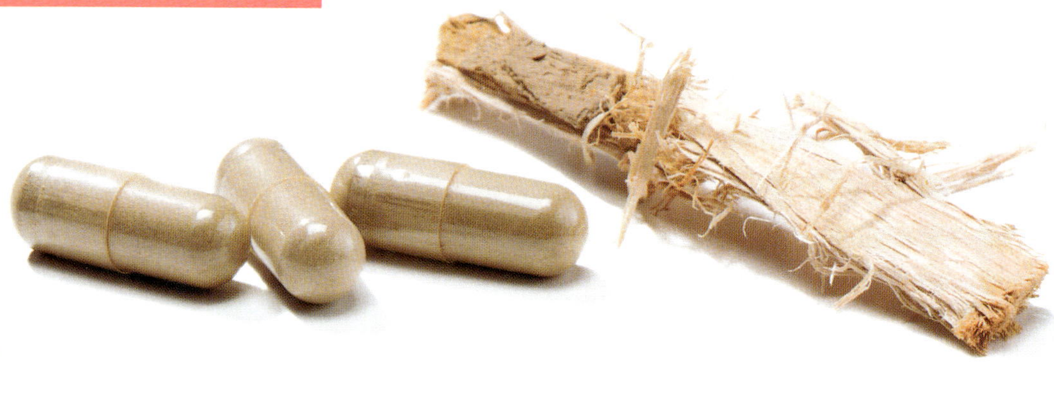

l'aspirine (le taux de salicylate n'est maximal qu'au bout de 2 h), ses effets bénéfiques durent en revanche plus longtemps et elle a moins d'effets secondaires.

Principaux effets bénéfiques. L'écorce de saule blanc permet de soulager très efficacement de nombreux maux. Selon les *Cahiers de l'Agence du médicament* (1998), elle est utilisée « dans les états fébriles et grippaux, comme antalgique (céphalées, douleurs dentaires) et dans le traitement symptomatique des manifestations articulaires douloureuses mineures ». Elle peut apaiser toutes sortes de douleurs aiguës ou chroniques, dorsales et cervicales notamment. Prescrite pour le traitement de l'arthrite, en particulier dans le dos, les genoux et les hanches, elle aide à réduire le gonflement et l'inflammation ainsi qu'à rendre les articulations plus mobiles. Par ailleurs, elle pourrait contribuer à apaiser la douleur provoquée par les crampes menstruelles : la salicine inhibe l'action des prostaglandines, éléments chimiques de type hormonal parfois responsables d'inflammation et de douleurs.

Autres effets bénéfiques. L'écorce de saule blanc pourrait aider, comme l'aspirine, à faire baisser la fièvre.

Comment la prendre

Doses. *Pour apaiser une douleur, faire baisser la fièvre ou réduire une inflammation*, on conseille en général des doses de 60 à 120 mg par jour de salicine. Dans nombre d'études, cependant, on utilise des doses atteignant jusqu'à 240 mg par jour (1 comprimé d'aspirine renferme 325 à 500 mg d'acide acétylsalicylique). Suivez les indications portées sur le conditionnement : les dosages de salicine pour une gélule ne sont pas les mêmes selon les compléments. Vous pouvez aussi prendre les mêmes doses sous forme de teinture ou d'extrait en ampoules.

Pour préparer une tisane, mettez 1 à 3 g d'écorce séchée dans de l'eau froide, portez à ébullition, faites infuser 10 min, puis filtrez. Cette tisane a un goût amer et astringent, c'est pourquoi on lui préfère souvent les gélules (dont on peut connaître aussi précisément la teneur en principes actifs).

Conseils d'utilisation. L'écorce de saule blanc permet un usage à long terme. Ne l'associez jamais à de l'aspirine, dont elle peut amplifier les effets secondaires.

Par prudence, ne donnez pas d'écorce de saule blanc à un enfant de moins de 16 ans atteint d'un rhume, d'une grippe ou d'une maladie infantile telle la varicelle. La prise d'aspirine peut exposer les enfants à une maladie dangereuse pour le cerveau et le foie, le syndrome de Reye. Bien que la salicine, substance active de l'écorce de saule, possède un métabolisme différent de celui de l'aspirine, ses similitudes avec ce médicament justifient des mesures de précaution. Il vaut mieux donner du paracétamol aux enfants et aux adolescents.

Effets secondaires possibles

Aux doses recommandées, l'écorce de saule blanc provoque rarement des effets secondaires. En revanche, elle peut entraîner, à plus hautes doses, des dérangements gastriques, des nausées ou des acouphènes. Dans l'un ou l'autre cas, diminuez la dose ou interrompez le traitement. Consultez votre médecin si les effets secondaires persistent.

BIEN CHOISIR

- Procurez-vous des gélules d'extrait d'écorce de saule où le pourcentage de salicine (ou salicoside) est clairement indiqué.
- La teneur en salicine de l'infusion est très variable (sa concentration dans l'écorce diffère d'un arbre à l'autre), mais peu élevée : selon certains chercheurs, il faudrait boire chaque jour plusieurs litres de tisane pour obtenir l'effet de la dose quotidienne préconisée en cas de douleurs rhumatismales !

QUOI DE NEUF ?

Une étude de 4 semaines réalisée auprès de 210 personnes souffrant de douleurs dorsales chroniques vient de confirmer les effets bénéfiques de l'extrait d'écorce de saule. Les participants ont été répartis en trois groupes. Avec une dose quotidienne de 240 mg de salicine, 39 % des sujets ne souffraient plus ; avec 120 mg, 21 % se sont déclarés totalement soulagés, ce qui n'a été le cas que de 6 % du groupe placebo.

INFOS PLUS

- Les indigènes et les premiers colons d'Amérique avaient l'habitude de mâcher des brins de saule « jusqu'à ce que leurs oreilles tintent » pour soulager leurs maux de tête. Aujourd'hui, on sait que ces tintements révèlent une consommation excessive d'écorce de saule blanc ou de son équivalent médicamenteux, l'aspirine.

Sélénium

Bien que l'importance du sélénium n'ait pas été pleinement mesurée avant 1979, cet oligoélément a désormais acquis une place de choix, car il pourrait se révéler un allié puissant dans la prévention du cancer et sans doute de multiples autres pathologies.

Indications

- *En association avec la vitamine E, aide à prévenir le cancer et les maladies cardio-vasculaires.*
- *Contribue à améliorer les fonctions immunitaires.*
- *Protège contre la cataracte et la dégénérescence maculaire.*
- *Pourrait ralentir le vieillissement cellulaire.*

Présentation

- Ampoules
- Comprimés
- Gélules
- Tablettes

ATTENTION

- Ne dépassez pas les doses recommandées : la prise à long terme de sélénium à doses thérapeutiques élevées – c'est-à-dire à partir de 900 µg par jour – peut provoquer des signes d'intoxication (dépression, nervosité, vomissements, nausées, fatigue et parfois perte des cheveux et altération des ongles).

Si vous suivez un traitement médical, consultez votre médecin avant de prendre des compléments.

Qu'est-ce que c'est ?

Le sélénium est un métalloïde présent dans les sols, en quantités variables selon les régions du monde (son taux est peu élevé dans le nord de l'Europe). L'utilisation d'engrais chimiques et les pluies acides ont également contribué à réduire encore le sélénium disponible. Oligoélément essentiel à de nombreuses fonctions de l'organisme, le sélénium se concentre particulièrement dans les reins, le foie, la rate et les testicules.

Son rôle dans l'organisme

Le sélénium agit par l'intermédiaire de sélénoprotéines. Les mieux connues, les glutathions-peroxydases, sont des enzymes antioxydantes qui constituent la principale ligne de défense contre les agressions des radicaux libres. Ceux-ci sont produits en permanence dans l'organisme, mais ils peuvent s'accumuler en cas d'agression ou de fatigue. Or, leur excès provoque le vieillissement prématuré des cellules et peut favoriser le développement de l'athérosclérose et de tumeurs cancéreuses. Un apport suffisant en sélénium est nécessaire pour permettre l'activité optimale de ces enzymes protectrices. Toujours par l'intermédiaire des sélénoprotéines, le sélénium protège les vitamines C et E de l'oxydation et garantit leur efficacité. Il participe aux fonctions de détoxification de l'organisme, qu'il aide à lutter contre les effets de certains métaux lourds et des toxiques. Enfin, il intervient pour moduler et réguler les processus inflammatoires et immunitaires.

Principaux effets bénéfiques. Le rôle du sélénium dans la lutte contre le cancer a suscité un grand intérêt chez les chercheurs. Dans une étude américaine réalisée par l'université Cornell et celle d'Arizona, et portant sur 1 300 sujets suivis pendant plusieurs années, on a constaté qu'un apport quotidien de 200 µg de sélénium réduisait le risque de tumeur de la prostate de 63 %, de cancer du côlon de 58 %, de tumeur maligne du poumon de 46 % et de l'ensemble des cancers incurables de 39 %. Les résultats ont été tellement probants que les chercheurs ont interrompu l'étude avant son terme et recommandé aux participants du groupe

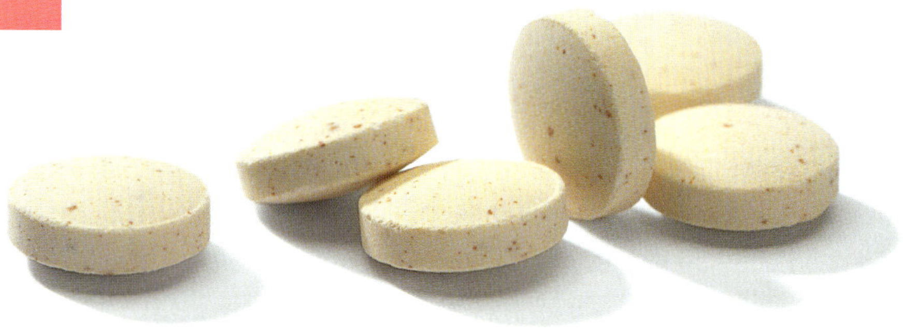

Les comprimés de sélénium permettent de compléter un apport alimentaire insuffisant.

placebo de prendre du sélénium. Selon différents travaux, le sélénium s'est montré prometteur pour prévenir d'autres types de cancer, mais ces résultats préliminaires restent à confirmer. Parce qu'il stimule les fonctions immunitaires tout en freinant la multiplication des cellules virales, le sélénium jouerait un rôle utile dans le traitement de l'hépatite et de certains cancers, et on étudie actuellement son action dans la lutte contre le virus responsable de l'herpès et du zona, et surtout contre le VIH (virus du sida).

Autres effets bénéfiques. En raison de ses propriétés antioxydantes, le sélénium pourrait contribuer à protéger des maladies cardiovasculaires : de ce point de vue, une carence en sélénium est sans doute redoutable pour les fumeurs et les sujets à antécédents cardio-vasculaires. Associé à la vitamine E, il possède une puissante activité anti-inflammatoire : une combinaison de ces deux éléments pourrait améliorer le traitement des maladies chroniques comme le rhumatisme articulaire, le psoriasis, le lupus ou l'eczéma. Enfin, le sélénium aiderait à prévenir la cataracte et la dégénérescence maculaire, causes majeures de troubles de la vue chez les personnes très âgées.

Vos besoins

L'apport quotidien recommandé de sélénium ne dépasse pas 60 µg pour les hommes et 50 µg pour les femmes (et 60 à 80 µg à partir de 65 ans). En France, les apports alimentaires en sélénium sont estimés à 40 à 50 µg par jour, et la limite à ne pas dépasser a été fixée à 150 µg par jour (sélénium alimentaire + complément).

En cas d'apport déficitaire. Plus le sol est pauvre en sélénium, plus la teneur de l'alimentation en cet oligoélément risque d'être faible. Un déficit en sélénium peut augmenter les risques de cancer, de maladie cardiaque, de problèmes immunitaires et inflammatoires.

En cas d'apport excédentaire. Vous ne courez aucun risque de surdosage par l'alimentation, mais si vous prenez du sélénium sous forme de complément, sachez que la dose toxique commence aux alentours de 900 µg par jour.

Comment le prendre

Doses. Les nutritionnistes s'accordent généralement à recommander, pour des cures à long terme, des doses de l'ordre de 50 à 100 µg par jour. Des doses thérapeutiques de 200 µg à 500 µg par jour sont parfois prescrites, pendant une période limitée, pour soigner des infections virales ou dans le cadre de protocoles de traitement du cancer.

Conseils d'utilisation. Si vous présentez un risque de maladie cardiaque, n'hésitez pas à ajouter à votre régime quotidien des aliments riches en sélénium et en vitamine E, laquelle amplifie considérablement l'efficacité du sélénium.

Sources alimentaires

La noix du Brésil, les fruits de mer, le foie, les rognons, la volaille et la viande comptent parmi les meilleures sources de sélénium. Les céréales, en particulier l'avoine et le riz complet, peuvent également en offrir une teneur intéressante si elles poussent dans un sol riche en sélénium.

BIEN CHOISIR

- Si vous décidez de prendre du sélénium pour ses vertus antioxydantes, choisissez une préparation où il se trouve associé à d'autres antioxydants puissants comme l'extrait de pépins de raisin et de thé vert, les vitamines C et E et le bêta-carotène.

LE SAVIEZ-VOUS ?

Les noix du Brésil sont riches en sélénium : une seule peut en contenir jusqu'à 60 µg, soit l'apport quotidien recommandé . Les rognons en renferment aussi beaucoup : pour un rognon d'agneau, 40 µg environ.

QUOI DE NEUF ?

Un supplément de sélénium peut améliorer la vitalité et la motilité des spermatozoïdes chez des hommes a priori stériles ou peu fertiles.

Le sélénium donne in vitro des résultats relativement rapides : il aide les cellules à se développer et à mourir à un rythme normal et les empêche de devenir cancéreuses. D'après les chercheurs, ces effets pourraient se produire aussi rapidement dans l'organisme.

La cardiomyopathie de Keshan, maladie mortelle qui sévissait à l'état endémique, tire son nom d'une province chinoise où le sol est très pauvre en sélénium. L'ajout de sélénium dans l'alimentation de sa population a permis de l'éradiquer et, parallèlement, de diminuer la fréquence des cancers.

Spiruline et fucus

Parmi les nombreuses plantes aquatiques étudiées par les passionnés de la recherche sur la santé, la spiruline et le fucus arrivent en tête : tous deux possèdent une richesse exceptionnelle en composants bénéfiques pour l'homme.

Spirulina maxima, Spirulina platensis
ou Aphanizomenon flos-aquae
Fucus vesiculosis

Indications

Spiruline

- *Enrichit l'alimentation en protéines, vitamines et minéraux.*
- *Traite la mauvaise haleine.*

Fucus

- *Contribue à l'activité de la thyroïde.*
- *Apporte des éléments nutritionnels essentiels.*
- *Aide à lutter contre la constipation.*
- *Aide à compenser une insuffisance en iode.*

Présentation

- Comprimés
- Gélules
- Microgranulés
- Poudre
- Teinture-mère (fucus)

ATTENTION

- Le fucus risque d'aggraver les cas de suractivité de la thyroïde.

Si vous suivez un traitement médical, consultez votre médecin avant de prendre des compléments.

Qu'est-ce que c'est ?

La spiruline et le fucus sont deux types d'algues très différents. La spiruline, ou algue bleue, est en réalité un micro-organisme monocellulaire, ou micro-algue, très proche des bactéries. Ses filaments protéiques en forme de spirales (d'où son nom) sont riches en chlorophylle, et colorent en bleu-vert l'eau des lacs où elle se développe. Le fucus, ou varech, algue marine à longue tige, provient de diverses espèces d'algues brunes nommées laminaires. C'est une excellente source d'iode, minéral de base pour la prévention des problèmes thyroïdiens.

Leur rôle dans l'organisme

La médecine chinoise utilise les algues depuis des millénaires, et les Aztèques connaissaient les propriétés nutritionnelles de la spiruline, qu'ils consommaient largement. Certains inconditionnels leur attribuent, entre autres pouvoirs, celui de stimuler la libido ou de réduire la perte des cheveux, mais il s'agit là de pures spéculations. Ces produits possèdent en revanche des qualités médicinales et nutritionnelles certaines.

Principaux effets bénéfiques. La spiruline fait souvent partie des régimes végétarien et macrobiotique. En effet, elle est particulièrement riche en protéines (65 à 70 %), en vitamines du groupe B (vitamine B12 et acide folique, entre autres), en caroténoïdes, en fer et en nombreux oligo-éléments. Elle est d'ailleurs parfois cultivée en milieu renforcé en divers oligoéléments (chrome, sélénium, molybdène, manganèse...), ce qui lui permet d'apporter ces substances sous une forme ayant une très bonne biodisponibilité. De ce fait, certains chercheurs la considèrent comme « la ressource alimentaire du futur ». Il faut cependant noter que, si la spiruline est un concentré de protéines, on sait aujourd'hui que d'autres aliments sont tout aussi intéressants de ce point de vue (viande, soja, poisson), et plus faciles – et sans doute plus plaisants – à consommer...

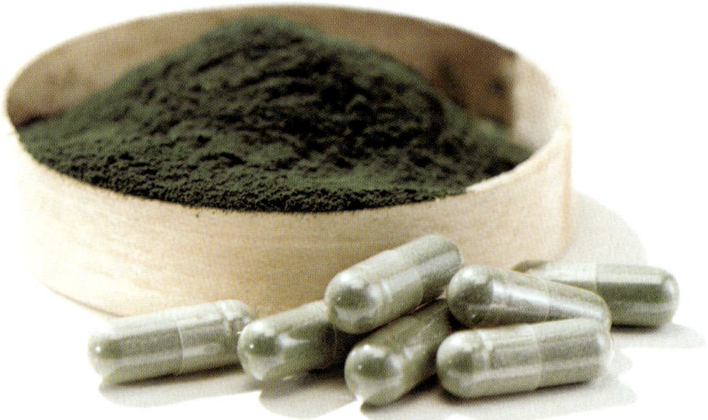

La spiruline est le complément d'algue bleue le plus utilisé.

Grâce à sa teneur élevée en iode, le fucus permet de corriger des déficits qui pourraient provoquer des dysfonctionnements thyroïdiens (l'insuffisance thyroïdienne vraie, due à une carence iodée sévère, est plus rare). Quoi qu'il en soit, le fucus doit se prendre sous strict contrôle médical en cas de troubles de la thyroïde. Sa teneur en iode n'est pas toujours standardisée, ce qui rend son emploi souvent difficile dans cette indication.

Autres effets bénéfiques. En tant que source essentielle de chlorophylle, la spiruline est parfois utilisée pour lutter contre la mauvaise haleine, trouble bénin mais gênant. Elle constitue un élément de base de nombreux produits vendus dans le commerce pour rafraîchir l'haleine. La spiruline se voit attribuer diverses autres vertus : elle stimulerait le système immunitaire, pourrait faire baisser le cholestérol et les triglycérides sanguins, et protégerait les cellules des dommages provoqués par les rayons X ou les métaux lourds, comme le plomb. Mais ces qualités restent à démontrer, car la plupart des études ont été effectuées en éprouvette ou sur des animaux.

Le fucus est une source de fibres spécifiques, les fructo-polysaccharides, aux propriétés rassasiantes, de caroténoïdes, de petites quantités d'acides gras essentiels et de différents minéraux (potassium, magnésium, fer...). Il améliore le fonctionnement des intestins et permet de lutter en douceur contre la constipation.

Comment les prendre

Doses. La dose habituelle de spiruline est de 2 à 3 g par jour ; celle de fucus est de 130 mg 2 fois par jour. Évitez le fucus si vous souffrez d'hyperthyroïdie. Les produits en poudre se dissolvent facilement dans l'eau, mais leur goût ne fait pas l'unanimité. Les comprimés, gélules et teintures sont tout aussi efficaces.

Conseils d'utilisation. Prenez spiruline et fucus au moment des repas pour réduire les risques de troubles digestifs. Les femmes enceintes ou qui allaitent doivent éviter le fucus en raison de sa richesse en iode, mais la spiruline paraît sans danger.

Effets secondaires possibles

Le fucus et la spiruline provoquent parfois des nausées ou de la diarrhée ; il faut alors diminuer les doses ou arrêter le traitement. Près de 3 % de la population sont sensibles à l'iode et, en cas d'absorption prolongée de fucus, encourent des réactions d'intolérance, parmi lesquelles une dilatation douloureuse de la glande thyroïde, qui disparaît à l'arrêt du traitement. L'usage du fucus peut aggraver l'acné.

INFOS PLUS

- Ne ramassez pas vous-même votre fucus dans la nature : les colonies d'algues sauvages peuvent être contaminées par les déchets industriels et contenir des taux élevés de plomb, de mercure, de cadmium ou autres toxiques dangereux.
- Le fucus est parfois commercialisé pour ses vertus amincissantes, mais il n'est sans doute efficace que dans les cas exceptionnels où la prise de poids dérive d'une insuffisance thyroïdienne liée à un déficit en iode.
- L'acide alginique, un composant naturel du fucus, est le principe actif de spécialités contre le reflux gastrique. C'est aussi un additif largement employé dans l'industrie agroalimentaire comme épaississant, sous forme d'alginates (E 400 à E 406).

LE SAVIEZ-VOUS ?

Le fucus est encore très utilisé comme engrais dans certaines zones de la côte bretonne, en Irlande et dans les îles autour de l'Angleterre. Il enrichit en iode les productions agricoles de ces régions.

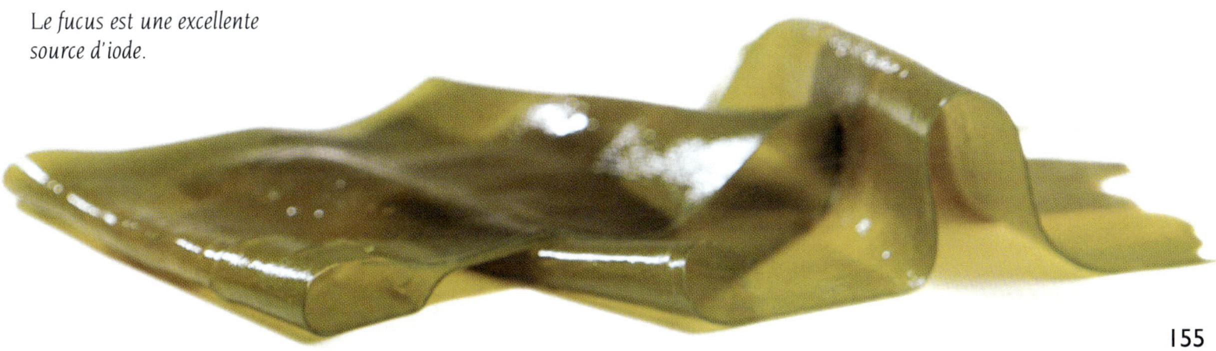

Le fucus est une excellente source d'iode.

Thé vert

Camellia sinensis

Selon une légende chinoise, les hommes ont commencé à boire du thé vert aux alentours de 2700 av. J.-C., lorsqu'un empereur assis sous un théier vit quelques feuilles tomber dans sa tasse d'eau chaude et la but. On sait depuis lors combien cette boisson possède d'effets bénéfiques.

Indications

- *Pourrait prévenir le développement du cancer.*
- *Protège contre les maladies cardio-vasculaires.*
- *Prévient la carie dentaire.*
- *Diminue les effets du vieillissement.*

Présentation

- Ampoules
- Comprimés
- Extrait de plante fraîche
- Gélules
- Plante séchée

ATTENTION

- Les femmes enceintes et celles qui allaitent doivent limiter leur consommation de thé vert à l'équivalent de 2 tasses par jour.

Si vous suivez un traitement médical, consultez votre médecin avant de prendre des compléments.

Qu'est-ce que c'est ?

Le théier, grand arbuste au feuillage persistant, est cultivé dans de nombreux pays d'Asie et d'Afrique pour la production de thé vert ou noir. Le procédé traditionnel de fabrication du thé vert est fort simple : les feuilles du théier sont d'abord étuvées, puis roulées et séchées. L'étuvage tue les enzymes qui feraient fermenter les feuilles. Pour fabriquer les autres types de thé, on laisse s'accomplir cette fermentation : totalement pour le thé noir, ou partiellement pour le thé Oolong. C'est cette absence de fermentation qui donne au thé vert son arôme et sa saveur, en particulier son astringence. Celle-ci est due à des tanins (ou catéchines) et à des polyphénols de la famille des flavonoïdes, des composants qui sont préservés par l'absence de fermentation. Le thé vert renferme également une huile essentielle riche en substances aromatiques, de la caféine (parfois appelée théine), et de nombreux minéraux et oligoéléments, dont le fluor.

Son rôle dans l'organisme

Les polyphénols du thé vert possèdent de puissants effets antioxydants et constituent d'excellents piégeurs de radicaux libres. Ils pourraient de ce fait protéger contre certains cancers et peut-être même contre les maladies cardio-vasculaires. Des études montrent qu'il combat aussi les infections et favorise la longévité.

Action préventive. La prévalence de certains types de cancer est moindre chez les personnes qui boivent du thé vert. Lors d'une étude menée en Chine sur un vaste échantillon de population, les chercheurs ont constaté que les hommes ayant consommé du thé vert au moins 1 fois par semaine pendant 6 mois développaient moins de cancers du rectum, du pancréas et du côlon que ceux qui n'en buvaient que rarement ou jamais. Chez les femmes, les risques de cancer du rectum ou du pancréas avaient pratiquement diminué de moitié. D'autres recherches semblent montrer que le thé vert pourrait aussi exercer une action protectrice contre les cancers du sein, de l'estomac, de la prostate et de la peau.

Des travaux destinés à comprendre le rôle du thé vert dans la prévention des cancers ont souligné l'efficacité de son principal antioxydant, le polyphénol EGCG (ou épigallocathéchine). Certains scientifiques pensent que l'EGCG pourrait être l'une des substances anticancéreuses les plus efficaces jamais découvertes : il protégerait les cellules tout en stimulant la production par l'organisme de ses propres enzymes antioxydantes. Une étude américaine démontre que l'ECGC provoque l'arrêt de la reproduction des cellules cancéreuses en stimulant leur apoptose, c'est-à-dire le processus physiologique qui conduit les cellules à la mort naturelle. Il est à noter que l'EGCG n'endommage pas les cellules saines. D'autres études menées au Medical College de l'Ohio indiquent que l'EGCG inhibe la production d'urokinase, une enzyme nécessaire à la croissance des cellules cancéreuses. Chez l'animal, cet arrêt de la sécrétion d'urokinase a permis de réduire les tumeurs et parfois de conduire à des rémissions complètes.

Effets bénéfiques. Les propriétés antioxydantes des polyphénols du thé vert peuvent aussi contribuer à protéger le cœur. Lors d'études in vitro, ces constituants ont réduit les effets nocifs du cholestérol LDL, facteur de formation de la plaque d'athérome dans les artères. D'après une étude japonaise conduite sur 1 371 hommes, la consommation quotidienne de thé vert favoriserait la prévention des maladies cardio-vasculaires. Le thé vert, enfin, contient du fluor, qui exerce un effet antibactérien et pourrait contribuer à prévenir les caries dentaires.

Comment le prendre

Doses. Pour bénéficier des bienfaits du thé vert, l'objectif est d'absorber entre 250 et 350 mg de polyphénols par jour. Si vous utilisez des compléments, choisissez des extraits ou des gélules indiquant le taux de polyphénols. Vous pouvez aussi prendre le thé vert sous forme d'infusion : 3 à 5 tasses quotidiennes de thé vert permettent en général d'atteindre la dose de polyphénols recommandée.

Conseils d'utilisation. Prenez les compléments en mangeant, avec un grand verre d'eau. Le thé vert fraîchement infusé peut se boire en dehors ou au cours des repas. Pour préparer cette boisson, comptez 1 cuill. à café de feuilles de thé vert pour 225 ml d'eau très chaude. Laissez infuser pendant 3 à 5 min, filtrez, puis dégustez.

Effets secondaires possibles

Qu'il soit consommé sous forme de boisson ou de complément, le thé vert n'entraîne aucun effet nocif. Toutefois, les personnes sensibles à la caféine ne devraient pas en boire de trop grandes quantités, car chaque tasse renferme environ 40 mg de caféine. Les compléments, en revanche, en contiennent très peu (en moyenne, entre 5 et 8 mg par gélule).

Le thé vert, aux vertus bienfaisantes, peut être pris sous forme de complément ou de boisson.

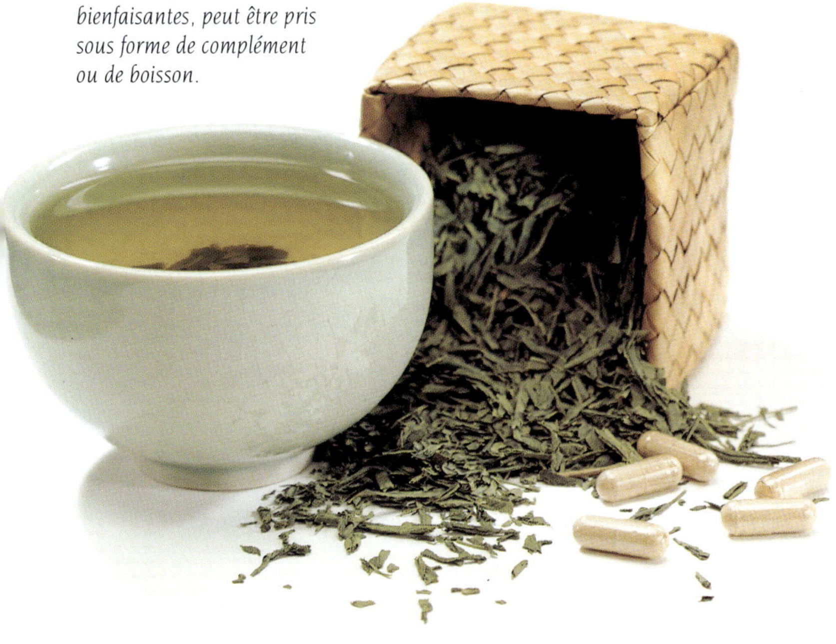

QUOI DE NEUF ?

Selon des chercheurs de l'université du Kansas (États-Unis), le principal antioxydant contenu dans le thé vert est 100 fois plus puissant que la vitamine C et 25 fois plus efficace que la vitamine E pour protéger l'ADN contre les dégradations susceptibles de favoriser le cancer.

INFOS PLUS

- Le thé vert est utilisé comme adjuvant des régimes amaigrissants : une recherche clinique sur des personnes prenant 3 fois par jour un extrait de thé vert contenant 90 mg d'EGCG a montré qu'il stimulait la thermogenèse (production de chaleur) et permettait de brûler 266 calories de plus qu'un placebo.
- Alors que les feuilles de thé vert renferment de grandes quantités de vitamine K, les boissons et compléments au thé vert en sont presque dépourvus. Les personnes sous anticoagulants – qui doivent éviter les aliments riches en vitamine K en raison de leur effet sur la coagulation – peuvent donc prendre du thé vert sans risque.
- Pour déguster un thé vert dans les meilleurs conditions, préparez-le comme les Asiatiques : faites chauffer l'eau jusqu'à ce qu'elle frémisse (ou laissez-la refroidir quelques minutes si elle a bouilli), puis versez-la sur les feuilles de thé et laissez infuser quelques minutes. Cette méthode fait ressortir l'arôme délicat de la plante et évite de boire une infusion brûlante, irritante pour la gorge et l'œsophage.

Thiamine

La thiamine, ou vitamine B1, est essentielle au métabolisme énergétique et au bon fonctionnement du système nerveux. L'alimentation suffit la plupart du temps à satisfaire nos besoins, bien que les personnes âgées présentent parfois des déficiences.

Indications

- *Permet la libération de l'énergie apportée par les glucides.*
- *Atténuerait les troubles nerveux et psychiques (bourdonnements d'oreilles, dépression).*
- *Aiderait à soulager la dyspepsie.*
- *Soulagerait les douleurs dues au zona.*

Présentation

- Comprimés
- Gélules

ATTENTION

Si vous suivez un traitement médical, consultez votre médecin avant de prendre des compléments.

Qu'est-ce que c'est ?

La thiamine est la première des vitamines du groupe B à avoir été découverte, c'est pourquoi elle porte aussi le nom de vitamine B1. Cette vitamine, dont un déficit, même modéré, peut être préjudiciable à la santé, est apportée par de nombreux aliments, mais elle est partiellement détruite à la cuisson. Dans les compléments, elle est presque toujours proposée associée à d'autres vitamines B, avec lesquelles elle agit en étroite collaboration dans l'organisme.

Son rôle dans l'organisme

La thiamine est essentielle à la conversion en énergie des glucides fournis par les aliments : plus la consommation de glucides est importante (ce qui se produit en cas d'activité physique intense), plus l'apport de vitamine B1 doit être élevé. La thiamine intégrée dans une coenzyme, le thiamine triphosphate (TTP), joue aussi un rôle de neurotransmetteur, ce qui pourrait expliquer en grande partie les désordres neurologiques, psychiques et cérébraux observés en cas de carence sévère. L'organisme ne la stockant pas, cette vitamine doit être fournie régulièrement par l'alimentation.

Principaux effets bénéfiques. La thiamine permet la bonne utilisation des glucides, et les sportifs peuvent être conduits à renforcer son apport. Il en est de même pour les patients prenant certains diurétiques qui épuisent les réserves de thiamine. Associée à la choline et à la vitamine B5 (acide pantothénique), la thiamine est également préconisée pour atténuer certains troubles digestifs et soulager la dyspepsie.

Autres effets bénéfiques. Grâce à son effet sur les nerfs, la thiamine pourrait diminuer les fourmillements et les bourdonnements d'oreilles, troubles fréquents chez les malades atteints de diabète. Des chercheurs estiment qu'il pourrait exister un lien entre la déficience en thiamine et les maladies mentales, y compris la dépression, et préconisent pour ces pathologies des doses élevées de vitamine B1 sous forme de complément. La thiamine pourrait aussi stimuler la mémoire en cas de la maladie d'Alzheimer, mais cela reste encore à prouver. En revanche, la confusion mentale,

En gélules, la thiamine est un complément facile à absorber.

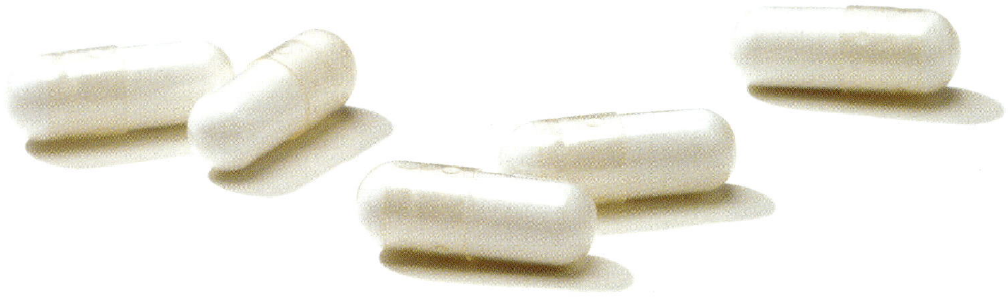

assez fréquente à l'issue d'une opération chirurgicale, peut probablement être évitée par la prise de compléments de thiamine au cours des semaines précédant l'intervention. Cette vitamine est prescrite aux alcooliques, qui souffrent presque toujours d'une déficience en thiamine, afin de soigner les troubles psychiques associés au sevrage de l'alcool. Enfin, à fortes doses, elle pourrait soulager les douleurs résiduelles consécutives au zona.

Vos besoins

L'apport quotidien recommandé de 1,3 mg pour l'homme et 1,1 mg pour la femme suffit aux besoins de l'organisme et prévient les déficiences. En usage thérapeutique, les doses sont plus élevées.

En cas d'apport déficitaire. Une légère déficience peut passer inaperçue. Elle se manifeste par de l'irritabilité, de la dépression, une faiblesse musculaire et une perte de poids. La carence grave entraîne le béribéri, maladie à l'origine de dégénérescence mentale, de fonte des muscles, de paralysie et de lésions nerveuses, et pouvant même entraîner la mort. Cette affection est cependant devenue rare et ne se rencontre que dans des parties de l'Asie où l'alimentation se compose essentiellement de riz blanc, privé du son riche en thiamine et autres éléments nutritifs.

En cas d'apport excédentaire. Des doses élevées prises en complément n'ont aucune toxicité connue : l'excédant est facilement éliminé dans les urines (qui prend cependant une odeur très caractéristique).

Comment la prendre

Doses. Des compléments de thiamine peuvent être bénéfiques pour des troubles spécifiques d'ordre nerveux et psychique. *Contre les fourmillements et les bourdonnements d'oreilles* ou *contre la dépression*, 50 mg par jour, de préférence sous la forme d'un complexe de vitamines B. *Contre la dyspepsie*, 50 mg par jour, le matin. *Dans les cas d'alcoolisme*, 50 à 100 mg par jour, de préférence sous la forme d'un complexe de vitamines B. *Pour soulager les douleurs dues au zona*, 100 à 250 mg par jour.

Conseils d'utilisation. La thiamine s'absorbe mieux dans un milieu acide. Prenez votre dose en 2 fois, au cours des repas, quand l'estomac produit les acides qui vont digérer la nourriture. Les doses élevées s'évacuent rapidement avec l'urine.

Sources alimentaires

Après la levure (concentré de vitamines B), la viande de porc maigre – y compris le jambon – est sans doute la meilleure source alimentaire de thiamine, devant les céréales complètes, les légumes secs, les fruits oléagineux et les graines. La plupart des céréales pour petit déjeuner sont aujourd'hui enrichies en thiamine et autres vitamines du groupe B.

Les graines de tournesol sont une bonne source de thiamine.

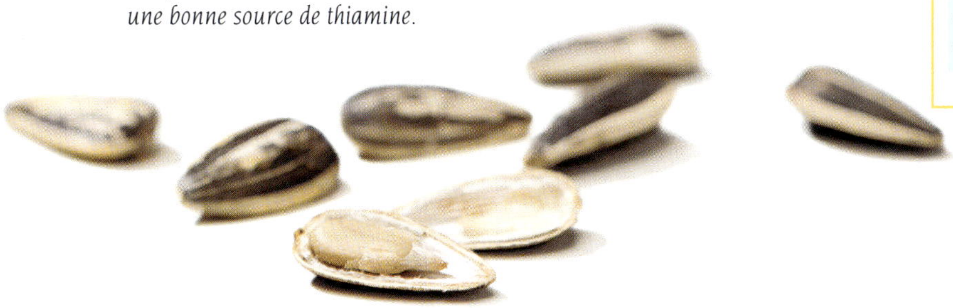

QUOI DE NEUF ?

D'après une étude faite sur des jeunes femmes ne présentant pas de déficience en thiamine, les compléments de cette vitamine pourraient améliorer l'humeur. Une centaine d'étudiantes ont pris chaque jour, pendant 2 mois, les unes 50 mg de thiamine et les autres un placebo. Selon les tests, les niveaux d'énergie, de vivacité et d'humeur se sont élevés dans le groupe traité par la thiamine.

Les personnes âgées ont souvent une légère déficience en thiamine. Des tests récents ont révélé que la prise de 10 mg par jour pendant 3 mois suffisait, chez les plus de 65 ans, à faire baisser la tension, stabiliser le poids, mieux dormir et stimuler l'énergie. Aucune amélioration n'a été constatée chez les sujets traités par un placebo.

LE SAVIEZ-VOUS ?

Quand on absorbe de fortes doses de thiamine, la sueur prend une odeur particulière, qui aurait une action répulsive sur les moustiques !

INFOS PLUS

- La consommation simultanée d'aliments riches en protéines et en acide folique (vitamine B9) facilite l'absorption de la thiamine.

Valériane officinale

Valeriana officinalis

Si vous ne supportez plus les insomnies, vous disposez d'un recours tout à fait sûr pour retrouver le sommeil : la valériane. Cette plante aide à s'endormir en douceur et n'a pas les effets secondaires déplaisants des somnifères classiques.

Indications

- *Procure un sommeil réparateur.*
- *Apaise le stress et l'anxiété.*
- *Atténue les symptômes de certains troubles digestifs.*

Présentation

- Ampoules
- Comprimés
- Extrait de plante fraîche
- Gélules
- Plante séchée
- Teinture-mère

ATTENTION

- Prise après une mauvaise nuit, la valériane peut entraîner des moments de somnolence.
- Si vous êtes enceinte ou si vous allaitez, ne prenez pas de valériane.

Si vous suivez un traitement médical, consultez votre médecin avant de prendre des compléments.

Qu'est-ce que c'est ?

Plante vivace d'Europe et d'Amérique du Nord, la valériane – appelée couramment herbe aux chats – se développe à partir d'une racine tubéreuse (ou rhizome) qui concentre les principes actifs de la plante. Elle était déjà préconisée dans l'Antiquité pour combattre les palpitations et l'arythmie cardiaque, et au Moyen Âge pour ses vertus sédatives. C'est au début des années 1970 que l'on commença à identifier ses composants. On y trouva, entre autres, des substances spécifiques (valépotriates, acide valérénique), des huiles essentielles volatiles, ainsi que des dérivés de lignanes, de la glutamine et de l'arginine. On pense à présent que l'efficacité de la valériane pourrait résulter d'une synergie entre tous ces constituants.

Son rôle dans l'organisme

Dans la plupart des pays européens, les autorités médicales classent officiellement la valériane dans la catégorie des soporifiques. En France, les *Cahiers de l'Agence du médicament* (1998) précisent qu'elle est « traditionnellement utilisée dans le traitement symptomatique des états neurotoniques des adultes et des enfants, notamment en cas de troubles mineurs du sommeil ». Somnifère ancestral, la valériane peut également faire office de sédatif et de calmant dans les cas d'angoisse diurne. On l'utilise pour traiter les troubles de l'anxiété et les maladies aggravées par le stress, tels les problèmes liés aux diverticules et la colopathie fonctionnelle.

Principaux effets bénéfiques. Les constituants de la valériane élèvent dans le cerveau le taux d'un médiateur chimique, l'acide gamma-aminobutyrique, ou GABA. C'est ce mécanisme qui permet à la plante de

La racine de la valériane contient des composés naturellement relaxants et sédatifs.

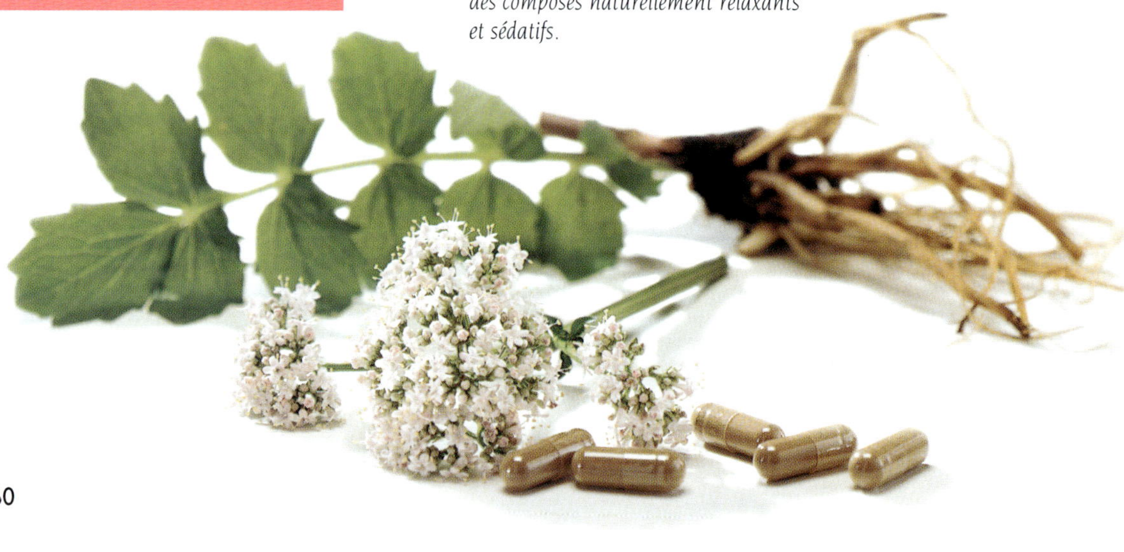

favoriser le sommeil et d'apaiser l'anxiété. La valériane ne crée pas d'accoutumance et ne donne pas de sensation d'étourdissement, contrairement aux benzodiazépines (comme le diazépam, base du Valium ; ou l'alprazolam, base du Xanax) généralement prescrites pour soigner ces troubles. Elle ne procure pas directement le sommeil mais le fait survenir naturellement en apaisant l'esprit et le corps. Prise aux doses recommandées, elle présente l'avantage de ne pas occasionner le matin la sensation de confusion que provoquent certains médicaments.

Selon des études variées, la valériane donne d'aussi bons résultats que les médicaments dans de nombreux cas. Lors de l'une de ces expériences effectuées sur 128 personnes, on traita les unes par 1 ou 2 doses de valériane, les autres par un placebo. Il apparut que cette plante améliorait la qualité du sommeil : les sujets s'endormaient plus rapidement et se réveillaient moins souvent qu'avec le placebo. Lors d'une autre étude consacrée aux insomniaques, on a constaté que tous les participants dormaient mieux grâce à la prise de valériane, et que 44 % jouissaient d'un sommeil parfait. L'intérêt pour la valériane en tant que remède contre l'anxiété est encore récent, mais on la recommande de plus en plus volontiers à cet usage.

Autres effets bénéfiques. La valériane contribue à détendre les muscles lisses de l'appareil intestinal, ce qui la rend précieuse pour soigner la colopathie fonctionnelle et les troubles qui se manifestent par des spasmes intestinaux, surtout s'ils sont d'origine nerveuse.

Comment la prendre

Doses. *Contre l'insomnie*, prenez 250 à 500 mg d'extrait sous forme de gélules ou de comprimés ou 1/2 à 1 cuill. à café de teinture-mère, 30 à 45 min avant le coucher. L'expérience prouve que, dans la plupart des cas, augmenter les doses n'apporte pas d'effet bénéfique supplémentaire ; mais si les doses minimales ne suffisent pas, vous pouvez aller jusqu'à 900 mg (2 cuill. à café de teinture-mère). *Contre l'anxiété*, prenez 250 mg d'extrait de valériane 2 fois par jour et 250 à 500 mg avant le coucher.

Un traitement par la valériane peut demander 1 à 2 semaines avant d'être pleinement efficace.

Conseils d'utilisation. La valériane a une saveur assez désagréable. Si vous la choisissez en teinture, essayez de la mélanger à un peu de miel ou de sucre pour la rendre buvable. Veillez à ne pas l'associer à un somnifère ni à un tranquillisant. Une dose importante entraîne des risques de somnolence ; tenez-en compte si vous devez conduire.

Effets secondaires possibles

Les études ont démontré qu'une dose de valériane jusqu'à 20 fois supérieure à celle recommandée n'a pas d'effet secondaire dangereux. À très forte dose, la plante peut malgré tout provoquer vertiges, agitation, troubles de la vision, nausées, maux de tête et autres étourdissements.

Il est préférable de ne pas donner de valériane aux enfants de moins de 12 ans.

BIEN CHOISIR

- Procurez-vous de préférence dans le commerce des produits à la valériane titrés au moins à 0,5 % d'acide valérénique.
- Les préparations à la valériane ont une odeur si désagréable que, si vous n'y êtes pas habitué, vous pourriez croire que vous avez acheté un produit avarié. Ne vous laissez donc pas impressionner par cette odeur, déplaisante mais normale. Les comprimés enrobés ont l'avantage de la masquer.

QUOI DE NEUF ?

Les chercheurs ont comparé les effets de la valériane à ceux d'un mélange valériane/houblon, d'une benzodiazépine et d'un placebo. Les préparations aux plantes et le médicament ont bien amélioré le sommeil de tous. Mais, le lendemain matin, les pâtients traités à la benzodiazépine constatèrent une apathie que ne ressentirent pas les autres.

INFOS PLUS

- Vous pouvez sans risque prendre la valériane avec d'autres plantes – camomille, mélisse, passiflore – qui ne peuvent que la rendre plus efficace. Si vous êtes déprimé, associez-la au millepertuis ou, si vous êtes anxieux, au kawa.

Vitamine A et caroténoïdes

Dans l'alimentation, la vitamine A existe sous deux formes : la vitamine A proprement dite, présente dans les aliments d'origine animale, et les caroténoïdes, des pigments orangés qui se transforment en vitamines dans l'organisme.

Indications

- *Renforcent l'immunité et aident l'organisme à lutter contre les agressions et les infections.*
- *Indispensables à la cicatrisation et au bon état de la peau et des muqueuses digestives.*
- *La vitamine A améliore la vision crépusculaire ; les caroténoïdes ralentissent l'évolution de la dégénérescence maculaire.*
- *Les caroténoïdes réduiraient le risque de certains cancers.*

Présentation

- Comprimés
- Gélules

ATTENTION

- **Même à dose relativement faible, la vitamine A peut être toxique : vérifiez soigneusement les quantités que vous prenez.**
- **Éviter les doses élevées de caroténoïdes pendant la grossesse.**
- **Les femmes enceintes, celles qui envisagent une grossesse ou qui allaitent ne doivent pas prendre plus de 1 000 µg de vitamine A par jour : des doses supérieures entraînent un risque de malformation du fœtus.**

Si vous suivez un traitement médical, consultez votre médecin avant de prendre des compléments.

Qu'est-ce que c'est ?

La vitamine A, ou rétinol (ainsi nommée en raison de son importance pour la rétine), stockée dans le foie et liposoluble, est apportée surtout par les graisses animales. L'organisme est également capable de transformer en vitamine A le bêta-carotène et d'autres caroténoïdes des fruits et légumes.

Plus de 700 pigments caroténoïdes ont été identifiés, mais seuls quelques-uns possèdent une activité vitaminique A : le bêta-carotène, le plus connu (dans la carotte, l'abricot, la mangue, le brocoli, les légumes verts), l'alpha-carotène (dans la carotte, le melon...) et la cryptoxanthine (dans le poivron rouge, la pastèque, l'abricot...). Il faut 6 mg de bêta-carotène et 12 mg d'alpha-carotène ou de cryptoxanthine pour obtenir la même activité vitaminique que 1 mg de vitamine A. D'autres caroténoïdes sans activité vitaminique A semblent cependant jouer un rôle protecteur important : c'est le cas du lycopène (le pigment de la tomate, de la goyave et des agrumes très colorés), de la lutéine et de la zéaxanthine (dans les légumes vert foncé, le maïs, le potiron et le poivron rouge).

Leur rôle dans l'organisme

La vitamine A joue un rôle essentiel – et reconnu tout récemment – dans la différenciation cellulaire et l'expression du génome, d'où son importance vitale pour la reproduction, la croissance et le développement. Elle est indispensable à la vision (c'est l'un des constituants du pourpre rétinien) et intervient directement dans les processus immunitaires. Les caroténoïdes sont des antioxydants précieux : ils protègent les cellules des détériorations provoquées par les radicaux libres en excès. Ils peuvent aussi avoir la même action que la vitamine A.

Principaux effets bénéfiques. La vitamine A aide l'œil à accommoder lors du passage de la lumière vive à l'obscurité. Elle soulage le syndrome de l'œil sec, fréquent en cas de carence sévère en vitamine A. Stimulant l'immunité, la vitamine A renforce la résistance aux infections, favorise la cicatrisation et est utilisée en cas d'infections oculaires et de kératites.

Les caroténoïdes (en particulier ceux qu'apportent les aliments) semblent avoir une action préventive majeure sur certains types de cancers. Le lycopène, par exemple, pourrait prévenir ou empêcher le développement

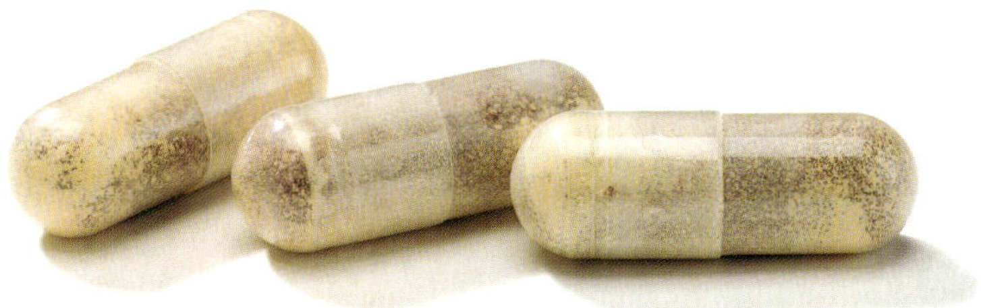

du cancer de la prostate (ce qui a été démontré par de nombreuses études sur des sujets consommant régulièrement des tomates). Des apports alimentaires élevés d'autres caroténoïdes pourraient également réduire les risques de cancer du poumon et du col de l'utérus. L'alpha-carotène et le lycopène auraient enfin une action bénéfique pour le système cardio-vasculaire, en bloquant la formation du mauvais cholestérol (LDL).

Autres effets bénéfiques. Des dérivés de vitamine A (notamment l'acide rétinoïque) et la vitamine A proprement dite sont prescrits pour traiter des maladies de la peau, mais uniquement sous contrôle médical. La lutéine et la zéaxanthine pourraient réduire les risques de dégénérescence maculaire, affection oculaire de la vieillesse, en neutralisant les radicaux libres dans la rétine. D'autres caroténoïdes protégeraient de la cataracte.

Vos besoins

L'apport global conseillé de vitamine A est de 600 µg par jour pour les femmes et 800 µg pour les hommes, dont 60 % provenant des caroténoïdes (soit environ 2 mg de bêta-carotène).

En cas d'apport déficitaire. La carence en vitamine A, rarissime dans les pays riches, entraîne la cécité. Mais une déficience peut s'observer chez les femmes qui s'imposent des régimes trop restrictifs, et chez les personnes âgées. Elle provoque des troubles de la peau (sécheresse, acné), une moindre résistance aux infections et un ralentissement de la cicatrisation.

En cas d'apport excédentaire. La prise de compléments de vitamine A ne doit se faire que sous contrôle médical. Lorsqu'on utilise des mélanges multivitaminés, ne pas dépasser 1 000 µg par jour de vitamine A, et cela particulièrement pour les femmes enceintes, celles qui allaitent ou celles qui envisagent une grossesse, en raison des risques pour le bébé.

Comment les prendre

Doses. Pour être sûr de ne pas dépasser la dose quotidienne de 1 000 µg de vitamine A, prenez plutôt ce complément sous forme de bêta-carotène, à raison de1,5 à 2 mg par jour. Des doses plus élevées de caroténoïdes peuvent cependant être prescrites pour prévenir des troubles particuliers.

Conseils d'utilisation. Prenez ces compléments durant les deux principaux repas. La vitamine E et le zinc facilitent l'assimilation de la vitamine A.

Sources alimentaires

La vitamine A est abondante dans le foie (100 g en apportent 10 000 µg), les poissons très gras, le beurre, la margarine, le jaune d'œuf, le fromage. Les caroténoïdes sont fournis par les fruits et légumes bien colorés.

INFOS PLUS

- Au-delà des doses conseillées, la vitamine A est rapidement toxique. Des apports excessifs prolongés (de l'ordre de 7 500 µg par jour pendant plusieurs années) entraînent une détérioration irréversible du foie (cirrhose).
- Pour un apport de caroténoïdes suffisant, privilégiez les carottes, le potiron, les brocolis et les légumes verts à feuilles, et, en saison, les mangues, le melon et les abricots.
- À moins de manger beaucoup de foie ou de poisson gras, vous ne risquez pas d'absorber trop de vitamine A par l'alimentation.
- Les quantités de vitamine A et de caroténoïdes peuvent être exprimées soit en microgrammes (µg), soit en équivalents-rétinol (ER), une unité qui permet de mieux prendre en compte les différences d'assimilation entre la vitamine A et les caroténoïdes : 1 ER = 1 µg.

LE SAVIEZ-VOUS ?
Le foie d'ours contient une dose de vitamine A franchement toxique : plus de 500 000 µg pour 100 g !

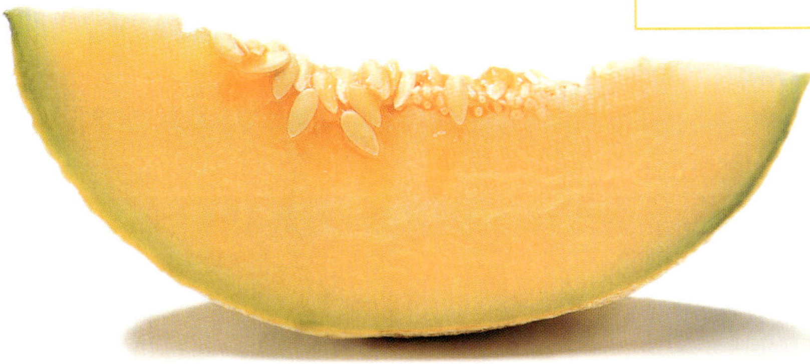

Le melon est une bonne source de bêta-carotène.

Vitamine B5 et biotine

Ces deux vitamines du groupe B ont un rôle vital pour la fonction métabolique. Leur carence est rare, mais les compléments peuvent aider à compenser les déséquilibres dus à une consommation trop abondante de produits raffinés.

Indications

Vitamine B5 (ou acide pantothénique)

- *Permet l'utilisation par l'organisme des glucides, lipides et protéines, et est nécessaire à la synthèse des acides gras.*
- *Favorise la cicatrisation.*
- *Nécessaire à la santé des ongles et des cheveux.*

Biotine (ou vitamine B8 ou H)

- *Permet la transformation des nutriments (glucides, lipides et protéines) en énergie dans l'organisme.*
- *Nécessaire au bon état des ongles et des cheveux.*
- *Aide à soigner la séborrhée du nourrisson (croûtes de lait).*

Présentation (seules ou en association avec d'autres vitamines du groupe B)

- Comprimés
- Gélules
- Solution buvable

ATTENTION

Si vous suivez un traitement médical, consultez votre médecin avant de prendre des compléments.

Qu'est-ce que c'est ?

De très nombreux aliments contiennent de la la vitamine B5 et de la biotine, ce qui rend leur carence très rare. La biotine est également produite par les bactéries intestinales, mais on ignore dans quelle mesure l'organisme peut utiliser cette vitamine endogène. Les polyvitamines et les complexes de vitamines B contiennent en général de la biotine et de la vitamine B5. La biotine est présente sous forme de D-biotine, la vitamine B5 sous forme de pantothénate de calcium ou de sodium, ou encore de panthénol, un dérivé qui se transforme en acide pantothénique dans l'organisme.

Leur rôle dans l'organisme

La vitamine B5 entre dans la composition du coenzyme A, impliqué dans tous les métabolismes énergétiques (elle permet la transformation des glucides, lipides et protéines en énergie, lors de leur devenir métabolique au niveau cellulaire). La biotine (du grec *bios*, vie) permet le fonctionnement de quatre enzymes qui, dans l'organisme, jouent un rôle essentiel au niveau du métabolisme du glucose, des acides gras et de certains acides aminés. Elle intervient aussi dans la synthèse des acides gras et du cholestérol. Ces vitamines sont également nécessaires pour la transformation des glucides en graisses dans l'organisme, et pour le métabolisme du cholestérol. Enfin, comme les autres vitamines du groupe B, elles sont indispensables pour un bon fonctionnement neuro-musculaire.

Principaux effets bénéfiques. Ces deux vitamines favorisent l'activité cellulaire au niveau de la peau, des muqueuses, des ongles et des cheveux. C'est pour cette raison que l'on prend des compléments de vitamine B5 et de biotine afin de renforcer les ongles fragiles et cassants, et pour aider à freiner la chute des cheveux lorsque celle-ci est due à une déficience vitaminique. Les suppléments de vitamine B5 semblent soulager le stress provoqué par les migraines, le syndrome de fatigue chronique ou encore la tension liée au sevrage du tabac. La vitamine B5 permettrait de lutter contre la dyspepsie ; elle apaiserait également la congestion nasale provoquée par certaines réactions allergiques, comme le rhume des foins.

La vitamine B5 et la biotine sont d'importantes vitamines du groupe B.

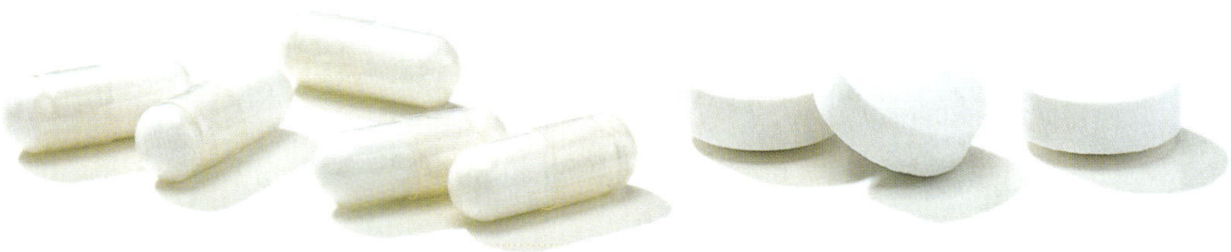

Vos besoins

L'apport nutritionnel conseillé (ANC) quotidien en vitamine B5 est de 5 mg pour les adultes. Il a été fixé à 7 mg pour les femmes qui allaitent : les 2 mg supplémentaires permettent de tenir compte de la quantité de vitamine B5 présente dans le lait maternel. L'apport nutritionnel conseillé en biotine est de 50 µg par jour pour l'adulte, 55 µg pour les femmes qui allaitent et 60 µg pour les personnes âgées de plus de 75 ans. Ces quantités suffisent à assurer le bon fonctionnement de l'organisme. Le traitement de maladies ou de troubles spécifiques peut nécessiter des doses plus fortes.

En cas d'apport déficitaire. Selon diverses enquêtes nutritionnelles, la consommation quotidienne moyenne de vitamine B5 serait de l'ordre de 4 à 7 mg par jour, et celle de biotine est estimée entre 50 et 100 µg. Les carences pures sont donc en principe inexistantes. Pourtant, l'usage prolongé d'antibiotiques ou de médicaments contre l'épilepsie peut faire tomber le taux de biotine en dessous du niveau optimal.

En cas d'apport excédentaire. Des doses élevées de vitamine B5 (jusqu'à 1 à 2 g par jour) et de biotine (jusqu'à 5 à 10 mg par jour) n'ont jamais entraîné d'effets nocifs notoires.

Comment les prendre

Conseils d'utilisation. Un supplément polyvitaminé ou un complexe de vitamines B apporte suffisamment de vitamine B5 et de biotine dans la majorité des cas. Les suppléments individuels ne s'imposent que pour traiter des troubles spécifiques, et les doses sont alors thérapeutiques. Les compléments se prennent généralement au cours des repas.

Sources alimentaires

Le foie et les rognons, la viande et le poisson, les œufs, les champignons, le germe de blé, les céréales complètes, les légumineuses, les laitages, les noix et les noisettes sont de bonnes sources de vitamine B5.

La biotine est abondante dans la levure de bière, les abats, les œufs, les champignons, les légumineuses, la viande et le poisson, les produits dérivés du soja, les châtaignes.

La châtaigne constitue une source naturelle de biotine.

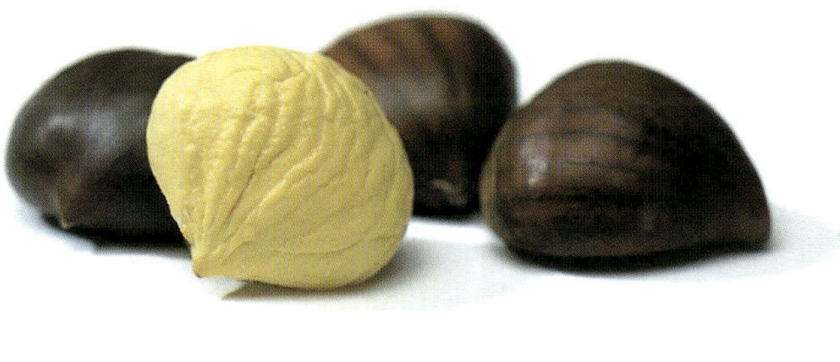

LE SAVIEZ-VOUS?

La vitamine B5 porte aussi le nom d'acide pantothénique, du grec *pantothen,* signifiant partout, ce qui rappelle qu'elle est présente dans de très nombreux aliments.

INFOS PLUS

- La biotine préserve la santé des cheveux, mais, contrairement à certaines affirmations, elle ne prévient pas la calvitie (en dehors de rares cas de carence en biotine), pas plus que la vitamine B5 n'empêche le grisonnement inéluctable des cheveux.
- La vitamine B5 et la biotine sont plutôt stables à la chaleur : la cuisson n'en détruit qu'une faible partie. En revanche, certains procédés industriels éliminent une bonne partie de ces vitamines : c'est le cas, par exemple, de la purification des céréales. La farine de blé blanche renferme 3 fois moins de vitamine B5 et de biotine que la farine complète ; le riz blanc est 4 fois moins riche en biotine et 3 fois moins riche en vitamine B5 que le riz complet.
- La consommation de blanc d'œuf cru en grande quantité peut provoquer l'apparition d'une avitaminose en biotine. Le blanc d'œuf renferme en effet une substance protéique particulière, l'avidine (détruite par la chaleur), qui forme avec la biotine un complexe empêchant l'action vitaminique de celle-ci dans l'organisme.

Vitamine B6

La vitamine B6 est impliquée dans un grand nombre de processus biologiques, mais les enquêtes révèlent que l'alimentation n'en apporte pas toujours suffisamment : 10 à 30 % des adultes et des personnes âgées souffriraient d'une déficience en cette vitamine.

Indications

- *Participe à la prévention des maladies cardio-vasculaires et des accidents vasculaires cérébraux.*
- *Soigne le syndrome du canal carpien.*
- *Pourrait atténuer le syndrome prémenstruel.*
- *Aide à soulager les crises d'asthme.*
- *Stimulerait les fonctions immunitaires.*

Présentation

- Comprimés
- Gélules
- Tablettes

ATTENTION

- **La prise à long terme de doses élevées de vitamine B6 pourrait entraîner des troubles nerveux.**

Si vous suivez un traitement médical, consultez votre médecin avant de prendre des compléments.

Qu'est-ce que c'est ?

Cette vitamine a été découverte en 1935 dans la levure, puis synthétisée quelques années plus tard. La dénomination vitamine B6 est un terme générique utilisé pour désigner la pyridoxine et deux composés de la même famille, le pyridoxal et la pyridoxamine, ainsi que leurs dérivés phosphorylés. Dans l'organisme, la vitamine B6 fonctionne comme un coenzyme, permettant à une centaine d'enzymes différentes d'être opérationnelles, en particulier celles qui régissent le métabolisme des acides aminés. La vitamine B6 est présente dans les aliments sous différentes formes, mais, dans l'organisme, n'est active que sous forme de pyridoxal 5'phosphate, ou PLP. Cette vitamine ne pouvant être stockée, un apport quotidien suffisant par l'alimentation ou des compléments est nécessaire.

Son rôle dans l'organisme

Produire des globules rouges, aider les cellules à fabriquer des protéines, élaborer des médiateurs chimiques comme la sérotonine et libérer des potentiels d'énergie mis en réserve sous forme de glycogène musculaire, telles sont quelques-unes des fonctions de la vitamine B6. On pense qu'elle intervient aussi dans la synthèse des anticorps et l'équilibre du psychisme.

Action préventive. La vitamine B6 pourrait aider à prévenir les maladies cardio-vasculaires. En effet, conjointement avec l'acide folique et la vitamine B12, elle contribue à la transformation par l'organisme de l'homocystéine, une substance apparentée à un acide aminé qui, en excès dans le sang, augmente les risques de maladies cardio-vasculaires. Par son rôle clef dans la synthèse des médiateurs chimiques, la vitamine B6 limiterait la récidive des crises d'épilepsie et les dépressions. Du reste, 25 % des personnes dépressives souffriraient d'une déficience en vitamine B6.

Effets bénéfiques. La vitamine B6 pourrait atténuer le syndrome prémenstruel ainsi que certains symptômes (tendance dépressive, troubles digestifs) apparaissant chez des femmes sous contraceptifs oraux : la pilule – surtout quand elle n'est pas minidosée – agit comme une antivitamine B6 et réduit la synthèse de sérotonine. Cette vitamine est parfois prescrite pour apaiser les symptômes du syndrome du canal carpien, qui s'accompagne d'une inflammation du poignet. Elle peut aussi être bénéfique aux diabétiques, exposés au risque de lésions nerveuses. Elle permet enfin de limiter l'intensité et la fréquence des crises d'asthme chez l'adulte, et s'avère très utile en cas de traitement par la théophylline.

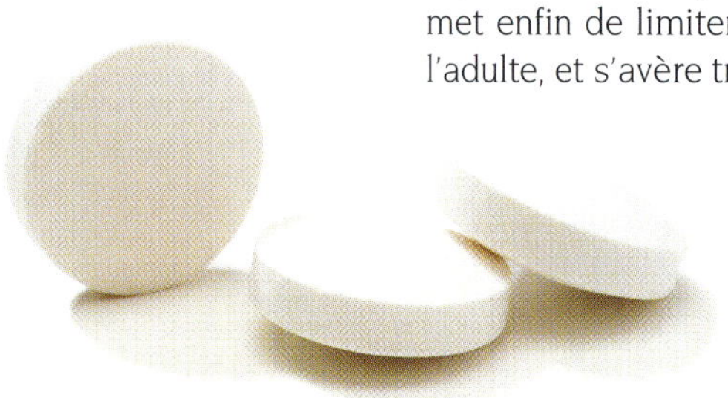

Prise sous forme de comprimés, la vitamine B6 est prescrite à doses thérapeutiques pour traiter différentes pathologies.

Vos besoins

L'apport journalier recommandé est de 1,5 mg pour les femmes, de 1,8 mg pour les hommes et de 2,2 mg pour les personnes de plus de 75 ans. En France, la dose à ne pas dépasser a été fixée à 5 mg par jour (en plus de l'apport alimentaire). Les doses thérapeutiques sont beaucoup plus élevées.

En cas d'apport déficitaire. Des carences légères entraînent parfois une élévation du taux d'homocystéine, donc des risques de maladies cardiovasculaires. Les déficiences graves – rares – se manifestent par des affections cutanées (dermatite, lésions autour de la bouche, acné), des troubles neurologiques (insomnie, dépression) et, dans les cas extrêmes, des crises d'apoplexie et des anomalies du tracé électroencéphalographique.

En cas d'apport excédentaire. Des doses élevées (plus de 2 000 mg par jour) sur de longues périodes sont dangereuses pour le système nerveux. Dans de rares cas, un apport prolongé de doses moins importantes (à partir de 200 mg par jour) peut avoir les mêmes conséquences, mais celles-ci disparaissent après l'arrêt du traitement. Si la vitamine B6 vous a été prescrite pour des douleurs neurologiques, arrêtez le traitement et consultez votre médecin en cas d'engourdissements ou de picotements.

Comment la prendre

Doses. 3 mg de vitamine B6 par jour suffisent à maîtriser le taux d'homocystéine, mais un apport supérieur peut être prescrit. Les usages thérapeutiques impliquent toujours des doses un peu plus élevées. *Contre le syndrome prémenstruel*, 4 à 10 mg par jour. *Contre un syndrome de canal carpien aigu*, essayez 10 mg 2 fois par jour. *Contre l'asthme*, 5 mg 2 fois par jour.

Conseils d'utilisation. Dans les compléments, la vitamine B6 se présente généralement sous forme de chlorhydrate de pyridoxine. Il est préférable de fractionner les doses thérapeutiques de vitamine B6 de façon à ne pas dépasser 50 mg par prise.

Sources alimentaires

Levure, germes de céréales, foie et rognons, poisson et viande, légumineuses, pomme de terre, avocat et banane sont autant de bonnes sources de vitamine B6.

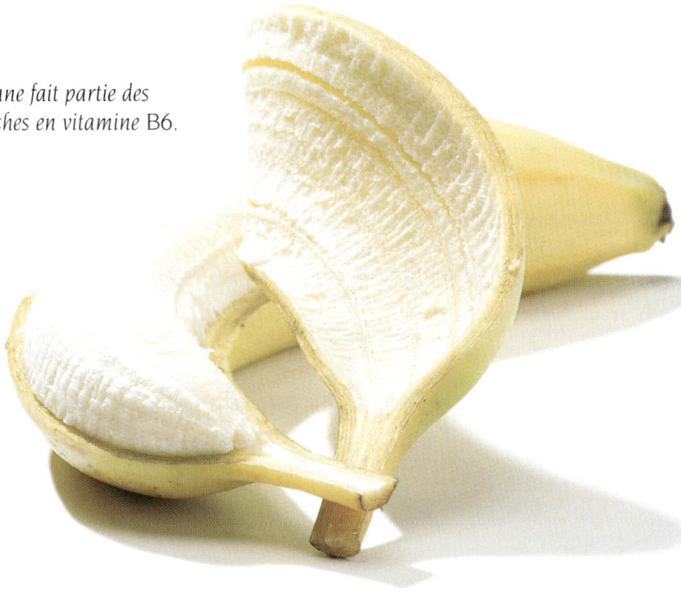

La banane fait partie des fruits riches en vitamine B6.

QUOI DE NEUF ?

D'après une étude, une supplémentation (50 mg par jour pendant 2 mois) de vitamine B6 chez des personnes âgées en bonne santé a amélioré sensiblement leur statut immunitaire. Des recherches sont en cours pour juger de l'efficacité de complément à dose moins élevée et sur une plus longue durée.

Ce n'est pas seulement en abaissant le taux d'homocystéine que la vitamine B6 pourrait protéger contre les maladies cardiovasculaires. Une étude portant sur 1 550 sujets recrutés dans 19 centres européens montre que les 20 % qui ont le taux de vitamine B6 le plus bas présentent 2 fois plus de risques de pathologie cardiaque, indépendamment de leur taux d'homocystéine.

INFOS PLUS

- Certains médicaments interfèrent avec le métabolisme de la vitamine B6 et nécessitent souvent des complémentations : c'est la cas non seulement des contraceptifs oraux, mais aussi par exemple de l'isoniazide, ou INH (un antituberculeux). À l'inverse, la prise de vitamine B6 est contre-indiquée en cas de traitement de la maladie de Parkinson par la DOPA.
- Près de 30 % des femmes ont un apport insuffisant en vitamine B6 ; cette déficience pourrait être encore accentuée lorsqu'elles sont sous contraception orale.

Vitamine B12

Dans la plupart des cas, l'alimentation apporte suffisamment de vitamine B12. Mais celle-ci devient plus difficile à assimiler après la cinquantaine. Or une déficience, même légère, augmente les risques de problèmes cardio-vasculaires et de dépression.

Indications

- *Prévient une forme particulière d'anémie dite pernicieuse.*
- *Réduit les risques de maladies cardio-vasculaires.*
- *Peut soulager les douleurs nerveuses, et les engourdissements et fourmillements des extrémités.*
- *Aide à combattre la dépression.*

Présentation

- Ampoules
- Comprimés
- Gélules
- Tablettes

ATTENTION

- La prise d'un complément de vitamine B12 doit s'accompagner de celle d'un complément d'acide folique : l'apport élevé de l'une de ces vitamines pourrait masquer une déficience de l'autre.
- Le diagnostic de l'anémie pernicieuse doit être fait par un médecin, et des contrôles sanguins réguliers s'imposent.

Si vous suivez un traitement médical, consultez votre médecin avant de prendre des compléments.

Qu'est-ce que c'est ?

Identifiée dans les années 1940 dans le foie des veaux, dont la consommation guérissait l'anémie pernicieuse – maladie parfois mortelle affectant surtout les vieillards –, la vitamine B12, ou cobalamine, est la dernière vitamine découverte. C'est la seule des vitamines B que l'organisme stocke en grandes quantités, principalement dans le foie. Son processus d'absorption est extrêmement complexe : certaines enzymes digestives, en présence d'une quantité suffisante d'acide gastrique, séparent la vitamine B12 des protéines fournies par les aliments. Elle se lie ensuite avec une protéine dite facteur intrinsèque (produite par les cellules de la paroi de l'estomac), puis est transportée vers l'intestin grêle, où elle est absorbée. Un faible taux d'acide gastrique ou une production insuffisante de facteur intrinsèque – fréquemment liés à l'âge – peuvent entraîner une déficience en vitamine B12. Une carence peut mettre des années à se déclarer, car l'organisme possède d'importantes réserves.

Son rôle dans l'organisme

La vitamine B12 est indispensable à la reproduction des cellules, notamment à celle des globules rouges. Elle préserve la myéline, gaine protectrice des nerfs, et est impliquée, entre autres, dans la production de substances affectant l'humeur et le psychisme. Elle favorise par ailleurs la transformation des aliments en énergie et joue un rôle majeur dans la production d'ADN et d'ARN, matériaux génétiques des cellules.

Action préventive. Un taux modérément élevé d'homocystéine, substance apparentée aux acides aminés, augmente les risques de maladies cardio-vasculaires. En association avec l'acide folique et la vitamine B6, la vitamine B12 aide l'organisme à transformer l'homocystéine en méthionine, et pourrait ainsi réduire ces risques. Elle a aussi des effets bénéfiques sur les nerfs, et serait susceptible de prévenir différents troubles neurologiques ainsi que l'engourdissement et les fourmillements des extrémités souvent liés au diabète. La vitamine B12 pourrait aussi jouer un rôle positif dans le traitement de certains types de dépression.

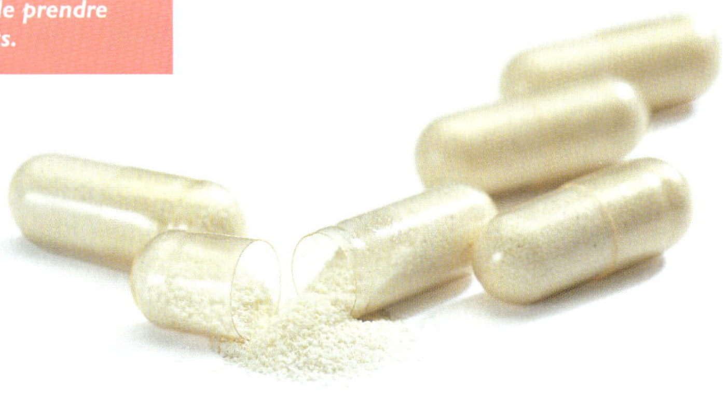

La prise de compléments de vitamine B12 est indispensable pour les végétariens.

Effets bénéfiques. On constate souvent de faibles taux de vitamine B12 chez les sujets atteints de la maladie d'Alzheimer, mais rien n'indique si cette déficience contribue à la maladie ou en résulte. Des recherches montrent qu'un apport approprié de B12 améliore les réactions immunitaires des personnes âgées et pourrait atténuer la diminution de l'audition et les acouphènes. Quoi qu'il en soit, il s'agit d'un élément nutritionnel nécessaire à la santé du système immunitaire. Certaines études laissent entendre que la vitamine B12 pourrait retarder le délai entre la contamination par le VIH et le développement du sida, mais cela reste à vérifier.

Vos besoins

L'apport journalier recommandé de vitamine B12 est de 2,4 µg.

En cas d'apport déficitaire. La déficience entraîne lassitude, dépression, engourdissement et fourmillements des extrémités dus à des troubles nerveux, fatigue musculaire, confusion et perte de mémoire. Cet état peut évoluer en démence ou en anémie pernicieuse, toutes deux réversibles à condition qu'elles soient traitées précocement.

En cas d'apport excédentaire. L'excès est éliminé dans l'urine.

Comment la prendre

Doses. *Pour prévenir l'anémie liée à un régime végétarien très strict*, 5 à 10 µg par jour. *Pour les personnes âgées*, un complément de 10 à 25 µg par jour serait bénéfique. *Pour la prévention des maladies cardio-vasculaires et contre l'engourdissement et les fourmillements*, prendre chaque jour une association de vitamine B12 (5 µg), vitamine B6 (3 mg) et acide folique (400 µg). La plupart des polyvitamines contiennent les doses recommandées de ces vitamines.

La production insuffisante de facteur intrinsèque nécessite des doses thérapeutiques beaucoup plus élevées (de l'ordre de 1 000 µg par jour). La prise de vitamine B12 sous forme d'injections prescrites par le médecin est souvent nécessaire.

Conseils d'utilisation. Prenez la vitamine B12 une seule fois par jour, le matin de préférence ou au cours d'un repas. De fortes doses de vitamine B12 peuvent colorer les urines en rouge, ne vous en inquiétez donc pas.

Sources alimentaires

Les aliments d'origine animale constituent la source principale de vitamine B12, qu'il s'agisse de la viande ou du poisson, des abats ou des fruits de mer, des œufs, du fromage, du lait ou des laitages. La levure de bière et les algues en renferment également de petites quantités. À noter que les céréales sont fréquemment enrichies avec cette vitamine.

Le fromage aide à satisfaire les besoins en vitamine B12.

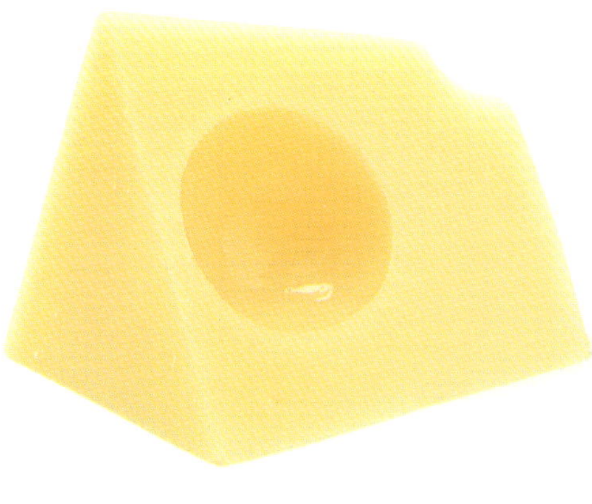

QUOI DE NEUF ?

Les personnes âgées atteintes d'une déficience légère en vitamine B12 ne tireraient pas le maximum de protection du vaccin contre la pneumonie. Une étude réalisée sur 30 personnes âgées a permis de constater qu'elles produisaient, après la vaccination, moins d'anticorps contre les bactéries responsables de la pneumonie lorsque leurs réserves en vitamine B12 étaient basses, ce qui les rendait plus vulnérables à la maladie.

INFOS PLUS

- Nombre de personnes âgées souffrent de déficiences en vitamine B12. L'âge provoque parfois une gastrite atrophique qui réduit la production de suc gastrique ainsi que de facteur intrinsèque, d'où une baisse d'assimilation de la vitamine B12. Lorsque cette vitamine est fournie par des compléments ou des aliments enrichis, elle est mieux absorbée par l'organisme, car elle ne nécessite pas d'acide gastrique pour être séparée des protéines alimentaires.
- Le niveau de vitamine B12 diminue aussi en cas d'ulcère, de maladie de Crohn ou d'autres maladies gastro-intestinales, de dyspepsie chronique et de goutte, et avec la prise de médicaments antiépileptiques et de pilules contraceptives. L'abus d'alcool nuit à l'absorption de la vitamine B12.
- Un œuf ou un bol de lait procure plus de 25 % de l'apport quotidien recommandé, un plat de viande ou de poisson, 100 %.

Vitamine C

La vitamine C est sûrement l'élément nutritionnel le mieux connu et le plus largement utilisé. Cette vitamine aux multiples vertus pourrait bien encore réserver des surprises : en effet, outre ses usages classiques, elle ouvre des perspectives encourageantes pour la santé.

Indications

- *Renforce l'immunité.*
- *Diminue le risque de maladies cardio-vasculaires et peut-être de cancer.*
- *Accélère la cicatrisation des blessures.*
- *Limite les symptômes du rhume et abrège sa durée.*
- *Donne des gencives saines.*
- *Aide à soigner l'asthme et à prévenir la cataracte.*

Présentation

- Ampoules
- Comprimés
- Gélules
- Poudre
- Tablettes

ATTENTION

- Si vous souffrez de calculs rénaux, d'une maladie rénale ou d'hémochromatose (tendance génétique à stocker trop de fer), limitez votre apport journalier à 500 mg (la vitamine C favorise l'absorption du fer).
- La vitamine C peut altérer les résultats de tests médicaux concernant le diabète, le cancer du côlon et le taux d'hémoglobine.

Si vous suivez un traitement médical, consultez votre médecin avant de prendre des compléments.

Qu'est-ce que c'est ?

Dès le milieu du XVIIIe siècle, le jus de citron était utilisé pour prévenir le scorbut. Mais ce n'est qu'en 1928 que son principe actif a été isolé et identifié en tant que vitamine C. C'est à son action antiscorbutique que la vitamine C doit son nom scientifique d'acide ascorbique, mais l'intérêt qu'elle suscite aujourd'hui repose surtout sur son potentiel de protection des cellules. Vitamine antioxydante, elle permet de combattre les altérations provoquées par l'excès des radicaux libres dans les cellules. Elle n'est pas stockée par l'organisme, et est utilisée ou éliminée très vite : elle doit donc être fournie chaque jour, et si possible plusieurs fois.

Son rôle dans l'organisme

La vitamine C aide à fortifier les vaisseaux capillaires (les plus petits des vaisseaux sanguins) et les parois des cellules, et joue un rôle primordial dans la formation du collagène, protéine présente dans les tissus conjonctifs. De ce fait, elle active la cicatrisation et préserve la santé des ligaments, des tendons et des gencives. Elle favorise la production d'hémoglobine dans les globules rouges et facilite l'assimilation du fer fourni par les aliments.

Action préventive. Plusieurs études ont mis en lumière le lien entre de faibles taux de cette vitamine dans le sang et un risque accru de pathologies cardio-vasculaires. La vitamine C est l'un des antioxydants les plus efficaces pour protéger le bon cholestérol (HDL). Cet effet bénéfique concerne aussi bien la vitamine C fournie par les fruits et les légumes que celle que contiennent les compléments. L'action préventive contre le cancer semble surtout vraie pour la vitamine C apportée par les aliments ; on ignore si les compléments ont le même effet. En revanche, la prise prolongée de ces compléments pourrait protéger de la cataracte.

Effets bénéfiques. Si la vitamine C ne peut sans doute pas empêcher d'attraper un rhume, elle en limite les symptômes et réduit la durée. L'analyse de 21 études avec placebo indique qu'avec des doses quotidiennes de vitamine C comprises entre 1 000 et 8 000 mg, administrées dès les premiers symptômes, la sévérité du rhume est amoindrie, et sa durée écourtée de 21 %, soit 1 journée. D'autres études ont montré que la vitamine C

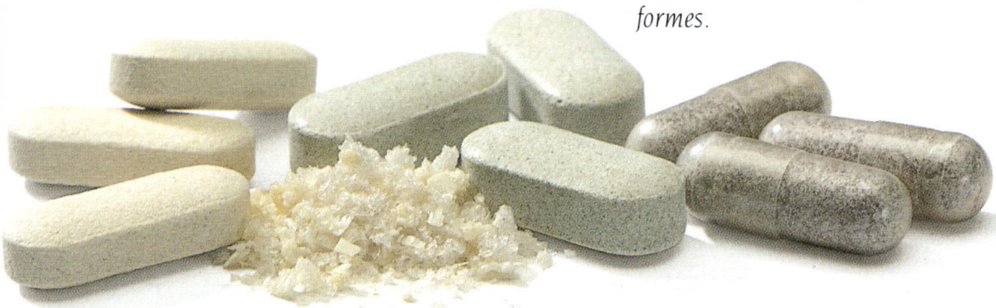

Les compléments de vitamine C existent sous de multiples formes.

aidait les patients âgés à mieux lutter contre de graves infections respiratoires. Cette vitamine est également un antihistaminique naturel : à hautes doses, elle neutralise les effets des substances inflammatoires produites par l'organisme en réaction aux pollens, aux poils d'animaux domestiques et autres allergènes. Elle peut constituer un adjuvant efficace dans le traitement de l'asthme déclenché par l'effort ; des études ont conclu que, sous forme de compléments, elle aidait à prévenir ou à alléger les symptômes de cette maladie. Dans le diabète insulinodépendant, qui perturbe le transport de la vitamine C jusqu'aux cellules, la prise de compléments à raison de 1 000 à 3 000 mg par jour pourrait freiner l'apparition de complications de la maladie – problèmes oculaires et hypercholestérolémie, par exemple.

Vos besoins

Dans les dernières recommandations publiées en France, l'apport journalier recommandé en vitamine C a été établi à 110 mg par jour, et la dose « supranutritionnelle » à 200-250 mg, la vitamine C étant apportée par les aliments et éventuellement un complément. La dose à ne pas dépasser (outre l'apport alimentaire) est fixée à 1 000 mg par jour.

⊖ **En cas d'apport déficitaire.** Absorber moins de 10 à 30 mg de vitamine C par jour pourrait provoquer le scorbut, et une prise quotidienne inférieure à 50 mg entraînerait un plus grand risque de maladie cardio-vasculaire et pourrait réduire la durée de vie.

⊕ **En cas d'apport excédentaire.** Les doses élevées (supérieures à 1 000 mg par jour) provoquent parfois des troubles gastriques et des diarrhées. À ce niveau, la vitamine risque d'entraver l'absorption du cuivre et du sélénium, et peut favoriser la formation de calculs rénaux.

Comment la prendre

Dosage: *Pour un bon état général*, 150 à 200 mg de vitamine C par jour, apportée par les aliments et éventuellement des compléments. *Pour le traitement de maladies diverses*, jusqu'à 1 000 mg par jour selon les cas.

Conseils d'utilisation. Fractionner les quantités importantes par doses de 100 mg, à prendre au cours des repas. La vitamine C donne d'excellents résultats associée à d'autres antioxydants comme la vitamine E.

Sources alimentaires

L'acérola, les agrumes et leur jus, le kiwi, le chou et le brocoli, les légumes verts à feuilles, le poivron rouge, le cassis et la fraise sont les meilleures sources de vitamine C.

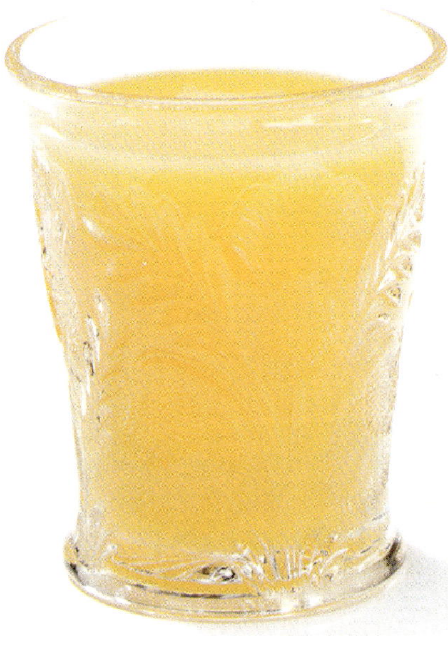

Un verre de 20 cl de jus d'oranges fraîchement pressées apporte 100 mg de vitamine C.

QUOI DE NEUF ?

La vitamine C pourrait aider à prévenir la re-sténose, récidive d'une obstruction des artères après une angioplastie. Une étude menée sur 119 patients traités par angioplastie a établi que la re-sténose ne touchait que 24 % de ceux qui absorbaient 500 mg de vitamine C en complément depuis 4 mois, contre 43 % de ceux qui n'en prenaient pas.

Selon de récentes études in vitro, la vitamine C pourrait provoquer des dommages génétiques au niveau cellulaire. Impossible pour autant d'extrapoler ces résultats à l'homme, d'autant que de nombreuses autres études démontrent que cette vitamine offre de multiples effets bénéfiques.

Des chercheurs de l'université anglaise de Cambridge, qui ont suivi pendant 4 ans près de 19 500 adultes âgés de 45 à 79 ans, ont noté chez les sujets ayant un taux élevé de vitamine C dans le sang une diminution significative de la mortalité par maladie cardio-vasculaire et thrombose (pour les hommes et les femmes) et par cancer (pour les hommes seulement). Cependant, la prévention du cancer par la vitamine C semble surtout effective quand celle-ci est fournie par l'alimentation.

INFOS PLUS

- L'acérola, une petite cerise d'Amérique du Sud, contient jusqu'à 17 % de vitamine C dans son fruit déshydraté. Les poudres à 25 % ont été supplémentées en vitamine C de synthèse.

Vitamine D

Surnommée vitamine du soleil parce que l'organisme la fabrique grâce aux rayons ultraviolets, la vitamine D est essentielle pour la santé des os. Elle ouvre aussi des perspectives en matière d'immunité et de prévention de certains cancers.

Indications

- *Permet l'assimilation du calcium par l'organisme.*
- *Assure la solidité des os et des dents.*
- *Permet d'éviter le rachitisme chez les enfants.*
- *Aide à prévenir l'ostéoporose (adultes et personnes âgées).*

Présentation

- Capsules molles
- Gélules
- Solution buvable (gouttes)

ATTENTION

- L'abus de vitamine D peut provoquer une forte hausse du taux de calcium dans le sang et entraîner perte de poids, nausées et lésions cardiaques et rénales. Ne prenez pas de vitamine D si vous souffrez de lithiase calcique.

Si vous suivez un traitement médical, consultez votre médecin avant de prendre des compléments.

Qu'est-ce que c'est ?

La vitamine D a une double origine : elle est fournie par l'alimentation et fabriquée directement par l'organisme. Elle se forme en effet dans l'épiderme sous l'action des rayons ultraviolets du soleil. Mais l'exposition au soleil n'est pas toujours suffisante pour permettre d'en élaborer assez. C'est pourquoi elle est habituellement prescrite sous forme de compléments médicamenteux aux femmes enceintes et aux nourrissons. Différents facteurs peuvent limiter la synthèse de la vitamine D : avoir une peau très pigmentée, vivre dans une région peu ensoleillée ou très polluée, porter des vêtements couvrants ou ne pas sortir beaucoup de chez soi. La faculté de l'organisme à fabriquer cette vitamine décline avec l'âge, de sorte que des déficiences se rencontrent souvent chez les personnes âgées, et peuvent justifier une supplémentation médicamenteuse.

Son rôle dans l'organisme

La vitamine D joue un rôle majeur dans l'ossification : elle accroît l'absorption intestinale du calcium, et permet son dépôt sous forme de phosphate de calcium dans la cellule osseuse, ce qui favorise la formation d'os solides et de dents saines. Elle régule aussi les taux sanguins de calcium et de phosphore. Elle agit ainsi dans l'organisme comme une véritable hormone. On a découvert depuis peu qu'elle serait impliquée dans la formation de l'insuline, dans les fonctions de reproduction et dans les processus immunitaires.

Action préventive. Il est avéré que la vitamine D joue un rôle majeur dans la prévention de l'ostéoporose, maladie responsable des fractures chez les personnes âgées. En effet, quelle que soit la quantité de calcium fournie par l'alimentation ou les compléments, ce minéral ne sera absorbé qu'en présence d'une quantité suffisante de vitamine D. Lorsque le niveau de calcium s'effondre, l'organisme déplace le minéral des os vers le sang

Présentée en capsules molles et souvent désodorisée, l'huile de foie de morue – une bonne source de vitamine D – est aujourd'hui facile à ingérer.

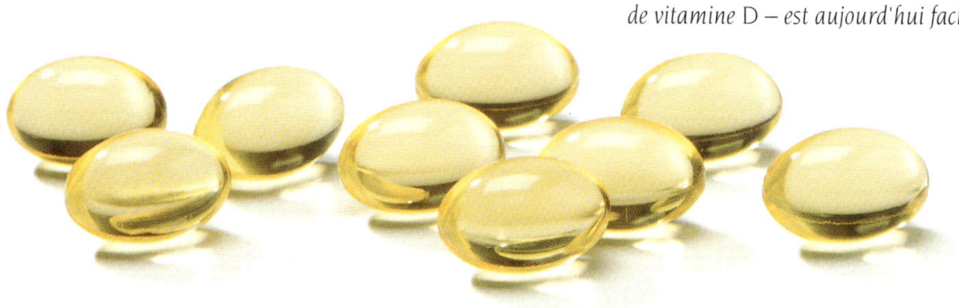

pour répondre aux besoins des muscles (ceux du cœur, notamment) et des nerfs. À long terme, cette redistribution du calcium aboutit à une diminution de la masse osseuse et à une fragilisation du squelette.

Effets bénéfiques. Des études sur l'animal montrent que l'administration de doses pharmacologiques de vitamine D diminue le rejet des greffes après une transplantation, retarde la survenue de maladies auto-immunes (diabète, lupus...), et aurait même une activité anticancéreuse chez l'animal atteint de leucémie. Des études épidémiologiques rapportent une incidence plus faible de cancers du sein et de la prostate chez des sujets combinant une importante exposition solaire et une alimentation riche en vitamine D. Mais rien ne permet actuellement d'affirmer qu'une carence favoriserait le cancer ou les maladies cardio-vasculaires.

Vos besoins

L'apport journalier recommandé est de 5 µg, et de 10 à 15 µg après 75 ans. En cas de grossesse ou d'allaitement, cet apport est fixé à 10 µg par jour. À noter que la dose à ne pas dépasser (outre l'apport alimentaire) est très proche de l'apport recommandé, puisqu'elle a été fixée à 25 µg par jour (50 µg pour l'enfant de moins de 2 ans, qui a des besoins très élevés).

En cas d'apport déficitaire. Une déficience en vitamine D augmente, chez les adultes, le risque d'ostéoporose et d'ostéomalacie ; elle provoquait autrefois chez les enfants le rachitisme, plus rare aujourd'hui, en raison du suivi médical des nourrissons et de la supplémentation systématique des laits infantiles. Une déficience peut aussi déclencher des douleurs musculaires, de la diarrhée, de l'insomnie et de la nervosité.

En cas d'apport excédentaire. L'organisme élimine spontanément les surplus de vitamine D qu'il fabrique à partir du soleil. Mais l'excès de vitamine D fournie par des compléments ou des médicaments mal utilisés peut avoir des conséquences graves. La prise prolongée de doses élevées (de l'ordre de 250 µg sur une période de 6 mois) peut provoquer des maux de tête, une perte de l'appétit, des nausées et des vomissements, des irrégularités du rythme cardiaque et une fatigue extrême, une calcification des muscles et une néphrite grave.

Comment la prendre

Doses. Si vous exposez votre visage et vos bras de 15 à 30 min au soleil à son zénith, 2 ou 3 fois par semaine, vous obtenez en principe toute la vitamine D dont vous avez besoin. Mais si vous avez plus de 50 ans ou si vous ne sortez pas beaucoup entre 8 h et 15 h, ou encore si vous mettez toujours une crème solaire écran total, vous avez peut-être besoin d'un complément. Les médecins prescrivent en général 10 à 15 µg par jour de vitamine D à partir de 50 ans, 5 à 10 µg pour les adultes plus jeunes.

Conseils d'utilisation. La vitamine D peut être prise au moment ou en dehors des repas. Certaines polyvitamines, exclusivement vendues en pharmacie, contiennent jusqu'à 10 µg de vitamine D, de même que de nombreux compléments calciques. Veillez à ce que la quantité totale absorbée ne dépasse pas la dose limite.

Sources alimentaires

Les poissons gras – hareng, saumon ou thon, par exemple – ainsi que le jaune d'œuf et le foie sont de bonnes sources naturelles de vitamine D.

QUOI DE NEUF ?

D'après une étude récente menée sur des sujets de plus de 65 ans, les compléments de calcium et de vitamine D ralentissent la perte de densité osseuse et diminuent les risques de fractures. Cette observation a été faite sur 176 hommes et 213 femmes qui prenaient 500 mg de calcium et 17,5 µg de vitamine D par jour depuis 3 ans.

La vitamine D pourrait aider à prévenir le cancer du côlon. Lors d'une étude sur 438 hommes, les chercheurs ont constaté que les sujets atteints de cancer du côlon présentaient des taux sanguins de vitamine D inférieurs à ceux des sujets sains. D'autres recherches seront nécessaires pour confirmer cette hypothèse et découvrir si elle s'applique aussi aux femmes.

Même les enfants peuvent présenter des signes de carence : une enquête récente réalisée dans la région parisienne a montré que 24 % des jeunes de 12 à 14 ans présentaient des taux sanguins de vitamine D très bas à la sortie de l'hiver.

INFOS PLUS

- Sous le terme vitamine D, on regroupe deux substances voisines : le cholécalciférol, ou vitamine D3, d'origine animale, et l'ergostérol, ou vitamine D2, d'origine végétale, dont l'action biologique est similaire. Certains étiquetages utilisent les anciennes unités internationales (UI). 40 UI = 1 µg de vitamine D.

Vitamine E

Puissamment antioxydante, la vitamine E apparaît désormais comme un micronutriment particulièrement bénéfique : elle protège contre les maladies cardio-vasculaires, le cancer et d'autres affections, et pourrait même ralentir le processus du vieillissement cellulaire.

Indications

- *Protège contre les maladies cardio-vasculaires, certains cancers et diverses maladies chroniques.*
- *Pourrait retarder ou prévenir la cataracte.*
- *Stimule le système immunitaire.*
- *Protège contre les effets néfastes des substances toxiques du tabac et autres polluants.*
- *Favorise la cicatrisation de la peau.*
- *Réduit les processus inflammatoires.*

Présentation

- Capsules molles
- Comprimés
- Crème et pommade
- Gélules

ATTENTION

- Si l'on vous a prescrit des anticoagulants ou que vous prenez de l'aspirine, consultez votre médecin avant de prendre de la vitamine E.
- Ne prenez pas de vitamine E dans les 2 jours qui précèdent ou qui suivent une intervention chirurgicale.

Si vous suivez un traitement médical, consultez votre médecin avant de prendre des compléments.

Qu'est-ce que c'est ?

Vitamine E est un terme générique employé pour désigner une famille de composés, les tocophérols, classés en quatre grandes catégories : les alpha-, bêta-, gamma- et deltatocophérols. L'alphatocophérol en est la forme la plus courante et la plus active. Liposoluble, elle se stocke dans l'organisme, principalement dans les tissus graisseux et le foie. Elle est présente dans un nombre limité d'aliments, riches en matières grasses de surcroît, d'où la difficulté d'atteindre des apports suffisants en cas de régime restreint en calories et l'utilité des compléments.

Son rôle dans l'organisme

Surtout précieuse pour ses propriétés antioxydantes, la vitamine E est au cœur de nombreux phénomènes biologiques. En effet, elle est capable de neutraliser les radicaux libres en excès, qui peuvent mettre les cellules en péril. Elle inhibe la formation des prostaglandines, ce qui freine les processus inflammatoires. Elle stimule enfin les fonctions immunitaires. La vitamine E facilite aussi l'assimilation par l'organisme du sélénium et de la vitamine K.

Action préventive. Cette vitamine peut protéger contre les maladies cardio-vasculaires, y compris les crises cardiaques et les accidents vasculaires cérébraux, car elle ralentit la formation de la plaque d'athérome et empêche la création de caillots sanguins. En diminuant les processus inflammatoires liés aux maladies cardiaques et en favorisant l'élévation du taux de bon cholestérol (HDL), elle met à l'abri des récidives. Deux études à grande échelle ont montré que la vitamine E réduirait de 25 à 50 % le risque de maladies cardio-vasculaires. Selon des recherches récentes, la prise d'un complexe de vitamines E et C neutraliserait certains effets nocifs d'une alimentation trop riche en graisses. Enfin, c'est probablement en tant qu'agent antioxydant protecteur des membranes cellulaires que la vitamine E – notamment celle apportée par les aliments – jouerait un rôle bénéfique dans la prévention de certains cancers (poumons, estomac).

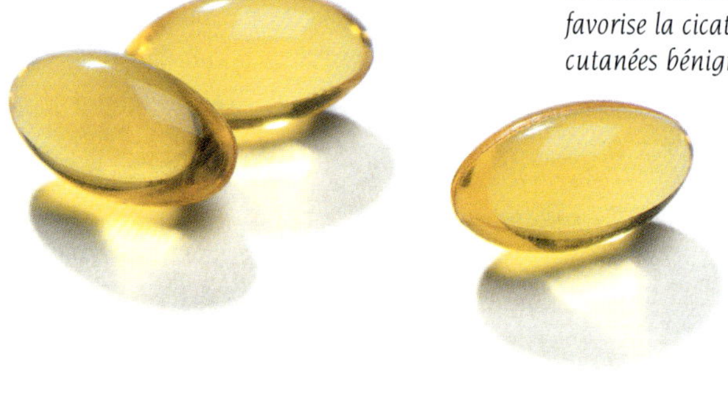

Le contenu d'une capsule molle de vitamine E appliqué sur la peau favorise la cicatrisation des lésions cutanées bénignes.

Effets bénéfiques. Protégeant les cellules des atteintes des radicaux libres en excès, la vitamine E pourrait retarder le vieillissement. Quoi qu'il en soit, elle améliore l'immunité des personnes âgées, aide à combattre les toxiques de toutes natures (fumée du tabac et autres polluants), retarde l'évolution de la cataracte et de la dégénérescence maculaire liées à l'âge. Elle pourrait ralentir la progression de la maladie d'Alzheimer, voire de la maladie de Parkinson. La vitamine E est utilisée pour traiter les douleurs aiguës de la claudication intermittente provoquée par des troubles vasculaires et soulager l'hypersensibilité des seins en période prémenstruelle. Enfin, incorporée à des crèmes ou à des huiles et appliquée sur la peau, elle facilite la cicatrisation des blessures.

Vos besoins

L'apport journalier recommandé de 12 mg par jour évite tout risque de déficience, mais il faut probablement des doses plus élevées pour profiter de tous ses bénéfices. La dose à ne pas dépasser pour les compléments a été fixée à 40 mg par jour (en plus de l'apport par l'alimentation).

En cas d'apport déficitaire. Lorsque l'alimentation comporte peu de vitamine E, il existe un risque de troubles neurologiques et musculaires, et de destruction prématurée des globules rouges.

En cas d'apport excédentaire. Aucun effet toxique dû à de fortes doses (jusqu'à 1 000 mg par jour) n'a été enregistré. Des effets secondaires sans gravité – maux de tête et diarrhée – sont possibles. Cependant, des doses élevées de vitamine E peuvent gêner l'absorption de la vitamine A.

Comment la prendre

Doses. Avec 20 à 40 mg par jour sous forme de compléments de vitamine E (isolée, ou de préférence associée à d'autres antioxydants, comme la vitamine C) on bénéficie de son potentiel antioxydant. *Pour traiter certaines hypercholestérolémies ou artériopathies*, des doses de l'ordre de 200 à 500 mg par jour, voire plus, peuvent être prescrites par le médecin.

Conseils d'utilisation. Prenez les compléments de vitamine E à peu près à la même heure chaque jour, et lors des repas pour mieux l'assimiler. *Pour une application externe*, étendez directement l'huile d'une gélule de vitamine E sur la peau ou utilisez une crème à base de vitamine E.

Sources alimentaires

L'huile de germe de blé arrive en tête : 1 cuill. à soupe en apporte plus de 20 mg. Les huiles végétales, les fruits oléagineux (amandes, noisettes) et les graines de tournesol en sont d'excellentes sources ; les légumes verts à feuilles et les céréales complètes en renferment des taux intéressants.

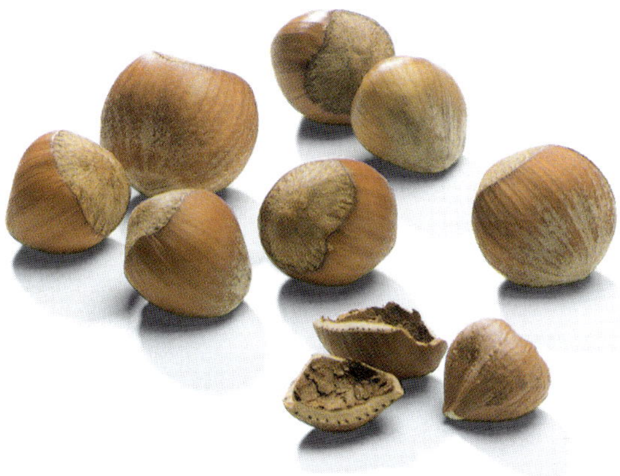

Les noisettes comptent parmi les aliments riches en vitamine E.

BIEN CHOISIR

- La vitamine E est surtout commercialisée sous forme d'alphatocophérol, mais préférez les produits étiquetés « mélange de tocophérols », car l'organisme assimile mieux ces formes mixtes.

INFOS PLUS

- Les huiles végétales les plus riches en vitamine E sont les huiles de germe de blé (174 mg aux 100 g), de tournesol (56 mg), de pépins de raisin (32 mg), de maïs (30 mg) et des huiles diététiques mélangées (40 à 80 mg).

QUOI DE NEUF ?

Selon les résultats des plus récentes enquêtes nutritionnelles réalisées en France, l'apport de vitamine E par l'alimentation des adultes est pratiquement toujours inférieur aux 12 mg recommandés : il varie entre 5,6 et 11 mg par jour, et on considère que 5 % de la population en consomme moins encore.

Les compléments de vitamine E pourraient renforcer le système immunitaire des personnes âgées. Lors d'une étude portant sur 88 sujets en bonne santé âgés de 65 ans et plus, on a pu observer une nette amélioration des réactions immunitaires, telle la production d'anticorps, chez les personnes qui prenaient un supplément de 135 mg de vitamine E par jour.

Yam

Dioscorea villosa

On a parfois imaginé, à tort, que le yam sauvage pouvait constituer une alternative naturelle à la thérapie hormonale de substitution après la ménopause. Mais si cette plante n'a pas fait ses preuves dans ce domaine, elle a incontestablement d'autres effets bénéfiques.

Indications

- *Soulage les crampes menstruelles et intestinales.*
- *Pourrait atténuer les douleurs de l'endométriose.*

Présentation

- Crème
- Gélules
- Plante séchée
- Teinture-mère

ATTENTION

- Les femmes enceintes ne doivent pas prendre de yam.

Si vous suivez un traitement médical, consultez votre médecin avant de prendre des compléments.

Qu'est-ce que c'est ?

Le yam sauvage, originaire d'Amérique centrale et d'Amérique du Nord, fait partie de la famille des dioscoréacées, dont on connaît plus de 500 espèces différentes. Certaines – comme l'igname – sont comestibles ; celle que l'on utilise à des fins médicinales est *Dioscorea villosa*. Cette plante vivace grimpante possède de larges feuilles en forme de cœur et peut atteindre 6 m de hauteur. Sa racine, semblable à un tubercule, est récoltée en automne ; elle concentre les principes actifs de la plante. Les Aztèques et les Mayas en exploitaient déjà les qualités médicinales antalgiques. Par la suite, les colons européens s'intéressèrent aux vertus thérapeutiques du yam et l'utilisèrent dans le traitement des coliques, des diarrhées et des douleurs articulaires.

Son rôle dans l'organisme

La racine de yam a pour substances actives un groupe de saponines stéroïdiennes, dont la dioscine, aux propriétés anti-inflammatoires reconnues. Elle renferme également des phytostérols (bêtasitostérol notamment), des tanins et de l'amidon. Ces dernières années, on a attribué au yam le pouvoir d'agir comme certaines hormones (en particulier la progestérone) et de soulager les symptômes prémenstruels ou ceux de la

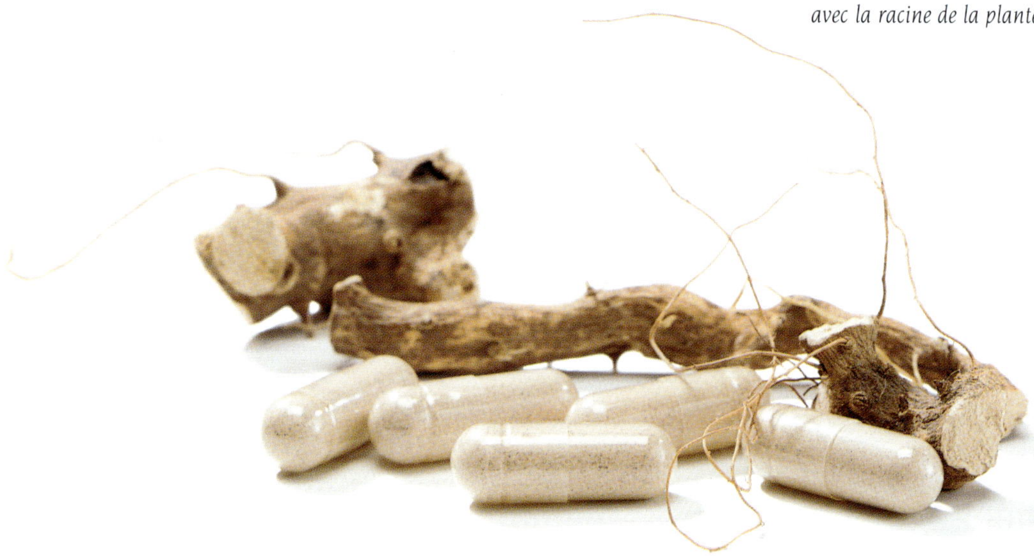

Les compléments de yam sauvage sont préparés avec la racine de la plante.

ménopause. Cette réputation ne repose pourtant sur aucune preuve scientifique. S'il est vrai que de la dioscine on tire la diosgénine, une substance qui peut être transformée en progestérone en laboratoire, l'organisme humain est toutefois incapable de procéder à cette conversion. En revanche, pris en complément sous forme d'extrait, le yam peut agir comme un relaxant musculaire, un antispasmodique et un anti-inflammatoire : cela explique peut-être pourquoi il atténue les douleurs menstruelles de certaines femmes.

Principaux effets bénéfiques. Le yam contient des alcaloïdes, substances relaxantes qui agissent surtout sur les muscles de l'abdomen et du pelvis. Cette action explique l'intérêt du yam pour calmer les coliques et autres spasmes digestifs, et suggère qu'il pourrait intervenir efficacement dans le traitement d'affections intestinales comme la maladie de Crohn et la colopathie fonctionnelle. Il permet également de soulager les crampes menstruelles et les douleurs de l'endométriose, maladie de la paroi utérine. Certaines femmes estiment que le yam associé à une autre plante, le gattilier, par exemple, réduit efficacement les symptômes du syndrome prémenstruel, grâce à la fois à son effet normalisateur sur l'équilibre hormonal et à son action anti-inflammatoire.

Mais, en ce qui concerne la crème au yam à étaler sur l'abdomen et les cuisses, et censée donner d'excellents résultats chez les femmes atteintes du syndrome prémenstruel ou de troubles liés la ménopause, on ne comprend guère comment elle pourrait agir. Dans une étude en double aveugle récemment publiée, 23 femmes souffrant de troubles liés à la ménopause ont utilisé soit une crème contenant de l'extrait de yam, soit une crème placebo. Après 3 mois, il n'a été observé aucune différence entre les deux crèmes. Ni l'une ni l'autre n'avait le moindre effet, à l'exception d'une très légère diminution des bouffées de chaleur et des suées nocturnes... identique pour les deux crèmes ! Ainsi, malgré les déclarations formelles de certaines patientes, l'efficacité de crèmes dont le yam est l'unique principe actif reste à démontrer scientifiquement.

Autres effets bénéfiques. Le yam pourrait aider à soulager les douleurs musculaires chroniques, les claquages et l'arthrite.

Comment le prendre

Doses. On conseille habituellement 1/2 cuill. à café de teinture 3 ou 4 fois par jour, ou encore 1 ou 2 gélules chaque jour. Si vous préférez, buvez une tasse de tisane 3 fois par jour.

Conseils d'utilisation. Prenez les compléments de yam aux repas pour éviter les troubles gastriques. *Pour préparer la tisane*, versez une tasse d'eau frémissante sur 1 ou 2 cuill. à café de yam séché et laissez infuser pendant 15 min. Vous pouvez ajouter à la tisane d'autres plantes apaisantes (valériane ou menthe poivrée, par exemple) si vous l'utilisez contre les troubles digestifs.

Effets secondaires possibles

À doses extrêmement élevées, les compléments et teintures de yam peuvent provoquer nausées et diarrhée.

BIEN CHOISIR

- Méfiez-vous des crèmes au yam dont les fabricants prétendent qu'elles vous apportent de la progestérone naturelle : les molécules de type hormonal du yam sont trop grosses pour traverser la peau et ne peuvent être converties en progestérone par l'organisme. L'efficacité éventuelle de telles crèmes repose probablement sur l'adjonction de progestérone synthétisée en laboratoire (éventuellement à partir de yam, ou, le plus souvent, de graines de soja).

LE SAVIEZ-VOUS ?

Le mot yam désigne dans certains pays l'igname *(Dioscorea batatas* ou *Dioscorea esculenta)* à chair rouge. Cette sorte de patate douce très riche en amidon est fondamentalement différente du yam.

INFOS PLUS

- La première pilule contraceptive provenait de la diosgénine, composé de type hormonal provenant du yam. Cette méthode est de nos jours abandonnée au profit d'un autre procédé de synthèse moins coûteux, effectué à partir du soja.
- Le yam permet la biosynthèse de corticostéroïdes, molécules très complexes que l'on obtient en faisant agir des enzymes de divers micro-organismes sur la diosgénine présente dans la plante. C'est aussi à partir de la diosgénine du yam que l'on peut obtenir en laboratoire la DHEA.

Zinc

Bien que toutes les cellules de l'organisme aient besoin de zinc, l'apport en ce minéral est trop souvent insuffisant. Constituant d'un très grand nombre d'enzymes, le zinc joue un rôle crucial dans la synthèse cellulaire et les processus immunitaires.

Indications

- *Contribue à réduire les symptômes des rhumes, grippes et autres infections.*
- *Atténue les problèmes cutanés et certains troubles digestifs.*
- *Stimulerait la fertilité.*
- *Pourrait protéger contre le cancer de la prostate.*

Présentation

- Comprimés
- Crème, pommade
- Gélules
- Pastilles
- Tablettes

ATTENTION

- N'abusez pas du zinc : au-delà de 30 mg par jour, il peut, à long terme, perturber l'absorption du cuivre et être source d'anémie. Des doses journalières de plus de 50 mg de zinc risquent également d'affaiblir l'immunité.

Si vous suivez un traitement médical, consultez votre médecin avant de prendre des compléments.

Qu'est-ce que c'est ?

Le zinc, présent à raison de 2 à 3 g dans l'organisme, est lié aux protéines, et se concentre dans les muscles (60 %), les os (30 %), le foie (5 %) et, chez les hommes, dans la prostate. Son élimination se fait surtout par la voie intestinale, mais aussi par la sueur et la desquamation de la peau. Comme l'organisme ne stocke par le zinc, celui-ci doit être apporté par la nourriture, en particulier par les aliments riches en protéines tels que la viande et le poisson, dans lesquels il abonde.

Son rôle dans l'organisme

Le zinc joue un rôle essentiel dans des centaines de mécanismes de l'organisme. Il active les enzymes responsables de la constitution du matériel génétique (ADN et ARN) et est intimement impliqué dans la croissance cellulaire. Il a une action antioxydante par l'intermédiaire d'une enzyme, la superoxyde dismutase, dont il est un des constituants : il aide ainsi l'organisme à se défendre contre les dommages dus à l'excès de radicaux libres. Il permet le bon fonctionnement du système immunitaire en assurant l'activité optimale des lymphocytes T. Le zinc intervient aussi dans la maturation sexuelle, la reproduction et la fertilité, le bon état de la peau et des cheveux, et même dans le goût et l'odorat.

Principaux effets bénéfiques. Le zinc peut aider l'organisme à se protéger contre le rhume, la grippe, la conjonctivite et autres infections. Dans une étude américaine effectuée sur 100 personnes au stade initial d'un rhume, celles qui suçaient des pastilles de zinc toutes les 2 h ont guéri environ 3 jours plus tôt que les sujets traités avec des pastilles placebo. Les pastilles de zinc favorisent aussi la guérison des ulcérations de la bouche et des maux de gorge. Sous forme de complément, le zinc pourrait renforcer les défenses naturelles de l'organisme, en particulier lorsqu'un déficit préexistait. Il a été essayé dans le traitement de maladies

En complément nutritionnel, les pastilles de zinc (ci-dessous, à gauche) devraient toujours contenir du cuivre ; les comprimés au zinc (ci-dessous, à droite), qui renferment souvent de la vitamine C, sont utilisés pour prévenir le rhume et la grippe.

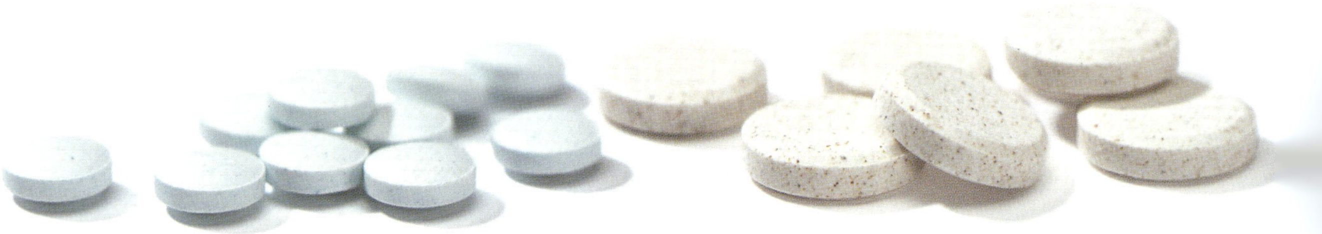

plus sérieuses : polyarthrite rhumatoïde, lupus, syndrome de fatigue chronique et, même, sclérose en plaques et sida, sans que l'on ait obtenu jusqu'à présent de résultats significativement positifs.

Autres effets bénéfiques. Le zinc exerce une action favorable sur la production de diverses hormones. Il pourrait augmenter la fertilité masculine et féminine, et joue un rôle important dans le bon fonctionnement de la prostate. Il pourrait par ailleurs être efficace en cas d'hypothyroïdie et, dans la mesure où il élève le taux d'insuline, aider les diabétiques. Stimulant la cicatrisation des blessures et lésions de la peau, il est utilisé – par voie orale ou en application locale sous forme de crème – dans le traitement de l'acné, des brûlures, de l'eczéma et du psoriasis. Il améliore la santé des cheveux et du cuir chevelu. On a pu montrer qu'il ralentissait la perte de la vue en cas de dégénérescence maculaire, cause fréquente de cécité après l'âge de 50 ans. Enfin, il peut être utile en complément pour les personnes souffrant de diarrhées chroniques et de malnutrition.

Vos besoins

L'apport journalier recommandé est de 10 mg pour les femmes et de 12 mg pour les hommes. Il peut être abaissé de 20 à 30 % lorsque l'alimentation est riche en produits carnés (dont le zinc est bien assimilé), et doit être élevé (15 mg) en cas de régime à dominante végétarienne. L'apport à ne pas dépasser a été fixé à 15 mg pour les compléments, les doses plus élevées (jusqu'à 20 mg par jour) étant réservées aux personnes âgées fragilisées et aux cas spécifiques.

En cas d'apport déficitaire. Les véritables carences en zinc sont rares, mais une déficience suffit à entraîner une mauvaise cicatrisation, une augmentation du nombre de rhumes et de grippes, une diminution du goût et de l'odorat et des problèmes cutanés. Elle peut aussi conduire à une intolérance au glucose sanguin (avec des risques plus élevés de diabète) et à une diminution du nombre de spermatozoïdes.

En cas d'apport excédentaire. La prise prolongée de plus de 30 à 50 mg de zinc par jour affaiblit manifestement l'immunité et fait baisser le taux du bon cholestérol (HDL). Des doses très excessives – plus de 200 mg par jour – peuvent provoquer nausées, vomissements et diarrhée.

Comment le prendre

Doses. La dose fournie par les compléments varie entre 10 et 15 mg par jour. La prise de zinc pendant plus de 1 mois risque de perturber l'assimilation du cuivre : choisissez dans ce cas des compléments contenant 1 mg de cuivre pour 15 mg de zinc. *Contre les rhumes et grippes*, sucez 1 pastille de zinc toutes les 2 à 4 h pendant 1 semaine, sans dépasser 30 mg par jour.

Conseils d'utilisation. Prenez le zinc 1 h avant ou 2 h après le repas. Si l'on vous prescrit des compléments de fer pour une raison médicale particulière, ne les absorbez pas en même temps que le zinc. Si vous êtes sous antibiotiques, attendez 2 h au moins avant d'ingérer du zinc.

Sources alimentaires

Viande, foie, volaille, poisson, œufs et fruits de mer (surtout les huîtres) en renferment des quantités élevées. Le fromage, les haricots secs, les fruits oléagineux et le germe de blé en sont aussi de bonnes sources, mais leur zinc est moins facilement assimilé que celui de la viande.

BIEN CHOISIR

- Les compléments de zinc se présentent sous des formes multiples et sont souvent associés à de la vitamine C. La forme chimique sous laquelle le zinc est proposé influence peu sa biodisponibilité.

LE SAVIEZ-VOUS ?

Le zinc apporté par les huîtres et la viande est au moins 2 ou 3 fois mieux absorbé que celui d'origine végétale.

QUOI DE NEUF ?

Selon différentes enquêtes, la consommation de zinc en France est le plus souvent comprise entre 8 et 12 mg par jour. Néanmoins, 5 à 8 % des adultes ont un taux de zinc sanguin inférieur au seuil limite de la carence.

Dans les pays en développement, ajouter un peu de zinc à l'alimentation suffit à réduire les cas de diarrhée, de pneumonie et de paludisme. Stimulant du système immunitaire, le zinc permet d'éviter jusqu'à 38 % de crises de diarrhée, de réduire les infections respiratoires aiguës de 45 %, et les cas de paludisme de 35 % ou davantage.

Une récente étude menée sur près de 1300 hommes montre que le zinc pris à raison de 15 mg par jour en association avec de la vitamine E (400 mg) semble réduire le risque de cancer de la prostate.

Seconde partie

Protégez votre santé

Présentées dans l'ordre alphabétique, près de 90 affections, d'Acné à Zona, sont traitées dans cette seconde partie, ainsi que des thèmes plus vastes : problèmes liés au cancer, croissance des enfants, santé des adolescents, grossesse, troisième âge, amaigrissement, fortifiants...

Des conseils sur la manière de prendre des vitamines, minéraux, plantes et autres compléments nutritionnels figurent dans le tableau accompagnant chaque sujet. Ces remèdes ont été choisis par les spécialistes ayant collaboré à cet ouvrage comme étant les plus efficaces et les plus faciles à se procurer. Les noms imprimés en bleu dans les tableaux indiquent les compléments dont l'efficacité a été constatée chez un grand nombre de personnes ; commencez donc votre traitement par ceux-là. Ceux qui apparaissent en noir ont également des effets bénéfiques – il se peut même qu'ils vous conviennent mieux –, mais leur efficacité est moins prouvée. D'autres conseils de soin, notamment dans votre vie quotidienne, vous sont également donnés.

Avant de prendre un complément, lisez soigneusement la première partie de cet ouvrage (p. 38-179). Tenez compte de toutes les mises en garde qui y sont faites et de toutes les précautions à respecter ; consultez impérativement votre médecin si vos ennuis de santé n'ont pas été diagnostiqués ou si votre état empire.

À PROPOS DES DOSES CONSEILLÉES

Avec chaque complément nutritionnel présenté ici, des doses sont conseillées. Elles représentent l'apport quotidien utile pour traiter un problème de santé ou une maladie. Dans la pratique, il se peut que vous ayez à modifier ces doses en fonction de celles déjà fournies par les polyvitamines ou compléments que vous prenez par ailleurs.

Nous suggérons par exemple une prise de 25 mg de vitamine E pour assurer le bon fonctionnement de la prostate. Cet apport supplémentaire est inutile si vous prenez déjà un comprimé de polyvitamines contenant ces 25 mg de vitamine E. Si vous souffrez également d'angine de poitrine (pour laquelle cette fois 50 mg de vitamine E sont recommandés), il vous suffira de prendre 25 mg de cette vitamine chaque jour pour couvrir tous vos besoins.

Les doses indiquées ont été calculées avec autant de précision que possible, mais il faut tenir compte des cas individuels. Lisez toujours la notice d'un produit et ne dépassez pas les doses prescrites, même si vous avez plusieurs affections à traiter à la fois. En cas de troubles graves, consultez votre médecin avant de prendre un complément.

En conclusion. Les doses proposées dans les pages suivantes ont été établies pour convenir au plus grand nombre, mais l'efficacité des compléments peut varier selon les individus. Si les informations figurant sur le conditionnement d'un produit vous semblent manquer de clarté, faites appel aux professionnels de la santé – médecin ou pharmacien –, qui vous aideront à déterminer des doses adaptées à votre cas.

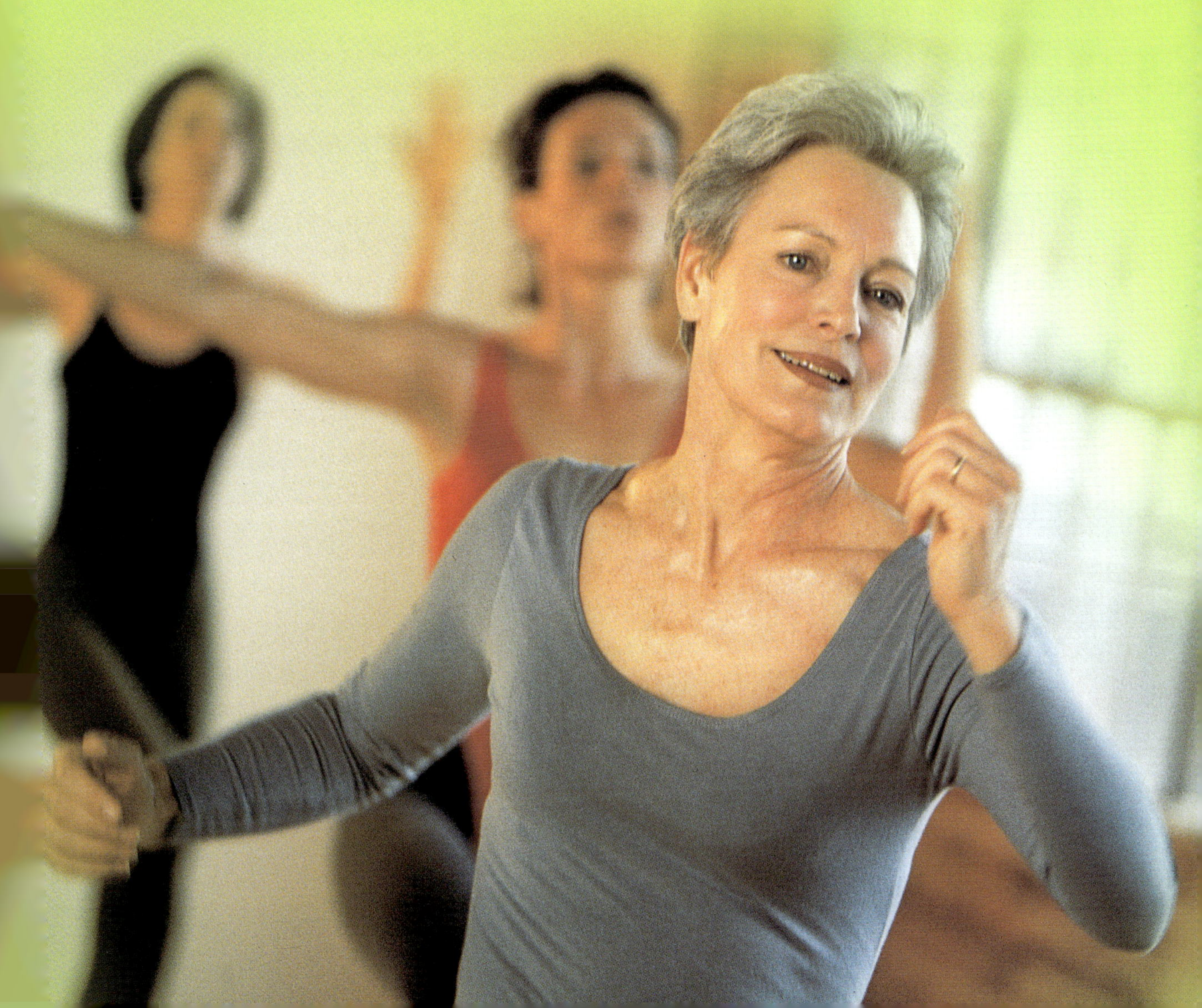

Acné

L'acné, généralement associée à la difficile période de l'adolescence, peut apparaître à n'importe quel âge. En fait, 8 % des personnes qui sont épargnées pendant leur jeunesse en souffrent à l'âge adulte. On dispose heureusement de divers moyens pour traiter les poussées.

Symptômes

- *Boutons rouges et durs ou lésions purulentes.*
- *Peau rouge et enflammée avec des boutons emplis de liquide ou des petits kystes.*

CONSULTEZ LE MÉDECIN...

- Au bout de 3 mois, si l'acné persiste malgré vos soins.
- Si l'état de votre peau s'aggrave : pustules purulentes, inflammation rouge ou violette, kystes ou nodules durs sous la peau.
- Si votre peau est constamment rouge ou enflammée, même en l'absence de boutons.

ATTENTION : si vous suivez un traitement médical, consultez votre médecin avant de prendre des compléments.

Qu'est-ce que c'est ?

On reconnaît l'acné à l'apparition, parfois chronique, de boutons et d'autres éruptions cutanées, localisés surtout sur le visage, le dos, la poitrine et les épaules. La forme la plus commune (*Acne vulgaris*) se manifeste sous la forme de points noirs ou blancs et de petites protubérances rouges, molles au centre. Dans les cas graves (acné kystique), des amas de kystes douloureux et emplis de liquide ou des boules indolores se forment sous la peau ; dans les deux cas, de vilaines cicatrices peuvent subsister après la guérison. Les adolescents supportent mal ce type d'affection.

Quelles en sont les causes ?

L'acné se développe lorsque la sécrétion des glandes sébacées situées à la base des follicules pileux est trop abondante. Le sébum, normalement produit pour lubrifier la peau, s'accumule alors et forme des bouchons, appelés comédons, qui obstruent les pores. Une infection bactérienne se développe si l'un de ces bouchons se rompt.

La sécrétion du sébum, liée à celle des hormones, est parfois activée pendant les périodes de déséquilibre hormonal, à l'adolescence (surtout chez les garçons), au moment des règles et pendant la grossesse. Les poussées d'acné peuvent aussi être déclenchées par le stress émotionnel, par le frottement des vêtements sur la peau, par certaines substances médicamenteuses, en particulier les stéroïdes, ainsi que par les pilules contraceptives et les médicaments agissant sur la production hormonale. Enfin, l'hérédité joue également un rôle.

Contrairement à ce que l'on pense généralement, l'acné n'est pas due à la consommation de chocolat, crustacés, noix, aliments gras ou boissons au cola. Cependant, la croyance selon laquelle des aliments spécifiques, ou les allergies dont ils sont la cause, déclenchent ou aggravent les poussées persiste chez certains médecins – comme chez certains patients.

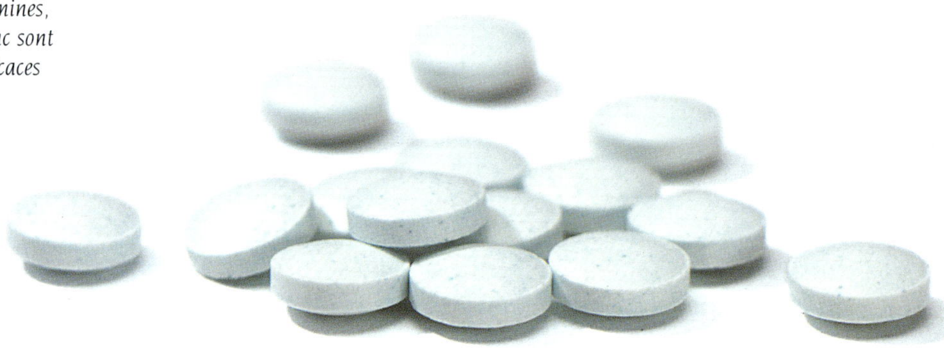

Asssociés à des vitamines, les comprimés de zinc sont particulièrement efficaces contre l'acné.

COMPLÉMENTS RECOMMANDÉS

Vitamine B6	**Dose :** 2 mg chaque matin. **Attention :** une consommation prolongée de plus de 200 mg par jour risque d'affecter le système nerveux.
Vitamine C	**Dose :** 50 mg 2 fois par jour au cours des repas. **À savoir :** vous pouvez prendre de la viamine C naturelle sous forme d'acérola.
Vitamine E	**Dose :** 10 mg par jour. **À savoir :** il est préférable de prendre de la vitamine E sous forme naturelle (germe de blé, fruits oléagineux...).
Sélénium	**Dose :** 50 µg par jour. **Attention :** toxique à haute dose.
Zinc	**Dose :** 15 mg par jour **Attention :** accompagnez les doses de 15 mg par jour de 1 mg de cuivre.
Gattilier	**Dose :** 20 gouttes de teinture-mère par jour dans un verre d'eau. **À savoir :** efficace contre les poussées d'acné prémenstruelles.

Rappel : prenez en priorité les compléments indiqués en bleu. Vérifiez qu'ils ne vous sont pas déjà apportés par un autre complément nutritionnel – voir p. 181.

Les bienfaits des compléments nutritionnels

Les compléments recommandés ici sont presque toujours bénéfiques et l'on peut les combiner sans danger. Leur effet ne se fait en général sentir qu'au bout de 3 à 4 semaines. Tous peuvent être pris sur une longue période, en même temps que des médicaments classiques spécifiques.

La **vitamine B6** peut être utile dans les cas d'acné aggravée par les règles ou la ménopause. Les **vitamines C** et **E** et le **sélénium** ont un effet bénéfique sur le système immunitaire et ralentissent la prolifération de la bactérie qui provoque l'acné. Pris avec l'une de ces vitamines ou avec toutes, le **zinc** renforce les défenses immunitaires, lutte contre l'inflammation et contribue à la régulation du système hormonal. Une absorption prolongée de zinc interférant avec l'assimilation du cuivre, prenez ces deux éléments en même temps en leur associant des acides gras essentiels oméga-3 (huile d'onagre). Les acides gras oméga-6 (présents dans la margarine, les huiles végétales ainsi que dans de nombreux aliments industriels) étant souvent prédominants dans l'alimentation, il convient de maintenir un bon équilibre entre les deux sortes d'acides gras afin de mieux lutter contre l'inflammation.

Le **gattilier** est habituellement utilisé dans le traitement de l'acné accompagnant les troubles prémenstruels. Parmi les autres remèdes à base de plantes figurent la bardane, le trèfle rouge et l'échinacée.

Que faire d'autre ?

☑ Lavez-vous tous les jours avec de l'eau et du savon surgras enrichi en glycérine ou en huile d'amande douce.
☑ Nourrissez-vous d'une manière équilibrée.
☑ Choisissez des produits de beauté anticomédons ou non gras.

QUOI DE NEUF ?

Une étude médicale a montré que des patients ayant pris 30 mg de zinc par jour pendant 2 mois avaient moins de boutons que d'autres à qui on avait donné un placebo. Lors d'une étude similaire, on a constaté que les effets du zinc étaient les mêmes que ceux de la tétracycline, un antibiotique. Les dermatologues ne sont cependant pas nombreux à prescrire cet oligoélément, car aucune autre recherche n'a confirmé ces résultats.

LE SAVIEZ-VOUS ?

Lorsque vous téléphonez, vous risquez de provoquer une poussée d'acné au-dessus de l'oreille ou sur le menton si vous appliquez trop fermement le combiné sur la peau.

INFOS PLUS

- Avoir recours aux compléments naturels pour soigner l'acné peut être une bonne solution pour les femmes en âge d'avoir des enfants ; l'isotretinoïne, un médicament spécifique dérivé de la vitamine A, ne peut pas leur être prescrit à cause des risques qu'elles encourraient d'avoir des enfants présentant des malformations.
- Une solution de 5 % d'essence d'arbre à thé est aussi efficace, et plus douce, dans les cas peu graves, pour dessécher les boutons qu'une solution de peroxyde de benzoyle dosée de la même façon. Les infusions de feuilles de thé donnent aussi d'excellents résultats.

Acné rosacée

La rougeur d'un visage au teint clair peut être le signe d'une acné rosacée, un problème de peau courant. Si cette affection chronique reste encore incurable, il existe des moyens d'en neutraliser les symptômes et d'empêcher ses ravages.

Symptômes

- *Rougeur fréquente et durable des joues, du nez, du front et du menton ; sensation d'une peau fortement tendue sur le visage.*
- *Apparition de minuscules boutons et bosses dans la zone affectée.*
- *Aspérités, rougeurs et grosseurs sur le nez.*
- *Yeux injectés de sang, brûlants ou irrités.*

CONSULTEZ LE MÉDECIN...

- Si vous constatez l'un des symptômes énumérés ci-dessus.
- Si votre peau ne reprend pas rapidement sa couleur normale quand vous rougissez.

ATTENTION : si vous suivez un traitement médical, consultez votre médecin avant de prendre des compléments.

Qu'est-ce que c'est ?

L'acné rosacée se manifeste d'abord par des plaques rouges récidivantes sur les joues, le nez, le front et le menton, avec la saillie de petits vaisseaux sanguins juste sous la peau. La peau rougit ensuite de plus en plus, puis devient enflammée, éventuellement marquée de petites bosses. Les yeux, parfois atteints, se mettent à brûler et à démanger. À un stade avancé, un excès de tissu peut se former sur le nez.

L'acné rosacée se manifeste chez 1 adulte sur 20 environ, avec une prédilection pour les peaux claires. Les femmes sont trois fois plus touchées, mais les hommes le sont plus gravement. Les fumeurs y sont vulnérables parce que la nicotine perturbe la circulation sanguine. Non traitée, la maladie risque de s'aggraver ; la thérapie conventionnelle repose souvent sur la prise à long terme d'antibiotiques et de dérivés de la vitamine A (rétinol).

Quelles en sont les causes ?

L'acné rosacée résulte de la perte d'élasticité et de la dilatation des vaisseaux sanguins de la peau, parfois permanentes, sous l'influence de facteurs génétiques et/ou de l'environnement, et peut être due, entre autres, à une anomalie des vaisseaux sanguins. Tout ce qui fait rougir peut la déclencher, qu'il s'agisse des boissons ou aliments chauds ou épicés, de l'alcool, de la caféine, du stress, du climat, de l'effort physique, de changements hormonaux (notamment à la ménopause) ou de certains médicaments, comme l'acide nicotinique (une forme de niacine prescrite pour des maladies cardiaques) et certains régulateurs de la tension artérielle.

Les bienfaits des compléments nutritionnels

Dans la mesure où l'acné rosacée est une maladie chronique, les compléments doivent se prendre sans interruption. L'amorce d'une amélioration visible peut demander un bon mois. Commencez par les vitamines du

Les huiles de poisson peuvent permettre de réduire l'inflammation et de limiter les éruptions d'acné rosacée.

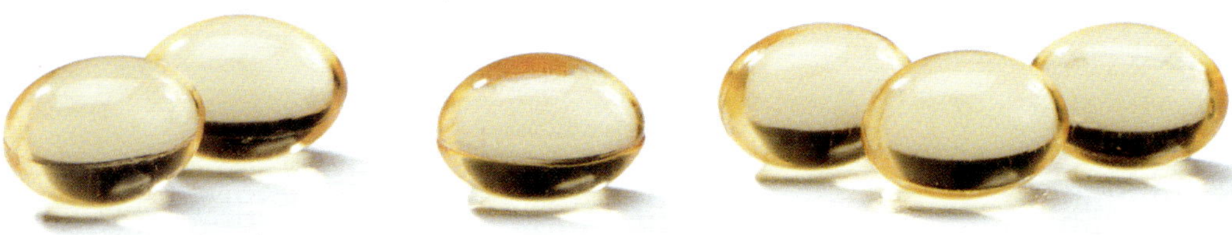

COMPLÉMENTS RECOMMANDÉS

Vitamines B	**Dose :** 1 comprimé chaque matin au petit déjeuner. **Attention :** choisissez un complexe contenant 5 µg de vitamine B12, 50 µg de biotine, 400 µg d'acide folique et 5 mg de toutes les autres vitamines B.
Riboflavine	**Dose :** 5 mg par jour, en plus de celle présente dans le mélange de vitamines B. **À savoir :** également nommée vitamine B2 ; donne parfois des urines jaune foncé.
Vitamine C	**Dose :** 100 mg 2 fois par jour. **À savoir :** vous pouvez prendre de la vitamine C naturelle sous forme d'acérola.
Zinc	**Dose :** 30 mg par jour. **Attention :** en traitement de plus de 1 mois, choisissez un produit contenant 2 mg de cuivre.
Huiles de poisson	**Dose :** 2 capsules par jour, soit 600 mg d'acides gras oméga-3. **Attention :** ne dépassez pas la dose si vous prenez des anticoagulants.

Rappel : vérifiez que certaines de ces doses ne vous sont pas déjà apportées par un autre complément nutritionnel – voir p. 181.

groupe B. Ajoutez ensuite, si besoin, la vitamine C, les minéraux et les acides gras essentiels. Le tout peut être utilisé en même temps que les antibiotiques couramment prescrits contre l'acné rosacée.

La déficience en vitamines B est fréquente chez les sujets atteints, d'où l'utilité de prendre un complexe de **vitamines B.** Il est conseillé d'y adjoindre un supplément de **riboflavine,** car cette vitamine B augmente la sécrétion de mucus et facilite l'élimination des cellules mortes. De son côté, la **vitamine C** consolide les parois des vaisseaux sanguins et le tissu conjonctif des cellules cutanées. Elle limite aussi la libération d'histamine, substance chimique qui dilate les vaisseaux sanguins en réaction à une substance allergène. Le **zinc** favorise la cicatrisation de la couche supérieure de la peau (épiderme) et régule le taux sanguin de vitamine A (à long terme, associez-y du cuivre). Enfin, les **huiles de poisson** réduisent l'inflammation, contrôlent l'usage des éléments nutritifs par les cellules et produisent des substances de type hormonal appelées prostaglandines, qui stimulent la contraction des vaisseaux sanguins.

Que faire d'autre ?

☑ Employez des produits de maquillage et de soin du visage sans alcool et non gras. N'utilisez jamais de produits astringents.

☑ Tamponnez délicatement votre visage, sans jamais le frotter, après la toilette.

☑ Quel que soit le temps, appliquez un écran solaire à indice de protection 15 au minimum avant de sortir.

QUOI DE NEUF ?

Une étude menée sur 30 patients atteints d'acné rosacée a révélé chez 25 d'entre eux la présence dans le liquide gastrique d'*Helicobacter pylori*, bactérie responsable des ulcères peptiques. Cela explique pourquoi certains cas d'acné rosacée répondent aux antibiotiques utilisés pour traiter ces ulcères.

LE SAVIEZ-VOUS ?

Certains sujets atteints d'acné rosacée hébergent un nombre très élevé de minuscules acariens qui vivent dans les follicules capillaires humains. Cela est probablement dû à une dépression du système immunitaire.

INFOS PLUS

- Pour apaiser l'inflammation, aspergez-vous le visage d'une tisane concentrée de camomille et de calendula. Versez 50 cl d'eau bouillante sur 1 cuill. à soupe de chacune de ces plantes. Couvrez et laissez infuser 20 min, puis filtrez et laissez refroidir avant d'en mouiller votre visage.
- Les femmes qui aiment se maquiller peuvent dissimuler une rougeur persistante avec une base verte, à appliquer sous leur fond de teint habituel.
- Les hommes qui souffrent d'acné rosacée en limiteront les éruptions en se servant d'un rasoir électrique plutôt que mécanique.

Acouphènes

Les acouphènes sont caractérisés par la perception continue d'un bourdonnement, d'un souffle, d'un sifflement ou d'un tintement. En améliorant la circulation sanguine et l'équilibre du système nerveux, vitamines, plantes et minéraux contribuent à les atténuer.

Symptômes

- *Bourdonnement, sifflement ou tintement persistant affectant une oreille ou les deux.*
- *Troubles du sommeil, angoisse ou anxiété.*
- *Dans certains cas, perte auditive.*

CONSULTEZ LE MÉDECIN...

- Si vous percevez un bruit anormal de façon persistante dans une oreille ou dans les deux, qui vous gêne dans vos tâches quotidiennes ou trouble votre sommeil.
- Si le bourdonnement s'accompagne d'une sensation d'engourdissement du visage, de vertiges, de nausées ou d'une perte d'équilibre.
- Si le bourdonnement n'est perçu que dans une seule oreille pendant une période prolongée.

ATTENTION : si vous suivez un traitement médical, consultez votre médecin avant de prendre des compléments.

Qu'est-ce que c'est ?

Dans 99 % des cas, ce phénomène n'a aucune incidence sur la vie quotidienne et seul un tiers des personnes souffrant d'acouphènes consultent un médecin. Chez certains individus (généralement âgés de plus de 60 ans), le bourdonnement peut devenir envahissant au point de troubler le sommeil ou d'entraîner anxiété et dépression. Beaucoup connaissent par ailleurs une perte de l'ouïe plus ou moins prononcée.

Quelles en sont les causes ?

La plupart des cas d'acouphènes se déclarent à la suite d'une exposition répétée à des bruits de forte intensité (musique, coups de feu, machine...), qui ont pour effet d'endommager les nerfs et les cils fins situés dans l'oreille interne et détectant les sons. D'autres peuvent être dus à un bouchon de cérumen, une infection de l'oreille, l'abus d'alcool, une mauvaise circulation sanguine, ou être secondaires à la prise de certains médicaments tels qu'antibiotiques ou aspirine. Des études récentes montrent que les acouphènes sont probablement liés à un dysfonctionnement nerveux au niveau du cerveau plutôt qu'à une simple lésion auditive.

Les bienfaits des compléments nutritionnels

Les compléments se révèlent efficaces dans de nombreux cas chroniques où il n'est pas possible de traiter la cause. Les compléments décrits ci-après peuvent être associés sans aucun risque et doivent généralement être pris pendant une longue période, même si les premiers effets bénéfiques apparaissent parfois au bout de 1 mois.

Pour améliorer votre circulation sanguine, prenez de la **vitamine C** et de l'extrait d'**ail.** Certains compléments exercent une action efficace sur les nerfs, notamment ceux qui mènent à l'oreille interne : la **vitamine B6,** qui a des effets bénéfiques sur le système nerveux, et la **vitamine B12,** que l'organisme utilise pour produire de la myéline, une substance lipidique qui

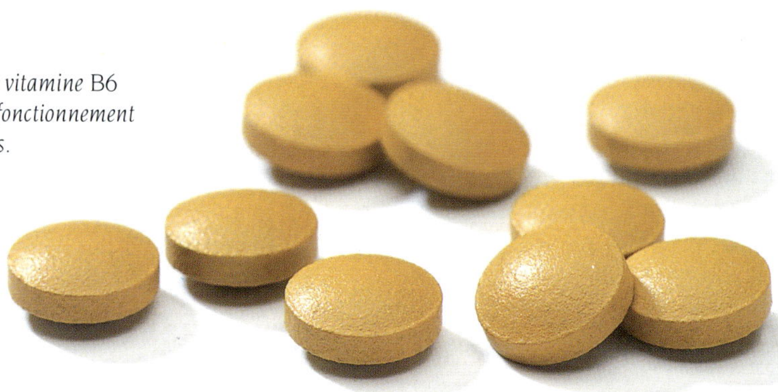

Des compléments de vitamine B6 contribuent au bon fonctionnement des cellules nerveuses.

COMPLÉMENTS RECOMMANDÉS

Vitamine C	**Dose :** 100 mg 2 fois par jour. **À savoir :** vous pouvez prendre de la vitamine C naturelle sous forme d'acérola.
Ail	**Dose :** 400 à 600 mg d'extrait sec 4 fois par jour, au cours des repas. **À savoir :** extrait à 1 % d'alliine.
Vitamine B6	**Dose :** 5 mg 1 fois par jour. **À savoir :** cette vitamine n'est pas nécessaire si vous prenez déjà un complément de vitamines du groupe B.
Vitamine B12/ acide folique	**Dose :** 5 µg de vitamine B12 et 400 µg d'acide folique par jour. **À savoir :** à prendre par voie sublinguale pour une meilleure absorption.
Magnésium	**Dose :** 300 mg 2 fois par jour. **À savoir :** à prendre au cours des repas ; réduire la dose en cas de diarrhée. **Attention :** s'abstenir en cas de maladie rénale.
Zinc	**Dose :** 30 mg par jour. **À savoir :** si vous prenez du zinc pendant plus de 1 mois, choisissez un complément contenant 2 mg de cuivre.

Rappel : vérifiez que certaines de ces doses ne vous sont pas déjà apportées par un autre complément nutritionnel – voir p. 181.

recouvre et protège les nerfs. (La vitamine B12 doit être prise avec de l'**acide folique** afin d'éviter les carences en l'une ou l'autre de ces vitamines du groupe B.) Si les symptômes persistent au bout de 3 mois, interrompez la cure de vitamines B6, B12 et d'acide folique.

Le **magnésium** contribue également au bon fonctionnement du système nerveux et à une bonne acuité auditive : un déficit peut entraîner un rétrécissement des vaisseaux sanguins, entravant ainsi la circulation sanguine dans le cerveau. Une carence en **zinc** peut favoriser l'apparition d'acouphènes, car le zinc est plus concentré dans l'oreille interne que dans le reste de l'organisme. La moindre carence peut aggraver la diminution de l'audition due à l'âge. Comme le zinc inhibe l'absorption du cuivre, il est conseillé de prendre un complément contenant aussi du cuivre.

Enfin, certaines plantes sont conseillées en phytothérapie, bien que leurs effets ne soient pas cliniquement prouvés : le piment de Cayenne, l'échinacée et l'aubépine pour améliorer la circulation sanguine et assurer le bon fonctionnement du système nerveux, et le saule blanc pour son action anti-inflammatoire.

Que faire d'autre ?

- ☑ Réduisez votre consommation de caféine, d'alcool, de nicotine et d'aspirine, qui aggravent la sensation de bourdonnement dans les oreilles.
- ☑ Renseignez-vous auprès de votre médecin sur les appareils auditifs qui couvrent ou masquent les acouphènes.
- ☑ Faites de l'exercice pour améliorer votre circulation sanguine.
- ☑ Essayez de recourir à l'acupuncture pour atténuer les bourdonnements.

QUOI DE NEUF ?

Au Japon, des compléments de zinc ont été administrés à des patients carencés souffrant d'acouphènes : au bout de 2 semaines, l'augmentation de leur taux de zinc s'est accompagnée d'une amélioration de leurs symptômes.

Des chercheurs de Buffalo (États-Unis) ont récemment démontré que des zones précises du cerveau étaient responsables des acouphènes : cela permettrait de mettre au point de nouvelles thérapies.

LE SAVIEZ-VOUS ?

On recommande des compléments de vitamine B12 aux personnes âgées souffrant d'acouphènes, car la capacité d'absorption de cette vitamine décroît avec l'âge.

INFOS PLUS

- L'usage excessif d'aspirine peut provoquer des bourdonnements d'oreilles. Si vous souffrez d'acouphènes, évitez d'en prendre.
- Les acouphènes peuvent devenir chroniques avec l'âge. On dit souvent de ce trouble que c'est « entendre la vieillesse arriver sans crier gare ». Les compléments peuvent en ralentir l'évolution.
- Les bruits de forte intensité constitueraient le principal facteur d'apparition des acouphènes. Pensez à porter des protège-tympans lorsque vous êtes soumis à des niveaux sonores élevés (machines, musique ou détonations).

Adolescence

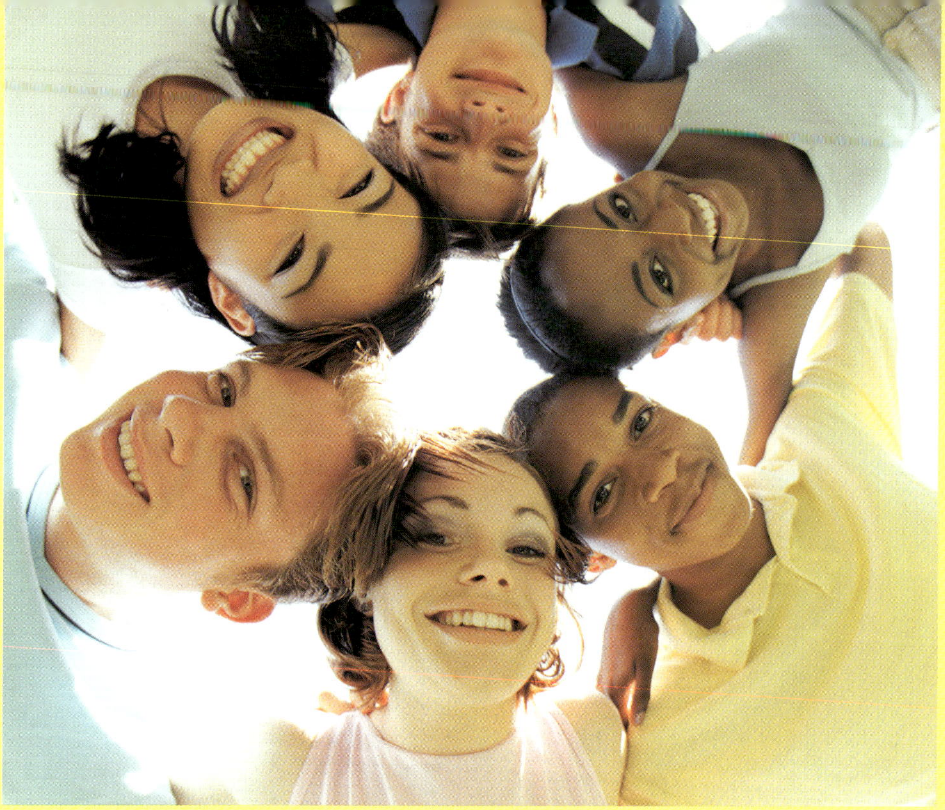

L'adolescence est une période importante sur le plan nutritionnel. Or, dans ce domaine, les jeunes subissent aussi l'influence de la mode... La prise de compléments peut leur permettre de compenser les déficiences éventuelles de leur régime alimentaire.

- La croissance s'accélère chez les filles à partir de 10-12 ans, et de 12-13 ans chez les garçons. Un tel phénomène entraîne des besoins nutritionnels accrus et peut conduire à des déficiences en vitamines B et C, en calcium, en fer, en magnésium et en zinc.
- Ayant des besoins identiques ou légèrement supérieurs à ceux des adultes, les adolescents peuvent prendre des compléments pour adultes sans aucun danger.

RÉGIMES AMAIGRISSANTS

Plus de 10 % des jeunes Français souffrent d'obésité et plus de 25 % d'une surcharge pondérale, selon l'indice de masse corporelle (IMC), et ce malgré les régimes fantaisistes que beaucoup s'infligent, mettant en péril la solidité et la croissance de leurs os et, pour certaines, les chances de maternité future. L'obsession de maigrir peut causer de graves troubles de l'appétit *(voir p. 302-305)*, et l'abus d'exercice entraîne parfois une aménorrhée occasionnant un manque d'œstrogènes qui affaiblit définitivement le squelette.

RÉGIMES VÉGÉTARIEN ET VÉGÉTALIEN

S'il intègre des sources de fer tels que légumes secs et fruits secs et oléagineux, jaune d'œuf et légumes verts, ainsi que des aliments riches en vitamine C, le régime végétarien peut convenir à un adolescent. En revanche, les végétaliens risquent de subir des carences en acide folique et en fer. Végétariens et végétaliens doivent prendre des compléments de vitamine B12, que l'on ne trouve que dans les aliments d'origine animale.

TABAC ET ALCOOL

Le tabac et l'alcool, fortement déconseillés à cet âge, provoquent des déficiences en vitamines du groupe B et en vitamine C, surtout chez les jeunes suivant un régime ou prenant la pilule. Ceux qui ne sont pas capables de modérer leur consommation devront prendre des compléments polyvitaminés.

ÉLÉMENTS NUTRITIONNELS NÉCESSAIRES À LA CROISSANCE DES ADOLESCENTS

ÉLÉMENT NUTRITIONNEL	ACTION	SOURCES ALIMENTAIRES	SYMPTÔMES DE DÉFICIENCES	APPORTS JOURNALIERS RECOMMANDÉS (GARÇONS/FILLES)
Vitamines du groupe B	Métabolisme de l'énergie (B1, B2) Métabolisme des protéines (B6) Formation du sang (B6, B12, acide folique) Protection du système nerveux (B12)	Extrait de levure, levure de bière sèche, viande et abats (foie et rognon de porc, en particulier), germe de blé, fruits oléagineux, riz complet, poisson gras et farine de soja. Pour l'acide folique : foie, légumes verts à feuilles et agrumes.	Fatigue, faiblesse musculaire, perte d'appétit, irritabilité, confusion mentale, troubles de la mémoire, dépression, plaies ou crevasses cutanées, croissance difficile, perte de cheveux, rétention d'eau, anémie.	**B1 :** 1,3 mg/1,1 mg **B2 :** 1,6 mg/1,5 mg **B6 :** 1,6-1,8 mg/1,5 mg **B12 :** 2,3-2,4 µg **Acide folique :** 700-800 µg/600 µg
Vitamine C	Favorise la cicatrisation des plaies et l'absorption du fer ; aide à prévenir les agressions des radicaux libres en excès ; protège le système immunitaire.	Fruits et légumes frais, surgelés ou en conserve, jus de fruits et de légumes.	Déficience légère : fatigue, sensibilité nettement accrue aux infections. Déficience grave : scorbut.	110 mg
Calcium	Formation osseuse : c'est au cours de l'adolescence que se forme 45 % du squelette adulte.	Lait, yaourt, fromages et laitages. Autres sources, moins riches : céréales, tofu, légumineuses, agrumes, amandes, pain et légumes verts.	Déminéralisation des os qui entraîne l'ostéoporose.	1 200 mg ***À SAVOIR** : favorisez la consommation de lait, de yaourts et de fromage avant d'envisager la prise de compléments nutritionnels.*
Fer	Transport de l'oxygène dans le sang ; résistance aux infections.	Viande et abats (foie), poisson gras et œufs ; le fer d'origine végétale (des céréales, des légumes verts ou du pain, par exemple) est moins bien absorbé ; la vitamine C améliore son absorption.	Anémie, particulièrement courante chez les filles adolescentes et faibles consommatrices d'aliments contenant du fer.	13 mg/16 mg ***ATTENTION :** l'automédication par des compléments simples de fer peut être dangereuse ; une surveillance médicale s'impose, car toute anémie requiert un diagnostic précis et un traitement adapté. Une formule associant polyvitamines et minéraux est le moyen le plus sûr de prendre un complément de fer.*
Magnésium	Formation osseuse ; transmission des impulsions nerveuses ; contraction musculaire ; cofacteur dans de nombreuses enzymes essentielles.	Produits aux céréales complètes comme le pain complet, les céréales enrichies au son, les fruits oléagineux, certaines eaux minérales.	Crampes musculaires, nausées, palpitations, fatigue, faiblesse, syndrome prémenstruel, insomnie.	410 mg/370 mg ***ATTENTION :** ne prenez pas de magnésium en cas de maladie rénale.* ***À SAVOIR** : prenez un complément de magnésium simple à 150 mg et un complément de calcium et magnésium à 250 mg. Trop de magnésium entraîne un risque de diarrhée.*
Zinc	Métabolisme des protéines, des glucides et des lipides ; maturation sexuelle, surtout chez les garçons. Le zinc fait partie de la composition de plus de 200 enzymes.	Aliments protéinés : bœuf, porc, foie, volaille et œufs. Le zinc apporté par le fromage et certains aliments d'origine végétale (légumes secs, germe de blé...) est moins bien assimilé.	Croissance médiocre, cicatrisation difficile, fréquentes infections, problèmes de peau, de cheveux et d'ongles, perte du goût et de l'odorat, troubles du sommeil.	13 mg/10 mg ***ATTENTION :** les compléments de zinc ne doivent pas être pris plus de 5 jours de suite.* ***À SAVOIR :** les préparations de polyvitamines et minéraux contiennent généralement du zinc.*

Alcoolisme

L'arrêt total est la meilleure décision à prendre quand on ne peut plus se passer de boissons alcoolisées. Sans mener à une véritable guérison, des compléments aident les gros buveurs à surmonter le besoin d'alcool et à supporter le pénible processus du sevrage.

Symptômes

- *Recherche constante des occasions de boire de l'alcool ; incapacité à se modérer durablement; préférence donnée à l'alcool aux dépens de la famille, des amis et du travail.*
- *Besoin de quantités croissantes pour atteindre le même seuil.*
- *Refus d'admettre le problème et barrage aux conseils de modération.*
- *Symptômes de manque (tremblements, hallucinations, accès de délirium) en cas d'abstinence.*

CONSULTEZ LE MÉDECIN...

- Si vous buvez de l'alcool avant le petit déjeuner.
- Si vous buvez trop pendant 48 h d'affilée ou plus.
- En cas de pertes de conscience ou de chutes répétées.
- Si vous avez habituellement recours à l'alcool pour soulager le stress ou le chagrin.
- Si l'alcool menace de gâcher votre vie privée.

ATTENTION : si vous suivez un traitement médical, consultez votre médecin avant de prendre des compléments.

Qu'est-ce que c'est ?

L'alcoolisme est caractérisé par une dépendance physique et psychologique à l'alcool ; beaucoup la considèrent comme une maladie chronique, au même titre que le diabète et l'hypertension artérielle. Absorbé en grandes quantités pendant longtemps, l'alcool risque d'endommager de nombreux organes, dont le foie, le pancréas, l'intestin et le cerveau. Il peut être aussi cause de malnutrition lorsque les calories vides qu'il contient remplacent celles qu'apporte une nourriture saine.

Quelles en sont les causes ?

L'alcool est souvent associé à la convivialité : il délie les langues et détend l'atmosphère. La raison pour laquelle certaines personnes ne peuvent s'empêcher de dépasser les limites reste un mystère. Outre des causes psychologiques, il semble que d'importants facteurs génétiques soient aussi responsables. Les enfants d'alcooliques sont en effet exposés à le devenir, même s'ils sont élevés dans des familles sobres.

Les bienfaits des compléments nutritionnels

Les compléments conseillés dans le tableau ci-contre, associés à des polyvitamines et à des minéraux, semblent être d'un grand secours durant la période de sevrage et celle de la convalescence, qui peut durer plusieurs semaines, voire plusieurs mois. Ils peuvent être pris ensemble, en même temps que des médicaments classiques, souvent nécessaires pour aider les alcooliques à supporter l'état de manque.

Les subcarences et la mauvaise utilisation des nutriments importants, parmi lesquels les vitamines du groupe B, la vitamine C et certains minéraux (surtout le magnésium, le chrome et le zinc), sont fréquentes chez les gros buveurs. Ces déficiences sont dues à une mauvaise alimentation et

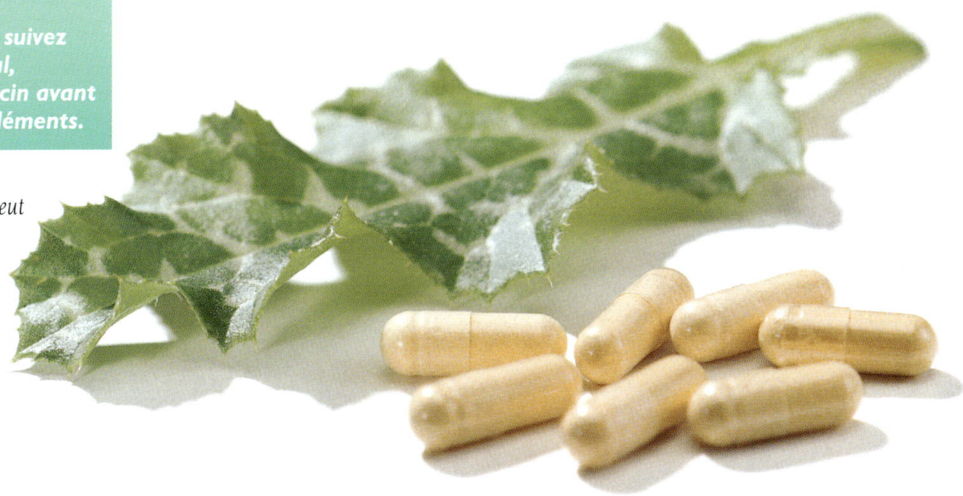

L'extrait de chardon-Marie peut soigner les dégâts causés au foie par l'alcool.

COMPLÉMENTS RECOMMANDÉS

Vitamine C/ vitamine E	**Dose :** 120 mg de vitamine C 2 fois par jour ; 20 mg de vitamine E, 1 fois par jour. **À savoir :** la vitamine C intensifie les effets de la vitamine E.
Vitamines B	**Dose :** 1 comprimé ou 1 gélule tous les matins au petit déjeuner. **Attention :** procurez-vous des préparations contenant 20 µg de vitamine B12 et 50 µg de biotine, 400 µg d'acide folique et 5 mg des autres vitamines B.
Chardon-Marie	**Dose :** 100 à 150 mg d'extrait 2 fois par jour entre les repas. **À savoir :** peut être associé à 250 mg d'extrait d'artichaut 2 fois par jour.
Magnésium	**Dose :** 200 mg 2 fois par jour. **Attention :** s'abstenir en cas de maladie rénale.
Huile d'onagre	**Dose :** 500 mg 3 fois par jour. **À savoir :** peut être remplacée par 500 mg d'huile de bourrache 1 fois par jour.
Kawa	**Dose :** 100 à 150 mg d'extrait 3 fois par jour. **Attention :** titré à 30 % de kawalactones au minimum.

Rappel : prenez en priorité les compléments indiqués en bleu. Vérifiez qu'ils ne vous sont pas déjà apportés par un autre complément nutritionnel – voir p. 181.

aux effets toxiques de l'alcool. Le traitement devra sans doute durer plusieurs mois, ou même plus longtemps, jusqu'à ce que le stock de nutriments soit renouvelé. La **vitamine C** a pour effet de fortifier l'organisme pendant la difficile période du sevrage, de contribuer à éliminer l'alcool présent dans les tissus et d'atténuer les symptômes accompagnant l'état de manque. Son efficacité augmente lorsqu'elle est associée à la **vitamine E.** Les **vitamines B** et la glutamine, un acide aminé, semblent rendre le besoin d'alcool moins pressant. Le **chardon-Marie** et la lécithine (500 mg par jour) fortifient le foie et contribuent à l'élimination des toxines.

Les compléments de minéraux contiennent des quantités suffisantes de chrome et de zinc. Le rôle du chrome est de lutter contre la fatigue causée par l'hypoglycémie (taux de sucre insuffisant dans le sang), dont les alcooliques souffrent souvent. Le zinc est un composant essentiel d'un grand nombre d'enzymes nécessaires au métabolisme. Le **magnésium** joue, lui aussi, un rôle important dans beaucoup de fonctions métaboliques. En revanche, l'apport fourni par les polyvitamines est insuffisant. L'**huile d'onagre** procure l'acide gras GLA (gamma-linolénique), qui stimule la production par le cerveau de la prostaglandine E. Cette substance a pour effet de supprimer certains symptômes de l'état de manque, accès de délirium et de dépression, par exemple ; elle contribue aussi à la protection du foie et du système nerveux. Le **kawa,** plante aux propriétés calmantes, peut aider à trouver le sommeil.

Que faire d'autre ?

- ☑ Faites partie d'un groupe de soutien, les Alcooliques anonymes, par exemple.
- ☑ Essayez l'acupuncture, parfois efficace pour diminuer le besoin d'alcool.

LE SAVIEZ-VOUS ?

Les Chinois préparent avec une de leurs plantes, le ku-dzu, une infusion à boire le lendemain d'une beuverie. Le nom de ce breuvage, *xing-jiu-ling,* signifie littéralement « dessoûle-toi ». Le ku-dzu n'est pas encore arrivé en France.

QUOI DE NEUF ?

On possède la preuve scientifique que le ku-dzu supprime le besoin d'alcool. Aux États-Unis, une recherche menée sur des singes (considérés comme les meilleurs substituts des hommes) a montré que cette plante diminuait de 25 % la quantité d'alcool bue par les animaux. D'autres chercheurs ont remarqué que les hamsters dorés de Syrie, qui préfèrent l'alcool à l'eau, consommaient moitié moins d'alcool quand ils buvaient du ku-dzu.

Des études ont confirmé l'action protectrice du chardon-Marie. Parmi des patients atteints de cirrhose du foie, maladie grave souvent due à l'alcoolisme, 58 % de ceux qui avaient pris cette plante étaient encore en vie au bout de 4 ans, contre seulement 39 % de ceux qui n'en avaient pas pris.

INFOS PLUS

- Pour réduire le besoin d'alcool, il est généralement moins dangereux de prendre des compléments nutritionnels que des médicaments classiques, qui ont parfois de désagréables effets secondaires.

Alzheimer (maladie d')

Cette lente dégénérescence du cerveau, qui se manifeste par une perte progressive de la mémoire et du sens de l'orientation spatio-temporelle, constitue une terrible épreuve. En traitant cette maladie très tôt, on peut en ralentir l'apparition et la progression.

Symptômes

- *Pertes de mémoire : incapacité à se souvenir d'événements récents et difficultés à trouver ses mots ou à résoudre les problèmes les plus simples.*
- *Perte du sens de l'orientation : tendance à s'égarer dans un endroit familier, chez soi par exemple, ou aux alentours de son lieu d'habitation.*
- *Troubles de la personnalité : anxiété, agressivité, indifférence aux autres, repli sur soi ou manque de jugement.*
- *Difficultés à s'exprimer : propos incohérents, longs silences, radotage.*

CONSULTEZ LE MÉDECIN...

- Si vous observez des signes de désorientation chez vous-même ou chez un membre de votre entourage : demandez des examens médicaux complets, sans omettre les tests de détection de la démence sénile.

ATTENTION : si vous suivez un traitement médical, consultez votre médecin avant de prendre des compléments.

Qu'est-ce que c'est ?

La maladie d'Alzheimer, une affection dégénérative du cerveau, atteint la mémoire et les capacités mentales. Sa phase initiale est très lente : le patient commence par subir des pertes de mémoire ponctuelles et se montre indécis et incapable d'exécuter des tâches simples. À un stade plus avancé, il ne se rappelle plus quoi que ce soit, devient incapable de parler et souffre d'incontinence. Son caractère se modifie également, il devient irritable et se replie sur lui-même. En France, la maladie d'Alzheimer atteint 10 % des personnes de plus de 80 ans.

Quelles en sont les causes ?

Les causes de cette maladie n'ont pas encore été identifiées. On remarque qu'elle s'accompagne d'une forte diminution du nombre des cellules nerveuses du cerveau, surtout celles qui sont situées dans les zones contrôlant la mémoire et la pensée. Elle se caractérise aussi par une raréfaction dans le cerveau de substances chimiques importantes pour la mémoire. Outre des facteurs héréditaires qui peuvent accroître les risques de la contracter, elle peut être due à un traumatisme crânien sérieux, une maladie cardio-vasculaire ou des virus à action lente. Longtemps incriminé, l'aluminium semble aujourd'hui hors de cause.

Les bienfaits des compléments nutritionnels

Bien qu'aucune cure n'existe, de grands progrès ont été réalisés pour traiter les symptômes. Il se peut que, dans la phase initiale, un certain nombre de compléments contribuent à restaurer les capacités mentales et retardent même l'apparition des symptômes les plus graves. Le traitement

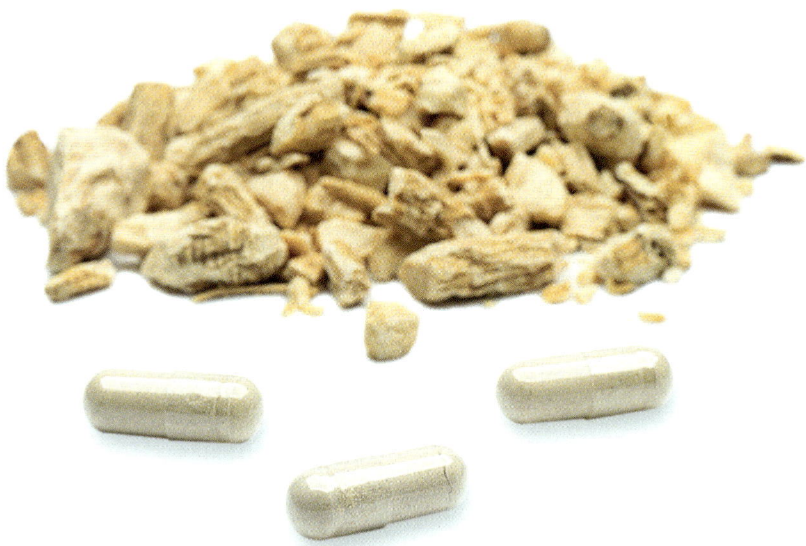

Le ginseng contribue à stimuler les fonctions cérébrales, notamment la mémoire.

COMPLÉMENTS RECOMMANDÉS

Antioxydants	**Dose :** 120 mg de vitamine C, 20 mg de vitamine E et 5 mg d'un mélange de caroténoïdes par jour. **À savoir :** parfois conditionnés ensemble.
Vitamines B	**Dose :** 1 comprimé ou 1 gélule par jour au cours du repas. **Attention :** choisissez un produit contenant 20 µg de vitamine B12 et 50 µg de biotine, 400 µg d'acide folique et 5 mg de chacune des autres vitamines B.
Huile d'onagre	**Dose :** 500 mg 3 fois par jour. **À savoir :** vous pouvez prendre à la place 500 mg d'huile de bourrache par jour.
Centella	**Dose :** 200 mg d'extrait 1 fois par jour. **Attention :** extrait à 10 % d'asiaticosides ; peut agir sur la fatigue et la dépression et stimuler le système nerveux central.
Ginseng de Sibérie	**Dose :** 2 sachets-dose de 3 g pour tisane instantanée ou 2 gélules par jour.
Lécithine et choline	**Dose :** 500 mg 2 fois par jour. **À savoir :** à prendre de préférence avant les repas.

Rappel : prenez en priorité les compléments indiqués en bleu. Vérifiez qu'ils ne vous sont pas déjà apportés par un autre complément nutritionnel – voir p. 181.

doit être entrepris aussi tôt que possible, les compléments étant absorbés séparément ou ensemble, et il faut attendre au moins 8 semaines pour en constater les effets. Vous pouvez très bien prendre ces compléments en même temps que des médicaments prescrits sur ordonnance, avec toutefois l'accord préalable d'un médecin. Parmi les **antioxydants** dont l'action pourrait être bénéfique, on peut citer les vitamines C et E, ainsi qu'un mélange de caroténoïdes, souvent vendu dans le commerce sous la forme de préparations peu coûteuses et faciles à utiliser. La vitamine C peut être absorbée sous forme d'acérola, une petite cerise d'Amérique du Sud qui contient jusqu'à 17 % de vitamine C naturelle.

Il faut en outre prendre suffisamment de **vitamines B,** une carence de ce type étant souvent liée à la maladie d'Alzheimer. Essayez aussi l'**huile d'onagre,** la **centella** et le **ginseng de Sibérie,** qui contribuent à améliorer la mémoire en facilitant la transmission des impulsions nerveuses. Deux autres nutriments, la **lécithine** et la **choline**, pourraient avoir un effet similaire, car ils augmentent la production dans le cerveau de substances chimiques dont dépend la mémoire.

Que faire d'autre ?

- ☑ Conservez une activité intellectuelle ; lisez, faites des puzzles ou des exercices de mémorisation, tels les mots croisés.
- ☑ Apprenez à vous détendre, votre mémoire et votre faculté de concentration en bénéficieront.

QUOI DE NEUF ?

Des chercheurs suisses ont observé que les personnes âgées en bonne santé présentant des niveaux élevés de bêta-carotène et de vitamine C obtenaient de meilleurs résultats dans les tests de mémorisation et de vocabulaire que les autres.

LE SAVIEZ-VOUS ?

Devant le nombre peu élevé de cas de maladie d'Alzheimer chez les arthritiques, des études ont établi un lien avec la prise régulière d'ibuprofène, ainsi que d'autres anti-inflammatoires non stéroïdiens.

INFOS PLUS

- Un grand nombre de médicaments classiques sont mauvais pour la mémoire, en particulier ceux que l'on prescrit habituellement contre le diabète, l'anxiété, la dépression, la maladie de Parkinson et l'ulcère. Pour pallier ce problème, demandez à votre médecin si vous pouvez ajouter des compléments naturels au traitement qu'il vous recommande.
- Des scientifiques de l'école de médecine de l'université de New York (États-Unis) ont réussi à fabriquer un vaccin pour la souris à partir de la protéine anormale en cause dans la maladie d'Alzheimer. Les résultats étant très encourageants, on envisage un essai sur l'homme au cours de l'année 2002.

Anémie

Vous êtes pâle ? Vous vous sentez fatigué ? Une analyse de sang vous permettra de savoir si vous souffrez d'anémie et, dans ce cas, de quoi vous manquez – de fer ou d'autre chose. Le médecin est le mieux placé pour décider si des compléments peuvent vous faire du bien.

Symptômes

- *Affaiblissement, fatigue, vertiges, irritabilité, confusion mentale.*
- *Pâleur, surtout des gencives, de l'intérieur des paupières et du dessous des ongles.*
- *Palpitations ; essoufflement.*
- *Plaies dans la bouche ou sur la langue ; bleus ou saignements inhabituels.*
- *Engourdissement des bras et des jambes, picotements.*
- *Nausées et diarrhées.*

CONSULTEZ LE MÉDECIN...

- **Si vous présentez l'un des symptômes de l'anémie et que vous essayez de faire un enfant, êtes enceinte ou avez des règles très abondantes.**
- **Si vous suivez déjà un traitement contre l'anémie. Des analyses de sang régulières permettent de déterminer l'effet des compléments.**

ATTENTION : si vous suivez un traitement médical, consultez votre médecin avant de prendre des compléments.

Qu'est-ce que c'est ?

L'anémie résulte d'un manque de globules rouges dans le sang ou d'un déficit en hémoglobine. L'organisme ne recevant pas suffisamment d'oxygène, il s'affaiblit et se fatigue. Même si les symptômes sont très discrets, l'anémie est dangereuse si elle n'est pas diagnostiquée et traitée à temps. Si vous avez des raisons de penser que vous êtes anémié, consultez votre médecin, qui en déterminera la cause et prescrira le traitement approprié.

Quelles en sont les causes ?

La carence en fer est la plus commune. Elle résulte généralement d'une perte de sang progressive et prolongée qui épuise les réserves en fer de l'organisme, entraînant une diminution du taux d'hémoglobine. Les femmes souffrent souvent de cette carence avant la ménopause, surtout si elles ont des règles abondantes. Certaines pathologies qui entraînent des petits saignements – hémorroïdes, polypes du rectum, ulcères, cancer de l'estomac ou du côlon – peuvent avoir le même effet, ainsi que l'utilisation prolongée de l'aspirine et d'autres anti-inflammatoires non stéroïdiens tels que l'ibuprofène. Cependant, la cause la plus fréquente de carence en fer est la grossesse ; chaque bébé prélève 1 g de fer à sa mère : 500 mg pour lui-même et autant pour le placenta. Deux grossesses rapprochées pénalisent une femme de 2 g de fer, ramenant ses réserves en dessous du seuil d'alerte.

L'anémie dite pernicieuse, causée par une carence en vitamine B12 ou en acide folique – essentiels pour la production des globules rouges –, est plus rare. Les alcooliques, les fumeurs, les sujets souffrant de certains troubles digestifs, les végétariens, les personnes de plus de 50 ans et les femmes enceintes ou celles qui allaitent sont les plus exposés, soit parce qu'ils s'alimentent mal, soit parce qu'ils n'assimilent pas bien les nutriments. Le fer étant présent dans un grand nombre d'aliments, il est rare que l'on puisse attribuer l'anémie essentiellement à un apport nutritionnel insuffisant. Il existe aussi des formes d'anémie dues à des maladies chroniques (cancer, lupus, rhumatisme articulaire, par exemple), d'autres qui sont héréditaires, comme la drépanocytose, et d'autres enfin causées par la toxicomanie ou par l'exposition à des produits toxiques ou à des radiations.

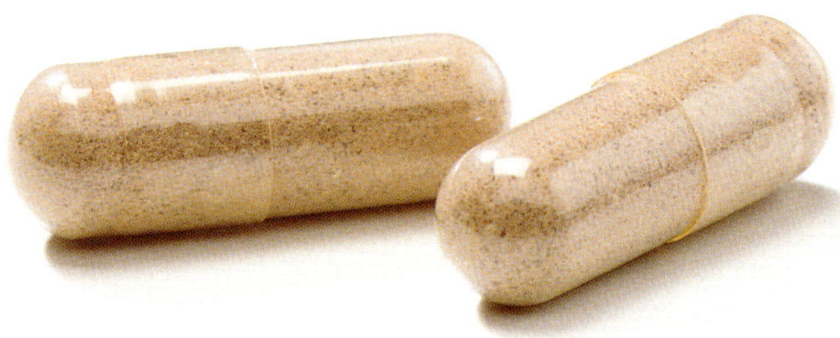

Prendre des compléments de fer risque d'être dangereux s'il n'y pas de carence.

COMPLÉMENTS RECOMMANDÉS	
Fer	**Dose :** jusqu'à 200 mg par jour, au cours des repas, car on n'en assimile souvent que de 1 à 3 %. **À savoir :** votre médecin vous prescrira peut-être une dose plus forte.
Vitamine C	**Dose :** 100 mg 2 fois par jour au cours des repas. **À savoir :** vous pouvez prendre de la vitamine C naturelle sous forme d'acérola.
Vitamine B12/ acide folique	**Dose :** 200 µg de vitamine B12 et 400 µg d'acide folique 2 fois par jour. **Attention :** prenez toujours vitamine B12 et acide folique ensemble.
Échinacée	**Dose :** 200 mg d'extrait 2 fois par jour. **Attention :** titré à 3,5 % d'échinacosides.
Ortie	**Dose :** 250 mg d'extrait de feuille d'ortie 2 fois par jour ou 1 tasse d'infusion (10 min) de feuilles d'ortie 2 fois par jour. **À savoir :** il n'existe pas d'extrait d'ortie dosé avec précision.

Rappel : prenez en priorité les compléments indiqués en bleu. Vérifiez qu'ils ne vous sont pas déjà apportés par un autre complément nutritionnel – voir p. 181.

Les bienfaits des compléments nutritionnels

Tout dépend du type d'anémie. Consulter un médecin est impératif si elle résulte d'une carence en fer, laquelle peut être provoquée par une hémorragie interne. En même temps que des compléments de **fer,** il peut être bon de prendre de la **vitamine C,** car elle en active l'assimilation. Tout traitement de ce type doit être suivi médicalement – un excès de fer peut être dangereux – et faire l'objet d'une analyse de sang tous les mois.

La vitamine C présente aussi un grand intérêt dans le cas d'une anémie due à une carence en vitamine B12 ou en acide folique, car elle facilite l'assimilation de ces nutriments par l'organisme. **Vitamine B12** et **acide folique** doivent toujours être pris ensemble et sous surveillance médicale, car un excès de l'une peut masquer un déficit de l'autre. Leur action combinée stimule la production des globules rouges. Une fois l'anémie enrayée, et s'il est sûr qu'elle n'était pas due à un défaut d'assimilation, la quantité de vitamine B12 et d'acide folique contenue dans une dose quotidienne de polyvitamines suffira sans doute à empêcher une récidive.

Bien que les plantes apportent vitamines et minéraux en faible quantité, les phytonutriments qu'elles fournissent justifient leur consommation. L'**échinacée** est connue pour son action régénératrice des globules rouges, et l'**ortie** est utilisée par les phytothérapeutes pour traiter l'anémie. Le pissenlit, la bardane, la gentiane et le trèfle rouge, pris sous forme de teinture ou d'infusion, favoriseraient l'assimilation du fer.

Que faire d'autre ?

☑ Mangez des aliments riches en fer (foie, viande rouge, légumineuses, fruits secs, noix et crustacés), en acide folique (foie, germe de blé, épinards, cacahuètes, noix, asperges et camembert) et en vitamines B12 (foie, crustacés, viande, fromage, poisson et œufs).

QUOI DE NEUF ?

Une étude menée sur 28 végétariens stricts a montré que la prise de 500 mg de vitamine C sous forme chimique après les deux principaux repas pendant 2 mois élevait le taux d'hémoglobine de 8 % et celui du fer de 17 %. La vitamine C facilite l'assimilation du fer par l'organisme.

Certaines recherches indiquent que la capacité d'assimiler la vitamine B12 diminue après 50 ans et que les personnes ayant dépassé cet âge sont plus facilement anémiées. L'Académie nationale des sciences américaine leur recommande donc de prendre des compléments de vitamine B12.

INFOS PLUS

- La plupart des femmes ménopausées et des hommes de tous âges trouvent suffisamment de fer dans leurs aliments et ne devraient pas prendre de compléments de minéraux ni de vitamines qui en contiennent. En excès, le fer agit comme un « oxydant » et stimule l'agressivité des radicaux libres vis-à-vis des membranes cellulaires, notamment dans les cellules des artères. On a en effet mis en corrélation certaines maladies cardio-vasculaires et une absorption trop importante de fer.
- Alors que certains médecins estiment que la vitamine B12 est mieux assimilée en injection que par voie orale, des études démontrent qu'il n'en est rien.

Angine de poitrine

Les médicaments classiques agissent peu sur le processus physiologique de l'angine de poitrine. Vitamines, minéraux et remèdes naturels peuvent avoir une action bénéfique sur ce syndrome, ou, tout au moins, l'empêcher de s'aggraver.

Symptômes

- *Douleurs poignantes ou irradiantes dans la poitrine.*
- *Faiblesse.*
- *Essoufflement.*
- *Palpitations.*
- *Nausées.*
- *Étourdissements.*

CONSULTEZ LE MÉDECIN...

- Si vous présentez l'un des symptômes ci-dessus pour la première fois.
- Si vous remarquez un changement dans la nature des crises : si, par exemple, elles deviennent plus fréquentes, plus violentes ou plus longues, ou si un nouveau type d'effort les provoque.
- Si une crise dure plus de 15 min : il peut s'agir d'un infarctus, appelez immédiatement le SAMU ou les pompiers.

ATTENTION : si vous suivez un traitement médical, consultez votre médecin avant de prendre des compléments.

Qu'est-ce que c'est ?

Les douleurs poignantes ressenties durant les crises d'angine de poitrine résultent d'un afflux insuffisant de sang, donc d'oxygène au cœur. Elles siègent généralement derrière le sternum et irradient vers l'épaule, le bras ou la mâchoire gauches ; elles augmentent en intensité, atteignent un paroxysme, puis diminuent. Les crises durent jusqu'à 15 min.

Quelles en sont les causes ?

L'angine de poitrine est directement due à l'athérosclérose, c'est-à-dire à la formation de dépôts dans les parois des artères qui véhiculent le sang vers le cœur. Comme tous nos muscles et nos organes, le cœur a besoin de sang et d'oxygène pour remplir ses fonctions, lesquelles consistent à assurer la circulation du sang dans l'organisme.

Les artères atteintes ont un diamètre suffisant pour fournir au cœur la quantité nécessaire de sang chargé d'oxygène pendant les périodes de repos, mais insuffisant lorsque ses besoins augmentent sous l'effet d'une activité physique. Le moindre effort – monter un escalier, courir après l'autobus, jardiner ou même avoir une relation sexuelle – risque de déclencher une crise ; un spasme de l'artère coronaire aggrave souvent cette insuffisance.

Les bienfaits des compléments nutritionnels

Les compléments qui figurent dans le tableau ci-contre peuvent être utilisés ensemble ou isolément. Ils peuvent aussi être associés à des médicaments classiques, mais vous devez impérativement consulter le médecin qui vous a prescrit un traitement de ce type avant de l'interrompre.

L'action des **vitamines C** et **E,** qui sont des antioxydants, consiste à protéger les cellules. La vitamine C contribue à la réparation des artères atteintes d'athérosclérose, et la vitamine E fait obstacle à l'oxydation du mauvais cholestérol (LDL), cause initiale de la formation de dépôts. Certains individus souffrant de troubles cardiaques présentent en outre des

L'extrait d'aubépine, préparé avec les baies ou d'autres parties de la plante, est excellent pour le cœur.

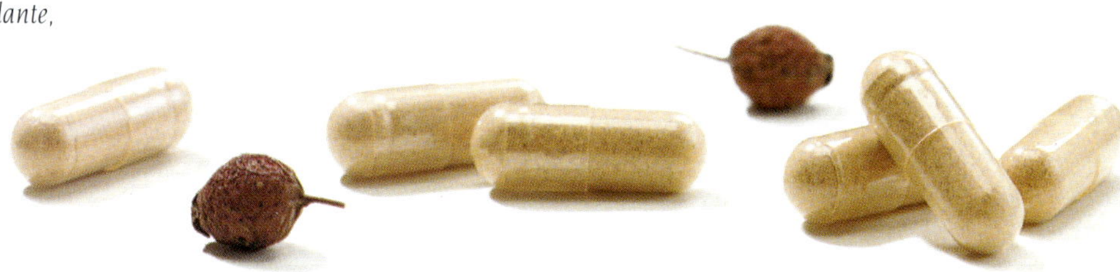

COMPLÉMENTS RECOMMANDÉS

Vitamine C	**Dose :** 100 mg 2 fois par jour au cours des repas. **À savoir :** vous pouvez prendre de la vitamine C naturelle sous forme d'acérola.
Vitamine E	**Dose :** 10 mg 2 fois par jour. **Attention :** il est préférable de prendre de la vitamine E sous forme naturelle (germe de blé, fruits oléagineux...).
Magnésium	**Dose :** 200 mg 2 fois par jour. **Attention :** abstenez-vous en cas de maladie rénale.
Arginine	**Dose :** 500 mg de L-arginine 2 fois par jour entre les repas. **Attention :** ajoutez un mélange d'acides aminés si vous prenez de l'arginine pendant plus de 1 mois.
Aubépine	**Dose :** 1 ou 2 tasses d'infusion (10 min) chaque jour ou 2 gélules 2 fois par jour.
Acides gras essentiels	**Dose :** 2 capsules molles d'huile de poisson gras 3 fois par jour. **Attention :** ne dépassez pas la dose si vous prenez des anticoagulants. **À savoir :** à ne prendre que si vous mangez du poisson moins de 2 fois par semaine.
Levure de bière	**Dose :** 2 à 4 gélules par jour. **À savoir :** il est préférable d'utiliser de la levure de bière revivifiable.

Rappel : prenez en priorité les compléments indiqués en bleu. Vérifiez qu'ils ne vous sont pas déjà apportés par un autre complément nutritionnel – *voir p. 181.*

subcarences et une mauvaise utilisation de la vitamine E et du **magnésium,** nutriments qui ont sans doute pour effet d'empêcher les spasmes des artères coronaires.

Les bienfaits des acides aminés sont probablement multiples : l'**arginine** produit de l'oxyde nitrique, lequel assouplit les parois des artères ; une étude menée sur des patients sujets à des crises d'angine de poitrine a montré que la durée des exercices physiques modérés auxquels ils pouvaient se livrer sans ressentir de douleur augmentait chez ceux qui prenaient cet acide aminé 3 fois par jour. L'**aubépine** stimule la circulation sanguine. L'efficacité des **acides gras essentiels** tient probablement au fait qu'ils abaissent le taux de triglycérides et conservent leur souplesse aux artères. La **levure de bière** contient toutes les vitamines du groupe B, qui participent à l'entretien et à la réparation des parois artérielles.

Que faire d'autre ?

- ☑ Consommez des aliments pauvres en graisses saturées et riches en fibres ; remplacez le beurre par des produits polyinsaturés ou par de l'huile d'olive.
- ☑ Ne fumez pas et évitez les endroits enfumés.
- ☑ Apprenez à vous détendre. La pratique de la méditation, du tai-chi et du yoga peut réduire la fréquence et la violence des crises.
- ☑ Devenez membre d'un groupe de soutien. Réfléchissez à ce qui a pu causer vos troubles et à ce que vous pouvez faire pour y remédier.

HISTOIRE VÉCUE

Cœur fragile

Michel M., chirurgien de son métier, ressentit pour la première fois une petite douleur alors qu'il participait à une course à pied de 5 km. « Ça doit être la chaleur ou une indigestion », pensa-t-il. Plus tard, en montant les marches quatre à quatre, il ressentit une nouvelle douleur qui le força à s'arrêter. Il comprit qu'il avait quelque chose de sérieux.

L'année suivante, après plusieurs crises d'angine de poitrine, une attaque et un pontage, les douleurs réapparurent. Il se rendit compte qu'il ne se tirerait pas d'affaire à moins de changer radicalement de mode de vie.

Il s'y appliqua avec tout le sérieux dont il était capable. Il marcha tous les jours et adopta une alimentation pauvre en graisses ; il pratiqua la méditation et le tai-chi. Il remplaça les longs (et souvent fatigants) voyages annuels qu'il faisait par de courtes et fréquentes vacances de quelques jours. Il apprit enfin à connaître l'action bénéfique que peuvent avoir les vitamines, les plantes, les minéraux et les antioxydants.

Aujourd'hui, Michel a 64 ans et ses symptômes ont pratiquement disparu. Il a perdu 9 kg et paraît 10 ans de moins que son âge. « Après m'être occupé de malades pendant des années, il était temps que je me soigne », remarque-t-il.

Anxiété et crises d'angoisse

Personne n'échappe aux frayeurs passagères ; certains individus souffrent même souvent de violentes crises d'angoisse. Les vitamines, certains minéraux et des plantes aux propriétés sédatives peuvent leur être bénéfiques.

Symptômes

Anxiété chronique

- *Tension musculaire, maux de tête et de dos.*
- *Insomnie.*
- *Dépression.*
- *Absence de désir sexuel.*
- *Incapacité à se détendre.*

Crises d'angoisse

- *Sentiment violent de peur.*
- *Palpitations et respiration rapide.*
- *Transpiration anormale, frissons ou bouffées de chaleur.*
- *Bouche sèche.*
- *Vertiges.*

CONSULTEZ LE MÉDECIN...

- Avant de remplacer les anxiolytiques comme l'alprazolam, le lorazepam et le diazepam par des compléments à base de plantes : interrompre brusquement un tel traitement pourrait être dangereux.
- Pour avoir l'assurance que vos troubles n'ont pas d'autre cause : les symptômes de l'anxiété peuvent aussi être ceux d'une maladie grave ou être dus à un traitement médicamenteux.

ATTENTION : si vous suivez un traitement médical ou psychiatrique, consultez votre médecin avant de prendre des compléments.

Qu'est-ce que c'est ?

Lorsque vous vous trouvez face au danger – qu'un gros chien vous barre la route en aboyant, par exemple –, la peur que vous ressentez est salutaire. Avisé de la gravité de la situation, votre cerveau prépare votre corps à se défendre en produisant certaines hormones. Vos muscles se tendent, votre cœur bat plus vite, votre respiration s'accélère et votre sang devient probablement moins fluide (pour le cas où vous seriez blessé). Mais, quand elle se produit en l'absence d'une réelle menace, comme c'est le cas chez beaucoup de gens, une telle réaction peut être néfaste pour la santé car elle est cause d'épuisement, de déconcentration, d'un détachement qui confine à l'indifférence, de maux de tête et d'estomac, et d'hypertension.

L'anxiété revêt deux formes : un état chronique, qui se traduit par une sensation de peur et d'inquiétude et peu de manifestations physiques, ou, inversement, des crises d'angoisse soudaines, accompagnées de symptômes physiques si violents que l'on peut croire à une crise cardiaque.

Quelles en sont les causes ?

Des recherches indiquent que le système nerveux central des individus présentant des troubles nerveux réagit d'une manière trop violente au stress et met un temps anormalement long à se calmer. L'anxiété peut être déclenchée par un événement pénible – accident ou divorce, par exemple –, mais aussi apparaître sans raison. Elle peut également s'expliquer par la biochimie. Les individus sujets à des crises d'angoisse présentent en effet un taux sanguin d'acide lactique plus élevé que la normale. Cette substance chimique est produite lorsque les muscles métabolisent le sucre en présence de quantités insuffisantes d'oxygène. D'après d'autres études, l'anxiété résulterait d'une surproduction des hormones du stress par le cerveau et les glandes surrénales.

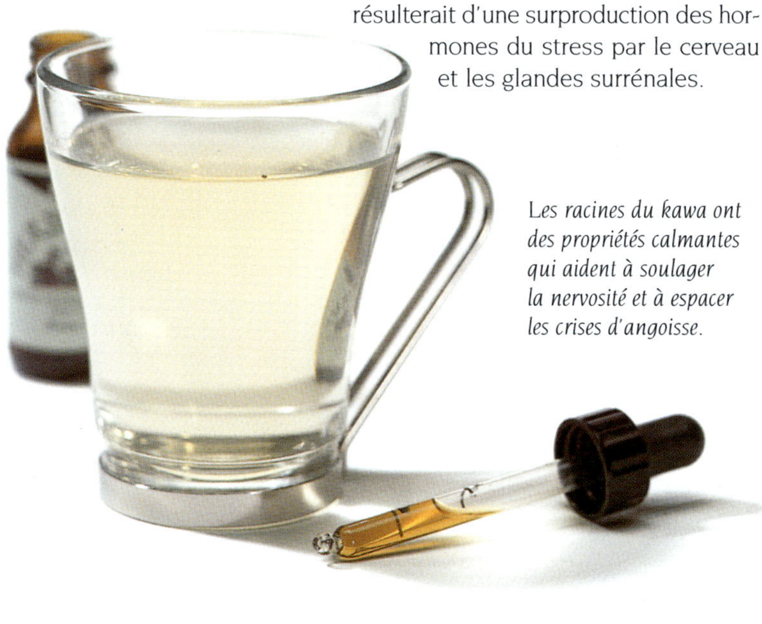

Les racines du kawa ont des propriétés calmantes qui aident à soulager la nervosité et à espacer les crises d'angoisse.

COMPLÉMENTS RECOMMANDÉS

Kawa	**Dose :** 250 mg d'extrait 2 fois par jour selon les besoins. **Attention :** procurez-vous un produit titré à 30 % au minimum de kawalactones, en comprimés, gélules ou teinture.
Calcium/ magnésium	**Dose :** 500 mg de calcium et 250 mg de magnésium 2 fois par jour. **À savoir :** parfois associés dans un même comprimé. **Attention :** s'abstenir de magnésium en cas de maladie rénale.
Vitamines B	**Dose :** 1 comprimé ou 1 gélule le matin au petit déjeuner. **Attention :** procurez-vous des comprimés contenant 20 µg de vitamine B12 et 50 µg de biotine, 400 µg d'acide folique et 5 mg des autres vitamines B.
Valériane	**Dose :** 250 mg d'extrait 2 fois par jour. **Attention :** risque de somnolence si vous n'avez pas suffisamment dormi. **À savoir :** préparation titrée à 0,5 % d'acide valérénique.
Millepertuis	**Dose :** 1 comprimé à 0,1 mg d'extrait 2 fois par jour.

Rappel : prenez en priorité les compléments indiqués en bleu. Vérifiez qu'ils ne vous sont pas déjà apportés par un autre complément nutritionnel – voir p. 181.

Les bienfaits des compléments nutritionnels

Les remèdes à base de plantes et les nutriments remplacent avantageusement dans bien des cas les médicaments prescrits sur ordonnance, lesquels risquent de créer une dépendance et d'avoir des effets secondaires indésirables. Plusieurs études ont montré que le **kawa** était très efficace contre l'anxiété, peut-être autant qu'un médicament classique. Il calme les symptômes tels que la nervosité, les vertiges et les palpitations. Les personnes souffrant d'anxiété devraient en outre prendre du **calcium,** du **magnésium** et des **vitamines B.** Ces nutriments contribuent dans une grande mesure au bon fonctionnement du système nerveux, en particulier à la production par le cerveau de messagers chimiques dont le rôle est capital, les neurotransmetteurs.

La **valériane,** connue pour procurer le sommeil, peut être utilisée à faibles doses comme calmant tout au long de la journée. Essayez-la si le kawa ne vous fait pas d'effet et associez-la même sans crainte à cette plante en en prenant de 250 à 500 mg sous forme d'extrait le soir, si vous avez du mal à vous endormir. Il est possible de combiner le **millepertuis** microdosé au kawa et à la valériane. Il faut environ 1 mois pour que les effets du millepertuis se fassent sentir, mais l'action des autres plantes est immédiate. L'aubépine, enfin, aide aussi à réduire la nervosité.

Que faire d'autre ?

☑ Évitez la caféine, l'alcool et le sucre en excès ; ils peuvent déclencher l'anxiété.

☑ Faites régulièrement de la gymnastique. Cette activité a pour effet de brûler l'acide lactique, de favoriser la production d'endorphines – hormones du bien-être – et d'augmenter votre consommation d'oxygène.

☑ Consultez un psychothérapeute : il vous aidera à combattre vos angoisses.

QUOI DE NEUF ?

Des études menées en Europe font état d'une diminution significative de l'anxiété chez des patients prenant des doses quotidiennes de kawa depuis seulement 1 semaine. Aucun effet secondaire grave n'a été constaté après un traitement de 6 mois.

LE SAVIEZ-VOUS ?

L'anxiété et les crises d'angoisse ne sont pas aussi rares qu'on le croit : en France, environ 1 personne sur 10 risque de présenter ce genre de troubles à un moment ou à un autre de sa vie.

INFOS PLUS

- L'infusion de camomille peut être associée au kawa et à d'autres plantes ; elle n'entraîne pas de somnolence. Elle contient de l'apigénine, qui, d'après des tests effectués sur des animaux, a sur les récepteurs du cerveau les mêmes effets que les anxiolytiques, mais sans créer de dépendance.
- Les techniques respiratoires sont souvent efficaces en cas de crise d'angoisse. Inspirez lentement, retenez votre souffle, puis expirez et cessez de respirer, en comptant jusqu'à 4 pendant chaque phase. Recommencez jusqu'à ce que la crise soit passée.
- Les personnes souffrant d'anxiété seraient très sensibles à la caféine. Diminuez peu à peu votre consommation pour réduire les effets du sevrage – maux de tête, par exemple – et observez les résultats.

Aphtes

Malgré leur petite taille, les aphtes buccaux peuvent être très douloureux. Quelques gestes simples peuvent vous aider à éviter ces ulcérations déplaisantes, tandis que des compléments nutritionnels contribueront à réduire leur fréquence d'apparition et à accélérer leur cicatrisation.

Symptômes

- *Petites ulcérations blanches ou jaunâtres, entourées d'une aréole rouge, siégeant sur la langue, les gencives, le voile du palais ou la face interne des lèvres et des joues.*
- *Brûlure, démangeaisons ou picotements précédant l'apparition de l'ulcération.*
- *Douleur vive gênant la mastication et l'élocution, plus aiguë les premiers jours.*

CONSULTEZ LE MÉDECIN...

- Si la douleur est telle qu'elle vous empêche même d'absorber tout liquide.
- Si vous avez plus de 4 aphtes en même temps.
- Si les aphtes n'ont pas disparu au bout de 2 semaines.
- Si vous avez plus de 38 °C de température au moment des poussées d'aphtes.
- Si vous avez des poussées d'aphtes plus de 2 ou 3 fois par an.

ATTENTION : si vous suivez un traitement médical, consultez votre médecin avant de prendre des compléments.

Qu'est-ce que c'est ?

Bien qu'il s'agisse d'une affection anodine, les aphtes buccaux peuvent provoquer des douleurs vives et entraîner une gêne pour parler, manger, boire ou embrasser. Touchant davantage les femmes que les hommes, ces ulcérations légèrement saillantes apparaissent dans la bouche de façon isolée ou par petits groupes. Leur taille varie de celle d'une tête d'épingle à 1 cm de diamètre. Les aphtes apparaissent plutôt soudainement et guérissent en 1 à 3 semaines. Fort heureusement, on peut soulager la gêne qu'ils entraînent.

Quelles en sont les causes ?

La bouche est souvent le premier organe à présenter les signes d'une carence nutritionnelle, car les cellules de sa muqueuse se renouvellent rapidement. Les aphtes sont favorisés par différents facteurs, tels que l'irritation de la cavité buccale par un plombage saillant, une dent ébréchée ou le port d'un dentier inadapté. Ils peuvent aussi survenir lorsque l'on se mord involontairement ou inconsciemment l'intérieur de la joue, qu'on utilise une brosse à dents à soies très dures ou que l'on se brosse les dents trop vigoureusement. Divers aliments (noix, gruyère, tomate, agrumes, piments, cannelle, fruits secs ou chips) peuvent déclencher une poussée.

Certains spécialistes pensent que les aphtes buccaux récidivants résultent d'une réaction allergique aux conservateurs alimentaires (tels que l'acide benzoïque : E210 ; le méthylparabène : E219 ou l'acide sorbique : E200) ou à

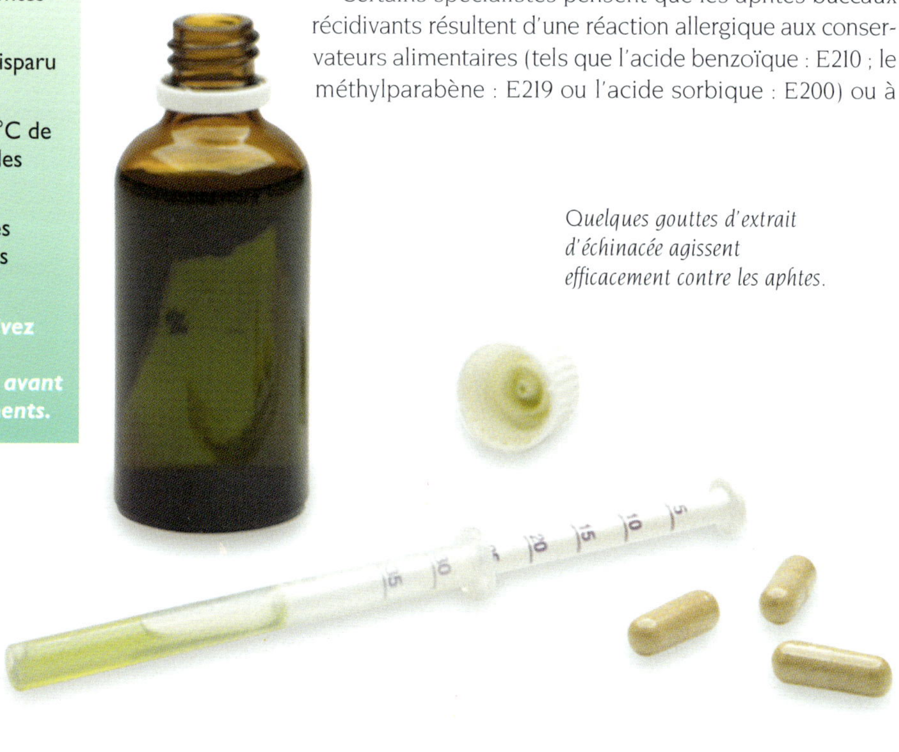

Quelques gouttes d'extrait d'échinacée agissent efficacement contre les aphtes.

COMPLÉMENTS RECOMMANDÉS

Vitamine C/ flavonoïdes	**Dose :** 500 mg de vitamine C et 250 mg de flavonoïdes 3 fois par jour. **À savoir :** vous pouvez prendre de la vitamine C naturelle sous forme d'acérola.
Vitamines B	**Dose :** 1 comprimé chaque matin au petit déjeuner. **À savoir :** choisissez un complexe B contenant 5 µg de vitamine B12, 50 µg de biotine, 400 µg d'acide folique et 5 mg de toutes les autres vitamines du groupe B.
Échinacée	**Dose :** 200 mg d'extrait 2 ou 3 fois par jour dès l'apparition d'un aphte. **À savoir :** commencez par une dose plus élevée, puis réduisez-la lorsque l'aphte commence à guérir ; à titre préventif, prenez-en 200 mg chaque matin pendant 3 semaines par mois.
Réglisse	**Dose :** mâchez 1 ou 2 pastilles (380 mg) 3 ou 4 fois par jour. **À savoir :** à prendre entre les repas. **Attention :** peut faire monter la tension artérielle.

Rappel : prenez en priorité les compléments indiqués en bleu. Vérifiez qu'ils ne vous sont pas déjà apportés par un autre complément nutritionnel – voir p. 181.

un constituant spécifique d'un aliment. Le gluten, protéine présente dans le blé et d'autres céréales, est l'une des principales substances généralement mises en cause.

Les bienfaits des compléments nutritionnels

Si vous êtes sensible aux aphtes buccaux, prenez systématiquement une préparation de polyvitamines associées à plusieurs minéraux, et essayez un ou plusieurs des compléments suivants.

Commencez par la **vitamine C,** qui stimule l'immunité et favorise la cicatrisation de la muqueuse buccale, et dont l'efficacité est renforcée par les **flavonoïdes.** Les personnes sujettes aux aphtes présentent parfois des carences en **vitamines B :** si les polyvitamines associées à la vitamine C semblent inefficaces, absorbez chaque jour un complément de vitamines B plus fortement dosé. L'**échinacée** renforce le système immunitaire et, prise à petites doses (200 mg chaque matin, pendant 3 semaines par mois), peut également stopper la formation des aphtes. Les pastilles de **réglisse** forment une couche protectrice sur les aphtes, qui, en les isolant des substances irritantes, contribue à accélérer leur guérison.

Que faire d'autre ?

- ☑ Ayez une bonne hygiène bucco-dentaire : brossez-vous les dents et nettoyez-les au fil dentaire au moins 2 fois par jour. Utilisez une brosse douce et brossez sans vigueur excessive.
- ☑ Consultez votre dentiste si un problème dentaire vous irrite la bouche.
- ☑ Si vous mâchonnez constamment l'intérieur de vos joues, perdez cette habitude.
- ☑ Ne mangez pas d'aliments épicés si vous êtes sujet aux aphtes récidivants. Évitez le café, le chewing-gum et les autres substances irritantes.

LE SAVIEZ-VOUS ?

Les Grecs de l'Antiquité connaissaient déjà les tourments des aphtes. C'est Hippocrate, le père de la médecine, qui forgea, au IVᵉ siècle av. J.-C., le terme désignant les aphtes : *aphthous stomatitis.*

INFOS PLUS

- Contrairement à certaines croyances populaires, les oignons, loin de provoquer des aphtes, pourraient au contraire les prévenir : ils renferment en effet des composés soufrés dotés de propriétés antiseptiques, et sont une source essentielle de quercétine, un flavonoïde qui inhibe la production de substances inflammatoires par l'organisme en réponse aux allergènes.
- Un grand nombre de dermatologues conseillent d'appliquer sur les aphtes un sachet de thé noir mouillé. Celui-ci contient du tanin, dont les propriétés analgésiques sont souvent surprenantes.

Arthrose

Généralement liée à l'âge, l'arthrose frappe les sujets de plus de 50 ans ; en revanche, l'inflammation des articulations et les douleurs causées par l'arthrite rhumatoïde se manifestent plus tôt. Compléments nutritionnels et pommades apportent un soulagement dans les deux cas.

Symptômes

Ostéoarthrose

- *Apparition généralement graduelle, qui se manifeste par des articulations raides et douloureuses, en particulier le matin et après un temps de repos.*

Arthrite rhumatoïde

- *Fatigue, amaigrissement, légère température et articulations raides, puis, plusieurs semaines après, articulations (des poignets, doigts, genoux, chevilles et pieds) enflées, rouges, douloureuses et parfois chaudes.*

CONSULTEZ LE MÉDECIN...

- Si la douleur dans les articulations est accompagnée de fièvre. Cela peut être le signe d'une arthrite infectieuse, laquelle doit être immédiatement traitée par un médecin.
- Si vous estimez qu'il s'agit d'un cas d'ostéoarthrose sans gravité sur lequel vous désirez cependant avoir un avis médical.

ATTENTION : si vous suivez un traitement médical, consultez votre médecin avant de prendre des compléments.

Qu'est-ce que c'est ?

L'ostéoarthrose est due à une disparition progressive du cartilage, matériau élastique et spongieux qui absorbe les chocs et isole les os les uns des autres. Les parties du corps les plus touchées sont les doigts, les genoux, les hanches, le cou et la colonne vertébrale. L'arthrite rhumatoïde est une maladie chronique qui provoque l'inflammation des cartilages et des tissus situés autour et à l'intérieur des os, et qui les endommage.

Quelles en sont les causes ?

L'ostéoarthrose résulte sans doute de l'usure des articulations due à l'âge, bien que des facteurs génétiques puissent aussi entrer ,en ligne de compte, tout comme la surcharge pondérale et l'incapacité de l'organisme à réparer le cartilage. Dans l'arthrite rhumatoïde, le système immunitaire attaque les articulations de l'organisme, ainsi que les tissus qui leur sont associés ; il s'agit d'une réaction appelée auto-immune. Cette inflammation, qui apparaît souvent entre 20 et 40 ans, peut être due à une prédisposition génétique.

Les bienfaits des compléments nutritionnels

Bien que l'ostéoarthrose et l'arthrite rhumatoïde aient des causes différentes, les compléments nutritionnels recommandés par les praticiens sont très semblables. Les antioxydants comme les **vitamines C** et **E** et le **zinc** sont conseillés dans les deux cas pour protéger l'ensemble des cellules, en particulier celles des articulations. Le **cartilage** et le **collagène de poisson** contribuent à ralentir le vieillissement articulaire et à favoriser la reconstruction du cartilage. Les compléments qui figurent dans le tableau ci-contre peuvent être utilisés pendant de longues périodes pour ces deux types de maladie articulaire, et être associés à l'écorce de saule blanc ou

Les comprimés de collagène contribuent à l'équilibre et à la reconstruction des éléments articulaires.

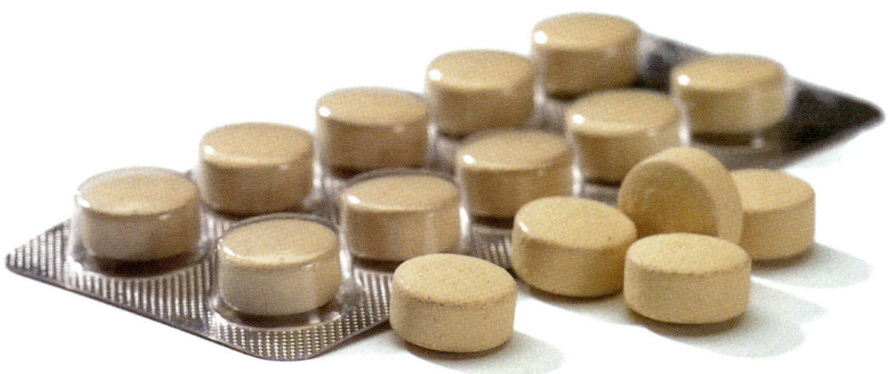

COMPLÉMENTS RECOMMANDÉS

Vitamine C	**Dose :** 100 mg 2 fois par jour. **Attention :** vous pouvez prendre de la vitamine C naturelle sous forme d'acérola.
Vitamine E	**Dose :** 10 mg 2 fois par jour. **Attention :** il est préférable de prendre de la vitamine E sous forme naturelle (germe de blé, fruits oléagineux...).
Zinc	**Dose :** 15 mg par jour. **À savoir :** si vous prenez du zinc pendant plus de 1 mois, choisissez des compléments contenant aussi 1 mg de cuivre.
Cartilage et collagène de poisson	**Dose :** 250 à 500 mg par jour sous forme de comprimés. **À savoir :** existent à l'état pur ou mélangés à des produits qui contribuent à la reconstruction du cartilage.
Huiles de poisson	**Dose :** 2 capsules par jour, soit 600 mg d'acides gras oméga-3. **Attention :** ne dépassez pas la dose si vous prenez des anticoagulants.
Pommade au piment	**Dose :** appliquez sur les articulations plusieurs fois par jour. **À savoir :** peut provoquer une sensation passagère de brûlure.
Niacine (nicotinamide)	**Dose :** 15 mg 1 fois par jour. **Attention :** de fortes doses endommagent le foie et ont d'autres effets secondaires sérieux ; une surveillance médicale est indispensable.
Griffe-du-diable	**Dose :** 2 comprimés à 450 mg d'extrait 2 fois par jour. **Attention :** titré entre 1 et 2 % d'harpagosides.

Rappel : prenez en priorité les compléments indiqués en bleu. Vérifiez qu'ils ne vous sont pas déjà apportés par un autre complément nutritionnel – voir p. 181.

à des analgésiques classiques comme l'aspirine, le paracétamol et l'ibuprofène. Parmi les compléments à associer, on peut citer la **niacine** (ou vitamine PP), sans doute particulièrement efficace quand les genoux sont atteints, et la **griffe-du-diable** (harpagophytum), une plante épineuse de Namibie aux propriétés anti-inflammatoires, qui contribue à la réparation du cartilage. Les **huiles de poisson** et l'huile d'onagre prises sous forme de compléments ont sans doute des propriétés anti-inflammatoires, surtout en ce qui concerne l'arthrite rhumatoïde.

Tous ces produits peuvent être utilisés en même temps qu'une **pommade au piment** appliquée sur la zone douloureuse.

Que faire d'autre ?

☑ Fortifiez vos muscles et améliorez l'état de vos articulations en vous livrant à une activité physique ne demandant qu'un effort modéré – marche ou natation, par exemple.

☑ Pour soulager la douleur, appliquez une bouillotte ou de la glace sur la zone affectée pendant 20 min, 3 fois par jour.

QUOI DE NEUF ?

Plusieurs études montrent que les personnes atteintes d'arthrite rhumatoïde et prenant des doses quotidiennes d'huiles de poisson souffrent moins des articulations, et que celles-ci sont moins raides le matin. On constate généralement une amélioration au bout de 12 semaines de traitement, qui se confirme au bout de 18 à 24 semaines.

LE SAVIEZ-VOUS ?

On dit qu'un bracelet de cuivre soulage les douleurs de l'arthrose, action sans doute due à un relargage par le bracelet d'atomes de cuivre, qui pénètrent la peau. Du cuivre en complément fournit un apport plus régulier.

INFOS PLUS

- Chez 9 personnes de plus de 40 ans sur 10, les examens radiologiques font état d'arthrose ; en vieillissant, beaucoup souffriront sans doute de douleurs et de raideurs articulaires. Les compléments naturels peuvent ralentir cette évolution.
- N'arrêtez pas l'exercice physique sous prétexte que vos articulations sont raides. L'inactivité affaiblit les muscles avoisinants, déstabilise les articulations et augmente la douleur.

Arythmie

Le cœur, moteur de l'organisme, bat plus de cent mille fois par jour et propulse le sang dans des milliers de kilomètres d'artères, de vaisseaux capillaires et de veines. Toute irrégularité de son rythme, appelée arythmie, doit faire l'objet d'un examen médical.

Symptômes

- *Palpitations, battements de cœur désordonnés.*
- *Contractions musculaires dans la poitrine et le cou.*
- *Fatigue, étourdissements, évanouissements.*
- *Essoufflement, douleurs dans la poitrine.*
- *Mais il y a souvent absence de symptôme : le médecin découvre l'arythmie pendant un examen clinique de routine.*

CONSULTEZ LE MÉDECIN...

- Si vous vous apercevez que votre cœur bat souvent de façon irrégulière, si vous avez tout à coup la tête qui tourne, des étourdissements, ou que vous vous sentez faible.
- Si quelqu'un perd soudainement conscience, ressent de violentes douleurs dans la poitrine ou a de la peine à respirer, appelez sur-le-champ le SAMU ou les pompiers.

ATTENTION : si vous suivez un traitement médical, consultez votre médecin avant de prendre des compléments.

Qu'est-ce que c'est ?

L'arythmie est caractérisée par un rythme cardiaque anormal. La perturbation peut être passagère et ne porter que sur un seul battement, mais il peut arriver que le cœur batte soit irrégulièrement, soit anormalement vite, soit trop lentement, et pendant de longues périodes.

Quelles en sont les causes ?

Les causes de l'arythmie sont difficiles à déterminer. On peut attribuer ce type de troubles à une maladie cardio-vasculaire. Une affection de la thyroïde ou des reins, certains médicaments, un mauvais équilibre en magnésium et en potassium dans l'organisme peuvent aussi y contribuer, ainsi que le stress et une forte consommation de caféine, d'alcool ou de tabac.

Les bienfaits des compléments nutritionnels

Certaines formes d'arythmie sont graves, il ne faut pas l'oublier. Les suppléments recommandés dans le tableau ci-contre sont destinés à compléter les médicaments classiques, non à les remplacer. N'interrompez jamais un traitement prescrit pour une maladie cardio-vasculaire sans demander l'avis du médecin. Tous les compléments figurant dans le tableau peuvent être pris ensemble, mais il revient au médecin de décider lesquels conviennent à votre cas et dans quel ordre vous devez les prendre. Ils mettent 1 semaine à agir, parfois plus longtemps.

Le **magnésium** fait souvent du bien aux personnes souffrant d'arythmie, leur organisme présentant généralement des difficultés à l'assimiler. Le magnésium joue un rôle capital dans la coordination du fonctionnement des nerfs (y compris ceux qui commandent les battements du cœur) et des muscles (dont le cœur). L'**aubépine,** plante utilisée depuis des siècles comme tonicardiaque, agit en augmentant le volume du sang qui afflue au

Un complément d'huiles de poisson peut être bénéfique aux personnes souffrant de certains malaises cardiaques.

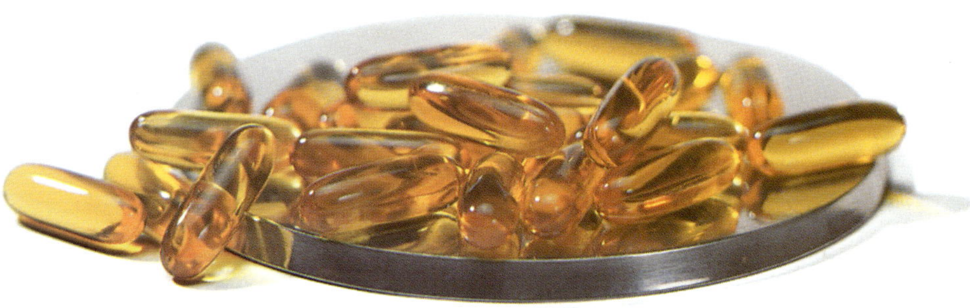

COMPLÉMENTS RECOMMANDÉS	
Magnésium	**Dose :** 400 mg 2 fois par jour. **Attention :** abstenez-vous en cas de maladie rénale.
Aubépine	**Dose :** 1 à 2 tasses d'infusion (10 min) par jour.
Valériane	**Dose :** 2 ou 3 gélules par jour. **À savoir :** préférez les gélules à la tisane, qui sent très mauvais.
Épine-vinette	**Dose :** 1 ou 2 tasses d'infusion (10 min) par jour.
Huiles de poisson	**Dose :** 2 capsules par jour, soit 600 mg d'acides gras oméga-3. **Attention :** ne dépassez pas la dose si vous prenez des anticoagulants.
Manganèse	**Dose :** 1 mg tous les matins. **À savoir :** souvent inclus dans les préparations de polyvitamines ou de minéraux.

Rappel : prenez en priorité les compléments indiqués en bleu. Vérifiez qu'ils ne vous sont pas déjà apportés par un autre complément nutritionnel – voir p. 181.

cœur ; elle rend les battements plus vigoureux et rétablit leur rythme. La **valériane,** mieux connue pour favoriser le sommeil, a également des effets bénéfiques sur le rythme et le tonus cardiaques et sur la tension artérielle. L'**épine-vinette** contient de la berbérine, qui contribue à apaiser les arythmies. L'action des **huiles de poisson** sur les maladies cardio-vasculaires fait l'objet de nombreuses études ; les premiers résultats laissent entendre qu'elles sont très efficaces dans les cas d'arythmie. Le **manganèse,** qui est un oligoélément, a une action bénéfique sur les nerfs. Enfin, les médecins prescrivent quelquefois des compléments de potassium pour prévenir l'arythmie mais, dans la plupart des cas, il vaut mieux consommer des fruits et des légumes pour obtenir l'apport nécessaire.

Que faire d'autre ?

☑ Réduisez votre consommation de caféine et d'alcool ou, mieux, essayez de vous en passer.

☑ Arrêtez de fumer. Aucun complément ne combattra les dommages que le tabac cause à long terme au système cardio-vasculaire.

☑ Faites régulièrement de l'exercice. La gymnastique et la marche fortifient le cœur.

☑ Luttez contre le stress. Les techniques de relaxation, comme le biofeed-back, peuvent être bénéfiques.

QUOI DE NEUF ?

Lors d'une étude menée au Danemark sur 55 patients ayant survécu à une attaque cardiaque, de l'huile de poisson gras en gélules a été administrée à un groupe, et de l'huile d'olive à un autre. Au bout de 3 mois, on a constaté chez les membres du premier groupe des améliorations significatives indiquant qu'ils étaient moins exposés que les autres au risque d'une arythmie grave.

D'après une étude très documentée en cardiologie, 232 personnes présentant de fréquentes anomalies du rythme cardiaque ont diminué les risques d'apparition de ces troubles en augmentant pendant 3 semaines seulement leur apport en magnésium et en potassium.

INFOS PLUS

- Certaines plantes peuvent également être utilisées en infusion ou en teinture. L'épine-vinette contient des berbérines, composants dont on a constaté l'effet bénéfique sur l'arythmie ; l'angélique renferme un mélange de substances qui a le même effet.
- Nombre de médecins préconisent de manger au moins 2 fois par semaine un poisson gras (saumon, maquereau, hareng ou sardine) pour diminuer les risques d'arythmie. Ils ont raison : ces poissons des eaux froides offrent une meilleure source d'acides gras oméga-3 que les gélules d'huile de poisson.

Asthme

En France, quelque 4 millions de personnes– un chiffre qui augmente chaque année – souffrent d'asthme, souvent toute leur vie durant. Cette maladie des poumons doit être traitée médicalement, mais plusieurs solutions s'offrent aux patients pour réduire la fréquence et la sévérité des crises.

Symptômes

- *Sensation non douloureuse d'oppression dans la poitrine.*
- *Sifflements accompagnant l'expiration.*
- *Essoufflement ou gêne respiratoire parfois soulagés par la position assise.*
- *Toux (souvent accompagnée de crachements).*
- *Agitation ou insomnie.*

CONSULTEZ LE MÉDECIN...

- Si vous présentez des symptômes d'asthme pour la première fois.
- Si vous n'êtes soulagé ni par les médicaments classiques ni par l'automédication.
- Si vous avez du mal à respirer, que votre pouls est rapide et que le bout de vos doigts bleuit. Ce dernier cas requiert des soins d'urgence.

ATTENTION : si vous suivez un traitement médical, consultez votre médecin avant de prendre des compléments.

Qu'est-ce que c'est ?

L'asthme est causé par le gonflement des alvéoles pulmonaires, qui gardent l'air prisonnier et rendent la respiration difficile. Pendant une crise, les bronchioles (extrémités des bronches) se contractent, entraînant la production de substances chimiques, telle l'histamine, qui a pour effet de stimuler l'inflammation, le gonflement et la sécrétion de mucus. Bien que les crises d'asthme soient en général sans gravité et facilement contrôlables par le patient lui-même, certaines peuvent aller jusqu'à l'étouffement. En France, l'asthme tue chaque année – directement ou indirectement – plusieurs milliers de personnes.

Quelles en sont les causes ?

Les crises d'asthme sont dues à des facteurs externes et/ou internes. Les premiers sont des allergènes – poils d'animaux de compagnie, aliments, poussières, acariens, insectes, pollen, fumée du tabac et autres polluants de l'environnement. Les seconds, moins facilement identifiables, sont, de ce fait, plus difficiles à éviter. Le stress, l'anxiété, les changements de température, l'exercice physique et les infections des voies respiratoires, des bronches en particulier, en font partie.

Les bienfaits des compléments nutritionnels

Les compléments figurant dans le tableau ci-contre sont destinés à servir d'adjuvants à des médicaments classiques. Un traitement médicamenteux ne doit jamais être interrompu sans l'avis d'un médecin. Les asthmatiques assimilent souvent mal la **vitamine C,** le **magnésium** et la **vitamine B6,** d'où des carences importantes. La vitamine C est le principal antioxydant présent dans le revêtement interne des voies respiratoires. Son action contre les oxydants inhalés par l'asthmatique semble être immédiate. Elle peut en outre empêcher les réac-

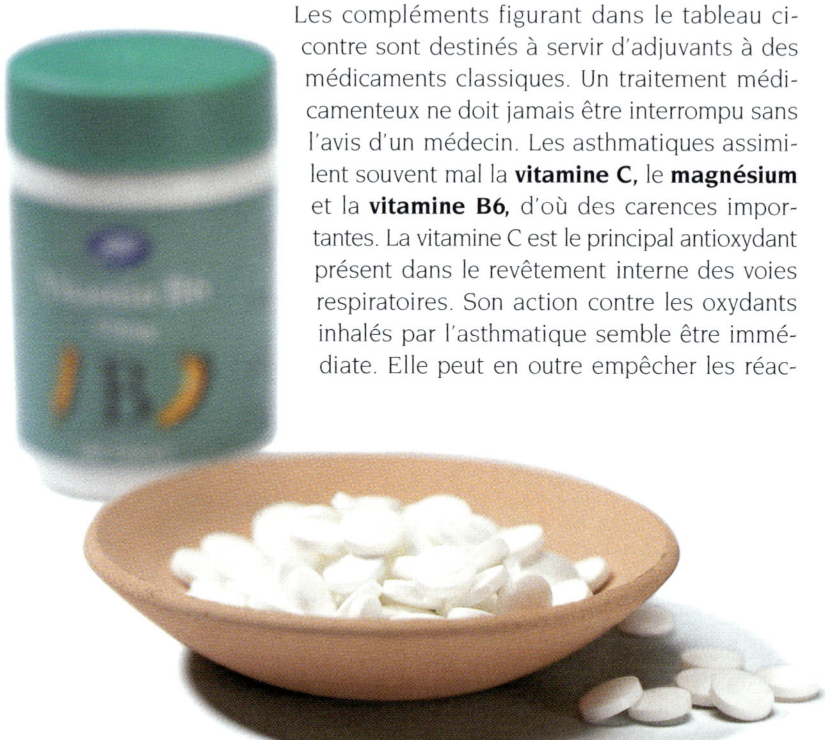

Prise régulièrement, la vitamine B6 soulage les symptômes de l'asthme, en particulier les sifflements accompagnant la respiration.

COMPLÉMENTS RECOMMANDÉS	
Vitamine C	**Dose :** 100 mg 2 fois par jour au cours des repas. **À savoir :** vous pouvez prendre de la vitamine C naturelle sous forme d'acérola.
Magnésium	**Dose :** 300 mg 2 fois par jour. **Attention :** à prendre pendant 6 semaines pour que l'apport soit adéquat ; s'abstenir en cas de maladie rénale.
Vitamine B6	**Dose :** 5 mg 2 fois par jour. **À savoir :** particulièrement importante si on vous a prescrit de la théophylline.
Huiles de poisson	**Dose :** 2 capsules par jour, soit 600 mg d'acides gras oméga-3. **Attention :** ne dépassez pas la dose si vous prenez des anticoagulants.
Réglisse	**Dose :** 200 mg d'extrait 2 fois par jour. **Attention :** la réglisse est un hypertenseur ; consultez votre médecin avant d'en prendre.

Rappel : prenez en priorité les compléments indiqués en bleu. Vérifiez qu'ils ne vous sont pas déjà apportés par un autre complément nutritionnel – voir p. 181.

tions allergiques en s'opposant à la sécrétion d'histamine. Elle est très efficace contre les crises d'asthme provoquées par l'exercice physique ; certaines études indiquent même qu'on évite les crises en en prenant avant l'effort. On obtient le même résultat avec le magnésium, qui empêche la contraction des muscles bronchiques. Il ressort d'autres études que les compléments de vitamine B6 atténuent les autres symptômes de l'asthme.

Les poissons gras des mers froides – saumon, maquereau, sardine et morue – ainsi que les **huiles de poisson** peuvent offrir une bonne protection contre l'asthme, car ils sont riches en acides aminés oméga-3, auxquels on attribue des propriétés anti-inflammatoires. Les expectorants comme la **réglisse** sont probablement bons pour les asthmatiques, ainsi que d'autres plantes comme le thym, le plantain, l'hysope et l'ail.

Que faire d'autre ?

☑ Notez la date et la nature de vos crises afin d'en déterminer les causes.
☑ Empêchez la poussière et le pollen de se déposer chez vous.
☑ Évitez les chats : leurs poils sont très allergisants.
☑ Tâchez de vous détendre. Les crises d'asthme peuvent être déclenchées par l'énervement et le stress.
☑ Traitez rapidement les rhumes et toute menace de grippe : vous réduirez les risques de crise.
☑ En hiver, couvrez-vous la bouche et le nez avec une écharpe pour ne pas inhaler directement l'air froid.
☑ Buvez au moins 8 verres d'eau par jour : cela contribue à fluidifier les mucosités.

LE SAVIEZ-VOUS?

Les oignons seraient bons contre l'asthme. Leurs composants sulfurés agissent comme des antibiotiques et dilatent les bronchioles.

INFOS PLUS

- Certaines substances contenues dans le thé vert réduiraient l'inflammation qui accompagne les crises d'asthme. Boire une tasse de thé vert très infusé peut aussi avoir un effet calmant. Vous pouvez en prendre plusieurs fois par jour sans danger, tout en prenant d'autres compléments nutritionnels et des remèdes à base de plantes.
- La pratique du yoga est bénéfique pour les asthmatiques. Elle est excellente pour la respiration et possède un effet calmant.
- Le débimètre de pointe, appareil peu onéreux, permet de mesurer la vitesse et la force avec laquelle on rejette l'air contenu dans les poumons. En comparant les chiffres obtenus avec ceux que vous indique le médecin ou ceux de précédents résultats, on peut souvent prévoir les crises 1 ou 2 jours à l'avance.

Bronchite

Lorsqu'elle survient après un rhume ou une grippe et pour une courte durée, la bronchite est dite aiguë. Elle est appelée chronique lorsqu'elle se manifeste sous une forme persistante et récidivante. Des compléments nutritionnels combattent efficacement les symptômes des deux formes.

Symptômes

Bronchite aiguë

- *Toux accompagnée d'expectorations blanches, jaunes ou verdâtres.*
- *Faible fièvre (37,8 °C au maximum).*
- *Gêne respiratoire, produisant des sons rauques (râles) qui changent ou cessent pendant la toux.*
- *Douleurs musculaires thoraciques déclenchées par la toux.*

Bronchite chronique

- *Toux persistante produisant des expectorations blanches, jaunes ou verdâtres, qui dure plus de 3 mois et récidive chaque année.*
- *Respiration sifflante (sibilance), essoufflement.*
- *Toux déclenchée par le moindre effort.*

CONSULTEZ LE MÉDECIN…

- Si une forte toux persiste jour et nuit.
- Si les mucosités deviennent plus foncées, plus épaisses ou plus abondantes.
- Si votre température dépasse 37,8 °C.
- Si vos difficultés respiratoires s'aggravent ou si vous crachez du sang.
- Si les symptômes persistent au-delà de 48 h.

ATTENTION : si vous suivez un traitement médical, consultez votre médecin avant de prendre des compléments.

Qu'est-ce que c'est ?

La bronchite est une inflammation de la trachée et des bronches, les voies respiratoires qui acheminent l'air vers les poumons. Elle se traduit par un épaississement des parois bronchiques qui entrave l'élimination de la poussière et des microbes par le mucus. L'accumulation des mucosités déclenche la toux. On distingue deux types de bronchites : la bronchite aiguë, qui se caractérise par une faible fièvre pendant quelques jours et une toux persistante, qui peut se prolonger plusieurs semaines et devenir productive ; la bronchite chronique, qui se manifeste par une toux accompagnée d'expectorations, qui dure plusieurs mois et récidive.

Quelles en sont les causes ?

La bronchite aiguë se présente généralement comme la complication d'un rhume ou d'une grippe. Les antibiotiques sont souvent sans effet car cette bronchite est rarement due à une infection bactérienne ; en détruisant les bactéries utiles à l'organisme, ils risquent même de renforcer la résistance des souches bactériennes aux antibiotiques. La bronchite chronique est provoquée par une irritation prolongée des poumons. Le tabagisme en constitue la première cause. Les fumeurs (même passifs), les travailleurs inhalant régulièrement des vapeurs chimiques et les personnes atteintes d'allergies chroniques souffrent souvent de bronchite chronique.

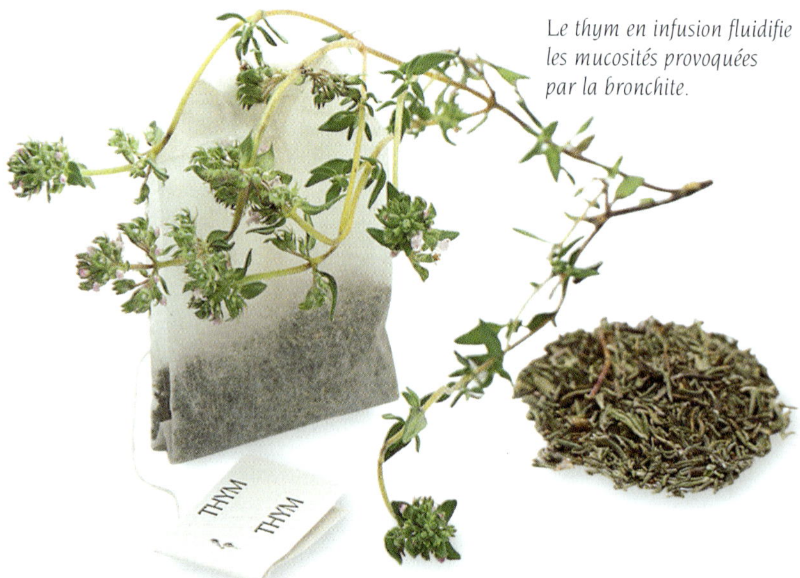

Le thym en infusion fluidifie les mucosités provoquées par la bronchite.

COMPLÉMENTS RECOMMANDÉS	
Vitamine C/ flavonoïdes	**Dose :** 100 mg de vitamine C et 250 mg de flavonoïdes 2 fois par jour. **À savoir :** vous pouvez prendre de la vitamine C naturelle sous forme d'acérola.
Thym	**Dose :** en infusion, 3 ou 4 tasses par jour. **À savoir :** utilisez 1 ou 2 cuill. à café pour 250 ml d'eau chaude ; parfumez avec du miel.
Hysope	**Dose :** en infusion, 10 g pour 500 ml d'eau. **À savoir :** à prendre en 3 fois dans la journée.
Plantain	**Dose :** en infusion, 1 cuill. à café de plante séchée pour une grande tasse d'eau, 2 ou 3 fois par jour.
Échinacée	**Dose pour bronchite aiguë :** 200 mg d'extrait 4 fois par jour. **Dose pour bronchite chronique :** 200 mg d'extrait 2 fois par jour. **Attention :** les doses sont données pour des produits titrés à 3,5 % d'échinacosides.

Rappel : prenez en priorité les compléments indiqués en bleu. Vérifiez qu'ils ne vous sont pas déjà apportés par un autre complément nutritionnel – voir p. 181.

Les bienfaits des compléments nutritionnels

La prise quotidienne d'une préparation polyvitaminée est utile pour éviter les rhumes et autres infections respiratoires. On complétera son action avec des compléments qui stimulent les défenses immunitaires, tout en facilitant l'expectoration. Les compléments soignant la bronchite aiguë ne seront pris que pendant la durée de la maladie, tandis que ceux qui combattent la bronchite chronique relèveront d'un traitement à long terme.

La **vitamine C** est particulièrement efficace pour lutter contre les virus qui attaquent le système respiratoire et pour contribuer à la guérison des lésions des poumons. Associez-la aux **flavonoïdes** (ou bioflavonoïdes), qui sont de puissants antioxydants dotés de propriétés antivirales, anti-inflammatoires et antiradicalaires. En cas de crise aiguë, buvez une infusion de **thym** pour fluidifier les mucosités. D'autres plantes peuvent remplacer le thym ou lui être associées, comme l'aunée, l'**hysope,** le **plantain** et l'angélique. Vous pouvez les prendre seules ou en mélange.

L'**échinacée** est une plante aux propriétés antibactériennes et antivirales, qui stimule les défenses immunitaires ; elle a un rôle préventif efficace contre la bronchite aiguë et peut être utilisée pour traiter la bronchite chronique ou saisonnière. Les champignons asiatiques, enfin, ont une action anti-inflammatoire efficace.

Que faire d'autre ?

- ☑ Arrêtez de fumer et évitez les lieux enfumés.
- ☑ Buvez beaucoup (jus de fruits dilués, tisanes...), car la déshydratation épaissit le mucus et rend l'expectoration plus difficile.
- ☑ N'utilisez pas de produits en aérosols, qui irritent les voies respiratoires.
- ☑ Si vous souffrez de bronchite chronique, évitez de sortir pendant les périodes de forte pollution atmosphérique.

LE SAVIEZ-VOUS ?

La France est très touchée par la bronchite chronique, qui constitue la deuxième cause d'arrêt maladie, soit plus de 30 millions de journées de travail par an.

INFOS PLUS

- Les personnes souffrant de bronchite chronique ressentent souvent une gêne respiratoire en mangeant. Il est donc préférable pour elles d'éviter les aliments difficiles à mastiquer tels que la viande et les légumes crus.
- Les antihistaminiques et les vasoconstricteurs sont peu efficaces pour soigner les troubles pulmonaires. Ils peuvent même aggraver les symptômes car ils ont tendance à dessécher et à épaissir le mucus, qui devient alors plus difficile à expectorer.

Brûlures

La plupart des brûlures accidentelles se soignent aisément à domicile. Des pommades à base de plantes lénifiantes peuvent être associées à la prise par voie orale de plusieurs vitamines, minéraux et autres compléments afin de favoriser la cicatrisation et de prévenir les infections.

Symptômes

Brûlures superficielles (1er degré)

- *Douleur, rougeur.*
- *Légère tuméfaction possible.*

Brûlures intermédiaires (2e degré)

- *Douleur intense, rougeur, cloques.*
- *Tuméfaction plus ou moins forte.*

Brûlures profondes (3e degré)

- *Aucune douleur immédiate ni saignement.*
- *Peau carbonisée, blanchâtre ou rouge.*
- *Absence de cloques, mais tuméfaction très importante.*

CONSULTEZ LE MÉDECIN...

- En cas de brûlure grave causée par une flamme, l'électricité ou des produits chimiques.
- Si la brûlure, même superficielle, est très étendue ou très douloureuse.
- En cas de brûlures du 2e degré aux mains ou au visage, ou couvrant une zone de peau de plus de 5 cm.
- En cas de fièvre, vomissements, refroidissement ou gonflement des ganglions ; si les cloques contiennent du pus ou si une odeur désagréable émane de la brûlure (signes d'infection).
- Si vous avez le moindre doute sur la gravité de la brûlure.

ATTENTION : si vous suivez un traitement médical, consultez votre médecin avant de prendre des compléments.

Qu'est-ce que c'est ?

Une brûlure est une lésion des tissus causée par une source de chaleur : flamme, eau bouillante, électricité, produits chimiques... La plupart des brûlures se produisent à domicile, et certaines nécessitent une hospitalisation d'urgence. Une brûlure peut être superficielle, intermédiaire ou profonde. Les coups de soleil sont des brûlures superficielles (1er degré), car ils n'affectent que la couche externe de la peau, alors que les brûlures intermédiaires (2e degré) atteignent la peau en profondeur. Quant aux brûlures profondes (3e degré), elles détruisent toutes les couches de la peau, ainsi que les tissus sous-jacents (muscles, nerfs...). Elles font toujours l'objet d'une urgence médicale et nécessitent des soins spécialisés, notamment des greffes de peau, pour permettre la guérison et réduire l'étendue des cicatrices.

Quelles en sont les causes ?

Les brûlures les plus courantes sont causées par de l'eau ou de l'huile bouillantes, des ustensiles de cuisine brûlants, des aliments très chauds ou une exposition excessive au soleil. Les brûlures par le feu, la vapeur ou les produits chimiques sont souvent plus graves. Les brûlures d'origine électrique, dues à un défaut d'isolation d'une installation électrique, sont trompeuses car elles peuvent engendrer des lésions de la peau peu étendues, mais très profondes.

Réputé pour ses vertus apaisantes, le gel d'aloe vera est l'un des remèdes naturels les plus efficaces contre les brûlures.

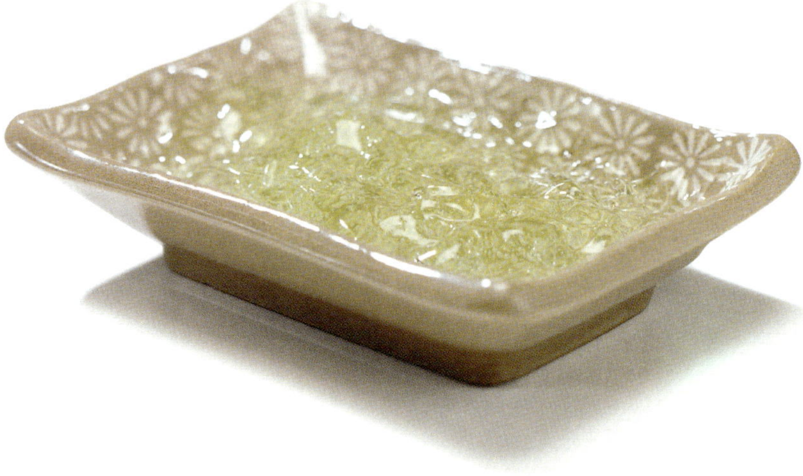

COMPLÉMENTS RECOMMANDÉS

Gel d'aloe vera	**Dose :** appliquez sur les brûlures aussi souvent que nécessaire. **À savoir :** utilisez des feuilles fraîches d'aloès ou un gel vendu dans le commerce.
Crème au souci	**Dose :** appliquez la crème sur les brûlures. **À savoir :** appelée aussi crème au marigold.
Centella	**Dose :** 200 mg d'extrait 2 fois par jour. **À savoir :** utilisez un extrait dosé à 10 % d'asiaticosides.
Vitamine C	**Dose :** 200 mg 2 fois par jour jusqu'à la guérison de la brûlure. **À savoir :** vous pouvez prendre de la vitamine C naturelle sous forme d'acérola.
Vitamine E	**Dose :** 20 mg par jour jusqu'à la guérison de la brûlure. **À savoir :** l'application locale d'une crème contenant de la vitamine E permet d'éviter ou de réduire les cicatrices.
Zinc	**Dose :** 20 mg par jour. **À savoir :** si vous prenez du zinc pendant plus de 1 mois, choisissez un complément contenant 2 mg de cuivre.
Camomille	**Dose :** préparez une infusion forte avec 2 à 3 cuill. à café de plante séchée pour 25 cl d'eau bouillante ; prenez 2 ou 3 tasses par jour. **À savoir :** en compresse, faites refroidir rapidement au congélateur ou avec des glaçons et appliquez un linge propre imbibé d'infusion sur la brûlure pendant environ 15 min.

Rappel : prenez en priorité les compléments indiqués en bleu. Vérifiez qu'ils ne vous sont pas déjà apportés par un autre complément nutritionnel – voir p. 181.

Les bienfaits des compléments nutritionnels

Seules les brûlures superficielles et certaines brûlures du 2e degré peu étendues peuvent être soignées à domicile. Pour calmer une brûlure, plongez la partie brûlée dans de l'eau froide pendant environ 15 min (en prenant soin de ne pas percer les cloques) ou appliquez des compresses froides. Enduisez ensuite la brûlure de **gel d'aloe vera** ou de pommade au millepertuis ; vous pouvez aussi appliquer une compresse imprégnée d'infusion de **camomille** ou d'huile essentielle de lavande pour soulager la douleur et l'inflammation. Appliquez enfin sur les zones à vif une **crème au souci** et recouvrez-les d'une compresse.

Pour accélérer la cicatrisation, vous prendrez des compléments nutritionnels pendant 1 à 2 semaines. L'association de la **centella** (qui favorise la formation du tissu conjonctif de la peau), des **vitamines C** et **E** et du **zinc** se révèle bénéfique pour stimuler la réponse immunitaire, guérir les tissus et éviter les cicatrices.

Que faire d'autre ?

- ☑ Une fois par jour, nettoyez délicatement la brûlure au savon de Marseille, sans percer les cloques ; rincez bien. Couvrez la plaie d'une compresse de gaze stérile pour la maintenir au sec et la protéger des bactéries.
- ☑ Buvez beaucoup pendant la cicatrisation de la peau.
- ☑ Évitez les douches chaudes et le soleil.

QUOI DE NEUF ?

Le gel d'aloe vera accélère considérablement la cicatrisation, ainsi que l'a confirmé une étude portant sur 27 personnes atteintes de brûlures au 2e degré. Les patients traités avec de l'aloe vera ont été guéris en 12 jours en moyenne, contre 18 jours pour ceux qui portaient une simple compresse de gaze stérile.

LE SAVIEZ-VOUS ?

Le beurre est un remède de grand-mère à proscrire en cas de brûlure. Comme tous les produits gras ou huileux, il entretient l'humidité, ralentit la cicatrisation et augmente les risques d'infection.

INFOS PLUS

- À défaut d'aloe vera ou de camomille pour soigner une brûlure, essayez la pomme de terre crue. Posez quelques rondelles sur la lésion et changez-les plusieurs fois (toutes les 2 ou 3 min), puis appliquez une compresse. L'amidon de la pomme de terre forme une couche protectrice qui contribue à apaiser la brûlure.
- Le lait se révèle également assez efficace comme remède de premier secours en cas de brûlures légères. Imbibez-en une serviette en éponge ou un morceau de tissu de coton, puis appliquez le linge sur la brûlure pendant environ 15 min. Répétez cette opération toutes les 2 à 6 h. Rincez bien la peau entre chaque application pour éviter les odeurs de lait aigre.

Calculs biliaires

Près de 10 % des adultes souffrent de calculs biliaires. Une alimentation riche en fibres, assortie de compléments nutritionnels, permet souvent de prévenir leur apparition, de soulager les douleurs qu'ils entraînent ou même de dissoudre ces calculs gênants.

Symptômes

- *Douleur intermittente dans la partie supérieure droite de l'abdomen. La douleur survient de façon caractéristique après un repas, dure de 30 min à 4 h et peut s'étendre au dos, à la poitrine ou à l'épaule droite.*
- *Nausées et vomissements accompagnent parfois la douleur, ainsi que, dans certains cas, de la dyspepsie, des flatulences ou des ballonnements.*

CONSULTEZ LE MÉDECIN...

- Si vous commencez à ressentir de violentes douleurs abdominales ou une douleur accompagnée de nausées, de vomissements ou de fièvre. L'un de ces symptômes peut révéler une inflammation de la vésicule biliaire ou une obstruction du conduit cystique, nécessitant toutes deux une intervention médicale d'urgence.

ATTENTION : si vous suivez un traitement médical, consultez votre médecin avant de prendre des compléments.

Qu'est-ce que c'est ?

Les calculs biliaires sont de petites concrétions de cholestérol, de calcium ou d'autres substances qui se forment dans la vésicule biliaire, organe en forme de poire situé dans la partie supérieure droite de l'abdomen, juste sous le foie. La vésicule stocke et concentre la bile, fluide épais d'un jaune verdâtre produit par le foie, et finit par la libérer dans l'intestin grêle, par le canal cholédoque, pour faciliter la digestion des graisses. Les calculs se forment lorsque la bile contient des taux très élevés de cholestérol, d'acides biliaires et de pigments, entre autres. Minuscules ou de la taille d'une balle de golf, les calculs ne se manifestent souvent par aucun symptôme et ne requièrent aucun traitement. Il arrive pourtant qu'ils bouchent le canal cholédoque ou enflamment la vésicule biliaire, ce qui provoque une douleur abdominale intense et nécessite une intervention médicale d'urgence.

Quelles en sont les causes ?

La cause exacte des calculs biliaires reste inconnue, mais une alimentation pauvre en fibres et riche en graisses, une intervention chirurgicale à l'intestin, une entérocolite ou d'autres dérèglements du système digestif peuvent contribuer à leur formation. Ces calculs se produisent plutôt à partir de 40 ans et touchent 3 fois plus de femmes que d'hommes. L'obésité et l'amaigrissement rapide sont directement mis en cause dans leur formation. Il semble enfin exister un facteur génétique.

Les bienfaits des compléments nutritionnels

Les compléments présentés dans le tableau ci-contre sont tous capables de prévenir ou de dissoudre les calculs biliaires. Un traitement de 3 mois peut suffire à dissoudre de petits calculs déjà formés. Quant aux compléments indiqués en bleu, ils peuvent également se prendre à long terme pour prévenir les crises.

Un complément de **vitamine C** permettra d'abaisser le taux de cholestérol biliaire et de réduire ainsi les risques de formation de calculs. Il est conseillé de l'associer à divers autres compléments. Choisissez en toute

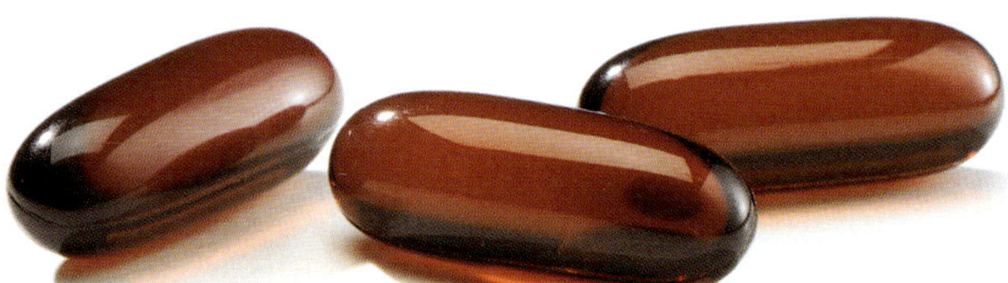

Des capsules molles de composé lipotrope peuvent prévenir la formation de certains calculs dans la vésicule.

COMPLÉMENTS RECOMMANDÉS

Vitamine C	**Dose :** 100 mg 2 fois par jour. **Attention :** prenez de préférence de la vitamine C naturelle sous forme d'acérola.
Composé lipotrope	**Dose :** 1 ou 2 comprimés ou capsules molles 2 fois par jour. **Attention :** choisissez un composé contenant 250 mg d'extrait de chardon-Marie (complétez l'apport au besoin), de la choline, de l'inositol, de la méthionine et du pissenlit.
Lécithine	**Dose :** 2 gélules 2 fois par jour. **À savoir :** vous pouvez remplacer les gélules par 2 cuill. à café de granulés, 1 fois par jour, avant les repas.
Huile essentielle de menthe poivrée	**Dose :** 2 capsules molles 2 fois par jour. **À savoir :** choisissez des capsules gastrorésistantes ; prenez-les entre les repas. **Attention :** bien respecter les dates de péremption.
Psyllium	**Dose :** 1 cuill. à soupe de poudre, dissoute dans de l'eau ou du jus de fruits, 2 fois par jour. **Attention :** buvez beaucoup d'eau au cours de la journée.

Rappel : prenez en priorité les compléments indiqués en bleu. Vérifiez qu'ils ne vous sont pas déjà apportés par un autre complément nutritionnel – voir p. 181.

tranquillité un **composé lipotrope** (qui métabolise les graisses) à base de chardon-Marie, de choline, d'inositol, de méthionine et de pissenlit, pour stimuler la fonction hépatique et réguler le flux des graisses et de la bile issue du foie et de la vésicule biliaire. Ainsi, le chardon-Marie modifie la composition de la bile de telle sorte qu'il facilite la dissolution des calculs biliaires et l'élimination des concrétions éventuelles déjà formées. La choline et l'inositol (classés parmi les vitamines du groupe B) ainsi que la méthionine, un acide aminé, contribuent au métabolisme des graisses et du cholestérol, en même temps qu'ils dynamisent les fonctions hépatique et biliaire. La méthionine pourrait élever le taux d'un autre acide aminé, la taurine, qui améliore le flux biliaire et aide à dissoudre les calculs. La choline et l'inositol sont par ailleurs indispensables à la production de **lécithine,** composant gras de la bile, dont une déficience peut causer la formation de calculs.

On peut joindre au composé lipotrope d'autres compléments simples ou associés. Les capsules molles d'**huile essentielle de menthe poivrée** ont les mêmes effets dissolvants. Des doses quotidiennes de **psyllium** peuvent faciliter le transit intestinal et empêcher la formation de calculs. Vous pouvez enfin recourir à la racine de pissenlit (préparez une tisane avec 1 cuill. à café de racine en poudre et buvez-en 3 fois par jour) et à l'artichaut (prenez 500 mg d'extrait à 15 % de cynarine, 3 fois par jour).

Que faire d'autre ?

☑ Adoptez un régime alimentaire riche en fibres et pauvre en glucides raffinés, sucres et graisses. Les fruits et légumes, le son et la pectine (présente dans la pomme, la banane, le chou, la carotte, l'orange, les pois...) peuvent aider à prévenir et à dissoudre les calculs biliaires.

☑ Surveillez votre poids et buvez de l'eau en abondance.

QUOI DE NEUF ?

Une étude récente a révélé que la prise de compléments de vitamine C associée à celle, occasionnelle, de boissons alcoolisées divisait par deux le risque de calculs biliaires chez les femmes ménopausées. Les chercheurs ont émis l'hypothèse qu'une consommation modérée d'alcool pourrait améliorer la capacité de la vitamine C à abaisser le taux de cholestérol de la bile et à réduire ainsi les risques de formation de calculs.

Des tests consacrés aux effets du chardon-Marie sur les calculs biliaires montrent que les patients traités par cette plante présentent un taux de cholestérol biliaire nettement réduit.

LE SAVIEZ-VOUS ?

Des anthropologues ont découvert une trentaine de calculs biliaires dans le corps momifié d'une prêtresse égyptienne ayant vécu vers 1500 av. J.-C. Les régimes riches en graisses et pauvres en fibres ne datent pas d'aujourd'hui...

INFOS PLUS

- La première ablation chirurgicale de la vésicule biliaire eut lieu en 1882. Cette intervention, qui se fait par chirurgie abdominale conventionnelle ou par microchirurgie, reste le meilleur moyen de traiter médicalement les calculs accompagnés de symptômes. Les compléments naturels pourraient pourtant constituer une solution intermédiaire de choix à ces procédés radicaux.

Canal carpien (syndrome du)

Des douleurs dans le poignet ou des fourmillements dans les mains, c'est ce qui caractérise le syndrome du canal carpien. Connu depuis les années 1880, ce syndrome est considéré comme une maladie des temps modernes.

Symptômes

- *Engourdissement ou fourmillement dans les doigts, excepté l'auriculaire.*
- *Élancements dans le poignet et l'avant-bras pouvant irradier dans le bras jusqu'à l'épaule et au cou.*
- *Faiblesse musculaire de la main ; difficulté à saisir et à tenir des objets.*
- *Sensation de gonflement des doigts, alors qu'aucune enflure n'est visible.*

CONSULTEZ LE MÉDECIN...

- **Si vos doigts sont raides et douloureux : vous souffrez peut-être d'arthrite.**
- **Si vos douleurs dans le poignet perturbent vos activités.**
- **Si l'engourdissement et la douleur persistent malgré le repos et un traitement à base de compléments nutritionnels : une injection locale de corticostéroïdes ou une petite intervention chirurgicale sont peut-être à envisager pour soulager la compression du nerf médian.**

ATTENTION : si vous suivez un traitement médical, consultez votre médecin avant de prendre des compléments.

Qu'est-ce que c'est ?

Les os et les ligaments du poignet forment un passage rigide appelé canal carpien, traversé par le nerf médian et les tendons des muscles du bras et de la main. Le nerf médian contrôle les mouvements et la sensibilité d'une grande partie de la main. Une luxation ou tout autre traumatisme du poignet, un œdème ou un gonflement des ligaments ou des tendons peuvent entraîner un rétrécissement du canal carpien. Il en résulte une compression du nerf médian qui est à l'origine des douleurs, de l'engourdissement et de la faiblesse de la main, en particulier des trois premiers doigts.

L'apparition des symptômes peut être progressive ou soudaine, et les douleurs sont souvent plus aiguës la nuit : elles réveillent 95 % des sujets atteints. Les troubles peuvent disparaître spontanément au bout de quelques jours ou persister pendant plusieurs mois ; ils nécessitent alors une intervention médicale.

Quelles en sont les causes ?

Le syndrome du canal carpien est souvent causé par des mouvements répétitifs et prolongés des mains ou des doigts (dactylographie, travail à la chaîne, pratique d'un instrument de musique...). Toute activité impliquant une utilisation intensive des mains peut provoquer une inflammation des tendons ou des ligaments du poignet, qui augmentent alors de volume et compriment le nerf médian.

Les modifications hormonales induites par la pilule contraceptive, la grossesse ou la ménopause favorisent la rétention hydrique, laquelle peut déclencher ou aggraver les symptômes : le syndrome du canal carpien touche 3 fois plus les femmes que les hommes, et il est particulièrement répandu chez les femmes très fortes âgées de 30 à 60 ans qui ont eu des enfants. Un traumatisme local, ainsi que des affections générales, comme le diabète, l'hypothyroïdie, la maladie de Raynaud ou la polyarthrite rhumatoïde, peuvent être responsables de ce syndrome.

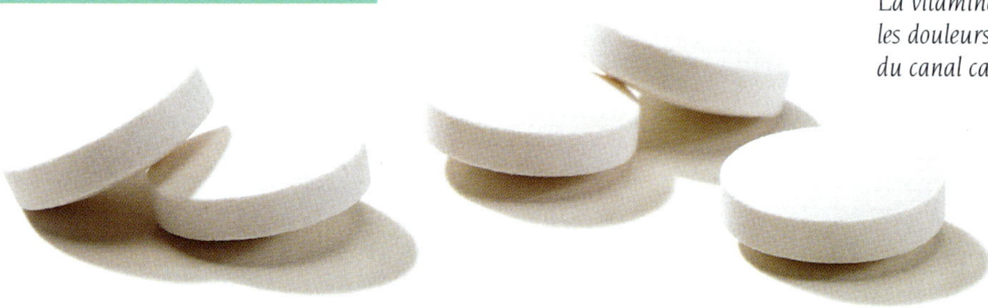

La vitamine B6 peut soulager les douleurs causées par le syndrome du canal carpien.

COMPLÉMENTS RECOMMANDÉS

Vitamine B6	**Dose :** 10 mg 2 fois par jour jusqu'à la disparition des symptômes. **Attention :** un apport quotidien trop élevé pendant une longue période peut provoquer des troubles nerveux ; ne dépassez pas les doses recommandées.
Broméline	**Dose :** 500 mg 2 à 3 fois par jour en période de crise ; réduire la dose à 250 mg 2 fois par jour quand les douleurs diminuent. **À savoir :** à prendre avant les repas.
Curcuma	**Dose :** 400 mg d'extrait sec 3 fois par jour. **À savoir :** titré à 95 % de curcumine ; à utiliser de préférence en combinaison avec de la broméline.
Écorce de saule blanc	**Dose :** 1 ou 2 cuill. à café d'écorce séchée en infusion (10 min) dans 250 ml d'eau bouillante, 2 ou 3 fois par jour. **Attention :** cette infusion contient de l'acide acétylsalicylique, c'est-à-dire de l'aspirine ; à forte dose, elle est anticoagulante.

Rappel : vérifiez que certaines de ces doses ne vous sont pas déjà apportées par un autre complément nutritionnel – *voir p. 181.*

Les bienfaits des compléments nutritionnels

Plusieurs études indiquent qu'une subcarence en **vitamine B6** pourrait favoriser l'engourdissement et les douleurs provoqués par le syndrome du canal carpien. Cette vitamine intervient en effet dans l'entretien des tissus nerveux, atténue les inflammations et améliore la circulation.

Vous pouvez l'associer à la **broméline,** une puissante enzyme présente dans l'ananas, très efficace pour combattre les inflammations et les douleurs qu'elles provoquent. Une combinaison de vitamine B6 et de broméline donne de meilleurs résultats que chaque complément pris individuellement. Le **curcuma,** une plante de la famille du gingembre, contribue aussi à réduire les gonflements car il contient un pigment jaune, la curcumine, doté de vertus anti-inflammatoires. Quand il est associé à la broméline, l'action de chacune de ces substances est renforcée. Le curcuma est cher, mais il a l'avantage de pouvoir être pris de façon prolongée sans danger. Vous réduirez les doses de moitié quand les symptômes commenceront à s'atténuer. Enfin, l'**écorce de saule blanc,** en apportant des salicylates, exerce également une activité anti-inflammatoire appréciable.

Que faire d'autre ?

☑ Faites régulièrement des pauses lorsque vous pratiquez une activité manuelle impliquant un mouvement répétitif, comme le tricot ou la dactylographie. Arrêtez-vous au moins 1 fois par heure pour vous masser les doigts et vous frotter les mains.

☑ Appliquez de la glace sur vos poignets pour atténuer les douleurs et réduire l'inflammation. Utilisez une poche de glace souple, ou éventuellement un sac de petits pois surgelés, que vous laisserez en contact avec votre poignet pendant 10 min par heure.

☑ Surélevez vos poignets sur un oreiller lorsque vous êtes allongé.

QUOI DE NEUF ?

Si vous prenez des compléments de vitamine C à forte dose (plus de 500 mg par jour), vous êtes davantage exposé au syndrome du canal carpien, à moins que votre organisme présente un taux élevé de vitamine B6. Une étude réalisée auprès de 441 personnes carencées en vitamine B6 a montré que les sujets qui prenaient de la vitamine C tous les jours avaient plus de risques d'être atteints de ce syndrome que ceux qui n'en prenaient pas.

INFOS PLUS

- L'acide acétylsalicylique (aspirine) a été, on le sait, extrait la première fois de l'écorce du saule. Certains adeptes de la théorie des signatures disent que le saule produit cette molécule comme antidote à l'action de l'humidité ambiante, et y voient une relation avec sa capacité à soigner les rhumatisants...
- Le sel favorise la rétention hydrique, qui provoque des gonflements et aggrave les symptômes du syndrome du canal carpien. Réduire sa consommation de sel peut être un moyen de soulager ses douleurs.
- En 1998, une étude réalisée sur 8 semaines à l'université de Pennsylvanie (États-Unis) a montré que les exercices d'étirement du yoga se révélaient plus efficaces que la pose d'une attelle sur le poignet pour réduire les douleurs du syndrome du canal carpien.

Cancer
Prévention et traitement

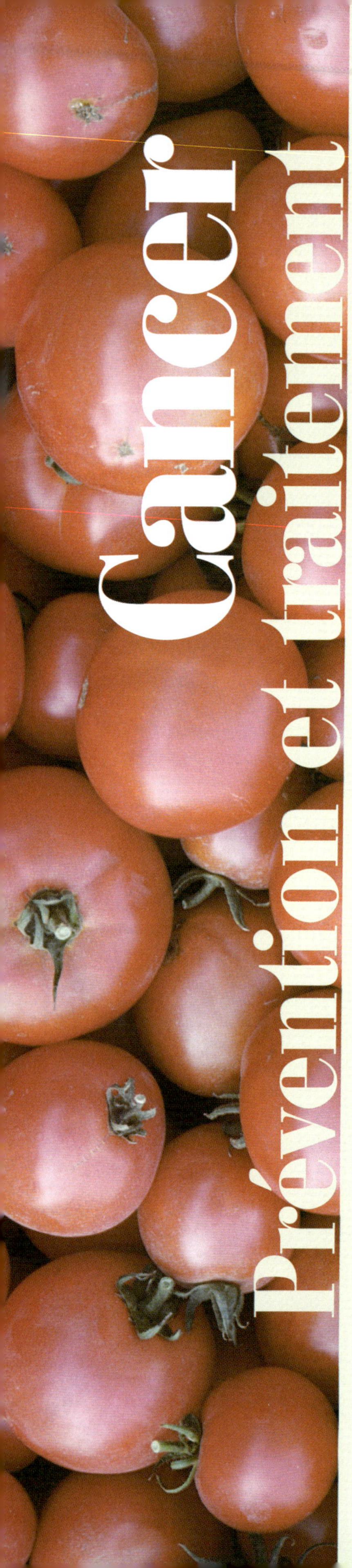

Une bonne alimentation constitue, certes, la meilleure protection contre le cancer. À défaut d'un régime idéal, les compléments nutritionnels peuvent exercer une action préventive, renforcer l'efficacité des traitements anticancéreux et réduire leurs effets secondaires.

En France, une personne sur trois risque d'être atteinte d'un cancer. Or, une meilleure hygiène de vie permettrait d'éviter jusqu'à 70 % de ces cancers *(voir p. 15-22)*.

UNE PROLIFÉRATION ANARCHIQUE DES CELLULES

Le cancer résulte d'un dérèglement du mécanisme de la multiplication cellulaire : des cellules se divisent de façon anarchique, envahissant et endommageant les tissus sains. En général, les défenses immunitaires identifient ces cellules anormales et les détruisent. Mais si l'une d'elles échappe à leur surveillance, elle peut développer une tumeur.

Les cellules cancéreuses peuvent quitter la tumeur et se greffer sur d'autres organes en passant par les voies sanguines ou lymphatiques. Si elles ne sont pas détruites, elles envahissent les tissus sains.

LE RÔLE DES RADICAUX LIBRES

Bien que le mécanisme de transformation d'une cellule en cellule cancéreuse n'ait pas encore été parfaitement identifié, on sait que des molécules appelées radicaux libres peuvent, si elles sont en excès, altérer les gènes de nos cellules et provoquer un cancer. Les radicaux libres, fabriqués en quantité contrôlée par l'organisme, se multiplient sous l'action de certains facteurs tels le tabac, les mauvaises habitudes alimentaires, l'abus d'alcool, l'exposition excessive au soleil et l'usage exagéré des médicaments. Certains virus, le stress et des facteurs héréditaires peuvent aussi engendrer un tel phénomène.

POUR RÉDUIRE LES RISQUES

À FAIRE

- ***Surveiller son poids*** *(voir p. 302-305)*. Les graisses ne doivent pas dépasser un tiers de l'apport calorique quotidien.
- ***Manger chaque jour des fruits et des légumes,*** bonnes sources d'antioxydants.
- ***Manger plus de fibres,*** qui aident à éliminer les substances cancérigènes de l'organisme.

À ÉVITER

- ***Le tabac.*** Grand responsable du cancer des poumons, il peut aussi provoquer ceux du larynx, du pharynx, de l'œsophage,

> **INDICE DE MASSE CORPORELLE (IMC)**
>
> **Pour évaluer votre corpulence, calculez votre indice de masse corporelle : divisez votre poids en kilos par le carré de votre hauteur en mètre. Chez l'adulte, l'IMC doit être compris entre 20 et 25.**

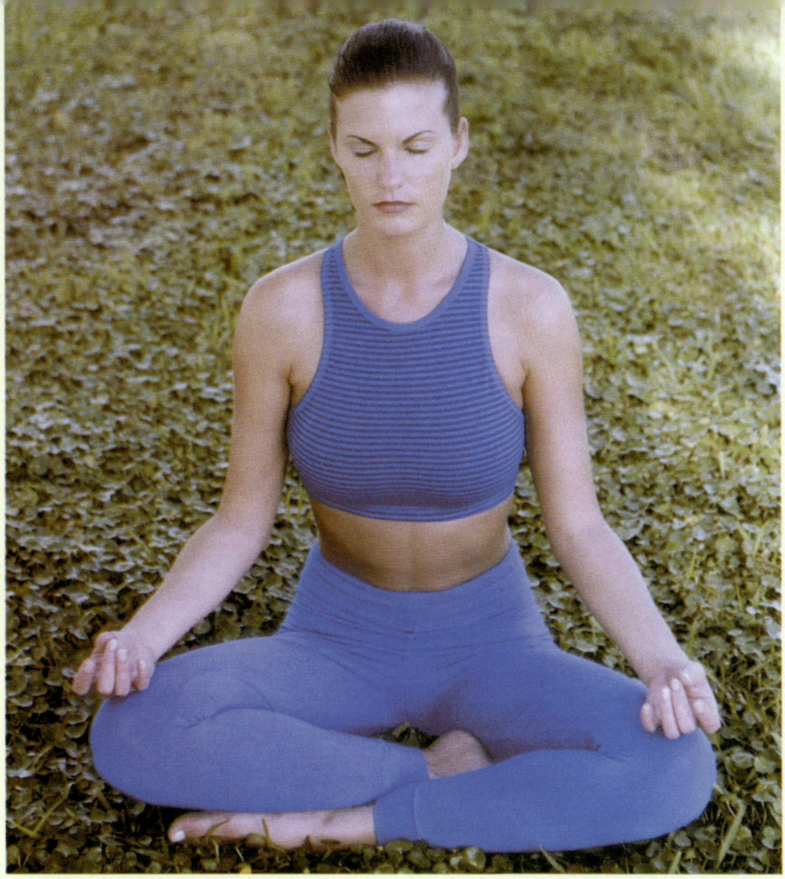

de la vessie, de l'estomac, du pancréas et du col de l'utérus.

■ ***Les bains de soleil sans protection.*** Ils favorisent les cancers de la peau.

■ ***L'abus de viande rouge*** pourrait accroître les risques de cancer du côlon.

■ ***Une consommation exagérée d'aliments très salés, fumés ou cuits au barbecue.*** L'excès de sel favorise le développement du cancer de l'estomac, tandis que les aliments grillés contiennent des substances cancérigènes.

■ ***Une consommation excessive d'alcool.*** Ne dépassez pas les doses recommandées *(voir p. 22)*.

LE RÔLE PRÉVENTIF DES COMPLÉMENTS

■ La vitamine C et les flavonoïdes protègent des cancers du col de l'utérus, des poumons, de la bouche, de l'œsophage, du pancréas et de l'estomac.

■ La vitamine E aide à prévenir l'apparition des cancers du sein, du côlon et de la prostate.

■ Le sélénium et l'extrait de thé vert exercent une action protectrice globale.

■ Une combinaison de caroténoïdes naturels complète l'action des autres antioxydants d'origine alimentaire.

MIEUX PROFITER DES TRAITEMENTS

La chirurgie, la radiothérapie et la chimiothérapie sont des armes très puissantes contre le cancer. Les médecines douces n'étant pas reconnues dans ce domaine, elles ne doivent être employées que pour renforcer l'action des traitements et en réduire les effets secondaires. À l'aide d'un complément polyvitaminique, on palliera les carences entraînées par la perte d'appétit. Pour renforcer les cellules saines affaiblies par la radiothérapie et la chimiothérapie, on optera pour la vitamine A, les vitamines C et E, aux vertus antioxydantes, un mélange de caroténoïdes et le sélénium. Les cellules résisteront mieux aux radicaux libres en excès et s'opposeront au développement de nouvelles cellules cancéreuses. Enfin, des phytonutriments issus de plantes comme l'échinacée et les champignons *Grifola frondosa* ont des vertus anticancéreuses. On peut les prendre pendant la chimio ou la radiothérapie pour maintenir un taux élevé de leucocytes (ou globules blancs, anti-infectieux) dans le sang.

LES SIGNES D'ALARME

Si vous avez l'un des symptômes suivants depuis 15 jours, consultez un médecin sans attendre.

■ Une grosseur sous la peau ; les grosseurs, notamment dans le sein, exigent un examen médical.

■ Un grain de beauté qui change de forme, de taille ou de couleur.

■ Une plaie, une croûte ou une ulcération qui ne cicatrisent pas.

■ Des saignements inhabituels.

■ Un amaigrissement brutal (contrôlé par la mesure de l'IMC) ou une fatigue intense.

■ Un enrouement ou une toux qui persistent.

■ Un changement dans la fréquence et le contenu des selles ou de la miction.

Candidose vaginale

La candidose vaginale peut avoir des causes multiples d'origine alimentaire, hormonale ou, même, vestimentaire. Les compléments permettent de renforcer les défenses de l'organisme contre le développement excessif de levures vaginales.

Symptômes

- *Démangeaisons génitales intenses.*
- *Inflammation et rougeur de la région génitale externe.*
- *Sécrétion vaginale blanche, crémeuse ou épaisse, inodore ou à odeur de levure.*

CONSULTEZ LE MÉDECIN...

- Si vous constatez pour la première fois l'un des symptômes énumérés ci-dessus.
- Si la sécrétion vaginale a une odeur forte, nauséabonde, ou est teintée de sang.
- Si les symptômes ne disparaissent pas au bout de 5 jours d'automédication.
- Si la candidose récidive dans les 2 mois.

ATTENTION : si vous suivez un traitement médical, consultez votre médecin avant de prendre des compléments.

Qu'est-ce que c'est ?

La candidose est une infection due aux champignons *Candida albicans*, normalement présents dans l'organisme en quantités limitées et inoffensives. Dans certaines conditions, la levure se multiplie rapidement et provoque irritations et sécrétions. Les *Candida albicans*, comme la plupart des champignons, se développent en milieu humide, comme le vagin. D'autres espèces du groupe *Candida* peuvent aussi engendrer des mycoses.

Quelles en sont les causes ?

La moindre perturbation de l'équilibre des levures et bactéries ou du pH (rapport acide/base) du vagin crée des conditions idéales pour le développement incontrôlé de levures. Le port d'un pantalon serré ou de sous-vêtements synthétiques, des modifications hormonales au cours de la grossesse, la prise de la pilule contraceptive ou l'usage de spermicides, ou encore le diabète suffisent à modifier la flore vaginale.

En outre, les mycoses se développent plus facilement en cas d'affaiblissement du système immunitaire par une maladie, le stress ou un manque de sommeil, ou encore si l'immunité est gravement compromise par le VIH ou une chimiothérapie. Elles sont aussi favorisées par la prise d'antibiotiques comme l'ampicilline ou la tétracycline, qui détruisent non seulement les bactéries responsables de la maladie, mais également les bactéries saines chargées du contrôle des taux de levure.

Les bienfaits des compléments nutritionnels

Dans la mesure où la candidose peut révéler une déficience générale en éléments nutritionnels, il est conseillé de prendre une préparation de polyvitamines et minéraux en plus des autres compléments présentés dans le tableau ci-contre. Prenez ces derniers dès l'apparition des premiers symptômes et jusqu'à disparition de l'infection. À l'exception des ovules, ils sont tous compatibles avec les traitements antimycosiques sur ordonnance ou en vente libre. Renforcez d'abord votre système immunitaire avec de la

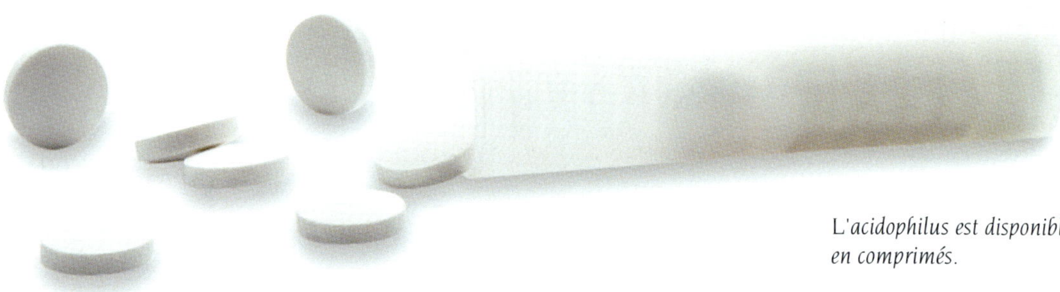

L'acidophilus est disponible en comprimés.

COMPLÉMENTS RECOMMANDÉS

Vitamine C	**Dose :** 100 mg 2 fois par jour. **À savoir :** vous pouvez prendre de la vitamine C naturelle sous forme d'acérola.
Échinacée	**Dose :** 200 mg d'extrait 3 fois par jour. **Attention :** en cas d'infection récurrente, utilisez en cycles de 3 semaines suivies de 1 semaine d'arrêt ; choisissez un extrait titré à 3,5 % au moins d'échinacosides.
Ferments lactiques	**Dose :** 2 gélules 3 fois par jour, loin des repas, ou 2 ou 3 yaourts aux ferments actifs par jour. **À savoir :** choisissez des cultures d'acidophilus et/ou de bifidus.
FOS	**Dose :** 2 g 4 à 5 fois par jour. **À savoir :** prendre en association avec des ferments lactiques.
Huile essentielle d'arbre à thé	**Dose :** 1 ovule dans le vagin toutes les 12 h pendant 5 jours. **À savoir :** en vente dans les pharmacies en préparation magistrale.
Calendula	**Dose :** 1 ovule dans le vagin toutes les 12 h pendant 5 jours. **À savoir :** en vente dans les pharmacies.

Rappel : prenez en priorité les compléments indiqués en bleu. Vérifiez qu'ils ne vous sont pas déjà apportés par un autre complément nutritionnel – voir p. 181.

vitamine C et de l'**échinacée** pour permettre à votre organisme de résister à une crise aiguë. La vitamine C freine le développement de ces levures, et l'échinacée semble en stimuler la destruction par les globules blancs. Si vous êtes sujet aux mycoses, prenez de l'échinacée pendant 3 semaines, faites une pause de 1 semaine, puis continuez la cure.

Prolongez la prise d'échinacée pendant 6 mois, parallèlement à celle de vitamine C et de **ferments lactiques,** qui stimulent la production de bactéries saines par l'organisme. Sous forme de yaourts au bifidus et/ou à l'acidophilus ou de compléments par voie orale et de crèmes à appliquer localement, les ferments jouent un rôle essentiel, surtout si votre mycose est consécutive à la prise d'antibiotiques. Complétez avec des fructo-oligosaccharides **(FOS),** glucides inassimilables qui nourrissent les bactéries saines et favorisent leur croissance.

Si vous préférez éviter l'emploi des crèmes antimycosiques classiques, essayez les ovules à l'**huile essentielle d'arbre à thé** ou au **calendula** (ou souci des jardins, aux propriétés anti-inflammatoires) : des études cliniques ont démontré les vertus antifongiques de ces végétaux.

Que faire d'autre ?

☑ Portez des sous-vêtements en coton ; évitez les pantalons serrés.

☑ N'utilisez ni gélules désodorisantes, ni sprays ou savons liquides pour l'hygiène intime.

☑ Servez-vous d'un savon neutre, sans parfum, pour la toilette de la région vaginale.

QUOI DE NEUF ?

À en croire une étude récente, les femmes ont souvent du mal à identifier correctement les symptômes d'une mycose. Près de 90 % de celles qui n'avaient jamais eu de candidose et 65 % de celles qui en avaient déjà souffert se montrèrent incapables de distinguer une mycose d'une autre affection gynécologique après en avoir lu le descriptif. Un grand nombre de participantes déclarèrent qu'elles utiliseraient des crèmes antifongiques en vente libre contre des maladies plus graves (inflammations pelviennes ou infections urinaires), qu'elles assimilaient à des mycoses. Assurez-vous donc de la nature du mal avant de soigner vous-même une infection vaginale.

INFOS PLUS

- Les hommes aussi peuvent attraper des mycoses génitales, en particulier s'ils ne sont pas circoncis. Sans symptôme dans la majorité des cas, elles se manifestent parfois par une inflammation de l'extrémité du pénis. L'homme atteint d'une mycose risque d'infecter sa partenaire et doit se faire soigner avec elle.
- Contrairement à une croyance répandue, la richesse de l'alimentation en glucides ou en sucres n'augmente pas les risques de mycoses. Rien ne sert non plus d'éliminer toute levure de la nourriture : la levure employée pour faire le pain n'appartient pas à la même espèce que celle responsable des mycoses.

Cardio-vasculaires (maladies)

Associée à un mode de vie sain, une alimentation équilibrée permet de prévenir un grand nombre de maladies cardio-vasculaires. De plus, certains nutriments aident à garder un cœur en bonne santé.

Symptômes

- *Pas de symptôme au début. Puis quelques signes donnent l'alerte, tels un taux de cholestérol élevé et une hypertension.*
- *À un stade plus avancé, le patient éprouve des douleurs dans la poitrine, un bras ou la mâchoire (surtout après un effort physique) ; palpitations et essoufflement font également partie des symptômes.*

CONSULTEZ LE MÉDECIN...

- Pour faire vérifier votre tension (tous les 2 ans ; et tous les ans à partir de 45 ans) et votre taux de cholestérol (tous les 5 ans, et plus fréquemment s'il est élevé).
- Si vous présentez des symptômes spécifiques.
- Si vous êtes victime d'étourdissements inexplicables, de faiblesses ou d'évanouissements.
- Si votre rythme cardiaque est souvent irrégulier (intervalles plus longs ou plus courts entre les battements).
- Si vous éprouvez des douleurs dans la poitrine ou un sentiment d'oppression s'accompagnant d'étourdissements, de nausées ou d'un essoufflement : ces signes annoncent l'imminence d'une crise cardiaque, vous avez besoin d'une aide médicale d'urgence.

ATTENTION : si vous suivez un traitement médical, consultez votre médecin avant de prendre des compléments.

Qu'est-ce que c'est ?

Les maladies cardio-vasculaires résultent de l'athérosclérose, c'est-à-dire l'accumulation de dépôts graisseux – les plaques d'athérome – dans les parois internes des artères. Ces plaques d'athérome augmentent de volume jusqu'à empêcher le sang de circuler normalement. Si les minuscules artères qui irriguent le cœur se trouvent bouchées, c'est la crise cardiaque.

Quelles en sont les causes ?

L'athérosclérose est surtout due à un taux élevé de cholestérol, une substance présente dans le sang et transportée pour les trois quarts par des molécules connues sous le nom de lipoprotéines de faible densité (LDL). Ces LDL, souvent appelées mauvais cholestérol, s'accumulent et forment les plaques d'athérome. L'hypertension, l'obésité, le tabac, le manque d'exercice et le stress contribuent à la formation de ces amas et à la perte d'élasticité des artères. Les hommes d'âge mûr y sont le plus exposés, les femmes jouissant, semble-t-il, avant la ménopause, de l'action protectrice exercée par l'œstrogène. Les risques s'équilibrent par la suite.

Les bienfaits des compléments nutritionnels

Les compléments ne remplacent en aucun cas un mode de vie sain, et il n'en existe aucun qui puisse lutter contre l'un ou l'autre des facteurs de risque. Mais ils peuvent se révéler bénéfiques aux personnes atteintes d'une maladie cardio-vasculaire. La vitamine E et les huiles de poisson mises à part – leur action pourrait interférer avec celle des anticoagulants –, ils peuvent être associés sans danger à la prise de médicaments classiques.

Les quatre premiers sont des antioxydants qui neutralisent les radicaux libres (molécules instables et très actives), dommageables pour les cellules. Ayant chacun une fonction spécifique, ils doivent être pris ensemble. La **vitamine E** intervient à un stade précoce de la formation des plaques d'athérome, celui de l'oxydation du cholestérol LDL. La **vitamine C**

La vitamine E protège les parois des cellules et intervient dans la prévention de l'athérosclérose.

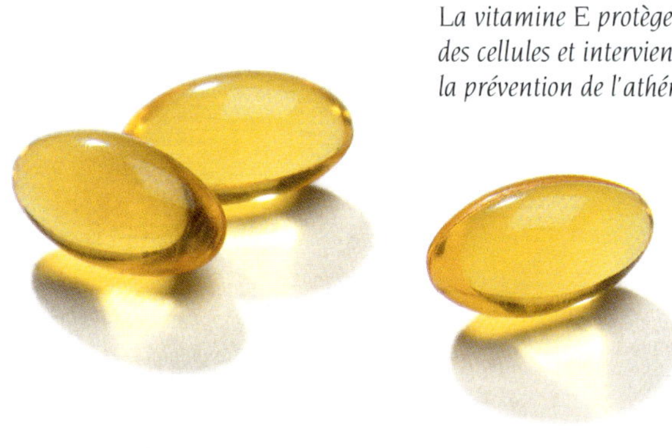

COMPLÉMENTS RECOMMANDÉS

Vitamine E	**Dose :** 25 mg par jour. **À savoir :** il est préférable de prendre de la vitamine E sous forme naturelle (germe de blé, fruits oléagineux...).
Vitamine C	**Dose :** 100 mg 2 fois par jour. **À savoir :** vous pouvez prendre de la vitamine C naturelle sous forme d'acérola.
Caroténoïdes	**Dose :** 1 gélule d'un mélange de caroténoïdes 2 fois par jour au moment des repas. **Attention :** assurez-vous que chaque gélule contient 1,5 mg de caroténoïdes en mélange.
Extrait de pépins de raisin	**Dose :** 50 mg 2 fois par jour. **Attention :** extrait titré à 92-95 % de procyanidines.
Vitamine B12/ acide folique	**Dose :** 5 µg de vitamine B12 et 400 µg d'acide folique par jour. **Attention :** parfois vendus séparément.
Vitamine B6	**Dose :** 5 mg par jour. **À savoir :** cette vitamine est presque toujours associée à d'autres vitamines du groupe B.
Huiles de poisson	**Dose :** 2 capsules par jour, soit 600 mg d'acides gras oméga-3. **Attention :** ne dépassez pas la dose si vous prenez des anticoagulants.
Magnésium	**Dose :** 400 mg par jour. **Attention :** s'abstenir en cas de maladie rénale.

Rappel : vérifiez que certaines de ces doses ne vous sont pas déjà apportées par un autre complément nutritionnel – *voir p. 181.*

contribue au recyclage de la vitamine E et conserve leur élasticité aux artères. Les **caroténoïdes** (bêta-carotène et lycopène) doivent être pris ensemble, afin d'être présents en proportions optimales. L'**extrait de pépins de raisin** contient des proanthocyanidines, dont les propriétés antioxydantes sont supérieures à celles des vitamines C et E.

La **vitamine B12** et l'**acide folique** réduisent l'homocystéine, un acide aminé classé parmi les facteurs de risque de maladies cardio-vasculaires. La **vitamine B6** entretient l'élasticité des artères et les acides gras oméga-3 contenus dans les **huiles de poisson** contrôlent le taux des triglycérides, associés au cholestérol sanguin. Le **magnésium** stabilise le rythme cardiaque. Enfin, l'ail et l'artichaut aident à baisser le taux de cholestérol, tandis que le psyllium et l'aubépine ont des effets bénéfiques sur le cœur.

Que faire d'autre ?

- ☑ Adoptez un régime alimentaire pauvre en graisses.
- ☑ Mangez au moins 5 portions de fruits et de légumes par jour, et 2 portions de poisson gras par semaine.
- ☑ Consommez beaucoup de fibres solubles pour contrôler votre taux de cholestérol.
- ☑ Faites 30 min d'exercice physique par jour.
- ☑ Ne fumez pas, rien n'est plus mauvais pour le cœur que le tabac.

QUOI DE NEUF ?

Un excédent de fer augmente le risque de troubles cardiaques chez les personnes âgées. Tout homme de plus de 60 ans voit ce risque multiplié par 1,5 s'il absorbe chaque mois 50 mg de cet oligoélément en plus d'un apport mensuel de 250 mg. Pour les femmes, l'augmentation du risque est de 3,5.

Certains effets protecteurs des vitamines C et E pourraient se faire sentir immédiatement. Les repas riches en graisses étant connus pour réduire l'élasticité des vaisseaux sanguins, on a fait prendre, avant un tel repas, 1 000 mg de vitamine C et 500 mg de vitamine E à 20 personnes. Leurs artères sont restées normales.

INFOS PLUS

- Les crises cardiaques sont relativement rares dans les pays dont les habitants consomment beaucoup d'huile d'olive, même si l'alimentation y est dans l'ensemble assez grasse. Donnez la préférence à cette huile chaque fois que vous le pouvez.
- Il ressort de nombreuses recherches que la consommation de 1 ou 2 verres de vin par jour diminuerait les risques de maladies cardio-vasculaires. On attribue cet effet bénéfique aux flavonoïdes antioxydants présents dans le vin rouge (et dans le jus de raisin).

Cataracte

Bien que cette défaillance visuelle touche trois personnes âgées sur quatre, elle ne doit pas être considérée comme une conséquence inéluctable du vieillissement. De récentes études ont montré qu'un changement de mode de vie pouvait réduire les risques de développer une cataracte.

Symptômes

- *Baisse progressive et indolore de l'acuité visuelle, sensation de brouillard.*
- *Sensibilité accrue à la lumière du soleil ou des phares de voiture la nuit.*
- *Vision de halos lumineux.*
- *Modification de la perception des couleurs.*

CONSULTEZ LE MÉDECIN...

- Si vous présentez les symptômes ci-dessus.

ATTENTION : si vous suivez un traitement médical, consultez votre médecin avant de prendre des compléments.

Qu'est-ce que c'est ?

La cataracte est une opacification du cristallin de l'œil, la lentille transparente qui réfracte les rayons lumineux et les fait converger sur la rétine. Cette opacification résulte de la décomposition et de l'agglutination des protéines du cristallin. En réduisant la quantité de lumière qui pénètre dans l'œil, elle entraîne une diminution de l'acuité visuelle. La détérioration de la vision varie selon l'étendue et la localisation de l'opacification sur le cristallin.

Quelles en sont les causes ?

La cataracte peut être d'origine traumatique ou bien la conséquence d'une dégénérescence progressive du cristallin liée au vieillissement de l'organisme. La cataracte congénitale est rare : elle affecte environ 1 enfant sur 10 000. Selon certains scientifiques, la majorité des cas de cataracte serait due à l'exposition aux rayons ultraviolets (UV) de la lumière solaire tout au long de la vie, ou à la cigarette. Une alimentation carencée en riboflavine pourrait accroître les risques de cataracte. Il en est de même en cas d'apport insuffisant d'antioxydants tels que les vitamines C et E, le bêta-carotène et le sélénium. En effet, les antioxydants inhibent l'action des radicaux libres (molécules oxydantes très actives), qui, en excès, peuvent détériorer le cristallin. Les sujets obèses ou diabétiques sont davantage exposés à la cataracte, car ils présentent un taux de sucre élevé dans le sang (hyperglycémie), facteur de destruction des protéines du cristallin.

Les bienfaits des compléments nutritionnels

Il est possible de retarder, voire d'empêcher l'apparition de la cataracte en prenant des compléments nutritionnels. Leur administration aux premiers stades de la maladie permet d'en ralentir l'évolution. Lorsque celle-ci est déjà installée, le seul traitement efficace repose sur l'intervention chirurgicale. Les **vitamines C** et **E,** aux vertus antioxydantes, pourraient

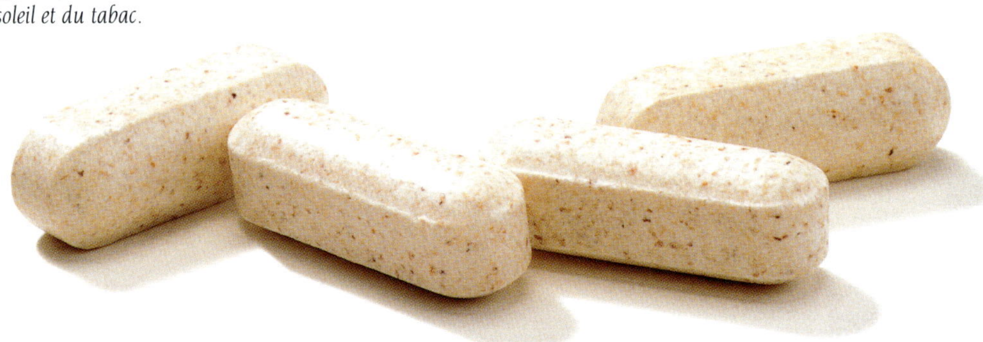

La vitamine C protège le cristallin contre les effets néfastes du soleil et du tabac.

COMPLÉMENTS RECOMMANDÉS

Vitamine C	**Dose :** 100 mg 2 fois par jour pendant au moins 3 mois. **À savoir :** vous pouvez prendre de la vitamine C naturelle sous forme d'acérola.
Vitamine E	**Dose :** 20 mg par jour. **À savoir :** il est préférable de prendre de la vitamine E sous forme naturelle (germe de blé, fruits oléagineux...).
Sélénium	**Dose :** 50 µg par jour. **Attention :** toxique à haute dose.
Myrtille	**Dose :** en infusion, 2 cuill. à café de feuilles séchées dans 250 ml d'eau bouillante (10 min) 2 ou 3 fois par jour. **À savoir :** des extraits de myrtille sont parfois intégrés dans les compléments nutritionnels pour les yeux.
Extrait de pépins de raisin	**Dose :** 100 mg 2 fois par jour. **À savoir :** extrait titré à 92-95 % de procyanidines.
Levure de bière	**Dose :** 2 à 4 gélules à 450 mg 2 fois par jour. **À savoir :** à prendre avant les repas.
Huiles de poisson	**Dose :** 2 capsules molles par jour, soit 600 mg d'acides gras oméga-3. **Attention :** ne dépassez pas la dose si vous prenez des anticoagulants.

Rappel : prenez en priorité les compléments indiqués en bleu. Vérifiez qu'ils ne vous sont pas déjà apportés par un autre complément nutritionnel – voir p. 181.

protéger le cristallin contre les effets néfastes des rayons ultraviolets de la lumière et de la fumée de cigarette. Le **sélénium** contribue, lui aussi, à neutraliser les radicaux libres. La **myrtille** est également une bonne source d'antioxydants, présents sous forme de flavonoïdes : ces substances naturelles favorisent l'élimination des toxines du cristallin et de la rétine. Lors d'une étude réalisée sur 50 patients, on a observé qu'une combinaison de vitamine E et de myrtille avait stoppé la progression de la cataracte chez 48 d'entre eux. L'**extrait de pépins de raisin,** qui agit sur les minuscules vaisseaux sanguins, est bénéfique à la circulation de l'œil, ainsi que la **levure de bière,** qui contient toutes les vitamines du groupe B.

Vous pourrez associer à ces compléments des acides gras oméga-3 sous la forme d'**huiles de poisson,** dont les propriétés nutritives sont excellentes pour les yeux. La riboflavine (vitamine B2) est également conseillée car elle renforce l'action des antioxydants : prenez-en 5 mg par jour si cette dose ne vous est pas déjà apportée par un complément polyvitaminique ou des vitamines du groupe B.

Que faire d'autre ?

- ☑ Arrêtez de fumer.
- ☑ Protégez vos yeux des rayons ultraviolets (UV) en portant des lunettes de soleil et un chapeau à large bord lorsque vous êtes au grand air.
- ☑ Mangez beaucoup de fruits et de légumes, qui sont de bonnes sources d'antioxydants.

QUOI DE NEUF ?

Une étude américaine réalisée parmi des personnes âgées de 55 ans a montré que celles qui prenaient de la vitamine E sous forme de supplément (250 mg par jour) couraient 2 fois moins de risques d'être touchées par la cataracte que les personnes qui n'en prenaient pas. Des études plus récentes semblent démontrer que des doses très inférieures apportées par des produits naturels (germe de blé) semblent tout aussi efficaces.

La vitamine C ne permet d'éviter la cataracte que si elle est employée pendant une longue période. Une étude réalisée auprès de 247 femmes âgées a montré que chez celles qui prenaient de la vitamine C depuis 10 ans ou plus, les risques d'être atteintes prématurément de cataracte était de 77 % inférieurs à ceux des femmes qui n'en prenaient pas. Les doses administrées aux participantes étaient comprises entre 400 et 700 mg par jour (des doses plus faibles auraient pu avoir le même effet). Les résultats ont été négatifs sur une période plus courte.

INFO PLUS

- Le seul traitement de la cataracte consiste à remplacer le cristallin défectueux par un cristallin artificiel, mais l'intervention chirurgicale ne s'impose que si la détérioration de votre vision vous gêne dans vos activités quotidiennes, notamment pour travailler, conduire, lire ou pratiquer vos loisirs habituels.

Cheveux (problèmes de)

Pellicules, calvitie, fragilité et blanchissement des cheveux sont le plus souvent dus à un régime alimentaire déficient, à une prédisposition génétique ou, tout simplement, au vieillissement. Il existe des façons simples de remédier à ces problèmes.

Symptômes

- *Formation de croûtes sur le cuir chevelu, desquamation et irritation.*
- *Cheveux qui tombent, surtout pendant le shampooing et au coiffage.*
- *Changement de la couleur et de la texture des cheveux ou de la manière dont ils poussent.*

CONSULTEZ LE MÉDECIN...

- Si vous remarquez une chute de cheveux soudaine, surtout si elle s'accompagne de symptômes telle l'interruption des règles.

ATTENTION : si vous suivez un traitement médical, consultez votre médecin avant de prendre des compléments.

Qu'est-ce que c'est ?

Les cheveux sont principalement constitués de kératine, une protéine fibreuse présente aussi dans les ongles. Pour avoir une chevelure saine, il faut qu'un sang riche en nutriments irrigue les follicules, petits organes où se forment les poils et les cheveux. Ceux-ci poussent d'environ 1 cm par mois ; on en perd une centaine par jour, mais ils sont heureusement le plus souvent toujours remplacés. Les problèmes apparaissent lorsqu'ils cessent de pousser, deviennent secs et fragiles et qu'une desquamation excessive du cuir chevelu forme des pellicules.

Quelles en sont les causes ?

Concernant la chute des cheveux, outre le stress, une mauvaise alimentation et des changements hormonaux, citons des facteurs génétiques, un système immunitaire déficient, une insuffisance thyroïdienne et des carences nutritionnelles spécifiques ; certains traitements médicaux, dont la chimiothérapie anticancéreuse, peuvent faire tomber les cheveux.

Les bienfaits des compléments nutritionnels

Les compléments conseillés ici, qu'on peut associer sans danger aux vitamines et aux minéraux, encouragent la repousse en nourrissant la racine. Mais soyez patient, vous n'en constaterez probablement les effets qu'au bout de 6 mois.

Les **huiles de poisson** et l'**huile d'onagre** jouent un rôle bénéfique grâce à leur contenu en acides gras essentiels ; les premières sont riches en acides gras oméga-3, qui donnent aux cheveux leur brillant et leur tonus. De plus, ces substances étant hydratantes, elles soulagent les démangeaisons et combattent la desquamation, propriétés qui les rendent par ailleurs très utiles dans la lutte contre l'eczéma et le psoriasis du cuir chevelu. Les vitamines et les minéraux peuvent eux aussi ralentir la chute des cheveux. Le **zinc** stimule pour sa part la thyroïde, dont une sécrétion hormonale insuffisante rend les cheveux cassants et clairsemés. Le cuivre devrait toujours être associé au zinc afin qu'un équilibre entre ces deux oligoéléments soit maintenu dans l'organisme. Il est de plus très utile pour les cheveux : c'est

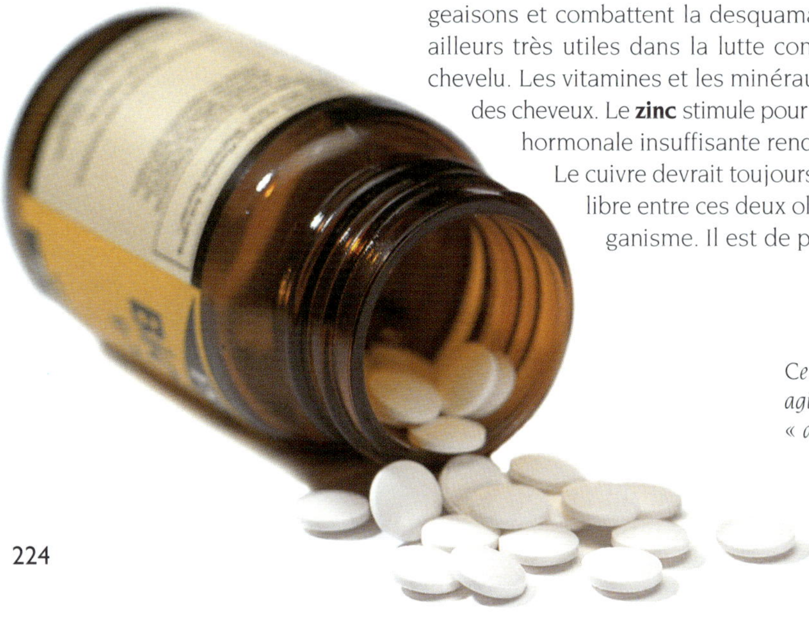

Certaines vitamines, dont la biotine, agissent sur les cheveux « de l'intérieur ».

COMPLÉMENTS RECOMMANDÉS

Huiles de poisson	**Dose :** 2 capsules par jour, soit 600 mg d'acides gras oméga-3. **Attention :** ne dépassez pas la dose si vous prenez des anticoagulants.
Huile d'onagre	**Dose :** 500 mg 3 fois par jour. **À savoir :** peut être remplacé par 500 mg d'huile de bourrache 1 fois par jour.
Zinc	**Dose :** 15 mg par jour. **Attention :** si vous prenez un complément de zinc pendant plus de 1 mois, choisissez-en un qui contienne 1 mg de cuivre.
Biotine	**Dose :** 50 µg par jour. **À savoir :** également efficace contre les cheveux gras et les pellicules ; à prendre avec des vitamines du groupe B.
Vitamines B	**Dose :** 1 comprimé par jour au cours des repas. **Attention :** procurez-vous des comprimés contenant 5 µg de vitamine B12 et 50 µg de biotine, 400 µg d'acide folique et 5 mg de chacune des autres vitamines.
PABA	**Dose :** 100 mg par jour. **À savoir :** sert à assurer le bon état de la peau et du cuir chevelu.
Sélénium	**Dose :** 50 µg 1 fois par jour. **Attention :** toxique à haute dose.

Rappel : prenez en priorité les compléments indiqués en bleu. Vérifiez qu'ils ne vous sont pas déjà apportés par un autre complément nutritionnel – voir p. 181.

un composant essentiel de la mélanine – pigment qui intervient dans leur coloration comme dans celle de la peau, et dont la carence pourrait être responsable du blanchissement des cheveux. La **biotine** et les **vitamines B** assurent le bon état du cuir chevelu et empêchent la chute excessive des cheveux, la biotine encourageant même leur repousse.

L'**acide para-aminobenzoïque (PABA),** qui protège le follicule pilo-sébacé et empêche, pense-t-on, la chute des cheveux, aura le même effet si sa prescription est réellement liée à une production insuffisante de cette substance par l'organisme du patient. Le **sélénium,** enfin, joue probablement le même rôle.

Que faire d'autre

☑ Nourrissez-vous convenablement. Évitez les régimes farfelus qui risquent de vous priver de nutriments essentiels.

☑ Utilisez un shampooing doux. Séchez-vous les cheveux avec une serviette-éponge sans frotter et appliquez une lotion capillaire ou un après-shampooing. Évitez les contacts prolongés avec des produits chimiques tel le chlore des piscines en portant un bonnet de bain, et utilisez le moins possible sèche-cheveux et fer à friser, qui dégagent beaucoup de chaleur.

☑ Mettez un chapeau de soleil.

☑ Massez-vous le cuir chevelu 1 fois par semaine pour stimuler la circulation sanguine et vous détendre.

QUOI DE NEUF ?

D'après des chercheurs anglais, les fumeurs, quel que soit leur âge, courent 4 fois plus de risques d'avoir les cheveux gris que les non-fumeurs ; la chute des cheveux serait, elle aussi, liée au tabac.

LE SAVIEZ-VOUS ?

Un individu jeune porte environ 100 000 cheveux. Les deux tiers des adultes de 50 ans et plus sont atteints d'alopécie ou de calvitie.

INFOS PLUS

- Les cheveux sont très sensibles au déséquilibre entre vitamines et minéraux. Alors qu'un manque de vitamine A cause la desquamation du cuir chevelu, un apport excédentaire prolongé (30 mg par jour) risque d'entraîner une chute des cheveux. Respectez donc scrupuleusement les doses recommandées de vitamines et de minéraux, et consultez votre médecin si vous perdez des cheveux après un traitement.
- La thyroxine peut agir sur une chute de cheveux provoquée par une insuffisance thyroïdienne.
- Des cheveux perdant de leur épaisseur peuvent être le signe d'un mauvais fonctionnement du système digestif. Prendre 1 ou 2 gélules de probiotiques 2 fois par jour peut stimuler les fonctions d'assimilation des nutriments nécessaires à la beauté des cheveux.

Colopathie fonctionnelle

Alors que 20 % des adultes souffrent de cette pénible affection, les examens cliniques ne révèlent souvent aucune lésion organique. Mais nombreux sont ceux qui ont découvert les bienfaits des remèdes naturels.

Symptômes

- *Constipation, diarrhée ou alternance des deux, généralement après les repas, et pendant plusieurs mois.*
- *Crampes abdominales, souvent soulagées par la défécation.*
- *Présence de mucus dans les selles.*
- *Gaz intestinaux et ballonnements.*

CONSULTEZ LE MÉDECIN…

- Si vous souffrez de douleurs abdominales accompagnées de changements dans la fréquence et la consistance de vos selles.
- Si les douleurs abdominales sont permanentes ou aiguës et accompagnées de fièvre.
- S'il y a du sang dans vos selles.
- Si vous perdez du poids sans suivre de régime.

ATTENTION : si vous suivez un traitement médical, consultez votre médecin avant de prendre des compléments.

Qu'est-ce que c'est ?

La nourriture progresse dans le tube digestif sous l'effet de contractions régulières des muscles intestinaux, un processus appelé péristaltisme. Dans la colopathie fonctionnelle, les contractions des muscles sont spasmodiques et désordonnées. Ce dysfonctionnement entraîne une progression tout aussi désordonnée du contenu de l'intestin, qui se traduit par des douleurs abdominales, des diarrhées et/ou une constipation.

Quelles en sont les causes ?

Beaucoup de facteurs déclenchants ont été attribués à la colopathie fonctionnelle, mais aucun n'a pu être attesté. Parmi eux, citons les infections bactériennes, parasitaires ou virales, l'abus d'antibiotiques, l'intolérance au lactose ou des réactions alimentaires. Selon certains scientifiques, les personnes souffrant de cette affection possèdent des muscles lisses très sensibles au niveau du système gastro-intestinal. D'autres estiment que ce trouble résulte d'une inflammation de la paroi intestinale. On constate toutefois dans la quasi-totalité des cas que le stress est un facteur important. L'origine exacte de ces troubles intestinaux étant en fait inconnue, les médecins tendent à n'établir un diagnostic de colopathie fonctionnelle qu'après avoir éliminé les autres maladies aux symptômes similaires, comme les diverticuloses ou les colopathies organiques.

Les bienfaits des compléments nutritionnels

Les compléments naturels permettent de contrôler un grand nombre de troubles liés à la colopathie fonctionnelle. Les produits indiqués ci-après peuvent être pris conjointement et associés à des médicaments traditionnels. Des capsules molles d'**huile essentielle de menthe poivrée** (sous enrobage gastrorésistant afin que l'huile soit libérée dans l'intestin et non dans l'estomac) calment les spasmes responsables des douleurs abdominales, tout en atténuant les autres symptômes. Lors d'un test mené sur 110 sujets, l'administration de capsules de menthe poivrée a entraîné une diminution des douleurs chez 79 % d'entre eux, sans aucun effet indésirable.

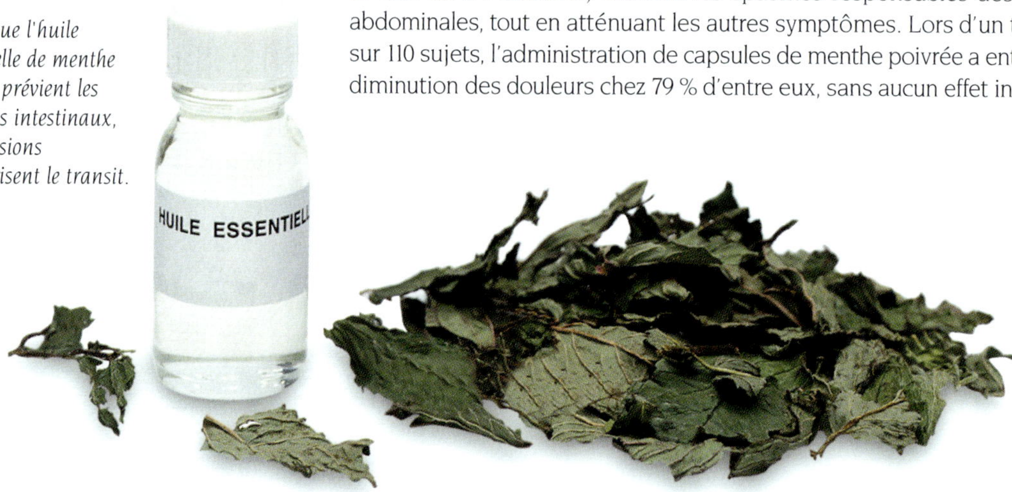

Alors que l'huile essentielle de menthe poivrée prévient les spasmes intestinaux, les infusions régularisent le transit.

COMPLÉMENTS RECOMMANDÉS

Huile essentielle de menthe poivrée	**Dose :** 1 ou 2 capsules molles 3 fois par jour, entre les repas. **À savoir :** achetez des capsules sous enrobage gastrorésistant, dosées à 0,2 ml d'huile essentielle ; commencez par la dose la plus faible, puis augmentez si nécessaire.
Psyllium	**Dose :** 1 à 3 cuill. à soupe par jour de poudre diluée dans de l'eau ou du jus de fruits. **À savoir :** buvez en plus 8 verres d'eau par jour.
Ferments lactiques	**Dose :** 2 gélules 3 fois par jour, loin des repas, ou 2 ou 3 yaourts aux ferments actifs par jour. **À savoir :** choisissez des souches d'acidophilus ou de bidifus, ou un mélange des deux.
FOS	**Dose :** 2 g 4 ou 5 fois par jour. **À savoir :** à prendre en association avec des ferments lactiques car, seuls, ils sont inefficaces contre la colopathie fonctionnelle.

Rappel : vérifiez que certaines de ces doses ne vous sont pas déjà apportées par un autre complément nutritionnel – voir p. 181.

Le **psyllium,** riche en fibres alimentaires, soulage un bon nombre de patients, mais pas tous. Il remédie à la constipation et combat la diarrhée en absorbant l'eau contenue dans l'intestin, ce qui renforce la consistance des selles et réduit la violence des spasmes. Buvez beaucoup d'eau avec le psyllium mais, si les symptômes s'aggravent, arrêtez le traitement.

Les **ferments lactiques** sont des cultures de bactéries bienfaisantes qui vivent normalement dans l'intestin, participent à la digestion et préviennent le développement incontrôlé de bactéries nuisibles. Des **FOS** (fructo-oligosaccharides), sucres non digestibles qui alimentent ces bonnes bactéries –, sont parfois intégrés dans les compléments de ferments lactiques, mais ils sont aussi vendus séparément. Enfin, des compléments de glutamine, un acide aminé, peuvent également réduire l'inflammation des tissus.

Les infusions de plantes ont un effet calmant sur l'intestin, en particulier menthe poivrée, guimauve, orme rouge, aigremoine et artichaut.

Que faire d'autre ?

☑ Consommez davantage d'aliments riches en fibres, comme les fruits, les légumes, les céréales et les légumineuses. Intégrez-les dans votre alimentation de façon progressive pour limiter les flatulences et les ballonnements. Un apport accru de fibres d'origine alimentaire permet parfois d'éviter de recourir au psyllium.

☑ Faites des repas plus fréquents, mais plus légers. Limitez votre consommation d'alcool, de caféine et d'aliments riches en lipides.

☑ Maîtrisez votre stress en pratiquant, par exemple, des techniques de relaxation ou de bio-feed-back.

☑ Faites au moins 20 min d'exercice par jour pour faciliter les contractions naturelles de l'intestin et réduire le stress.

☑ Avec votre médecin, établissez un régime éliminant les aliments auxquels vous êtes sensible, puis réintégrez-les l'un après l'autre, sur quelques semaines, pour essayer d'identifier le coupable.

HISTOIRE VÉCUE

Une réaction positive

Nicolas se réveilla un matin furieux de ce que son médecin lui avait annoncé la veille : « Vous souffrez de colopathie fonctionnelle, il vous faudra vivre avec. » Il en avait assez d'être pris de diarrhée, de douleurs ou de nausées alternant avec des crises de constipation chaque fois qu'il traversait une période de stress...

Il décida donc de tout faire pour se débarrasser de ses malaises. Il élimina de son régime alimentaire les produits auxquels il était sensible et découvrit que les laitages constituaient chez lui un facteur déclenchant. Il prit ensuite régulièrement un mélange de psyllium et de son d'avoine, à forte teneur en fibres, et compléta son traitement par des capsules d'huile de menthe poivrée. Presque tous les symptômes de Nicolas disparurent.

INFOS PLUS

- L'intolérance au lactose (une sensibilité aux sucres contenus dans les produits laitiers) peut déclencher des crises de colopathie fonctionnelle. L'aptitude à digérer le lactose décroît souvent avec l'âge en raison de la diminution de la sécrétion de lactase, l'enzyme assurant la conversion du lactose dans l'intestin grêle. Pour savoir si le lactose est la cause de vos désagréments, buvez un petit verre de lait écrémé à jeun. Si, dans les 4 h qui suivent, vous êtes atteint de diarrhée, de gaz, de douleurs ou de ballonnements, renouvelez l'opération avec du « lait » de soja : si aucun de ces troubles ne réapparaît, vous êtes très certainement sensible aux produits laitiers.

Colopathie grave

L'inflammation, douloureuse, de l'intestin donne lieu à toute une série de troubles étroitement liés. Mais de nouvelles habitudes alimentaires, des compléments vitaminiques et des plantes aux vertus calmantes peuvent en atténuer les symptômes.

Symptômes

- *Au début, constipation accompagnée d'un besoin constant d'aller à la selle sans autre résultat que la production de petites quantités de sang ou de mucosités.*
- *Plus tard, crises intermittentes avec diarrhée chronique accompagnée de saignements rectaux, douleurs abdominales, température et malaise général – arthrite, troubles de la vision, plaies buccales, douleurs articulaires, inappétence, manque d'énergie et perte de poids.*
- *Crises violentes qui s'accompagnent parfois de nausées et de vomissements, d'une déshydratation, de sueurs, d'une forte fièvre et de palpitations.*

CONSULTEZ LE MÉDECIN...

- Si vous avez des selles noires ou sanglantes ou si vous souffrez de diarrhées avec mucosités.
- Si vos symptômes s'aggravent soudainement.
- Si vous avez le ventre gonflé ou une douleur forte, surtout en bas et à droite de l'abdomen : il s'agit peut-être d'une crise d'appendicite.
- Si de vives douleurs abdominales s'accompagnent d'une fièvre dépassant 38 °C.

ATTENTION : si vous suivez un traitement médical, consultez votre médecin avant de prendre des compléments.

Qu'est-ce que c'est ?

La colopathie grave est un terme définissant plusieurs troubles liés, tels que la maladie de Crohn et la colite ulcéreuse, qui apparaissent souvent entre 20 et 30 ans. L'inflammation s'étend ensuite à une partie ou à l'ensemble du système digestif, laissant apparaître de petites érosions ou des ulcères. Les périodes de crise sont suivies de rémissions qui peuvent durer quelques semaines ou plusieurs années. Au bout de 10 ans, les sujets atteints encourent le risque d'un cancer côlo-rectal.

Quelles en sont les causes ?

Elles restent obscures, bien que l'hérédité joue un rôle évident : dans plus d'un tiers des cas, un autre membre de la famille du patient est affecté. La maladie peut aussi être imputable à une bactérie, à un virus ou à un mauvais fonctionnement du système immunitaire. Le stress, l'anxiété ou l'intolérance à certains aliments peuvent être également des facteurs de crise.

Les bienfaits des compléments nutritionnels

La colopathie grave ayant pour effet de diminuer la capacité d'assimiler les nutriments fournis par l'alimentation, les sujets atteints doivent impérativement absorber d'importantes doses quotidiennes de polyvitamines. D'autres compléments, pris ensemble, se révéleront également bénéfiques, surtout lors des crises.

Ce genre d'affection entraîne souvent une carence en **magnésium** et en **vitamines B,** surtout en vitamine B12 et en acide folique. Les compléments permettront non seulement de pallier cette carence mais aussi d'améliorer la digestion. La **réglisse** a, elle aussi, une action curative, de même que la **vitamine E,** qui est un anti-inflammatoire. Une fois les symptômes atténués, un long traitement pourra être entrepris, au cours duquel la vitamine E sera associée à un puissant antioxydant sous la forme

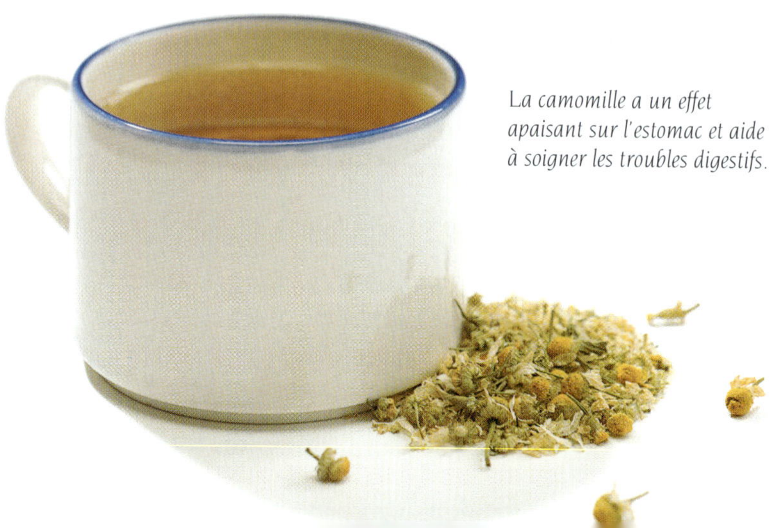

La camomille a un effet apaisant sur l'estomac et aide à soigner les troubles digestifs.

COMPLÉMENTS RECOMMANDÉS

Magnésium	**Dose :** 300 mg 1 fois par jour. **Attention :** abstenez-vous en cas de maladie rénale.
Vitamines B	**Dose :** 1 comprimé 2 fois par jour, puis 1 comprimé chaque matin comme traitement de fond ; prendre au moment des repas. **Attention :** vérifiez que chaque comprimé contient 5 µg de vitamine B12 et 50 µg de biotine, 400 µg d'acide folique et 5 mg de chacune des autres vitamines du groupe B.
Vitamine E	**Dose :** 25 mg 2 fois par jour en cas de crise et comme traitement d'entretien. **À savoir :** il est préférable de prendre de la vitamine E sous forme naturelle (germe de blé, fruits oléagineux...).
Huiles de poisson	**Dose :** 2 capsules, soit 600 mg d'acides gras oméga-3 par jour. **Attention :** ne dépassez pas la dose si vous prenez un anticoagulant.
Ferments lactiques	**Dose :** 2 gélules 3 fois par jour avant les repas ou 2 ou 3 yaourts aux ferments actifs par jour. **À savoir :** procurez-vous du yaourt à l'acidophilus, au bifidus, ou aux deux.
Zinc	**Dose :** 30 mg par jour. **Attention :** si vous prenez du zinc pendant plus de 1 mois, choisissez des compléments contenant aussi 2 mg de cuivre.
Réglisse	**Dose :** 45 gouttes d'extrait 3 fois par jour entre les repas. **Attention :** à prendre durant les crises ; veillez à ne pas dépasser 500 mg par jour de glycyrrhizine, un important composant de la réglisse qui fait monter la tension.
Camomille	**Dose :** 1 tasse d'infusion jusqu'à 3 fois par jour. **À savoir :** 2 cuill. à café de plante séchée par tasse.

Rappel : prenez en priorité les compléments indiqués en bleu. Vérifiez qu'ils ne vous sont pas déjà apportés par un autre complément nutritionnel – voir p. 181.

d'extrait de pépins de raisin (100 mg 1 ou 2 fois par jour) ou de quercétine (400 mg par jour), ainsi qu'à la vitamine C (100 mg 2 fois par jour), excellent adjuvant des antioxydants. L'utilité des **huiles de poisson** est avérée lorsqu'on les prend régulièrement : elles luttent contre l'inflammation, protègent et soignent le tube digestif. Il faut leur ajouter des **ferments lactiques,** qui aident à rétablir l'équilibre de la flore bactérienne dans l'intestin. Un apport supplémentaire de **zinc,** qui manque aux personnes à l'intestin fragile, est également important ; il sera accompagné de cuivre pour éviter une carence de cet oligoélément, dont il empêche l'assimilation. Une tisane à la **camomille** fera peut-être disparaître certains symptômes, au même titre que la glutamine, un acide aminé.

Que faire d'autre ?

- ☑ Évitez les aliments qui déclenchent vos crises.
- ☑ Posez une bouillotte sur votre ventre pour apaiser les douleurs.
- ☑ Diminuez l'effet du stress en pratiquant le yoga ou la méditation et en faisant régulièrement de l'exercice.

QUOI DE NEUF ?

Les huiles de poisson diminuent la fréquence des crises provoquées par la maladie de Crohn. Telle est le résultat d'une étude italienne menée sur des sujets traversant une période de rémission. 28 % de rechutes furent observées dans le groupe de ceux qui prenaient des capsules molles d'huile de poisson, contre 69 % chez ceux qui prenaient un placebo.

Selon une étude américaine, les patchs à la nicotine procureraient des rémissions aux sujets atteints de colite ulcéreuse. On a observé une amélioration significative chez 12 des 31 sujets ayant porté pendant 4 semaines ce type de timbre, et 3 dans un groupe de 33 sujets qui portaient un placebo. Cette méthode a malheureusement des effets secondaires : étourdissements, nausées et éruptions cutanées.

LE SAVIEZ-VOUS ?

Plus de 50 % des sujets atteints de la maladie de Crohn suivent un régime alimentaire personnalisé dont sont exclus, sur recommandation médicale, les aliments reconnus nocifs pour eux.

INFOS PLUS

- Les infusions de guimauve, de reine des prés et d'orme rouge ont un effet calmant sur l'intestin. Pour les préparer, faites infuser 1 ou 2 cuill. à café de la plante pendant 15 min dans une tasse d'eau bouillante et filtrez.

Constipation

La pratique régulière d'un exercice physique et une alimentation riche en fibres et en liquides contribuent à réguler le transit intestinal. Si l'organisme a besoin d'un petit coup de pouce, les compléments constituent des remèdes naturels efficaces et sans danger.

Symptômes

- *Transit intestinal trop lent.*
- *Selles dures, sèches.*
- *Évacuation difficile ou douloureuse.*
- *Ballonnements de l'abdomen.*

CONSULTEZ LE MÉDECIN...

- Si vous remarquez un changement soudain dans la fréquence de vos selles.
- Si la constipation persiste 2 semaines malgré des mesures curatives, ou si une constipation tenace s'accompagne d'une perte de poids inexplicable.
- Si la constipation provoque fièvre et douleurs abdominales.
- Si les douleurs spasmodiques sont très fortes ou perturbent vos activités quotidiennes.
- Si vous constatez la présence de sang dans vos selles.
- Si la constipation se transforme en diarrhée ou si vous vous mettez à vomir.
- Si vous avez récemment commencé un traitement dont la constipation peut être un effet secondaire.

ATTENTION : si vous suivez un traitement médical, consultez votre médecin avant de prendre des compléments

Qu'est-ce que c'est ?

La fréquence des selles varie beaucoup d'une personne à l'autre, mais la plupart des médecins considèrent qu'un individu est constipé lorsqu'il a moins de trois selles, de consistance dure, par semaine.

Quelles en sont les causes ?

Dans la plupart des cas, la constipation résulte d'une carence en fibres alimentaires et en liquides. Elle est souvent aussi due à un dysfonctionnement hépatique : les sels biliaires produits par le foie sont en effet des laxatifs naturels essentiels au bon fonctionnement du système digestif. Parmi les autres facteurs, on citera l'absence d'exercice physique ou une période d'inactivité prolongée, une grave dépression et certains dérèglements physiologiques comme l'hypercalcémie, le diabète, l'hypothyroïdie, ou encore le cancer du côlon, les colopathies fonctionnelles et les spasmes musculaires. L'abus de laxatifs ou de certains antiacides peut détériorer l'intestin, tandis que certains médicaments (dont les hypotenseurs, les antidépresseurs et les analgésiques morphiniques) favorisent la constipation.

Les bienfaits des compléments nutritionnels

Tout changement brutal dans le fonctionnement du transit intestinal peut être le signe d'un problème plus grave, tel qu'un cancer ou une occlusion intestinale, et requiert donc un avis médical. En cas de constipation ponctuelle, plusieurs compléments nutritionnels peuvent se révéler utiles. Ils agissent généralement en 1 ou 2 jours. À l'exception de l'écorce de cascara sagrada, les différents compléments indiqués ci-après peuvent être pris sur

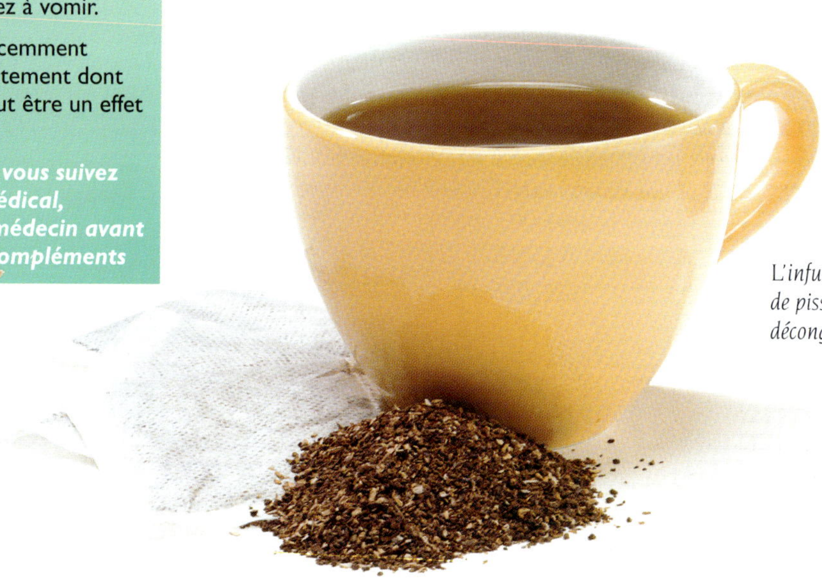

L'infusion de racine de pissenlit permet de décongestionner le foie.

COMPLÉMENTS RECOMMANDÉS

Psyllium	**Dose :** de 1 à 3 cuill. à soupe de poudre par jour, diluées dans de l'eau ou du jus de fruits. **À savoir :** vous pouvez le remplacer par 2 cuill. à café de graines de fenugrec moulues ; dans les deux cas, buvez au moins 8 verres d'eau par jour.
Pruneaux	**Dose :** 1/2 verre de jus de pruneaux ou 3 à 4 pruneaux chaque matin. **À savoir :** vous pouvez en consommer tous les jours.
Racine de pissenlit	**Dose :** 1 tasse d'infusion 3 fois par jour. **À savoir :** utilisez 1 cuill. à café de racine en poudre par tasse.
Magnésium	**Dose :** 400 mg par jour. **Attention :** s'abstenir en cas de maladie rénale.
Acidophilus	**Dose :** 1 ou 2 yaourts aux ferments actifs par jour. **À savoir :** de préférence sans sucre.
Cascara sagrada	**Dose :** 100 mg d'extrait d'écorce au coucher. **À savoir :** extrait dosé à 25 % de dérivés d'hydroxyanthracènes. **Attention :** contre-indiqué pendant la grossesse et l'allaitement.

Rappel : prenez en priorité les compléments indiqués en bleu. Vérifiez qu'ils ne vous sont pas déjà apportés par un autre complément nutritionnel – voir p. 181.

une longue période. Le **psyllium** et le fucus fournissent des fibres qui donnent des selles plus volumineuses et plus souples, donc plus faciles à évacuer ; on peut en prendre tous les jours. Absorbez-les avec beaucoup d'eau pour faciliter le transit intestinal. Vous pouvez aussi prendre du son de céréale et essayer le jus de **pruneaux** ou les pruneaux entiers, très riches en fibres, que vous associerez au besoin à d'autres compléments. L'infusion de **racine de pissenlit** stimule le foie en renforçant son action légèrement laxative. L'infusion de patience crépue est également conseillée pour son action douce sur l'intestin. Le **magnésium** est utile en cas de spasmes musculaires. Enfin, en transformant la composition de la flore intestinale, les yaourts à base d'**acidophilus** améliorent le transit.

Si une combinaison de ces remèdes n'apporte aucun soulagement après 1 ou 2 jours, essayez, en dernier ressort, l'écorce de **cascara sagrada.** Cette plante est un laxatif puissant qui stimule la contraction intestinale et ne doit pas être utilisée pendant plus de 1 ou 2 semaines d'affilée.

À titre préventif, le son de blé est une excellente source de fibres insolubles qui constituent un ballast efficace. Consommez-le quotidiennement sous forme de céréales enrichies au son ou de pain complet.

Que faire d'autre ?

- ☑ Mangez des aliments riches en fibres : fruits et légumes crus, légumes secs et céréales complètes. Les pommes (crues ou cuites) sont particulièrement indiquées car elles contiennent des pectines, qui agissent en douceur sur les intestins.
- ☑ Buvez au minimum 8 verres d'eau ou de jus de fruits par jour.
- ☑ Faites régulièrement de l'exercice et, dans la mesure du possible, allez aux toilettes dès que l'envie se présente.

QUOI DE NEUF ?

Selon une étude américaine effectuée à l'université du Nebraska, il est maintenant reconnu que le psyllium accélère de façon remarquable le transit intestinal des sujets souffrant de constipation.

De récentes recherches menées à Seattle (États-Unis) ont montré que l'incidence du cancer du côlon était beaucoup plus élevée chez les personnes souffrant souvent de constipation. Selon les chercheurs, le séjour prolongé des selles dans le tube digestif expose davantage l'intestin aux substances potentiellement cancérigènes contenues dans les fèces. Les résultats de l'étude confirment l'intérêt pour les personnes constipées de prendre tous les jours du psyllium ou d'autres compléments nutritionnels.

INFOS PLUS

- En cas de constipation, il est essentiel de boire beaucoup, mais pas n'importe quoi. Ainsi, l'alcool et les boissons contenant de la caféine entraînent des pertes hydriques qui aggravent la constipation. En revanche, l'eau, les jus de fruits et de légumes et les bouillons fournissent un excellent apport hydrique. Sachez enfin qu'une boisson chaude le matin peut favoriser le déclenchement des fonctions intestinales.

Coups de soleil

Malgré toutes vos précautions, le plaisir d'une promenade à la campagne ou d'une sortie en mer peut être gâché par de douloureux coups de soleil. Des compléments permettent d'apaiser la douleur et de prévenir les dommages cutanés à long terme.

Symptômes

Coups de soleil légers
Brûlures au 1er degré

- *Coloration rose ou rouge de la peau, avec une sensation de chaleur au toucher.*

Coups de soleil moyens
Brûlures au 2e degré

- *Peau rouge avec petites cloques pleines d'eau pouvant démanger et éclater.*

Coups de soleil graves
Brûlures au 3e degré

- *Peau rouge vif à violacé, couverte ou non de cloques, avec frissons, maux de tête, nausées, vertiges ou fièvre.*

CONSULTEZ LE MÉDECIN...

- Si vous avez des symptômes de brûlure au 3e degré.
- Si de grosses cloques se forment : elles risquent de s'infecter.
- Si vous ressentez des démangeaisons ou des douleurs exceptionnellement violentes.

ATTENTION : si vous suivez un traitement médical, consultez votre médecin avant de prendre des compléments.

Qu'est-ce que c'est ?

Le coup de soleil est l'inflammation des couches supérieures de la peau sous l'effet d'une surexposition au soleil. Il peut être léger, avec une petite rougeur ; modéré, avec de petites cloques ; ou enfin grave, avec une peau rouge vif, des frissons et de la fièvre. Les symptômes apparaissent progressivement et n'atteignent parfois leur apogée que 24 h après l'exposition. Les coups de soleil accélèrent le vieillissement cutané et augmentent les risques de cancer de la peau.

Quelles en sont les causes ?

Le risque d'attraper un coup de soleil varie suivant le type de pigmentation de la peau, la situation géographique, la saison, l'heure de la journée et le temps qu'il fait. La production de mélanine, pigment qui absorbe les rayons ultraviolets, est une défense naturelle de l'organisme contre les effets du soleil (ou UV). Les blonds aux yeux clairs ont moins de mélanine que les bruns et sont plus sensibles aux UV. Certains médicaments peuvent aussi fragiliser l'épiderme.

Les bienfaits des compléments nutritionnels

Les compléments n'empêchent pas les coups de soleil, mais, en application locale comme par voie orale, ils atténuent la douleur et les dommages causés par ces brûlures. Les traitements locaux apportent un soulagement immédiat. En cas de coup de soleil léger, versez 10 gouttes d'**huile essentielle de camomille** et la même quantité d'**huile essentielle de**

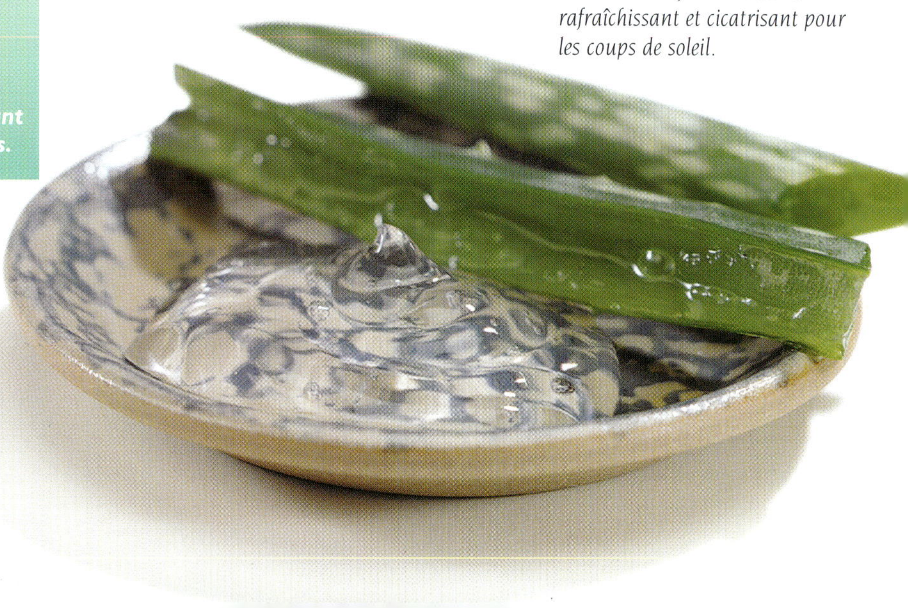

Le gel épais et transparent extrait de l'aloe vera fait un baume rafraîchissant et cicatrisant pour les coups de soleil.

COMPLÉMENTS RECOMMANDÉS	
Huile essentielle de camomille	**Dose :** ajoutez quelques gouttes à un bain froid ou mélangez-les à 1 cuill. à soupe d'huile d'amande douce (ou une autre huile neutre) et badigeonnez-en la peau 2 fois par jour. **À savoir :** associez-la à de l'huile essentielle de lavande ; une pommade à la camomille ou au calendula, appliquée plusieurs fois par jour, favorise aussi la cicatrisation.
Huile essentielle de lavande	**Dose :** procédez de la même façon qu'avec l'huile essentielle de camomille. **À savoir :** associez-la à de l'huile essentielle de camomille.
Gel d'aloe vera	**Dose :** appliquez à volonté le gel sur les régions lésées. **À savoir :** vous pouvez aussi utiliser de la feuille fraîche d'aloès.
Vitamine C	**Dose :** 100 mg 2 fois par jour. **À savoir :** vous pouvez prendre de la vitamine C naturelle sous forme d'acérola.
Vitamine E	**Dose :** 25 mg 2 fois par jour ; en crème, appliquez à volonté. **À savoir :** il est préférable de prendre de la vitamine E sous forme naturelle (germe de blé, fruits oléagineux…).
Huiles de poisson	**Dose :** 2 capsules par jour, soit 600 mg d'acides gras oméga-3. **Attention :** ne dépassez pas la dose si vous prenez des anticoagulants.

Rappel : vérifiez que certaines de ces doses ne vous sont pas déjà apportées par un autre complément nutritionnel – voir p. 181.

lavande dans un bain d'eau fraîche, et restez-y pendant 30 min au moins pour apaiser la douleur et hydrater votre peau. Vous pouvez aussi prendre un bain tiède additionné de 200 g de bicarbonate de soude dilué. Si la brûlure est sévère, préparez une lotion avec quelques gouttes d'huile essentielle de camomille ou de lavande mélangées à 1 cuill. à soupe d'huile neutre (amande douce, par exemple) et enduisez-en délicatement la zone atteinte 2 fois par jour. Le **gel d'aloe vera** et la crème à la camomille apaisent également la brûlure et accélèrent le processus de cicatrisation.

L'exposition au soleil libère des radicaux libres, molécules instables qui, en excès, sont agressives et nocives pour la peau. Des antioxydants comme la **vitamine C** et la **vitamine E,** pris par voie orale, neutralisent ces radicaux libres. Au besoin, ils peuvent se prendre en cure prolongée. En cas de vilaines brûlures, vous pouvez appliquer une crème à la vitamine E pour aider l'épiderme à se régénérer et éviter les cicatrices. Vous pouvez enfin absorber des **huiles de poisson,** riches en acides gras oméga-3, pour atténuer l'inflammation et favoriser la cicatrisation.

Que faire d'autre ?

☑ Utilisez un écran solaire d'un indice de protection au moins égal à 15. Évitez de vous exposer entre 11 et 16 h, lorsque le rayonnement du soleil est le plus fort, et protégez-vous avec un vêtement et un chapeau à large bord.

☑ Pour apaiser une brûlure douloureuse, appliquez dessus une compresse de gaze imbibée de lait froid ou des sachets de thé usagés refroidis : le tanin calme la douleur.

QUOI DE NEUF ?

Des chercheurs allemands ont découvert que la prise combinée de vitamines C et E réduisait les réactions de l'organisme aux brûlures du soleil. Cette thérapie pourrait aussi diminuer les risques à long terme de rides prématurées et de cancer de la peau.

Lors d'une étude australienne, on a constaté chez des personnes ayant utilisé un écran solaire pendant 1 an une perte presque nulle de cellules de Langerhans, essentielles pour le système immunitaire de la peau. Ceux qui n'employaient pas d'écran solaire avaient perdu une partie de ces cellules.

LE SAVIEZ-VOUS ?

La réverbération du soleil sur l'eau, le sable et la neige (ou même son rayonnement à travers les nuages par temps couvert) est aussi dangereuse que les rayons de soleil directs.

INFOS PLUS

- Pour accélérer la cicatrisation, préparez une crème à la vitamine E : ouvrez une gélule et mélangez-en le contenu avec 1 cuill. à soupe de crème hydratante. Appliquez à volonté sur les coups de soleil.
- Les produits contre les coups de soleil sont souvent à base de gel d'aloe vera. Choisissez des préparations titrées à 20 % au moins pour un maximum d'efficacité.

Coupures et écorchures

Si elles ne sont pas soignées, les petites blessures de tous les jours risquent de s'infecter. Des règles d'hygiène, l'application d'antiseptiques et d'anti-inflammatoires naturels évitent les infections et accélèrent la cicatrisation de la peau.

Symptômes

- *Entailles peu profondes de la peau, avec saignements.*
- *Éraflures superficielles de la peau, avec rougeurs et/ou saignements.*
- *Perforations, parfois profondes, de la peau.*

CONSULTEZ LE MÉDECIN...

- Si vous ne parvenez pas à nettoyer vous-même une coupure.
- Si une coupure ne se referme pas.
- Si vous avez un doute sur la gravité de la blessure.
- Si vous saignez beaucoup ou ne pouvez stopper l'hémorragie.
- Si la plaie présente des signes d'infection (suppuration, traces rouges autour de la blessure, suintement inhabituel ou fièvre).
- Si la coupure ou l'écorchure sont souillées et que vous n'êtes pas sûr de vous être fait vacciner contre le tétanos au cours des 10 dernières années.

ATTENTION : si vous suivez un traitement médical, consultez votre médecin avant de prendre des compléments.

Qu'est-ce que c'est ?

Les coupures et les écorchures sont des lésions superficielles de la peau. La coupure résulte d'une entaille ou d'une perforation tandis que l'écorchure correspond à une déchirure superficielle ou à une égratignure.

Quelles en sont les causes ?

Des instruments coupants comme les couteaux ou les lames de rasoir, la tranche d'une feuille de papier ou des morceaux de verre ou de métal sont souvent à l'origine de coupures superficielles de la peau. Les perforations sont des petits trous provoqués par un objet pointu, tel qu'une aiguille, une agrafe ou la pointe d'un crayon. L'écorchure résulte d'un frottement de la peau contre une surface rugueuse, comme du gravier ou un revêtement en béton.

Les bienfaits des compléments nutritionnels

De nombreux compléments à usage local peuvent calmer la douleur, prévenir les infections et réduire les risques de cicatrice, mais leur emploi doit être réservé aux coupures et écorchures sans gravité ; les blessures béantes qui ne se referment pas et les lésions qui s'infectent requièrent des soins médicaux. Une fois que la plaie ne saigne plus, nettoyez-la avec soin, puis appliquez de l'**huile essentielle de lavande** pour éliminer les microbes et favoriser la cicatrisation. L'**huile essentielle d'arbre à thé** diluée avec un peu d'eau protège contre les infections et accélère la cicatrisation. Les teintures diluées d'**échinacée,** de souci ou de myrrhe ont également des vertus antiseptiques, tandis qu'une pommade à la consoude accélère la

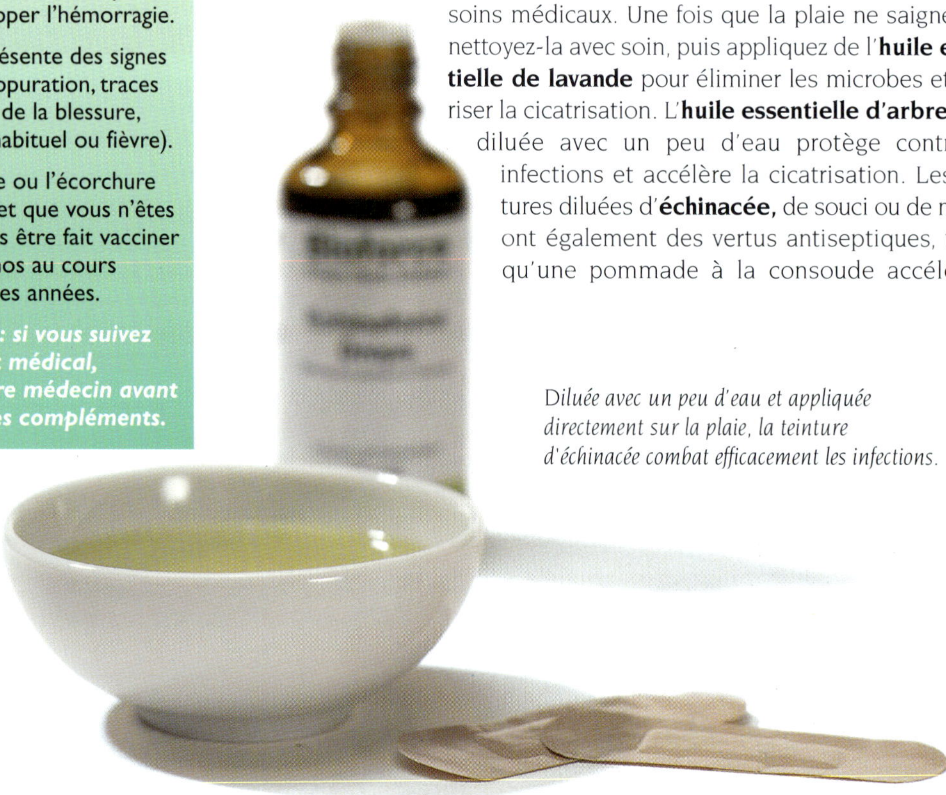

Diluée avec un peu d'eau et appliquée directement sur la plaie, la teinture d'échinacée combat efficacement les infections.

COMPLÉMENTS RECOMMANDÉS

Huile essentielle de lavande	**Dose :** appliquez 1 ou 2 gouttes d'huile sur la blessure après l'avoir nettoyée. **À savoir :** à tamponner directement sur une simple écorchure.
Gel d'aloe vera	**Dose :** appliquez le gel généreusement sur la blessure 2 fois par jour. **À savoir :** vous pouvez utiliser des feuilles fraîches d'aloès ou un gel vendu dans le commerce.
Vitamine C	**Dose :** 100 mg 2 fois par jour pendant 5 jours. **À savoir :** vous pouvez prendre de la vitamine C naturelle sous forme d'acérola.
Huile essentielle d'arbre à thé	**Dose :** appliquez 1 ou 2 gouttes d'huile diluée après avoir nettoyé la blessure. **À savoir :** peut remplacer l'huile essentielle de lavande.
Échinacée	**Dose :** diluez 3 gouttes de teinture dans 1 cuill. à café d'eau, puis appliquez sur la blessure. **À savoir :** peut remplacer l'huile essentielle d'arbre à thé ; peut aussi être prise par voie orale : buvez une tasse d'infusion d'échinacée 3 fois par jour, jusqu'à la guérison de la blessure.
Crème au souci	**Dose :** appliquez la crème sur la blessure 3 fois par jour. **À savoir :** appelée aussi crème au marigold.
Broméline	**Dose :** 500 mg 3 fois par jour pendant 5 jours. **À savoir :** à prendre avant les repas.

Rappel : prenez en priorité les compléments indiqués en bleu. Vérifiez qu'ils ne vous sont pas déjà apportés par un autre complément nutritionnel – voir p. 181.

guérison. Après avoir pratiqué ces premiers soins, bandez la plaie. Changez le bandage 3 ou 4 fois par jour, en appliquant à chaque fois sur la plaie du **gel d'aloe vera,** aux vertus apaisantes, ou de la **crème au souci** ou à la centella pour calmer ou réduire l'inflammation, stopper l'infection et accélérer le processus de cicatrisation. Enfin, une pommade à la propolis soulagera les lésions légères.

Prenez des compléments par voie orale pendant 5 jours. Dotée de propriétés anti-inflammatoires, la **vitamine C** accélère la guérison. L'infusion d'échinacée stimule les défenses immunitaires et réduit les risques d'infection. La **broméline,** une enzyme présente dans l'ananas frais, possède les mêmes effets bénéfiques que la vitamine C.

Que faire d'autre ?

☑ Arrêtez l'hémorragie en comprimant la plaie pendant quelques minutes avec un linge propre ou une compresse. S'il s'agit d'une perforation, laissez-la saigner pendant quelques minutes pour permettre l'évacuation des germes hors de la blessure.

☑ Nettoyez soigneusement la peau tout autour de la plaie et entourez celle-ci d'un bandage, surtout si elle est située dans une région exposée aux salissures, comme les doigts ou les genoux. Les antibiotiques ne sont pas nécessaires si la plaie ne présente pas de signes d'infection.

QUOI DE NEUF ?

Une étude réalisée sur des personnes présentant des cicatrices récentes a montré que celles qui portaient pendant la nuit des bandages imbibés de vitamine E obtenaient de meilleurs résultats que celles qui ne recevaient pas de vitamine E. Des recherches complémentaires seront nécessaires pour attester le rôle de cette vitamine dans l'atténuation, voire la disparition, des cicatrices.

Le zinc est un oligoélément qui s'est révélé un bon produit pour accélérer la cicatrisation. Des travaux d'évaluation sont en cours pour déterminer les doses les plus efficaces.

LE SAVIEZ-VOUS ?

Dans certaines fabriques de munitions, on ajoute de l'huile essentielle d'arbre à thé à l'huile des machines pour réduire les risques d'infection des blessures causées par les projections de copeaux métalliques.

INFOS PLUS

- L'aloe vera, qui s'avère très précieuse pour soigner les blessures sans gravité de la peau, est une plante facile à cultiver sur un rebord de fenêtre. Détachez une feuille bien charnue, coupez-la dans le sens de la longueur, puis raclez-la ou pressez-la pour en extraire le gel transparent.

Croissance

Les dix premières années sont primordiales pour la croissance de l'enfant. Des compléments nutritionnels peuvent être utiles à certaines étapes de la vie ou si l'alimentation est déséquilibrée. Pour en savoir plus, consultez votre médecin ou un nutritionniste.

LES 6 PREMIERS MOIS

- Le lait maternel apporte tous les éléments nutritionnels et les anticorps dont un bébé né à terme a besoin.
- Si une mère qui allaite s'est nourrie de façon adaptée durant sa grossesse, son bébé ne devrait avoir besoin d'aucun complément pendant les 6 premiers mois, à l'exception de la vitamine D, prescrite à raison de 10 à 20 µg par jour.
- Les prématurés ont des besoins nutritionnels très spécifiques, et il faudra peut-être compléter le lait maternel par du lait pour prématurés.
- Les préparations pour nourrissons (anciennement laits 1er et 2e âge) ont été conçues pour répondre au mieux aux besoins nutritionnels des bébés qui ne peuvent être nourris au sein, ou après l'allaitement maternel. Respectez scrupuleusement les indications de dilution : une concentration excessive entraînerait des troubles graves chez l'enfant.
- Le système digestif du bébé n'est pas adapté aux aliments solides pendant au moins les 4 premiers mois de sa vie. Le passage du lait aux aliments mixés, puis en purée, ne s'effectuera pas avant 4 ou 5 mois.

DE 6 MOIS À 5 ANS

- Les bébés nourris au biberon continuent à avoir besoin de 500 ml de lait par jour, ce qui leur permet de recevoir les bonnes doses de vitamines, calcium et autres minéraux.
- Il existe pour les enfants de 5 mois à 1 an des laits bien adaptés appelés préparations de suite (autrefois laits de suite).
- Les laits infantiles à base de soja sont de bons substituts pour les enfants allergiques au lait de vache.

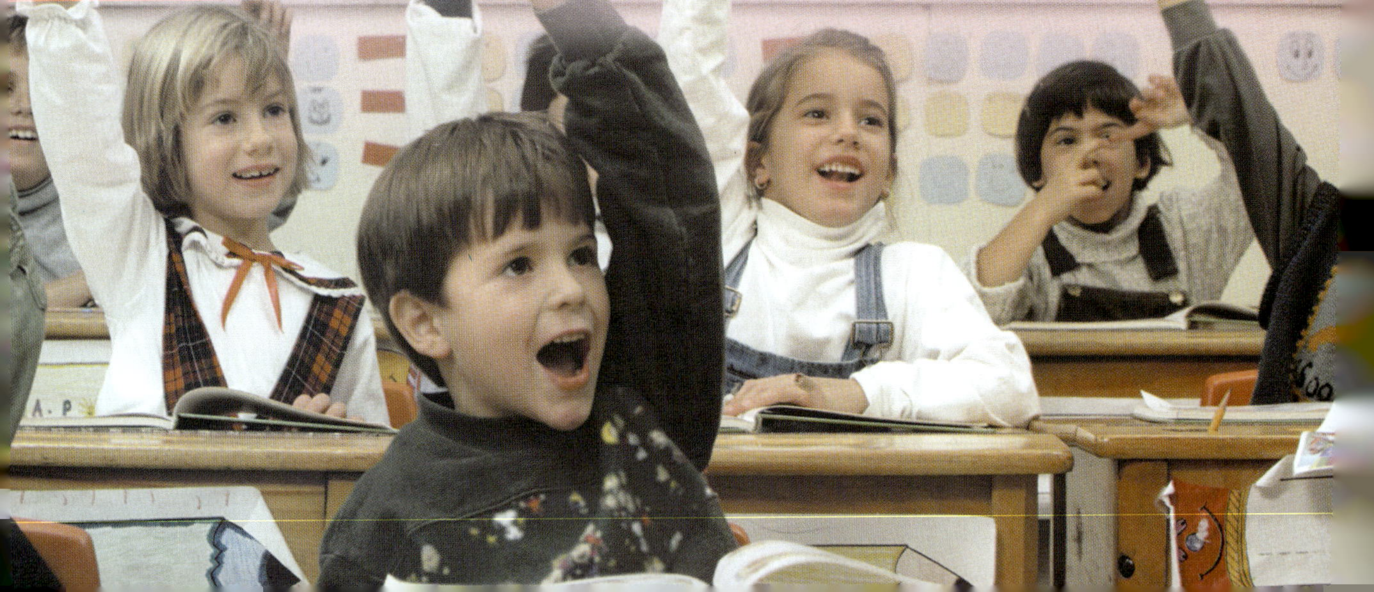

APPORTS QUOTIDIENS RECOMMANDÉS POUR UNE CROISSANCE HARMONIEUSE *(doses quotidiennes)*			
ÉLÉMENT NUTRITIONNEL	1-3 ANS	4-6 ANS	7-10 ANS
Vitamine C	60 mg	75 mg	90 mg
Vitamine D	10 µg	5 µg	5 µg
Calcium	500 mg	700 mg	900 mg
Fer	7 mg	7 mg	8 mg
Zinc	6 mg	7 mg	9 mg

- Le lait courant peut être introduit dans le régime alimentaire entre 1 an et 18 mois. Utilisez du lait entier : il est riche en vitamines A et D, et le nourrisson a besoin de l'apport énergétique de la matière grasse qu'il contient.
- Le « lait » de soja peut être intégré au régime alimentaire d'un enfant dès 18 mois. Choisissez-le enrichi en calcium et complétez avec du magnésium et des vitamines A, C et D.
- En prévention du rachitisme, les enfants jusqu'à 5 ans peuvent recevoir 20 µg de vitamine D par jour sur prescription médicale.

À PARTIR DE 6 ANS

- Dans ce groupe d'âge, les carences portent souvent sur 5 éléments : les vitamines C et D, le calcium, le fer et le zinc. Un complexe de vitamines et de minéraux pour enfants doit pouvoir y remédier.
- Une déficience en vitamine C, si légère soit-elle, peut diminuer la résistance aux infections. Comme cette vitamine ne se stocke pas dans l'organisme, il faut en donner sous forme de compléments aux enfants qui ne consommeraient pas au moins 4 ou 5 portions de fruits et de légumes par jour.
- La vitamine D est primordiale pour la croissance des os et des muscles. Produite par l'action du soleil sur la peau, elle est également fournie en partie par les produits animaux de l'alimentation. C'est pourquoi un régime pauvre en œufs et en poisson gras pourrait nécessiter une exposition au soleil plus importante et la prise éventuelle d'un complément.
- Le calcium assure une bonne formation osseuse. Il faut en donner, sous forme de complément, aux enfants de moins de 5 ans allergiques aux produits à base de lait.
- La carence en fer est fréquente en Europe. Une enquête effectuée en 1995 sur des enfants de 18 à 30 mois a révélé de l'anémie dans 1 cas sur 8, et une insuffisance en fer chez 28 % d'entre eux. 80 % des enfants d'âge préscolaire ne reçoivent pas l'apport en fer recommandé. Néanmoins, comme le fer peut être gravement toxique s'il est mal administré ou mal dosé, la prise quotidienne d'un complément n'est pas recommandée pour les enfants : consultez le médecin.
- Beaucoup d'enfants de moins de 6 ans préférant les viandes blanches aux viandes rouges, ils peuvent avoir un apport insuffisant en zinc. Les préparations de polyvitamines et polyminéraux pour enfants contiennent des taux de zinc appropriés.

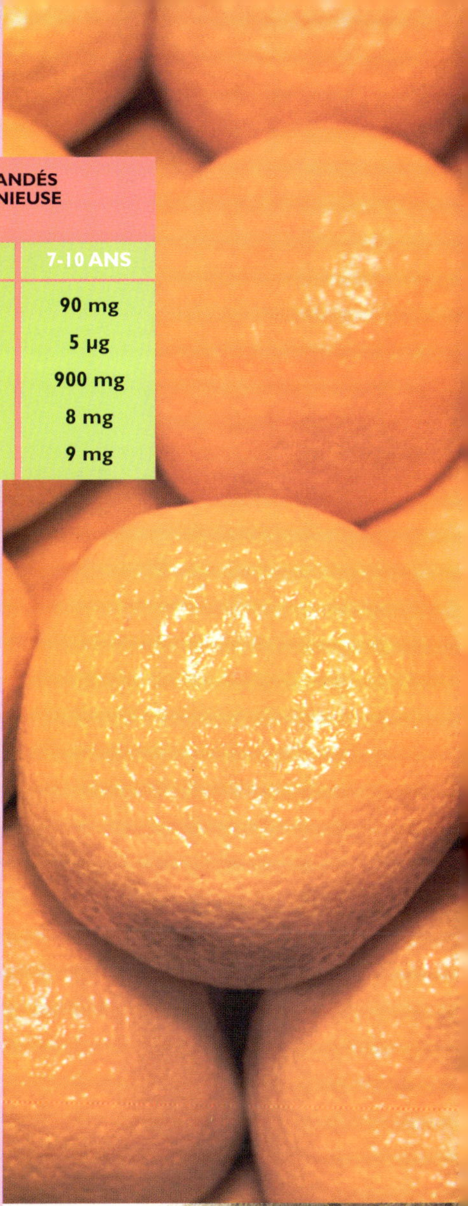

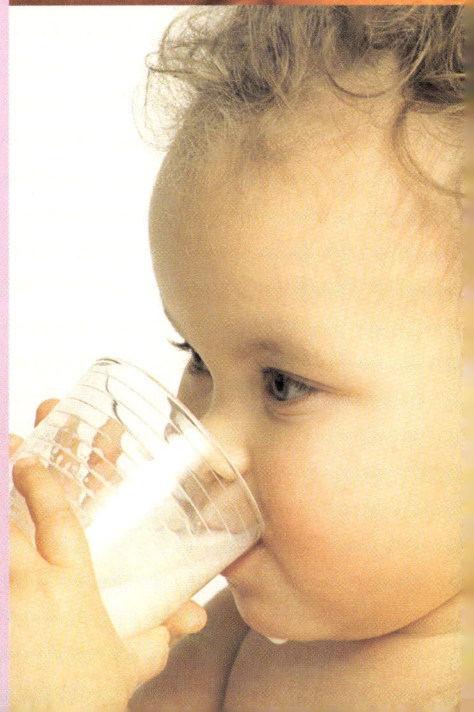

Cystite

Assez courante chez les femmes, la cystite est une infection urinaire douloureuse, qui peut avoir des conséquences sérieuses. Les travaux scientifiques actuels confirmant l'efficacité des remèdes traditionnels contre ce type d'infection, il peut être profitable d'y recourir.

Symptômes

- *Mictions fréquentes et impérieuses.*
- *Émission d'un très petit volume d'urine malgré l'urgence du besoin.*
- *Brûlures à la miction.*
- *Urines troubles, malodorantes ou particulièrement foncées.*
- *Crampes ou douleurs suspubiennes.*

CONSULTEZ LE MÉDECIN...

- Si les brûlures, la douleur ou les autres symptômes persistent après 24 à 36 h d'automédication.
- Si les brûlures s'accompagnent de pertes vaginales ou d'un écoulement du pénis.
- Si les symptômes décrits ci-dessus s'accompagnent de douleurs dans le dos, de frissonnements ou de fièvre.
- Si vous observez des traces de sang dans vos urines.

ATTENTION : si vous suivez un traitement médical, consultez votre médecin avant de prendre des compléments

Qu'est-ce que c'est ?

La cystite se traduit par une inflammation de la vessie ou de l'urètre (canal qui sert à l'écoulement de l'urine). Si cette affection est plus fréquente chez les femmes (20 % d'entre elles ont une cystite au moins 1 fois par an), elle peut aussi toucher les hommes. Le traitement doit être rapidement mis en place ; des antibiotiques sont parfois nécessaires, car les infections urinaires récurrentes peuvent s'étendre aux reins et entraîner de graves complications.

Quelles en sont les causes ?

La cystite résulte d'une infection bactérienne. Normalement, lorsque l'urine s'écoule des reins pour s'accumuler dans la vessie, elle est dépourvue de bactéries, donc stérile. Lors de la miction, l'urine entraîne sur son passage la faible quantité de bactéries présentes dans l'urètre. Il arrive cependant que les bactéries de l'appareil urinaire résistent aux défenses immunitaires, provoquant une infection. Se retenir d'uriner lorsqu'on en ressent le besoin et une mauvaise hygiène intime favorisent aussi l'apparition de la cystite. Elle survient également parfois au cours de la grossesse, car, le fœtus comprimant la vessie, celle-ci ne peut se vider complètement.

Les bienfaits des compléments nutritionnels

Prenez les compléments recommandés dès les premiers signes de brûlure à la miction. Commencez par la **vitamine C** et l'**airelle.** La vitamine C acidifie l'urine, faisant de la vessie un milieu plus difficile à coloniser par les bactéries ; cette vitamine renforce en outre les défenses immunitaires de l'organisme. L'airelle exerce également une action acidifiante sur l'urine, mais, surtout, elle empêche les bactéries de se fixer aux parois de l'appareil

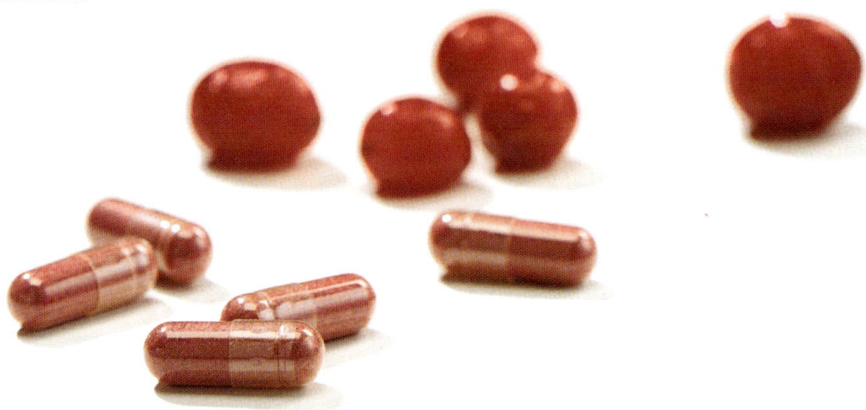

L'airelle, ou canneberge, favorise l'élimination des bactéries nocives de l'appareil urinaire et peut être utilisée pour prévenir ou soigner les cystites.

COMPLÉMENTS RECOMMANDÉS

Vitamine C	**Dose :** 100 mg toutes les 2 h, selon la tolérance. **À savoir :** vous pouvez prendre de la vitamine C naturelle sous forme d'acérola.
Airelle	**Dose :** 400 mg d'extrait ou 2 à 4 gélules 2 fois par jour. **À savoir :** vous pouvez remplacer l'extrait par du jus d'airelle pur, sans sucre, à raison de 300 ml par jour.
Échinacée	**Dose :** 1 tasse d'infusion d'échinacée plusieurs fois par jour. **À savoir :** l'échinacée peut être associée à de l'ortie.
Ferments lactiques	**Dose :** 2 gélules 3 fois par jour, loin des repas, ou 2 ou 3 yaourts aux ferments actifs par jour. **À savoir :** choisissez des yaourts à l'acidophilus ou au bifidus, ou un mélange des deux.

Rappel : vérifiez que certaines de ces doses ne vous sont pas déjà apportées par un autre complément nutritionnel– voir p. 181.

urinaire. Ces compléments peuvent être associés à l'**échinacée,** qui stimule le système immunitaire. Buvez beaucoup pour favoriser l'élimination des bactéries et des toxines.

Pour traiter les infections urinaires, les herboristes préconisent l'usage de plusieurs plantes (seules ou en mélange), sans que l'on sache exactement de quelle manière elles agissent. Ce sont notamment le buchu, la carotte sauvage, les soies de maïs, le chiendent, les fleurs de sureau et la prêle, qui peuvent être pris sous forme de teintures-mères ou d'infusions. Quand les urines sont alcalines (ce qui est le cas chez les végétariens), il vaut mieux utiliser une autre plante appelée busserole, ou raisin d'ours.

Les cystites peuvent parfois se compliquer et entraîner de graves infections rénales. C'est pourquoi il est indispensable de consulter un médecin si les symptômes n'ont pas disparu après 24 à 36 h de traitement par des remèdes naturels. Si l'infection est confirmée, il vous prescrira sans doute des antibiotiques qui détruiront les bactéries responsables de l'infection, mais qui s'attaqueront malheureusement aussi aux bactéries bénéfiques qui protègent les appareils urinaire et digestif. Dans ce cas, prenez des **ferments lactiques,** qui permettront de réintroduire ces bonnes bactéries dans votre organisme. Vous pouvez continuer à prendre les autres compléments recommandés en parallèle avec un traitement antibiotique.

Que faire d'autre ?

- ☑ Buvez au moins 1 verre d'eau toutes les heures afin d'augmenter le volume de vos urines et de favoriser l'évacuation des microbes de votre appareil urinaire. Urinez dès que vous en ressentez le besoin.
- ☑ Nettoyez régulièrement vos régions génitales et anales et séchez-les soigneusement. Faites une toilette locale avant et après les rapports sexuels. Essuyez-vous toujours de l'avant vers l'arrière pour éviter d'introduire des microbes de la région anale dans l'appareil urinaire.
- ☑ Portez des sous-vêtements en coton (qui laissent mieux respirer la peau) et mettez des vêtements secs après avoir fait de la natation ou de l'exercice en général.

QUOI DE NEUF ?

Lors d'une étude réalisée parmi des femmes âgées ayant un taux de bactéries élevé dans les urines, des chercheurs américains ont constaté que chez celles qui buvaient tous les jours 300 ml de jus d'airelle le risque d'apparition d'une cystite était considérablement réduit sur une période de 6 mois.

LE SAVIEZ-VOUS ?

Un test en kit vendu en pharmacie permet de détecter la cystite. Si les symptômes se prolongent au-delà de 24 h, consultez votre médecin.

INFOS PLUS

- Pour préparer une infusion contre la cystite, versez 1 tasse d'eau très chaude sur 2 cuill. à café de buchu, de soies de maïs ou de carotte sauvage (ou sur un mélange de ces trois plantes). Laissez infuser 15 min, puis filtrez. Sucrez à volonté avec du miel.
- Le buchu et l'échinacée peuvent être utilisés en infusions contre les cystites, mais également comme lotions nettoyantes pour prévenir les récidives chez les femmes sujettes aux infections urinaires. Préparez une tasse d'infusion avec l'une de ces herbes ou un mélange des deux, puis laissez refroidir. Lavez la région génitale avec la lotion refroidie.

Dégénérescence maculaire

Cette affection, due à la détérioration de la partie centrale de la rétine, est la première cause de perte soudaine de la vision après 50 ans. Un apport élevé d'antioxydants semble jouer un rôle essentiel dans la prévention de ce trouble.

Symptômes

- *Tache floue, grise ou blanche au centre du champ de vision, affectant un œil ou les deux ; la vision périphérique reste correcte.*
- *Vision déformée des lignes droites, qui semblent ondulées, des caractères d'imprimerie, qui sont flous, et des objets, dont la taille et la forme changent.*
- *Vision atténuée ou affadie des couleurs.*

CONSULTEZ LE MÉDECIN...

- Si vous présentez l'un des symptômes décrits ci-dessus ; le médecin vous adressera probablement à un ophtalmologiste.

ATTENTION : si vous suivez un traitement médical, consultez votre médecin avant de prendre des compléments.

Qu'est-ce que c'est ?

La macula est la partie centrale et la plus sensible à la lumière de la rétine, qui permet la vision la plus fine et précise ainsi que la vision des couleurs. Sa détérioration, appelée dégénérescence maculaire, entraîne une diminution de l'acuité visuelle, non pas périphérique mais plutôt centrale. La vision devient floue, grisâtre ou masquée par une grande tache blanche. Il devient alors difficile, voire impossible, de lire, de conduire et de regarder la télévision, ou même de reconnaître quelqu'un.

On distingue deux formes de dégénérescence maculaire : la forme sèche, qui représente 90 % des cas, et la forme humide. Dans la première, liée à l'âge, la macula s'atrophie progressivement et produit des déchets qui s'accumulent sous la rétine. Dans la forme humide, ou exsudative, de nouveaux vaisseaux sanguins se forment sous la rétine et l'envahissent, telles les racines d'un arbre qui transpercent le béton. On observe souvent, au niveau de ces vaisseaux fragilisés, des pertes de liquide ou de sang, qui entraînent la formation de tissu cicatriciel et une détérioration rapide de la vision centrale.

Quelles en sont les causes ?

La dégénérescence maculaire est sans doute principalement due à l'action nocive des radicaux libres, molécules instables et très réactives qui, lorsqu'elles sont en excès, détériorent les cellules. Une alimentation riche en graisses saturées, le tabac et l'exposition au soleil favorisent la formation de radicaux libres dans la rétine. L'hypertension artérielle, les maladies cardiaques et le diabète sont également des facteurs de cette affection, car ils réduisent l'irrigation sanguine de l'œil.

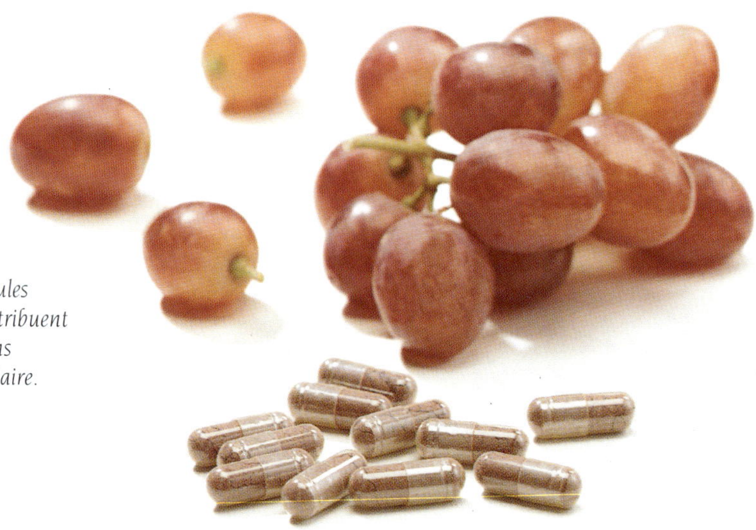

L'extrait de pépins de raisin en gélules renferme des antioxydants qui contribuent à protéger la rétine contre les lésions favorisant la dégénérescence maculaire.

COMPLÉMENTS RECOMMANDÉS

Vitamine C	**Dose :** 100 mg 2 fois par jour. **À savoir :** vous pouvez prendre de la vitamine C naturelle sous forme d'acérola.
Vitamine E	**Dose :** 25 mg 2 fois par jour. **À savoir :** il est préférable de prendre de la vitamine E sous forme naturelle (germe de blé, fruits oléagineux...).
Caroténoïdes	**Dose :** 2 gélules de caroténoïdes mélangés par jour, à prendre au moment des repas. **À savoir :** chaque gélule doit apporter 1,5 mg de caroténoïdes ; choisissez le produit ayant la teneur la plus élevée en lutéine et en zéaxanthine.
Zinc	**Dose :** 30 mg par jour. **À savoir :** si vous prenez du zinc pendant plus de 1 mois, choisissez un complément contenant 2 mg de cuivre.
Myrtille	**Dose :** 80 mg d'extrait 3 fois par jour. **À savoir :** extrait titré à 25 % d'anthocyanosides.
Pépins de raisin	**Dose :** 100 mg d'extrait en gélules 2 fois par jour. **À savoir :** extrait titré à 92-95 % de procyanidines.
Sélénium	**Dose :** 50 µg par jour. **Attention :** toxique à haute dose.

Rappel : prenez en priorité les compléments indiqués en bleu. Vérifiez qu'ils ne vous sont pas déjà apportés par un autre complément nutritionnel – voir p. 181.

Les bienfaits des compléments nutritionnels

Par leur action antioxydante, les **vitamines C** et **E** et les différents types de **caroténoïdes** peuvent neutraliser les radicaux libres. La lutéine et la zéaxanthine sont des caroténoïdes très efficaces, car elles protègent la macula en filtrant les rayons ultraviolets du soleil. Le **zinc** joue un rôle essentiel dans le fonctionnement de la rétine. On sait que ce minéral, dont l'apport est souvent déficitaire chez les personnes âgées, aide à ralentir la progression de la maladie. Sachant que le zinc inhibe l'absorption du cuivre, pensez à l'associer à un apport supplémentaire de cuivre.

Pour obtenir une protection accrue, prenez tous ces compléments conjointement et ajoutez-y de la **myrtille.** Cette plante renferme des composés antioxydants et améliore l'irrigation sanguine de la rétine. On peut la remplacer par des gélules de **pépins de raisin** qui, sans être aussi efficaces que la myrtille, améliorent la vision nocturne. Enfin, du **sélénium** renforcera l'action antioxydante de ces compléments dans tout l'organisme.

Que faire d'autre ?

- ☑ Protégez vos yeux avec des lunettes de soleil et un chapeau à large bord.
- ☑ Arrêtez de fumer : le tabac est l'un des principaux facteurs incriminés dans l'apparition de la dégénérescence maculaire.
- ☑ Mangez beaucoup de légumes vert foncé (riches en caroténoïdes tels que la lutéine et la zéaxanthine) et de tomates (qui renferment un autre caroténoïde, le lycopène, bien assimilé par l'organisme).

QUOI DE NEUF ?

La consommation d'un verre de vin par jour pourrait aider à prévenir la dégénérescence maculaire. Une étude portant sur plus de 3 000 personnes âgées de 45 à 74 ans a révélé que l'absorption de quantités modérées de vin réduisait de 19 % le risque d'être atteint de cette affection. Les autres boissons alcoolisées n'ont pas cet effet protecteur.

Lors d'une autre étude, on a constaté que, chez les personnes ayant mangé environ 600 g par jour d'épinards ou de chou frisé – à teneur très élevée en lutéine et en zéaxanthine –, le risque de développer une dégénérescence maculaire liée à l'âge était de 43 % inférieur à celui des personnes en ayant consommé peu.

LE SAVIEZ-VOUS ?

Les personnes aux yeux bleus ou verts doivent veiller à protéger leurs yeux, car elles sont particulièrement exposées aux effets nocifs du soleil qui favorisent la dégénérescence maculaire.

INFOS PLUS

- La dégénérescence maculaire, rare avant l'âge de 50 ans, touche 25 % des plus de 65 ans et plus de 30 % des plus de 80 ans.
- Les personnes qui fument 20 cigarettes par jour sont 2 fois plus exposées à la dégénérescence maculaire que les non-fumeurs. Même les anciens fumeurs encourent 30 % de risques.

Dépression

Chaque jour, 3 Français sur 100 consultent leur médecin pour un état dépressif et 1 sur 1 000 est hospitalisé pour dépression. Des recherches récentes montrent l'utilité des compléments nutritionnels, associés à de nouveaux médicaments prescrits sur ordonnance.

Symptômes

- *Tristesse persistante ou impression de vide.*
- *Perte d'intérêt pour toutes les activités de la vie courante, y compris pour les relations sexuelles.*
- *Troubles du sommeil, manque d'énergie, fatigue.*
- *Manque d'appétit et amaigrissement ou, au contraire, augmentation de l'appétit et prise de poids.*
- *Sentiments de culpabilité, d'inutilité et d'incapacité.*
- *Difficultés de concentration, irritabilité, crises de larmes répétées.*
- *Douleurs chroniques.*
- *Pensées morbides ou suicidaires.*

CONSULTEZ LE MÉDECIN...

- Si vous ou une personne de votre entourage présentez ces symptômes depuis plus de 2 semaines.
- Si vous ou une personne de votre entourage avez des pensées suicidaires : une consultation médicale s'impose alors de toute urgence.

ATTENTION : si vous suivez un traitement médical ou psychiatrique, consultez votre médecin avant de prendre des compléments.

Qu'est-ce que c'est ?

La dépression va bien au-delà d'une simple période de tristesse. C'est une maladie dévastatrice qui affecte la vie d'une personne sur le plan physique, mental et émotionnel. Non seulement elle modifie l'opinion que le malade a de lui-même et la manière dont il perçoit son entourage, mais elle lui rend également pénibles les activités de la vie quotidienne.

Il existe plusieurs formes de dépression, allant d'un état de mélancolie chronique appelée dysthymie ou passant par une alternance de périodes d'excitation et de désespoir (dépression bipolaire ou état maniaco-dépressif), pour arriver parfois à la forme la plus sévère, la « mélancolie vraie ». Celle-ci se traduit par une inhibition totale de toutes les fonctions physiques et psychiques ainsi que par des pensées suicidaires.

Quelles en sont les causes ?

Cette maladie peut avoir plusieurs raisons, mais les scientifiques pensent qu'elle est provoquée par un déséquilibre cérébral du taux des neurotransmetteurs, molécules qui véhiculent les informations entre les cellules nerveuses. Une crise dépressive peut être déclenchée par un deuil, un divorce, une maladie grave, la perte de son emploi ou tout autre problème majeur. Mais les allergies alimentaires, les carences nutritionnelles, les effets secondaires de certains médicaments (comme les bêtabloquants), le stress, l'abus d'alcool et le tabac peuvent aussi être à l'origine de cette maladie. Des dysfonctionnements dans la manière de faire face à la colère, à la culpabilité et à d'autres émotions pourraient aussi être impliqués. Il existe également une dépression appelée saisonnière, qui touche des milliers d'individus lors des courtes journées d'hiver : le manque de lumière provoque tristesse, fatigue et léthargie, et incite les malades à s'isoler socialement jusqu'à ce que les journées rallongent.

Le millepertuis agit comme un antidépresseur aussi efficace que les médicaments classiques.

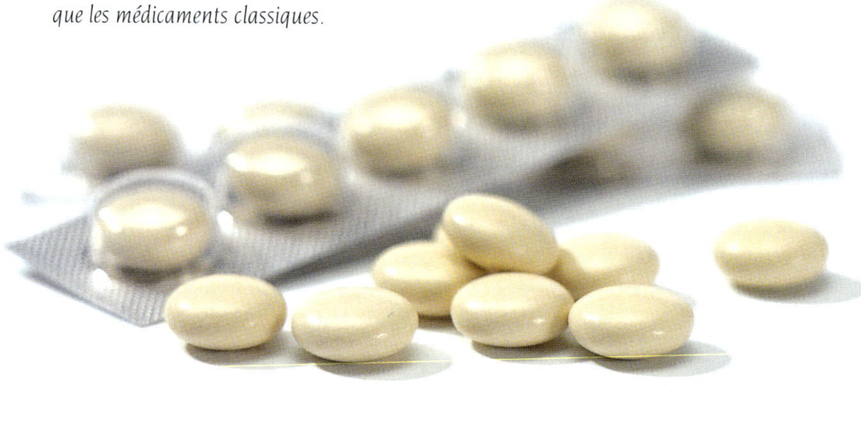

COMPLÉMENTS RECOMMANDÉS

Vitamines B	**Dose :** 1 comprimé chaque matin au cours des repas. **À savoir :** utilisez une préparation contenant 5 µg de vitamine B12 et 50 µg de biotine, 400 µg d'acide folique et 5 mg de toutes les autres vitamines B.
Vitamine C	**Dose :** 100 mg 2 fois par jour. **Attention :** vous pouvez prendre de la vitamine C naturelle sous forme d'acérola.
Calcium/ magnésium	**Dose :** 100 mg de calcium et 250 mg de magnésium, 1 à 2 fois par jour. **À savoir :** vous pouvez prendre une dose supplémentaire avant de vous coucher pour mieux dormir. **Attention :** s'abstenir de magnésium en cas de maladie rénale.
Millepertuis microdosé	**Dose :** 1 comprimé à 0,1 mg d'extrait 2 fois par jour. **À savoir :** extrait titré à 0,3 % d'hypéricine.
Passiflore	**Dose :** 2 comprimés à 500 mg 2 ou 3 fois par jour. **À savoir :** à prendre avant les repas.
Kawa	**Dose :** 250 mg d'extrait 2 fois par jour. **À savoir :** extrait titré à 30 % minimum de kawalactones.

Rappel : prenez en priorité les compléments indiqués en bleu. Vérifiez qu'ils ne vous sont pas déjà apportés par un autre complément nutritionnel – voir p. 181.

Les bienfaits des compléments nutritionnels

Les vitamines et les minéraux sont souvent d'une aide précieuse pour les personnes sous antidépresseurs. Certaines plantes peuvent aussi être utilisées, mais non sans avoir eu l'accord de votre médecin. N'interrompez jamais votre traitement sans avis médical.

Des taux insuffisants de **vitamines B** et de **vitamine C** semblent favoriser l'apparition de la dépression. Ces vitamines jouent un rôle important dans la production cérébrale des neurotransmetteurs et peuvent renforcer l'effet des antidépresseurs. Le **calcium** et le **magnésium** agissent comme des calmants du système nerveux et se révèlent efficaces contre les problèmes d'insomnie associés à la dépression. Des infusions ou des teintures de citronnelle ou de romarin réduisent la tension nerveuse, tandis que l'extrait d'avoine constitue un très bon tonique nerveux dans les cas de fatigue extrême.

Le **millepertuis microdosé** peut remplacer efficacement les médicaments classiques, qui ont souvent des effets secondaires. Pour combattre l'anxiété, vous pouvez utiliser la **passiflore,** ou encore, avec l'accord de votre médecin, une plante médicinale appelée **kawa,** seule ou en association avec le millepertuis.

Que faire d'autre ?

- ☑ Faites de l'exercice régulièrement : c'est un antidépresseur naturel des plus efficaces.
- ☑ Évitez le tabac et l'abus de caféine et d'alcool.
- ☑ Consultez un spécialiste. Il existe de nombreuses techniques thérapeutiques pouvant vous aider à sortir d'une phase de dépression.

QUOI DE NEUF ?

Environ 30 % des personnes qui prennent des antidépresseurs ne réagissent pas au traitement. Une étude récente montre qu'un complément d'acide folique pourrait être d'une aide efficace. En effet, après 8 semaines sous Prozac, seuls 65 % des malades ayant un taux très bas d'acide folique constatèrent une amélioration. En revanche, 80 % des patients présentant un taux correct d'acide folique réagirent favorablement au médicament.

En Allemagne, l'analyse des résultats de 24 études sur l'utilisation de l'extrait de millepertuis en cas de dépression a montré que 50 à 80 % des malades prenant ce complément avaient constaté un taux de réussite égal à celui obtenu avec des médicaments conventionnels.

INFOS PLUS

- Manger de la dinde, du saumon et des produits laitiers peut être utile contre la dépression, car ces aliments contiennent un acide aminé, le tryptophane. Or, des taux insuffisants de tryptophane réduisent la production cérébrale de sérotonine, un neurotransmetteur qui régule l'humeur.
- Les femmes dépressives présenteraient un risque accru d'ostéoporose, car les déséquilibres chimiques au niveau du cerveau entraîneraient une réduction de la densité du tissu osseux. Ce risque peut être annulé en prenant chaque jour 10 µg de vitamine D associée à du calcium et du magnésium.

Diabète

Si le diabète est une maladie qui doit toujours faire l'objet d'un suivi médical, beaucoup de plantes et compléments peuvent être associés à un traitement classique. Ces remèdes naturels permettent d'éviter les complications à long terme de cette affection, chronique mais contrôlable.

Symptômes

- *Soif intense.*
- *Mictions fréquentes et anormalement abondantes.*
- *Fatigue extrême, faiblesse.*
- *Amaigrissement.*
- *Ralentissement de la cicatrisation des coupures et des blessures.*
- *Infections récurrentes, telles que mycoses et cystites.*
- *Vision brouillée.*
- *Engourdissement ou fourmillements dans les mains et les pieds.*

CONSULTEZ LE MÉDECIN...

- Si vous présentez l'un des symptômes mentionnés ci-dessus.

ATTENTION : si vous suivez un traitement médical, consultez votre médecin avant de prendre des compléments.

Qu'est-ce que c'est ?

Le diabète se traduit par un excès de sucre dans le sang, dû à une sécrétion insuffisante d'insuline, l'hormone qui assure la régulation de la glycémie, ou à une mauvaise utilisation de celle-ci par l'organisme. Ce déséquilibre entraîne à la longue maladies cardio-vasculaires ou rénales, lésions du système nerveux, perte de la vue et autres complications. Il existe deux types de diabète : le diabète insulinodépendant (type I), le moins fréquent et qui survient plutôt avant 30 ans, et le diabète non insulinodépendant (type II), qui représente 90 % des cas et s'observe surtout après 40 ans.

Quelles en sont les causes ?

Le diabète de type I résulte de l'absence de sécrétion d'insuline par le pancréas, qui serait due à un virus ou à une réaction auto-immune incitant l'organisme à attaquer ses propres cellules pancréatiques. Les personnes en souffrant doivent prendre de l'insuline à vie. Le diabète de type II est déclenché par une résistance à l'insuline : le pancréas produit cette hormone, mais les cellules de l'organisme deviennent moins sensibles à son action.

Les bienfaits des compléments nutritionnels

Le diabète doit toujours être très surveillé médicalement. Les compléments recommandés ci-contre peuvent être associés à des médicaments classiques dans les deux types de diabète. Certains nécessitent une modification des doses prescrites d'insuline ou d'hypoglycémiants (médicaments réduisant le taux de sucre dans le sang, indiqués dans le diabète non insulinodépendant), qui relève de la responsabilité du médecin.

Les **vitamines B** coopèrent avec les enzymes qui transforment le glucose en énergie et préviennent les lésions nerveuses. Le **chrome** fait baisser les taux de glucose et de cholestérol chez les diabétiques. Les graines fermentées de **fénugrec** apportent des mucilages qui régulent la glycémie et aident à réduire les quantités d'insuline ou d'hypoglycémiants.

Les acides gras essentiels fournissent une bonne protection contre les lésions nerveuses et entretiennent l'élasticité des artères. Les **huiles de**

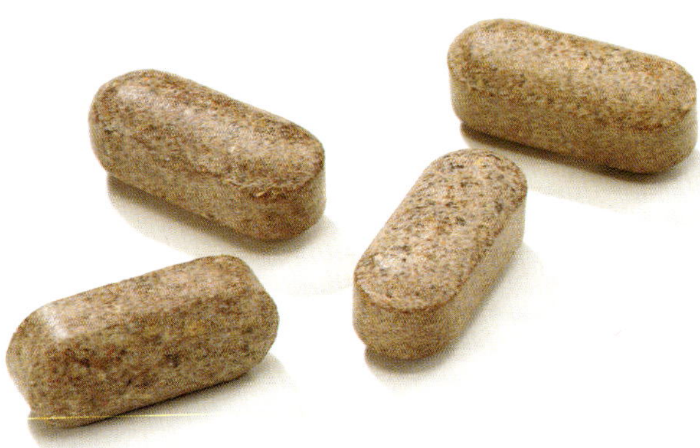

En tablettes ou en comprimés, les complexes de vitamines B contribuent à prévenir les lésions nerveuses dues au diabète.

COMPLÉMENTS RECOMMANDÉS

Vitamines B	**Dose :** 1 comprimé chaque matin, à prendre au cours des repas. **À savoir :** utilisez un complexe B contenant 50 µg de vitamine B12 et 50 µg de biotine, 400 µg d'acide folique et 5 mg de toutes les autres vitamines B.
Chrome	**Dose :** 50 µg par jour, à prendre au cours des repas. **Attention :** peut modifier les besoins en insuline ; consultez votre médecin.
Magnésium	**Dose :** 300 mg 2 fois par jour. **Attention :** s'abstenir en cas de maladie rénale.
Zinc	**Dose :** 30 mg par jour. **À savoir :** choisissez un complément contenant 2 mg de cuivre.
Fénugrec	**Dose :** 1/2 cuill. à café (2 g) de graines fermentées 3 fois par jour. **Attention :** peut modifier les besoins en insuline ; consultez votre médecin.
Huiles de poisson	**Dose :** 2 capsules par jour, soit de 600 mg d'acides gras oméga-3. **Attention :** ne dépassez pas la dose si vous prenez des anticoagulants.
Antioxydants	**Dose :** 200 mg de vitamine C et 25 mg de vitamine E chaque matin. **À savoir :** utilisez de l'acérola à 17 % de vitamine C.
Myrtille	**Dose :** en infusion, 1/2 cuill. à café de feuilles séchées (10 min) dans une grande tasse d'eau bouillante.
Taurine	**Dose :** 100 mg de L-taurine 2 fois par jour, à jeun. **À savoir :** il est préférable d'utiliser une taurine naturelle, contenue dans de la poudre d'huître, à raison de 1 à 2 g par jour.

Rappel : prenez en priorité les compléments indiqués en bleu. Vérifiez qu'ils ne vous sont pas déjà apportés par un autre complément nutritionnel – voir p. 181.

poisson, en particulier, permettent d'augmenter le taux des lipoprotéines à haute densité – c'est-à-dire le bon cholestérol (HDL) – dans le sang, diminuant ainsi les risques de troubles cardio-vasculaires. Les **antioxydants** préviennent les lésions du système nerveux, des yeux et du cœur.

De nombreux diabétiques assimilent mal le **magnésium** et le **zinc,** qui favorisent le fonctionnement de l'insuline et stimulent la cicatrisation des blessures (une fonction altérée par une glycémie élevée). La **myrtille** contribue à prévenir les troubles ophtalmiques inhérents au diabète. Enfin, la **taurine,** un acide aminé, favorise la production d'insuline.

Que faire d'autre ?

☑ Pratiquez régulièrement de l'exercice. Les personnes qui brûlent plus de 3 500 calories par semaine en faisant du sport ont 2 fois moins de risques de développer un diabète que celles qui n'en dépensent que 500.

☑ Perdez du poids pour éviter la survenue d'un diabète non insulinodépendant.

☑ Mangez des céréales complètes, des légumes et des fruits, qui aident à contrôler la glycémie.

QUOI DE NEUF ?

Selon les récents travaux de chercheurs nutritionnistes californiens, les diabétiques non insulinodépendants devraient prendre un complément quotidien de 500 mg de vitamine E. Cet apport complémentaire ferait non seulement baisser le taux élevé de radicaux libres dû au diabète, mais il améliorerait également la régulation de la glycémie en renforçant l'action de l'insuline.

INFOS PLUS

- Les diabétiques gagneraient à introduire des produits à base de soja dans leur alimentation. En effet, la farine de soja, le « lait » de soja et le tofu par exemple, contribueraient à réguler la glycémie, à protéger des défaillances cardiaques et à alléger le travail des reins.

Diarrhée

Aussi déplaisante soit-elle, la diarrhée permet à l'organisme d'évacuer des toxines nocives. C'est un trouble banal qui guérit spontanément en un jour ou deux, mais peut être difficile à vivre. Le but d'un traitement est avant tout d'éviter la déshydratation.

Symptômes

- *Selles liquides fréquentes.*
- *Crampes abdominales.*
- *Nausées, fièvre ou soif intense.*

CONSULTEZ LE MÉDECIN…

- Si la diarrhée persiste au-delà de 48 h.
- Si vous avez plus de 38 °C de fièvre, de violentes douleurs abdominales, des vertiges, des étourdissements ou de l'anurie (absence d'urine).
- S'il y a du sang dans vos selles ou si elles sont noires.
- Si vous présentez des signes de déshydratation : soif persistante, lèvres sèches, yeux cernés.
- Si vous avez souvent la diarrhée : ce pourrait être le signe d'une maladie intestinale sérieuse.

ATTENTION : si vous suivez un traitement médical, consultez votre médecin avant de prendre des compléments.

Qu'est-ce que c'est ?

Le mot diarrhée désigne une augmentation de la fréquence des selles, ou l'émission de selles liquides. Ce n'est pas une maladie en soi, mais le symptôme de toute une série de troubles, généralement bénins, parfois graves. La diarrhée signale une perturbation du transit des aliments vers le gros intestin. D'habitude, l'eau est absorbée à travers la paroi intestinale tandis que la nourriture traverse le gros intestin ; les matières fécales quittent alors l'organisme en masse compacte. Si un élément quelconque accélère ou perturbe ce processus, le liquide est expulsé du corps avec les matières fécales.

Quelles en sont les causes ?

La diarrhée provient d'une inflammation ou d'une irritation de l'intestin et résulte habituellement d'une infection bactérienne ou virale véhiculée par les aliments ou l'eau absorbés. La majorité des voyageurs qui se rendent dans des régions moins développées du monde connaissent ce risque de contamination et prennent des mesures pour éviter la diarrhée, mais ils ne sont pas toujours aussi prudents chez eux. La diarrhée attribuée au virus de la grippe est bien plus souvent due à une intoxication d'ordre alimentaire.

La diarrhée a diverses autres causes : une consommation inhabituelle pour l'intestin de fruits et de légumes, par exemple, notamment s'il s'agit de prunes ou de haricots secs ; de trop grandes quantités de produits basses calories au sorbitol ; ou encore des doses thérapeutiques de vitamine C ou de magnésium (dans ce cas, réduisez les doses). Les victimes d'une intolérance au lactose (incapacité à digérer le lactose, glucide des produits laitiers) réagissent à sa présence dans n'importe quel aliment par des gaz, des ballonnements et de la diarrhée. Les antibiotiques, qui détruisent la flore intestinale saine, peuvent aussi entraîner de la diarrhée, parfois provoquée chez certains par le stress.

La diarrhée peut par ailleurs être le symptôme de maladies gastro-intestinales comme la colite, le cancer du côlon, la maladie de Crohn, la colopathie fonctionnelle ou une affection du pancréas.

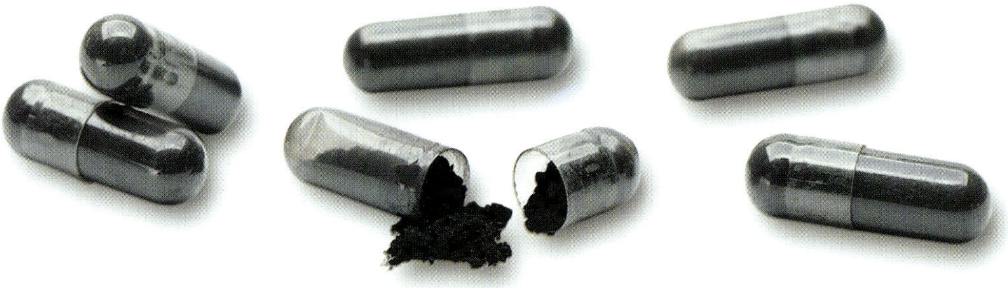

Le charbon végétal activé absorbe et élimine les toxines.

COMPLÉMENTS RECOMMANDÉS

Aigremoine	**Dose :** en tisane, 1 tasse jusqu'à 6 fois par jour. **À savoir :** utilisez 1 cuill. à soupe de feuilles par tasse, laissez infuser 15 min et filtrez ; buvez à volonté.
Feuilles de mûrier/ framboisier	**Dose :** en tisane, 1 tasse jusqu'à 6 fois par jour. **À savoir :** utilisez 1 cuill. à soupe de feuilles par tasse, laissez infuser 15 min et filtrez ; buvez à volonté.
Charbon végétal activé	**Dose :** 1 à 3 gélules par jour réparties dans la journée. **À savoir :** peut être associé à de la levure de bière.
Ferments lactiques	**Dose :** 2 gélules ou 2 comprimés 3 fois par jour loin des repas ; ou 2 ou 3 yaourts aux ferments actifs par jour. **À savoir :** choisissez des produits à l'acidophilus et/ou au bifidus actifs.

Rappel : vérifiez que certaines de ces doses ne vous sont pas déjà apportées par un autre complément nutritionnel – voir p. 181.

Les bienfaits des compléments nutritionnels

Essayez les tisanes d'**aigremoine,** de **feuilles de mûrier** sauvage ou de **feuilles de framboisier :** ces plantes contiennent des tanins, produits chimiques qui font cicatriser les muqueuses intestinales et aident l'organisme à fixer les liquides. Les tisanes compensent également les pertes de liquides, ce qui permet d'éviter la déshydratation parfois occasionnée par une crise de diarrhée prolongée.

Si aucune tisane ne vous soulage, pensez au **charbon végétal activé,** qui absorbe les toxines et de nombreux micro-organismes et tout en accélérant leur élimination. Les **ferments lactiques** aident à reconstituer la flore intestinale mise en péril par la prise d'antibiotiques. Tous ces remèdes peuvent remplacer les médicaments en vente libre, à l'exception de l'acidophilus, qui peut leur être associé mais ne doit pas se prendre au même moment de la journée.

En cas d'intoxication alimentaire, attendez quelques heures avant d'intervenir pour laisser à votre organisme le temps de se débarrasser de l'élément agresseur. Dans les autres cas, commencez aussitôt le traitement.

Que faire d'autre ?

☑ Buvez beaucoup d'eau et de liquides clairs (jus de fruits dilués, sirops abondamment allongés d'eau...) pour ne pas vous déshydrater.

☑ Évitez les jus de fruits, le lait et les aliments riches en fibres pendant 1 à 2 jours après une diarrhée ; mangez des aliments bien tolérés par les intestins, comme le riz blanc et la banane pochée.

☑ Lors de voyages dans des régions connues pour les risques de diarrhée, ne consommez que des aliments cuits, évitez les glaçons et employez de l'eau en bouteille, y compris pour vous laver les dents.

QUOI DE NEUF ?

La vin a depuis longtemps la réputation de soigner l'infection et la maladie. Certaines recherches actuelles indiquent qu'il pourrait aussi lutter contre la diarrhée. Une étude récente a montré que le vin, blanc ou rouge, donnait de meilleurs résultats pour se débarrasser de bactéries intestinales dangereuses, comme les salmonelles et certaines souches d'*Escherichia coli,* que divers produits pharmaceutiques en vente libre.

INFOS PLUS

- La tisane de feuilles de mûrier sauvage passe souvent pour le remède végétal le plus puissant contre la diarrhée. Mais lisez attentivement les étiquettes : de nombreux produits contiennent du thé noir parfumé à la mûre, et non des feuilles de mûrier.

- Pour limiter les risques d'une diarrhée provoquée par des bactéries, un virus ou tout autre micro-organisme, il suffit de prendre quelques précautions élémentaires : lavez-vous les mains à l'eau chaude et au savon avant de préparer les aliments et après avoir manipulé de la viande crue ; laissez décongeler les aliments au réfrigérateur ou au micro-ondes ; ne faites mariner les viandes qu'au réfrigérateur ; lavez les plats et les ustensiles en contact avec la viande ou la volaille crue avant de les réutiliser pour des aliments cuits ; couvrez les restes et mettez-les sans tarder au réfrigérateur.

Digestion (mauvaise)

Si, comme des millions de gens, vous souffrez de troubles digestifs, il vous suffira sans doute de modifier votre régime alimentaire ou d'adopter une meilleure hygiène de vie. Mais il existe aussi des remèdes naturels susceptibles de vous soulager rapidement.

Symptômes

- *Sensation de brûlure derrière le sternum, pouvant durer de quelques minutes à plusieurs heures.*
- *Brûlure dans la gorge ou régurgitation d'un liquide chaud et acide.*
- *Gaz ou renvois ; ballonnements ou gargouillis.*
- *Nausées et vomissements.*
- *Douleurs abdominales ; sensation de malaise, surtout en position allongée.*

CONSULTEZ LE MÉDECIN...

- Si les douleurs se manifestent 2 fois par semaine ou plus : elles peuvent être d'origine stomacale ou hépatique.
- Si vous avez du mal à avaler.
- Si vous vomissez ou que vos selles sont noires.
- Si vous avez plus de 45 ans et que les symptômes persistent.
- Si vous éprouvez une oppression dans la poitrine ou que vos douleurs s'accompagnent d'essoufflement, de vertiges, de sueurs ou qu'elles irradient vers le bras ou la mâchoire. C'est le signe de l'imminence d'une crise cardiaque. Appelez les urgences.

ATTENTION : si vous suivez un traitement médical, consultez votre médecin avant de prendre des compléments.

Qu'est-ce que c'est ?

La mauvaise digestion, appelée aussi dyspepsie, donne lieu à toute une gamme de malaises désagréables, allant des ballonnements, gargouillements, crampes abdominales et gaz à des nausées et vomissements. Les brûlures d'estomac sont les plus redoutées. Elles sont causées par la remontée dans l'œsophage d'une partie de l'acide chlorhydrique produit par l'estomac, à raison de plus de 1 litre par jour, pour assurer la digestion. Alors que l'estomac est protégé par une muqueuse, l'œsophage, qui le relie au pharynx, en est dépourvu et l'acide, lorsqu'il y pénètre, provoque de pénibles irritations ; en cas d'inflammation de ce conduit, les douleurs sont identiques à celles causées par l'angine de poitrine.

Quelles en sont les causes ?

Un sphincter situé à la base de l'œsophage empêche en principe la remontée de l'acide gastrique en ne s'ouvrant que pour laisser passer les aliments. Mais il arrive qu'il se referme mal, et l'acide remonte dans l'œsophage, provoquant des brûlures. La surcharge pondérale et la grossesse affaiblissent cet anneau musculaire, ainsi que le tabac, qui assèche la salive, chargée de diluer l'acide présent dans l'œsophage et de l'évacuer. Des aliments tels le chocolat et la menthe, des boissons comme le jus d'orange et le café, et certains médicaments ont le même effet indésirable.

Divers facteurs agissent sur la digestion : les vêtements serrés à la taille, qui, exerçant une pression supplémentaire sur l'abdomen, font remonter le contenu de l'estomac ; un repas trop abondant, qui stimule la production d'acide ; le stress et l'anxiété, qui perturbent le fonctionnement de l'estomac et des muscles de l'intestin intervenant dans la digestion. Parler en mangeant ou mâcher la bouche ouverte – tristes habitudes qui font avaler de l'air – peuvent être cause de ballonnements et d'une digestion difficile.

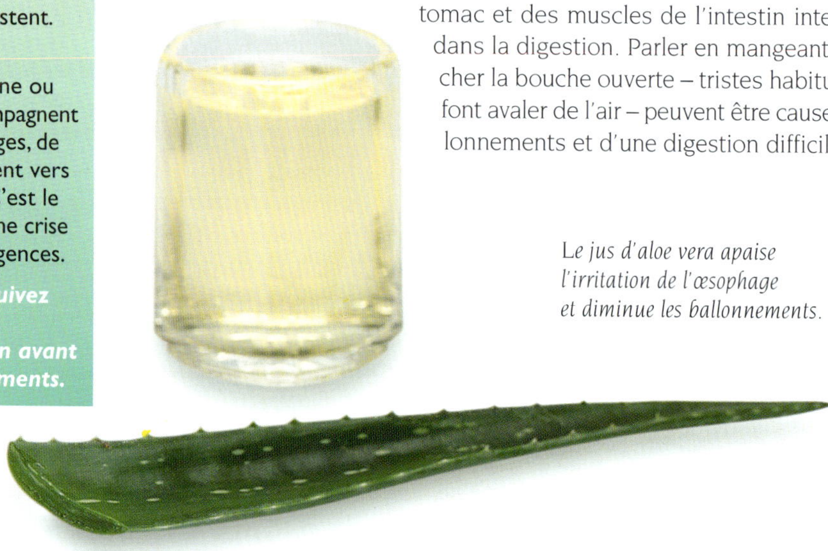

Le jus d'aloe vera apaise l'irritation de l'œsophage et diminue les ballonnements.

COMPLÉMENTS RECOMMANDÉS

Carbonate de calcium	**Dose :** 250-500 mg 2 fois par jour. **À savoir :** les tablettes à mâcher soulagent plus rapidement.
Réglisse	**Dose :** 1 ou 2 pastilles à sucer 3 ou 4 fois par jour entre les repas, en cas de besoin. **Attention :** s'abstenir en cas de grossesse ; peut faire monter la tension artérielle en cas d'utilisation prolongée.
Jus d'aloe vera	**Dose :** 10 cl 3 fois par jour entre les repas. **Attention :** le jus doit contenir 98 % d'aloe vera sans aloïne ni émodine.
Ferments lactiques	**Dose :** 2 gélules 3 fois par jour, loin des repas, ou 2 ou 3 yaourts aux ferments actifs.
Vitamine B5	**Dose :** 10 mg 2 fois par jour. **À savoir :** pour les brûlures d'estomac chroniques, associez la B5 à la choline et à la thiamine et prenez-en pendant 1 mois.
Choline	**Dose :** 500 mg 2 fois par jour. **À savoir :** pour les brûlures d'estomac chroniques, associez-la à la vitamine B5 et à la thiamine et prenez-en pendant 1 mois.
Thiamine	**Dose :** 50 mg 1 fois par jour, à jeun. **À savoir :** aussi appelée vitamine B1 ; pour les brûlures d'estomac chroniques, associez-la à la vitamine B5 et à la choline et prenez-en pendant 1 mois.

Rappel : prenez en priorité les compléments indiqués en bleu. Vérifiez qu'ils ne vous sont pas déjà apportés par un autre complément nutritionnel – voir p. 181.

Les bienfaits des compléments nutritionnels

Essayez les compléments ci-après, seuls ou associés. Les ajouter aux médicaments classiques ne présente aucun inconvénient. Les tablettes de **carbonate de calcium** agissent contre l'acidité et sont très efficaces en cas de reflux occasionnels. La **réglisse** peut apaiser les brûlures d'estomac, car elle contribue à en réparer la muqueuse. Enfin, le **jus d'aloe vera** soulage l'irritation de l'œsophage. Si vos problèmes de digestion sont chroniques, ajoutez des **ferments lactiques** à votre alimentation. À défaut, prenez de la **vitamine B5** avec de la **choline** et de la **thiamine,** deux autres vitamines B, pendant 1 mois. La camomille et l'extrait d'artichaut, enfin, stimulent la vésicule biliaire et facilitent la digestion.

Si rien de tout cela n'améliore votre état, consultez votre médecin.

Que faire d'autre

- Mangez peu et souvent afin de diminuer la quantité d'acide produite par votre estomac.
- Évitez les aliments gras et les repas trop abondants. Ne buvez pas trop d'alcool, source d'acidité stomacale supplémentaire ; abstenez-vous de prendre du café, c'est un irritant.
- Dînez 3 h au moins avant de vous coucher et évitez en général de vous allonger trop vite après avoir mangé.
- Dormez la tête surélevée d'une quinzaine de centimètres, l'action de la pesanteur vous aidera à empêcher les reflux.

QUOI DE NEUF ?

Lors d'un test, on a constaté que mâcher des tablettes de chewing-gum sans sucre atténuait les brûlures d'estomac chez 70 % des sujets. La salive, sécrétée en plus grande quantité, emporte avec elle l'acide produit par l'estomac. Boire un verre d'eau tiède après le repas donne le même résultat.

INFOS PLUS

- La dyspepsie peut aussi être due à une production insuffisante d'acide par l'estomac. Dans ce cas, on ne souffre pas de brûlures, mais plutôt de douleurs, de flatulences et de gaz après les repas. Essayez de prendre pendant 1 mois, et à chaque repas, un complément fournissant 500 mg de chlorhydrate de bétaïne et 100 mg de pepsine – à condition de ne pas avoir d'ulcère car la bétaïne risquerait de l'aggraver. Si votre état ne s'améliore pas, consultez votre médecin.
- Terminez vos repas par une boisson calmante telle qu'une tisane à la camomille, au gingembre, à l'orme rouge, à la guimauve, à la reine des prés ou encore au fenouil. Faites infuser séparément ou en mélange, selon vos goûts.

LE SAVIEZ-VOUS ?

L'acide chlorhydrique produit par l'estomac détruit les micro-organismes contenus dans les aliments ; sans lui, nous serions beaucoup plus vulnérables aux maladies transmises par la nourriture.

Diverticulose et diverticulite

Un pourcentage élevé de personnes de plus de 40 ans et jusqu'à 50 % des plus de 70 ans souffrent de troubles liés à des diverticules. La diverticulose est la conséquence d'un mode de vie pauvre en fibres et en exercice. Des mesures simples s'imposent.

Symptômes

Diverticulose

- *Absence fréquente de symptômes.*
- *Dans certains cas, ballonnements, gaz, nausées et constipation alternent avec de la diarrhée.*

Diverticulite

- *Douleurs abdominales, habituellement à gauche du bas-ventre (contrairement aux douleurs de l'appendicite, localisées à droite).*
- *Fièvre, nausées, constipation ou diarrhée.*
- *Sang ou glaires dans les selles.*

CONSULTEZ LE MÉDECIN...

- Si vous avez de la fièvre, des frissons et le ventre gonflé ou si vous vomissez : il peut s'agir de signes de rupture d'un diverticule.
- Si vous avez du sang ou des glaires dans les selles, ou tout autre symptôme de diverticulite.
- Si la douleur ne s'atténue pas malgré vos mesures d'hygiène.

ATTENTION : si vous suivez un traitement médical, consultez votre médecin avant de prendre des compléments.

Qu'est-ce que c'est ?

Il existe deux types de troubles liés à des diverticules : la diverticulose et la diverticulite, plus grave. Dans la première, la muqueuse du gros intestin traverse le muscle qui, en principe, l'enferme et forme des poches (les diverticules) d'une taille allant de quelques millimètres à plus de 2,5 cm de diamètre. En l'absence de symptômes, la nourriture peut s'amasser dans ces poches, qui finissent par s'enflammer et s'infecter. Ainsi se forme une diverticulite, aux symptômes impossibles à ignorer cette fois !

Quelles en sont les causes ?

La plupart des diverticuloses surviennent sans doute à cause d'un régime alimentaire pauvre en fibres. Le manque de fibres oblige l'intestin à fournir un effort accru pour assurer le transit, et l'état peut s'aggraver en cas de fatigue pendant le travail de digestion. La pauvreté en fibres accroît aussi les risques de diverticulite, car les matières fécales progressent lentement, ce qui laisse aux particules alimentaires tout le temps de se coincer dans les diverticules et d'entraîner inflammation ou infection. De plus, le manque d'exercice rend également le côlon paresseux. Enfin, la tendance à ce genre de troubles est parfois héréditaire.

Les bienfaits des compléments nutritionnels

Les compléments nutritionnels ne peuvent pas inverser le cours d'une diverticulose une fois le diverticule formé, mais, parallèlement à une alimentation adaptée, ils permettent d'aider à prévenir l'infection ou à en apaiser les accès. Riche en fibres formant masse, le **psyllium** guérit ou prévient la constipation. Il peut être pris dès le réveil pour faciliter le début du transit intestinal, en association avec un **ferment lactique** comme l'acidophilus. Les fibres aident à protéger ce dernier des acides de l'estomac et le véhiculent

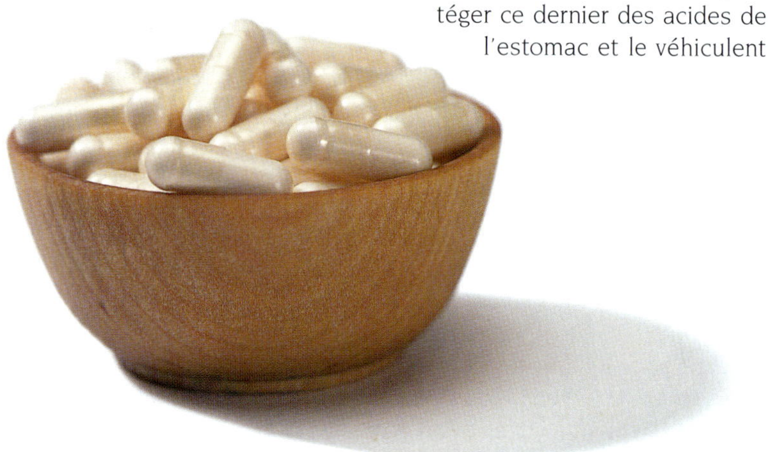

L'acidophilus, qui stimule la production de bonnes bactéries dans l'intestin, améliore l'état de tout le système digestif dans les cas de maladies liées à des diverticules.

COMPLÉMENTS RECOMMANDÉS

Psyllium	**Dose :** 1 cuill. à soupe de poudre dissoute dans de l'eau ou du jus de fruits 2 fois par jour. **Attention :** buvez régulièrement de l'eau au cours de la journée.
Ferments lactiques	**Dose :** 2 gélules 3 fois par jour, loin des repas ; ou 2 ou 3 yaourts aux ferments actifs. **Attention :** choisissez des produits à l'acidophilus et/ou au bifidus actifs.
Jus d'aloe vera	**Dose :** de 10 à 15 cl 2 fois par jour. **Attention :** le jus doit contenir 98 % d'aloe vera, mais pas d'aloïnosides, qui caractérisent une autre espèce.
Glutamine	**Dose :** 500 mg de L-glutamine 2 fois par jour, loin des repas. **À savoir :** au-delà de 1 mois de traitement, prenez en même temps un complexe d'acides aminés divers (suivez les indications portées sur l'emballage).
Orme rouge	**Dose :** 2 cuill. à café bombées d'écorce en poudre, délayées dans de l'eau chaude, chaque matin au petit déjeuner. **À savoir :** peut être remplacé par une tisane (1 cuill. à café par tasse) 3 fois par jour.
Camomille	**Dose :** en tisane, 1 tasse 3 fois par jour. **À savoir :** employez 2 cuill. à café de plante séchée par tasse, laissez infuser 10 min, puis filtrez ; remplacez à volonté par de la mélisse ou de la reine-des-prés.
Yam/menthe poivrée/ valériane	**Dose :** 1 tasse de tisane 3 ou 4 fois par jour. **À savoir :** préparez 2 parts de yam, 1 part de menthe et 1 part de valériane par tasse d'eau chaude ; laissez infuser 10 min, puis filtrez ; sucrez à volonté.

Rappel : prenez en priorité les compléments indiqués en bleu. Vérifiez qu'ils ne vous sont pas déjà apportés par un autre complément nutritionnel – voir p. 181.

jusqu'à l'intestin, où il modifie l'équilibre bactérien du système digestif et permet à l'organisme de résister aux infections intestinales. L'acidophilus est précieux si vous prenez des antibiotiques pendant un accès de la maladie.

La prise d'autres compléments, parfois très utile pour traiter les crises, doit se faire de préférence 2 h après celle du psyllium pour éviter les perturbations. Le **jus d'aloe vera** favorise la cicatrisation des zones enflammées, de même que la **glutamine,** acide aminé essentiel à la régénération de la muqueuse intestinale. Ces deux compléments peuvent être associés à d'autres végétaux : l'**orme rouge,** un laxatif doux qui apaise lorsque les diverticules sont infectés ; la **camomille** et le **yam,** anti-inflammatoires ; la **menthe poivrée,** antispasmodique, et la **valériane,** la mélisse et la reine-des-prés, désinfectants du système digestif.

Que faire d'autre ?

☑ Consommez suffisamment de fruits, de légumes et de céréales complètes pour atteindre un apport en fibres de 20 à 30 g par jour.

☑ Buvez au moins 8 verres d'eau ou d'autres liquides par jour.

QUOI DE NEUF ?

Les chercheurs de l'université américaine de Harvard ont étudié les habitudes alimentaires de plus de 43 000 hommes âgés de 40 à 75 ans. Ceux qui avaient des problèmes de diverticules absorbaient nettement moins de fibres que les autres.

LE SAVIEZ-VOUS ?

La diverticulose est pratiquement inconnue dans les régions rurales d'Afrique et les pays non industrialisés, où une alimentation riche en fibres et un exercice régulier font partie de la vie.

INFOS PLUS

- Faute d'habitude, les fibres peuvent donner une sensation de ballonnement, mais elles sont un bon remède contre les troubles digestifs liés aux maladies diverticulaires, car elles accélèrent le transit des matières fécales dans l'intestin. Des études multiples démontrent qu'un régime riche en fibres empêche la résurgence des symptômes pendant au moins 5 ans.
- Les personnes sujettes à la diverticulite sont souvent mises en garde contre la consommation de graines (y compris celles, minuscules, des fraises), qui pourraient se coincer dans les diverticules et causer une inflammation. Des études mettent en doute ces affirmations.
- Un exercice régulier aide à prévenir la constipation. Vous pouvez prendre des laxatifs naturels comme les pruneaux.

Dos (mal de)

Pour se tenir debout, l'homme doit lutter contre les lois de la pesanteur. Sa colonne vertébrale peut en pâtir, ce qui le fera souffrir du dos. Pour combattre ce mal, très répandu dans nos pays industrialisés, il faut rééquilibrer les tensions musculaires de la région dorsale.

Symptômes

- *Colonne vertébrale raide et douloureuse, surtout lorsque l'on bouge.*
- *Douleur aiguë dans le haut ou le bas du dos, et le long de la jambe.*
- *Douleur handicapante déclenchée par un effort physique ou une activité fatigante.*
- *Douleur et gêne après une longue station debout ou assise.*

CONSULTEZ LE MÉDECIN...

- Si la douleur est invalidante ou accompagnée de fièvre et de vomissements.
- Si vos bras ou vos jambes sont engourdis ou vous picotent.
- Si votre colonne vertébrale est raide ou douloureuse au réveil.
- Si la douleur se manifeste après une chute ou un accident.

ATTENTION : si vous suivez un traitement médical, consultez votre médecin avant de prendre des compléments.

Qu'est-ce que c'est ?

Le mal de dos est, dans la plupart des cas, sans gravité. Il affecte généralement la région lombaire, qui, située dans le bas du dos, supporte presque tout le poids du corps. Mais l'inflammation d'une vertèbre, d'un muscle, d'un cartilage, d'un nerf ou de tout autre tissu en rapport avec la colonne vertébrale risque d'être douloureuse.

Quelles en sont les causes ?

Généralement d'origine musculaire, le mal de dos peut avoir d'autres causes : une mauvaise posture, une fragilité des os ou des cartilages, un disque en mauvais état, un nerf pincé, mais aussi le stress ou un traumatisme psychologique. Le mal de dos chronique est parfois dû à une maladie – arthrose ou ostéoporose, par exemple.

Les bienfaits des compléments nutritionnels

Avant de prendre des compléments, voyez avec votre médecin si votre cas ne requiert pas un traitement médicamenteux ou une opération. Les compléments servent à consolider les os, fortifier les muscles, lutter contre les inflammations et soulager la douleur. Leurs effets se font généralement sentir au bout de 1 semaine.

Commencez par des vitamines et des minéraux – **vitamines C** et **D, calcium, magnésium, manganèse** – pour renforcer vos os et vos cartilages. D'autres compléments sont également efficaces : la **broméline,** une enzyme tirée de l'ananas, a été employée avec succès dans certains hôpitaux comme anti-inflammatoire et analgésique lors d'opérations et dans les cas de traumatismes, d'arthrite et de blessures dues au sport ; la **griffe-du-diable,** ou harpagophytum, semble être particulièrement utile contre

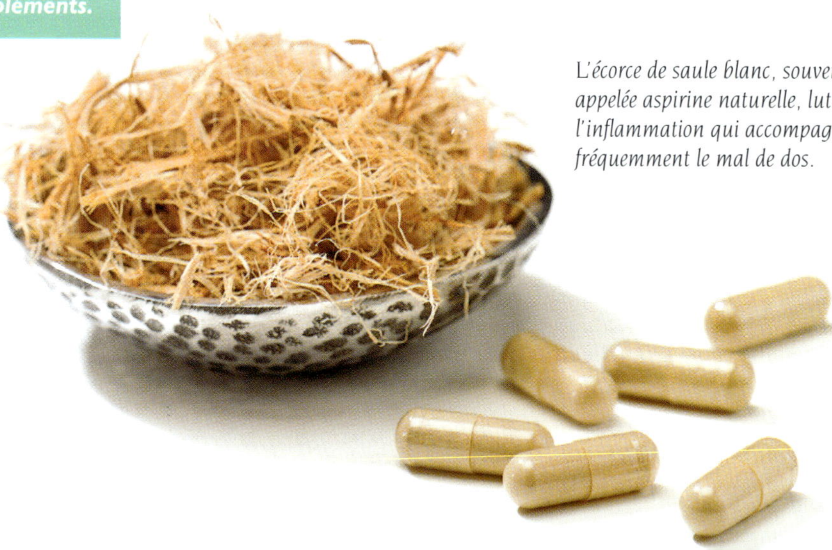

L'écorce de saule blanc, souvent appelée aspirine naturelle, lutte contre l'inflammation qui accompagne fréquemment le mal de dos.

COMPLÉMENTS RECOMMANDÉS	
Vitamine C	**Dose :** 100 mg par jour au cours des repas. **À savoir :** vous pouvez prendre de la vitamine C naturelle sous forme d'acérola.
Vitamine D	**Dose :** 10 µg par jour. **Attention :** ne dépassez en aucun cas 25 µg par jour.
Calcium/ magnésium	**Dose :** 600 mg de calcium et 400 mg de magnésium par jour. **À savoir :** sont parfois inclus dans des préparations destinées à renforcer les os. **Attention :** s'abstenir de magnésium en cas de maladie rénale.
Manganèse	**Dose :** 2 mg par jour pendant 15 jours.
Broméline	**Dose :** 500 mg 2 fois par jour à jeun. **À savoir :** à prendre avant les repas.
Griffe-du-diable	**Dose :** 2 comprimés à 450 mg d'extrait 2 fois par jour. **Attention :** titré entre 1 et 2 % d'harpagoside.
Écorce de saule blanc	**Dose :** 1 ou 2 gélules, selon la posologie indiquée sur la notice. **Attention :** titré à 15 % de salicine ; à ne pas prendre avec des antalgiques classiques.
Huiles de poisson	**Dose :** 2 capsules par jour, soit 600 mg d'acide gras oméga-3. **Attention :** ne dépassez pas la dose si vous prenez des anticoagulants.
Cartilage et collagène de poisson	**Dose :** 250 à 500 mg par jour sous forme de comprimés. **À savoir :** existent à l'état pur ou mélangés à des produits qui contribuent à la reconstitution du cartilage.

Rappel : prenez en priorité les compléments indiqués en bleu. Vérifiez qu'ils ne vous sont pas déjà apportés par un autre complément nutritionnel – voir page 181.

l'inflammation causée par l'arthrite ou contre la spondylose, une maladie dégénérative de la colonne vertébrale ; l'**écorce de saule blanc** a des propriétés antalgiques similaires à celles de l'aspirine, mais ses effets secondaires sont moindres. Quant aux **huiles de poisson,** riches en acides gras oméga-3, leurs propriétés antalgiques et anti-inflammatoires peuvent accélérer la guérison. Tous ces compléments permettent de limiter l'emploi des antalgiques médicamenteux, auxquels, l'écorce de saule blanc mise à part, ils peuvent être associés.

Enfin, le **cartilage** et le **collagène de poisson** contribuent à ralentir le vieillissement articulaire et à favoriser la reconstitution du cartilage.

Que faire d'autre ?

- ☑ Portez des chaussures confortables, orthopédiques s'il le faut.
- ☑ Pour soulager la douleur, essayez les massages thérapeutiques, la chiropractie, l'acupuncture, l'ostéopathie ou la stimulation électrique des nerfs par voie transcutanée.
- ☑ Pliez toujours les genoux quand vous soulevez un poids.
- ☑ Asseyez-vous sur des chaises dont le dossier soutient bien le bas du dos ; levez-vous fréquemment pour vous détendre.

QUOI DE NEUF ?

Une étude menée pendant 6 mois sur 109 personnes souffrant de douleurs lombaires indique que la griffe-du-diable (harpagophytum) pourrait être un adjuvant utile des médicaments classiques. Ce remède a été administré à la moitié des patients tandis que les autres prenaient un placebo ; tous étaient autorisés à recourir aux antalgiques classiques en cas de besoin. Au bout de 1 mois, 9 des membres du premier groupe ne souffraient plus, contre 1 seulement de l'autre.

On évite le mal de dos en fortifiant ses muscles abdominaux. Le meilleur exercice consiste à relever le buste à partir d'une position couchée en gardant les genoux pliés. On évite ainsi de trop solliciter les muscles de la région lombaire.

LE SAVIEZ-VOUS ?

Alors que les médecins recommandent entre 1 et 2 semaines de lit aux patients souffrant du dos, des recherches récentes montrent que, sauf en cas de hernie discale, 2 jours de repos suffisent pour obtenir un bon résultat.

INFOS PLUS

- Les médicaments en vente libre sont peut-être très efficaces contre les douleurs du dos ou du cou, mais ils ont parfois de sérieux effets secondaires. Les compléments naturels sont moins dangereux et pourraient servir à limiter le recours aux médicaments classiques.

Eczéma

Les rougeurs et les démangeaisons des poussées d'eczéma sont parfois soulagées par l'application de certaines crèmes. Cependant, des compléments nutritionnels, pris par voie orale, parviennent aussi à accélérer la guérison et pourraient même permettre de prévenir les récidives.

Symptômes

- *Zones cutanées rouges, sèches, squameuses, rugueuses ou craquelées.*
- *Petites cloques semblables à des boutons.*
- *Plaques sèches épaisses dans les cas d'eczéma tenace.*

CONSULTEZ LE MÉDECIN...

- Si votre eczéma est très étendu ou récurrent.
- S'il apparaît des plaies suintantes ou couvertes de croûtes : elles peuvent indiquer une infection bactérienne.
- Si l'eczéma ne disparaît pas au bout de 3 ou 4 jours de traitement par les compléments nutritionnels.

ATTENTION : si vous suivez un traitement médical, consultez votre médecin avant de prendre des compléments.

Qu'est-ce que c'est ?

L'eczéma se manifeste par des plaques enflammées, rouges et squameuses, sur le visage, les mains et les poignets, aux coudes et dans le creux des genoux, ainsi qu'en d'autres endroits du corps. Il occasionne de violentes démangeaisons.

Quelles en sont les causes ?

L'eczéma est souvent provoqué par une allergie à des aliments, au pollen, au poil des animaux ou à d'autres substances ; certaines familles y sont naturellement prédisposées. Les victimes d'eczéma présentent des taux supérieurs à la normale d'histamine, produit chimique qui, libéré dans la peau, provoque des réactions allergiques. Certains cas surviennent après un contact avec des allergènes que contiennent les plantes vénéneuses, les bijoux en nickel ou en chrome, les teintures, les produits cosmétiques, les médicaments en application locale et les produits nettoyants, par exemple. Une mauvaise circulation sanguine dans les jambes peut conduire à un type d'eczéma, appelé dermatite de stase, qui provoque des plaques squameuses autour des chevilles. L'eczéma peut également être causé ou aggravé par la sécheresse de l'air, un excès de soleil et le stress.

Les bienfaits des compléments nutritionnels

Pris individuellement, combinés à d'autres compléments ou associés à des médicaments classiques, divers compléments vont soulager les poussées d'eczéma, avec des résultats positifs dès le troisième ou le quatrième jour. Ils peuvent aussi se prendre à long terme pour éviter les récidives.

Un certain nombre de compléments pris par voie orale servent à lutter contre l'inflammation et à atténuer la réaction allergique. Essayez-en plusieurs pour voir lesquels vous réussissent. Les diverses sources d'acides gras oméga-3, comme les **huiles de poisson** et l'**huile d'onagre,** contiennent différentes sortes d'acides gras régénérateurs susceptibles de calmer les démangeaisons et l'inflammation ; la **vitamine E** combat à la fois la sécheresse de la peau et les démangeaisons. Le **zinc** facilite la cicatrisation

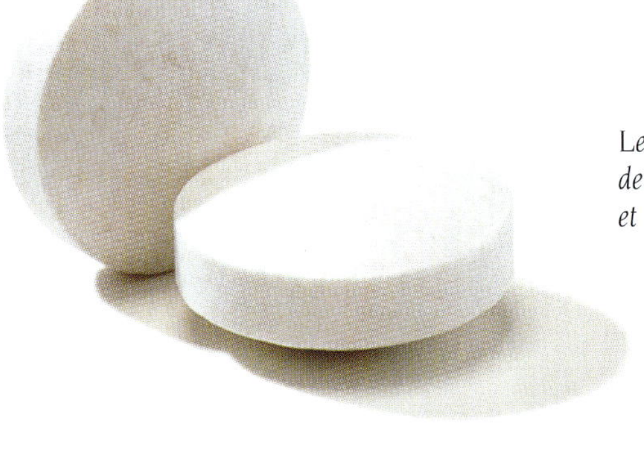

Le zinc, à prendre avec du cuivre en cas de traitement prolongé, aide à prévenir et à apaiser les poussées d'eczéma.

COMPLÉMENTS RECOMMANDÉS

Huiles de poisson	**Dose :** 2 capsules par jour, soit 600 mg d'acides gras oméga-3. **Attention :** ne dépassez pas la dose si vous prenez des anticoagulants.
Huile d'onagre	**Dose :** 500 mg 3 fois par jour. **À savoir :** vous pouvez la remplacer par la même quantité d'huile de bourrache 1 fois par jour.
Zinc	**Dose :** 15 mg par jour. **Attention :** si vous prenez un complément de zinc pendant plus de 1 mois, choisissez une préparation contenant 1 mg de cuivre.
Vitamine E	**Dose :** 50 mg par jour. **À savoir :** il est préférable d'utiliser de la vitamine E sous forme naturelle (germe de blé, fruits oléagineux...).
Extrait de pépins de raisin	**Dose :** 50 mg 2 fois par jour. **Attention :** choisissez une préparation à 92-95 % de procyanidines.
Camomille	**Dose :** appliquez de la crème ou une lotion sur les zones atteintes 3 ou 4 fois par jour, en commençant par une petite zone pour observer les réactions éventuelles. **À savoir :** disponible dans les magasins de produits diététiques.

Rappel : prenez en priorité les compléments indiqués en bleu. Vérifiez qu'ils ne vous sont pas déjà apportés par un autre complément nutritionnel – voir p. 181.

et stimule les réactions du système immunitaire. Il est également nécessaire à la transformation des acides gras essentiels. En traitement prolongé ou intensif, il est préférable de prendre le zinc avec du cuivre pour ne pas déséquilibrer les réserves de l'organisme. Adjoint au traitement, l'**extrait de pépins de raisin,** riche en substances antioxydantes (des flavonoïdes), empêche les réactions allergiques.

Il est souvent recommandé d'appliquer localement une crème à la **camomille.** Cette plante atténue l'inflammation cutanée et peut apporter un soulagement surprenant en application directe sur les lésions. Certaines autres plantes donnent également des résultats sous forme de tisanes, en particulier la feuille d'ortie, le trèfle des prés, la salsepareille et la racine de grande badiane, employées seules ou en mélange. Ajoutez 20 cl d'eau bouillante à 15 g environ de la plante ou d'un mélange, laissez infuser 10 min, puis filtrez. Buvez-en au cours de la journée en une ou plusieurs fois.

Que faire d'autre ?

☑ Éliminez tous les aliments pouvant être responsables d'allergies. Ce sont généralement le lait, les œufs, les crustacés, le blé, le chocolat, les oléagineux et les fraises.

☑ Portez des vêtements amples en coton, moins susceptibles que les autres tissus d'irriter la peau.

☑ Prenez des bains ou des douches moins souvent pour empêcher la peau de se dessécher. Employez de l'eau tiède et évitez les savons désodorisants, les bains moussants et tous les produits parfumés.

QUOI DE NEUF ?

La médecine traditionnelle met volontiers en doute l'efficacité de l'huile d'onagre pour soigner l'eczéma, et les études se contredisent. Des recherches récentes ont pourtant établi qu'un traitement à l'huile d'onagre, appliqué chaque soir pendant 6 mois à des adultes et à des enfants atteints d'eczéma apaisait leurs démangeaisons et atténuait l'inflammation.

INFOS PLUS

- En matière de traitement local de l'eczéma, les solutions ou lotions à base de plantes donnent de meilleurs résultats sur les lésions suintantes, tandis que les crèmes et onguents agissent mieux sur les plaques sèches.
- La crème à l'hamamélis mérite une mention spéciale : elle a prouvé que, pour soigner l'eczéma, elle était aussi efficace qu'une crème titrée à 1 % d'hydrocortisone.
- Les herboristes traditionnels chinois prescrivent contre l'eczéma une tisane à base de réglisse et, selon les symptômes, de quelque 9 autres végétaux.

Endométriose

Les femmes qui se plaignaient jadis de douleurs et de saignements abondants dus à l'endométriose étaient rarement prises au sérieux. Cette maladie est désormais reconnue, mais la médecine classique ne vient pas toujours à bout de ses symptômes.

Symptômes

- *Crampes menstruelles intenses, commençant juste avant les règles et culminant juste après.*
- *Saignements anormalement abondants, contenant souvent de gros caillots.*
- *Nausées et vomissements juste avant les règles.*
- *Douleur aiguë pendant les rapports sexuels, à n'importe quel moment du cycle.*
- *Diarrhée, constipation ou douleurs au cours du transit intestinal.*
- *Sang dans les selles ou l'urine pendant les règles.*
- *Stérilité.*

CONSULTEZ LE MÉDECIN...

- Si vous présentez l'un des symptômes cités précédemment.

ATTENTION : si vous suivez un traitement médical, consultez votre médecin avant de prendre des compléments.

Qu'est-ce que c'est ?

Dans l'endométriose, des morceaux de la muqueuse utérine (endomètre) se déplacent pour aller s'implanter dans d'autres tissus abdominaux, généralement les ovaires, les ligaments utérins ou les intestins. Chaque mois, lorsque des hormones comme l'œstrogène font se gonfler de sang la muqueuse utérine, ces cellules vagabondes se dilatent également. Les tissus utérins se détachent alors normalement, mais les cellules égarées n'ont nulle part où libérer le sang qu'elles ont amassé, ce qui provoque des kystes, des cicatrices ou des adhérences (tissu fibreux reliant des parties de l'organisme en principe séparées).

Les femmes atteintes d'endométriose ne présentent pas forcément de symptômes, mais elles souffrent parfois de douleurs violentes. Cette maladie est une cause majeure d'infertilité féminine.

Quelles en sont les causes ?

Faute de certitude sur l'origine de l'endométriose, les spéculations foisonnent. Selon la théorie du reflux menstruel, le sang des règles est refoulé dans les trompes de Fallope et canalise ainsi les cellules endométriales vers d'autres zones abdominales, où elles s'implantent et se développent. On avance aussi l'hypothèse d'une endométriose congénitale : certaines cellules endométriales se trouveraient hors de l'utérus dès la naissance. Une autre thèse affirme que cette maladie est due à un défaut du système immunitaire, qui néglige de détruire les cellules transplantées.

Les bienfaits des compléments nutritionnels

Tous les compléments recommandés ici peuvent s'utiliser ensemble et accompagner n'importe quelle prescription médicale. Commencez par

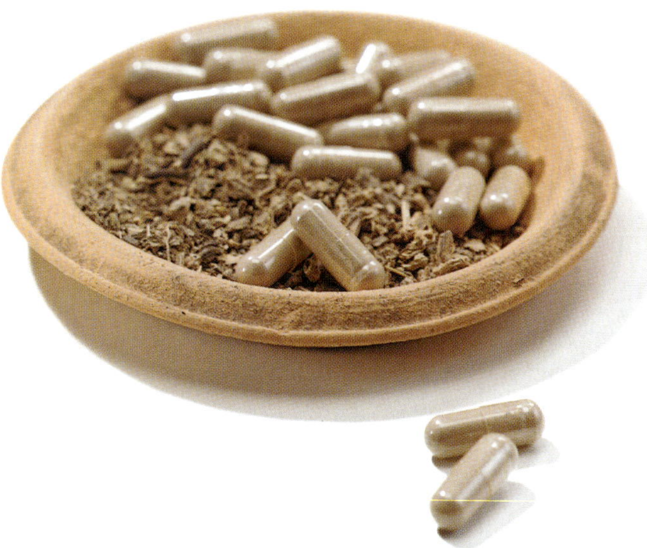

Le gattilier, régulateur des hormones féminines, peut atténuer les douleurs d'une crise d'endométriose.

COMPLÉMENTS RECOMMANDÉS

Gattilier	**Dose :** 100 mg d'extrait 3 fois par jour. **À savoir :** titré à 0,5 % d'agnuside.
Yam	**Dose :** 250 mg d'extrait 2 fois par jour. **Attention :** prenez aux repas pour limiter les risques de nausée.
Composé lipotrope	**Dose :** 1 ou 2 comprimés 3 fois par jour. **À savoir :** peut contenir du chardon-Marie, de la choline, de l'inositol, de la méthionine, du pissenlit et d'autres ingrédients.
Calcium/ magnésium	**Dose :** 250 mg de calcium et 250 mg de magnésium 1 ou 2 fois par jour. **À savoir :** à prendre pendant toute la durée du cycle menstruel. **Attention :** s'abstenir de magnésium en cas de maladie rénale.
Vitamine C	**Dose :** 100 mg 2 fois par jour. **À savoir :** vous pouvez prendre de la vitamine C naturelle sous forme d'acérola.
Vitamine E	**Dose :** 25 mg 2 fois par jour. **À savoir :** il est préférable de prendre de la vitamine E sous forme naturelle (germe de blé, fruits oléagineux...).
Huiles de poisson	**Dose :** 2 capsules par jour, soit 600 mg d'acides gras oméga-3. **Attention :** ne dépassez pas la dose si vous prenez des anticoagulants.
Huile d'onagre	**Dose :** 500 mg 3 fois par jour. **À savoir :** vous pouvez la remplacer par 500 mg d'huile de bourrache 1 fois par jour.

Rappel : prenez en priorité les compléments indiqués en bleu. Vérifiez qu'ils ne vous sont pas déjà apportés par un autre complément nutritionnel – voir p. 181.

prendre du **gattilier** et du **yam :** ces plantes aident à corriger les déséquilibres hormonaux qui intensifient les douleurs de l'endométriose, et à détendre l'utérus. Prenez en plus un **composé lipotrope,** qui permet au foie de mieux éliminer l'excès d'œstrogène de l'organisme.

Pour obtenir des résultats optimaux, ces compléments doivent être pris tout au long du cycle menstruel. Si les règles sont douloureuses, adoptez les hautes doses de **calcium** et de **magnésium** recommandées. Ces minéraux contribuent à faire baisser la production des prostaglandines, substances élaborées par les cellules endométriales responsables des douleurs. S'il n'y a pas d'amélioration au bout de quelques mois de ce traitement, essayez d'y adjoindre de la **vitamine C** pour faire cicatriser les tissus endommagés par les kystes et cicatrices ; de la **vitamine E** pour équilibrer la future production hormonale ; des **huiles de poisson** et de l'**huile d'onagre** pour aider à maîtriser l'inflammation.

Que faire d'autre ?

☑ Consommez des produits au soja ; ils contiennent des phyto-œstrogènes (œstrogènes végétaux) susceptibles de compenser les effets de l'œstrogène sur les symptômes de l'endométriose.

☑ Faites de l'exercice. Plusieurs recherches ont démontré que l'activité physique supprimait les symptômes et pouvait même prévenir l'endométriose.

HISTOIRE VÉCUE

Mois après mois, Marie P. devait affronter les douleurs d'une endométriose et le constat de sa stérilité. Les traitements hormonaux classiques présentaient des effets secondaires gênants : Marie constatait bien une diminution de la douleur, mais elle se demandait si les ballonnements, bouffées de chaleur et nausées n'étaient pas pires que la maladie en soi.

Elle commença à se documenter sur les traitements par les plantes et les compléments nutritionnels et décida d'essayer des compléments pendant 3 à 4 mois, quitte à revenir à son ancienne thérapie en cas d'échec. Marie modifia d'abord son régime alimentaire : elle y ajouta des produits au soja et en supprima les aliments industriels qu'elle grignotait dans la journée. Elle prit aussi les vitamines et plantes recommandées.

Le premier résultat fut la disparition de la douleur pendant les rapports sexuels. En fait, sa libido reprenait ses droits. Ensuite, elle n'eut plus à s'aliter pendant les règles. Enfin, elle eut le plaisir d'apprendre à son mari la meilleure des nouvelles : elle était enceinte.

QUOI DE NEUF ?

Les femmes qui ne prennent pas assez d'acides gras oméga-3 (présents dans les huiles de poisson) ont tendance à souffrir particulièrement pendant leurs règles. Une étude danoise menée sur 181 femmes a conclu que celles qui consommaient beaucoup de poisson avaient moins de douleurs menstruelles que les autres.

Entorses et claquages musculaires

Les blessures musculaires peuvent entraîner une gêne sérieuse et entraver les mouvements. Qu'il s'agisse d'une entorse ou d'un claquage, les thérapies naturelles tiennent un rôle de premier plan pour en soulager les symptômes.

Symptômes

Entorses

- *Douleur plus ou moins forte au moment de la lésion ; articulation sensible et gonflée ; contusion.*
- *Mouvement articulaire impossible ou très douloureux.*

Claquages musculaires

- *Muscles rigides, douloureux, sensibles et gonflés.*
- *Légère décoloration de l'épiderme, qui n'apparaît parfois qu'au bout de quelques jours.*

CONSULTEZ LE MÉDECIN...

- En cas de gonflement important ou qui empire, ou de déformation visible d'une articulation blessée : il pourrait s'agir d'une fracture.
- Si la douleur reste extrême en dépit du traitement par les compléments ou si elle s'étend à d'autres endroits de la zone atteinte.
- S'il se forme une ecchymose ou une décoloration importante de la peau.
- Si vous ne pouvez plus exécuter le moindre mouvement avec le membre atteint ou si celui-ci ne peut plus supporter le poids du corps.

ATTENTION : si vous suivez un traitement médical, consultez votre médecin avant de prendre des compléments.

Qu'est-ce que c'est ?

Les claquages musculaires sont des blessures sans gravité qui touchent en général le mollet, la cuisse, l'aine ou l'épaule et provoquent douleur et raideur. Les entorses en sont une forme aggravée, plus douloureuse et plus longue à guérir. Elles peuvent endommager les ligaments, les tendons ou les muscles, principalement autour des articulations.

Quelles en sont les causes ?

Claquages musculaires et entorses résultent d'une tension physique violente. Un claquage musculaire peut être causé par la manipulation d'un objet lourd, un effort musculaire prolongé ou une contraction excessive avant un exercice physique. Quant à l'entorse, elle fait suite à un mouvement forcé et violent imposé à un muscle, un tendon ou un ligament, qui peut s'étirer et se déchirer sous l'effet d'une chute ou d'une torsion.

Les bienfaits des compléments nutritionnels

Par voie orale ou en application locale, les compléments facilitent la réparation des tissus, fortifient les zones blessées et réduisent l'inflammation. Ils agissent aussi bien sur les entorses que sur les claquages musculaires et, pour la plupart, donnent des résultats en 1 semaine.

Divers compléments oraux ont fait la preuve qu'ils accéléraient le processus de guérison. Tous peuvent se prendre ensemble, en association avec des antalgiques classiques. La **broméline,** enzyme dérivée de l'ananas, peut éviter le gonflement et réduire l'inflammation, ce qui, par conséquent, soulage la douleur. Elle active également la circulation sanguine et accélère la cicatrisation. Des antioxydants comme la **vitamine C** et les **flavonoïdes** facilitent la guérison et évitent que la blessure ne s'étende aux tissus conjonctifs et aux muscles.

Les traitements locaux peuvent eux aussi donner de bons résultats. Appliquez une pommade à l'extrait d'**arnica** sur les articulations ou les

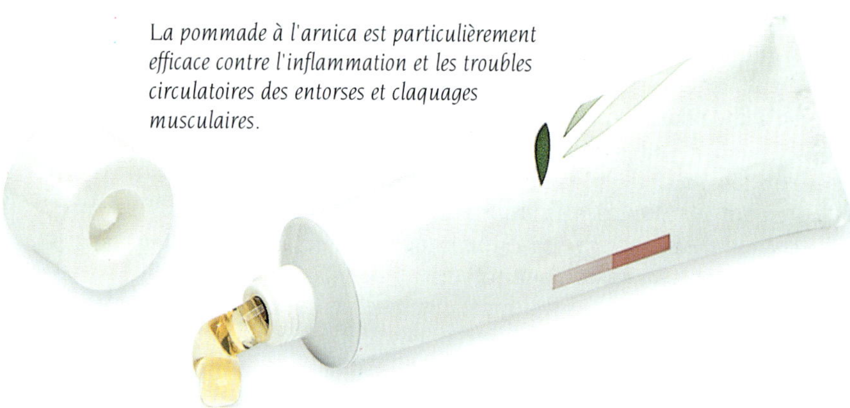

La pommade à l'arnica est particulièrement efficace contre l'inflammation et les troubles circulatoires des entorses et claquages musculaires.

COMPLÉMENTS RECOMMANDÉS

Broméline	**Dose :** 500 mg 3 fois par jour. **Attention :** à prendre avant les repas.
Vitamine C/ flavonoïdes	**Dose :** 100 mg de vitamine C et 100 mg de flavonoïdes, 2 ou 3 fois par jour. **À savoir :** vous pouvez prendre de la vitamine C naturelle sous forme d'acérola.
Arnica	**Dose :** appliquez la pommade sur la zone douloureuse 4 fois par jour. **Attention :** n'ingérez jamais d'arnica et ne l'utilisez pas sur une peau écorchée.
Curcuma	**Dose :** 300 mg d'extrait sec, jusqu'à 3 fois par jour. **À savoir :** extrait titré à 95 % de curcumine.
Centella	**Dose :** 200 mg d'extrait 2 fois par jour. **À savoir :** sous forme de teinture, s'utilise également en traitement externe.
Marron d'Inde	**Dose :** 500 mg d'extrait chaque matin. **Attention :** choisissez un extrait titré entre 16 et 21 % d'aescine.
Huile essentielle de marjolaine	**Dose :** ajoutez-en quelques gouttes à une bassine d'eau froide. **À savoir :** trempez un linge dans la solution, essorez-le et appliquez-le sur la lésion.

Rappel : prenez en priorité les compléments indiqués en bleu. Vérifiez qu'ils ne vous sont pas déjà apportés par un autre complément nutritionnel – voir p. 181.

muscles atteints pour atténuer la douleur et le gonflement. Par voie orale ou en application locale, le **curcuma** sert à traiter l'inflammation ; mélangé à de l'eau chaude, il forme une pâte qui, étalée sur de la gaze, atténue le gonflement et l'ecchymose. La **centella** facilite la cicatrisation, car elle favorise la formation du tissu conjonctif et active la circulation du sang, alors que le **marron d'Inde** agit aussi sur l'inflammation. Enfin, des compresses imbibées d'un mélange d'**huile essentielle de marjolaine** ou d'huile essentielle de romarin et d'eau peuvent avoir des effets analgésiques et anti-inflammatoires.

Que faire d'autre ?

☑ Immobilisez la partie blessée. Comprimez la lésion avec un bandage élastique et maintenez si possible la zone atteinte au-dessus du niveau du cœur. Posez un sac de glaçons sur le bandage et laissez-le pendant 10 à 20 min. Renouvelez l'opération toutes les 2 ou 3 h pendant les 24 ou 48 h suivant la blessure.

☑ Une fois le gonflement résorbé, placez une compresse chaude ou un coussinet chauffant à l'endroit atteint pour stimuler la circulation du sang.

☑ L'eau d'hamamélis, la crème à la consoude officinale et le jus de chou cru sont autant de remèdes traditionnels à appliquer éventuellement sur la peau pour favoriser la cicatrisation.

QUOI DE NEUF ?

Lors d'une étude récente, 59 sujets atteints de claquages musculaires et d'une déchirure ligamentaire ont été traités, 3 fois par jour, avec 500 mg de broméline pendant 1 à 3 semaines. Le complément a entraîné une nette diminution du gonflement, de la sensibilité et de la douleur, pendant l'effort comme au repos. Les résultats étaient comparables à ceux obtenus avec des anti-inflammatoires non stéroïdiens comme l'aspirine.

LE SAVIEZ-VOUS ?

Les entorses affaiblissant les ligaments, elles peuvent devenir récurrentes. Échauffez-vous avant un exercice physique et ne forcez pas. En cas d'articulation fragile, portez un bandage élastique de support.

INFOS PLUS

- Les médicaments anti-inflammatoires non stéroïdiens font partie du traitement courant des entorses et claquages musculaires. Pourtant, les compléments constituent un moyen plus sûr, car ils présentent très peu d'effets secondaires potentiellement dangereux (comme les saignements gastriques), parfois provoqués par les médicaments, tout en étant aussi efficaces.
- Les partisans du magnétisme affirment que l'application d'aimants sur une région douloureuse accélère la guérison. Une thérapie très populaire au Japon.

Épilepsie

Autrefois, les victimes de crises d'épilepsie passaient pour des possédés, des sorciers ou des malades mentaux. Les connaissances actuelles sur cette maladie démentent ces croyances : l'épilepsie n'amoindrit en rien les capacités intellectuelles, la créativité ou la productivité.

Symptômes

Nombreux et variés, dont :

- *Courtes périodes d'étourdissement, de confusion mentale ou d'altération de la mémoire.*
- *Clignements des yeux, mouvements de mastication ou claquements des lèvres répétés, conscients ou non.*
- *Absences : regard vide, aucune réaction aux stimulations verbales.*
- *Perte de conscience, parfois accompagnée d'un grand cri, d'une contracture des muscles ou encore de la perte du contrôle de la vessie ou des sphincters, souvent suivie d'une fatigue extrême.*

CONSULTEZ LE MÉDECIN...

- Si vous ressentez l'un des symptômes cités précédemment.
- Si vous avez une crise d'épilepsie pour la première fois. En revanche, pour les crises ultérieures, seules une chute entraînant une blessure ou la succession rapprochée de plusieurs épisodes nécessitent une intervention médicale d'urgence.

ATTENTION : si vous suivez un traitement médical, consultez votre médecin avant de prendre des compléments.

Qu'est-ce que c'est ?

L'épilepsie résulte d'une activité électrique excessive dans le cerveau et le système nerveux. En principe, les cellules cérébrales transmettent les impulsions électriques à un rythme très régulier. Les épileptiques, eux, subissent des périodes d'activation simultanée d'innombrables cellules. Cette décharge incontrôlée provoque des symptômes allant de la fixité du regard à la perte de conscience assortie de convulsions spécifiques de la crise d'épilepsie. Une crise unique n'est pas nécessairement un signe d'épilepsie : la maladie se définit au contraire par la répétition des crises. En réalité, un quart environ seulement des victimes d'une crise en ont une autre dans les 3 années suivantes.

Quelles en sont les causes ?

Dans plus de la moitié des cas, les causes de l'épilepsie restent mystérieuses. Pour le reste, les crises peuvent être attribuées à une blessure antérieure à la tête, à un accident vasculaire cérébral, à une tumeur au cerveau ou à une infection cérébrale. Les neurologues estiment que tout le monde peut avoir des crises mais que, pour une raison quelconque, il existe des individus particulièrement vulnérables. L'hérédité semble également entrer en ligne de compte.

Chez les épileptiques, l'hypoglycémie (faible taux de sucre dans le sang) et l'insuffisance en certains éléments nutritionnels (comme le magnésium ou les vitamines B) peuvent provoquer des crises. Le manque de sommeil, l'abus d'alcool, le stress ou une maladie peuvent d'ailleurs avoir des effets identiques chez des sujets qui ne sont pas atteints d'épilepsie.

Les bienfaits des compléments nutritionnels

Les patients soumis à un traitement médical antiépileptique ne doivent sous aucun prétexte l'interrompre ou en réduire la posologie de leur propre initiative. Les compléments recommandés ici ne remplacent pas les

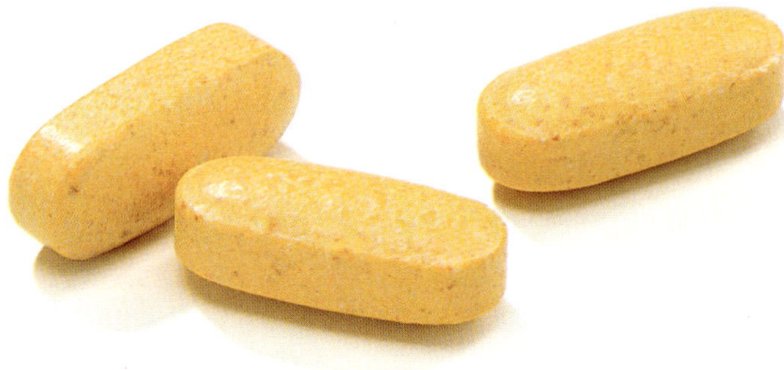

Les vitamines du groupe B pourraient être bénéfiques aux épileptiques : elles maintiennent le cerveau et les tissus nerveux en bonne santé.

COMPLÉMENTS RECOMMANDÉS

Vitamines B	**Dose :** 1 tablette ou 1 comprimé chaque matin au petit déjeuner. **Attention :** choisissez une préparation contenant 5 µg de vitamine B12 et de biotine, 400 µg d'acide folique et 5 mg de toutes les autres vitamines B.
Levure de bière	**Dose :** 2 à 4 gélules par jour. **À savoir :** il est préférable d'utiliser une levure de bière revivifiable.
Calcium/ magnésium	**Dose :** 500 mg de calcium et 250 mg de magnésium 2 fois par jour, aux repas. **À savoir :** existent sous forme de compléments simples. **Attention :** s'abstenir de magnésium en cas de maladie rénale.
Kawa	**Dose :** 250 mg d'extrait 2 fois par jour. **Attention :** choisissez une préparation à 30 % au moins de kawalactones.
Valériane	**Dose :** 300 mg d'extrait 1 ou 2 fois par jour. **Attention :** choisissez une préparation à 0,5 % au moins d'acide valérénique.
Manganèse	**Dose :** 2 à 5 mg par jour. **À savoir :** prenez-le au moment des repas.

Rappel : prenez en priorité les compléments indiqués en bleu. Vérifiez qu'ils ne vous sont pas déjà apportés par un autre complément nutritionnel – voir p. 181.

médicaments sur ordonnance. Ils peuvent toutefois aider à corriger des déficiences nutritionnelles associées aux crises, ou à maîtriser ces crises lorsqu'elles résistent au traitement médical. Les compléments permettent parfois au praticien de réduire les doses des médicaments antiépileptiques, auxquels s'attachent des effets secondaires déplaisants.

Des apports suffisants de **vitamines B,** spécialement de vitamine B6 et d'acide folique, s'imposent : ils participent à l'élaboration des médiateurs chimiques, substances chargées de transmettre les messages au système nerveux. Il est recommandé de prendre un complexe de vitamines B, car elles fonctionnent en étroite collaboration. Rappelons à ce titre que la **levure de bière** contient toutes les vitamines du groupe B particulièrement biodisponibles. Parmi les autres éléments nutritionnels bienfaisants pour le cerveau et le système nerveux figurent le **calcium** et le **magnésium,** ainsi que le **manganèse,** le zinc et le sélénium, à absorber sous forme de produit aussi complet que possible en vitamines et en oligoéléments.

Le **kawa** n'agit pas directement sur les crises, mais cette plante semblerait atténuer le stress et l'anxiété qui les provoquent parfois. Enfin, la **valériane,** en relevant le taux d'acide gamma-amino butyrique dans le cerveau – dont la baisse semble liée aux crises –, exerce un effet calmant sur le système nerveux, au même titre que la taurine.

Que faire d'autre ?

☑ Dormez beaucoup : la fatigue peut prédisposer aux crises d'épilepsie.
☑ Évitez l'alcool : son interaction avec les médicaments antiépileptiques risque de favoriser les crises.

QUOI DE NEUF ?

Il ressort de recherches récentes que la vitamine E pourrait aider les épileptiques. Il existe une théorie selon laquelle les crises sont provoquées par la détérioration des membranes graisseuses qui entourent les cellules nerveuses. Or, grâce à ses propriétés antioxydantes, la vitamine E empêche les modifications chimiques organiques qui aboutissent à cette détérioration. Bien que les recherches n'en soient qu'à leurs débuts, les épileptiques peuvent en toute sécurité prendre 100 mg de vitamine E par jour, sous forme de polyvitamines ou de complément simple.

INFOS PLUS

- Ne tentez pas de retenir la victime d'une crise ou de lui introduire dans la bouche un bâillon ou tout autre objet destiné à l'empêcher de se mordre la langue. Ce peut être dangereux pour le malade et vous risqueriez de vous faire mordre les doigts. En revanche, amortissez sa chute et éloignez les objets durs ou pointus. Une fois la crise passée, tournez-le sur le côté pour lui éviter de s'étouffer.
- Près de 300 000 personnes en France souffrent de diverses formes d'épilepsie, soit 1 Français sur 200. Ce chiffre place l'épilepsie au deuxième rang des maladies neurologiques les plus courantes, après la migraine.

Fatigue

La fatigue, déjà évoquée par Hippocrate, tourmente l'humanité depuis la nuit des temps. Difficile à diagnostiquer, cette « maladie » atypique fait partie des soucis de santé majeurs du monde occidental. Mais des compléments et un bon rythme de vie peuvent y remédier.

Symptômes

- *Faiblesse persistante, intermittente ou continue, pendant plus de 2 semaines.*
- *Changements de personnalité : tendance à la colère, à l'impatience ou à la dépression due à une sensation permanente de fatigue.*
- *Problèmes de concentration, difficultés à accomplir les tâches quotidiennes, désintérêt pour des activités autrefois attirantes.*

CONSULTEZ LE MÉDECIN...

- Si la fatigue se prolonge au-delà de 2 semaines ou s'accompagne d'autres symptômes : fièvre, perte de poids, nausées, enrouement ou douleurs musculaires.
- Si la fatigue engendre pendant la journée des somnolences préjudiciables aux activités quotidiennes ordinaires.

ATTENTION : si vous suivez un traitement médical, consultez votre médecin avant de prendre des compléments.

Qu'est-ce que c'est ?

Sans être une maladie au sens propre, la fatigue constitue le symptôme classique d'un autre problème : malnutrition, surmenage, manque ou excès d'exercice, insomnie ou mauvaises habitudes de sommeil, mais encore trouble médical spécifique, syndrome prémenstruel ou dépression, par exemple. La fatigue est ressentie comme une sensation d'épuisement insurmontable, mais se distingue du syndrome de fatigue chronique, caractérisé par une fatigue qui persiste 6 mois au moins, ne trouve pas d'exutoire dans le sommeil ou le repos et s'accompagne fréquemment de symptômes tels que pertes de mémoire, fièvre et douleurs musculaires.

Quelles en sont les causes ?

La fatigue trouve souvent son origine dans le stress, l'anxiété, la dépression ou une baisse de l'immunité accompagnée d'une infection chronique. Elle est parfois causée par le diabète, des déséquilibres thyroïdiens ou surrénaux, et se manifeste en cas de maladie cardiaque, hépatique ou rénale. Une subcarence en n'importe quel oligoélément ou vitamine peut avoir des effets immunodépresseurs responsables de fatigue. L'insuffisance des éléments nutritionnels indispensables à la formation des globules rouges du sang (fer, acide folique, vitamines B12 et B6) provoque la fatigue : ces cellules transportent l'oxygène nécessaire aux dépenses d'énergie. Chez la femme, la fatigue peut provenir d'une fluctuation des taux d'hormones pendant la grossesse et la ménopause ou d'une anémie due à des règles abondantes. Certains médicaments, comme les régulateurs de la tension artérielle ou des troubles du sommeil, sont aussi des facteurs de fatigue.

Les bienfaits des compléments nutritionnels

L'usage des compléments recommandés ici ne doit intervenir qu'après un diagnostic médical des causes sous-jacentes de la fatigue. Commencez par prendre des vitamines et du ginseng. Ajoutez ensuite le magnésium si la fatigue persiste. Les **vitamines B** renforcent les systèmes nerveux et immunitaire. Elles rendent plus efficaces les globules blancs du sang, qui luttent contre les bactéries et les virus et servent à la reproduction des

En renforçant les grands métabolismes cellulaires, le magnésium contribue à lutter contre la fatigue.

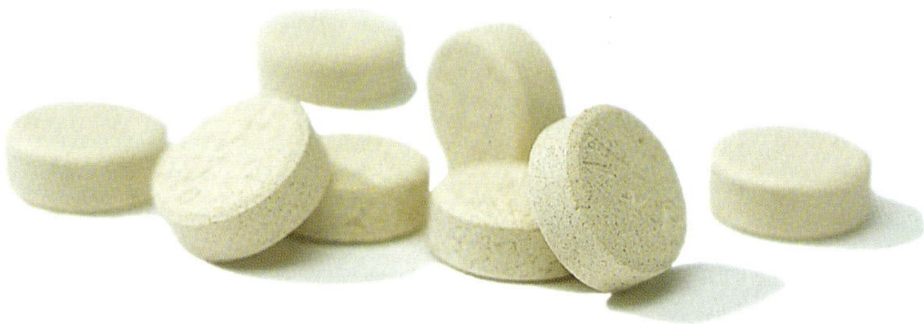

COMPLÉMENTS RECOMMANDÉS	
Vitamines B	**Dose :** 1 gélule 2 fois par jour, au moment des repas. **Attention :** choisissez un complexe B, avec 5 µg de vitamine B12 et 50 µg de biotine, 400 µg d'acide folique et 5 mg de toutes les autres vitamines du groupe B.
Vitamine C	**Dose :** 100 mg 2 fois par jour. **Attention :** vous pouvez prendre de la vitamine C naturelle sous forme d'acérola.
Ginseng panax	**Dose :** de 100 à 250 mg d'extrait 1 ou 2 fois par jour. **Attention :** choisissez une préparation à 2 ou 3 % au moins de ginsénosides.
Ginseng de Sibérie	**Dose :** 200 à 300 mg d'extrait 1 ou 2 fois par jour. **Attention :** choisissez une préparation titrée entre 6 et 8 % au moins d'éleuthérosides.
Magnésium	**Dose :** 400 mg par jour pendant 2 mois. **À savoir :** à prendre au cours des repas ; réduire les doses en cas de diarrhée ; s'abstenir en cas de maladie rénale.
Manganèse	**Dose :** 2 à 5 mg par jour. **À savoir :** peut être associé facilement au cuivre et au zinc.

Rappel : prenez en priorité les compléments indiqués en bleu. Vérifiez qu'ils ne vous sont pas déjà apportés par un autre complément nutritionnel – voir p. 181.

globules rouges. La **vitamine C** joue aussi un rôle majeur : elle stimule la fonction immunitaire, aide à reconstituer les tissus et fortifie la glande surrénale, chargée de contrôler la production dans l'organisme des hormones de stress.

Le ginseng s'utilise couramment pour stimuler l'énergie intrinsèque de l'organisme. En Asie, le **ginseng panax** remplit cet office depuis longtemps. Les composés du **ginseng de Sibérie** ont fait leurs preuves dans la lutte contre la fatigue. Le ginseng d'Amérique possède des propriétés analogues et peut remplacer les deux ginsengs précédents. Une légère déficience en **magnésium** est à l'origine de certains cas de fatigue. Une cure de 2 mois de cet oligoélément devrait rétablir l'équilibre. Le **manganèse** et la gelée royale sont également d'excellents antiasthéniques.

Que faire d'autre ?

- ☑ Faites une sieste de 20 min, pas plus, dans l'après-midi ou en rentrant de votre travail : au-delà, vous pourriez avoir du mal à dormir la nuit.
- ☑ Ne sautez pas le petit déjeuner. Juste avant de vous coucher, évitez les repas copieux, les aliments gras, l'alcool et les boissons caféinées.
- ☑ Couchez-vous et levez-vous tous les jours à la même heure ; dormez 8 h au moins.
- ☑ Soyez actif. Un exercice modéré aide à se sentir moins fatigué.
- ☑ Ne comptez pas sur les aliments sucrés pour vous donner un « coup de fouet ». Préférez-leur les glucides lents (pâtes, haricots secs, céréales complètes), les fruits et les légumes.
- ☑ Si la fatigue persiste, faites faire une analyse de sang pour détecter d'éventuels dysfonctionnements thyroïdiens ou une anémie.

INFOS PLUS

■ La fatigue dénote souvent une mauvaise assimilation générale des oligoéléments et des vitamines de l'organisme. La prise de compléments alimentaires d'origine marine (poudre d'huître, poudre d'algue) est alors particuièrement bénéfique.

LE SAVIEZ-VOUS ?

Les boissons caféinées risquent fort de vous empêcher de vous endormir ou de troubler votre sommeil pendant 10 h après leur absorption.

QUOI DE NEUF ?

Les mesures prises, surtout sur les personnes âgées, pour prévenir et soigner la fatigue, pourraient accroître la longévité. Des études faites sur plus de 1 000 sujets nés en 1914 ont conclu que la fatigue à long terme était un facteur de décès bien plus redoutable que certains éléments traditionnels de référence comme le tabac ou les habitudes alimentaires.

Fatigue chronique (syndrome de)

Un million de Français souffrent du syndrome de fatigue chronique, ou SFC. Les causes de cette maladie étant controversées, des noms divers (« syndrome de fatigue postvirale » ou « syndrome des yuppies ») lui ont été donnés.

Symptômes

- *Fatigue permanente ou récurrente pendant au moins 6 mois que ni le sommeil ni le repos ne parviennent à soulager.*
- *Pertes de mémoire, difficultés de concentration, maux de tête.*
- *Légère fièvre, douleurs musculaires ou articulaires, gorge irritée ou ganglions lymphatiques devenus palpables au cou ou sous les aisselles.*
- *La présence de douleurs musculaires persistantes associées aux symptômes ci-dessus peut évoquer une fibromyalgie.*

CONSULTEZ LE MÉDECIN...

- Si la sensation de fatigue dure plus de 2 semaines ou s'accompagne d'un amaigrissement brutal, de faiblesse musculaire ou d'autres symptômes anormaux.
- Si vous prenez des médicaments, car la fatigue peut être un effet secondaire de votre traitement. Le médecin pourra le vérifier et modifier votre traitement le cas échéant.
- Si la sensation de fatigue s'aggrave après un traitement par les compléments.

ATTENTION : si vous suivez un traitement médical, consultez votre médecin avant de prendre des compléments.

Qu'est-ce que c'est ?

Connu jusqu'au milieu des années 1990 sous le nom d'encéphalomyélite myalgique (EM), le syndrome de fatigue chronique (SFC) se manifeste par une sensation d'épuisement total et durable. Les patients souffrent souvent de troubles du sommeil, ont du mal à se concentrer et à accomplir des tâches ordinaires ; un état dépressif latent est fréquemment observé. Certains médecins ne considèrent pas le syndrome de fatigue chronique comme une maladie spécifique, mais comme un ensemble de symptômes sans lien entre eux. Lorsque des douleurs musculaires sont associées aux symptômes classiques du SFC, il peut s'agir d'une fibromyalgie.

Quelles en sont les causes ?

Une déficience du système immunitaire pourrait jouer un rôle dans le SFC ; car les patients atteints présentent souvent d'autres désordres immunitaires : 65 % d'entre eux souffrent d'allergies (contre 20 % de la population), et certains sont atteints de maladies auto-immunes comme le lupus, dans lesquelles le système immunitaire attaque les tissus sains de l'organisme.

De nombreux sujets mentionnent une affection grippale juste avant l'apparition de cette fatigue, et leurs symptômes évoquent effectivement une infection virale prolongée. Parmi les agents infectieux incriminés, on trouve le virus d'Epstein-Barr (responsable de la mononucléose infectieuse), ainsi que le candida, champignon à l'origine des candidoses. Ce type d'infection peut avoir des conséquences graves si l'organisme est affaibli par une alimentation carencée ou par le stress. Le SFC pourrait aussi être déclenché par la pollution, une tension artérielle trop basse, des syndromes inflammatoires cérébraux ou un dérèglement hormonal.

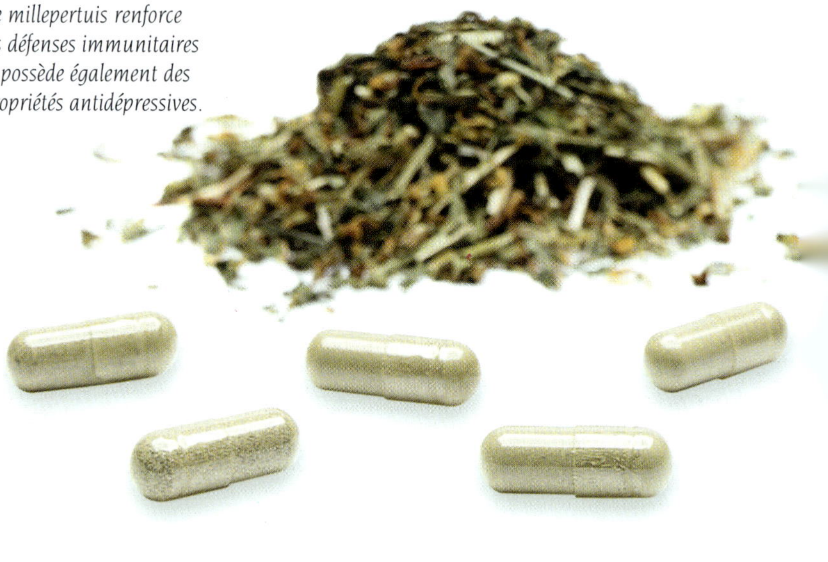

Le millepertuis renforce les défenses immunitaires et possède également des propriétés antidépressives.

COMPLÉMENTS RECOMMANDÉS

Vitamine C	**Dose :** 100 mg 2 fois par jour. **À savoir :** vous pouvez prendre de la vitamine C naturelle sous forme d'acérola.
Caroténoïdes	**Dose :** 2 comprimés de caroténoïdes par jour, à prendre au cours des repas. **À savoir :** chaque comprimé doit contenir 1,5 mg de caroténoïdes.
Millepertuis microdosé	**Dose :** 1 gélule à 0,1 mg d'extrait 2 fois par jour. **À savoir :** extrait titré à 0,3 % d'hypéricine.
Échinacée	**Dose :** 200 mg d'extrait 2 fois par jour. **À savoir :** extrait titré à 3,5 % minimum d'échinacosides.
Magnésium	**Dose :** 400 mg 1 fois par jour. **Attention :** à prendre au cours des repas ; réduire la dose en cas de diarrhée ; s'abstenir en cas de maladie rénale.
Ginseng de Sibérie	**Dose :** 1 sachet-dose de 3 g pour tisane instantanée 2 fois par jour.
Réglisse	**Dose :** 200 mg d'extrait 2 fois par jour. **Attention :** peut faire monter la tension artérielle ; consultez votre médecin si vous suivez un traitement contre l'hypertension artérielle.
Manganèse	**Dose :** 5 mg par jour en 2 prises. **À savoir :** à prendre avant les repas.

Rappel : prenez en priorité les compléments indiqués en bleu. Vérifiez qu'ils ne vous sont pas déjà apportés par un autre complément nutritionnel – voir p. 181.

Les bienfaits des compléments nutritionnels

Toute carence nutritionnelle pouvant accentuer la fatigue, il est conseillé de prendre un complément polyvalent (vitamines + minéraux + oligoéléments) en plus des suppléments mentionnés ci-dessus. Pour stimuler votre système immunitaire, commencez par prendre de **la vitamine C,** des **caroténoïdes** et du **millepertuis microdosé,** réputé pour ses propriétés antivirales et antidépressives. L'**échinacée** se révèle également efficace pour renforcer les défenses immunitaires. La racine de salsepareille, en infusion ou en teinture, a aussi un effet tonifiant, tandis que la gelée royale aide à stimuler l'organisme. Contre les spasmes musculaires, prenez du **magnésium** et du **manganèse.** Le **ginseng de Sibérie** et la **réglisse** stimulent les glandes surrénales, qui sécrètent des hormones comme le cortisol pour contrer les effets du stress et vous redonner de l'énergie. Comptez 1 mois pour ressentir les effets du traitement.

Que faire d'autre ?

☑ Mangez de façon équilibrée, c'est-à-dire au moins 5 portions de fruits et de légumes frais par jour, et du poisson gras 2 fois par semaine.
☑ Essayez les techniques de relaxation.
☑ Faites des nuits complètes, au besoin en prenant des compléments destinés à traiter l'insomnie, comme la valériane.

QUOI DE NEUF ?

Selon une étude récente publiée dans le *British Medical Journal,* des exercices modérés d'aérobic seraient très bénéfiques aux sujets souffrant du SFC. Après un programme de 12 semaines de marche, natation et bicyclette à raison de 5 à 30 min par jour, 55 % des patient se sentaient mieux ou beaucoup mieux. L'excès d'exercice peut toutefois avoir l'effet inverse, alors sachez doser vos efforts.

Les chercheurs étudient actuellement les effets sur le SFC du coenzyme NADH, une substance impliquée dans le métabolisme énergétique. Aux États-Unis, une étude récente fait état d'une amélioration chez les patients traités au NADH pendant 18 mois.

INFOS PLUS

- Au XIXe siècle, la fatigue chronique était appelée neurasthénie et se traitait, entre autres, avec de l'extrait de réglisse. Entre 1930 et 1950, de nombreux pays ont signalé des épidémies de fatigue prolongée.
Aux États-Unis, les centres de surveillance et de prévention médicales ont défini en 1988 des critères de diagnostic du SFC, ouvrant la voie à des recherches spécifiques sur cette maladie. Ces critères ne sont pas utilisés en France.
- Dans les années 1980, le SFC a été perçu, à tort, comme une maladie provoquée par le rythme de vie effréné des jeunes cadres dynamiques et baptisée alors « syndrome des yuppies ».

Flatulences

L'émission de gaz intestinaux peut être gênante autant que pénible, surtout quand elle devient fréquente. À l'aide de quelques modifications de votre alimentation et de compléments nutritionnels, vous devriez recouvrer rapidement un bien-être moral aussi bien que physique.

Symptômes

- *Fréquentes émissions de gaz par le rectum.*
- *Embarras gastriques et ballonnements.*

CONSULTEZ LE MÉDECIN...

- **Si les flatulences s'accompagnent de douleurs gastriques persistant pendant plusieurs jours.**
- **Si vous perdez du poids sans raison apparente : c'est peut-être le signe d'une maladie plus grave.**

ATTENTION : si vous suivez un traitement médical, consultez votre médecin avant de prendre des compléments.

Qu'est-ce que c'est ?

La production de gaz dans l'intestin est normale : un adulte en produit jusqu'à 1,5 litre par jour en moyenne, qu'il évacue en plusieurs fois. Mais cette normalité ne va pas toujours sans tracas : une quantité de gaz, aussi moyenne soit-elle, représente parfois une gêne et, dans certains cas, la fréquence des émissions de gaz et leur volume sont largement supérieurs à la moyenne. Mais les flatulences ne sont pas, en soi, le symptôme d'un cancer ou d'une quelconque maladie intestinale grave.

Quelles en sont les causes ?

Les flatulences se produisent lorsqu'une quantité de gaz excessive s'accumule dans le système digestif, puis est évacuée par le rectum. Elle sont généralement dues à des réactions chimiques entraînées par la consommation de certains aliments, en particulier chou, chou de Bruxelles, chou-fleur, salsifis, oignons et haricots secs. Ces aliments contiennent des glucides complexes dont la digestion se fait souvent de façon incomplète dans l'estomac et l'intestin grêle. À leur entrée dans le gros intestin, les bactéries saines vivant dans le côlon les décomposent, et cette action bactériologique s'accompagne d'une production de gaz divers (gaz carbonique, hydrogène et méthane). Il arrive que le lait et les produits laitiers provoquent aussi des ballonnements.

L'hydrogène sulfuré et d'autres composés à base de soufre sont responsables de l'odeur nauséabonde de certains gaz intestinaux. Des flatulences excessives peuvent être le symptôme d'une affection digestive comme la maladie cœliaque. Elles sont aussi provoquées par le stress, qui perturbe le processus de digestion, ce qui fait pénétrer dans le gros intestin des aliments incomplètement digérés. L'air absorbé en période de stress peut également parvenir dans le gros intestin et provoquer des flatulences.

Les gélules de ferments lactiques aident à neutraliser les bactéries intestinales parfois responsables des excès de gaz.

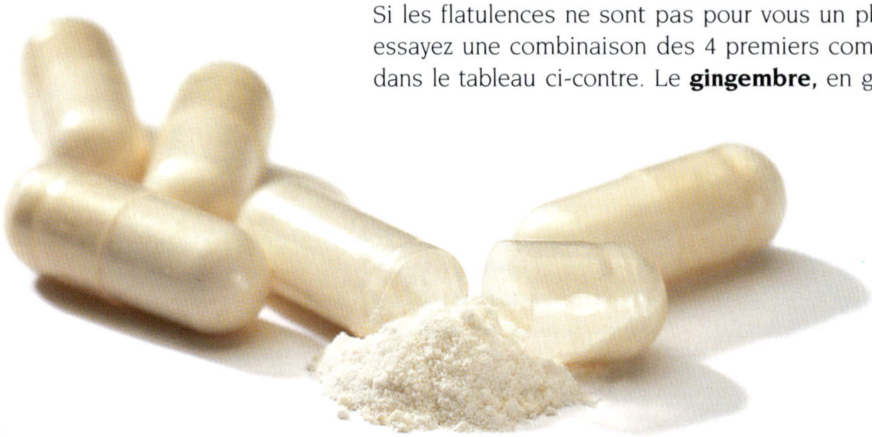

Les bienfaits des compléments nutritionnels

Si les flatulences ne sont pas pour vous un phénomène exceptionnel, essayez une combinaison des 4 premiers compléments recommandés dans le tableau ci-contre. Le **gingembre,** en gélules ou sous forme de

COMPLÉMENTS RECOMMANDÉS

Gingembre	**Dose :** 100 mg d'extrait 2 ou 3 fois par jour selon les besoins. **Attention :** choisissez une préparation contenant des gingérols.
Menthe poivrée	**Dose :** en tisane, 2 ou 3 fois par jour, à raison de 2 cuill. à café de plante séchée pour 250 ml d'eau bouillante (10 min).
Artichaut	**Dose :** 500 mg d'extrait 3 fois par jour. **Attention :** choisissez un produit à 1,5 % de cynarine.
Ferments lactiques	**Dose :** 2 gélules 3 fois par jour, loin des repas ; ou 2 ou 3 yaourts aux ferments actifs par jour. **À savoir :** choisissez des produits au bifidus et/ou à l'acidophilus actifs.
FOS	**Dose :** 1 000 mg 2 fois par jour. **Attention :** prenez-les en association avec des ferments lactiques.
Charbon végétal activé	**Dose :** 500 mg après chaque repas et toutes les 2 h selon les besoins. **Attention :** ne dépassez pas 4 000 mg par jour.

Rappel : prenez en priorité les compléments indiqués en bleu. Vérifiez qu'ils ne vous sont pas déjà apportés par un autre complément nutritionnel – voir p. 181.

rhizome frais râpé (mélangé à du jus de citron vert), est une véritable panacée digestive. Il apaise l'appareil intestinal et soulage les flatulences. De multiples plantes, comme la **menthe poivrée,** les graines de carvi, le fenouil et l'anis ont des propriétés carminatives, c'est-à-dire qu'elles améliorent la coordination des mécanismes digestifs et donc réduisent la fermentation gazeuse dans le gros intestin. De même, des plantes à principes amers, comme l'absinthe et la gentiane, stimulent la sécrétion des sucs digestifs. Prenez-les en teintures à raison de 20 gouttes sur la langue 30 min avant les repas. Les gélules d'**artichaut** ont des effets identiques.

Les **ferments lactiques,** cultures de bactéries saines qui vivent dans le côlon, aident à contrôler le développement des bactéries productrices de gaz. Prenez-les sous forme de gélules ou de yaourts à l'acidophilus ou au bifidus. Les fructo-oligosaccharides **(FOS),** glucides indigestes présents dans certains aliments, favorisent la croissance des bactéries saines. La reconstitution dans l'intestin des colonies de ces bactéries suffit souvent à mettre un terme aux gaz, ballonnements et autres affections digestives. Si ces traitements restent sans effet, utilisez du **charbon végétal activé** pour absorber le gaz dans l'intestin et atténuer l'odeur qui l'accompagne. Vous le trouverez en gélules ou en poudre à délayer dans un verre d'eau froide et à boire à la paille pour éviter de vous tacher les dents.

Que faire d'autre ?

- ☑ Évitez les boissons gazeuses.
- ☑ Mâchez bien les aliments : les gros morceaux peuvent provoquer des gaz quand ils passent dans l'intestin sans avoir été complètement digérés.
- ☑ Mangez lentement pour avaler moins d'air.
- ☑ Faites tremper les haricots secs avant leur cuisson : ils seront ainsi débarrassés de certains sucres indigestes. Jetez l'eau de trempage puis procédez à la cuisson dans de l'eau claire.

QUOI DE NEUF ?

Une étude récente consacrée à des hommes jeunes ou d'âge moyen a balayé la croyance selon laquelle les flatulences augmentaient avec l'âge. Elle a aussi confirmé que les glucides indigestes sont à l'origine du problème. Avec une alimentation normale, les deux groupes avaient des gaz une dizaine de fois par jour en moyenne. Cette fréquence a presque doublé avec un régime enrichi de 10 g par jour de ces glucides.

LE SAVIEZ-VOUS ?

Des apéritifs comme le Campari et le Martini contiennent de l'absinthe et de la gentiane, dont les principes amers stimulent la sécrétion des sucs digestifs.

INFOS PLUS

- Avant d'envisager de prendre des compléments nutritionnels contre les flatulences, essayez de supprimer tous les produits laitiers pendant quelques jours : si vous vous sentez mieux, vous souffrez peut-être d'une intolérance au lactose. Pour en atténuer les effets, consommez les produits laitiers en petites quantités avec d'autres aliments, choisissez-les à teneur réduite en lactose ou adoptez des produits au soja.
- Usez avec prudence des édulcorants au sorbitol et au xylitol, présents dans toutes sortes de produits du commerce : ils entraînent des risques de flatulences.

Foie (troubles du)

Si certains virus de l'hépatite sont à l'origine de symptômes aigus, mais temporaires – semblables à ceux de la grippe –, d'autres dégénèrent en infection chronique. Les thérapies naturelles visent à protéger le foie et à stimuler le système immunitaire.

Symptômes

- *Fatigue et faiblesse, sensation d'être en mauvaise santé.*
- *Fièvre.*
- *Nausées et vomissements, manque d'appétit, perte de poids.*
- *Douleurs musculaires ou articulaires.*
- *Gêne, douleurs ou gonflement abdominaux.*
- *Ictère (jaunissement de la peau et du blanc de l'œil).*
- *Urines foncées et selles claires.*

CONSULTEZ LE MÉDECIN...

- Si vous pensez avoir été en contact avec le virus de l'hépatite, soit par l'ingestion d'aliments ou d'eau contaminés, soit en ayant eu des relations sexuelles avec une personne infectée.
- Si vous souffrez de symptômes grippaux persistants. Dans la période dite d'invasion, l'hépatite virale se manifeste en effet par un syndrome pseudogrippal qui peut entraîner une erreur de diagnostic.
- Si vous avez la jaunisse ou d'autres symptômes typiques de l'hépatite.

ATTENTION : si vous suivez un traitement médical, consultez votre médecin avant de prendre des compléments.

Qu'est-ce que c'est ?

Le foie exerce des fonctions essentielles : métabolisme des glucides, des lipides et des protéines, métabolisation des substances toxiques, stockage de nutriments... La maladie qui le menace le plus est l'hépatite. Celle-ci se présente sous deux formes, aiguë et chronique, la première étant la plus facile à traiter. Les principaux agents de l'hépatite sont les virus A, B, C, D, E et G. L'hépatite A, la plus fréquente, est très contagieuse ; elle se manifeste par des symptômes grippaux aigus, mais ne provoque pas de lésions à long terme. Les hépatites B et C, souvent sans grand signe apparent, peuvent durer des années et être à l'origine de lésions irréversibles (cirrhose) ou d'un cancer du foie. Les hépatites à virus D, E et G sont rares.

Toutes ces formes d'hépatite affectent les fonctions du foie, et notamment le métabolisme des protéines et des glucides, la sécrétion de la bile, destinée à digérer les graisses, et l'élimination des toxines et autres déchets de l'organisme. Les hépatites chroniques sont les plus dangereuses, car elles peuvent conduire à une insuffisance hépatique.

Quelles en sont les causes ?

Qu'on la contracte en absorbant des aliments ou de l'eau contaminés (type A) ou à la suite d'une transfusion sanguine, d'une piqûre avec une aiguille infectée ou de rapports sexuels (types B et C), l'hépatite résulte d'une infection virale. Elle peut aussi être causée par la prise de certains médicaments et de substances toxiques ou par des années d'abus d'alcool. Elle est très rarement imputable à un dysfonctionnement du système immunitaire qui s'attaquerait aux cellules saines de l'organisme. Parfois, la cause de l'hépatite reste inconnue.

Les bienfaits des compléments nutritionnels

Pour soigner l'hépatite aiguë, associez les compléments aux médicaments classiques jusqu'à ce que les symptômes s'atténuent. Les premiers effets

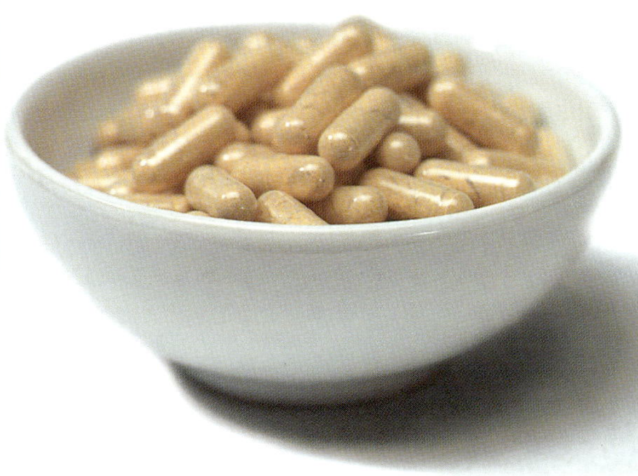

Des gélules de chardon-Marie, une plante réputée pour son action protectrice sur le foie, contribuent à stimuler le fonctionnement de cet organe vital.

COMPLÉMENTS RECOMMANDÉS	
Vitamine C	**Dose :** 100 mg 2 fois par jour. **À savoir :** vous pouvez prendre de la vitamine C naturelle sous forme d'acérola.
Vitamine E	**Dose :** 25 mg par jour. **À savoir :** il est préférable de prendre de la vitamine E sous forme naturelle (germe de blé, fruits oléagineux…).
Chardon-Marie	**Dose :** 150 mg d'extrait 3 fois par jour. **À savoir :** peut être associé à 250 mg d'extrait d'artichaut 2 fois par jour.
Réglisse	**Dose :** 200 mg d'extrait 3 fois par jour pendant 10 jours au maximum. **Attention :** peut faire monter la tension artérielle en cas d'utilisation prolongée.
Racine de pissenlit	**Dose :** 500 mg d'extrait 2 fois par jour. **À savoir :** parfois intégrée dans les compléments de facteurs lipotropes.

Rappel : prenez en priorité les compléments indiqués en bleu. Vérifiez qu'ils ne vous sont pas déjà apportés par un autre complément nutritionnel – voir p. 181.

apparaissent généralement au bout de 1 semaine. Pour l'hépatite chronique, un traitement à long terme s'impose.

La **vitamine C** et la **vitamine E** sont de puissants antioxydants qui contribuent, ensemble, à protéger les cellules du foie contre les dommages des radicaux libres en excès. Pour renforcer l'action antioxydante de ces vitamines, buvez au moins 4 tasses de thé vert par jour. Le **chardon-Marie** est une plante qui protège le foie tout en favorisant le renouvellement de ses cellules et en améliorant ses fonctions.

La **réglisse,** qui renferme des composés antiviraux et antioxydants, et la **racine de pissenlit** sont également des plantes hépatoprotectrices. Le pissenlit peut entrer dans la composition de préparations hépatiques détoxifiantes avec des vitamines du groupe B comme la choline et l'inositol, ainsi que du chardon-Marie. Ce mélange accélérerait l'évacuation de la bile et des toxines hors du foie. Le bon fonctionnement du foie requérant un apport adéquat en magnésium, les personnes ayant une alimentation riche en produits raffinés, souvent pauvres en magnésium, peuvent tirer profit d'un complément (250 mg par jour).

Que faire d'autre ?

☑ Surveillez votre alimentation lorsque vous êtes en voyage. Ne mangez que des aliments cuits, ne buvez que de l'eau en bouteille et soyez très vigilant si vous devez subir des soins médicaux ou dentaires.

☑ Ne buvez pas d'alcool, surtout en cas d'hépatite aiguë, jusqu'à ce que vos analyses hépatiques soient redevenues normales.

☑ Si vous vous faites soigner par acupuncture ou souhaitez recourir à des techniques comme le tatouage ou le piercing, exigez des aiguilles et instruments jetables. À défaut, faites-les stériliser devant vous.

QUOI DE NEUF ?

Une étude récente a montré que les personnes souffrant de maladies hépatiques possédaient un taux très bas d'antioxydants, et que les patients atteints d'une hépatite virale grave étaient, au départ, carencés en vitamine E. L'administration de cette vitamine à un groupe de malades n'ayant pas réagi à un traitement antiviral médicamenteux a freiné les lésions et la destruction des cellules du foie.

LE SAVIEZ-VOUS ?

Il existe des vaccins contre les hépatites A et B. Si vous pensez faire partie des populations à risque, consultez votre médecin pour décider avec lui de la vaccination la plus appropriée.

INFOS PLUS

- Les thérapies classiques donnent des résultats souvent limités dans le traitement de l'hépatite chronique. Elles reposent d'une part sur l'utilisation de l'interféron, aux propriétés antivirales, mais présentant des effets secondaires importants, et d'autre part sur la greffe du foie. Cela vaut la peine d'essayer les compléments...

- Les thérapies naturelles ont peu d'effets secondaires par rapport aux médicaments sur ordonnance ou en vente libre. L'aspirine, le paracétamol et certains antibiotiques, notamment, sont nocifs pour le foie et sont formellement déconseillés aux personnes atteintes d'une hépatite.

Fortifiants

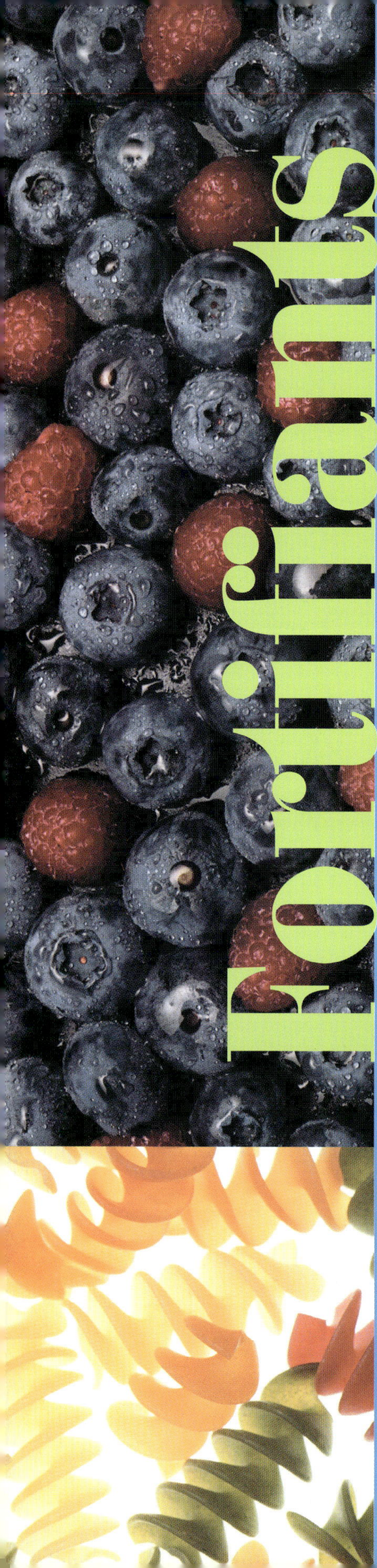

Les secrets de la vitalité résident dans une bonne réserve d'énergie associée à un système immunitaire performant. Si vous vous sentez constamment fatigué et que vous vous enrhumez sans arrêt, il se peut que votre système immunitaire soit défaillant. Pour être en parfaite santé et le rester, puisez dans votre alimentation tous les minéraux et vitamines dont vous avez besoin. Des compléments nutritionnels sont parfois utiles pour parvenir à atteindre les quantités appropriées.

ALIMENTATION ET ÉNERGIE

- Les vitamines B et le magnésium transforment les aliments en énergie et exploitent les réserves énergétiques de l'organisme.
- Le fer est un constituant de l'hémoglobine du sang, qui transporte l'oxygène nécessaire au métabolisme.
- Ces nutriments ainsi que les antioxydants, les acides gras oméga-3 et les phytonutriments sont essentiels au bon fonctionnement du système immunitaire.

RENFORCER LE SYSTÈME IMMUNITAIRE

- Manger beaucoup de fruits et de légumes stimule les défenses de l'organisme contre les infections et les maladies dégénératives.
- Pour renforcer les défenses immunitaires, on trouvera dans les huiles de poisson les acides gras oméga-3 essentiels à la formation des membranes cellulaires. Elles peuvent aussi être prises régulièrement en complément.
- Le vieillissement affaiblissant la réponse immunitaire, les personnes âgées doivent conserver de bonnes habitudes alimentaires. Et il a été démontré que la dégradation du système immunitaire liée à l'âge pouvait être réduite par un apport complémentaire de nutriments antioxydants et de vitamines B.
- Le stress chronique peut également affaiblir le système immunitaire en faisant monter les taux sanguins d'adrénaline et de corticostérone produites

par les glandes surrénales. Les vitamines C, B5, B6 et le magnésium participant à la synthèse de ces hormones, les besoins de l'organisme peuvent être doublés en cas de stress prolongé. Si ces besoins ne sont pas satisfaits, le système immunitaire en souffre. Prendre vitamines et minéraux ainsi que pratiquer la relaxation peuvent réduire ces effets nocifs.

IMMUNITÉ ET PHYTOTHÉRAPIE

- Le ginseng panax, utilisé en Chine depuis des millénaires pour combattre les symptômes du stress, améliore le fonctionnement des systèmes immunitaire et nerveux, mais il doit être évité par les personnes souffrant d'hypertension.
- Le millepertuis microdosé accroît la vitalité. Ses propriétés antivirales en font un remède particulièrement indiqué pour soulager la fatigue consécutive à une infection virale.

CONTRE LA GRANDE FATIGUE

Quand le foie est paresseux, les déchets toxiques s'accumulent dans l'organisme, provoquant fatigue et maux de tête. La racine de pissenlit stimule les fonctions hépatiques, tandis que les fruits du chardon-Marie contribuent à neutraliser les radicaux libres qui peuvent avoir une action nocive sur le foie.

L'anémie est une cause fréquente de fatigue persistante, car elle se traduit par un défaut d'oxygénation des tissus de l'organisme. Elle est souvent due à une carence en fer, à laquelle sont davantage exposées les femmes qui ont des règles abondantes, les femmes enceintes ainsi que les végétariens et les végétaliens, dont l'alimentation est généralement pauvre en fer. Si vous vous sentez anémié, consultez un médecin. Pour augmenter votre apport en fer, choisissez un complément contenant plusieurs vitamines et minéraux, les compléments de fer pur ne devant être pris que sur avis médical.

Si votre fatigue n'est pas liée à un manque de sommeil et persiste depuis plus de 6 mois, vous souffrez peut-être du syndrome de fatigue chronique (SFC), qui se manifeste par des troubles de la concentration, une perte de mémoire, une légère fièvre et des douleurs musculaires. Si tel est le cas, parlez-en à votre médecin.

Pour combattre le SFC, il faut une alimentation équilibrée, associée à une dose supplémentaire de vitamines C et E et à des plantes renforçant l'immunité, tels le millepertuis et l'échinacée. Si vous n'observez aucune amélioration au bout de 2 mois de traitement, consultez votre médecin.

VITALITÉ ET EXERCICE PHYSIQUE

La pratique régulière d'une activité physique, entretenue au fil du temps, tonifie tout l'organisme, et notamment le système immunitaire. L'exercice procure en plus une sensation de bien-être en stimulant la production de bêta-endorphines et de sérotonine par le cerveau.

Dépensant une quantité d'énergie considérable, les sportifs et les personnes très actives ont besoin d'un apport calorique supérieur à celui des sujets sédentaires. Car l'organisme doit sécréter de l'insuline et d'autres hormones afin de fournir aux muscles le glucose qu'ils transformeront en énergie ; cette série de réactions est soumise à une forte pression en période d'exercice physique intense. Des sels minéraux comme le chrome, le magnésium et le zinc sont nécessaires à ces processus métaboliques, ainsi que des vitamines B pour l'utilisation de l'énergie. En cas de grande activité physique, l'organisme brûle beaucoup d'oxygène, ce qui augmente la production de radicaux libres. Or, en excès, ceux-ci peuvent entraîner des douleurs musculaires, néanmoins soulagées par des antioxydants. Des compléments de vitamines C et E sont ainsi recommandés aux sportifs débutants, à ceux qui suivent un entraînement

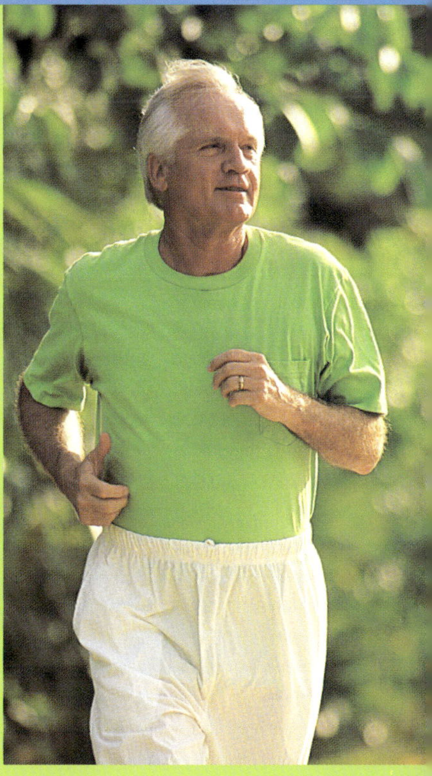

Gencives

Après 35 ans, trois adultes sur quatre souffrent, un jour ou l'autre, d'une inflammation des gencives ou de saignements gingivaux. De nombreux moyens sont néanmoins à votre disposition pour soulager les douleurs et conserver de bonnes dents.

Symptômes

- *Saignements des gencives pendant et après le brossage des dents.*
- *Gencives rouges, gonflées et fragiles.*
- *Douleurs dentaires.*
- *Mauvaise haleine ou goût désagréable dans la bouche de façon chronique.*
- *Dents déchaussées ou manquantes.*

CONSULTEZ LE DENTISTE...

- Si vous avez les gencives rouges et gonflées ou des dents qui bougent. Le sort de vos dents en dépend peut-être.

ATTENTION : si vous suivez un traitement médical, consultez votre médecin avant de prendre des compléments.

Qu'est-ce que c'est ?

Il y a deux principales maladies des gencives : la gingivite et la parodontite. Dans la gingivite (caractérisée par des gencives fragiles et enflammées), les bactéries buccales forment un film fin et collant, la plaque dentaire, qui recouvre dents et gencives. Faute de soins, la plaque se transforme en tartre, carapace minérale dure qui érode le tissu gingival. Cet état finit par évoluer en parodontite, affection plus grave et difficile à soigner. Dans les cas avancés de parodontite, les gencives se rétractent par endroits ; il se forme alors autour des dents des poches qui permettent aux bactéries de se nourrir aux dépens de la mâchoire. Des saignements des gencives pouvant être le signe d'une maladie plus grave, ne tardez jamais à consulter.

Quelles en sont les causes ?

Les affections des gencives sont d'abord dues à une hygiène buccale défectueuse. Une alimentation riche en sucres, une carence grave en vitamine C ou en autres éléments nutritionnels et le tabagisme (les substances chimiques de la fumée du tabac abîment les gencives et les dents) constituent également des facteurs de risque. Certains médicaments aggravent parfois les problèmes de gencives en gênant la production de salive, qui aide à éliminer bactéries et sucres. Il existe par ailleurs des prédispositions génétiques à ce genre de problèmes. Les femmes semblent y être plus sensibles au cours de la grossesse et de la ménopause, en raison de modifications hormonales. Enfin, le diabète ainsi que d'autres maladies chroniques qui diminuent la résistance aux infections en augmentent le risque.

Les bienfaits des compléments nutritionnels

Divers compléments, utilisés conjointement, peuvent aider à soigner les gencives douloureuses et qui saignent. La santé des gencives repose sur toutes sortes d'éléments. Il faut donc commencer par prendre régulièrement un complexe de vitamines et de minéraux. Vous pouvez y ajouter un ou plusieurs des compléments recommandés ici. Une amélioration devrait

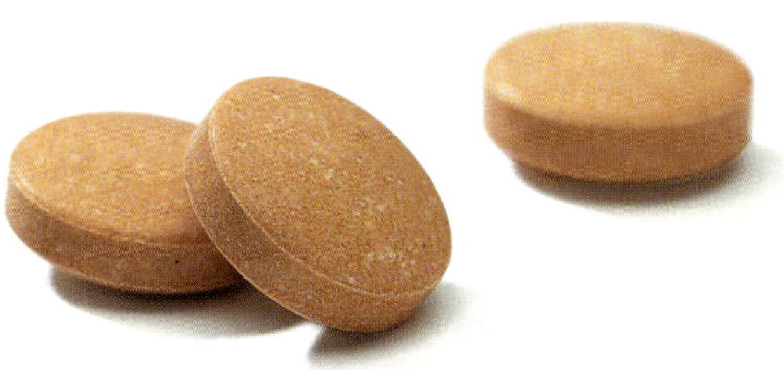

La vitamine C est facile à prendre en tablettes à croquer, mais rincez-vous la bouche aussitôt après pour empêcher ce super-antioxydant d'attaquer l'émail de vos dents.

COMPLÉMENTS RECOMMANDÉS

Vitamine C/ flavonoïdes	**Dose :** 100 mg de vitamine C et 100 mg de flavonoïdes 2 fois par jour. **À savoir :** vous pouvez prendre de la vitamine C naturelle sous forme d'acérola.
Vitamine E	**Dose :** 25 mg 2 fois par jour. **À savoir :** percez une capsule molle et frottez-vous les gencives avec l'huile avant de l'avaler ; en alternance, 1 jour sur 2, appliquez de l'eau oxygénée.
Eau oxygénée à 10 volumes	**Dose :** imbibez un tampon de coton, passez-le sur vos gencives et rincez-vous soigneusement la bouche. **À savoir :** complétez le traitement avec de la vitamine C en poudre ; alternez, 1 jour sur 2, avec le traitement à la vitamine E.
Vitamine C en poudre	**Dose :** brossez délicatement vos gencives avec 1/2 cuill. à café de poudre, 1 jour sur 2. Rincez soigneusement. **À savoir :** alternez, 1 jour sur 2, avec le traitement à la vitamine E.

Rappel : vérifiez que certaines de ces doses ne vous sont pas déjà apportées par un autre complément nutritionnel – voir p. 181

se produire dans les 2 semaines. Si vous êtes particulièrement prédisposé aux affections gingivales, vous pouvez prendre ces mêmes compléments en cure préventive à long terme.

Pris quotidiennement, des antioxydants comme la **vitamine C** et les **flavonoïdes** protègent le tissu des gencives contre les détériorations cellulaires et accélèrent leur cicatrisation. Immunostimulants, ils aident à lutter contre les attaques des bactéries. Certaines études permettent de penser que la vitamine C et les flavonoïdes renforcent le tissu conjonctif des gencives et réduisent l'inflammation, surtout s'ils sont absorbés ensemble.

Diverses thérapies locales pourraient de surcroît réduire les inflammations et les saignements des gencives. Vous pouvez, par exemple, vous masser les gencives avec de la **vitamine E** afin d'apaiser la douleur liée à l'inflammation et d'en accélérer la cicatrisation. Passez 1 jour sur 2 de l'**eau oxygénée à 10 volumes** sur vos gencives avec un tampon de coton, puis rincez abondamment. Enfin, avec une brosse à dents très souple, frottez délicatement vos gencives avec de la **vitamine C en poudre.** Procédez à ces traitements locaux 2 fois par jour, après un brossage minutieux.

Que faire d'autre ?

☑ Faites un bain de bouche 1 fois par jour au moins et lavez-vous les dents 2 fois par jour avec une brosse souple et un dentifrice au fluor. Brossez-vous aussi la langue, où se déposent les mêmes bactéries que sur les dents. Demandez conseil à votre dentiste si vous n'êtes pas sûr d'effectuer correctement ces opérations.

☑ Évitez les bonbons et les glucides poisseux ou brossez-vous les dents dès que possible après leur consommation : ces aliments peuvent s'accumuler dans les interstices et les alvéoles des gencives, surtout chez les personnes âgées, dont les racines dentaires ont tendance à se découvrir.

☑ Consultez le dentiste 1 fois par an au moins pour un contrôle et un détartrage, voire plus souvent si vous êtes sujet à la plaque dentaire.

QUOI DE NEUF ?

Entretenir ses gencives avec des compléments naturels et des soins adaptés ne permet pas seulement d'arborer un sourire éclatant. Certaines études laissent en effet apparaître l'existence d'un lien entre les types de bactéries couramment à l'origine de la plaque dentaire et la survenue de maladies cardiaques. Cela reste à démontrer, mais il existe une théorie selon laquelle les bactéries gingivales pourraient pénétrer dans le sang et provoquer des caillots ou endommager le muscle cardiaque.

LE SAVIEZ-VOUS ?

La fluoration de l'eau diminue considérablement le risque de perdre des dents. Les traces de fluor agissent sur l'émail des dents, qu'elles durcissent et rendent de 50 à 70 % moins exposées aux caries.

INFOS PLUS

- Les dentifrices et bains de bouche à base d'une plante appelée sanguinaire comportent une substance antibactérienne, la sanguinarine, qui aide à empêcher la formation de la plaque dentaire, premier stade des maladies gingivales.
- En gargarismes ou en bains de bouche quotidiens, la camomille est efficace contre la gingivite. Préparez une tisane avec 2 ou 3 cuill. à café de camomille pour 25 cl d'eau bouillante. Laissez infuser 10 min, filtrez et laissez refroidir.

Gorge (maux de)

Autant que le rhume et la grippe, la tension nerveuse et la fatigue peuvent provoquer des maux de gorge. Les traitements naturels ont sur ces derniers des effets exceptionnels : ils apaisent la douleur et la gêne tout en réduisant l'inflammation de la gorge.

Symptômes

- *Rougeur, douleur ou brûlure dans la gorge ; parfois, maux d'oreilles.*
- *Difficulté à avaler.*
- *Sensation de boule dans la gorge.*
- *Enrouement.*
- *Ganglions lymphatiques gonflés sous la mâchoire.*

CONSULTEZ LE MÉDECIN...

- Si vous souffrez soudainement d'un violent mal de gorge : il peut s'agir d'une infection bactérienne.
- Si votre température atteint ou dépasse 38 °C en l'absence de signes de rhume.
- Si vous ressentez une grande difficulté à avaler.
- En cas d'éruption cutanée.
- Si un mal de gorge léger dure plus de 1 semaine.

ATTENTION : si vous suivez un traitement médical, consultez votre médecin avant de prendre des compléments.

Qu'est-ce que c'est ?

Les maux de gorge ne sont pas une maladie, mais des symptômes. L'irritation ou la brûlure qui se déclarent à l'arrière de la bouche et s'étendent jusqu'au milieu de la gorge proviennent le plus souvent d'une inflammation. Lorsque la gorge est infectée ou irritée, l'organisme réagit en envoyant dans la zone atteinte un afflux de sang transportant des globules blancs et d'autres substances pour combattre l'infection. Ce sont ces substances qui occasionnent rougeur, gonflement et douleur.

Quelles en sont les causes ?

Ce sont les allergies, les infections bactériennes ou virales et des facteurs extérieurs comme la poussière, la sécheresse de l'air et la fumée qui sont le plus fréquemment à l'origine des maux de gorge. En cas d'allergie ou d'infection virale, le mal de gorge résulte d'un écoulement dans les fosses nasales, lorsque l'excès de mucus contenu dans le nez ou les sinus s'évacue vers l'arrière de la gorge. Les virus du rhume attaquent aussi directement le tissu de la gorge.

Un mal de gorge d'origine virale évolue en principe lentement, sur plusieurs jours. Il est plus long à guérir mais plus supportable qu'une affection bactérienne, qui tend à frapper soudainement (parfois en quelques heures) et s'accompagne d'une violente douleur, de difficultés à avaler et de fièvre.

Les bienfaits des compléments nutritionnels

Les compléments recommandés ici ont pour but de renforcer le système immunitaire, de faciliter la cicatrisation du tissu enflammé de la gorge et de soulager la douleur. Sauf indication particulière, ils doivent se prendre ensemble jusqu'à disparition des symptômes. Tous ces compléments sont

Réservées aux adultes, les pastilles de zinc peuvent aider à lutter contre le rhume et éviter le mal de gorge.

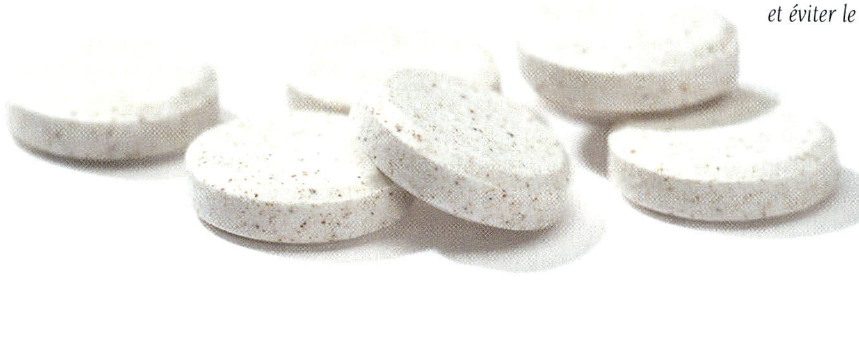

COMPLÉMENTS RECOMMANDÉS

Vitamine C	**Dose :** 500 mg 2 fois par jour. **À savoir :** vous pouvez prendre de la vitamine C naturelle sous forme d'acérola.
Échinacée	**Dose :** 100 mg d'extrait 4 fois par jour. **Attention :** choisissez une préparation titrée à 3,5 % au moins d'échinacosides.
Ail	**Dose :** de 400 à 600 mg de concentré sec 4 fois par jour, aux repas. **Attention :** choisissez une préparation à 1 % d'alliine.
Zinc	**Dose :** 1 pastille à sucer toutes les 3 ou 4 h. **Attention :** ne prolongez pas le traitement au-delà de 5 jours.
Orme rouge	**Dose :** en infusion, 1 cuill. à café pour 250 ml d'eau frémissante, à volonté. **À savoir :** toujours en infusion, peut être remplacé par de la racine de guimauve ou y être associé.

Rappel : vérifiez que certaines de ces doses ne vous sont pas déjà apportées par un autre complément nutritionnel – *voir p. 181.*

compatibles avec les remèdes en vente libre ou les médicaments sur ordonnance pour soigner les rhumes et les allergies, ainsi qu'avec les antibiotiques. La **vitamine C** aide l'organisme à lutter contre les infections des voies respiratoires supérieures, génératrices de maux de gorge. C'est un antioxydant naturel qui peut réduire la production de substances inflammatoires par les organismes allergiques. L'**échinacée** et l'**ail** ont des propriétés antivirales et antibactériennes : prenez-en au moindre signe d'irritation de la gorge.

En cas de rhume, sucez des pastilles de **zinc** pour éviter les maux de gorge ; selon certaines études, ce minéral aurait la propriété de réduire de moitié la durée des maux de gorge. Si vous n'aimez pas le goût du zinc, buvez de la tisane d'**orme rouge** ou de racine de guimauve : ces végétaux tapissent la gorge, permettant d'avaler plus facilement et de moins souffrir. L'orme rouge contient aussi des composés connus sous le nom de complexes proanthocyanidiques, qui combattent les infections et les réactions allergiques par leur pouvoir oxydant. Si votre gorge est congestionnée, vous pouvez ajouter de la réglisse séchée ou en teinture aux tisanes, sauf si vous souffrez d'hypertension artérielle.

Que faire d'autre ?

- ☑ Servez-vous d'un spray pour vous lubrifier la gorge.
- ☑ Ne fumez pas et évitez les pièces enfumées.
- ☑ Buvez au moins 2 litres de liquide par jour. Les boissons chaudes comme les soupes et les tisanes peuvent apporter un soulagement appréciable.

QUOI DE NEUF ?

Les dernières recherches démontrent que les pastilles de zinc n'ont aucun effet bénéfique sur les enfants. Au cours d'une étude effectuée sur 249 enfants d'âge scolaire atteints d'un mal de gorge, les enfants soignés avec des pastilles de zinc n'ont pas guéri plus rapidement que ceux ayant pris un placebo : tous ont mis 9 jours en moyenne à guérir. On ignore encore pourquoi le zinc agit sur les adultes et non sur les enfants.

INFOS PLUS

- Plusieurs gargarismes par jour atténuent les maux de gorge. Faites-en avec des plantes : versez dans de l'eau bouillante de la réglisse, de l'orme rouge et de la feuille de framboisier à parts égales ; filtrez et laissez tiédir. Ou bien, ajoutez 15 cl d'eau bouillante à 1 cuill. à café de sauge rouge, laissez refroidir et filtrez.

- En cas de mal de gorge, on a recours aux antibiotiques uniquement s'il s'agit d'une infection bactérienne. Si des antibiotiques – qui risquent de détruire les bactéries indispensables au bon fonctionnement de votre système digestif – vous sont prescrits par votre médecin, reconstituez cette flore bactérienne en prenant des ferments lactiques.

Goutte

Un homme de plus de 40 ans sur cent souffre de goutte. Et les femmes ne sont pas toujours épargnées, surtout après la ménopause. Les victimes de cette maladie risquent des crises – imprévisibles –, provoquant des douleurs aiguës qui nécessitent une intervention rapide.

Symptômes

- *Douleur articulaire soudaine et violente, qui commence généralement par se manifester dans le gros orteil, le talon, la cheville ou le cou-de-pied. Les attaques peuvent par la suite se porter sur le genou, le poignet, le coude, les doigts ou d'autres zones.*
- *Rougeur et gonflement au niveau de la ou des articulations atteintes.*
- *Formation possible de calculs rénaux, qui provoquent fièvre, violentes douleurs lombaires, nausées, vomissements ou gonflement de l'abdomen.*

CONSULTEZ LE MÉDECIN...

- Si vous ressentez les symptômes d'une crise de goutte aiguë : votre médecin vous prescrira des médicaments pour calmer les premières douleurs.
- Si vous éprouvez la douleur violente que provoque l'évacuation d'un calcul rénal.

ATTENTION : si vous suivez un traitement médical, consultez votre médecin avant de prendre des compléments.

Qu'est-ce que c'est ?

La goutte est un dysfonctionnement métabolique provoqué par l'augmentation du taux d'acide urique dans le sang. Résidu de divers mécanismes organiques, cet acide se forme aussi après la consommation de certains aliments. L'organisme évacue spontanément l'acide urique avec l'urine, mais, dans certains cas, il en produit trop ou ne parvient pas à l'éliminer assez vite, et le taux d'acide urique augmente. L'excès se transforme souvent en cristaux pointus qui se fixent à l'intérieur et autour des articulations et d'autres tissus, ce qui provoque l'inflammation et la douleur atroce typiques de la goutte.

Quelles en sont les causes ?

Bien que les causes précises d'une crise de goutte restent inconnues, certains facteurs en accroissent les risques. Le quart des patients atteints présente une histoire familiale de la maladie, et les autres des taux de triglycérides élevés. Les hommes qui prennent du poids entre 20 et 40 ans sont particulièrement vulnérables. L'abus d'alcool, l'hypertension, une maladie rénale, un régime draconien et certains médicaments (comme les antibiotiques, les diurétiques et la chimiothérapie cancéreuse) sont d'autres facteurs potentiels de risque. Enfin, la consommation d'aliments riches en purines (abats, gibier...) peut déclencher des crises.

Les bienfaits des compléments nutritionnels

Les attaques de goutte surviennent brutalement et doivent être traitées avec des médicaments conventionnels. La **broméline** semble le complément le plus efficace en cas de crise aiguë. Les autres compléments, associés, auraient plutôt un rôle préventif. Les acides gras oméga-3 contenus dans

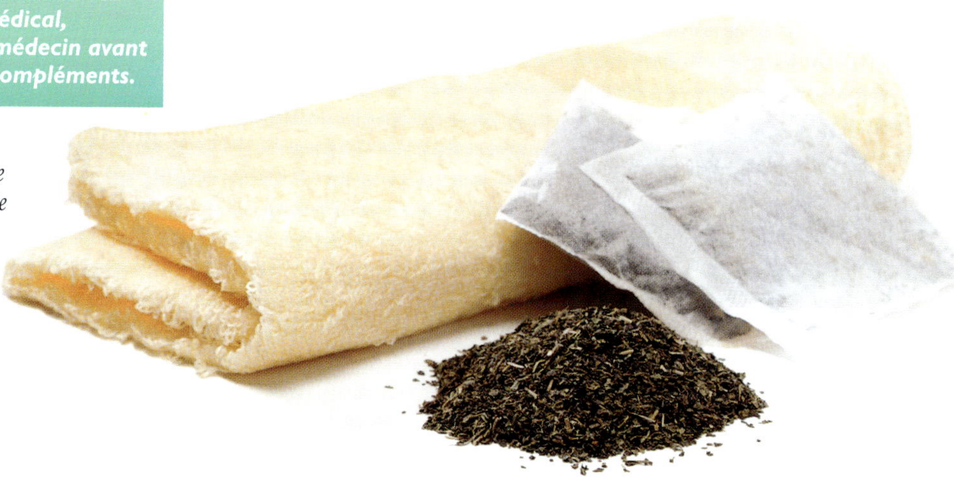

Une compresse imbibée d'une infusion préparée avec les feuilles vertes de l'ortie permet souvent de soulager une articulation enflammée par la goutte.

COMPLÉMENTS RECOMMANDÉS

Broméline	**Dose :** 500 mg toutes les 3 h en cas d'attaque ; réduisez à 2 fois par jour pour la prévention d'autres crises. **Attention :** prendre avant les repas.
Huiles de poisson	**Dose :** 2 capsules molles par jour, soit 600 mg d'acides gras oméga-3. **Attention :** ne dépassez pas la dose si vous prenez des anticoagulants.
Vitamine C	**Dose :** 500 mg par jour. **Attention :** augmentez de 100 mg tous les 5 jours jusqu'à 500 mg, 2 fois par jour ; réduisez les doses en cas de diarrhée.
Vitamine E	**Dose :** 25 mg 2 fois par jour. **À savoir :** il est préférable de prendre de la vitamine E sous forme naturelle (germe de blé, fruits oléagineux...).
Extrait de pulpe de cerise	**Dose :** 1 000 mg 3 fois par jour, après une crise aiguë. **Attention :** réduisez à 1 000 mg par jour pour des doses d'entretien.
Feuille d'ortie	**Dose :** 250 mg d'extrait 3 fois par jour. **À savoir :** également efficace en tisane, à utiliser aussi en compresse sur les articulations douloureuses ; utilisez 1 ou 2 cuill. à café de feuilles séchées pour 250 ml d'eau bouillante.

Rappel : prenez en priorité les compléments indiqués en bleu. Vérifiez qu'ils ne vous sont pas déjà apportés par un autre complément nutritionnel – voir p. 181.

les **huiles de poisson** réduisent le taux des leucotriènes inflammatoires, responsables d'altérations tissulaires. Les **vitamines C** et **E** réduisent l'inflammation. À doses progressives, la vitamine C aide l'acide urique à se libérer des tissus et à passer dans l'urine ; la prise, d'emblée, de doses élevées risque au contraire de libérer une quantité d'acide urique telle qu'il se forme un calcul rénal.

La cerise, remède populaire ancestral contre la goutte, est riche en flavonoïdes et permet souvent de faire baisser le taux d'acide urique. Vous trouverez de l'**extrait de pulpe de cerise** dans les magasins de produits diététiques. Essayez la **feuille d'ortie,** en application locale ou par voie orale : en gélules et en tisanes, elle élimine l'excès d'acide urique et, en compresses, soulage fréquemment les articulations enflammées. Manger du céleri ou des myrtilles (ou prendre de l'extrait de myrtille), ou encore boire des tisanes de griffe-du-diable ou de feuilles d'olivier fait également partie des thérapies naturelles pour réduire le taux d'acide urique.

Que faire d'autre ?

☑ Buvez au moins 2 litres d'eau par jour pour diluer votre urine et aider votre taux d'acide urique à baisser. Évitez l'alcool.

☑ Restez mince : l'obésité pourrait jouer un rôle majeur dans la goutte.

☑ Évitez les graisses, les glucides raffinés, les excès de protéines et, si vous êtes sensible aux purines, les aliments qui en contiennent (abats, anchois, légumineuses, épinards, asperges, chou-fleur, champignons...).

LE SAVIEZ-VOUS ?

La goutte est liée à un taux élevé d'acide urique dans le sang ; mais ce taux n'est en fait responsable de crise de goutte que dans un faible pourcentage de cas.

INFOS PLUS

■ La consommation de cerises fraîches ou en conserve (à raison de 250 g par jour) pourrait aider à se protéger de la goutte, car ces fruits font baisser le taux d'acide urique. La cerise a ses inconditionnels, et une étude limitée effectuée voici des années semble avoir confirmé son efficacité. Pour profiter plus facilement des bienfaits de la cerise, prenez 1 000 mg par jour d'extrait de pulpe du fruit (disponible dans les magasins diététiques). Les extraits de fraise, myrtille, céleri et graines de céleri pourraient avoir des effets analogues.

Grossesse

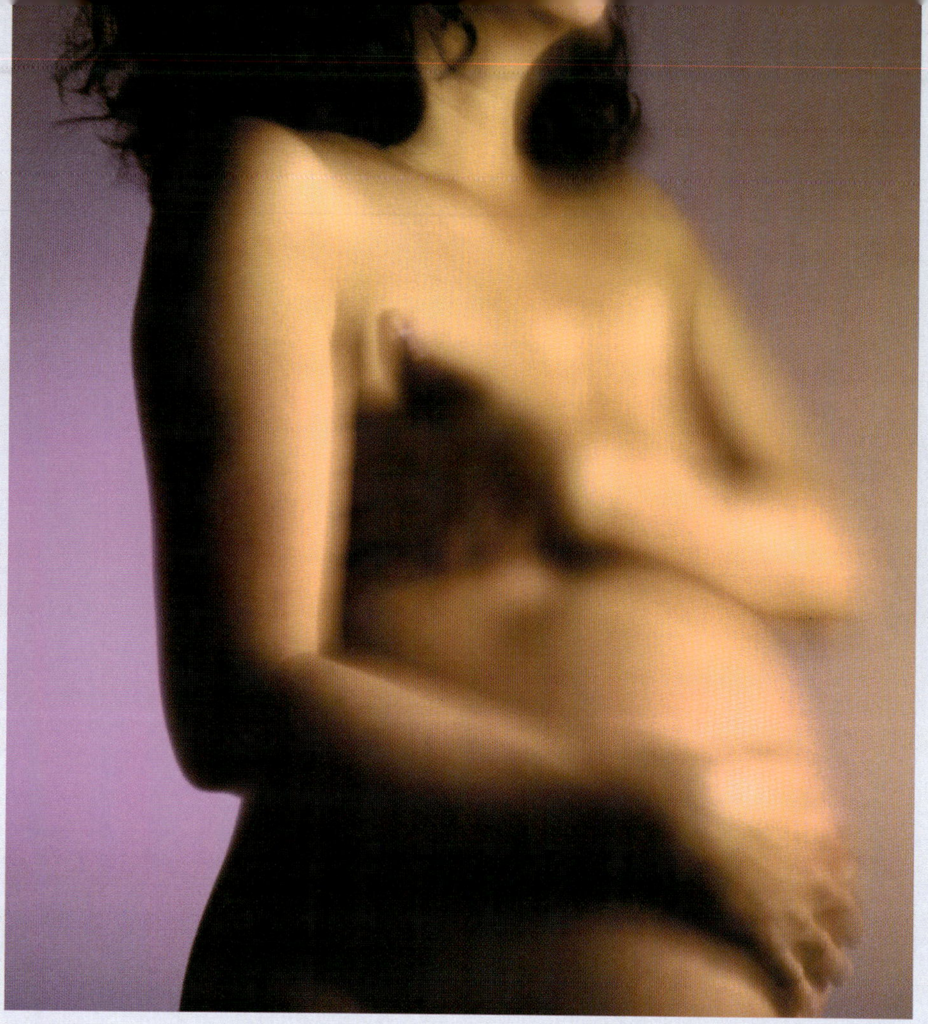

L'alimentation avant et pendant la grossesse a une incidence sur la taille et la qualité du placenta, dont le rôle est de procurer au bébé tout ce qu'il lui faut. Si vous êtes enceinte ou désireuse de le devenir, consultez votre médecin avant de prendre des compléments. Veillez à ne pas dépasser les doses recommandées : certaines vitamines sont stockées dans l'organisme et, en excès, peuvent entraîner des malformations.

Le lien entre la croissance du bébé dans l'utérus et les risques de maladie – troubles cardio-vasculaires, hypertension, diabète, obésité, cancer – qu'il encourra par la suite est maintenant bien établi. Ainsi, les bébés menus à la naissance sont plus sujets à la mort subite du nourrison et plus sensibles aux maladies de la prime enfance. Adultes, ils seraient plus exposés à une maladie coronarienne.

Les compléments prénataux actuellement sur le marché sont bien adaptés à la grossesse et peuvent être d'une grande utilité aux femmes qui ne s'alimentent pas correctement. Aussi complexe qu'apparaisse la relation entre un régime alimentaire équilibré avant et pendant la grossesse et la mise au monde d'un bébé en pleine santé, la plupart des femmes accouchent d'enfants parfaitement sains et d'un poids normal, même lorsque leur grossesse n'était pas prévue.

COMPLÉMENTS D'ACIDE FOLIQUE

La prise de compléments d'acide folique (une vitamine du groupe B) avant et après la conception réduit les risques de malformation du tube neural du bébé, tel le spina-bifida. Si vous cherchez à concevoir, vous pouvez donc prendre chaque jour 200 µg d'acide folique

VITAMINES DU GROUPE B : ANC* EN PÉRIODE DE GROSSESSE ET D'ALLAITEMENT

	THIAMINE	RIBOFLAVINE	NIACINE	VITAMINE B6	VITAMINE B12	ACIDE FOLIQUE
SOURCES ALIMENTAIRES	levure, porc maigre, céréales complètes, légumes secs, poisson, viande, volaille	levure, laitages, viande, volaille, poisson, céréales complètes, œufs, champignons	levure, viande, volaille, poisson, amandes, noix, céréales complètes, pomme de terre	levure, germe de blé, lait, viande, volaille, avocat, pomme de terre, banane, champignons	viande, volaille, poisson, fruits de mer, yaourt	épinard, chou, légumes secs, brocoli, cresson
GROSSESSE	1,8 mg	1,6 mg	16 mg	2 mg	2,6 µg	400 µg**
ALLAITEMENT	1,8 mg	1,8 mg	15 mg	2 mg	2,8 µg	400 µg

* Apport nutritionnel conseillé. ** + 200 µg de complément d'acide folique.

et continuer jusqu'à la douzième semaine de grossesse. Épinards, choux de Bruxelles, céréales complètes, brocolis, oranges et levure sont de bonnes sources d'acide folique.

FER

Une femme enceinte produit plus de sang pour le bébé et pour le placenta ; il lui faut donc plus de fer. Or, bien qu'au cours de la grossesse l'organisme assimile mieux le fer, on conseille des compléments de cet oligoélément aux femmes qui abordent leur grossesse avec des réserves insuffisantes à cause de leur alimentation ou de règles abondantes. Des compléments de vitamine C amélioreront l'assimilation du fer. En revanche, trop de fer peut constiper et risque de compromettre l'absorption du zinc, car ces deux minéraux sont en compétition à ce stade.

Les aliments d'origine animale comme la viande et le poisson, la volaille et, surtout, les rognons et le boudin noir contiennent du fer facilement assimilable. En revanche, si le foie représente une excellente source de fer, il renferme un taux très élevé de rétinol (une forme de la vitamine A), qui peut porter préjudice au développement du bébé. Il n'est donc pas recommandé pendant la grossesse.

CALCIUM

L'absorption du calcium s'améliorant pendant la grossesse, les compléments ne s'imposent pas tant que l'alimentation fournit l'apport journalier recommandé de 900 mg. Il suffit pour cela de consommer beaucoup de produits laitiers (yaourts, laitages, fromages maigres...).

Au début de la grossesse, le calcium est puisé dans les réserves osseuses de la mère ; il sera restitué par la suite. Les adolescentes enceintes doivent donc prendre des compléments de calcium car leurs os ne sont pas encore assez calcifiés pour faire face aux exigences de la grossesse. Une formule pour les os, contenant du calcium et du magnésium dans la proportion 2/1, convient tout à fait, dans la mesure où le magnésium,

ACIDES GRAS ESSENTIELS

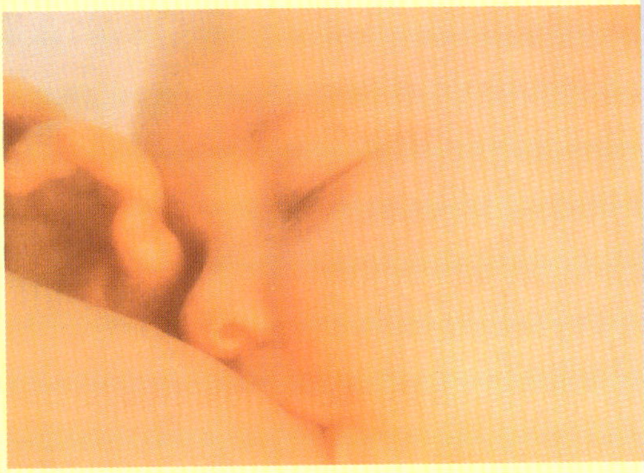

L'organisme humain a besoin d'acides gras essentiels, avec un équilibre entre les oméga-6, essentiellement issus d'huiles essentielles de graines, et les oméga-3, surtout fournis par les huiles de poisson. Or, notre alimentation tend à privilégier les premiers aux dépens des seconds. En cas de grossesse, ce déséquilibre peut provoquer la prééclampsie ou une naissance prématurée. Les principaux acides gras oméga-3, l'acide eicosapentaenoïque (EPA) et l'acide docosahexaenoïque (DHA) sont vitaux pour le cerveau et les yeux du bébé. On en trouve dans les poissons gras. En revanche, les huiles de foie de poisson doivent être évitées au cours de la grossesse en raison de leur richesse en rétinol (vitamine A).

également important pour les os, fait souvent défaut dans l'alimentation. Les mères qui allaitent ont besoin de 1 000 mg de calcium par jour : aussi leur faut-il consommer chaque jour beaucoup de lait et de produits laitiers ou prendre des compléments de calcium.

MAGNÉSIUM

Indispensable à la formation des os, il est présent dans le lait maternel. Pendant la grossesse, les réserves de magnésium risquent de s'épuiser.
Or, le manque de magnésium conduit parfois à la prééclampsie. L'apport nutritionnel conseillé (ANC), estimé à 360 mg, s'élève jusqu'à 400 mg au cours de la grossesse et de l'allaitement. Les céréales complètes, les fruits oléagineux et certaines eaux minérales sont de très bonnes sources de magnésium.

ZINC

Sans zinc, le développement cellulaire est impossible. Chez les hommes, la motilité du sperme diminue si le liquide séminal est pauvre en zinc, et l'on sait que les femmes n'en absorbant pas assez courent plus de risques d'avoir des enfants prématurés ou d'un poids insuffisant à la naissance.

Les femmes enceintes qui consomment des aliments riches en zinc – viande, poisson, fruits oléagineux, fruits de mer, légumes secs et céréales complètes – peuvent se passer de compléments, d'autant plus que l'organisme s'adapte à cette forte demande en zinc en assimilant mieux celui que fournissent les aliments.

Les compléments de zinc pris pendant la grossesse devront fournir une bonne fraction de l'ANC, estimé à 10 mg en début de grossesse et 14 mg durant le 3e trimestre ; il s'élèvera à 19 mg pendant l'allaitement.

CUIVRE

Autre constituant du lait maternel, ce minéral participe à la formation des os. L'ANC est de 2 mg. Fruits de mer, levure, céréales complètes, noix, noisettes et légumes secs en fournissent beaucoup.

SÉLÉNIUM

Les noix du Brésil, les fruits de mer, la viande, le poisson et certaines céréales complètes contiennent du sélénium, un puissant antioxydant.
La grossesse en exige un peu plus (60 µg au lieu de 50 µg), et une déficience peut provoquer une fausse couche. Les mères qui allaitent ont également besoin de 60 µg de sélénium par jour. On le trouvera dans

POUR UN BÉBÉ EN BONNE SANTÉ

RÉGIME ALIMENTAIRE

Le développement du fœtus et du placenta commence souvent avant que la femme sache qu'elle est enceinte. Il importe donc à la future mère d'établir son régime alimentaire avant la conception *(voir p. 15-22)*.

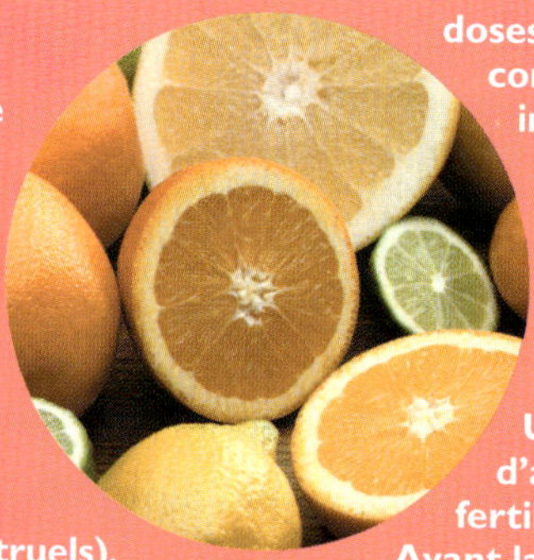

POIDS DE LA MÈRE

Les femmes très minces risquent d'avoir des réserves de graisses trop faibles pour produire des œstrogènes (essentiels à l'équilibre des cycles menstruels), tandis que les femmes fortes peuvent avoir des problèmes d'ovulation. Mieux vaut pour ces dernières perdre du poids avant la conception, car un régime pendant la grossesse réduirait l'apport des éléments nutritionnels essentiels. Vérifiez si votre poids se situe dans la bonne moyenne *(voir p. 298-299)*.

TABAC

Il convient de s'arrêter de fumer avant de concevoir un enfant. Les conséquences du tabac à hautes doses peuvent être dramatiques : complications pendant la grossesse, insuffisances pondérales à la naissance, et, parfois, enfants mort-nés. Aucun complément ne peut pallier les méfaits du tabagisme chez une femme enceinte.

ALCOOL

Une consommation excessive d'alcool a des répercussions sur la fertilité de l'homme et de la femme. Avant la conception, il est préférable de limiter le plus possible le nombre de verres. L'abus d'alcool pendant la grossesse peut nuire au bébé, qui risque de naître avec un retard mental ou un syndrome d'alcoolisme fœtal, c'est-à-dire une dépendance à l'alcool. Les professionnels de la santé ont des avis différents sur la consommation d'alcool pendant la grossesse. La plupart conseillent de s'en passer totalement ou de ne pas dépasser 1 verre de 10 cl de vin ou 25 cl de bière peu alcoolisée. Au-delà, l'alcool fait peser une menace sur la santé du bébé.

l'alimentation ou dans un complément de polyvitamines et minéraux.

VITAMINE A

Cette vitamine est nécessaire à la croissance cellulaire, au développement de la peau et des membranes, et à toutes sortes de fonctions métaboliques. L'ANC est de 700 µg pour les femmes enceintes et de 950 µg pour celles qui allaitent, des doses que l'alimentation fournit généralement. Les femmes enceintes éviteront les excès de vitamine A sous forme de rétinol : un apport de 3 000 µg par jour entraîne un risque de malformation congénitale. Le foie et ses produits dérivés, à très forte teneur en rétinol, leur sont donc déconseillés. De même, les compléments prénataux ne contiendront pas de rétinol, mais du bêta-carotène, transformé en vitamine A par l'organisme selon ses besoins.

Les meilleures sources alimentaires de bêta-carotène sont les fruits et les légumes comme la mangue, la carotte, l'abricot, le melon, la papaye et les légumes verts. Le lait entier, le beurre, les fromages, le jaune d'œuf et les rognons contiennent une bonne quantité de vitamine A.

VITAMINE D

Une femme enceinte ou qui allaite a besoin de vitamine D pour fixer le calcium des os et des dents. L'essentiel des besoins est assuré par l'action du soleil sur la peau. Les seuls aliments qui fournissent de la vitamine D sont des produits d'origine animale (poisson gras, fromage, beurre, jaune d'œuf...). Les femmes qui se protègent du soleil ou cachent leur peau pour des raisons culturelles et qui, en outre, n'absorbent pas d'aliments qui en contiennent devraient prendre des compléments enrichis de 10 µg de vitamine D en période de grossesse et d'allaitement.

VITAMINE C

L'ANC de vitamine C, essentielle à la croissance et à la régénération des tissus, est de 120 mg pendant la grossesse et de 130 mg en période d'allaitement. Une alimentation riche en fruits et légumes frais permet d'atteindre cet apport.

Selon une étude menée sur 700 femmes primipares, un apport médiocre en vitamine C va de pair avec un placenta déficient et une insuffisance pondérale à la naissance.

VITAMINES DU GROUPE B

Les vitamines B servent, entre autres, à libérer l'énergie apportée par les aliments. Le tableau de la page 275 présente l'ANC pour chaque membre essentiel de ce groupe en cas de grossesse ou d'allaitement et en précise les sources alimentaires. Les complexes de vitamines B pourraient être bénéfiques aux femmes mal nourries, même si la grossesse n'augmente que faiblement les besoins en ce groupe de vitamines.

PRENEZ SOIN DE VOUS ET DE VOTRE BÉBÉ

NAUSÉES MATINALES ET CONSTIPATION

De tous les remèdes traditionnels contre les nausées matinales, le gingembre semble le plus invariablement efficace. Vous pouvez le prendre sous forme de gélules ou en tisane.

Le psyllium peut permettre de soulager la constipation dont souffrent souvent les femmes enceintes. Prenez les cosses ou les graines avec de l'eau pour faciliter l'évacuation des selles.

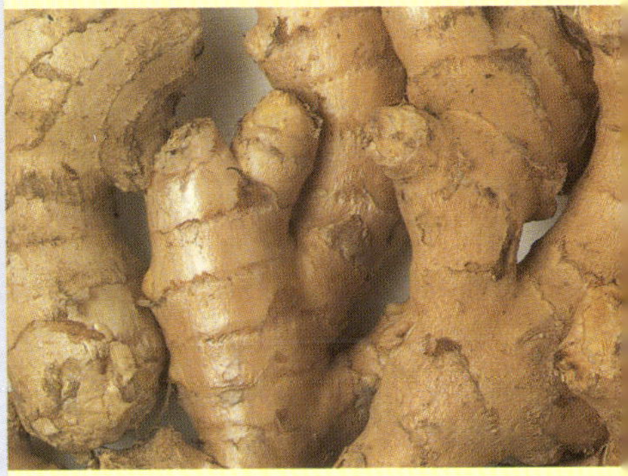

PRÉPARER L'ACCOUCHEMENT

Des sages-femmes recommandent la feuille de framboisier pour fortifier et tonifier l'utérus. Cette plante a la réputation de faciliter les contractions, ce qui réduit la durée du travail. Elle ne doit être prise qu'après 34 semaines de grossesse : avant ce délai, elle peut déclencher un accouchement prématuré. Prenez chaque jour 2 tasses d'infusion à raison de 2 cuill. à café de feuilles dans 250 ml d'eau bouillante avant les repas.

DE LA VITAMINE K POUR LES NOUVEAU-NÉS

Cette vitamine est couramment donnée à la naissance pour limiter les risques de maladie hémorragique du nouveau-né. Elle a longtemps été administrée par injections intramusculaires, mais la crainte d'un lien possible, même lointain, avec la leucémie a conduit à donner de la vitamine K aux nouveau-nés par voie orale.

Haleine

La mauvaise haleine affecte des millions de personnes. Une hygiène buccale scrupuleuse et des remèdes naturels suffisent généralement pour régler ce désagréable problème. Mais s'il persiste, des examens dentaires et médicaux approfondis permettront d'en découvrir la cause.

Symptômes

- *Un mauvais goût persistant dans la bouche est souvent signe de mauvaise haleine.*
- *Les personnes qui ont mauvaise haleine ne s'en rendent pas toujours compte. Pour savoir ce qu'il en est, observez votre entourage : si les gens s'écartent quand vous leur parlez, vous serez fixé. Si vous vous posez des questions, demandez son avis à quelqu'un en qui vous avez confiance.*
- *Des gencives qui saignent sont parfois signe de gingivite, une inflammation qui donne mauvaise haleine.*

CONSULTEZ LE MÉDECIN...

- Si le problème persiste malgré vos soins. Le dentiste ou le médecin peuvent trouver une raison médicale – affection des gencives ou sinusite, par exemple.

ATTENTION : si vous suivez un traitement médical, consultez votre médecin avant de prendre des compléments.

Qu'est-ce que c'est ?

La mauvaise haleine est, dans la plupart des cas, attribuable à la consommation de tabac, d'alcool ou d'aliments comme l'ail, l'oignon ou les anchois, connus pour laisser une odeur désagréable. Mais il arrive que le problème soit chronique et lié à une affection médicale.

Quelles en sont les causes ?

Il s'agit le plus souvent de la multiplication dans la bouche de bactéries générant des odeurs désagréables. Plus la bouche est sèche, plus les bactéries y prolifèrent et s'y maintiennent. Tout ce qui contribue à réduire la production de salive a tendance à donner mauvaise haleine : respiration par la bouche, régime amaigrissant accéléré (moins on mâche, moins on salive), vieillissement, absorption de certains médicaments. L'heure joue aussi : la mauvaise haleine du matin vient de ce que l'on salive moins en dormant. Les bactéries foisonnent sur la langue, dans les particules alimentaires qui se déposent sur les dents, surtout entartrées ou cariées, ou les dentiers. Une mauvaise haleine qui dure est souvent due à une affection des gencives ou à une sinusite chronique. Cependant, les praticiens qui ont recours aux compléments pensent plutôt que le problème vient de la prépondérance, dans le système digestif, de bactéries nuisibles, génératrices de produits toxiques volatils qui chargent l'haleine.

Les bienfaits des compléments nutritionnels

Les compléments doivent être associés à une hygiène buccale stricte, qui comporte un nettoyage approfondi des dents et des interstices, ainsi qu'un brossage de la langue, siège privilégié des bactéries.

Déposez 2 fois par jour 1 ou 2 gouttes d'**huile essentielle de menthe poivrée** sur votre langue – de plus grosses quantités risqueraient de causer

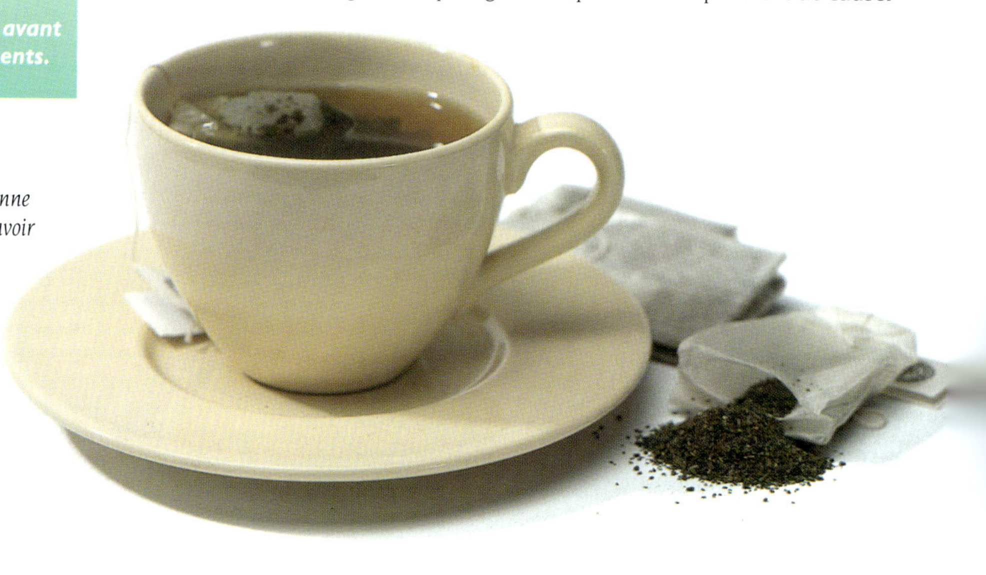

La menthe poivrée en infusion donne une haleine fraîche et empêche d'avoir la bouche sèche.

COMPLÉMENTS RECOMMANDÉS

Huile essentielle de menthe poivrée	**Dose :** 1 ou 2 gouttes déposées sur la langue. **Attention :** prise en grande quantité, cette huile risque d'entraîner des troubles digestifs ; la menthe poivrée en infusion peut aussi être utile.
Fenouil	**Dose :** mâchez 1 pincée de graines après les repas ou en cas de besoin. **Attention :** à mâcher soigneusement pour être efficace ; graines d'anis ou clous de girofle peuvent être pris à la place.
Persil	**Dose :** mâchez 1 brin de persil frais après les repas ou en cas de besoin. **À savoir :** l'huile essentielle de persil est le principal ingrédient de certaines préparations destinées à purifier l'haleine.
Spiruline	**Dose :** rincez-vous la bouche avec des boissons à base d'algues, riches en pigments, en vente dans le commerce (suivez les instructions portées sur la notice). **À savoir :** se trouve aussi sous forme de comprimés à mâcher.
Acidophilus	**Dose :** 1 gélule 2 fois par jour. **À savoir :** peut être remplacée par du yaourt à l'acidophilus.

Rappel : vérifiez que certaines de ces doses ne vous sont pas déjà apportées par un autre complément nutritionnel – voir p. 181.

des troubles digestifs. Outre son parfum agréable, cette huile présente l'avantage d'être bactéricide. Boire de grandes quantités d'infusion de menthe poivrée ou de menthe verte et d'eau a pour effet de combattre la mauvaise haleine et d'empêcher la bouche de se dessécher. Vous pouvez aussi mâcher des graines de **fenouil** ou d'anis et des clous de girofle, faciles à transporter dans une petite boîte ; ou encore du **persil** frais, riche en chlorophylle, connu depuis longtemps pour purifier l'haleine.

On trouve également de la chlorophylle dans des « boissons vertes » en vente dans le commerce, à base d'algues telles que la spiruline et les chorelles, ou de plantes comme le chiendent. Elles sont surtout efficaces lorsqu'on s'en rince vigoureusement la bouche avant de les avaler. La spiruline est aussi disponible en comprimés à mâcher. De plus, ces plantes et produits favorisent la prolifération de « bonnes » bactéries dans le gros intestin. Il en va de même pour l'**acidophilus** et le bifidus, qui contribuent au bon équilibre de la flore intestinale. Leur présence dans certains yaourts est clairement signalée sur l'étiquette, car les bactéries servant à la fabrication des yaourts ordinaires n'ont pas la même action ; on les trouve aussi sous forme de gélules.

Que faire d'autre ?

- ☑ Brossez-vous les dents au moins 2 fois par jour et utilisez du fil dentaire.
- ☑ Frottez-vous la langue avec une brosse à dents humide ou le bord d'une cuillère en métal. Insistez sur la partie arrière afin d'enlever tout dépôt.
- ☑ Évitez l'alcool et le tabac.
- ☑ Mangez 1 orange par jour. Les agrumes contiennent des phytonutriments qui régulent la flore intestinale.

LE SAVIEZ-VOUS ?

Dans l'Antiquité, les sujets des rois asiatiques devaient, dans bien des cas, se purifier l'haleine en mâchant plusieurs clous de girofle avant de se présenter devant leur souverain.

INFOS PLUS

- Pour préparer un gargarisme ou un breuvage propre à purifier l'haleine avec des graines d'anis parfumées à la réglisse, faites-en bouillir 2 ou 3 cuill. à café pendant quelques minutes dans 250 ml d'eau, filtrez le liquide et laissez refroidir.

- Pour qu'aucune bactérie ne loge dans votre brosse à dents, laissez celle-ci tremper dans de l'extrait de pépins de pamplemousse ou dans du peroxyde d'hydrogène (eau oxygénée) ; rincez-la bien avant usage.

- Les préparations du commerce destinées à se rincer la bouche n'ont qu'un effet temporaire sur les bactéries et ne remplacent pas le nettoyage des dents avec une brosse et du fil dentaire.

- Certains médecins recommandent d'augmenter sa consommation de fibres (en prenant du psyllium, par exemple) et de liquide pour éviter la constipation. On trouve dans les magasins diététiques des préparations à base de plantes ayant pour effet de nettoyer le côlon.

Hémorroïdes

Plus de la moitié des Français souffrent ou ont souffert d'hémorroïdes, même si ce trouble, aux symptômes souvent discrets, passe parfois inaperçu. En cas d'éruption déclarée, les remèdes naturels pourraient bien surpasser les traitements conventionnels.

Symptômes

- *Traces de sang sur le papier toilette.*
- *Selles douloureuses et sanguinolentes.*
- *Démangeaisons dans la région anale.*
- *Rejet de mucosités par l'anus.*

CONSULTEZ LE MÉDECIN...

- Si vous remarquez pour la première fois des traces de sang sur votre papier toilette : il s'agit sans doute d'hémorroïdes, mais le saignement anal peut avoir d'autres causes.
- Si vous avez des saignements en dehors des selles, même avec des hémorroïdes.
- Si le sang est noir.
- Si vous ressentez une douleur anale lancinante : un caillot de sang s'est peut-être formé dans l'hémorroïde.
- Si les hémorroïdes ont fait l'objet d'un diagnostic et que vous avez des saignements quotidiens importants : vous risquez une anémie provoquée par un manque de fer.

ATTENTION : si vous suivez un traitement médical, consultez votre médecin avant de prendre des compléments.

Qu'est-ce que c'est ?

Les hémorroïdes sont des varices (veines dilatées) de l'anus ou du rectum. Les veines étant les canaux qui ramènent au cœur le sang privé d'oxygène, il arrive que les lois de la gravité ralentissent ce mécanisme dans la partie inférieure du corps. Le sang stagne parfois dans les veines, de sorte qu'il les distend et les affaiblit. Or, les veines du rectum et de l'anus sont spécialement sensibles : non seulement elles se situent dans le bas du corps, mais, contrairement aux autres veines, elles ne possèdent pas de valves pour empêcher le sang de circuler à contre-courant (alors que la faiblesse ou la défectuosité des valves contribuent aux varices des jambes).

Il existe des hémorroïdes internes et des hémorroïdes externes. Les premières se forment à l'intérieur du rectum et peuvent provoquer des saignements après les selles. Parfois entraînées par leur poids hors de l'anus, lors de la défécation, elles doivent alors être repoussées vers l'intérieur. Les hémorroïdes externes, parfois très douloureuses, se situent, quant à elles, autour de l'orifice anal. Elles finissent souvent par sécher et par disparaître spontanément.

Quelles en sont les causes ?

En exerçant une pression excessive sur les veines de l'anus et du rectum, l'effort produit au moment des selles est la principale cause d'hémorroïdes. Mais l'obésité et la grossesse affaiblissent également ces veines. Les spécialistes ne sont pas tous d'accord sur l'influence directe de la constipation sur l'apparition des hémorroïdes, mais ce trouble représente incontestablement un facteur aggravant, dans la mesure où il implique une défécation pénible. Des études ont montré que des diarrhées fréquentes augmentaient également le risque d'hémorroïdes.

De longues stations debout ou assises peuvent elles aussi provoquer la formation d'hémorroïdes. De plus, les muscles qui aident à propulser

Les suppléments de fragon épineux aident à tonifier les veines de l'anus et du rectum.

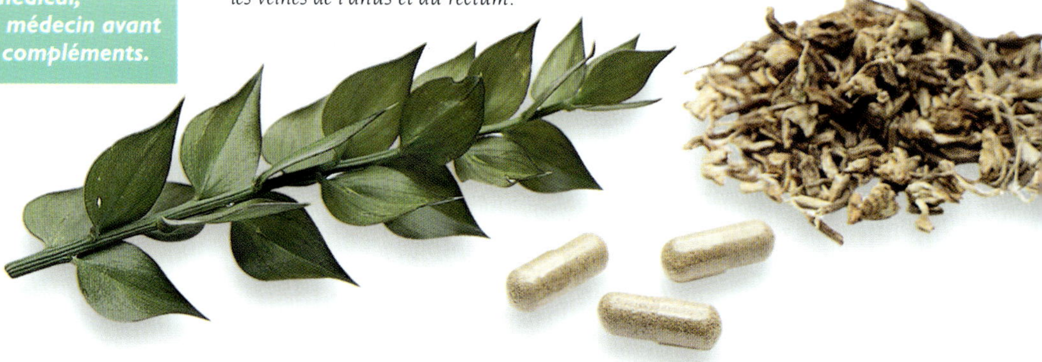

COMPLÉMENTS RECOMMANDÉS

Vitamine C/ flavonoïdes	**Dose :** 100 mg de vitamine C et 100 mg de flavonoïdes 2 fois par jour. **À savoir :** vous pouvez prendre de la vitamine C naturelle sous forme d'acérola.
Fragon épineux	**Dose :** 10 gouttes d'extrait ou 1 ou 2 gélules 2 fois par jour. **Attention :** choisissez un produit titré à 7-11 % de ruscogénine.
Zinc	**Dose :** 15 mg par jour. **Attention :** pour un traitement supérieur à 1 mois, choisissez un produit contenant 1 mg de cuivre.
Psyllium	**Dose :** 1 cuill. à soupe de poudre par jour, délayée dans de l'eau ou du jus de fruits. **Attention :** veillez à boire de l'eau en abondance pendant la journée.
Pommade à l'hamamélis	**Dose :** appliquez 3 ou 4 fois par jour, selon vos besoins. **À savoir :** apporte un grand soulagement après les selles.

Rappel : prenez en priorité les compléments indiqués en bleu. Vérifiez qu'ils ne vous sont pas déjà apportés par un autre complément nutritionnel – voir p. 181.

le sang dans les veines perdent du tonus avec l'âge, ce qui explique que les hémorroïdes touchent aussi souvent les personnes âgées. La prédisposition aux hémorroïdes semble enfin avoir un caractère héréditaire.

Les bienfaits des compléments nutritionnels

Les compléments recommandés ici ne seront efficaces qu'accompagnés d'un exercice régulier et d'un régime alimentaire riche en fibres. L'exercice permet de tonifier les muscles qui entourent les veines, et les fibres présentent l'intérêt de donner du volume aux selles et de les amollir.

Contrairement aux pommades en vente libre, les vitamines et plantes conseillées ici contribuent à renforcer les veines et à réduire l'irritation pendant le traitement. Faites l'essai d'y associer de la **vitamine C,** des **flavonoïdes** et une plante appelée **fragon épineux** pour tonifier et resserrer les veines. Le **zinc** joue un rôle cicatrisant et doit se prendre en cas de traitement à long terme avec du cuivre, car il est en compétition avec celui-ci au niveau de l'absorption. Si votre alimentation n'est pas assez riche en fibres, ou si vous pensez devoir en absorber davantage, prenez du **psyllium,** qui facilite la défécation. En cas d'hémorroïdes douloureuses, appliquez de la **pommade à l'hamamélis** plusieurs fois par jour, notamment après les selles. Cette pommade sert aussi à resserrer les tissus dilatés.

Que faire d'autre ?

☑ Augmentez votre consommation de fibres en multipliant les portions de fruits, de légumes, de céréales et de légumineuses.

☑ Buvez au moins 8 verres d'eau par jour : le liquide prévient la constipation associée aux hémorroïdes.

☑ Respirez normalement lorsque vous soulevez des objets lourds, ou pendant les selles : retenir son souffle augmente la pression dans l'abdomen et risque ainsi d'endommager les veines.

LE SAVIEZ-VOUS ?

Un nettoyage excessif de la région anale peut avoir des effets fâcheux sur les hémorroïdes. L'hygiène doit être efficace, mais délicate. Utilisez du papier toilette humidifié ou des lingettes spéciales.

INFOS PLUS

- Si vous souffrez d'hémorroïdes, intégrez à votre alimentation le maximum d'agrumes, de baies, de cerises et d'oignons. Excellentes sources de fibres, ces aliments contiennent également des flavonoïdes, utiles pour renforcer les veines.
- Employez un cataplasme de feuilles de sureau pour tenter de faire dégonfler les veines et d'apaiser les douleurs que provoquent les hémorroïdes : pilez une petite quantité de feuilles et délayez-la avec suffisamment d'eau chaude pour obtenir une pâte. Étalez celle-ci entre 2 ou 3 couches de gaze. Appliquez le cataplasme sur la région anale et laissez-le pendant quelques heures.
- Traitez efficacement vos hémorroïdes à l'aide de suppositoires à la vitamine E. Votre pharmacien vous les fabriquera sur commande.

Herpès (boutons de fièvre)

Le virus de l'herpès simple provoque l'apparition récurrente de douloureux boutons, dits de fièvre, souvent associée à un affaiblissement du système immunitaire. Des compléments inhibent l'action de ce virus et aident également la peau à cicatriser.

Symptômes

- *Première poussée : vésicules dans la bouche et sur les lèvres, parfois accompagnées de symptômes grippaux et d'un gonflement des ganglions dans les zones proches de l'inflammation.*
- *Récidives : démangeaisons ou sensation de picotements au bord des lèvres, suivies de l'apparition, le lendemain ou le surlendemain, d'une ou de plusieurs vésicules.*

CONSULTEZ LE MÉDECIN...

- Si vous avez des douleurs oculaires ou une sensibilité à la lumière : le virus peut s'être propagé aux yeux et engendrer des troubles de la vue.
- Si les boutons sont toujours présents après 2 semaines ou réapparaissent très souvent : vous devrez peut-être essayer une crème spécifique ou un traitement antiviral par voie orale.

ATTENTION : si vous suivez un traitement médical, consultez votre médecin avant de prendre des compléments.

Qu'est-ce que c'est ?

Les boutons de fièvre sont de petites vésicules remplies de liquide, généralement localisées près des lèvres, mais qui peuvent prendre la forme d'ulcérations sur les gencives ou la face interne des joues, sur le palais et autour des narines. Le virus peut se propager par contact aux muqueuses de l'œil, du nez ou des organes génitaux, et sur les plaies. Les vésicules éclatent, forment une croûte, et disparaissent au bout de 8 à 10 jours.

Quelles en sont les causes ?

Les boutons de fièvre sont dus au virus *Herpes simplex* de type 1 (HSV1), qu'il ne faut pas confondre avec le virus *Herpes simplex* de type 2, responsable de l'herpès génital, maladie sexuellement transmissible. Tous deux sont très contagieux. Après la première poussée, le virus reste présent dans les ganglions nerveux : les boutons peuvent alors réapparaître jusqu'à plusieurs fois par mois, ou après plusieurs années de silence. Les poussées d'herpès surviennent souvent à la suite d'un affaiblissement des défenses de l'organisme dû à une fièvre ou à une infection virale, un rhume par exemple. D'autres facteurs, comme la fatigue, les règles, le stress ou l'exposition au soleil, au vent et à l'eau de mer peuvent être à l'origine des récidives.

Les bienfaits des compléments nutritionnels

Toute carence en un nutriment peut compromettre le fonctionnement du système immunitaire. Si vous souffrez d'herpès, vous avez intérêt à prendre régulièrement des compléments polyvalents fortement dosés. Les compléments recommandés page ci-contre permettent de limiter les récidives et d'accélérer la guérison. Ils doivent être pris simultanément dès les premiers signes de la poussée d'herpès et agissent dans les 2 à 3 jours.

La **lysine** est un acide aminé qui inhibe le développement du virus HSV1 et se prend par voie orale ou sous forme de crème, en application locale. Elle peut être utilisée à long terme et préviendrait la formation des boutons. La **crème à la citronnelle** contient un antiviral puissant et doit être appliquée dès l'apparition des premiers picotements. La **vitamine C** et les **flavonoïdes** sont de remarquables antioxydants qui facilitent la

La lysine, un acide aminé pouvant prévenir les boutons de fièvre, est disponible sous forme de tablettes faciles à avaler.

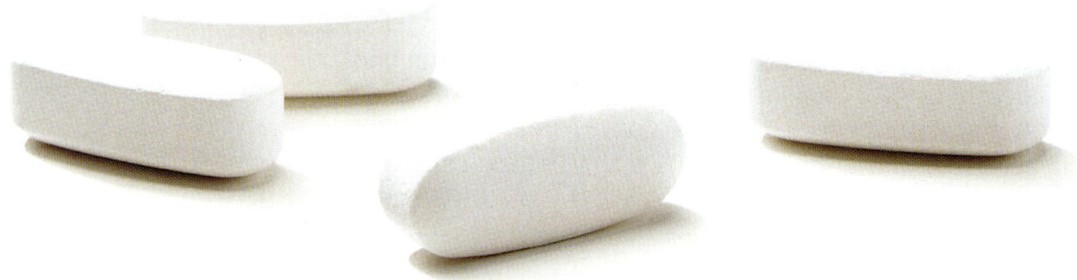

COMPLÉMENTS RECOMMANDÉS

Lysine	**Dose :** 1 000 mg 2 fois par jour lors des poussées. **Attention :** à prendre à jeun ; ne pas donner aux enfants ; la lysine est contre-indiquée pendant la grossesse et l'allaitement.
Crème à la citronnelle	**Dose :** appliquez sur les boutons 4 fois par jour. **À savoir :** appelée aussi crème à la mélisse.
Vitamine C/ flavonoïdes	**Dose :** 100 mg de vitamine C et 200 mg de flavonoïdes 2 fois par jour. **Attention :** à utiliser lors des poussées ; prendre de la vitamine C naturelle sous forme d'acérola.
Millepertuis microdosé	**Dose :** 1 comprimé à 0,1 % d'extrait 2 fois par jour. **À savoir :** extrait titré à 0,3 % d'hypéricine.
Échinacée	**Dose :** 200 mg d'extrait 2 fois par jour. **À savoir :** extrait titré à 3,5 % minimum d'échinacosides.
Zinc	**Dose :** 15 mg par jour. **À savoir :** si vous prenez du zinc pendant plus de 1 mois, choisissez un complément contenant 1 mg de cuivre.

Rappel : prenez en priorité les compléments indiqués en bleu. Vérifiez qu'ils ne vous sont pas déjà apportés par un autre complément nutritionnel – voir p. 181.

cicatrisation en éliminant les radicaux libres néfastes aux cellules ; ces deux compléments stimulent la production de cellules antivirales par le système immunitaire. Doté de puissantes propriétés antivirales, le **millepertuis microdosé** améliore également la réponse immunitaire. Le **zinc** facilite la guérison, sans doute parce qu'il renforce lui aussi les défenses naturelles. Les poussées d'herpès peuvent aussi être traitées avec de l'**échinacée,** plante aux propriétés antivirales et antibiotiques qui stimule le système immunitaire. Faites alterner des plantes : prenez 200 mg d'échinacée tous les jours pendant 1 semaine, puis un mélange de champignons reishi, ou polypores luisants (1 500 mg par jour), shii-take (1 200 mg par jour) et maitake, ou polypores en touffe (600 mg par jour), la deuxième semaine, pour intensifier la réponse immunitaire.

Les applications locales d'huile riche en vitamine E se révèlent parfois bénéfiques, de même que les crèmes à base d'extrait de réglisse ou d'extrait huileux de millepertuis (appelé aussi huile essentielle d'hypericum). Appliquez en alternance 2 fois par jour jusqu'à disparition des symptômes.

Que faire d'autre ?

☑ Appliquez un écran solaire (IP 15 ou plus) sur vos lèvres pour éviter les récidives. Une étude portant sur des sujets atteints d'herpès récidivant a montré qu'en l'absence de protection solaire la poussée apparaissait au bout de 80 min d'exposition au soleil.

☑ Ne touchez pas les vésicules, vous pourriez propager le virus. De même, évitez de partager serviettes, rasoir, verre ou brosse à dents.

☑ Essayez les méthodes de relaxation pour réduire le stress.

☑ Évitez le chocolat, la gélatine, les fruits secs et les céréales complètes. Ils contiennent de grandes quantités d'arginine, un acide aminé susceptible, selon certains médecins, de déclencher des poussées d'herpès.

QUOI DE NEUF ?

Selon une étude récente réalisée en Finlande, la vitamine C serait efficace en traitement local. Les chercheurs ont appliqué sur les vésicules des tampons imbibés de vitamine C : les vésicules ont disparu plus vite (3 à 4 jours) chez les patients traités à la vitamine C que chez ceux qui avaient reçu un placebo (5 à 9 jours).

Le jus du frangipanier rouge *(Plumeria rubra)* est un remède traditionnel africain contre l'herpès. Appliqué sur les lésions, il détruirait complètement le virus sans laisser de cicatrices. Son effet bénéfique serait constaté au bout de 20 min.

INFOS PLUS

- L'application d'un glaçon sur les lésions pendant quelques minutes, plusieurs fois par jour, diminue la douleur et dessèche les vésicules. De même, une source de chaleur, à la limite du supportable, appliquée quelques secondes plusieurs fois par jour permet d'arrêter la crise au tout début, le virus ne pouvant plus se reproduire au-dessus de 38 °C.
- À défaut de crème à la citronnelle, essayez l'infusion, en application externe, pour accélérer la guérison des boutons. Faites infuser 2 ou 3 cuill. à café de citronnelle dans 1 tasse d'eau très chaude pendant 15 min. Appliquez, froid, sur les lésions 3 fois par jour.
- Les compléments peuvent être associés sans danger aux médicaments antiviraux délivrés sur ordonnance.

Hypercholestérolémie

Un taux de cholestérol élevé augmente les risques d'accident vasculaire. Les vitamines C et E, associées à certains compléments et à une bonne hygiène alimentaire, permettent de contrôler ce taux et de minimiser les risques.

Symptômes

- *En général, aucun : ce sont les maladies que l'hypercholestérolémie peut contribuer à déclencher – telle l'angine de poitrine – qui se manifestent par des symptômes flagrants.*
- *Lorsque le taux de cholestérol est très élevé, de petites boules jaunes apparaissent parfois sous la peau, au niveau des coudes et des genoux ou sous les yeux.*

CONSULTEZ LE MÉDECIN…

- Tous les 5 ans pour faire contrôler votre taux de cholestérol ; plus souvent à partir de 45 ans si ce taux est supérieur à 2,2 mg par litre.
- Si, au bout de 2 mois d'automédication, votre cholestérol total n'a pas baissé, mieux vaut recourir à un traitement classique. Les médicaments diminuent de 25 % les risques de crise cardiaque.

ATTENTION : si vous suivez un traitement médical, consultez votre médecin avant de prendre des compléments.

Qu'est-ce que c'est ?

Le cholestérol est une substance graisseuse transportée par le sang. Il est nécessaire à l'organisme car il remplit diverses fonctions, notamment l'entretien des parois cellulaires. Mais, en trop grande quantité, il peut boucher les artères et provoquer une crise cardiaque. Le transport du cholestérol est assuré par deux types de protéines : les lipoprotéines de faible densité (LDL) s'en chargent pour les trois quarts et les lipoprotéines de forte densité (HDL) pour le reste. Lorsque l'on effectue un contrôle sanguin, on mesure le taux de cholestérol dit total, qui prend en compte ces deux protéines, et celui de chacune. Des niveaux élevés de cholestérol LDL, qualifié de mauvais, et de cholestérol total sont dangereux, comme l'est aussi un niveau faible de HDL, le bon cholestérol. Le taux idéal du cholestérol total devrait être de 2,2 mg par litre, et aussi élevé que possible pour le HDL.

Quelles en sont les causes ?

On impute souvent l'hypercholestérolémie à un régime alimentaire riche en graisses saturées : charcuterie, viande (le bœuf en particulier), beurre, fromages et produits à base de lait entier, huile de noix de coco ou de palme, huiles hydrogénées utilisées dans l'industrie agroalimentaire… Cette théorie est aujourd'hui nuancée : on sait désormais que l'organisme n'assimile pas facilement le cholestérol apporté par les aliments et que, s'il en contient trop, c'est qu'il le fabrique lui-même. Il n'en reste pas moins qu'une forte consommation de graisses saturées stimule cette production. Le surpoids, le tabac et le manque d'exercice physique sont aussi responsables, ainsi sans doute qu'une prédisposition génétique.

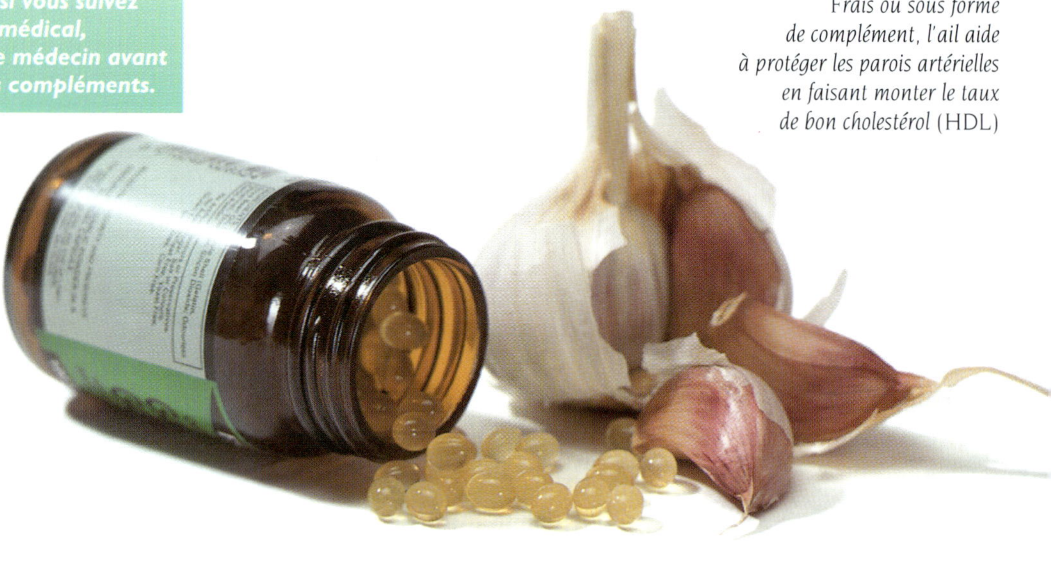

Frais ou sous forme de complément, l'ail aide à protéger les parois artérielles en faisant monter le taux de bon cholestérol (HDL)

COMPLÉMENTS RECOMMANDÉS

Vitamine E	**Dose :** 25 mg 2 fois par jour. **À savoir :** il est préférable de prendre de la vitamine E sous forme naturelle (germe de blé, fruits oléagineux...).
Vitamine C	**Dose :** 100 mg 2 fois par jour. **À savoir :** vous pouvez prendre de la vitamine C naturelle sous forme d'acérola.
Ail	**Dose :** 400 à 600 mg d'extrait sec par jour. **Attention :** utilisez des comprimés à délitement intestinal fournissant 4 000 µg d'alliine.
Levure de bière	**Dose :** 2 à 4 gélules par jour. **À savoir :** il est préférable de prendre de la levure de bière revivifiable.
Artichaut	**Dose :** 500 mg d'extrait 3 fois par jour. **Attention :** titré à 1,5 % de cynarine.
Psyllium	**Dose :** 1 cuill. à soupe de poudre dissoute dans de l'eau ou du jus de fruits 2 fois par jour. **Attention :** buvez 8 verres d'eau par jour ; le psyllium risque d'avoir un léger effet laxatif.

Rappel : prenez en priorité les compléments indiqués en bleu. Vérifiez qu'ils ne vous sont pas déjà apportés par un autre complément nutritionnel – voir p. 181.

Les bienfaits des compléments nutritionnels

Commencez par prendre des **vitamines E** et **C** en leur associant l'**ail.** Vous ne courrez aucun risque en suivant ce traitement pendant longtemps, même si vous prenez aussi des médicaments spécifiques prescrits par votre médecin. La vitamine E ne fait pas directement diminuer le taux de cholestérol, mais elle a pour effet d'élever le niveau de cholestérol HDL et d'empêcher l'agression du cholestérol LDL par des radicaux libres, phénomène à l'origine de la formation des plaques d'athérome. La vitamine C est un adjuvant de la vitamine E et elle augmente elle aussi, pense-t-on, le niveau du bon cholestérol.

Les résultats des recherches concernant l'ail confirment dans l'ensemble ses effets bénéfiques sur le cholestérol, et les nutritionnistes sont nombreux à les accréditer. Le chrome vous aidera aussi si vous mangez essentiellement des produits raffinés. Vous le trouverez en quantité importante dans la **levure de bière.** Alors que l'extrait d'**artichaut** semble d'une grande efficacité, les fibres alimentaires solubles sont également précieuses : si vous n'en consommez pas assez, prenez du **psyllium** ou du son d'avoine, qui ont tous deux un effet anticholestérolémique.

Que faire d'autre ?

☑ Remplacez la viande par des poissons gras, mangez des aliments riches en fibres (céréales, légumes, fruits), consommez des aliments à base de soja (tofu et lait de soja) et remplacez le beurre par des margarines végétales et de l'huile d'olive.

☑ Faites régulièrement de l'exercice afin d'élever votre taux de HDL.

QUOI DE NEUF ?

D'après une étude récente, il suffit aux sujets atteints d'hypercholestérolémie de réduire leur consommation de matières grasses et d'absorber 5 g de psyllium 2 fois par jour pour voir leur taux de cholestérol diminuer de 10 %. L'efficacité de cette plante est d'autant plus grande que le taux de cholestérol est important.

LE SAVIEZ-VOUS ?

Les margarines qui réduisent le cholestérol LDL contiennent des stérols végétaux, tirés du soja ou de l'écorce de pin, qui freinent la réabsorption du cholestérol présent dans la bile déversée dans le duodénum.

INFOS PLUS

- Selon une recherche américaine récente, le taux de bon cholestérol (HDL) s'élève chez les personnes qui boivent au moins 3 verres de jus d'orange par jour. Ce phénomène reste encore inexplicable.
- Les méthodes permettant de contrôler le taux de cholestérol total chez le médecin généraliste sont pratiques, mais les résultats ne sont pas toujours fiables et n'indiquent pas le taux de bon cholestérol (HDL).

Hypertension

Bien qu'en général aucun symptôme manifeste ne la révèle, l'hypertension est responsable de graves problèmes de santé. Pour lutter contre ce « fléau invisible », une bonne hygiène de vie et des compléments sont parfois plus efficaces que les médicaments classiques.

Symptômes

- *Les symptômes sont souvent inexistants, même en cas de tension très élevée, bien que certains sujets se plaignent de maux de tête et de tintements d'oreilles. L'hypertension est le plus souvent détectée à l'occasion d'un examen médical.*

CONSULTEZ LE MÉDECIN...

- Si vous avez pris des compléments pendant 2 mois et que votre tension reste élevée (14/9).

La tension doit être régulièrement contrôlée, à une cadence variant selon les cas.

- Tous les 2 ans pour les personnes dont l'état général est satisfaisant et la tension normale ; tous les ans à partir de 45 ans.
- Tous les ans en cas de surcharge pondérale, de vie sédentaire, d'antécédents familiaux et d'une tension se situant entre 13 et 13,9 pour la systolique et entre 8,5 et 8,9 pour la diastolique.
- À intervalles déterminés par le médecin en cas d'hypertension.

ATTENTION : si vous suivez un traitement médical, consultez votre médecin avant de prendre des compléments.

Qu'est-ce que c'est ?

En circulant dans le corps, le sang exerce sur les artères et les veines une pression dont la force est contrôlée par un système complexe auquel participent le cœur, les vaisseaux sanguins, le cerveau, les reins et les glandes surrénales. Il est normal que cette pression varie, même d'une minute à l'autre. En revanche, lorsqu'elle reste élevée en permanence, on donne à ce phénomène le nom d'hypertension.

Prendre la tension, c'est mesurer deux valeurs. Le chiffre le plus haut désigne la pression systolique, c'est-à-dire celle que le cœur exerce pour envoyer le sang dans les artères ; l'autre indique la pression diastolique, après que le cœur a relâché son effort. La normalité se situe aux alentours de 12 pour la phase systolique et de 8 pour la phase diastolique.On parle d'hypertension lorsque, mesurées à deux moments différents, les valeurs respectives restent égales ou supérieures à 14 et à 9.

Quelles en sont les causes ?

Les causes de l'hypertension sont inconnues dans 90 % des cas. On peut cependant l'imputer à une consommation importante de sel, à l'obésité, au tabac et à des antécédents familiaux. Les hommes y sont deux fois plus exposés que les femmes.

Les bienfaits des compléments nutritionnels

Si votre tension est moyennement élevée – entre 14 et 15,9 pour la systolique et 9 et 9,9 pour la diastolique, par exemple), adoptez une meilleure hygiène de vie et prenez du **calcium** et du **magnésium.** Au-delà de ces chiffres, consultez votre médecin avant d'avoir recours aux compléments et, si vous êtes déjà sous traitement, ne réduisez par les doses de vos médicaments sans lui demander conseil.

Le calcium et le magnésium sont connus pour leurs effets bénéfiques sur la tension. Le premier agit sur la contraction musculaire et, par voie de

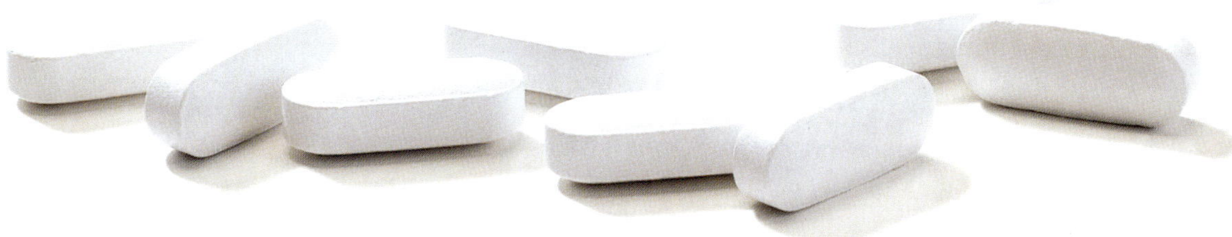

Le calcium contrôle l'influx nerveux qui commande la contraction musculaire.

COMPLÉMENTS RECOMMANDÉS

Calcium/ magnésium	**Dose :** 1 000 mg de calcium et 500 mg de magnésium par jour. **Attention :** s'abstenir de magnésium en cas de maladie rénale.
Vitamine C	**Dose :** 100 mg 2 fois par jour. **À savoir :** vous pouvez prendre de la vitamine C naturelle sous forme d'acérola.
Huiles de poisson	**Dose :** 2 capsules molles par jour, soit 600 mg d'acides gras oméga-3. **Attention :** ne dépassez pas la dose si vous prenez des anticoagulants.
Potassium	**Dose :** 500 mg 1 ou 2 fois par jour. **À savoir :** cet apport est particulièrement important si vous prenez des diurétiques.
Aubépine	**Dose :** 300 mg d'extrait par jour. **À savoir :** vous pouvez remplacer par 1 ou 2 tasses d'infusion par jour.
Ail	**Dose :** 400 à 600 mg d'extrait sec par jour. **À savoir :** mettez aussi de l'ail dans vos plats.

Rappel : prenez en priorité les compléments indiqués en bleu. Vérifiez qu'ils ne vous sont pas déjà apportés par un autre complément nutritionnel – voir p. 181.

conséquence, sur le cœur et les vaisseaux sanguins. L'action du second est double : il améliore la circulation du sang en décontractant les muscles qui contrôlent les veines et les artères et maintient l'équilibre sodium/potassium dans le sang. Le **potassium** agit lui aussi de façon positive sur la tension, mais les compléments sont souvent inutiles, l'apport fourni par une consommation accrue de fruits et de légumes étant généralement suffisant. Cependant, en cas de régime pauvre en végétaux, un supplément en potassium sera le bienvenu.

Si, au bout de 1 mois, votre tension est toujours aussi élevée, renforcez le traitement en y ajoutant de la **vitamine C** et de l'**aubépine :** ces deux compléments dilatent les vaisseaux sanguins, le second ayant aussi pour effet de ralentir le rythme cardiaque. Mangez de l'**ail,** bien connu pour son action favorable sur la tension, et consommez des **huiles de poisson,** qui vous fourniront les acides gras essentiels favorisant la circulation sanguine. Dans le cas d'une hypertension d'origine nerveuse, buvez des infusions de fleur d'oranger, aux propriétés calmantes.

Si votre tension résiste à ce type de remèdes, c'est que seul un traitement classique pourra la faire baisser.

Que faire d'autre ?

☑ Perdez les kilos que vous avez éventuellement en trop. Un surpoids, même léger, suffit à faire monter la tension.

☑ Marchez ou faites de la gymnastique régulièrement.

☑ Consommez beaucoup de fruits, de légumes et de produits laitiers allégés, réduisez votre consommation de graisse et de sel. Les résultats d'une étude récente indiquent qu'un tel régime pourrait remplacer les médicaments classiques dans les cas peu graves.

QUOI DE NEUF ?

Après avoir injecté 3 000 mg de vitamine C par voie intraveineuse à 17 personnes souffrant d'hypertension, on a constaté que cette vitamine faisait baisser la tension en dilatant les artères. Cela laisse supposer que le rétrécissement des vaisseaux serait dû en partie à des dommages cellulaires que la vitamine C serait en mesure de corriger. Les compléments par voie orale ont-ils le même effet que les piqûres ? Cela reste à déterminer.

Une carence en vitamine D pourrait être cause d'hypertension. D'après un chercheur américain, l'hypertension serait moins répandue dans les régions ensoleillées (or, le soleil déclenche la production de vitamine D dans l'organisme). Cette vitamine agirait donc sur les hormones liées au mécanisme de la tension artérielle.

INFOS PLUS

- Lors d'un récent congrès international sur les maladies cardio-vasculaires, il a été proposé de baisser de 14/9 à 13/8,5 les valeurs indiquant une hypertension. Une telle mesure permettrait de diminuer le nombre de crises cardiaques, d'attaques cérébrales et de diverses complications, parmi lesquelles les maladies rénales.
- Des spécialistes affirment qu'en réduisant de 30 % la quantité de sel dans les aliments industriels, les cas d'accidents vasculaires cérébraux chuteraient de 16 % et ceux de crise cardiaque de 22 %.

Impuissance

Pratiquement un quart des hommes de plus de 50 ans ont du mal à obtenir une érection durable ; et cela arrive aussi à des individus beaucoup plus jeunes. Dans la plupart des cas, ces troubles de l'érection sont bénins et peuvent être enrayés en prenant des mesures simples.

Symptômes

- *Incapacité persistante à obtenir ou à maintenir une érection permettant d'accomplir l'acte sexuel.*

CONSULTEZ LE MÉDECIN...

- Si vous ne parvenez jamais à obtenir ou à maintenir une érection : il vous aidera à déterminer la cause de votre problème et à y remédier.
- Si le stress ou un nouveau traitement médical diminuent votre capacité à accomplir l'acte sexuel.

ATTENTION : si vous suivez un traitement médical, consultez votre médecin avant de prendre des compléments.

Qu'est-ce que c'est ?

L'impuissance consiste en une incapacité persistante à obtenir ou à maintenir une érection. Le raidissement du pénis se produit lorsque le sang afflue dans les vaisseaux qui irriguent cet organe. Ce processus se met en marche lorsqu'une stimulation sexuelle incite les nerfs du cerveau et de la moelle épinière à commander aux artères chargées d'apporter le sang au pénis de se dilater. Bien que beaucoup d'hommes éprouvent des difficultés occasionnelles à maintenir une érection, il ne s'agit pas pour autant d'un phénomène inquiétant.

Quelles en sont les causes ?

L'impuissance s'explique principalement par un afflux insuffisant de sang au pénis. Elle est donc liée à une mauvaise circulation, due souvent à l'athérosclérose, c'est-à-dire au durcissement des vaisseaux sanguins. Il arrive aussi que le diabète, un déséquilibre hormonal, des troubles nerveux, une maladie de la prostate ou les effets secondaires d'un traitement médical soient responsables de ces troubles.

Les causes ne sont purement psychologiques que dans 1 cas sur 10, et il existe un moyen tout simple de s'en assurer : comme il est courant qu'une érection se produise involontairement durant le sommeil, il suffit, au coucher, d'enrouler autour du pénis une bande de timbres-poste encore attachés les uns aux autres : s'ils sont séparés le matin, c'est qu'une érection s'est produite durant la nuit. On est alors en droit de conclure qu'il s'agit d'un dysfonctionnement d'origine psychologique ; dû généralement au stress, ce type d'impuissance est souvent temporaire.

Les bienfaits des compléments nutritionnels

Un certain nombre de compléments améliorent l'afflux du sang au pénis lorsqu'on les prend ensemble. La **vitamine C** conserve leur élasticité aux vaisseaux, qui se dilatent plus facilement et charrient alors une plus grande quantité de sang.

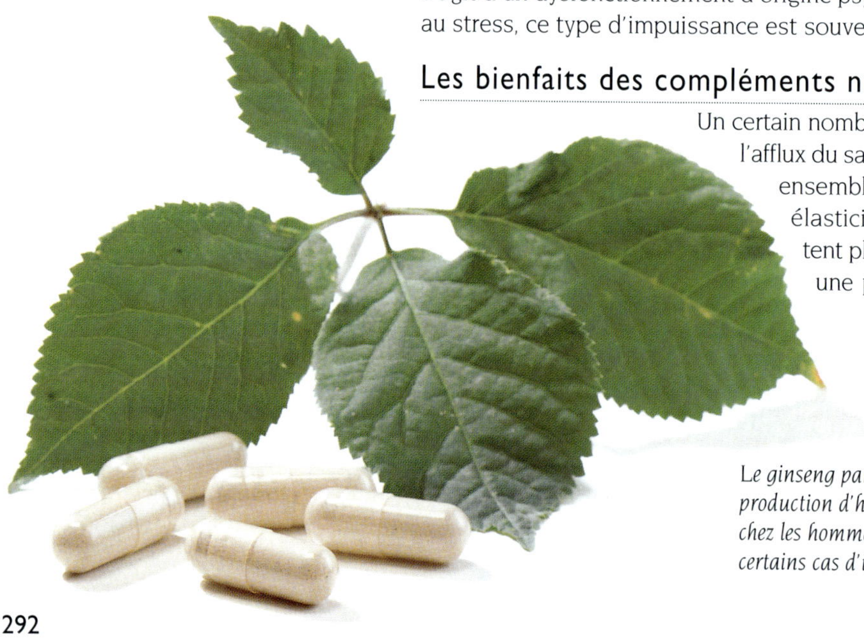

Le ginseng panax, qui stimule la production d'hormones sexuelles chez les hommes, est réputé guérir certains cas d'impuissance.

COMPLÉMENTS RECOMMANDÉS	
Vitamine C	**Dose :** 100 mg 2 fois par jour. **À savoir :** vous pouvez prendre de la vitamine C naturelle sous forme d'acérola.
Huiles de poisson	**Dose :** 2 capsules, soit 600 mg d'acides gras oméga-3 par jour. **Attention :** ne dépassez pas la dose si vous prenez des anticoagulants.
Gingembre	**Dose :** 20 gouttes de teinture dans un peu d'eau avant chaque repas, ou 2 gouttes d'extrait dans 1 cuill. à café de miel.
Ginseng panax	**Dose :** 100 à 250 mg d'extrait 2 fois par jour. **Attention :** extrait titré à 2 ou 3 % de ginsénosides au minimum ; alternez avec le ginseng de Sibérie 1 semaine sur 2.
Ginseng de Sibérie	**Dose :** 200 à 300 mg d'extrait 2 fois par jour. **Attention :** alternez avec le ginseng panax 1 semaine sur 2.
Sarriette	**Dose :** en infusion, 1 cuill. à soupe de sommités fleuries dans 250 ml d'eau bouillante (10 min) 2 fois par jour.

Rappel : prenez en priorité les compléments indiqués en bleu. Vérifiez qu'ils ne vous sont pas déjà apportés par un autre complément nutritionnel – voir p. 181.

Les acides gras oméga-3 fournis par les **huiles de poisson** exercent eux aussi à long terme une action bénéfique sur la circulation en abaissant le taux de cholestérol et en empêchant les vaisseaux sanguins de rétrécir. Le **gingembre,** utilisé comme condiment dans la cuisine plusieurs fois par semaine ou pris sous forme de teinture avant les repas, a un effet tonique général, et sexuel en particulier. Ce n'est que grâce à un usage prolongé de tous ces compléments que l'on a des chances d'obtenir des résultats véritablement satisfaisants. Même si des améliorations se font sentir au bout de 1 mois, il convient de continuer le traitement pendant 6 mois ou plus. Comme ces remèdes ont d'autres effets bénéfiques sur l'organisme, il est bon de les intégrer dans un programme nutritionnel d'entretien général.

D'autres compléments sont à utiliser si l'impuissance n'est pas liée à un problème circulatoire. Des études menées sur des animaux ont montré que le **ginseng panax** et **le ginseng de Sibérie** avaient pour effet d'augmenter leur taux de testostérone et de les rendre plus actifs à l'époque du rut. Enfin, la **sarriette** des montagnes (le Pébré d'aï des Provençaux) et l'oignon sont des plantes connues pour leur pouvoir aphrodisiaque.

Que faire d'autre ?

☑ Faites régulièrement de l'exercice, ce qui améliorera votre circulation sanguine, vous donnera de l'énergie et vous aidera à lutter contre le stress.
☑ Limitez votre consommation d'alcool et de tabac, qui aggravent l'impuissance.
☑ Envisagez de faire appel à un psychothérapeute si vos problèmes sont liés au stress et à l'angoisse.
☑ Demandez à votre médecin ce qu'il pense du Viagra. La compatibilité de ce médicament prescrit sur ordonnance avec les plantes médicinales n'a pas été scientifiquement établie, mais aucune interaction fâcheuse n'a encore été signalée.

QUOI DE NEUF ?

Une étude récente menée sur des hommes ayant pris du ginseng panax a montré que leur capacité à obtenir une érection avait augmenté de 60 %, contre 30 % pour ceux auxquels on avait donné un placebo.

LE SAVIEZ-VOUS ?

Les compléments qui favorisent l'afflux du sang dans le pénis pourraient aussi prévenir de maladies cardio-vasculaires, des vaisseaux bouchés étant à l'origine de ces deux sortes de troubles.

INFOS PLUS

- Fumer augmente les risques d'impuissance chez la moitié des hommes de 30 à 50 ans, car les artères péniennes se contractent sous l'effet du tabac, et les érections en deviennent plus difficiles à maintenir.
- L'oignon est un excellent aphrodisiaque. Cru ou macéré dans de l'huile d'olive pendant 3 à 4 h, il peut être utilisé systématiquement en cuisine. On peut aussi le hacher et le laisser macérer quelques heures dans de l'eau chaude, pour en boire tous les jours un petit verre additionné de jus de citron.

Insomnie

Un Français sur trois souffre, par périodes, d'insomnie, et ce pour de multiples raisons, pas toujours simples à identifier. En attendant, les insomniaques retrouvent souvent le sommeil grâce à plusieurs remèdes naturels qui ne présentent pas d'effets secondaires.

Symptômes

- *Difficultés à s'endormir.*
- *Phases de veille pendant la nuit.*
- *Fréquents réveils au petit matin.*

CONSULTEZ LE MÉDECIN...

- Si vous souffrez d'insomnie depuis plus de 1 mois sans raison apparente.
- Si vos troubles font suite à un événement grave – deuil ou perte d'emploi par exemple.
- Si vous vous sentez fatigué et que vous somnolez souvent durant la journée.
- Si vous êtes tellement épuisé que vous êtes incapable de mener une vie normale.

ATTENTION : si vous suivez un traitement médical, consultez votre médecin avant de prendre des compléments.

Qu'est-ce que c'est ?

Le terme d'insomnie ne désigne pas uniquement l'incapacité à trouver le sommeil ; il s'applique également à des phases nocturnes de veille et à de fréquents réveils prématurés. Lorsque l'insomnie est due à l'angoisse ou à l'énervement, elle disparaît au bout de quelques nuits à quelques semaines. Mais, si elle est chronique, elle peut durer des mois, voire des années.

Quelles en sont les causes ?

Les causes de l'insomnie sont souvent difficiles à identifier. De mauvaises habitudes alimentaires, un mode de vie peu équilibré et même un matelas inconfortable peuvent en être aussi responsables que des douleurs physiques, une maladie grave ou un traitement médical mal toléré. Tension, anxiété et dépression sont très souvent à incriminer. Chercher l'origine de l'insomnie nécessite souvent des investigations complexes.

Les bienfaits des compléments nutritionnels

Pris 45 min avant le coucher, les compléments proposés ci-après devraient avoir un résultat immédiat. Vous ne risquez rien en en prenant plusieurs en même temps, sauf mention contraire, mais, en les essayant séparément, il vous sera plus facile de déterminer celui qui vous convient le mieux.

De nombreuses études ont démontré les vertus sédatives de la **valériane.** Dans certains cas, elle agit d'autant mieux qu'elle est associée à la **camomille,** au **kawa** ou à la **passiflore.** Prises sous forme de gélules, de comprimés, de tisane ou de teinture, ces plantes ont un effet relaxant.

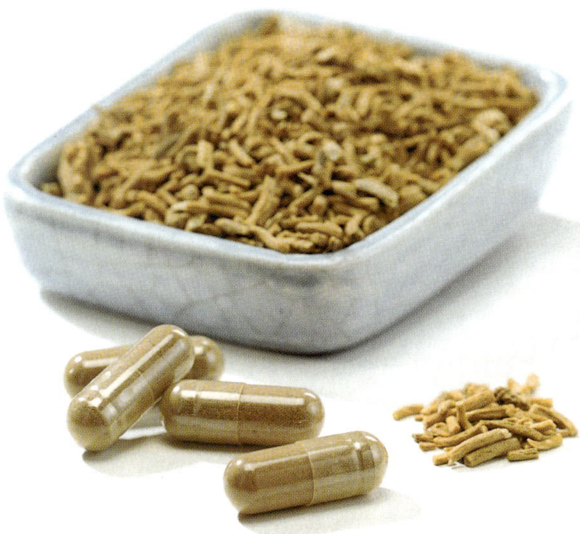

La racine séchée de valériane, une plante aux propriétés sédatives, sert à préparer une tisane qui apaise les tensions et facilite l'endormissement. Elle est aussi disponible en gélules.

COMPLÉMENTS RECOMMANDÉS

Valériane	**Dose :** 250 à 500 mg d'extrait. **Attention :** à prendre avant le coucher en commençant par la dose la plus faible, que l'on augmente selon les besoins.
Calcium/ magnésium	**Dose :** 500 mg de calcium et 250 mg de magnésium par jour. **À savoir :** à prendre le soir, au cours du repas ; s'abstenir de magnésium en cas de maladie rénale.
Vitamine B6/ niacine	**Dose :** 5 mg de vitamine B6 et 30 mg de niacine (nicotinamide). **À savoir :** à prendre ensemble au repas du soir.
Camomille	**Dose :** 1 tasse de tisane faite avec 2 cuill. à café de plante séchée. **À savoir :** peut être associée sans danger tous les soirs à d'autres compléments sédatifs.
Kawa	**Dose :** 250 mg d'extrait. **Attention :** extrait à 30 % de kawalactones au minimum ; à prendre avant le coucher.
Passiflore	**Dose :** 2 comprimés à 450 mg 2 à 3 fois par jour. **À savoir :** prendre à partir du repas de midi seulement.
Lithotamne	**Dose :** 2 comprimés à 500 mg à prendre avant les repas.

Rappel : prenez en priorité les compléments indiqués en bleu. Vérifiez qu'ils ne vous sont pas déjà apportés par un autre complément nutritionnel – voir p. 181.

Les troubles du sommeil sont parfois dus à des carences, notamment en **calcium**, en **magnésium** ou en **vitamine B6** ; ils disparaissent souvent lorsqu'on prend des compléments. La **niacine,** une vitamine B (disponible aussi sous forme de nicotinamide), contribue à calmer l'anxiété lorsqu'elle est prise avec la vitamine B6. Enfin, le **lithotamne,** une algue très minéralisée, apporte de petites quantités de lithium naturel, qui contribue à réguler l'activité des cellules cérébrales en induisant le sommeil.

Le pavot californien, le houblon, la mélisse, la verveine, le tilleul et la laitue sauvage figurent aussi sur la liste des plantes agissant contre l'insomnie. Préparez une tisane, à prendre au coucher, en faisant infuser pendant 10 min 10 g de l'une de ces plantes séchées ou d'un mélange de plusieurs dans 200 ml d'eau bouillante, et filtrez le liquide obtenu. Enfin, le millepertuis, pris en comprimés, peut avoir des effets remarquables, mais il n'est plus autorisé en France que sous une forme microdosée.

Que faire d'autre

- ☑ Couchez-vous toujours à la même heure, même pendant le week-end.
- ☑ Ne vous allongez sur votre lit que pour dormir – ni pour lire, ni pour regarder la télévision.
- ☑ Faites régulièrement de l'exercice afin de lutter contre le stress, excepté en fin de journée.
- ☑ Abstenez-vous de consommer alcool, caféine et tabac.
- ☑ Pratiquez la méditation pendant la journée et à l'heure du coucher.
- ☑ Prenez un long bain chaud additionné de 10 gouttes d'huile essentielle de lavande avant de vous mettre au lit.
- ☑ Buvez du lait chaud sucré au miel avant de vous coucher.

QUOI DE NEUF ?

L'efficacité de la valériane contre l'insomnie a fait l'objet de plus de 200 études. Les auteurs suisses de l'une d'elles ont constaté que les personnes qui en prenaient trouvaient le sommeil plus rapidement et dormaient plus longtemps que celles auxquelles on avait donné un placebo.

D'après une étude publiée dans le *Journal of the American Medical Association* et menée pendant 16 semaines sur 43 sujets de 50 à 76 ans en bonne santé mais souffrant de troubles modérés du sommeil, marcher rapidement pendant 40 min 4 fois par semaine aide non seulement à s'endormir rapidement mais à bien dormir toute la nuit.

LE SAVIEZ-VOUS ?

La chair de la dinde est particulièrement riche en tryptophane, un acide aminé qui fait dormir. Rien d'étonnant que l'on somnole après un repas de Noël...

INFOS PLUS

- Évitez de prendre des remèdes naturels encourageant le sommeil en même temps que des somnifères, vous pourriez être pris de somnolence intempestive.
- Évitez les plantes stimulantes comme le ginseng, la noix de cola et le gingembre : elles empêchent de dormir.

Lupus érythémateux disséminé

L'apparition d'une éruption cutanée en forme de masque de loup – ou en ailes de papillon – sur le visage constitue souvent la première manifestation du lupus érythémateux disséminé, une maladie d'origine auto-immune.

Symptômes

- *Douleurs et inflammation articulaires, éruptions cutanées, fièvre, fatigue, toux ou douleurs thoraciques, chute des cheveux, photosensibilité, troubles de la vision et hypertrophie ganglionnaire.*
- *Il existe de nombreux autres symptômes, parfois difficiles à diagnostiquer dans la mesure où presque tous les organes peuvent être touchés par le lupus.*
  Les premiers signes apparaissent généralement entre 15 et 35 ans.

CONSULTEZ LE MÉDECIN...

- **Si vous souffrez d'une affection persistante inexpliquée, en particulier si elle se manifeste par de la fièvre, des douleurs articulaires, un amaigrissement, des éruptions ou des difficultés respiratoires. Essayez de faire établir le plus tôt possible un diagnostic précis, ce qui exige parfois une certaine persévérance...**

ATTENTION : si vous suivez un traitement médical, consultez votre médecin avant de prendre des compléments.

Qu'est-ce que c'est ?

Le lupus érythémateux disséminé est une maladie inflammatoire chronique qui évolue par poussées entrecoupées de périodes de rémission. Il se traduit par des signes variables, difficiles à diagnostiquer, car il peut atteindre l'ensemble des organes, et notamment la peau, les articulations, le cœur, le cerveau et les reins. C'est une maladie à forte prédominance féminine (8 femmes pour 2 hommes).

Quelles en sont les causes ?

Le lupus résulte d'un dysfonctionnement du système immunitaire : celui-ci produit des cellules anormales qui, disséminées dans l'organisme, s'attaquent aux tissus sains. Les causes de cette maladie, encore mal connues, sont sans doute liées à des facteurs génétiques, hormonaux (influence des hormones sexuelles) et infectieux. Les poussées sont parfois déclenchées par une exposition au soleil, un accouchement, le stress ou la prise de certains médicaments.

Les bienfaits des compléments nutritionnels

La prise en association de plusieurs compléments nutritionnels sur une période prolongée peut soulager les symptômes de cette maladie et ralentir sa progression, tout en permettant de réduire les doses de médicaments classiques – qui présentent souvent de multiples effets indésirables. Tous ces compléments peuvent être utilisés conjointement à un traitement classique, mais uniquement sous surveillance médicale, car le lupus érythémateux disséminé est une maladie grave. Les premiers effets s'observent généralement au bout de 1 mois.

Les **vitamines B** agissent sur l'ensemble de l'organisme pour protéger la peau, les muqueuses, les systèmes sanguin et nerveux et les articulations. Associées aux **vitamines C** et **E** et au **sélénium,** réputés pour leurs vertus

Réputé pour ses vertus antioxydantes, le sélénium joue un rôle protecteur contre les lésions du lupus qui touchent les articulations, le système nerveux, la peau, le cœur et d'autres organes.

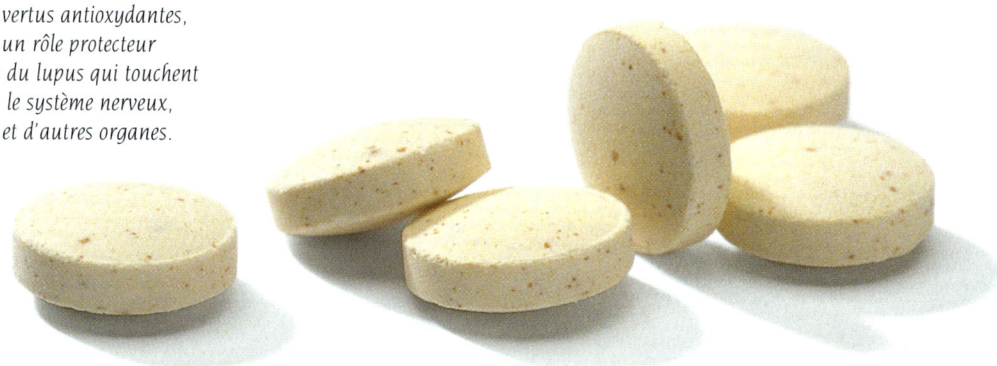

COMPLÉMENTS RECOMMANDÉS

Vitamines B	**Dose :** 1 comprimé chaque matin, au petit déjeuner. **À savoir :** choisissez un complexe B contenant 5 µg de vitamine B12 et 50 µg de biotine, 400 µg d'acide folique et 5 mg de toutes les autres vitamines du groupe B.
Vitamine C/ Vitamine E	**Dose :** 500 mg de vitamine C 2 fois par jour ; 250 mg de vitamine E par jour. **À savoir :** la vitamine C renforce l'action de la vitamine E.
Huiles de poisson	**Dose :** 2 capsules par jour, soit 600 mg d'acides gras oméga-3. **À savoir :** ne pas dépasser la dose si vous prenez des anticoagulants.
Huile d'onagre	**Dose :** 1 000 mg 3 fois par jour. **À savoir :** vous pouvez la remplacer par 1 000 mg d'huile de bourrache 1 fois par jour.
Sélénium	**Dose :** 50 µg par jour. **Attention :** toxique à haute dose.
Zinc	**Dose :** 30 mg par jour. **À savoir :** si vous prenez du zinc pendant plus de 1 mois, choisissez un complément contenant 2 mg de cuivre.

Rappel : prenez en priorité les compléments indiqués en bleu. Vérifiez qu'ils ne vous sont pas déjà apportés par un autre complément nutritionnel – voir p. 181.

antioxydantes, les vitamines du groupe B peuvent accélérer la guérison et contribuer à protéger le cœur et les vaisseaux sanguins, les articulations, la peau ainsi que d'autres organes susceptibles d'être atteints par cette maladie inflammatoire. La vitamine E se révèle souvent particulièrement efficace pour soigner les problèmes cutanés et articulaires. Les acides gras oméga-3 (que contiennent les **huiles de poisson** et l'**huile d'onagre**) agissent en réduisant l'inflammation des articulations, des reins, de la peau et d'autres organes ; ils peuvent aussi réduire le taux de cholestérol, que la maladie fait parfois monter. Le **zinc**, associé à la vitamine C, aide à régulariser le fonctionnement du système immunitaire. Étant donné que le zinc inhibe l'absorption du cuivre, il doit être associé à ce minéral lorsqu'il est pris de façon prolongée.

Parmi les plantes recommandées par les phytothérapeutes pour atténuer les symptômes du lupus, on trouve le tilleul (fleurs), la bardane, la centella et le yam. Ces plantes peuvent être prises seules ou en mélange. Versez 20 cl d'eau bouillante sur environ 10 g de plante séchée et laissez infuser pendant 10 min, puis filtrez ; buvez 1 ou 2 tasses d'infusion par jour.

Que faire d'autre ?

- Évitez de vous exposer au soleil et, dehors, protégez votre peau avec un écran total.
- Reposez-vous le plus possible. Joignez-vous à un groupe de soutien psychologique pour réduire votre stress.

QUOI DE NEUF ?

Certaines études ont mis en évidence une corrélation entre des taux de 3 nutriments (les vitamines A et E, et le bêta-carotène) inférieurs à la moyenne et l'apparition, plusieurs années plus tard, du lupus érythémateux disséminé. D'autres travaux devront déterminer si ces déficits sont un facteur déclenchant de la maladie ou s'ils en constituent des symptômes précoces, à un stade où la maladie n'a pas encore de manifestations cliniques.

INFOS PLUS

- Les médicaments classiques contre le lupus, notamment les stéroïdes à fortes doses et les médicaments contre le cancer, présentent des effets secondaires presque aussi préjudiciables que la maladie tels que l'affaiblissement des os, la cataracte et le diabète. La prise de compléments peut permettre de réduire les doses, et donc la toxicité, de ces médicaments.
- Les personnes atteintes de lupus doivent éviter la luzerne (alfalfa) sous toutes ses formes (germes, graines, comprimés, infusions), car elle renferme une substance appelée canavanine, qui semble impliquée dans le déclenchement des poussées.

Ménopause

Les femmes disposent aujourd'hui de traitements hormonaux pour combattre les symptômes de la ménopause. Mais beaucoup font aussi appel à des remèdes naturels pour soulager certains malaises, tels que les bouffées de chaleur et les sueurs nocturnes.

Symptômes

- *Bouffées de chaleur.*
- *Sueurs nocturnes.*
- *Règles irrégulières.*
- *Sécheresse vaginale.*
- *Irritabilité ou état dépressif léger.*

CONSULTEZ LE MÉDECIN...

- Si vous observez des changements dans votre cycle menstruel : un examen médical vous permettra de savoir si ces symptômes sont dus à la ménopause ou à toute autre chose.
- Si vous présentez un risque élevé de maladie cardio-vasculaire ou d'ostéoporose.
- Si les troubles que vous ressentez ne sont pas soulagés par des remèdes naturels.

ATTENTION : si vous suivez un traitement médical, consultez votre médecin avant de prendre des compléments.

Qu'est-ce que c'est ?

Entre 50 et 55 ans, les ovaires de la femme cessent de produire des ovules et les règles s'arrêtent. La ménopause est considérée comme définitive lorsque la femme n'a pas eu de règles depuis 6 mois consécutifs. Elle peut entraîner des troubles déplaisants – règles irrégulières, bouffées de chaleur, irritabilité... – bien avant l'arrêt du cycle menstruel. Après la ménopause, on observe parfois une sécheresse vaginale, une diminution de la densité osseuse et un risque accru de maladies cardio-vasculaires.

Quelles en sont les causes ?

C'est l'interruption progressive de la sécrétion hormonale d'œstrogènes et de progestérone par les ovaires qui est responsable des troubles de la ménopause et du risque accru de maladies cardio-vasculaires et d'ostéoporose. Pour y remédier, certaines femmes recourent à une thérapie hormonale de substitution. Toutefois, les risques de cancer du sein liés à cette thérapie à long terme ou d'autres raisons expliquent que l'on puisse préférer des remèdes naturels. Ceux-ci se révèlent également efficaces pour soulager les symptômes de la préménopause, caractérisés par des troubles menstruels, d'autant plus que la plupart des médecins déconseillent, à ce stade, la thérapie hormonale de substitution.

Les bienfaits des compléments nutritionnels

Si vous ne suivez pas de thérapie hormonale de substitution, prenez les plantes indiquées ci-après ; elles vous permettront de maîtriser les bouffées de chaleur et autres symptômes. Commencez par le **gattilier.** En régularisant les sécrétions hormonales, cette plante atténue les bouffées de chaleur, les états dépressifs et la sécheresse vaginale. Le **fragon épineux** agit sur les troubles circulatoires de la ménopause. Quant au **ginseng de Sibérie,** il est considéré comme un excellent tonique féminin et est sans doute doté de nombreux autres effets bénéfiques.

Si cette association de plantes ne vous soulage pas, ajoutez-y de la racine de **réglisse.** Celle-ci renferme des composés végétaux (phyto-œstrogènes) qui exercent une action semblable à celles des œstrogènes sécrétés par la femme. Par ailleurs, certains nutriments contribuent à réduire

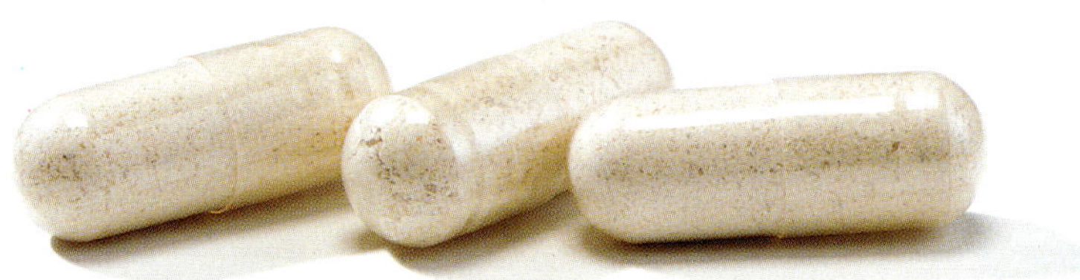

Des compléments d'isoflavones de soja contribuent à atténuer les troubles de la ménopause.

COMPLÉMENTS RECOMMANDÉS

Gattilier	**Dose :** 100 mg d'extrait 1 fois par jour. **À savoir :** choisissez un extrait titré à 0,5 % d'agnuside.
Fragon épineux	**Dose :** 150 mg d'extrait 2 fois par jour. **À savoir :** extrait titré à 9-11 % de ruscogénine.
Ginseng de Sibérie	**Dose :** 100 à 300 mg d'extrait par jour. **À savoir :** extrait titré à 0,8 % au minimum d'éleuthérosides.
Calcium/ Magnésium	**Dose :** 600 mg de calcium et 300 mg de magnésium par jour. **À savoir :** choisissez un complément contenant aussi 10 µg de vitamine D. **Attention :** s'abstenir de magnésium en cas de maladie rénale.
Réglisse	**Dose :** 200 mg d'extrait 3 fois par jour. **Attention :** peut faire monter la tension artérielle ; consultez votre médecin avant d'en prendre.
Isoflavones de soja	**Dose :** 50 mg par jour. **À savoir :** choisissez des produits contenant de la génistéine et de la daidzéine.
Vitamine E	**Dose :** 25 mg 2 fois par jour. **À savoir :** il est préférable de prendre de la vitamine E sous forme naturelle (germe de blé, fruits oléagineux...)

Rappel : prenez en priorité les compléments indiqués en bleu. Vérifiez qu'ils ne vous sont pas déjà apportés par un autre complément nutritionnel – voir p. 181.

les risques de maladies cardio-vasculaires et d'ostéoporose chez la femme ménopausée. Les aliments à base de soja exercent un rôle protecteur contre les maladies cardio-vasculaires, et il est reconnu que les symptômes de la ménopause sont rares dans les pays où le soja est la base de l'alimentation. Vous pouvez aussi opter pour des compléments d'**isoflavones de soja,** les principaux constituants à l'origine des effets protecteurs du soja.

On sait que la **vitamine E** exerce une action protectrice contre les maladies cardio-vasculaires en empêchant le mauvais cholestérol (LDL) d'adhérer aux parois des artères. Chez certaines femmes, des doses élevées de vitamine E contribuent aussi à atténuer les bouffées de chaleur. Un apport de **calcium** et de **magnésium** est essentiel pour consolider les os et prévenir l'ostéoporose. Vous favoriserez l'absorption de ces minéraux en les associant à de la vitamine D. (La prise de vitamine E, de calcium, de magnésium et de vitamine D est compatible avec une thérapie hormonale de substitution.)

Que faire d'autre ?

☑ Évitez la consommation d'alcool, de chocolat, de café et de plats épicés, qui risquent d'augmenter la fréquence des bouffées de chaleur.

☑ La pratique régulière d'un exercice physique contribue à espacer les bouffées de chaleur et à prévenir les maladies cardio-vasculaires. Un entraînement modéré avec de petits haltères renforce la solidité des os.

☑ Plongez-vous dans un bain tiède pendant 20 min chaque matin ; cette habitude permet à certaines femmes d'éviter les bouffées de chaleur tout au long de la journée.

QUOI DE NEUF ?

Lors d'une étude consacrée aux effets du soja sur les troubles de la ménopause, et effectuée sur des femmes ayant ajouté 2 cuill. à soupe de protéines de soja en poudre dans leur alimentation quotidienne pendant 6 semaines, on a constaté que celles-ci étaient moins sujettes aux bouffées de chaleur. De plus, leur taux de cholestérol total avait baissé de 10 % et celui du mauvais cholestérol (LDL) de 12 %. Leur tension artérielle diastolique avait diminué de 0,6 unité.

Selon une autre étude récente, les bienfaits d'une thérapie hormonale de substitution sur la densité osseuse sont les mêmes si l'on y a recours dès la ménopause ou entre 60 et 65 ans. Une femme en bonne santé peut donc commencer par les remèdes naturels pour soulager les symptômes de la ménopause et ne recourir à l'hormonothérapie que plus tardivement.

INFOS PLUS

- La vitamine C et les flavonoïdes pourraient réduire l'abondance du flux menstruel souvent observée à l'approche de la ménopause. Ces nutriments renforcent les parois des vaisseaux capillaires qui sont fragilisés juste avant et pendant les règles. Les flavonoïdes auraient également une action bénéfique sur les bouffées de chaleur et les sautes d'humeur. Certains médecins conseillent de prendre 500 mg de vitamine C associés à 250 mg de flavonoïdes 2 fois par jour.

Migraine et maux de tête

Presque tout le monde souffre de maux de tête occasionnels et, dans 6 % des cas, de véritables migraines. Pour prévenir ces troubles, certains compléments peuvent s'avérer tout aussi efficaces, et même plus, que nombre de médicaments classiques.

Symptômes

Migraine

- *Violentes douleurs spasmodiques, d'abord dans la région des yeux et des tempes, puis dans toute la tête.*
- *Nausées et vomissements.*
- *Douleur accrue par la lumière.*
- *Signes précurseurs : troubles de la vision (éclairs, lignes ondulées) ; fourmillements, tintements d'oreilles, étourdissements ; transpiration, frissons, visage gonflé, irritabilité.*

Migraine sévère

- *Douleurs ininterrompues, unilatérales ou bilatérales.*
- *Sensibilité du cou et de la nuque.*
- *Étourdissements, vertiges.*

Céphalées à répétition

- *Violents battements sur un côté de la tête se produisant plusieurs fois par jour pendant plusieurs mois.*

CONSULTEZ LE MÉDECIN...

- En cas de maux de tête violents et récurrents.
- Si l'effort physique vous donne de violents maux de tête.
- Si les maux de tête s'accompagnent de fièvre, raideur du cou, confusion, aphasie ou faiblesse d'un côté du corps.
- Si les migraines gagnent en fréquence et en sévérité.

ATTENTION : si vous suivez un traitement médical, consultez votre médecin avant de prendre des compléments.

Qu'est-ce que c'est ?

Les tensions musculaires sont responsables de 90 % des maux de tête. Quand ils sont violents et récurrents, on parle de céphalées à répétition. Quant à la migraine, c'est une douleur spasmodique violente, en général unilatérale, parfois précédée de signes précurseurs. Elle dure de quelques heures à plusieurs jours.

Quelles en sont les causes ?

On ne connaît pas exactement les causes de la migraine, mais on l'attribue à des spasmes des artères qui transportent le sang au cerveau. Ces spasmes seraient liés à un taux insuffisant de sérotonine, une substance chimique produite par le cerveau. Les femmes y sont plus exposées que les hommes et il s'agit souvent d'un phénomène héréditaire.

Les causes des céphalées à répétition sont variées : alimentation, stress, manque de sommeil, changements de temps, lumière trop vive... À cela peuvent s'ajouter les fluctuations du taux de sucre sanguin, un mauvais fonctionnement hépatique, des problèmes dentaires, des modifications brutales de l'équilibre hormonal, la pollution et la fumée de cigarette.

Les bienfaits des compléments nutritionnels

Le rôle des compléments est essentiellement préventif. Seuls les médicaments classiques ont en général raison des céphalées, surtout en cas de douleurs violentes. Cependant, un traitement à long terme de **calcium** et de **magnésium,** destiné à fortifier les vaisseaux sanguins et à réduire la tension musculaire, convient aux personnes souffrant de céphalées à répétition ou de migraines. De même, la prise régulière d'**huiles de**

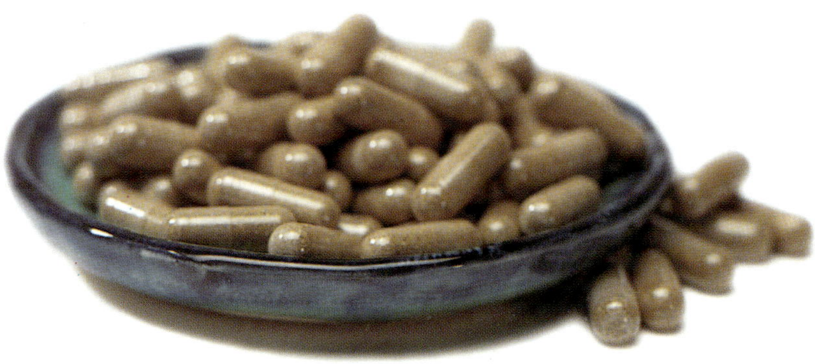

En améliorant la circulation sanguine, la valériane aide à éviter les maux de tête.

COMPLÉMENTS RECOMMANDÉS

Calcium/ magnésium	**Dose :** 500 mg de calcium et 250 mg de magnésium 2 fois par jour. **À savoir :** à prendre au cours des repas ; parfois conditionnés ensemble ; s'abstenir de magnésium en cas de maladie rénale.
Huiles de poisson	**Dose :** 2 capsules par jour, soit 600 mg d'acides gras oméga-3. **Attention :** ne dépassez pas la dose si vous prenez des anticoagulants.
Riboflavine	**Dose :** 10 mg chaque matin. **À savoir :** utile surtout en cas de migraines chroniques.
Camomille	**Dose :** jusqu'à 3 tasses d'infusion par jour. **À savoir :** aussi disponible en gélules et en teinture.
Valériane	**Dose :** 250 mg d'extrait 2 fois par jour. **Attention :** extrait titré à 0,5 % d'acide valérénique.
Gattilier	**Dose :** 20 gouttes de teinture-mère diluée dans de l'eau, 2 fois par jour. **À savoir :** à prendre avant les repas.
Pissenlit	**Dose :** *pour fortifier le foie,* 500 mg d'extrait sec de racine 2 fois par jour ; *pour lutter contre la constipation,* 1 tasse d'infusion de racine 3 fois par jour.

Rappel : prenez en priorité les compléments indiqués en bleu. Vérifiez qu'ils ne vous sont pas déjà apportés par un autre complément nutritionnel – voir p. 181.

poisson, qui contiennent une bonne quantité d'acides gras oméga-3, assouplit les artères et diminue les spasmes musculaires.

Si vous êtes sujet à des crises fréquentes, essayez la **riboflavine.** Prise à haute dose, cette vitamine du groupe B semble augmenter les réserves d'énergie des cellules du cerveau. La tisane à la **camomille,** tonique du système nerveux, combat le stress et soulage la douleur. La **valériane** calme l'angoisse et la douleur et dénoue la tension musculaire. Le **gattilier** agit sur les troubles du cycle menstruel, y compris les maux de tête. Enfin, la racine de **pissenlit,** laxatif à action douce, se révélera utile si vos symptômes sont liés à la constipation ou à un mauvais fonctionnement du foie.

Si ces remèdes restent sans effet, associez-y des vitamine C et B5, qui stimulent la production d'hormones palliant les effets négatifs du stress.

Que faire d'autre

- ☑ Tentez d'identifier et d'éliminer les facteurs qui provoquent chez vous maux de tête ou migraines.
- ☑ Essayez de lutter contre le stress en pratiquant la relaxation.
- ☑ Buvez de 6 à 8 verres d'eau par jour et faites de l'exercice physique régulièrement.
- ☑ Pratiquez la respiration profonde, qui augmente la quantité d'oxygène fournie au cerveau.
- ☑ Efforcez-vous de consommer 5 portions de fruits et de légumes par jour.

QUOI DE NEUF ?

Des chercheurs belges ont constaté que 400 mg de riboflavine réduisaient d'un tiers la fréquence des migraines (mais hélas ni leur sévérité, ni leur durée) chez les sujets qui en souffrent de façon chronique. Cette vitamine soulagerait ceux qui connaissent jusqu'à quatre migraines par mois.

LE SAVIEZ-VOUS ?

En abusant de l'aspirine ou d'autres analgésiques en vente libre, on risque d'altérer la capacité naturelle de l'organisme à lutter contre la douleur.

INFOS PLUS

- Certains aliments et boissons – en particulier ceux contenant des composés azotés appelés amines – sont connus pour déclencher la migraine : oignons, cornichons, noix, charcuterie, vin, bière, pain frais au levain, agrumes, tomates, boissons caféinées et œufs. Bien que le chocolat ait souvent figuré sur cette liste, de nouvelles études indiquent qu'il n'y a probablement pas sa place.
- Manger du poisson riche en acides gras oméga-3, tels le saumon et le thon, peut être efficace contre la migraine. En effet, en modifiant les rapports entre les corps gras, ces acides réduisent les risques de spasmes des vaisseaux sanguins liés aux maux de tête.

Mincir

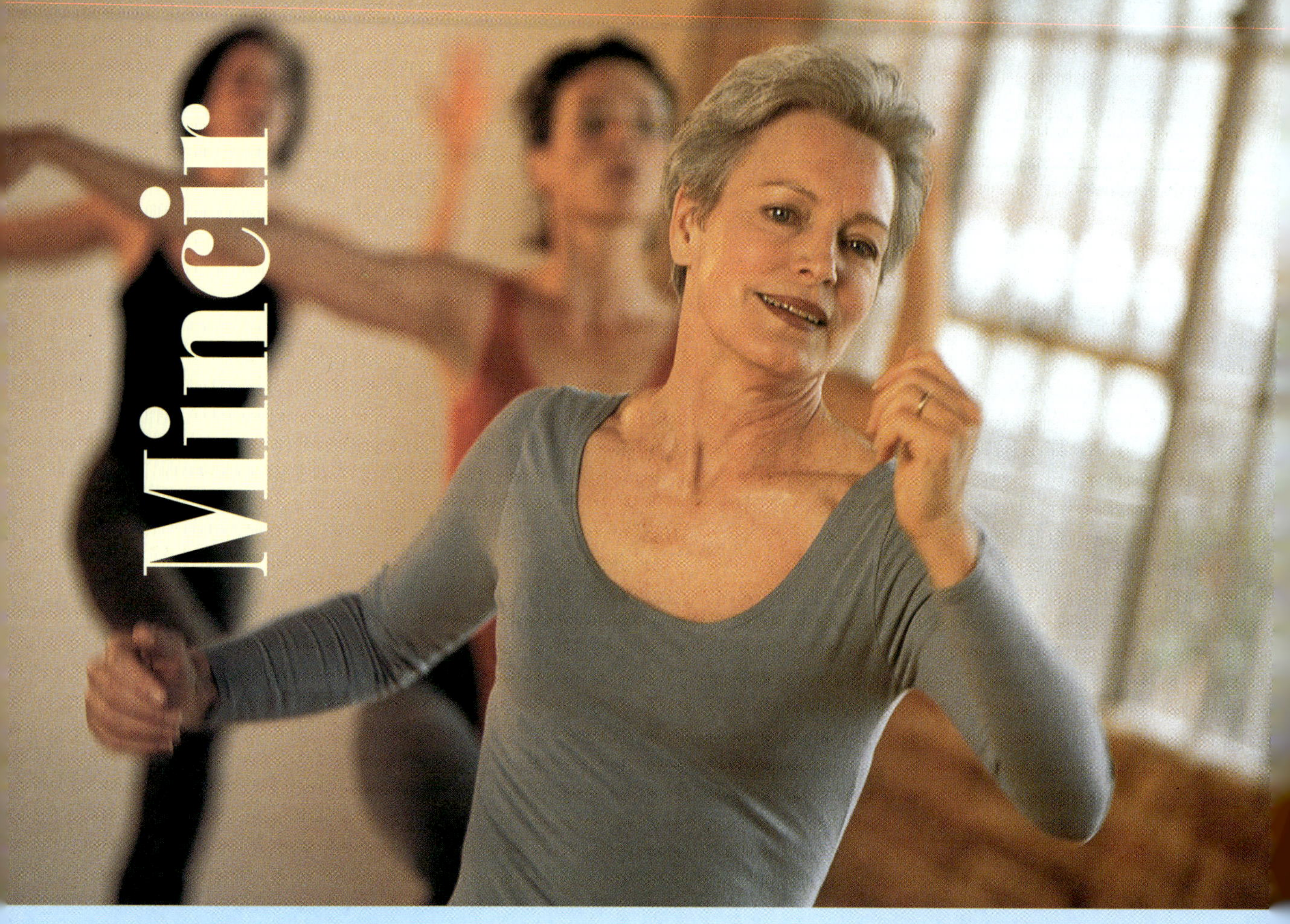

Qui n'a pas essayé de perdre du poids à un moment ou à un autre, avec plus ou moins de succès ? Encore faut-il savoir à quel moment cela s'impose, comment agir de manière efficace et sans danger, et à quels compléments faire éventuellement appel.

LE COMPTE DES CALORIES : ÉNERGIE ET RÉGIME

- **L'énergie alimentaire se mesure en calories. L'apport quotidien recommandé est de 2 500 kcal pour les hommes et de 2 000 kcal pour les femmes.**
- **Les besoins individuels dépendent de l'âge, du poids et du niveau du métabolisme basal (ensemble des dépenses énergétiques nécessaires aux fonctions vitales) et, bien sûr, de l'activité physique et du mode de vie.**

- Veiller sur son poids au fil des années est essentiel au bien-être.
- L'obésité augmente le risque de problèmes de santé tels que les maladies cardiaques, les accidents vasculaires cérébraux et certains cancers – autant de causes majeures de décès en France. Elle peut en outre réduire sensiblement votre liberté de mouvement et, du même coup, votre qualité de vie.
- L'obésité augmente le risque d'hypertension artérielle, de diabète, d'arthrose, de problèmes respiratoires, de maladies de la vésicule biliaire, de stérilité, d'hypersudation, d'essoufflement et de troubles du sommeil.
- D'après une enquête récente menée en France par la Sécurité sociale, 45 % des hommes et 38 % des femmes présentent une surcharge pondérale ou une obésité

déterminée par l'indice de masse corporelle, ou IMC *(voir aussi p. 216).*

ÊTES-VOUS TROP GROS ?

Faites le point en calculant votre IMC. Divisez votre poids en kilos par le carré de votre taille en mètre : le rapport obtenu doit se situer entre 20 et 25. Si votre IMC est supérieur à 25, pensez sérieusement à perdre du poids. S'il est égal ou supérieur à 30, vous êtes atteint d'obésité et devriez consulter un médecin.

Cet indice ne permet pas de distinguer le poids du muscle de celui de la graisse, mais, à moins d'avoir une constitution particulièrement athlétique, il donne une bonne indication sur la masse graisseuse du corps.

La répartition de la graisse influe aussi sur la santé. Si elle est située de façon régulière, essentiellement sur les hanches et les cuisses, vous êtes moins exposé aux maladies cardio-vasculaires et au diabète que si vous avez une « bouée » autour du ventre.

COMMENT PERDRE DU POIDS

Pour mincir efficacement et en toute sécurité, réduisez votre consommation de calories et suivez un régime alimentaire équilibré *(voir p. 15-22).* Faites régulièrement de l'exercice et souvenez-vous qu'à poids égal les matières grasses fournissent plus de 2 fois plus de calories que les glucides et les protéines. Fixez-vous le but de ne pas perdre plus de 1 kg par semaine, mais à un rythme constant. Oubliez les régimes draconiens et en dents de scie (ou « yo-yo »), qui nuisent à la santé.

UNE RÉVOLUTION : L'IMPÉDANCEMÉTRIE

■ Un nouveau type de pèse-personne, équipé d'un impédancemètre, permet désormais de mesurer la quantité de graisses contenues dans le corps. Le procédé repose sur la présence d'un très faible courant électrique non perçu qui parcourt l'organisme à des vitesses différentes selon les tissus traversés. Le cadran affiche le poids total et le pourcentage de masse graisseuse, offrant le moyen d'évaluer de près l'efficacité d'un régime alimentaire.

LE RÔLE DES COMPLÉMENTS NUTRITIONNELS

Si vous entreprenez un régime amaigrissant, les compléments de polyvitamines et minéraux vous aideront à éviter les déficiences en microéléments nutritifs provoquées par la baisse de votre consommation d'aliments énergétiques.

Il faut, certes, diminuer l'absorption de graisses, mais les acides gras essentiels oméga-3 et oméga-6 restent nécessaires à la santé des membranes cellulaires et au bon fonctionnement du système immunitaire. Pour être sûr de conserver un apport suffisant, consommez du poisson gras 2 fois par semaine ou prenez chaque jour un complément d'huiles de poisson.

Attention à l'apport de calcium : maintenez une consommation suffisante de produits laitiers et prenez si nécessaire un complément qui associe calcium, magnésium et vitamine D.

En conclusion, perdre du poids, c'est avant tout dépenser plus d'énergie que vous n'en consommez. À cet effet, sachez qu'aucun complément ne vous fera perdre de la graisse mais que certains peuvent stimuler le métabolisme. D'autres, enfin, vous aident à manger moins grâce à leurs effets rassasiants.

DES COMPLÉMENTS AIDANT À DÉPENSER DE L'ÉNERGIE

Des plantes et des oligoéléments peuvent être utilisés pour améliorer les dépenses métaboliques et la circulation sanguine, ce qui aide à perdre du poids.

■ Le **fucus** n'est intéressant que lorsque la surcharge pondérale résulte d'une hypothyroïdie, car il peut alors stimuler la glande thyroïde, ce qui élève le métabolisme en cas d'insuffisance thyroïdienne. Ses propriétés rassasiantes en font un allié du régime.

■ Le **chrome,** qui permet aux cellules d'utiliser l'insuline, est indispensable à l'organisme. Des études cliniques ont prouvé qu'il améliorait le contrôle du glucose sanguin chez les diabétiques, et certaines recherches encore à leur début suggèrent qu'il aiderait à maigrir.

Une insuffisance de chrome entraînant des taux de

cholestérol élevés et une sensibilité réduite à l'insuline, les compléments pourraient améliorer l'état de santé en cas de carence. Les formules complètes de polyvitamines et minéraux contiennent environ 200 µg de chrome, quantité en principe suffisante. Cette dose peut sans risque aller jusqu'à 400 µg (sous forme de picolinate de chrome) avec la prise d'un complément simple.

En cas de surcharge pondérale et d'obésité, les cellules de l'organisme deviennent de plus en plus insensibles à l'insuline. Or cette hormone aide à réguler les taux sanguins de glucose en permettant à ce dernier de pénétrer dans les cellules pour y être transformé en énergie. Si elle fait défaut, le glucose se convertit en graisse.

Plus les cellules seront sensibles à l'insuline, mieux elles brûleront le glucose comme un carburant, plutôt que de le stocker sous forme de graisse. La perte de poids n'en sera que favorisée.

Enfin, n'oubliez pas que l'activité physique régulière augmente la sensibilité à l'insuline.

COMMENT MANGER MOINS

- **Utilisez des assiettes et des plats de petite taille et servez-vous des portions réduites.**
- **Mangez le plus lentement possible afin de donner à votre organisme plus de temps pour envoyer des signaux de satiété à votre cerveau et permettre à celui-ci de vous donner l'ordre d'arrêter de manger.**
- **Quel que soit l'aliment, utilisez toujours une assiette, un couteau, une fourchette et une cuillère.**
- **Mangez par petites bouchées, mâchez longuement et posez vos couverts jusqu'à ce que vous ayez avalé.**
- **Prenez toujours votre repas assis à table, sans télévision, radio, journal, livre ni autre distraction, et concentrez-vous sur ce que vous avez dans votre assiette.**
- **Cessez de manger dès que vous n'avez plus faim.**
- **Ne vous sentez pas obligé de terminer votre assiette.**

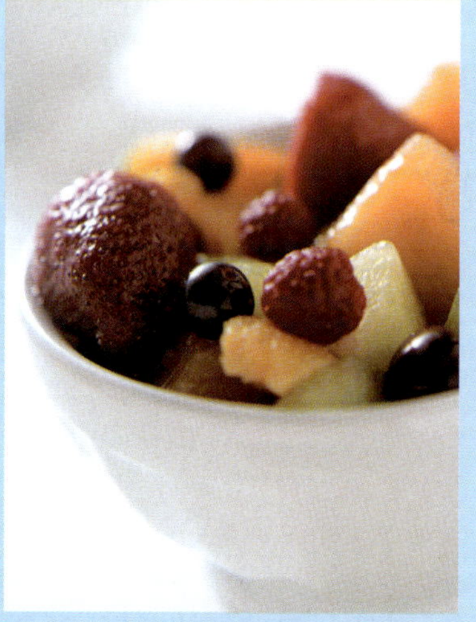

DES PLANTES POUR ÉLIMINER L'EAU EN EXCÈS ET LES TOXINES

De nombreuses plantes aux effets diurétiques doux constituent d'excellents adjuvants aux régimes amaigrissants. Parmi les plus efficaces, citons le fragon épineux, le pissenlit, le poireau, l'artichaut et l'oignon, le fenouil et le chiendent. Pris sous forme d'infusion ou consommés en légumes, ils favorisent la diurèse et désengorgent l'organisme.

SE RASSASIER DE FIBRES

Les aliments riches en fibres apportent une sensation de satiété et comblent les « creux à l'estomac ». Les gommes végétales, dites fibres solubles, sont les plus efficaces : elles retiennent beaucoup plus d'eau que les fibres insolubles comme les celluloses ou le son de blé complet.

Rien ne prouve encore que les fibres solubles aident à réduire l'apport calorique par leurs propriétés « bourratives », mais elles permettent de calmer les fringales – fréquentes au cours d'un régime amaigrissant – provoquées par la baisse du taux de glucose dans le sang. En effet, elles ralentissent le rythme d'absorption des sucres de l'intestin et limitent les fluctuations du taux de glucose.

La **gomme de guar,** fibre soluble extraite de la graine de cyamopsis et qui est utilisée comme agent gélifiant dans les desserts lactés, possède d'exceptionnelles propriétés : les granulés de cette gomme retiennent l'eau, ce qui procure une impression d'estomac « plein » et ils normalisent le taux du glucose sanguin. N'en absorbez pas de quantités importantes (en raison des risques de flatulence) et ne prenez ni comprimés ni gélules sans les accompagner d'un grand verre d'eau, car ils peuvent gonfler dans la gorge. Les **cosses de psyllium** et le **glucomannane,** autres types de fibres solubles, s'emploient fréquemment comme compléments nutritionnels. Les cosses de psyllium proviennent des graines du plantain indien. Elles possèdent des vertus laxatives et sont utilisées dans des préparations contre la constipation. La poudre de ces cosses peut se prendre aux repas, mélangée à de l'eau ou à du jus de fruits. Le glucomannane est extrait de la racine d'une plante orientale, le konjac, et s'absorbe de la même façon.

LES TROUBLES DE L'APPÉTIT

L'anorexie et la boulimie sont la manifestation de perturbations psychologiques et émotionnelles. C'est pourquoi la majorité de leurs victimes ont peu d'estime pour elles-mêmes, éprouvent du mal à exprimer leurs émotions et cherchent un exutoire dans la nourriture.

Les véritables troubles de l'appétit surviennent le plus souvent après une période de régime restrictif, souvent entrepris pour des raisons esthétiques. Mais ce phénomène est, heureusement, fort rare.

Les anorexiques se distinguent par le refus de se maintenir à un poids normal (le leur se situe 15 % au moins en dessous de la moyenne), par un amaigrissement inquiétant, une peur panique de grossir, une phobie de la nourriture et des schémas d'alimentation aberrants. L'anorexie conduit à des troubles hormonaux qui aboutissent à l'aménorrhée (absence de règles) chez la femme et l'impuissance chez l'homme.

La boulimie est caractérisée par la récurrence d'épisodes de « goinfrerie » et par un sentiment de perte de contrôle. Le malade se fait ensuite vomir ou se purge avec des laxatifs ou des diurétiques.

Les boulimiques craignent aussi de grossir, mais, contrairement aux anorexiques, leur poids, bien que plutôt moins élevé, est pratiquement normal. Cette maladie apparaît fréquemment entre 15 et 20 ans, souvent à la suite de mauvaises habitudes alimentaires, d'une obésité infantile ou de fluctuations du poids.

LES COMPLÉMENTS ET LES TROUBLES DE L'APPÉTIT

Les compléments nutritionnels n'exercent aucune action préventive sur les troubles de l'appétit, mais ils peuvent améliorer l'état général en assurant une protection contre les déficiences nutritionnelles en cas d'alimentation extrêmement réduite.

Les apports d'oligoéléments et de vitamines peuvent se faire par le biais de polyvitamines et de minéraux associés ; un complément de calcium et de magnésium s'impose pour la solidité des os. Dans tous les cas, une prise en charge médicale diététique et psychologique est indispensable.

COMMENT ÊTRE PLUS ACTIF

- **Pendant la journée, contractez vos muscles, puis relâchez-les à intervalles réguliers.**
- **Si vous travaillez assis, saisissez toutes les occasions de vous lever. Évitez de téléphoner ou d'envoyer un e-mail à un collègue qui se trouve deux bureaux plus loin.**
- **Chez vous, ne prenez pas les autres pour des commissionnaires. Si vous voulez le journal, allez l'acheter vous-même. Pour changer de chaîne de télévision, levez-vous pour appuyer sur le bouton, plutôt que d'utiliser la télécommande.**
- **Montez les escaliers à pied : cet exercice brûle beaucoup d'énergie, car le corps doit lutter contre la gravité.**
- **Procédez à vos activités quotidiennes en accélérant le rythme et sans économiser vos forces. Marchez comme si vous étiez toujours pressé.**
- **Autant que possible, remplacez les trajets en voiture par de la marche ou du vélo. Faites une promenade à l'heure du déjeuner.**
- **Un chien est un excellent compagnon d'exercice. Son besoin de sortir plusieurs fois par jour ne peut que vous obliger à développer votre propre activité.**

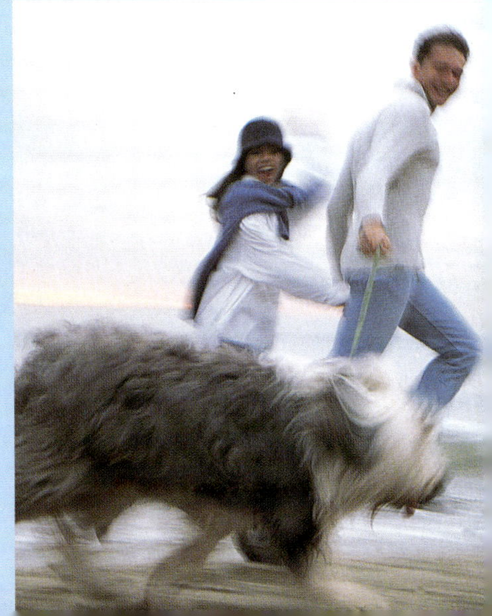

Musculaires (douleurs)

Bien que sans gravité, les crampes et les douleurs musculaires dues à un effort physique excessif sont très désagréables. Elles menacent aussi bien le paisible randonneur et le jardinier du dimanche que le sportif de haut niveau.

Symptômes

- *Contracture soudaine des muscles lors d'un effort physique.*
- *Douleurs et raideurs musculaires consécutives à une activité physique et survenant souvent 24 à 48 h plus tard.*
- *Crampes nocturnes, généralement dans le mollet.*
- *Muscle dur à la palpation, donnant l'impression d'être noué.*
- *Dans les cas les plus graves, contracture visible du muscle concerné.*

CONSULTEZ LE MÉDECIN...

- Si la douleur ou la contracture se situe au niveau des muscles de la cage thoracique – cela pourrait être le symptôme d'une crise cardiaque.
- Si la douleur provoque un engourdissement ou irradie dans les bras ou les jambes.
- Si ces douleurs musculaires sont fréquentes.
- Si des crampes nocturnes dans le mollet perturbent votre sommeil.

ATTENTION : si vous suivez un traitement médical, consultez votre médecin avant de prendre des compléments.

Qu'est-ce que c'est ?

On distingue en général deux formes de douleurs musculaires. La première résulte d'une contracture à la suite d'une activité physique excessive ou violente, comme courir un marathon, bêcher son jardin ou simplement porter un gros sac de provisions. Qualifiée de douleur musculaire à retardement, elle se déclare généralement 1 ou 2 jours après l'effort et peut durer jusqu'à 1 semaine.

La seconde forme porte le nom de crampe : le muscle se contracte brutalement et reste noué. Les crampes se produisent surtout dans les cuisses, les mollets ou les pieds et surviennent de jour comme de nuit.

Quelles en sont les causes ?

Toute activité physique intense et inhabituelle peut entraîner des douleurs musculaires, même si l'on est en bonne condition physique. On pense généralement que ces douleurs sont dues à de microscopiques déchirures musculaires qui guérissent en quelques jours. Elles sont souvent associées à des activités impliquant l'étirement d'un muscle en opposition à une force (par exemple, courir en dévalant une pente ou descendre un objet lourd placé en hauteur), un type de mouvement que l'on accomplit fréquemment.

Les crampes pourraient être provoquées par un déséquilibre des minéraux contrôlant la contraction et le relâchement musculaires (calcium, magnésium, potassium et sodium) ou par une déshydratation. Pratiquer des exercices physiques très intenses dans la journée peut déclencher des crampes nocturnes suffisamment douloureuses pour vous sortir d'un profond sommeil. Porter des talons trop hauts, dormir les pointes de pied tendues ou avec des couvertures trop serrées autour des jambes peuvent avoir le même effet.

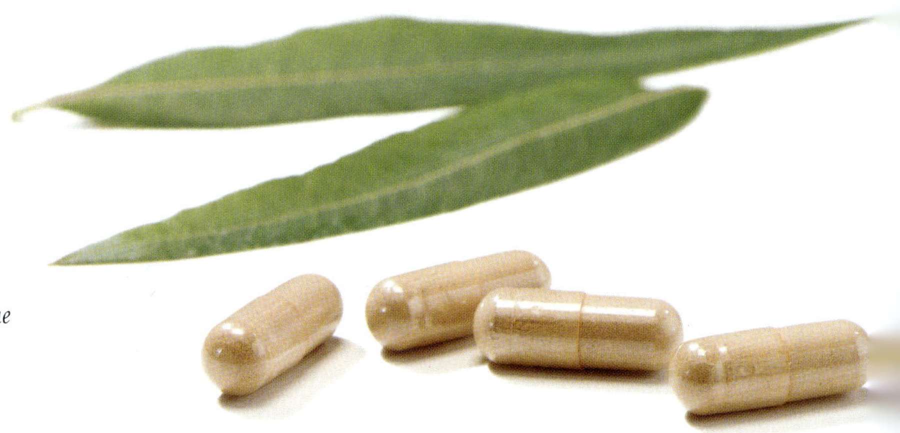

Le saule blanc renferme une substance analgésique efficace pour soulager les douleurs musculaires.

COMPLÉMENTS RECOMMANDÉS

Calcium/ magnésium	**Dose :** 500 mg de calcium et 300 mg de magnésium 2 fois par jour. **À savoir :** à prendre au cours des repas ; s'abstenir de magnésium en cas de maladie rénale.
Vitamine E	**Dose :** 25 mg par jour. **À savoir :** il est préférable de prendre de la vitamine E d'origine naturelle (germe de blé, fruits oléagineux…).
Broméline	**Dose :** 500 mg 3 fois par jour. **À savoir :** à prendre de préférence avant les repas.
Écorce de saule blanc	**Dose :** 1 ou 2 gélules 3 fois par jour, selon les besoins (suivre les instructions figurant sur la notice). **À savoir :** extrait titré à 15 % de salicine.
Valériane	**Dose :** 250 à 500 mg d'extrait au coucher. **À savoir :** commencez par la dose la plus faible, puis augmentez si nécessaire.

Rappel : prenez en priorité les compléments indiqués en bleu. Vérifiez qu'ils ne vous sont pas déjà apportés par un autre complément nutritionnel – voir p. 181.

Les bienfaits des compléments nutritionnels

Pour un bon équilibre des minéraux nécessaires à la contraction musculaire, prenez régulièrement des compléments de **calcium** et de **magnésium.** Alors que le sodium est généralement fourni par l'alimentation en quantités suffisantes, nombre de personnes manquent de potassium. Mangez beaucoup de fruits et de légumes plutôt que d'avoir recours à des compléments. Si vous êtes sujet aux crampes après un effort physique ou aux crampes nocturnes dans les mollets, prenez de la **vitamine E.**

Pour combattre les douleurs, pensez à la **broméline** ou à l'**écorce de saule blanc,** qui ont les mêmes propriétés que l'aspirine ou l'ibuprofène, tout en étant moins agressives. La broméline, une enzyme extraite de l'ananas, exerce un effet anti-inflammatoire et facilite l'élimination des liquides en excès dans les muscles atteints, tandis que l'écorce de saule blanc, qualifiée d'aspirine végétale, est un antalgique efficace. La **valériane,** enfin, est un somnifère naturel appréciable lorsque la souffrance empêche de dormir. Prenez ces compléments conjointement jusqu'à disparition de la douleur. L'achillée mille-feuille peut également se révéler bénéfique quand un rhume ou une grippe sont à l'origine des troubles musculaires et, en traitement local, une friction d'huile essentielle de menthe poivrée et une crème à l'arnica soulagent les douleurs dues au surmenage musculaire.

Que faire d'autre ?

- ☑ Mangez beaucoup de fruits et de légumes pour leur teneur en potassium et en antioxydants, ainsi que des céréales complètes et des fruits secs pour le magnésium qu'ils renferment.
- ☑ Buvez beaucoup d'eau avant et pendant l'effort physique.
- ☑ Échauffez-vous avant de faire du sport et terminez par des étirements pour aider vos muscles à se détendre.
- ☑ En cas de douleur aiguë, appliquez de la glace sur les muscles.

LE SAVIEZ-VOUS ?

Les femmes enceintes sont particulièrement exposées aux crampes musculaires, car les besoins métaboliques du fœtus créent un déséquilibre hydrique qui les favorise.

INFOS PLUS

- Pour soulager des douleurs musculaires, pensez aux huiles à base de plantes. Mélangez 1 cuill. à soupe d'huile d'amande douce avec quelques gouttes d'huile essentielle de votre choix : marjolaine, basilic, romarin, eucalyptus, gingembre, lavande ou menthe poivrée.

- Pour faire disparaître une crampe dans le mollet, mettez-vous debout, placez tout le poids du corps sur la jambe concernée et pliez légèrement le genou. Vous pouvez aussi fléchir le pied, saisir vos orteils et votre plante de pied, puis tirer tout doucement vers vous en vous allongeant. Massez-vous en même temps le mollet pour relâcher le muscle.

- Des exercices d'étirement permettent de réduire le risque de douleurs musculaires après un effort physique intense. Placez-vous debout à 1 m d'un mur, avancez un pied et poussez sur le mur avec les bras. Gardez les talons en contact avec le sol et maintenez cette position pendant 15 à 20 s pour détendre le mollet. Enchaînez avec l'autre pied.

Nausées et vomissements

Lorsqu'ils sont provoqués par l'ingestion de substances toxiques ou une maladie, les nausées et les vomissements sont des réactions naturelles qui peuvent parfois sauver la vie. Mais ils surviennent aussi sans raison inquiétante.

Symptômes

- *Sueurs et frissons.*
- *Salivation excessive.*
- *Vertiges.*
- *Faiblesse.*
- *Essoufflement.*
- *Douleurs abdominales.*
- *Perte de l'appétit.*

CONSULTEZ LE MÉDECIN...

- Si vous êtes très déshydraté.
- Si vous observez la présence de sang ou de petits grains noirs dans vos vomissements.
- Si vous avez des nausées et de la fièvre.
- Si vous pensez que vos nausées sont dues à un médicament.
- Si des nausées matinales vous empêchent de prendre un petit déjeuner équilibré.

ATTENTION : si vous suivez un traitement médical, consultez votre médecin avant de prendre des compléments.

Qu'est-ce que c'est ?

Les nausées se manifestent par une sensation de malaise associée à une envie de vomir, qui arrive parfois par vagues. Elles s'accompagnent de sueurs, de frissons et d'une salivation accrue, et souvent de vomissements. Lors de ce processus, les muscles de l'estomac se relâchent et les ondes de contraction qui propulsent normalement la nourriture vers l'intestin grêle s'inversent, renvoyant les aliments vers l'estomac. Ce dernier se contracte et rejette son contenu vers l'œsophage pour l'éjection finale. Le vomissement permet à l'organisme de se débarrasser d'une substance toxique et soulage l'organisme, donc la douleur.

Quelles en sont les causes ?

Elles sont nombreuses : une intoxication alimentaire (la nourriture avariée renferme des bactéries nocives), des maladies comme la grippe, certains médicaments – particulièrement ceux utilisés en chimiothérapie – ou l'abus d'alcool. À cela s'ajoutent les repas trop copieux ou trop lourds, les odeurs fortes et persistantes, le stress, l'anxiété et le mal des transports.

Ces désagréments peuvent aussi résulter d'une excitation pathologique des nerfs de l'estomac, qui transmettent au cerveau un signal d'alerte injustifié. On pense, par exemple, que l'augmentation, certes bénéfique, des sécrétions hormonales pendant la grossesse serait à l'origine des nausées matinales. Une élévation des taux d'hormones explique sans doute aussi les nausées associées au syndrome prémenstruel.

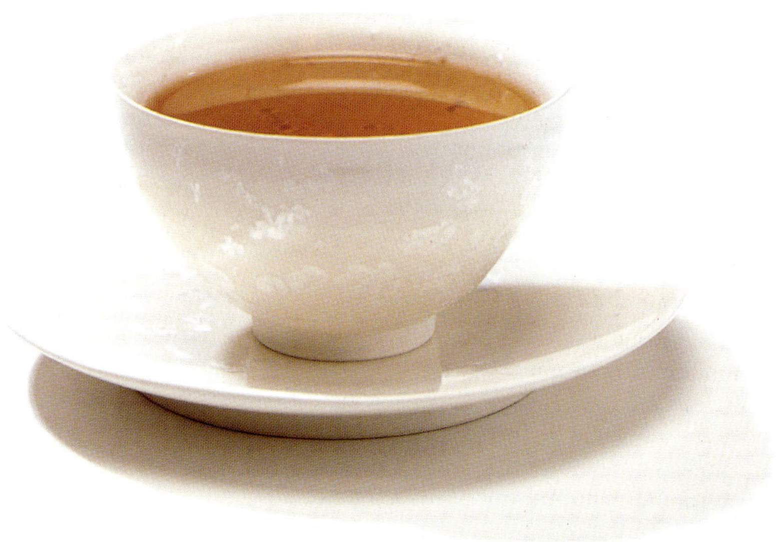

L'infusion de camomille contribue à soulager les nausées.

COMPLÉMENTS RECOMMANDÉS

Gingembre	**Dose :** 200 mg d'extrait toutes les 4 h, selon les besoins. **À savoir :** augmentez la dose si nécessaire ; en cas d'urgence, prenez du gingembre sous n'importe quelle forme.
Huile essentielle de menthe poivrée	**Dose :** 2 à 5 gouttes dans 1 cuill. à café de miel. **À savoir :** à prendre 2 fois par jour. Vous pouvez remplacer par une infusion (1 cuill. à café de feuilles séchées pour 250 ml d'eau bouillante).
Camomille	**Dose :** 1 tasse d'infusion jusqu'à 3 fois par jour. **À savoir :** faites infuser 2 cuill. à café de plante séchée dans 200 ml d'eau bouillante.

Rappel : vérifiez que certaines de ces doses ne vous sont pas déjà apportées par un autre complément nutritionnel – voir p. 181.

Les bienfaits des compléments nutritionnels

Il n'y a pas grand-chose à faire contre les nausées et l'envie de vomir. Si elles sont dues à une intoxication alimentaire, mieux vaut ne pas combattre cette réaction naturelle, car l'organisme doit se débarrasser des substances toxiques en cause. Toutefois, si les nausées persistent ou sont liées à la grossesse, au mal des transports, au stress, à un traitement médical ou à de fortes odeurs, les remèdes naturels vous apporteront un réel soulagement.

Essayez en priorité le **gingembre,** en gélules ou en infusion. Cette plante doit ses propriétés reconstituantes à ses huiles volatiles, qui favorisent la digestion, calment les muqueuses irritées et tonifient les muscles de l'appareil digestif. Le gingembre stimule la production de la bile par le foie, laquelle contribue à la digestion des graisses, et se révèle particulièrement utile en cas d'excès alimentaire. Pour éviter le mal des transports, prenez une première dose de gingembre 3 ou 4 h avant le départ. Si vous êtes enceinte, vous pouvez utiliser cette plante à faibles doses pour prévenir les nausées matinales, mais prenez d'abord conseil auprès de votre médecin. Si vos nausées sont provoquées par une chimiothérapie, consultez votre médecin ; évitez le gingembre si votre taux de plaquettes sanguines est bas car, à fortes doses, cette plante entrave la coagulation du sang.

L'**huile essentielle de menthe poivrée** réduit les spasmes de l'appareil digestif, d'où son utilité contre les nausées accompagnées de douleurs intestinales. L'huile de menthe ayant une action assez puissante par voie orale, prenez de préférence des infusions de menthe en cas de grossesse. Si le gingembre et la menthe poivrée n'agissent pas et si les nausées ne sont pas dues à une grossesse, essayez les infusions de **camomille,** qui rééquilibrent les sécrétions digestives et soulagent l'estomac et le foie.

Que faire d'autre ?

☑ Pour atténuer les nausées, allongez-vous avec un linge humide posé sur le front et faites de grandes inspirations.

☑ Après avoir vomi, restez 2 h sans manger, mais buvez le plus possible pour compenser les pertes hydriques. L'eau, les jus de fruits et les boissons sans caféine, bus par petites gorgées, sont les plus indiqués. Si cela déclenche de nouveaux vomissements, sucez des glaçons.

QUOI DE NEUF ?

Une série d'études visant à évaluer l'action des remèdes naturels contre les nausées matinales de la femme enceinte a mis en évidence l'efficacité du gingembre et de la vitamine B6. On ignore toutefois leurs effets sur le fœtus. À des doses allant de 25 à 50 mg par jour, la vitamine B6 est bénéfique et sans toxicité. Le gingembre est également sans danger, à condition de ne pas en abuser. En cas de grossesse, consultez toujours votre médecin avant de prendre des compléments nutritionnels.

INFOS PLUS

- Les tisanes qui soulagent les nausées apportent en même temps à l'organisme une quantité appréciable de liquide, d'où leur utilité en cas de vomissements. Essayez les infusions de gingembre, de camomille ou de menthe, à raison de 3 ou 4 tasses par jour. Vous pouvez aussi laisser infuser 1/8 de cuill. à café de noix muscade et 1 cuill. à café de cannelle râpée dans de l'eau très chaude pendant 10 min ; filtrez et buvez, en sucrant à volonté avec du miel.

- L'acupression peut apaiser les nausées. Placez le pouce droit sur la face interne de votre avant-bras gauche, à 4 ou 5 cm du pli du poignet. Appuyez fermement pendant environ 1 min, puis déplacez le pouce d'environ 1 cm vers le poignet. Exercez de nouveau une pression pendant 1 min ou plus, puis répétez l'opération sur l'avant-bras droit.

Nerveux (troubles du système)

Les fourmillements et l'engourdissement sont des dérèglements bénins du système nerveux, mais ils peuvent annoncer des troubles plus graves. Les compléments nutritionnels exercent une action bénéfique sur les cellules nerveuses.

Symptômes

- *Engourdissement, fourmillements, douleurs ou faiblesse, généralement ressentis dans les pieds, les mains ou les jambes.*
- *Perte de sensibilité dans les membres.*
- *Douleur lancinante, généralement dans les jambes.*

CONSULTEZ LE MÉDECIN...

- Si les crises d'engourdissement, de fourmillements ou de faiblesse sont fréquentes ou persistantes : elles pourraient être le signe d'une maladie non diagnostiquée.
- Si l'engourdissement ou les fourmillements surviennent brusquement et durent plus de 30 min.
- S'ils sont accompagnés d'une sensation de faiblesse, notamment dans le bas du corps et d'un seul côté ; ils peuvent évoquer une attaque cérébrale. Une prise en charge médicale d'urgence s'impose alors.

ATTENTION : si vous suivez un traitement médical, consultez votre médecin avant de prendre des compléments.

Qu'est-ce que c'est ?

Ce genre de troubles peut toucher à la fois le système nerveux central, constitué du cerveau et de la moelle épinière, et le système nerveux périphérique, qui communique avec les membres, la peau, l'intestin, le cœur, les glandes, etc. Alors que l'anxiété et l'insomnie sont souvent dues à une réaction excessive du système nerveux central face au stress, les dérèglements qui caractérisent la maladie d'Alzheimer et la maladie de Parkinson sont dus à une diminution importante du nombre de certains neurones. Quant aux névralgies, au zona et à l'engourdissement, ils affectent le système nerveux périphérique.

Quelles en sont les causes ?

Les nerfs sont regroupés et entourés d'une substance lipidique appelée myéline, formant une gaine protectrice. Si cette gaine subit des lésions ou si le nerf lui-même est enflammé, comprimé ou abîmé, on peut ressentir des douleurs, un engourdissement ou des fourmillements persistants. Pour fonctionner correctement, les cellules nerveuses (neurones) ont besoin d'éléments nutritifs adéquats, et doivent bénéficier d'une bonne circulation sanguine. L'athérosclérose, caractérisée par la formation de dépôts de lipides, notamment dans les petites artères, est la première cause des troubles de la circulation dans le système nerveux périphérique. Les principaux facteurs de risque associés à cette maladie sont l'hypertension artérielle, le tabagisme, l'obésité et une alimentation trop grasse.

L'engourdissement et les fourmillements n'ont pas de cause évidente. Lorsque l'on parvient à diagnostiquer une maladie, il s'agit souvent de lésions évolutives liées au diabète, comme la neuropathie diabétique, qui affecte principalement les membres inférieurs, notamment les pieds. Un engourdissement et des douleurs dans les mains peuvent être dus au syndrome du canal carpien, causé par la compression ou l'inflammation du nerf médian au niveau du poignet. Un engourdissement et des douleurs courant du haut de la cuisse jusqu'au bas de la jambe peuvent évoquer une hernie

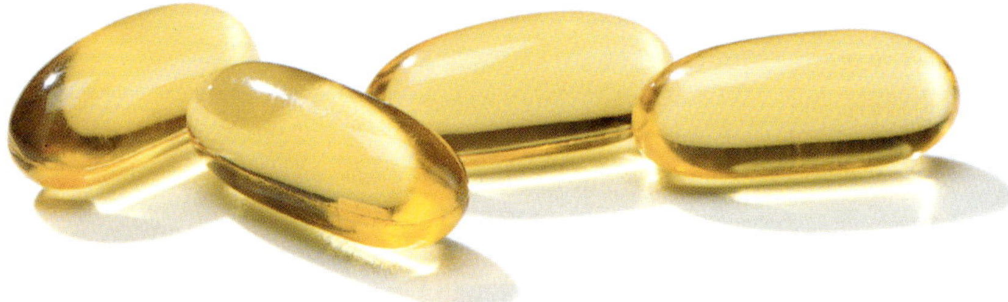

Les huiles de poisson contribuent à la transmisson des messages nerveux entre le cerveau et les neurones.

COMPLÉMENTS RECOMMANDÉS

Vitamines B	**Dose :** 1 comprimé 2 fois par jour au cours des repas. **À savoir :** choisissez un complexe B contenant 50 µg de biotine, 400 µg d'acide folique et 5 mg de toutes les autres vitamines du groupe B.
Huile d'onagre	**Dose :** 1 000 mg 3 fois par jour. **À savoir :** vous pouvez aussi prendre 1 000 mg d'huile de bourrache 1 fois par jour.
Vitamine B12	**Dose :** 100 µg 2 fois par jour. **À savoir :** pour une meilleure assimilation, prenez-la sous forme de comprimés enrobés.
Huiles de poisson	**Dose :** 2 capsules par jour, soit 600 mg d'acides gras oméga-3. **Attention :** ne dépassez pas la dose si vous prenez des anticoagulants.
Magnésium	**Dose :** 300 mg 2 fois par jour. **À savoir :** s'abstenir en cas de maladie rénale.
Myrtille	**Dose :** 100 mg d'extrait 2 fois par jour. **À savoir :** vous pouvez aussi consommer des fruits frais.

Rappel : prenez en priorité les compléments indiqués en bleu. Vérifiez qu'ils ne vous sont pas déjà apportés par un autre complément nutritionnel – voir p. 181.

discale ou tout autre problème au niveau de la colonne vertébrale entraînant une compression du nerf sciatique, qui innerve les muscles de la cuisse et de la jambe.

Les bienfaits des compléments nutritionnels

Pour tonifier le système nerveux, prenez des **vitamines B.** Dotée de propriétés anti-inflammatoires, la vitamine B6 est particulièrement indiquée si vous souffrez de neuropathie diabétique ou du syndrome du canal carpien. L'acide gamma-linolénique présent dans l'**huile d'onagre** est également efficace contre la neuropathie diabétique. La **vitamine B12,** dont manquent souvent les personnes âgées, protège la myéline, de même que les acides gras essentiels contenus dans les **huiles de poisson,** qui assurent en outre la transmission des messages nerveux entre le cerveau et les neurones. Le **magnésium** est nécessaire à la transmission de l'influx nerveux : une carence peut se traduire par de la nervosité ou de l'irritabilité. La **myrtille** améliore la circulation sanguine. Enfin, pour soigner la sciatique, les phytothérapeutes utilisent des plantes aux propriétés anti-inflammatoires, tel le millepertuis. Le traitement est encore plus efficace s'il est associé à des manipulations pratiquées par un médecin ostéopathe.

Que faire d'autre ?

- ☑ Faites de l'exercice pour stimuler la circulation sanguine vers les extrémités et bien irriguer les nerfs.
- ☑ Ne restez pas longtemps assis sans bouger, car l'immobilité accroît la gêne ressentie au niveau des nerfs.
- ☑ Pour atténuer les douleurs, appliquez sur les zones sensibles des compresses imprégnées de teinture de piment 3 fois par jour.

INFOS PLUS

- Le poisson et les fruits secs (noix, noisettes...) sont riches en acides gras essentiels, qui exercent une action bénéfique sur les nerfs. Pour profiter de leurs bienfaits, essayez d'en manger au moins 2 fois par semaine.
- L'extrait d'avoine est connu pour être un tonique nerveux, à la fois stimulant et fortifiant, et est particulièrement indiqué pour soigner les troubles associés à la dépression et au surmenage. On peut consommer l'avoine sous forme de flocons pour le petit déjeuner, de jus obtenu à partir de jeunes pousses, ou encore de teinture-mère.
- La teinture-mère de passiflore soulage les névralgies et les douleurs nerveuses associées au zona ; on peut aussi utiliser la plante séchée pour préparer une infusion aux vertus sédatives.
- Grand spécialiste du système nerveux, le neurophysiologiste canadien Serge Marchand a découvert que les odeurs avaient le pouvoir d'influencer la perception de la douleur. Après de nombreuses expériences, il a constaté que les odeurs ressenties comme agréables diminuaient la douleur alors que les odeurs désagréables l'intensifiaient. Il explique que cette relation est due au fait que l'aire du cerveau qui s'occupe des émotions est directement branchée sur les bulbes olfactifs et que la douleur a une grande composante émotionnelle. À quand des diffuseurs de parfums dans les hôpitaux ?

Œil (infections de l')

Si vous recourez systématiquement aux gouttes classiques lorsque vous avez les yeux larmoyants, irrités, rouges ou enflammés, vous risquez fort de faire empirer les choses. Il existe des remèdes naturels tout en douceur qui pourraient donner de bien meilleurs résultats.

Symptômes

- *Blanc des yeux rose ou rouge.*
- *Suintement épais, jaune verdâtre ou blanc.*
- *Larmoiement excessif.*
- *Formation de croûtes sèches sur les paupières et les cils pendant le sommeil.*
- *Sensation de sable ou de corps étranger dans l'œil lors des clignements.*
- *Paupières gonflées ou squameuses.*
- *Orgelet (petite boule rouge douloureuse à la base d'un cil).*

CONSULTEZ LE MÉDECIN...

- Si vos yeux sont rouges ou gonflés, avec des écoulements épais : vous avez peut-être une infection bactérienne à soigner par des antibiotiques. Si vous portez des lentilles de contact, retirez-les.
- Si vos yeux sont douloureux ou sensibles à la lumière du soleil, ou s'il vous arrive de voir trouble ou de perdre la vue.
- Si vos pupilles n'ont pas la même taille ou si vous avez un corps étranger dans l'œil.
- Si des symptômes apparemment sans gravité ne commencent pas à s'estomper au bout de 4 jours de soins.

ATTENTION : si vous suivez un traitement médical, consultez votre médecin avant de prendre des compléments.

Qu'est-ce que c'est ?

La plupart des infections oculaires ont un rapport avec la conjonctivite, inflammation des muqueuses sensibles qui bordent les paupières. La blépharite squameuse (le bord des paupières pèle en permanence) et les orgelets (petites boules rouges douloureuses à la racine des cils) provoquent aussi rougeurs et irritations. Seul un ophtalmologiste peut décider du traitement à adopter et dépister une maladie plus grave, comme le glaucome.

Quelles en sont les causes ?

Ce sont des virus et des bactéries qui sont à l'origine des infections oculaires. L'inflammation et la rougeur résultent parfois aussi de blessures à l'œil, d'allergies ou d'un contact avec des substances irritantes, comme la fumée, les produits de maquillage ou le chlore des piscines.

Les bienfaits des compléments nutritionnels

Toute infection ou blessure importante de l'œil nécessite une intervention médicale immédiate. Vous pouvez traiter vous-même les infections bénignes avec des remèdes à base de plantes, mais consultez votre médecin si vous ne constatez pas d'amélioration dans les 3 à 4 jours.

Commencez par pratiquer plusieurs fois par jour un bain oculaire aux plantes : l'**euphraise,** au surnom évocateur de casse-lunettes, atténue dans certains cas les rougeurs, gonflements ou irritations de la conjonctivite, de la blépharite, de l'orgelet ou des petites blessures. Les bains de **camomille** ont exactement les mêmes effets. Filtrez toujours les bains

Les yeux contiennent un taux élevé de zinc. Prenez cet oligoélément pour stimuler votre système immunitaire et vous aider à résister aux infections oculaires.

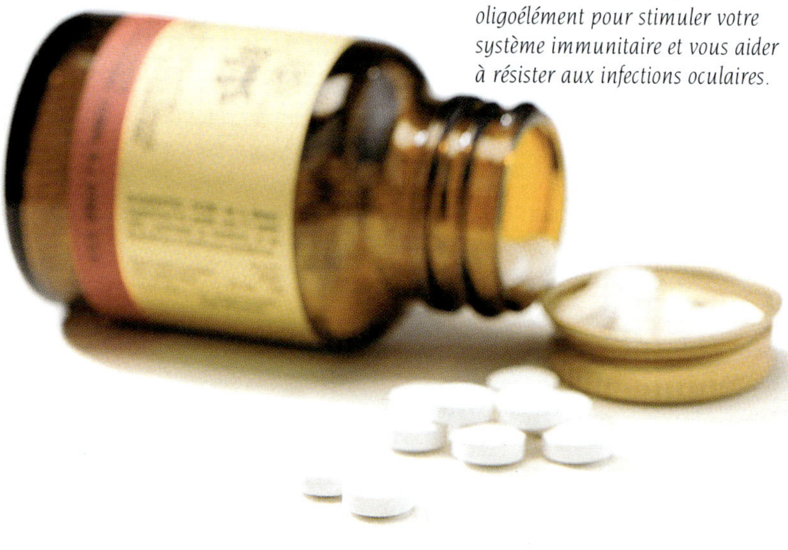

COMPLÉMENTS RECOMMANDÉS

Euphraise	**Dose :** 1 cuill. à café de plante séchée pour 500 ml d'eau bouillie ; faites infuser 10 min, laissez refroidir et filtrez. Baignez l'œil 3 fois par jour. **Attention :** conservez 24 h au maximum, dans un récipient hermétique.
Vitamine C	**Dose :** 100 mg 2 fois par jour. **À savoir :** vous pouvez prendre de la vitamine C naturelle sous forme d'acérola.
Zinc	**Dose :** 15 mg par jour pendant 1 mois. **Attention :** un complément à 15 mg de zinc (le maximum) doit s'accompagner de 1 mg de cuivre.
Camomille	**Dose :** 2 ou 3 cuill. à café de plante séchée pour 250 ml d'eau bouillie ; faites infuser 10 min, laissez refroidir et filtrez. Baignez l'œil 3 fois par jour. **Attention :** conservez 24 h au maximum, dans un récipient hermétique.

Rappel : prenez en priorité les compléments indiqués en bleu. Vérifiez qu'ils ne vous sont pas déjà apportés par un autre complément nutritionnel – voir p. 181.

oculaires à travers une compresse de gaze. Pour protéger la santé de vos yeux, prenez de la **vitamine C,** en association avec du **zinc,** pendant 1 mois. Ces deux éléments nutritionnels stimulent l'immunité, aident à éliminer l'infection et évitent sa récidive. La vitamine C pourrait accélérer la cicatrisation et protéger l'œil contre les inflammations, et le zinc, dont l'œil présente une forte concentration, augmenter son efficacité.

C'est souvent à cause de la rupture ou de la dilatation de vaisseaux sanguins du globe oculaire qu'on a les yeux injectés de sang : l'extrait de myrtille, pris par voie orale, consolide les vaisseaux capillaires de l'œil. Les tisanes d'euphraise ou de fenouil aident à apaiser l'inflammation, de même que l'application locale de sachets de camomille refroidis après infusion.

Que faire d'autre ?

☑ Lavez-vous souvent les mains avec un savon antiseptique. Évitez de toucher ou de vous frotter les yeux. Changez fréquemment de taie d'oreiller et de serviette de toilette et ne les partagez avec personne : la plupart des infections oculaires sont extrêmement contagieuses.

☑ Évitez de vous maquiller les yeux ou de porter des lentilles de contact en cas d'infection.

☑ Essuyez les suintements de l'œil infecté avec une compresse que vous jetterez immédiatement pour empêcher l'infection de se répandre.

☑ En cas d'orgelet, appliquez une compresse humide pendant 10 min, 3 ou 4 fois par jour, jusqu'à ce que l'orgelet se résorbe entièrement.

☑ Pour traiter une blépharite squameuse, appliquez une compresse humide chaude pendant 15 min pour détacher la peau morte de la paupière. Frottez ensuite doucement la paupière avec de l'eau contenant un peu de bicarbonate de soude (5 à 10 %) ou avec du shampooing pour bébé très dilué.

☑ Utilisez une compresse ou un bain oculaire distincts pour chaque œil.

QUOI DE NEUF ?

Une étude faite en France a constaté que 78 % des patients atteints d'une conjonctivite due à une allergie saisonnière ont présenté une amélioration très nette après un traitement à base de zinc et d'antihistaminiques.

D'après un article récent paru dans un magazine américain spécialisé, les gouttes vendues sans ordonnance pour soulager les yeux rouges et fatigués se révèlent à l'origine de certaines formes de conjonctivite. L'abus des gouttes à effet vasoconstricteur (qui resserrent les vaisseaux sanguins) pour lutter contre les yeux rouges peut entraîner de graves problèmes.

INFOS PLUS

- Pour éviter d'autres infections, veillez à ce que les infusions que vous employez pour vous baigner les yeux restent stériles : laissez-les refroidir, filtrez-les à travers une gaze ou une mousseline stérile, puis conservez-les dans un récipient hermétique pendant 24 h au maximum.
- Non seulement les infusions d'euphraise, de camomille ou de fenouil font d'excellents bains pour les yeux, mais vous pouvez en boire, pour faire disparaître vos symptômes, 2 ou 3 tasses par jour.

Ongles (santé des)

Non seulement les ongles protègent l'extrémité de nos doigts et de nos orteils, mais ils fournissent des informations sur notre santé en révélant des maladies qui passeraient inaperçues. Une bonne alimentation est indispensable à leur bonne santé.

Symptômes

- *Des ongles secs, cassants, qui se dédoublent et poussent lentement sont souvent un signe de carences nutritionnelles.*
- *Des ongles épais, jaunâtres (souvent ceux des orteils) peuvent révéler une mycose. L'accumulation de débris sous les ongles entraîne parfois leur décollement.*
- *Tout changement de couleur, de forme ou de consistance des ongles peut correspondre à une maladie non diagnostiquée.*

CONSULTEZ LE MÉDECIN…

- Des irrégularités apparaissant sur les ongles peuvent révéler de sérieux troubles de santé ; ainsi, des stries blanches courant sur toute la longueur de l'ongle évoqueront une maladie cardiaque, tandis qu'une teinte bleutée sous l'ongle sera souvent un signe d'asthme ou d'emphysème.

ATTENTION : si vous suivez un traitement médical, consultez votre médecin avant de prendre des compléments.

Qu'est-ce que c'est ?

Constitués principalement d'une protéine fibreuse, la kératine, les ongles comptent parmi les tissus les plus durs du corps humain. Ils peuvent cependant pousser trop lentement, se fragiliser ou casser pour de nombreuses raisons, l'une des plus fréquentes étant l'infection fongique.

Quelles en sont les causes ?

La nutrition joue un rôle essentiel dans la croissance et l'aspect des ongles. Par exemple, un apport insuffisant de vitamines B peut provoquer des ridules, tandis qu'un manque de calcium rend les ongles secs et cassants. Une carence en vitamine C ou en acide folique peut être en partie à l'origine des peaux mortes sur le côté des ongles (envies). Un changement de couleur de l'ongle peut venir d'une mauvaise oxygénation due à une maladie telle que l'asthme. De petites taches blanches sous les ongles sont souvent le signe d'un manque de zinc. Enfin, sachez que les produits chimiques dessèchent les ongles et les rendent cassants et fragiles.

Le champignon responsable du pied d'athlète peut aussi infecter les ongles des orteils. Se développant dans les chaussures et les chaussettes humides, il pénètre dans l'ongle par de minuscules fissures apparues à la suite d'une activité physique intense, comme le jogging.

Les bienfaits des compléments nutritionnels

De nombreux suppléments peuvent être utilisés pour fortifier les ongles. Les premiers résultats s'observent généralement au bout de 8 semaines. La **biotine** et d'autres **vitamines B,** associées aux **vitamines C** et **E,** agissent en synergie pour aider l'organisme à produire la kératine et les autres protéines nécessaires à la solidité des ongles. Une **préparation à base de calcium** et d'autres minéraux renforçant le squelette agit également sur les ongles. Quant aux **huiles de poisson** et à l'**huile d'onagre,** elles sont riches en acides gras essentiels de deux types, qui nourrissent les ongles et les empêchent de se fendiller. Si vous avez de petites taches

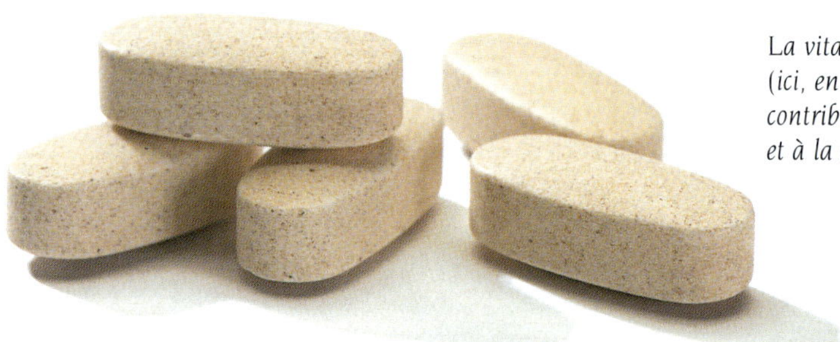

La vitamine C (ici, en tablettes) contribue à la vitalité et à la solidité des ongles.

COMPLÉMENTS RECOMMANDÉS

Biotine	**Dose :** 100 µg 2 fois par jour pendant 8 semaines. **À savoir :** à prendre au cours des repas.
Vitamines B	**Dose :** 1 comprimé chaque matin au petit déjeuner. **À savoir :** choisissez un complément contenant 5 µg de vitamine B12, 50 µg de biotine, 400 µg d'acide folique et 5 mg de toutes les autres vitamines du groupe B.
Vitamine C/ vitamine E	**Dose :** 100 mg de vitamine C 2 fois par jour et 25 mg de vitamine E 1 fois par jour. **À savoir :** la vitamine C renforce l'effet de la vitamine E ; vous pouvez prendre de la vitamine C naturelle sous forme d'acérola et de la vitamine E sous forme de germe de blé.
Préparation à base de calcium	**Dose :** suivre les instructions figurant sur la boîte. **À savoir :** ce complément doit vous apporter au moins 500 mg de calcium, 250 mg de magnésium et 5 µg de vitamine D par jour. **Attention :** s'abstenir de magnésium en cas de maladie rénale.
Huiles de poisson	**Dose :** 2 capsules par jour, soit 600 mg d'acides gras oméga-3. **Attention :** ne dépassez pas la dose si vous prenez des anticoagulants.
Huile d'onagre	**Dose :** 1 000 mg 3 fois par jour. **À savoir :** vous pouvez la remplacer par 1 000 mg d'huile de bourrache 1 fois par jour.
Huile essentielle d'arbre à thé	**Dose :** en cas d'infection fongique, appliquez un peu d'huile sur les ongles malades 2 fois par jour. **À savoir :** utilisez de l'huile d'arbre à thé pure.

Rappel : prenez en priorité les compléments indiqués en bleu. Vérifiez qu'ils ne vous sont pas déjà apportés par un autre complément nutritionnel – voir p. 181.

blanches sous les ongles, prenez 15 mg de zinc par jour (de préférence en association avec un complément de cuivre). Certains médecins prescrivent un apport supplémentaire de silicium pour fortifier les ongles fragiles, mais l'efficacité de ce traitement n'a pas été prouvée cliniquement.

Les infections fongiques de l'ongle (mycoses) sont malheureusement plus difficiles à traiter. La vitamine C, absorbée en association avec de la vitamine E, donne parfois de bons résultats, car elle stimule le système immunitaire et aide l'organisme à lutter contre l'infection. En traitement local, massez l'ongle malade avec de l'**huile essentielle d'arbre à thé** (à ne jamais ingérer) ou d'ail, ou une pommade au souci.

Que faire d'autre ?

☑ Ne coupez pas les cuticules : elles protègent vos ongles contre les champignons et les bactéries.

☑ Portez des gants lorsque vous faites des travaux ménagers ou que vous manipulez des produits chimiques. Appliquez un peu de vaseline sur vos ongles lorsque vos mains ont longtemps trempé dans l'eau.

☑ Coupez-vous les ongles assez court : les ongles longs se cassent facilement. Faites-les tremper dans l'eau avant de les couper pour éviter qu'ils ne se dédoublent et se fendillent.

QUOI DE NEUF ?

Lors d'une étude comparative, l'huile essentielle d'arbre à thé et le clotrimazole, une substance antifongique très courante, se sont révélés aussi efficaces l'un que l'autre contre les infections fongiques des ongles. Après 6 mois de traitement, 60 % des patients de chaque groupe ont constaté une guérison partielle ou complète.

Lors de travaux réalisés en Suisse, des personnes aux ongles fins, cassants et se dédoublant à qui l'on avait fait prendre 2 500 µg de biotine par jour ont observé un épaississement de leurs ongles d'environ 25 %.

LE SAVIEZ-VOUS ?

Les vétérinaires utilisent depuis longtemps la biotine pour fortifier les sabots des chevaux, constitués principalement de kératine. On sait aujourd'hui que cette vitamine fortifie aussi les ongles.

INFOS PLUS

- Une tasse par jour d'infusion de paille d'avoine, de prêle ou de feuilles d'ortie améliore l'état des ongles : ces plantes sont riches en silice et autres minéraux nécessaires à leur croissance.
- Contrairement à une idée reçue, la gélatine ne fortifie pas les ongles, pas plus qu'elle ne favorise leur croissance. La protéine qu'elle renferme ne contient pas la bonne combinaison d'acides aminés nécessaires à leur formation.

Oreille (maux d')

Les maux d'oreille sont douloureux, qu'il s'agisse d'une infection de l'oreille moyenne en profondeur ou d'une simple inflammation du canal auditif. S'ils disparaissent parfois d'eux-mêmes, ils guérissent plus vite grâce à certains compléments.

Symptômes

- *Douleur lancinante ou permanente à l'intérieur de l'oreille ; douleur quand vous tirez sur le lobe.*
- *Pression ou démangeaisons dans l'oreille.*
- *Écoulements sanglants, verts, jaunes ou clairs.*
- *Audition assourdie, bruits secs dans l'oreille.*
- *Fièvre, vertiges.*

CONSULTEZ LE MÉDECIN...

- Si les douleurs d'oreille s'accompagnent d'une fièvre supérieure à 38 °C, d'une raideur de la nuque, de forts maux de tête ou de suintements de pus ou autres liquides ; ou encore si l'oreille ou son pourtour sont rouges ou gonflés : il s'agit sans doute d'une infection à soigner par des antibiotiques.
- Si la douleur ou la perte de l'audition sont graves ou empirent malgré vos mesures d'hygiène.
- Si un objet s'est logé dans l'oreille ou si vous ressentez les symptômes d'une perforation du tympan : douleur soudaine, perte partielle de l'audition, saignements ou oreille qui bourdonne.

ATTENTION : si vous suivez un traitement médical, consultez votre médecin avant de prendre des compléments.

Qu'est-ce que c'est ?

Les maux d'oreille résultent d'une inflammation, d'une infection ou du gonflement soit du canal externe de l'oreille, soit de l'espace qui jouxte le tympan, fine membrane qui sépare l'oreille externe de l'oreille moyenne. La trompe d'Eustache, qui s'étend de l'oreille moyenne à la gorge, draine en principe les liquides issus de l'oreille, assurant sa propreté ; mais une inflammation ou une infection peuvent irriter le canal auditif ou bloquer la trompe d'Eustache, d'où la formation de pus ou autres liquides et l'apparition de douleurs et de divers symptômes déplaisants.

Quelles en sont les causes ?

Les maux d'oreille sont provoqués par des bactéries, des virus ou des champignons, généralement à la suite d'une infection des voies respiratoires supérieures ou d'une allergie saisonnière, ou encore d'une rétention d'humidité. Il existe d'autres causes : excès de cérumen, changements brusques de pression atmosphérique, perforation du tympan ou contact avec des produits chimiques irritants, comme les teintures capillaires.

Les bienfaits des compléments nutritionnels

Les compléments recommandés ici peuvent aider à guérir les maux d'oreille et être utilisés en même temps que des antibiotiques, antalgiques et autres médicaments classiques destinés au traitement à court terme de gênes auriculaires légères ou modérées. Mais attention : toute forte douleur devenue persistante ou récurrente nécessite une intervention médicale. Commencez, avec prudence, par des gouttes auriculaires naturelles à base

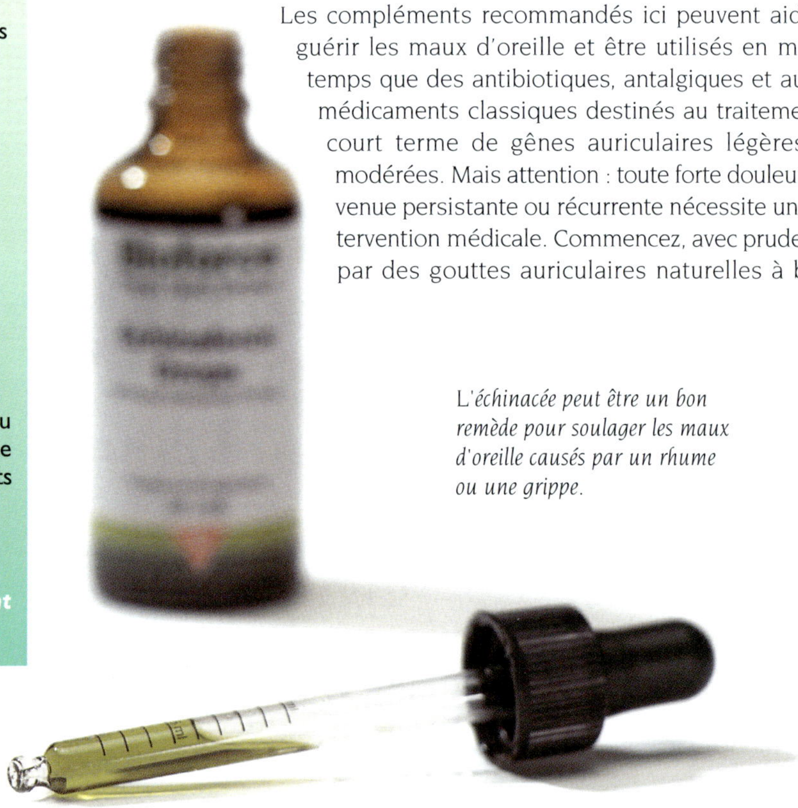

L'échinacée peut être un bon remède pour soulager les maux d'oreille causés par un rhume ou une grippe.

COMPLÉMENTS RECOMMANDÉS	
Huile essentielle d'ail	**Dose :** 1 ou 2 gouttes sur un protège-tympan en coton. **À savoir :** vous pouvez en mélanger un peu avec de l'huile essentielle de fleurs de bouillon-blanc et l'appliquer directement.
Huile essentielle de fleurs de bouillon-blanc	**Dose :** quelques gouttes dans l'oreille 2 fois par jour. **À savoir :** peut s'utiliser seule ou mélangée avec un peu d'huile essentielle d'ail.
Huile essentielle de lavande	**Dose :** appliquez quelques gouttes sur le pavillon de l'oreille et massez doucement. **À savoir :** peut s'employer aussi souvent que nécessaire.
Huile essentielle d'eucalyptus	**Dose :** quelques gouttes dans une casserole d'eau, en inhalation. **À savoir :** portez le mélange à ébullition, retirez du feu et, la tête couverte d'un linge, inhalez par le nez.
Vitamine C/ flavonoïdes	**Dose :** 100 mg de vitamine C et 100 mg de flavonoïdes 2 fois par jour, jusqu'à disparition de l'infection. **À savoir :** vous pouvez prendre de la vitamine C naturelle sous forme d'acérola.
Échinacée	**Dose :** 200 mg 2 fois par jour ou 5 gouttes de teinture-mère dans un peu d'eau, jusqu'à disparition de l'infection. **Attention :** extrait à 3,5 % au moins d'échinacosides.

Rappel : vérifiez que certaines de ces doses ne vous sont pas déjà apportées par un autre complément nutritionnel – voir p. 181.

d'**huile essentielle d'ail** ou de **fleurs de bouillon-blanc.** Ces huiles aident à lutter contre les microbes et soulagent la douleur et les démangeaisons. Mais excluez leur emploi en cas de douleur importante, accompagnée ou non d'une perte d'audition partielle ou d'écoulements de pus : consultez alors votre médecin, car il peut s'agir d'une perforation du tympan. L'**huile essentielle de lavande,** en massages légers, apaise l'irritation de l'oreille externe. En plus de l'application locale d'huiles essentielles végétales, préparez une inhalation d'**huile essentielle d'eucalyptus,** qui, en facilitant l'ouverture de la trompe d'Eustache, allégera la pression et aidera à drainer les liquides infectieux de l'oreille. Renouvelez plusieurs fois par jour, jusqu'à disparition de la douleur.

Prenez également des compléments par voie interne : les stimulants du système immunitaire, comme **la vitamine C,** ont un rôle à la fois curatif et préventif. Prenez la vitamine C en même temps que des anti-inflammatoires à base de plantes, les **flavonoïdes,** qui accentuent son efficacité. L'**échinacée,** plante immunostimulante, donne de bons résultats, surtout lorsque le mal résulte d'une infection des voies respiratoires supérieures.

Les phytothérapeutes préconisent des tisanes de fleurs de sureau et de camomille, de feuilles de molène et de guimauve, seules ou en mélange.

Que faire d'autre ?

☑ Placez une compresse chaude sur votre oreille : la chaleur soulage rapidement la douleur et facilite la guérison.

☑ N'enfoncez jamais de bâtonnets ouatés dans vos oreilles, ils risquent de perforer le tympan. N'utilisez jamais d'eau oxygénée pour les nettoyer.

QUOI DE NEUF ?

D'après une étude récente, il existe un lien entre la fumée de cigarette et les infections auriculaires. Les enfants issus de foyers comptant deux fumeurs au moins courent 85 % de risques de plus de souffrir d'infections de l'oreille moyenne que les enfants de foyers non fumeurs. Même si d'autres études n'ont pas constaté ce lien, mieux vaut ne pas fumer et éviter les pièces enfumées si vous avez les oreilles fragiles.

Selon une étude finlandaise, les enfants qui mâchent du chewing-gum sucré au xylitol, genre de sucre naturel fréquent dans ces produits, ont près de deux fois moins d'infections auriculaires que les consommateurs d'autres types de chewing-gum. Les chercheurs présument que le xylitol, qui ne constitue pas un aliment pour les bactéries, pourrait empêcher les micro-organismes toxiques formés à l'arrière de la bouche d'atteindre l'oreille et d'y causer des infections.

INFOS PLUS

- Les gouttes végétales soulagent souvent la douleur en une dizaine de minutes. Pour rendre leur utilisation plus agréable, tiédissez la bouteille sous le robinet d'eau chaude avant d'instiller le liquide dans l'oreille.

Ostéoporose

Maladie évolutive caractérisée par une raréfaction de la teneur minérale des os, l'ostéoporose peut pourtant être évitée. Plus tôt vous vous préoccuperez de sa prévention, plus vous multiplierez vos chances d'échapper aux douleurs et aux fractures qu'elle provoque.

Symptômes

- *Peut se manifester par de violentes douleurs dorsales ou une fracture (de la colonne vertébrale, de la hanche ou du poignet).*
- *Tassement progressif de la colonne vertébrale accompagné du développement d'abord imperceptible d'une attitude voûtée (bosse de bison).*
- *Une radiographie des dents pourrait permettre de détecter précocement l'ostéoporose en révélant la perte de densité osseuse de la mâchoire.*

CONSULTEZ LE MÉDECIN...

- Si vous soupçonnez une fracture osseuse.
- Si vous ressentez brutalement de violentes douleurs dorsales : elles pourraient indiquer un tassement du corps vertébral avec microfractures.
- En cas de nettes douleurs osseuses (dans la colonne vertébrale, les côtes ou les pieds) après une blessure.
- Si, malgré l'absence de tout symptôme, vous présentez des facteurs de risques importants : questionnez votre médecin sur la nécessité éventuelle de procéder à une mesure de votre densité osseuse, test rapide et indolore.

ATTENTION : si vous suivez un traitement médical, consultez votre médecin avant de prendre des compléments.

Qu'est-ce que c'est ?

L'ostéoporose, du grec *osteon*, os, et *poros*, passage, est une maladie évolutive qui entraîne la diminution de la masse (contenu minéral) osseuse et un affaiblissement de sa structure, ce qui expose les os à un risque élevé de fracture. Les thérapies hormonales de substitution protègent contre cette maladie qui affecte 1 femme sur 3 et de nombreux hommes, mais les femmes refusent souvent d'y recourir. Aucune mesure isolée ne suffit à prévenir l'ostéoporose, mais la combinaison de compléments nutritionnels et de mesures d'hygiène de vie peut permettre de limiter les dégâts.

Quelles en sont les causes ?

Le développement de l'ostéoporose chez les femmes âgées est directement lié à la baisse du taux des œstrogènes après la ménopause : ces hormones aident l'organisme à assimiler le calcium et préservent la solidité des os. Une ménopause précoce, le manque d'exercice et une alimentation pauvre en calcium constituent autant d'autres facteurs de risques. Vous êtes par ailleurs particulièrement exposée à l'ostéoporose si vous avez des os fins, si votre poids est insuffisant, si vous êtes ménopausée, s'il existe des cas d'ostéoporose dans votre famille ou si vous avez pris des stéroïdes ou des anticonvulsivants sur de longues périodes.

Les hommes âgés peuvent aussi être atteints d'ostéoporose, mais la perte osseuse est en général moins grave dans la mesure où ils ont des os plus denses.

Les bienfaits des compléments nutritionnels

Les compléments recommandés ici peuvent contribuer à renforcer les os – en traitement de 6 mois au moins. On peut sans danger les prendre ensemble et les associer à des médicaments classiques contre l'ostéoporose,

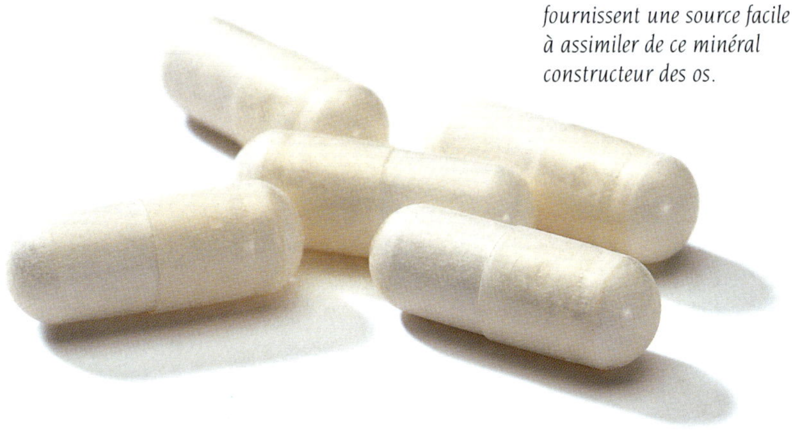

Les gélules de calcium fournissent une source facile à assimiler de ce minéral constructeur des os.

COMPLÉMENTS RECOMMANDÉS

Calcium	**Dose :** 500 mg 2 fois par jour. **Attention :** prenez-le au cours des repas.
Vitamine D	**Dose :** 5 µg 2 fois par jour. **Attention :** particulièrement important en hiver, lorsque l'ensoleillement est limité.
Magnésium	**Dose :** 250 mg 2 fois par jour. **Attention :** s'abstenir en cas de maladie rénale.
Vitamine C	**Dose :** 100 mg 2 fois par jour. **À savoir :** vous pouvez prendre de la vitamine C naturelle sous forme d'acérola.
Zinc	**Dose :** 15 mg par jour. **Attention :** en traitement de plus de 1 mois, choisir un produit contenant 1 mg de cuivre.
Manganèse	**Dose :** 5 mg 2 fois par jour. **À savoir :** prenez-le au cours des repas.

Rappel : vérifiez que certaines de ces doses ne vous sont pas déjà apportées par un autre complément nutritionnel – voir p. 181.

ainsi qu'à un traitement œstrogénique. Certains complexes de polyvitamines et minéraux permettent de se procurer ces compléments facilement et à moindres frais ; soyez pourtant prudent si vous prenez des anticoagulants, car ces produits contiennent souvent de la vitamine K, qui est un facteur de coagulation du sang.

Le **calcium** est vital pour la santé des os ; la **vitamine D** assure l'absorption du calcium et des minéraux, et le **magnésium** participe au métabolisme de la vitamine D. Selon une étude récente, la **vitamine C,** antioxydante, agit directement sur la masse osseuse et améliore la formation du collagène, protéine qui consolide les os et le tissu conjonctif. Le **zinc,** le cuivre et le **manganèse** – impliqué dans le métabolisme osseux – facilitent l'assimilation des minéraux. Vous pouvez ajouter à cette liste d'autres vitamines et minéraux essentiels – silicium, vitamine B6, acide folique, fluor...

Que faire d'autre ?

☑ Pratiquez régulièrement un exercice physique, comme la marche, qui agit sur le poids, ou la manipulation d'haltères, qui renforce la musculation.
☑ Arrêtez de fumer : non seulement cela sera bénéfique pour vos os, mais votre état général s'améliorera aussi.
☑ Limitez votre consommation d'alcool à 1 ou 2 verres de vin par jour.
☑ Si vous arrivez à la ménopause, envisagez de suivre un traitement hormonal de substitution.
☑ Consommez des aliments riches en calcium : produits laitiers pauvres en matières grasses, saumon et sardines en conserve (avec les arêtes).
☑ Consommez beaucoup de fruits et de légumes pour les vitamines et les oligoéléments qu'ils contiennent, et beaucoup de produits au soja pour les isoflavones (genistéine et daidzéine, notamment), aux propriétés œstrogéniques.

QUOI DE NEUF ?

Des chercheurs de l'université américaine de Tufts, dans le Massachusetts, ont rapporté que la prise conjointe de 500 mg de calcium et de 17,5 µg de vitamine D par jour pouvait diviser par deux les risques de fracture osseuse chez les personnes âgées. Une étude française antérieure avait établi que ces mêmes compléments, en traitement de 2 ans, réduisaient de 43 % les risques de fracture de la hanche chez les femmes âgées.

LE SAVIEZ-VOUS ?

L'organisme n'absorbe que 10 à 30 % du calcium fourni par les aliments : l'alimentation des premiers hommes était sans doute très riche en calcium, de sorte que, pour compenser, l'organisme a réduit son taux d'absorption.

INFOS PLUS

- Il suffit de 15 min d'exposition au soleil pour stimuler la production de vitamine D par l'organisme. La faiblesse de la lumière hivernale ou le port d'un écran solaire peuvent freiner ce processus. Cependant, n'oubliez jamais de protéger raisonnablement votre peau contre les atteintes du soleil.
- Doubler sa dose de calcium en prenant des compléments pourrait contrarier le métabolisme – important pour les os – du magnésium, du manganèse et du zinc ; l'excès de zinc peut diminuer l'immunité. Mais les niveaux toxiques sont pratiquement impossibles à atteindre par l'alimentation.

Parkinson (maladie de)

Même si cette affection du cerveau à évolution lente demeure incurable, les progrès effectués permettent d'améliorer nettement la qualité de vie des malades. Un traitement précoce pourrait atténuer tremblements, rigidité et autres symptômes invalidants.

Symptômes

- *Agitation ou tremblement des membres avec rigidité des muscles.*
- *Marche lente et traînante.*
- *Posture voûtée.*
- *Expression hébétée et figée, avec de rares clignements des yeux.*
- *Difficulté à avaler et à parler.*
- *Incontinence et constipation.*
- *Anxiété, dépression et, dans les cas sévères, confusion mentale et perte de la mémoire.*

CONSULTEZ LE MÉDECIN...

- Si vous présentez l'un quelconque des symptômes de la maladie de Parkinson.
- Si cette maladie a déjà fait l'objet d'un diagnostic et que vous remarquez de nouveaux symptômes : il peut s'agir d'effets secondaires des médicaments prescrits pour soigner la maladie de Parkinson, faciles à éliminer.

ATTENTION : si vous suivez un traitement médical, consultez votre médecin avant de prendre des compléments.

Qu'est-ce que c'est ?

La maladie de Parkinson, qui doit son nom au médecin britannique qui l'a identifiée au début du XIXe siècle, est l'affection dégénérative du système nerveux la plus fréquente : elle fait des millions de victimes dans le monde et touche 80 000 personnes en France. Elle frappe en général après l'âge de 60 ans et atteint plus d'hommes que de femmes. Les symptômes, d'abord très discrets, s'aggravent en général avec le temps.

Quelles en sont les causes ?

Dans la maladie de Parkinson, les cellules de la région du cerveau dite des « noyaux centraux » meurent peu à peu et cessent de produire de la dopamine, substance chimique qui aide à transmettre les impulsions nerveuses. Le manque de dopamine entraîne progressivement la rigidité, les tremblements et l'absence de coordination nerveuse typiques de la maladie. Les infections cérébrales virales, les médicaments antipsychotiques, ainsi que l'exposition à des herbicides ou à des toxines sont sans doute à l'origine d'un petit nombre de cas, mais les causes sous-jacentes de la maladie de Parkinson restent la plupart du temps indéterminées.

Les bienfaits des compléments nutritionnels

La gravité de la maladie de Parkinson rend obligatoire une surveillance médicale étroite, et la prise de compléments nutritionnels ne doit se faire qu'après concertation avec le médecin traitant.

Associés à une formule complète de polyvitamines et minéraux, les compléments présentés ici peuvent aider à tempérer ou à ralentir la progression des symptômes, en particulier s'ils sont pris dans les premières années de la maladie. Les compléments donnent parfois des résultats au

La vitamine E figure parmi les antioxydants capables d'aider à ralentir l'évolution des symptômes de la maladie de Parkinson.

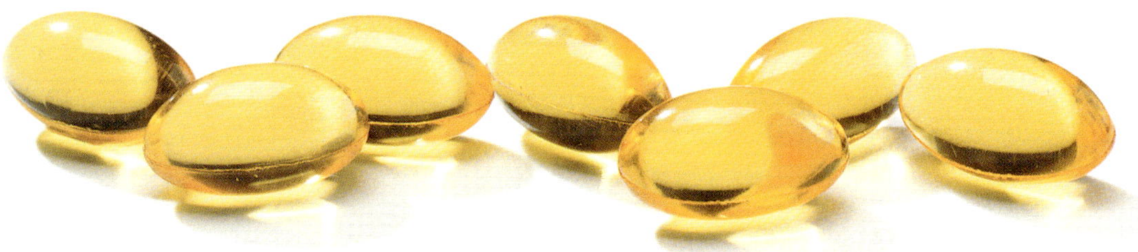

COMPLÉMENTS RECOMMANDÉS

Vitamine B6	**Dose :** 10 mg par jour. **Attention :** ne prenez pas de vitamine B6 si vous suivez un traitement de lévodopa sans association au carbidopa.
Vitamine E	**Dose :** 25 mg par jour. **À savoir :** il est préférable de prendre de la vitamine E sous forme naturelle (germe de blé, fruits oléagineux…).
Vitamine C	**Dose :** 100 mg 2 fois par jour. **À savoir :** vous pouvez prendre de la vitamine C naturelle sous forme d'acérola.
Huiles de poisson	**Dose :** 2 capsules par jour, soit 600 mg d'acides gras oméga-3. **Attention :** ne dépassez pas les doses si vous prenez des anticoagulants.

Rappel : prenez en priorité les compléments indiqués en bleu. Vérifiez qu'ils ne vous sont pas déjà apportés par un autre complément nutritionnel – voir p. 181.

bout de 2 mois, mais ils doivent le plus souvent se prendre à long terme. Vous pouvez les essayer séparément ou en combinaison, mais toujours avec l'accord de votre médecin. Certains, comme la vitamine B6, peuvent en effet interagir avec les médicaments prescrits pour la maladie de Parkinson.

La majorité des compléments, telle la **vitamine B6** (dont le taux est souvent insuffisant chez les parkinsoniens), contribuent à augmenter la production de dopamine par le cerveau. La niacine, ou vitamine B3, la **vitamine E** et la **vitamine C** sont autant d'antioxydants assurant la protection des cellules, y compris celle des cellules cérébrales productrices de dopamine. Les vitamines E et C seraient en particulier efficaces pour les malades qui n'ont pas encore entamé de traitement par les médicaments classiques. Les acides gras essentiels oméga-3 issus des **huiles de poisson** ont sur les nerfs une action « nourrissante » qui peut faire monter le taux de dopamine. Les éléments antioxydants présentés dans le tableau ci-dessus doivent être pris avec ces acides gras essentiels.

Que faire d'autre ?

☑ Marchez tous les jours et étirez-vous pour garder des muscles toniques et vigoureux.

☑ Gardez un esprit alerte : trouvez de nouveaux centres d'intérêt et relevez des défis. Des études récentes suggèrent que des exercices mentaux quotidiens pourraient réduire les symptômes.

☑ Recherchez éventuellement une aide psychologique pour maîtriser votre stress. Intégrez un groupe local de soutien.

☑ Demandez à votre médecin traitant de vous adresser à un physiothérapeute et à un orthophoniste et de vous tenir au courant des nouveaux traitements médicamenteux.

QUOI DE NEUF ?

Une étude hollandaise effectuée sur 5 300 sujets de 55 à 95 ans a constaté que beaucoup de vitamine E dans l'alimentation réduisait le risque de maladie de Parkinson. Cela démontre une fois encore le rôle protecteur de cette vitamine antioxydante.

Au cours d'une étude autrichienne, le NADPH oxydase – un produit délivré sur ordonnance – a réduit les symptômes de la maladie de Parkinson chez 80 % des participants. Plus le malade était jeune et le diagnostic de la maladie précoce, plus le NADPH était efficace.

Les chercheurs de l'Institut national de la santé des États-Unis travaillant sur le décryptage du génome humain ont identifié un gène rare responsable de la maladie. Cette découverte pourrait mener à de nouvelles thérapies.

INFOS PLUS

- La levure, les germes de céréales, les abats, la banane, l'avocat et la pomme de terre figurent parmi les meilleures sources alimentaires de vitamine B6.

- Bien que la maladie de Parkinson soit encore incurable, certaines plantes peuvent renforcer les tissus du cerveau et équilibrer les éléments chimiques impliqués dans la fonction nerveuse. Elles aideraient ainsi le patient à supporter sa maladie, voire à ralentir son évolution. Le ginseng, la passiflore et la valériane comptent parmi les plantes traditionnellement utilisées (en l'absence de tout test clinique) pour traiter la maladie de Parkinson.

Peau (problèmes de)

Tantôt simplement gênantes, tantôt vraiment graves, les affections cutanées peuvent toucher n'importe quelle partie du corps. Une alimentation riche en fruits et légumes, une grande consommation d'eau et des compléments nutritionnels auront des effets positifs.

Symptômes

- *Démangeaisons, rougeurs ou inflammation cutanée.*
- *Peau terne, sèche, squameuse ou craquelée ; taches brunes ou décolorées.*
- *Épaississement ou affinement de la peau.*
- *Traces ou marques anormales.*

CONSULTEZ LE MÉDECIN...

- Si vous souffrez d'une affection cutanée récurrente.
- Si vous ressentez de façon persistante des démangeaisons sérieuses, notamment lorsque la peau est chaude : il pourrait s'agir d'une gale, maladie fortement contagieuse.
- Si vous avez une éruption cutanée persistante : il s'agit peut-être d'un zona.

ATTENTION : si vous suivez un traitement médical, consultez votre médecin avant de prendre des compléments.

Qu'est-ce que c'est ?

La peau est le plus grand organe de l'organisme. Elle remplit des fonctions multiples et subit toutes sortes d'agressions. Certains problèmes de peau résultent d'un dysfonctionnement du système de sécrétion de l'organisme. L'eczéma (ou dermatite), le lupus, l'acné et le psoriasis figurent parmi les innombrables causes d'inflammations cutanées. S'y ajoutent verrues, herpès, coups de soleil, cors et cals, coupures et écorchures, et des maladies contagieuses comme l'impétigo et la gale.

Quelles en sont les causes ?

Une nourriture riche en aliments industriels, en sucres ou en graisses nuit à la peau, au même titre que la pollution, le stress, le tabac et les rayons ultraviolets. La sécheresse de la peau est généralement d'origine génétique, mais elle s'accentue sous l'effet des éléments extérieurs et d'une alimentation déséquilibrée. Elle peut prendre des proportions extrêmes sous l'effet d'un manque de sébum parfois associé à une diminution de la transpiration, ou encore à cause d'une hypothyroïdie.

Des médicaments comme les antispasmodiques, les antihistaminiques et les diurétiques dessèchent l'épiderme. L'amincissement de la peau vient avec l'âge, mais il peut aussi être causé par les stéroïdes. L'eczéma et les éruptions cutanées proviennent fréquemment d'allergies. Quant au psoriasis, il peut être consécutif à un stress. Une mauvaise élimination des toxines de l'organisme, due à des problèmes rénaux ou hépatiques, peut déclencher des éruptions cutanées. Les taches importantes ont des causes diverses – déficiences nutritionnelles, anémie, prise d'anticoagulants ou obésité – et peuvent révéler un cancer en formation.

Les bienfaits des compléments nutritionnels

Pour rééquilibrer une peau sèche ou pour soigner de l'eczéma ou une tout autre éruption cutanée, procurez-vous un apport suffisant d'acides gras essentiels oméga-3 contenus dans les **huiles de poisson.** Ces huiles

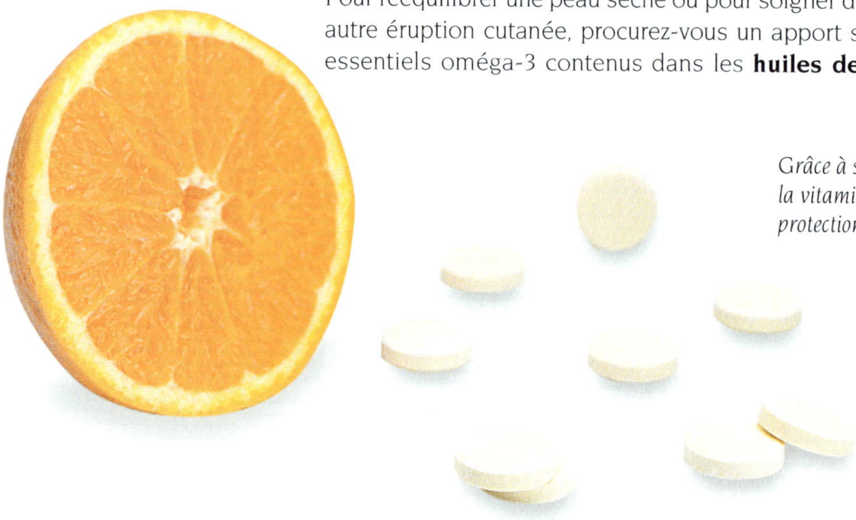

Grâce à son pouvoir antioxydant, la vitamine C assure une bonne protection de la peau.

COMPLÉMENTS RECOMMANDÉS

Huiles de poisson	**Dose :** 2 capsules par jour, soit 600 mg d'acides gras oméga-3. **Attention :** ne dépassez pas la dose si vous prenez des anticoagulants.
Vitamine C	**Dose :** 100 mg par jour. **À savoir :** vous pouvez prendre de la vitamine C naturelle sous forme d'acérola.
Vitamine E	**Dose :** 25 mg par jour. **À savoir :** il est préférable de prendre de la vitamine E sous forme naturelle (germe de blé, fruits oléagineux...).
Zinc	**Dose :** 15 mg par jour. **Attention :** en traitement de plus de 1 mois, choisissez un produit contenant 1 mg de cuivre.
Échinacée	**Dose :** 200 mg 3 ou 4 fois par jour. **À savoir :** en cas d'infection aiguë, augmentez les prises.
Huile d'onagre	**Dose :** 1 000 mg 2 ou 3 fois par jour. **Attention :** prenez-la au cours des repas.

Rappel : prenez en priorité les compléments indiqués en bleu. Vérifiez qu'ils ne vous sont pas déjà apportés par un autre complément nutritionnel – voir p. 181.

apaisent aussi les démangeaisons et l'inflammation d'affections cutanées variées, allant de l'érysipèle à la gale. Il faut les associer avec des antioxydants comme la **vitamine C** et la **vitamine E,** qui aident à protéger la peau des agressions extérieures et des radicaux libres en excès qui menacent les cellules. Ces vitamines soulagent les éruptions cutanées et l'eczéma, réparent les lésions occasionnées par les brûlures, les coupures et les écorchures, empêchent l'inflammation et facilitent la cicatrisation – toutes actions salutaires contre les démangeaisons et la sécheresse de la peau.

Le **zinc** traite l'acné, le psoriasis et la sécheresse de la peau. L'**échinacée,** stimulant du système immunitaire, lutte contre les infections cutanées ; vous pouvez aussi appliquer directement l'huile essentielle de cette plante sur la peau pour faire cicatriser une blessure, de l'eczéma, une brûlure ou un furoncle. L'**huile d'onagre** sert à soigner de multiples problèmes de peau ; vous pouvez également l'utiliser en application locale.

Les huiles essentielles d'arbre à thé et de lavande peuvent s'appliquer pour aider la cicatrisation des piqûres d'insectes, des coupures et des écorchures, ainsi que pour éviter l'infection. Le gel d'aloe vera apaise les coups de soleil et favorise la cicatrisation. Vous pouvez aussi utiliser de la crème à la camomille et du yaourt pour apaiser les démangeaisons, et de la crème au calendula pour résorber l'inflammation.

Que faire d'autre ?

☑ Buvez 1 litre d'eau au moins par jour : cela permet d'éliminer les impuretés qui peuvent être causes d'affections cutanées, et de stimuler le processus de cicatrisation.

☑ Pour avoir une peau saine et combattre l'acné, limitez votre consommation d'aliments gras et mangez plus de fruits et de légumes frais, en particulier de carottes (riches en bêta-carotène antioxydant).

QUOI DE NEUF ?

Une seule journée en plein soleil, sans protection adéquate, peut suffire à endommager les cellules cutanées, et sans doute l'ADN, de façon irréversible. Il peut en découler à la longue un cancer et un vieillissement prématuré de la peau. Bien des gens ignorent combien de temps ils sont chaque jour réellement exposés au soleil.

INFOS PLUS

- Lorsque votre peau est très sèche, lavez-vous moins souvent que d'habitude, servez-vous d'eau tiède et de produits sans alcool et tamponnez-vous la peau pour la sécher au lieu de la frictionner.
- Les allergies alimentaires, en particulier aux œufs, au lait et aux arachides, pourraient causer jusqu'à 75 % des éruptions cutanées chez les enfants. Les tests d'allergie permettent de détecter si un aliment particulier est en cause. Selon certains chercheurs, supprimer de l'alimentation le gluten et les produits laitiers pourrait entraîner une amélioration en cas de dermatite.
- Les infusions de pissenlit, d'ortie, de trèfle des prés, de salsepareille et de grande badiane stimulent les fonctions hépatique et rénale, ce qui entraîne une meilleure élimination des toxines et améliore l'aspect de la peau.

Pied d'athlète

La mycose cutanée la plus fréquente se manifeste entre les orteils – d'où le nom de pied d'athlète qu'on lui associe –, provoquant des démangeaisons et de douloureuses crevasses. Divers remèdes naturels peuvent soulager cette affection certes sans danger, mais gênante.

Symptômes

- *Peau qui pèle entre les orteils et, dans les cas les plus graves, crevasses.*
- *Rougeurs, démangeaisons, desquamation et apparition de minuscules ampoules sur les côtés et sous la plante des pieds.*
- *Peau fragile et douloureuse.*
- *Ongles infectés qui épaississent, peuvent se décolorer et devenir friables.*

CONSULTEZ LE MÉDECIN...

- Si vous ne constatez aucune amélioration après un traitement de 1 semaine à 10 jours avec des compléments.
- Si l'automédication n'aboutit pas à la guérison complète au bout de 4 semaines.
- Si une zone quelconque enfle et devient rouge, ce qui est le signe d'une infection bactérienne plus sérieuse.

ATTENTION : si vous suivez un traitement médical, consultez votre médecin avant de prendre des compléments.

Qu'est-ce que c'est ?

Le pied d'athlète est le nom populaire d'une infection à champignons appelée *Tinea pedis* (teigne du pied). Ces micro-organismes sont présents sur la peau de tous les êtres humains sous la forme de minuscules cellules, et il leur arrive de se multiplier au point d'échapper à tout contrôle. Ils prolifèrent dans les endroits humides et étroits, tels que les chaussettes et les chaussures. Chez certaines personnes, l'infection siège entre les orteils, où la peau pèle et se crevasse ; chez d'autres, elle apparaît sur les côtés et sous la plante des pieds, affectant aussi les ongles.

Quelles en sont les causes ?

Les agents fongiques les plus communs de cette infection appartiennent au groupe *Trichophyton*. Ils se développent dans les chaussures et les chaussettes, mais ne sont pas contagieux ; marcher pieds nus dans un vestiaire sportif n'est donc pas un facteur de risque.

Les bienfaits des compléments nutritionnels

Dans les cas persistants, les médecins prescrivent des médicaments antifongiques, généralement efficaces, mais coûteux. Les compléments sont des moyens moins chers de combattre les infections légères, et ils en viennent généralement à bout en quelques semaines. La **vitamine C** est un antioxydant qui renforce le système immunitaire et aide l'organisme

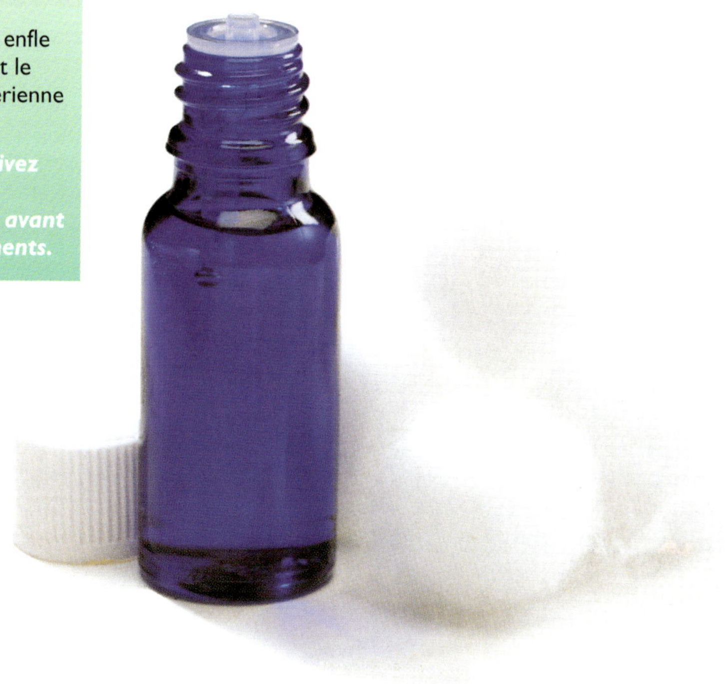

L'huile essentielle d'arbre à thé est un remède peu coûteux avec lequel on peut soigner le pied d'athlète.

COMPLÉMENTS RECOMMANDÉS

Vitamine C	**Dose :** 100 mg 2 fois par jour au cours des repas. **À savoir :** une utilisation prolongée pourra éviter les récidives.
Huile essentielle d'arbre à thé	**Dose :** appliquez 2 fois par jour sur la zone affectée. **Attention :** ne jamais ingérer.
Huile essentielle d'ail	**Dose :** mélangez 1 volume d'huile d'ail à 4 d'huile végétale et appliquez 2 fois par jour sur la zone affectée. **À savoir :** peut remplacer l'huile essenteille d'arbre à thé.
Calendula	**Dose :** appliquez 2 fois par jour en crème ou en lotion sur la zone affectée. **Attention :** doit contenir au moins 2 % de calendula ; à utiliser avec prudence si vous êtes allergique aux fleurs de la famille des marguerites.

Rappel : prenez en priorité les compléments indiqués en bleu. Vérifiez qu'ils ne vous sont pas déjà apportés par un autre complément nutritionnel – voir p. 181.

à lutter contre l'infection fongique. Elle peut être prise en même temps que les autres suppléments spécifiques figurant dans le tableau ci-dessus.

L'**huile essentielle d'arbre à thé,** un puissant antifongique naturel, modifie l'environnement chimique de la peau et empêche le développement des champignons. Crèmes et gels sont très efficaces, à condition que l'huile en question en constitue l'ingrédient principal. Vous pouvez aussi fabriquer votre préparation en combinant de l'huile essentielle d'arbre à thé avec de l'huile d'amande ou toute autre huile neutre, à raison de 1 volume de la première pour 2 de la seconde. Pour un bain de pied, versez 20 gouttes d'huile essentielle d'arbre à thé dans une cuvette d'eau chaude et trempez-y les pieds 3 fois par jour pendant 15 min ; séchez-les, puis appliquez un peu d'huile essentielle d'arbre à thé pure sur les zones affectées. Si elle vous irrite la peau, remplacez-la par le mélange recommandé plus haut.

L'**huile essentielle d'ail** peut jouer un rôle similaire, mélangée à une huile végétale et appliquée sur la peau. L'ail contenant de l'allicine, une substance aux propriétés antifongiques, la poudre d'ail peut avoir un effet semblable. Le **calendula,** tiré du souci, une fleur orange apparentée à la marguerite, et disponible dans la plupart les magasins diététiques, guérit les inflammations et a un effet calmant sur la peau. Si les symptômes persistent, essayez la teinture de myrrhe en l'appliquant directement sur la zone affectée.

Que faire d'autre ?

☑ Ayez toujours les pieds propres et secs. Séchez-les au sèche-cheveux. Mettez des chaussettes propres tous les matins. Aérez vos chaussures après les avoir retirées et ne portez pas la même paire tous les jours.
☑ Marchez pieds nus aussi souvent que possible, ou portez des sandales ou des chaussures laissant circuler l'air afin de laisser vos pieds respirer.
☑ Essayez les lotions et les poudres fongicides en vente libre, mais évitez celles contenant de l'amidon de maïs, car elles risquent de favoriser la prolifération des champignons.
☑ Coupez vos ongles de pieds au carré afin d'éviter les infections fongiques.

QUOI DE NEUF ?

Dans les cas persistants de pied d'athlète, en particulier lorsque les ongles sont atteints, les médicaments sur ordonnance sont, certes, très efficaces. Attention cependant à leurs effets secondaires. Des études récentes montrent que l'itraconazole, un nouveau médicament par voie orale aux excellentes propriétés antifongiques, risque d'endommager le foie. Les patients qui y ont recours doivent faire régulièrement des analyses de sang afin de vérifier qu'ils ne souffrent d'aucun problème hépatique.

LE SAVIEZ-VOUS ?

Les cas de pied d'athlète sont rares chez les enfants. Un enfant qui en présente les symptômes souffre probablement d'une autre affection cutanée et doit être examiné par un pédiatre.

INFOS PLUS

- L'usage des compléments peut s'étendre à d'autres types de mycoses. C'est le cas de l'intertrigo de l'aine, qui a sensiblement les mêmes causes que le pied d'athlète. Il se manifeste parfois au même moment et se traite avec des préparations semblables.
- Essayez les compléments en même temps que les remèdes classiques. Les crèmes conviennent à la plante des pieds et les lotions entre les orteils, car la peau les absorbe plus rapidement ; elles ne laissent aucune humidité risquant de retarder la guérison.

Piqûres d'insectes

L'été, promenades dans la nature, séances de jardinage ou repas sous la tonnelle sont souvent perturbés par toutes sortes d'insectes volants et rampants. La nature fournit heureusement des antidotes aux piqûres qu'ils infligent.

Symptômes

- *Sentiment de brûlure, démangeaisons, rougeur et enflure de la zone affectée.*
- *Tache circulaire, rouge et irritée, apparaissant quelques jours après la piqûre.*
- *Réaction, allergique ou non, dans le cas de piqûres multiples, se manifestant par un gonflement soudain des yeux, de la langue, des lèvres et de la gorge ; nausées ; palpitations et gêne respiratoire.*

CONSULTEZ LE MÉDECIN...

- Si vous êtes victime de multiples piqûres ou morsures d'insectes : elles peuvent être dangereuses, même en l'absence d'allergie.
- S'il se forme une éruption rouge, gonflée et circulaire ou si la région atteinte apparaît ulcérée ou infectée.
- Si vous constatez des difficultés respiratoires, de la fièvre, une douleur intense ou une raideur.
- Si vous avez une réaction allergique à une morsure d'insecte, rendez-vous tout de suite dans un centre de secours. Si vous êtes allergique, équipez-vous d'une trousse de soins d'urgence, disponible sur ordonnance.

ATTENTION : si vous suivez un traitement médical, consultez votre médecin avant de prendre des compléments.

Qu'est-ce que c'est ?

Sous nos climats, les piqûres d'insectes sont surtout fréquentes durant les mois d'été – alors que dans certaines régions elles le sont tout au long de l'année. Qu'il s'agisse de piqûres de moustiques, de mouches, de tiques, de fourmis, d'abeilles, de guêpes ou de frelons, elles sont parfois douloureuses et provoquent des démangeaisons. Bien qu'elles ne soient habituellement pas dangereuses, elles peuvent nécessiter un traitement médical. Soyez vigilant, par exemple, en cas de piqûres de tiques, surtout si une zone circulaire rouge et irritée apparaît, car, dans certains pays, ces insectes avides de sang sont porteurs de maladies.

Enfin, si vous êtes de ceux, heureusement rares (environ 1 sur 50), qui sont allergiques aux piqûres d'insectes, particulièrement à celles des abeilles, consultez immédiatement un médecin.

Quelles en sont les causes ?

Le venin sécrété par les insectes contient des toxines qui provoquent une boursouflure de la zone affectée, accompagnée d'une sensation de brûlure et de démangeaisons. C'est pour tirer le sang dont ils se nourrissent que les moustiques, les taons et les tiques piquent, alors que les guêpes et les abeilles – à moins qu'elles ne vous prennent pour une fleur... – n'attaquent que lorsqu'elles se sentent menacées. Les risques que vous courez d'être piqué par une guêpe ou une abeille sont donc plus grands si vous gesticulez lorsqu'elles tourbillonnent autour de vous, si vous êtes habillé de couleurs vives, si vous sentez le parfum ou si vous mangez des aliments sucrés ou collants. Et vous aurez affaire aux fourmis si vous vous asseyez trop près de leur habitation : celles qui vivent dans les bois et les landes sont particulièrement agressives.

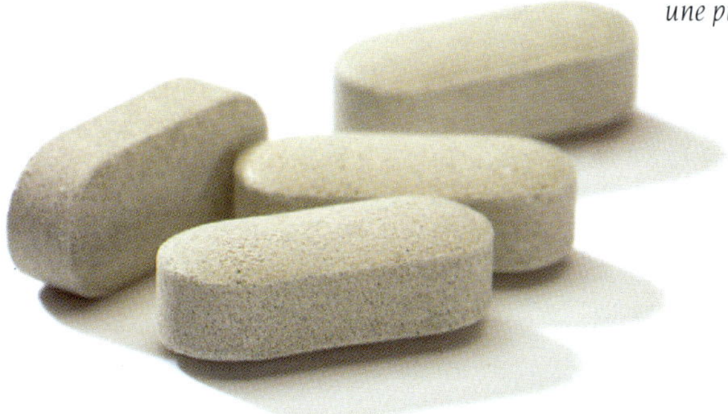

La vitamine C réduit l'enflure provoquée par la réaction de l'organisme à une piqûre d'insecte.

COMPLÉMENTS RECOMMANDÉS	
Broméline	**Dose :** 500 mg 2 fois par jour, jusqu'à la disparition des symptômes. **À savoir :** à prendre avant les repas.
Huile essentielle de lavande	**Dose :** quelques gouttes sur la peau plusieurs fois par jour si nécessaire. **Attention :** 1 ou 2 gouttes toutes les 15 min en cas de besoin.
Pommade au calendula	**Dose :** à appliquer en petite quantité sur la peau plusieurs fois par jour si nécessaire. **À savoir :** crème titrant à 2 % de calendula au minimum.
Vitamine C	**Dose :** 100 mg 2 fois par jour. **À savoir :** vous pouvez prendre de la vitamine C naturelle sous forme d'acérola.
Quercétine	**Dose :** 500 mg 2 fois par jour, 20 min avant les repas. **À savoir :** efficace associée à la broméline.
Huile essentielle d'arbre à thé	**Dose :** 1 goutte sur la peau plusieurs fois par jour si nécessaire. **Attention :** cessez en cas d'irritation de la peau.

Rappel : prenez en priorité les compléments indiqués en bleu. Vérifiez qu'ils ne vous sont pas déjà apportés par un autre complément nutritionnel – voir p. 181.

Les bienfaits des compléments nutritionnels

Avant toute chose, retirez le dard s'il y en a un, et lavez la piqûre à l'eau et au savon. Tâchez ensuite d'éviter l'enflure en prenant de la **broméline,** une enzyme tirée de l'ananas qui digère les protéines, jusqu'à ce que les symptômes aient disparu. Certaines huiles comme l'**huile essentielle de lavande** vous permettront d'atténuer la douleur et de calmer les démangeaisons, tout en hâtant la cicatrisation. La **pommade au calendula** (une plante de la famille du souci) possède des effets antiseptiques et prévient l'infection. L'**huile essentielle d'arbre à thé** a les mêmes effets.

Si c'est par une abeille ou par un autre hyménoptère (guêpe, frelon...) que vous avez été piqué, prenez en plus des compléments qui empêcheront l'enflure et soulageront la douleur. La **vitamine C** et la **quercétine,** un flavonoïde, sont des antihistaminiques : elles inhibent la libération de l'histamine, une substance que notre organisme sécrète pour lutter contre l'action du venin de l'insecte, et qui est responsable de l'inflammation. Absorbez ces deux compléments sitôt après la piqûre et continuez à les prendre jusqu'à la disparition des symptômes.

Essayez aussi l'extrait d'échinacée et les teintures de souci, de myrrhe ou de millepertuis, que vous appliquerez directement sur la peau.

Que faire d'autre ?

☑ Avant de sortir, enduisez-vous la peau d'un produit contre les insectes : la citronnelle et l'huile essentielle d'arbre à thé sont efficaces.

☑ N'utilisez ni lotion après-rasage, ni laque, ni parfum, ni crème parfumée quand vous allez dehors, leur senteur attirerait les insectes.

☑ N'essayez pas d'éliminer votre assaillant. Si vous vous retrouvez au milieu d'une nuée d'insectes, éloignez-vous calmement ou étendez-vous par terre en vous couvrant la tête.

QUOI DE NEUF ?

Quand on s'est fait piquer par une abeille, ce n'est pas la manière dont on retire le dard qui importe, mais le temps que l'on met à le faire, telle est la conclusion à laquelle est récemment arrivé un groupe de chercheurs californiens. Ainsi, alors qu'il est généralement recommandé d'enlever le dard en grattant légèrement la peau (plutôt qu'en le saisissant avec les doigts ou avec une pince, ce qui libère une grande quantité de venin dans la plaie), les auteurs de l'étude en question ont montré que l'enflure restait la même, quelle que soit la méthode employée, et que c'était la rapidité d'exécution qui comptait.

INFOS PLUS

- Les huiles essentielles ne doivent généralement pas être appliquées directement sur la peau, à l'exception de l'huile de lavande, dont on peut frotter la zone affectée, en évitant toutefois à tout prix le contact avec les yeux.
- En cas de piqûre d'insecte, la broméline apporte un soulagement immédiat, au même titre que l'huile essentielle de lavande. Il suffit d'ouvrir 2 gélules de cette enzyme, d'en recueillir la poudre et d'en faire une pâte en la mélangeant avec un peu d'eau. Appliquer ensuite sur la zone affectée.

Prémenstruel (syndrome)

Toutes les femmes connaissent des symptômes du syndrome prémenstruel. Ce dérèglement, tant physique qu'émotionnel, peut être difficile à diagnostiquer – en dehors du fait qu'il apparaît quelques jours avant les règles et disparaît après.

Symptômes

- *Irritabilité, sautes d'humeur, anxiété et dépression.*
- *Ballonnements, gonflement des mains et des doigts.*
- *Douleur et sensibilité des seins.*
- *Fatigue, manque d'énergie et insomnie.*
- *Maux de tête et de dos ; douleurs articulaires et musculaires.*
- *Constipation et diarrhée.*
- *Envies irrésistibles de certains aliments, en particulier de sucres.*

CONSULTEZ LE MÉDECIN...

- Si vous présentez des symptômes graves, y compris une dépression profonde ou des douleurs mammaires excessives.
- Si vos symptômes durent tout le mois : d'autres troubles, comme la dépression clinique ou l'hypothyroïdie, peuvent se greffer au syndrome prémenstruel.

ATTENTION : si vous suivez un traitement médical, consultez votre médecin avant de prendre des compléments.

Qu'est-ce que c'est ?

Une semaine avant leurs règles, les femmes subissent souvent des ballonnements, crises de larmes, envies de sucreries ou accès de colère. Ces symptômes, ainsi que près de 200 autres – dont la fatigue, la dépression, les maux de tête et les douleurs mammaires – caractérisent le syndrome prémenstruel. Leur diversité et leur gravité varient selon les femmes : certaines ne souffrent que de quelques-uns ou n'en sont que légèrement incommodées. Pourtant, dans 5 à 10 % des cas, ce syndrome prend de telles proportions qu'il les empêche de mener une vie normale.

Quelles en sont les causes ?

D'après certains, ce syndrome trouverait son origine dans un déséquilibre des hormones femelles, les œstrogènes et la progestérone, pendant la seconde partie du cycle menstruel, après l'ovulation. Un excès d'œstrogènes et une insuffisance de progestérone seraient dus aux modifications de l'équilibre métabolique du cerveau, qui régit l'humeur et la douleur ; ce dérèglement hormonal peut expliquer les changements d'humeur et les envies de sucré. Les déséquilibres ont aussi un rapport avec la hausse du taux d'une autre hormone, la prolactine, qui provoque la sensibilité mammaire et empêche le foie d'éliminer normalement l'excès d'œstrogènes.

Suivant une autre théorie, les symptômes du syndrome prémenstruel proviennent d'une baisse du taux de sérotonine, médiateur chimique du cerveau qui transmet les signaux d'une cellule nerveuse à l'autre. Bien que les résultats d'études cliniques consacrées à la mise en évidence d'un lien entre la sérotonine et le syndrome prémenstruel n'aient rien de probant, de nombreuses femmes affirment que leurs symptômes s'atténuent lorsqu'elles suivent un traitement destiné à rétablir un taux normal de sérotonine. L'amélioration de la production et de l'usage de la sérotonine par l'organisme contribue considérablement à soulager la dépression.

Le gattilier pourrait aider à corriger les déséquilibres hormonaux supposés contribuer au syndrome prémenstruel.

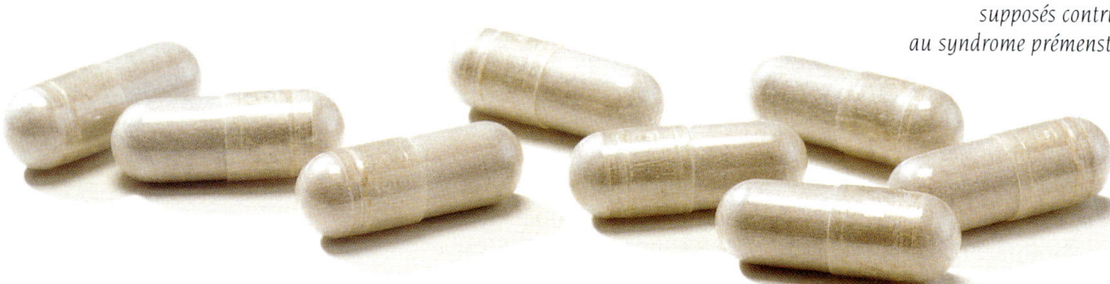

COMPLÉMENTS RECOMMANDÉS	
Gattilier	**Dose :** 225 mg d'extrait par jour, en dehors des règles. **À savoir :** également nommé agnus castus ; choisissez un produit dosé à 0,5 % d'agnuside.
Vitamine B6	**Dose :** 5 mg par jour. **Attention :** des doses élevées sur une longue période peuvent provoquer des troubles nerveux.
Huile d'onagre	**Dose :** 1 000 mg 3 fois par jour. **À savoir :** vous pouvez la remplacer par 1 000 mg d'huile de bourrache, 1 fois par jour.
Magnésium	**Dose :** 250 mg 1 ou 2 fois par jour. **Attention :** s'abstenir en cas de maladie rénale.
Millepertuis microdosé	**Dose :** 1 comprimé à 0,1 mg d'extrait dosé à 0,3 % d'hypéricine 2 fois par jour. **À savoir :** le millepertuis microdosé est le seul autorisé en automédication en France.

Rappel : vérifiez que certaines de ces doses ne vous sont pas déjà apportées par un autre complément nutritionnel – voir p. 181.

Les bienfaits des compléments nutritionnels

La prise de compléments nutritionnels, pendant une partie ou la totalité du cycle menstruel, peut remédier aux symptômes du syndrome prémenstruel. Si vous suivez déjà un traitement classique dans ce sens, consultez votre médecin avant d'y adjoindre des compléments.

Le **gattilier** agit dans le cerveau sur la glande pituitaire, qui contrôle la production d'œstrogènes et de progestérone dans l'organisme, et pourrait permettre de corriger les déséquilibres hormonaux. Vous pouvez le remplacer par de la **vitamine B6,** qui aide le foie à traiter les œstrogènes, fait monter le taux de progestérone et permet au cerveau d'élaborer de la sérotonine – certains médecins recommandent l'association du gattilier et de la vitamine B6. Les acides gras essentiels de l'**huile d'onagre** pourraient soulager la tension mammaire et venir à bout des envies de sucre. Dans de nombreux cas, le syndrome prémenstruel correspond à une déficience en **magnésium,** d'où l'intérêt d'en prendre en complément.

Même si certains ouvrages recommandent de prendre des compléments de l'ovulation jusqu'au début des règles, mieux vaut les prendre tous les jours. Si votre symptôme principal est la dépression ou l'anxiété, ou si les autres compléments n'ont aucun effet, cela vaut la peine d'essayer le **millepertuis microdosé.**

Que faire d'autre ?

☑ Faites de l'exercice plusieurs fois par semaine pour vous remonter le moral et aider votre organisme à évacuer les liquides à l'origine de vos ballonnements et de votre sensibilité mammaire.

☑ Réduisez votre consommation de caféine, d'alcool et de sel.

☑ Tenez un journal de vos symptômes : en contrôlant vos sensations physiques et émotionnelles, vous pourrez établir un diagnostic précis et déterminer le traitement qui vous convient le mieux.

QUOI DE NEUF ?

Selon une étude allemande récente, le gattilier pourrait être plus efficace que la vitamine B6 pour traiter le syndrome prémenstruel. Les femmes prenant du gattilier ont enregistré une réduction plus nette des symptômes typiques du syndrome (sensibilité mammaire, ballonnements, tension, maux de tête et dépression) que celles prenant de la vitamine B6. Mais, surtout, 36 % des membres du groupe du gattilier ont été délivrés de tout symptôme, contre 21 % des femmes soignées à la vitamine B6.

Au cours d'une étude américaine menée sur 500 femmes, on a constaté que la prise de 1 200 mg de calcium par jour réduisait les symptômes du syndrome prémenstruel de 50 %. Comparées aux femmes mises sous placebo, celles qui prenaient du calcium ont vu diminuer leurs sautes d'humeur, leurs envies alimentaires, leurs ballonnements et leurs douleurs menstruelles. Les chercheurs en ont conclu que le manque de calcium pourrait contribuer au déséquilibre hormonal considéré comme facteur du syndrome.

INFOS PLUS

- Le syndrome prémenstruel dans sa forme mineure pourrait avoir des aspects positifs : des chercheurs se sont aperçus que celles qui en souffraient s'entendaient bien avec leur entourage et avaient une excellente mémoire, non seulement dans les jours qui précèdent juste leurs règles, mais pendant tout le mois.

Prostate (problèmes de)

À partir de 50 ans, plus de la moitié des hommes souffrent de la prostate. Les thérapies nutritionnelles et végétales permettent d'en alléger les maux et pourraient prévenir ou retarder la nécessité de recourir à des médicaments classiques ou à la chirurgie.

Symptômes

- *Besoin d'uriner fréquent et urgent, surtout la nuit.*
- *Difficulté ou hésitation à uriner, incapacité de vider sa vessie.*
- *Écoulement de l'urine en petit filet ou goutte à goutte.*
- *Brûlure à la miction, fièvre, frissons, douleur derrière le scrotum ou éjaculation douloureuse.*

CONSULTEZ LE MÉDECIN...

- Si vous présentez le moindre symptôme d'une maladie de la prostate ; un simple examen et un dosage de PSA (antigène prostatique spécifique) dans le sang permettent de distinguer un trouble bénin d'un cancer de la prostate.
- En cas de présence de sang dans l'urine ou le sperme.

ATTENTION : si vous suivez un traitement médical, consultez votre médecin avant de prendre des compléments.

Qu'est-ce que c'est ?

Les problèmes de prostate provoquent généralement des troubles urinaires, car cette glande de la taille d'une noix est située sous la vessie et entoure l'urètre, canal qui évacue l'urine de la vessie. Le dérèglement de loin le plus fréquent est l'hyperplasie prostatique bénigne, hypertrophie non cancéreuse de la prostate qui touche plus de la moitié des hommes au-delà de 50 ans. Cette hyperplasie peut évoluer pendant des années avec, au début, des symptômes rares ou inexistants. Elle ne constitue pas un facteur de risque de développement d'un cancer de la prostate, mais un examen médical est indispensable pour écarter un cancer ou une prostatite (inflammation de la prostate), plus ennuyeux.

Quelles en sont les causes ?

Avec l'âge, la prostate a tendance à se dilater. On ne connaît pas encore avec certitude les causes de ce phénomène, mais il se peut que les hormones sexuelles mâles jouent un rôle. À un certain degré de dilatation, la prostate peut compresser l'urètre et gêner l'écoulement de l'urine, provoquant les symptômes de l'hyperplasie. Plus rarement, il se développe une prostatite, généralement due à une infection bactérienne dont le foyer se situe quelque part dans les voies urinaires, ou à un cancer. À ce stade, le gonflement de la prostate ou la croissance d'une tumeur peuvent empêcher la miction.

Les bienfaits des compléments nutritionnels

Les compléments recommandés ici agissent surtout dans les cas d'hyperplasie légère ou modérée et il faut parfois plus de 1 mois pour qu'ils donnent des résultats. Ils peuvent se prendre sans risque sur de longues

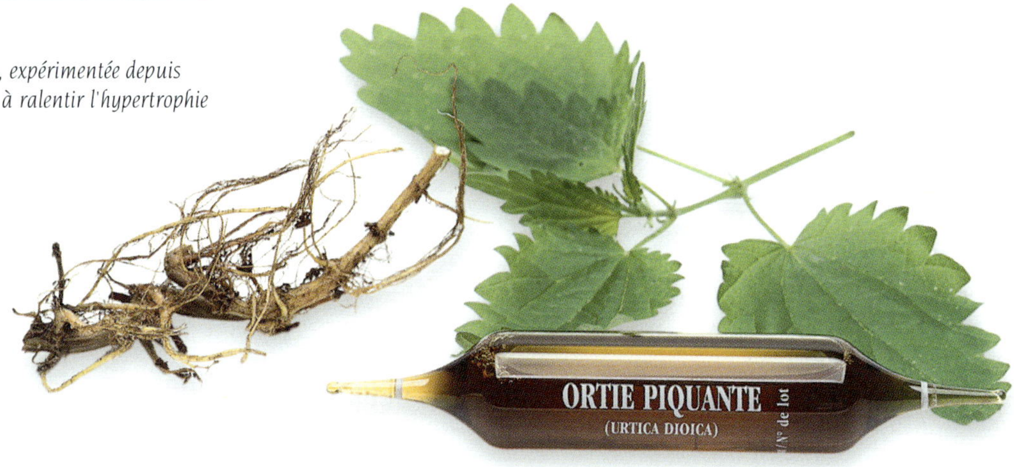

La racine d'ortie, expérimentée depuis 1950, contribue à ralentir l'hypertrophie de la prostate.

COMPLÉMENTS RECOMMANDÉS

Zinc	**Dose :** 30 mg par jour. **Attention :** en traitement de plus de 1 mois, choisissez une préparation contenant 2 mg de cuivre.
Vitamine E	**Dose :** 25 mg par jour. **À savoir :** il est préférable de prendre de la vitamine E sous forme naturelle (germe de blé, fruits oléagineux...).
Huiles de poisson	**Dose :** 2 capsules par jour, soit 600 mg d'acides gras oméga-3. **Attention :** ne dépassez pas la dose si vous prenez des anticoagulants.
Racine d'ortie	**Dose :** 2 ampoules par jour. **À savoir :** peut aussi être prise sous forme d'infusion à raison de 2 cuill. à café dans 250 ml d'eau bouillante 2 fois par jour.
Acides aminés	**Dose :** 500 mg de glycocolle et autant d'alanine et de glutamine par jour. **Attention :** au-delà de 1 mois, complétez par un complexe d'acides aminés.

Rappel : prenez en priorité les compléments indiqués en bleu. Vérifiez qu'ils ne vous sont pas déjà apportés par un autre complément nutritionnel – *voir p. 181.*

périodes, parallèlement aux médicaments conventionnels éventuellement prescrits par le médecin, que vous devrez consulter tous les 6 mois pour vous assurer de leur efficacité. Les compléments pourraient également aider au traitement de certains cas de prostatite légère, mais les infections et cancers de la prostate nécessitent une intervention médicale rapide. Le **zinc,** élément nutritionnel essentiel à la santé de la prostate, réduit l'hyperplasie et ses symptômes. Il faut toujours l'associer à du cuivre, dont il limite l'absorption. Un complément de **vitamine E** peut contribuer à la santé de la prostate : en tant qu'antioxydant, elle neutralise les radicaux libres en excès susceptibles de détériorer l'ADN et d'entraîner un cancer.

Les acides gras essentiels contenus dans les **huiles de poisson** aident à prévenir le gonflement et l'inflammation de la prostate, de même que certaines plantes comme la **racine d'ortie.** Des **acides aminés** tels que le glycocolle, l'alanine et la glutamine, pris ensemble le matin à jeun, pourraient faciliter la disparition des symptômes, mais ne ralentissent pas le grossissement de la prostate. Les graines de courge, qui sont riches en acides aminés et en zinc, possèdent elles aussi des vertus contre l'hyperplasie bénigne de la prostate. Il en est de même du pollen grâce au sélénium qu'il contient.

Que faire d'autre ?

- ☑ Ne prenez ni décongestionnant ni autre remède en vente libre contre le rhume : ils risquent d'aggraver les symptômes.
- ☑ Pour aider à réduire les troubles urinaires, évitez la caféine et les boissons alcoolisées, en particulier la bière. Limitez votre consommation de liquide dans la soirée.

QUOI DE NEUF ?

Deux remèdes extraits de plantes, le Tadenan (prunier d'Afrique) et le Permixon (*Serenoa repens*), sont en vente libre en pharmacie. Ils ont des effets certains sur les troubles urinaires liés à l'hypertrophie bénigne de la prostate et doivent être utilisés dès les premiers symptômes.

Une étude effectuée sur 30 000 fumeurs finlandais a conclu que les hommes qui prenaient quotidiennement de la vitamine E présentaient un risque 30 % plus faible de déclarer un cancer de la prostate. Une autre étude a confirmé des rapports antérieurs selon lesquels des apports élevés en sélénium pourraient réduire les risques de cancer de la prostate.

LE SAVIEZ-VOUS ?

En cas de maladie de la prostate, l'usage de compléments doit impérativement faire l'objet d'une discussion avec votre médecin traitant.

INFOS PLUS

- Les aliments riches en soja pourraient être bénéfiques pour les hommes souffrant de problèmes de la prostate. Le tofu, le miso et autres produits au soja contiennent des substances curatives, les isoflavones, qui protégeraient à la fois contre la dilatation et le cancer de la prostate.

Psoriasis

Si cette maladie de peau chronique ne met pas la vie en danger, elle peut se montrer parfois très douloureuse. Bien qu'il n'existe aucun traitement préventif ou curatif connu contre le psoriasis, on peut tenter de le contrôler à l'aide de compléments nutritionnels et de végétaux.

Symptômes

- *Plaques cutanées boursouflées, rouges et enflammées, avec de petites pellicules blanches.*
- *Démangeaisons.*
- *Ongles des mains et/ou des pieds détachés, tachetés et décolorés.*
- *Cloques ou crevasses, qui peuvent être douloureuses dans les cas graves.*
- *Douleur et raideur articulaire.*

CONSULTEZ LE MÉDECIN...

- Si l'éruption ne disparaît pas malgré l'automédication.
- Si l'éruption s'étend ou surgit dans de nouvelles zones.
- En cas d'éruption généralisée, accompagnée ou non de fatigue, de douleurs articulaires ou de fièvre, consultez immédiatement le médecin.

ATTENTION : si vous suivez un traitement médical, consultez votre médecin avant de prendre des compléments.

Qu'est-ce que c'est ?

Le psoriasis est une maladie de peau chronique, non contagieuse, caractérisée par des plaques de peau gonflées et enflammées, généralement couvertes de pellicules blanches. Il survient généralement entre 10 et 30 ans, mais peut se manifester à n'importe quel âge. L'éruption se limite le plus souvent au cuir chevelu, aux coudes, aux genoux, au bas du dos ou aux fesses. Les ongles des mains et des pieds peuvent jaunir ou se tacher. Les crises n'entraînent, dans la plupart des cas, ni douleurs ni démangeaisons, mais 15 % environ des patients souffrent de crises graves généralisées difficiles à supporter. Dans 5 % des cas, le psoriasis entraîne douleurs articulaires et gonflements.

Quelles en sont les causes ?

Dans le psoriasis, les cellules de certaines parties du corps se renouvellent à une vitesse supérieure à la normale : les cellules épidermiques, qui se forment dans les couches profondes de la peau, mettent 28 jours environ à venir à la surface. Dans les zones affectées par le psoriasis, ce processus ne prend que 8 jours, et les nouvelles cellules s'accumulent si vite qu'elles n'ont pas le temps de mûrir. C'est ce qui entraîne la formation de rougeurs et d'inflammations, parsemées de taches squameuses.

La raison de cette accélération reste inconnue, mais, comme un malade sur trois présente au moins un autre cas de psoriasis dans sa famille, certains praticiens en ont conclu que ce trouble aurait un caractère génétique. Certains stimuli (l'alcool, le stress, les coups de soleil, le froid, la sécheresse de l'air, les blessures cutanées, les infections de la gorge et certains médicaments) pourraient également déclencher les crises.

Les bienfaits des compléments nutritionnels

Tous les compléments présentés ici pourraient aider à juguler les crises de psoriasis et peuvent être pris en association ; l'amélioration se fait sentir généralement au bout de 1 mois. Il est conseillé aux victimes de cette maladie de prendre une combinaison de polyvitamines et minéraux contenant impérativement du chrome (50 µg) et du sélénium (50 µg). Les acides

Sous forme de capsules molles, les huiles de poisson soulagent l'inflammation causée par le psoriasis.

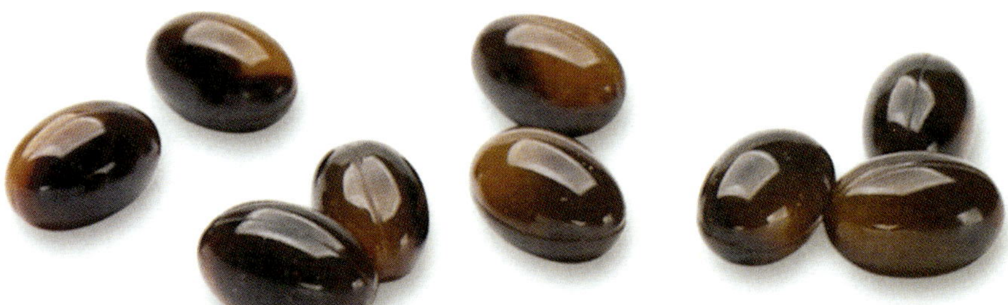

COMPLÉMENTS RECOMMANDÉS

Huiles de poisson	**Dose :** 2 capsules par jour, soit 600 mg d'acides gras oméga-3. **À savoir :** ne dépassez pas la dose si vous prenez des anticoagulants.
Vitamine C	**Dose :** 100 mg 2 fois par jour. **À savoir :** vous pouvez prendre de la vitamine C naturelle sous forme d'acérola.
Vitamine E	**Dose :** 25 mg par jour. **À savoir :** il est préférable de prendre de la vitamine E sous forme naturelle (germe de blé, fruits oléagineux...).
Sélénium	**Dose :** 50 µg par jour. **Attention :** toxique à haute dose.
Zinc	**Dose :** 30 mg par jour. **Attention :** en cas de traitement de plus de 1 mois, choisissez un produit contenant 2 mg de cuivre.
Chardon-Marie	**Dose :** 150 mg d'extrait 2 fois par jour. **À savoir :** peut être associé à 250 mg d'extrait d'artichaut 2 fois par jour.

Rappel : prenez en priorité les compléments indiqués en bleu. Vérifiez qu'ils ne vous sont pas déjà apportés par un autre complément nutritionnel – voir p. 181.

gras essentiels oméga-3, présents dans les **huiles de poisson,** paralysent l'action de l'acide arachidonique, substance élaborée par l'organisme qui provoque l'inflammation ; or le taux d'acides gras oméga-3 est souvent bas dans les cas de psoriasis. L'association des **vitamines C** et **E** (puissants antioxydants susceptibles d'empêcher les dégradations cellulaires) avec le **sélénium** a montré des effets anti-inflammatoires. Le **zinc** est indispensable à la santé de la peau et des ongles, et il favorise la cicatrisation ; en usage prolongé, il faut y adjoindre un complément de cuivre, car il en entrave l'absorption. Le **chardon-Marie,** plante aux propriétés anti-inflammatoires, pourrait venir à bout des crises et ralentir la prolifération anormale de cellules cutanées. En cas de poussée de psoriasis, appliquez des cataplasmes de feuilles de chou sur les lésions 1 fois par jour, pour les ramollir, réduire leur étendue et apaiser douleur et démangeaisons.

Sans avoir fait l'objet d'une vérification clinique, d'autres plantes ont longtemps été utilisées en phythothérapie pour traiter le psoriasis, en particulier le trèfle des prés, la grande badiane et la salsepareille.

Que faire d'autre ?

- ☑ Mettez-vous au soleil : une exposition de 15 à 30 min par jour suffirait à atténuer les lésions du psoriasis en l'espace de 3 à 6 semaines. Appliquez un écran protecteur à indice 15 au minimum sur les zones saines.
- ☑ L'hiver, utilisez chez vous un humidificateur d'atmosphère : la sécheresse de l'air pourrait provoquer l'apparition de lésions.
- ☑ Passez-vous un produit hydratant sur tout le corps, en insistant sur les lésions, pour éviter le dessèchement de la peau et réduire les démangeaisons. Le gel d'aloe vera donne de bons résultats.
- ☑ Consommez souvent des poissons gras.

QUOI DE NEUF ?

Selon une étude de l'université du Michigan (États-Unis), la difficulté d'exprimer de la colère pourrait entraîner l'apparition du psoriasis. En étudiant le profil psychologique de 137 sujets, les chercheurs ont en effet découvert que ceux qui refoulaient leur colère étaient plus exposés à souffrir de psoriasis avant 40 ans. L'expression de la colère et le stress pourraient aussi déclencher des crises chez les patients déjà atteints de cette maladie.

Les antioxydants aideraient à prévenir le psoriasis. Une étude a été effectuée en Italie sur près de 600 sujets atteints pour moitié de psoriasis et pour moitié d'autres problèmes cutanés. Les chercheurs ont découvert qu'une consommation élevée de carottes, de tomates et de fruits frais (autant d'excellentes sources d'antioxydants) réduisait les risques de développer le psoriasis.

LE SAVIEZ-VOUS ?

Les personnes qui fument 20 cigarettes ou plus par jour sont 2 fois plus exposées à un risque de psoriasis que les non-fumeurs. Cette maladie pourrait, dans le quart des cas, être due au tabac.

Raynaud (maladie de)

Imaginez que le simple fait de sortir dans le froid l'hiver ou de tenir une boisson glacée vous engourdisse les doigts en quelques secondes. C'est ce que vivent couramment les victimes de la maladie de Raynaud, un trouble circulatoire relativement méconnu.

Symptômes

- *Changement temporaire de couleur (d'abord blanche, puis violacée) de la peau des zones affectées, en réaction au froid ou au stress.*
- *Engourdissements, picotements ou chute de la température de la peau dans la région affectée.*
- *Modifications progressives de la texture de la peau.*
- *Dans les stades avancés, plaies au bout des doigts.*

CONSULTEZ LE MÉDECIN...

- Si vous constatez de petites plaies ou si votre peau devient très lisse, brillante ou tendue.
- Si vous ressentez à certains moments une altération de votre dextérité ou de votre sens du toucher.
- Si la gravité ou la fréquence des symptômes augmentent.

ATTENTION : si vous suivez un traitement médical, consultez votre médecin avant de prendre des compléments.

Qu'est-ce que c'est ?

Identifiée pour la première fois en 1862 par un médecin français, Maurice Raynaud, cette maladie affecte les artérioles, artères minuscules qui irriguent la peau des doigts, des orteils, du nez et des oreilles. Chez certains, les basses températures déclenchent des spasmes qui réduisent la circulation du sang et privent d'oxygène la zone atteinte. Il s'ensuit un changement de couleur de la peau accompagné parfois de picotements ou d'engourdissements. Si gênante soit-elle, la maladie de Raynaud est rarement liée à des problèmes circulatoires plus sérieux.

Quelles en sont les causes ?

Sans connaître les causes exactes de la maladie, certains spécialistes pensent que les vaisseaux sanguins des personnes qui en souffrent réagissent démesurément au froid, peut-être en raison d'une instabilité nerveuse de la zone affectée. Les femmes en sont plus souvent atteintes que les hommes.

La maladie de Raynaud peut survenir seule ou s'accompagner de troubles divers – migraines, polyarthrite rhumatoïde, lupus, athérosclérose ou hypothyroïdie. La découverte d'une cause sous-jacente conduit à parler de « syndrome de Raynaud ». Sortir l'hiver, mettre la main dans le réfrigérateur ou même pénétrer dans une pièce climatisée déclenchent les symptômes, qui peuvent durer de quelques minutes à plusieurs heures. Le stress peut également en être la cause, ainsi que certains médicaments vasoconstricteurs prescrits pour le cœur ou contre la migraine.

Les bienfaits des compléments nutritionnels

La maladie de Raynaud est souvent chronique, de sorte qu'il vaut mieux utiliser les compléments en cure de longue haleine. La **vitamine E** améliore la circulation du sang dans les artères. Le **magnésium** exerce sur le système cardio-vasculaire de nombreux effets bénéfiques, notamment

Pour soulager les symptômes de la maladie de Raynaud, percez une capsule molle d'huile d'onagre avec une épingle et massez-vous les doigts ou les orteils avec son contenu.

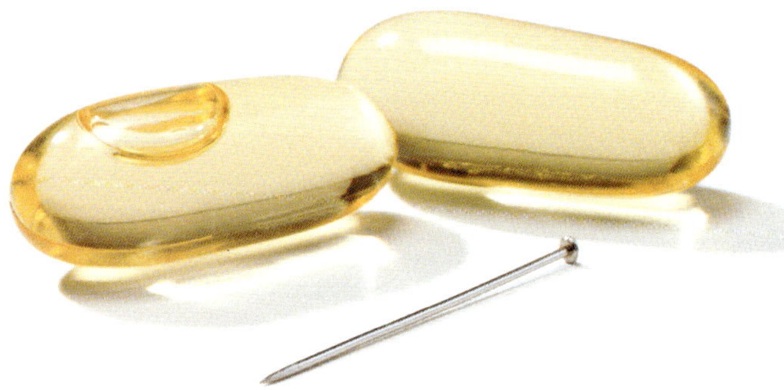

COMPLÉMENTS RECOMMANDÉS

Vitamine E	**Dose :** 25 mg par jour. **À savoir :** il est préférable de prendre de la vitamine E sous forme naturelle (germe de blé, fruits oléagineux)
Magnésium	**Dose :** 300 mg 2 fois par jour. **À savoir :** prenez-le au cours des repas ; réduisez la dose en cas de diarrhée. **Attention :** s'abstenir en cas de maladie rénale.
Huile d'onagre	**Dose :** 1 ou 2 capsules molles par jour, en application locale. **À savoir :** vous pouvez remplacer par des capsules d'huile de bourrache.
Huiles de poisson	**Dose :** 2 capsules par jour, soit 600 g d'acides gras oméga-3. **Attention :** ne dépassez pas la dose si vous prenez des anticoagulants.

Rappel : prenez en priorité les compléments indiqués en bleu. Vérifiez qu'ils ne vous sont pas déjà apportés par un autre complément nutritionnel – voir p. 181.

celui d'atténuer la constriction vasculaire. Une étude a conclu que l'acide gamma-linolénique (GLA) contenu dans l'**huile d'onagre** aidait à soulager les symptômes de la maladie si l'on s'en massait le bout des doigts. Cette huile peut s'utiliser seule ou associée aux autres compléments. Vous pouvez aussi la remplacer par de l'huile de bourrache, également riche en GLA, et généralement moins coûteuse.

Si ces traitements ne suffisent pas, essayez les **huiles de poisson.** Lors d'une expérimentation en double aveugle sur 32 patients atteints de la maladie de Raynaud, la prise de compléments d'huiles de poisson a retardé l'apparition des symptômes de 15 min en moyenne. D'autres plantes, dont l'ail, l'aubépine et le gingembre, aident à détendre les petits vaisseaux sanguins dans les extrémités du corps.

Que faire d'autre ?

☑ Évitez la nicotine et la caféine, qui entraînent une contraction des vaisseaux sanguins.
☑ Pratiquez le bio-feed-back et autres techniques de relaxation.
☑ Faites attention de ne pas blesser les zones affectées.
☑ L'hiver, protégez-vous du froid avec des mitaines ou des moufles (qui gardent mieux les mains au chaud que des gants) et des chaussettes épaisses. Portez des gants pour tout contact, même bref, avec l'intérieur d'un congélateur, chez vous comme au supermarché.
☑ Ne prenez pas de vasoconstricteurs et demandez à votre médecin si l'un des médicaments qui vous est prescrit par ailleurs pourrait provoquer vos symptômes.

QUOI DE NEUF ?

Une étude récente a constaté chez des femmes atteintes de la maladie de Raynaud des taux sanguins faibles en vitamine C – surtout chez les fumeuses – et en sélénium. L'état actuel des recherches ne permet pourtant pas encore de prescrire ces éléments nutritionnels pour soigner la maladie de Raynaud.

HISTOIRE VÉCUE

Bienvenue à l'hiver...

Avant qu'un magazine n'attire son attention sur les bienfaits des compléments nutritionnels, Anne D. appréhendait toujours l'arrivée de l'hiver. Elle avait beau porter des gants épais, ses doigts changeaient systématiquement de couleur, passant de leur rose naturel à un blanc cadavérique. Son médecin diagnostiqua la maladie de Raynaud, mais il se montra peu optimiste quant à son traitement. « Disons qu'il m'a fait une ordonnance juste pour me tranquilliser, rappelle Anne.

Et puis, j'ai essayé les compléments alimentaires et j'ai associé les trois qui étaient recommandés pour mon cas dans le magazine, c'est-à-dire la vitamine E, le magnésium et l'huile d'onagre. Une aubaine pour mes doigts, surtout quand j'ai pris un peu de vitamine E en plus tous les jours. »

Il fallut 1 mois à Anne pour constater une amélioration, mais sa patience fut récompensée. Aujourd'hui, si elle se méfie encore des grands froids, Anne se fait l'avocate des compléments nutritionnels.

Règles perturbées

La plupart des femmes ne ressentent que peu de gêne au moment des règles. D'autres, en revanche, souffrent d'irrégularités menstruelles qui sont, chaque mois, à l'origine de fortes douleurs ou de sérieux désagréments.

Symptômes

- *Vives douleurs pelviennes pouvant irradier dans le dos et les jambes au moment des règles. Parfois nausées, diarrhée et fatigue.*
- *Règles abondantes.*
- *Règles irrégulières ou aménorrhée.*

CONSULTEZ LE MÉDECIN...

- Si les douleurs sont invalidantes, durent plus de 3 jours ou surviennent en dehors des règles.
- Si vous devez changer votre protection périodique toutes les heures.
- Si vos règles sont devenues très douloureuses à l'âge adulte.
- Si vos règles sont très douloureuses alors que vous prenez la pilule.
- Si vous n'avez pas eu vos règles depuis 3 mois consécutifs alors que vous n'êtes pas enceinte, ou si vos cycles durent plus de 45 jours.
- Si vous perdez du sang en dehors des règles (métrorragie) ou après la ménopause.

ATTENTION : si vous suivez un traitement médical, consultez votre médecin avant de prendre des compléments.

Qu'est-ce que c'est ?

Les anomalies de la menstruation les plus courantes sont les règles douloureuses (dysménorrhée), les règles abondantes et prolongées (ménorragie), et l'irrégularité du cycle menstruel ou l'absence de règles (aménorrhée). Ces troubles apparaissent plutôt lorsque l'organisme est soumis à des changements hormonaux – à l'adolescence ou dans les années qui précèdent la ménopause – mais ils peuvent se manifester à tout moment de la période de reproduction.

Quelles en sont les causes ?

Les douleurs menstruelles sont déclenchées par les prostaglandines, des substances de nature hormonale qui sont libérées pendant les règles par les cellules de la muqueuse utérine (endomètre). On parle de ménorragie lorsque les règles sont très abondantes ou durent plus de 7 jours. Elle est souvent due à un déséquilibre hormonal ou nutritionnel, mais peut être causée par une grosseur anormale dans l'utérus (fibrome). De plus, durant cette période, les vaisseaux sanguins de l'utérus sont fragiles et ont tendance à se rompre facilement. L'aménorrhée peut être due à des déséquilibres hormonaux, à un excès d'exercice physique ou à un mauvais régime alimentaire.

Les bienfaits des compléments nutritionnels

Selon le trouble menstruel dont vous êtes atteinte, vous prendrez des types de compléments différents. Tous ceux qui sont recommandés dans le tableau ci-contre peuvent être associés aux médicaments classiques sur prescription médicale ou en vente libre. Pour combattre les règles douloureuses, prenez des **huiles de poisson,** riche en acides gras oméga-3, et de l'huile d'onagre, riche en oméga-3 et en oméga-6, qui contribuent à inhiber la production de prostaglandines ; essayez aussi le

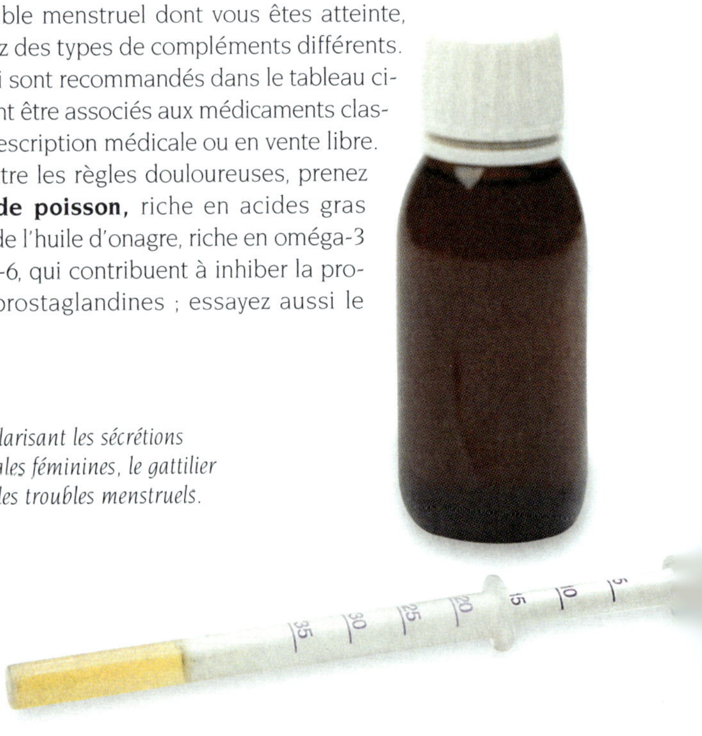

En régularisant les sécrétions hormonales féminines, le gattilier soulage les troubles menstruels.

COMPLÉMENTS RECOMMANDÉS

Huiles de poisson	**Dose :** 2 capsules par jour, soit 600 mg d'acides gras oméga-3. **Attention :** ne dépassez pas la dose si vous prenez des anticoagulants.
Gattilier	**Dose :** 100 mg d'extrait, ou 40 gouttes de teinture-mère diluées dans de l'eau, 1 fois par jour, au lever. **À savoir :** appelé aussi agnus-castus ; extrait titré à 0,5 % d'agnuside.
Fragon épineux	**Dose :** 150 mg d'extrait 2 fois par jour. **À savoir :** extrait titré à 9-11 % de ruscogénine.
Bourse-à-pasteur	**Dose :** 3 ml (environ 60 gouttes) de teinture-mère 3 fois par jour. **À savoir :** conseillée contre les règles abondantes et les saignements en dehors des règles.
Fer	**Dose :** 25 mg par jour. **À savoir :** votre médecin pourra vous prescrire une dose plus élevée si une prise de sang révèle une carence spécifique.
Vitamine C/ flavonoïdes	**Dose :** 100 mg de vitamine C et 250 mg de flavonoïdes 2 fois par jour. **À savoir :** parfois associés dans un même complément.

Rappel : prenez en priorité les compléments indiqués en bleu. Vérifiez qu'ils ne vous sont pas déjà apportés par un autre complément nutritionnel – voir p. 181.

yam, antispasmodique et anti-inflammatoire. Le **gattilier** soulage le syndrome prémenstruel en régularisant les sécrétions hormonales ; il est également très efficace pour diminuer la tension mammaire. Ces compléments pourraient vous permettre de réduire les doses d'antalgiques.

En cas d'aménorrhée, vérifiez avant tout que vous n'êtes pas enceinte. Essayez le gattilier et le **fragon épineux,** associés à un complément polyvitaminique, pour favoriser la réapparition des règles. Ces plantes peuvent contribuer à corriger un déséquilibre hormonal et à régulariser le cycle menstruel. Sachez toutefois que les effets du traitement n'apparaissent parfois qu'au bout de 6 mois.

Pour traiter la ménorragie, la **bourse-à-pasteur** agit efficacement. Certaines femmes ont également besoin d'une supplémentation en **fer,** car un saignement abondant diminue les réserves de ce minéral et, paradoxalement, un déficit en fer peut favoriser des règles abondantes. Toutefois, ne prenez jamais de fer sans avoir préalablement consulté votre médecin. Enfin, la **vitamine C** et les **flavonoïdes** renforcent les minuscules vaisseaux sanguins (capillaires) de l'utérus, réduisant ainsi les risques de rupture et de saignement supplémentaire.

Que faire d'autre ?

☑ Pour « décontracter l'utérus » et soulager les douleurs menstruelles, prenez un bain chaud.

☑ Faites de l'exercice afin de sécréter des endorphines, antalgiques naturels produits par l'organisme.

QUOI DE NEUF ?

À l'occasion d'une étude destinée à évaluer l'effet des vitamines sur les anomalies fœtales, on a observé que les femmes qui avaient pris chaque jour un complément polyvitaminique avaient un cycle menstruel plus régulier que celles qui avaient reçu un placebo.

Des compléments d'huiles de poisson pourraient atténuer les douleurs menstruelles. Dans une étude réalisée sur des adolescentes – souvent sujettes aux douleurs menstruelles en raison de leurs sécrétions hormonales élevées –, on a constaté que seules celles qui avaient pris des compléments d'huiles de poisson avaient pu réduire les doses d'antalgiques contre les spasmes utérins. Mais des travaux complémentaires devront confirmer ces résultats.

INFOS PLUS

- Plusieurs sortes de tisanes ont des effets bénéfiques sur les troubles menstruels. Contre les règles douloureuses, essayez l'infusion de camomille ; contre les règles abondantes, buvez des infusions de bourse-à-pasteur, de framboise ou d'alchémille ; en cas d'aménorrhée, prenez de l'infusion de *Mitchella repens.* Versez 250 ml d'eau bouillante sur 2 cuill. à café de la plante de votre choix, laissez infuser pendant 10 à 15 min, filtrez et buvez.

Reins (troubles des)

Le fonctionnement des reins peut être perturbé par un excès de toxines ou certaines maladies. Les infections et les calculs rénaux sont des affections qui nécessitent une prise en charge médicale, mais certains compléments peuvent éviter leur apparition.

Symptômes

- *Rétention d'eau.*
- *Nausées et/ou vomissements.*
- *Perte d'appétit.*
- *Douleurs localisées entre le haut du dos et le bas de l'abdomen et l'aine.*
- *Présence de pus ou de sang dans les urines.*

CONSULTEZ LE MÉDECIN...

- Si vous ressentez un besoin fréquent d'uriner, associé à des douleurs : vous souffrez peut-être d'une infection urinaire.
- Si vous ressentez une forte douleur dans le bas du dos.
- Si vous observez des traces de pus ou de sang dans vos urines.

ATTENTION : si vous suivez un traitement médical, consultez votre médecin avant de prendre des compléments.

Qu'est-ce que c'est ?

Les calculs rénaux résultent de l'accumulation de sels minéraux qui se cristallisent dans le système urinaire. Leur taille varie du minuscule grain de sable au caillou suffisamment gros pour empêcher l'évacuation de l'urine. Composés le plus souvent d'oxalate de calcium, les calculs peuvent aussi être formés d'acide urique, de cystine (un acide aminé) ou de phosphates.

Parmi les maladies rénales graves, la glomérulonéphrite est caractérisée par une inflammation des unités de filtration du rein, et la pyélonéphrite est une infection aiguë du rein due généralement à une infection bactérienne. La glomérulonéphrite peut entraîner une protéinurie, c'est-à-dire le passage de protéines du sang dans les urines ; elle est parfois liée à une hypertension ou à de la rétention d'eau. Dans la mesure où un seul rein sain suffit à l'organisme, une insuffisance rénale ne met toutefois pas la vie en danger, même si elle reste une affection très grave.

Quelles en sont les causes ?

Une prédisposition héréditaire, une faiblesse du système immunitaire ou un dysfonctionnement des glandes régulant le métabolisme du calcium sont les causes majeures des calculs rénaux. Un apport inadéquat en liquides, qu'il se traduise par une transpiration excessive ou une déshydratation, peut aussi favoriser les calculs en entraînant une concentration des urines et la solidification des sels qu'elles renferment. Les reins peuvent en outre s'infecter lorsque les voies urinaires, en aval, sont obstruées et que les agents infectieux remontent de la vessie. Certains médicaments, le diabète ou un choc émotionnel peuvent entraîner des problèmes rénaux, liés à une protéinurie. Enfin, l'hypertension artérielle peut être soit la cause, soit la conséquence d'une maladie rénale.

Les calculs constitués d'acide urique se forment lorsqu'une quantité insuffisante d'urine est excrétée ou que la teneur du sang en acide urique est trop élevée. Ils sont souvent associés à la goutte. Les calculs composés de cystine sont dus à une anomalie congénitale rare. Les calculs de phosphate résultent d'une infection, généralement de l'appareil urinaire.

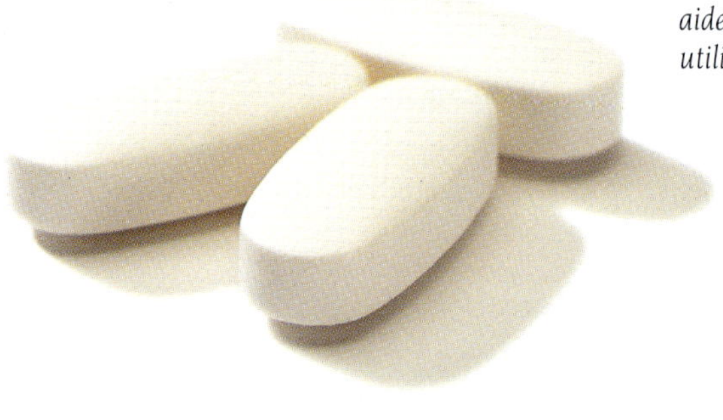

Des tablettes de magnésium aident l'organisme à mieux utiliser la vitamine B6.

COMPLÉMENTS RECOMMANDÉS

Magnésium	**Dose :** 500 mg par jour. **Attention :** à ne prendre qu'en cas de calculs d'oxalate de calcium.
Vitamine B6	**Dose :** 5 mg 2 fois par jour. **À savoir :** associée à du magnésium, elle peut réduire la sécrétion d'oxalate.
Feuilles de pissenlit	**Dose :** buvez 1 litre d'infusion par jour. **À savoir :** favorisent l'élimination de l'acide urique.
Vitamine C	**Dose :** 100 mg 2 fois par jour. **À savoir :** vous pouvez prendre de la vitamine C naturelle sous forme d'acérola.
Vitamine E	**Dose :** 25 mg par jour. **À savoir :** il est préférable de prendre de la vitamine E sous forme naturelle (germe de blé, fruits oléagineux...).
Airelle	**Dose :** 400 mg d'extrait ou 2 gélules 2 fois par jour. **À savoir :** peut être remplacé par 500 ml de jus non sucré.

Rappel : vérifiez que certaines de ces doses ne vous sont pas déjà apportées par un autre complément nutritionnel – *voir p. 181.*

Connaître la nature exacte du calcul est capital pour choisir la thérapie naturelle la plus appropriée. La glomérulonéphrite est provoquée par une réaction immunologique à une infection.

Les bienfaits des compléments nutritionnels

Les personnes prenant du **magnésium** et de la **vitamine B6** excrètent moins d'oxalate ; ils sont donc conseillés en cas de calculs d'oxalate de calcium. Contre les calculs d'acide urique, prenez des infusions de **feuilles de pissenlit,** qui faciliteront l'élimination de l'acide urique dans vos urines. La glomérulonéphrite favorise la production de radicaux libres toxiques, que vous réduirez en prenant des **vitamines C** et **E,** dont la puissante action antioxydante protège les reins. L'**airelle,** ou canneberge, empêche la fixation des bactéries sur les parois de l'appareil urinaire, et l'extrait d'artichaut est connu pour ses vertus dépuratives. Enfin, une étude japonaise a montré que la spiruline pouvait réduire les effets toxiques de certains médicaments sur les reins.

Que faire d'autre ?

☑ Pour éviter les calculs d'oxalate de calcium, éliminez les aliments contenant de l'acide oxalique tels qu'épinards, rhubarbe, oseille, chocolat, cacahuètes et fraises ; réduisez votre consommation de protéines animales et mangez plus de légumes verts à feuilles (excepté épinards et oseille).

☑ Contre les calculs d'acide urique, mangez peu d'aliments riches en purines (métabolisées en acide urique) : viande rouge, fruits de mer, asperges...

☑ En cas de calculs de phosphate, un traitement antibiotique est parfois nécessaire, mais les infections à l'origine de ces calculs peuvent aussi être combattues avec des infusions de soies de maïs, de fleurs de sureau ou de feuilles de guimauve, utilisées seules ou en mélange.

QUOI DE NEUF ?

Les calculs rénaux étant souvent causés par un excès d'oxalate de calcium, on conseille aux malades de réduire leur consommation de lait. Or des recherches menées à l'université de Washington (États-Unis) ont révélé que le lait et ses dérivés contribuaient en fait à prévenir la formation de ces calculs.

LE SAVIEZ-VOUS ?

Près de 1 million de Français sont atteints de calculs rénaux, les hommes étant plus touchés que les femmes.

INFOS PLUS

- Les bactéries pourraient jouer un rôle essentiel dans la formation des calculs rénaux. Selon une étude finlandaise, elles seraient responsables, non pas de 10 à 15 % des cas de lithiase comme on le pensait jusque-là, mais de 90 %. Les antibiotiques pourraient donc être un traitement efficace.
- On pense que les risques de récidive de calculs rénaux atteignent 20 à 50 %. Ils pourraient être réduits par un régime végétarien riche en fibres et pauvre en protéines animales ainsi qu'en aliments raffinés.
- La néphropathie diabétique constitue 38 % des cas de maladies rénales graves en France. C'est également une cause importante de dialyse et de transplantation rénale, dont on compte plus de 2 500 nouveaux cas par an.

Rhume des foins et autres allergies

Il suffit à certains d'ouvrir une fenêtre, de secouer un tapis ou de caresser un chat pour éternuer ou avoir le nez qui coule. La faute n'en est ni au pollen, ni à la poussière, ni aux poils, mais à un système immunitaire trop « réactif ».

Symptômes

- *Yeux irrités, rouges et gonflés, parfois entourés de larges cernes.*
- *Éternuements.*
- *Nez bouché.*
- *Surabondance de sécrétions limpides.*
- *Gorge irritée.*
- *Fatigue.*

CONSULTEZ LE MÉDECIN...

- Si vous éprouvez une gêne respiratoire accompagnée de sifflements : il peut s'agir d'une crise d'asthme nécessitant un traitement immédiat.
- Si vous avez de la fièvre, des maux de tête qui empirent lorsque vous vous penchez en avant, ou que vos sécrétions nasales sont jaunes ou vertes : ce sont les symptômes de la sinusite.
- Si les symptômes dont vous souffrez vous empêchent de mener une vie normale et que les compléments naturels ne vous sont d'aucun secours.

ATTENTION : si vous suivez un traitement médical, consultez votre médecin avant de prendre des compléments.

Qu'est-ce que c'est ?

Rhinite allergique est le terme médical désignant les affections de la cavité nasale causées par des particules en suspension dans l'air. Les gênes qui en résultent peuvent être occasionnelles, mais elles sont parfois si fortes qu'elles créent un véritable handicap dans la vie quotidienne. Si l'apparition des symptômes coïncide avec celle de la saison chaude, il s'agit sans doute d'une forme d'allergie saisonnière généralement appelée rhume des foins : déclenchée au printemps et au début de l'été, elle est due à la présence de pollen dans l'air. Si, au contraire, les troubles durent toute l'année, ils sont probablement dus à la fourrure d'un animal de compagnie, aux acariens ou aux moisissures. Ces substances irritantes, appelées allergènes, produisent toutes les mêmes effets. Les personnes qui souffrent de rhinite allergique sont souvent très vulnérables aux rhumes, grippes et sinusites. Ce genre de prédisposition est parfois héréditaire.

Quelles en sont les causes ?

Lorsque des bactéries, virus ou autres substances pénètrent dans l'organisme, le système immunitaire lutte contre ceux porteurs de maladies et néglige les autres, a priori inoffensifs, comme le pollen. Le système immunitaire des sujets allergiques, quant à lui, ne fait pas la différence entre les divers envahisseurs, de sorte que des particules non toxiques déclenchent, dans la zone où elles ont pénétré, des facteurs d'inflammation, en particulier celle d'une substance appelée histamine.

Sans connaître vraiment la raison d'une telle réaction, certains chercheurs l'imputent à un affaiblissement des défenses dû à une mauvaise

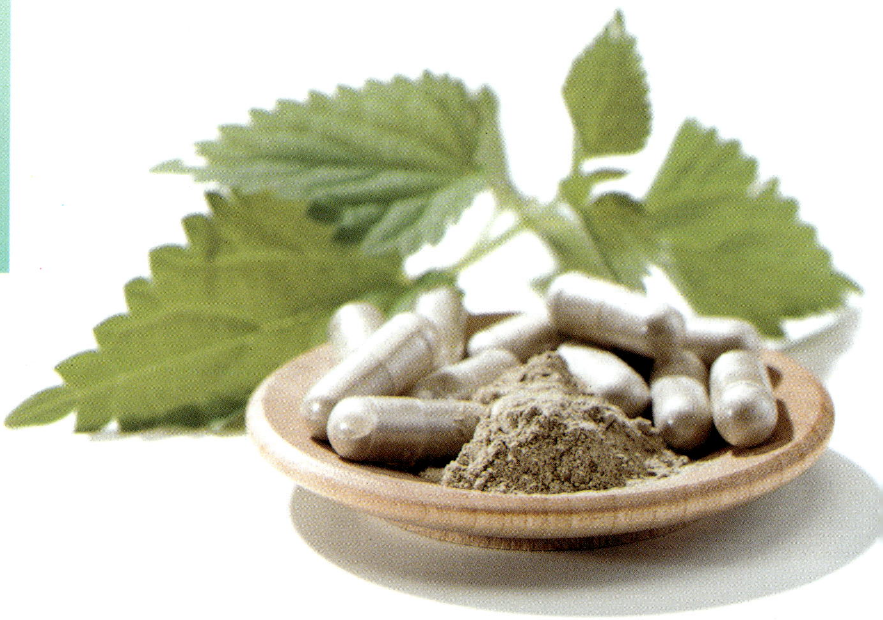

Les compléments à base d'ortie atténuent les symptômes d'allergie en réduisant l'inflammation nasale.

COMPLÉMENTS RECOMMANDÉS

Quercétine	**Dose :** 250 mg 2 fois par jour. **À savoir :** à prendre 20 min avant les repas ; souvent disponible combinée avec de la vitamine C.
Feuille d'ortie	**Dose :** 250 mg d'extrait 3 fois par jour avant les repas.
Vitamine C	**Dose :** 100 mg 2 fois par jour. **À savoir :** vous pouvez prendre de la vitamine C naturelle sous forme d'acérola.
Vitamine B5	**Dose :** 5 mg 2 fois par jour. **À savoir :** à prendre au cours des repas.
Huiles de poisson	**Dose :** 2 capsules par jour, soit 600 mg d'acides gras oméga-3. **Attention :** ne dépassez pas la dose si vous prenez des anticoagulants.

Rappel : prenez en priorité les compléments indiqués en bleu. Vérifiez qu'ils ne vous sont pas déjà apportés par un autre complément nutritionnel – voir p. 181.

alimentation et à la pollution de l'air. Il faut donc associer des vitamines et des minéraux aux compléments figurant dans le tableau ci-dessus.

Les bienfaits des compléments nutritionnels

Si vous souffrez d'allergies saisonnières, prenez tous les compléments conseillés ci-dessus à partir du début du printemps. La **quercétine,** un flavonoïde qui inhibe la production d'histamine sans effets secondaires, peut remplacer les médicaments en vente libre, qui ne font que la contrecarrer ; associée à la **feuille d'ortie,** elle vous évitera éternuements, nez bouché et démangeaisons. La **vitamine C** est l'antioxydant par excellence des cellules des voies respiratoires ; elle fortifie le système immunitaire et aurait une action anti-inflammatoire et antihistaminique. La **vitamine B5,** ou acide pantothénique, est un bon décongestionnant nasal. Même si vous préférez les médicaments classiques pour lutter contre certains symptômes, ces quatre compléments vous aideront sans doute beaucoup tout au long de la période où vous êtes vulnérable.

La prise régulière et prolongée d'acides gras oméga-3 fournis par les **huiles de poisson** atténuera les symptômes causés par l'inflammation. Il en va de même pour les tisanes de camomille, de plantain, de sauge, d'euphraise ou de fleur de sureau, préparées en mélange ou séparément : versez 200 ml d'eau bouillante sur les plantes séchées et laissez infuser 10 min avant de filtrer. Buvez-en 2 fois par jour et, pour en augmenter l'efficacité, ajoutez-y de la teinture de réglisse à raison de 1 cuill. à café par tasse.

Que faire d'autre ?

- ☑ Si l'air est chargé de pollen, restez chez vous, fenêtres fermées.
- ☑ Retirez tous les tapis et recouvrez vos sièges de housses lavables.
- ☑ Utilisez des draps et des taies d'oreiller antiallergiques que vous laverez chaque semaine à 60 °C, car ce type de linge attire les acariens.
- ☑ Nettoyez bien les endroits humides de la maison pour empêcher l'apparition de moisissures.

QUOI DE NEUF ?

L'eau très chaude (60 °C) utilisée pour laver le linge élimine les acariens mais abîme certains textiles. D'après une étude menée en Australie, on détruit aussi bien les acariens avec de l'eau tiède (30 °C) additionnée d'huile d'eucalyptus. Pour vous assurer du bon brassage de l'huile et de l'eau, mélangez-en d'abord 6 cuill. à 3 de produit vaisselle, puis versez le tout dans le tambour de la machine avec le linge. Remplissez la cuve d'eau, puis stoppez la machine et laissez tremper pendant 30 min ; ajoutez alors votre détergent habituel et terminez le lavage normalement.

LE SAVIEZ-VOUS ?

Les fleurs de jardin sont rarement cause d'allergies car leur pollen est trop lourd pour être transporté par l'air ; ce sont les insectes qui s'en chargent, en particulier les abeilles.

INFOS PLUS

- Certaines plantes sont des antihistaminiques naturels. Si vous souffrez d'allergies, essayez par exemple les tisanes d'anis, de gingembre ou de menthe poivrée, ou bien un mélange des trois (le gingembre et la menthe ont aussi un pouvoir décongestionnant). Vous pouvez en boire jusqu'à 4 tasses par jour pour atténuer les symptômes.
- L'ail peut atténuer les réactions allergiques ; prenez-en 2 ou 3 capsules molles par jour.

Rhume et grippe

Le rhume et la grippe sont des affections virales très courantes, qui semblent néanmoins s'acharner sur certains. La vitamine C est certainement le remède naturel le plus connu pour lutter contre ces virus, mais ce n'est pas le seul.

Symptômes

- *Congestion de la poitrine et de la sphère ORL.*
- *Toux et éternuements.*
- *Gorge irritée.*
- *Écoulement nasal fluide.*
- *Douleurs musculaires.*
- *Fièvre et frissons.*
- *Maux de tête.*
- *Fatigue.*

CONSULTEZ LE MÉDECIN...

- Si votre température dépasse 38° C pendant 3 jours, ou si elle est supérieure à 39° C.
- Si vous avez mal à la gorge et plus de 38° C pendant 24 h : il peut s'agir d'une angine à streptocoques, infection grave nécessitant un traitement aux antibiotiques.
- Si vos mucosités sont verdâtres, jaune sombre ou brunes : il peut s'agir d'une infection bactérienne des sinus ou des poumons.
- Si vous ressentez des douleurs dans la poitrine ou des difficultés respiratoires : il peut s'agir d'une pneumonie, surtout si vous avez une forte fièvre.

ATTENTION : si vous suivez un traitement médical, consultez votre médecin avant de prendre des compléments.

Qu'est-ce que c'est ?

Le rhume et la grippe étant des infections des voies respiratoires, il n'est pas toujours facile de les distinguer. En général, le rhume s'installe progressivement, tandis que la grippe frappe soudainement. Les symptômes classiques du rhume (congestion, mal de gorge, éternuements) sont généralement moins sévères que ceux de la grippe, qui provoque de la fièvre, une forte fatigue, des douleurs musculaires et des maux de tête.

Ces deux maladies se distinguent également par leur durée. Un rhume ne dépasse généralement pas 1 semaine, voire seulement 3 ou 4 jours si votre système immunitaire fonctionne bien. La grippe, quant à elle, dure jusqu'à 10 jours et la fatigue qui l'accompagne peut se prolonger pendant 2 à 3 semaines. Enfin, le rhume n'entraîne aucune complication grave, alors que la grippe peut dégénérer en bronchite ou en pneumonie.

Quelles en sont les causes ?

Le rhume comme la grippe sont provoqués par des virus qui se fixent aux muqueuses des narines ou de la gorge et se propagent dans l'appareil respiratoire supérieur, et parfois jusqu'aux poumons. Le système immunitaire réagit par l'envoi massif de globules blancs vers ces organes pour combattre l'infection. C'est précisément cette réaction de l'organisme qui est à l'origine des symptômes du rhume ou de la grippe, et non les virus eux-mêmes. Ces infections sont plus fréquentes en hiver car le chauffage réduit l'humidité de l'air et assèche les muqueuses nasales, créant ainsi un milieu idéal pour la reproduction des virus.

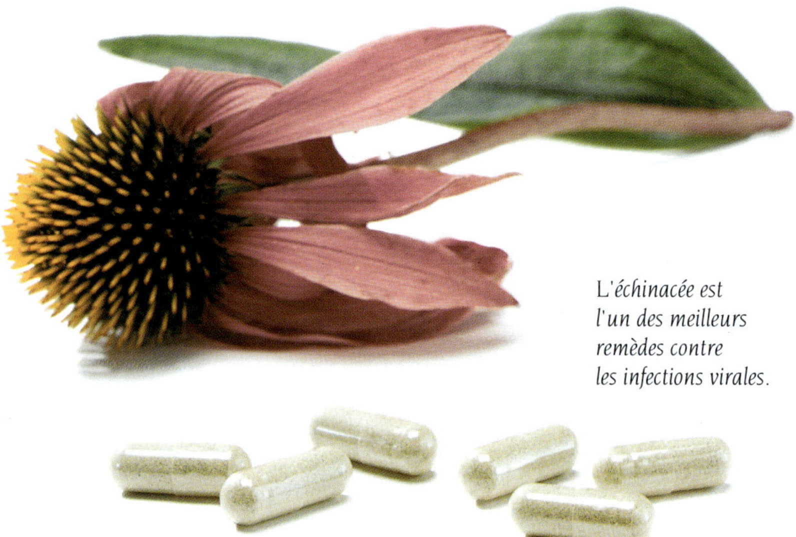

L'échinacée est l'un des meilleurs remèdes contre les infections virales.

COMPLÉMENTS RECOMMANDÉS

Vitamine C	**Dose :** 100 mg 3 fois par jour jusqu'à l'amélioration des symptômes. **À savoir :** vous pouvez prendre de la vitamine C naturelle sous forme d'acérola.
Échinacée	**Dose :** 200 mg d'extrait 3 fois par jour. **À savoir :** en traitement préventif, prenez 200 mg par jour pendant 3 semaines.
Zinc	**Dose :** 1 comprimé à 15 mg 3 fois par jour, ou selon les indications de la notice. **Attention :** ne pas prolonger le traitement au-delà de 5 jours.
Ail	**Dose :** 400 mg d'extrait 2 fois par jour au cours des repas. **À savoir :** extrait titré à 1 % d'alliine.
Millepertuis microdosé	**Dose :** 1 comprimé à 0,1 mg d'extrait 2 fois par jour. **À savoir :** extrait titré à 0,3 % d'hypéricine.

Rappel : vérifiez que certaines de ces doses ne vous sont pas déjà apportées par un autre complément nutritionnel – voir p. 181.

Les bienfaits des compléments nutritionnels

Les produits indiqués ci-dessus permettent à l'organisme de mieux se défendre contre le rhume et la grippe, mais ils n'en suppriment pas les symptômes. C'est pourquoi vous n'aurez pas forcément l'impression d'une amélioration immédiate, mais votre guérison sera plus rapide. En commençant le traitement très tôt, on peut parfois enrayer le développement de la maladie. Prenez ces compléments dès l'apparition des premiers symptômes et, sauf indication contraire, continuez jusqu'à la guérison.

Contrairement à la croyance populaire, la **vitamine C** ne prévient pas le rhume, mais elle peut en réduire la durée ou en limiter les symptômes. L'**échinacée** stimule la réponse immunitaire contre le virus. Les comprimés de **zinc** contribuent également à guérir le rhume, peut-être en détruisant le virus lui-même. Quelques gouttes d'huile d'eucalyptus dans de l'eau chaude font un excellent décongestionnant. Une infusion de fleurs de sureau constitue également un bon remède antigrippal, qui renforce le système respiratoire. Une infusion de fleurs de tilleul ou d'achillée millefeuille favorise l'élimination des toxines. Si vous êtes victime d'infections bactériennes à répétition, comme la sinusite ou la bronchite, à la suite d'un rhume ou d'une grippe, prenez aussi de l'**ail** dès les premiers symptômes : cette plante est réputée pour ses propriétés antiseptiques intestinales et anti-infectieuses générales. Pour le traitement (et non la prévention) des rhumes et grippes, vous donnerez un coup de pouce à votre système immunitaire en associant le **millepertuis microdosé** à l'échinacée.

Que faire d'autre ?

☑ Lavez-vous souvent les mains pour limiter les risques de contamination.
☑ En hiver, utilisez un humidificateur d'air.
☑ Faites-vous éventuellement vacciner contre la grippe. L'immunisation demande de 6 à 8 semaines ; il faut donc y penser dès l'automne, avant la saison de la grippe. Les virus étant différents tous les ans, vous devrez renouveler le vaccin chaque année.

QUOI DE NEUF ?

Fréquenter ses amis constitue, semble-t-il, une excellente prévention contre le rhume. Une étude portant sur 276 femmes et hommes a montré que ceux qui avaient le plus de relations sociales attrapaient beaucoup moins de rhumes, même lorsque les chercheurs déposaient un virus dans leurs narines !

Il est prouvé que les fumeurs s'enrhument 2 fois plus que les non-fumeurs.

Lors d'un test sur la grippe, on a observé une guérison plus rapide chez les malades qui avaient pris des fleurs de sureau : les symptômes se sont améliorés après 2 jours chez 93 % des patients traités avec la plante ; dans le groupe prenant un placebo, il n'y a eu aucune amélioration avant 6 jours.

INFOS PLUS

- Lorsque vous achetez des comprimés de zinc, étudiez-en bien la composition : seuls l'ascorbate, le gluconate et le glycinate de zinc semblent faire effet contre le rhume. Évitez les produits contenant du sorbitol, du mannitol ou de l'acide citrique, qui inhibent l'action du zinc une fois combinés à la salive.
- Les infusions d'achillée, de menthe poivrée et de fleurs de sureau soulagent les symptômes de la grippe. Mélangez ces plantes en quantités égales ; versez 20 cl d'eau bouillante sur 10 g de ce mélange, laissez infuser 10 min, puis passez. À boire 3 fois par jour. Pour une tisane au gingembre, faites infuser 10 g de racine dans 10 cl d'eau bouillante.

Sclérose en plaques

La sclérose en plaques provoque fatigue et troubles de la vision ainsi que des fonctions motrices. Les effets limités des médicaments classiques sur cette maladie incitent à se tourner vers les compléments nutritionnels.

Symptômes

- *Les premiers signes peuvent évoquer de nombreuses autres maladies : troubles oculaires (vision floue ou double), fourmillements dans les bras ou les jambes, maladresse, troubles de l'équilibre, et d'autres anomalies des fonctions motrices et sensitives.*
- *L'évolution de la maladie est très variable. Dans les cas sévères, le sujet peut être atteint d'une fatigue extrême, de paralysies partielles et de tremblements, de troubles de la coordination ou de l'élocution et d'incontinence. La SEP se manifeste généralement par une succession de poussées entrecoupées de périodes de rémission.*

CONSULTEZ LE MÉDECIN...

- Si vous présentez des troubles inexpliqués de la vision ou de la motricité ; votre médecin sera à même d'exclure d'autres maladies neurologiques, comme une tumeur au cerveau.
- Si vous souffrez d'une poussée aiguë.

ATTENTION : si vous suivez un traitement médical, consultez votre médecin avant de prendre des compléments.

Qu'est-ce que c'est ?

La sclérose en plaques (SEP) est une maladie neurologique dégénérative dont l'évolution est progressive et qui atteint surtout les jeunes adultes. Son évolution est très variable. Certains ont le nerf optique ou d'autres nerfs du cerveau ou de la moelle épinière touchés, ce qui entraîne des troubles de la vision ou de la marche, des difficultés d'élocution, une perte du contrôle de la vessie ou du sphincter, des troubles de l'idéation et une paralysie ; d'autres connaissent de longues périodes de rémission et des poussées peu invalidantes.

Quelles en sont les causes ?

On pense que la SEP est une maladie auto-immune dans laquelle le système immunitaire attaquerait par erreur les tissus nerveux de l'organisme, mais on ignore ce qui déclenche cette maladie : ce pourrait être un virus resté en sommeil pendant des années, y compris un virus ordinaire comme celui de la rougeole ou de l'herpès (*Herpes simplex*).

Les bienfaits des compléments nutritionnels

Un traitement à base de compléments nutritionnels doit être entrepris dès qu'une SEP est diagnostiquée. Il a plusieurs buts : renforcer l'activité antioxydante et protéger les cellules nerveuses contre l'action nocive des molécules, appelées radicaux libres, en excès ; stimuler la production d'acides gras et autres substances qui contribuent à la formation des nerfs ; et, enfin, diminuer l'inflammation des nerfs. Prenez d'abord une préparation à base de polyvitamines et de minéraux, que vous compléterez avec les suppléments recommandés ci-après. Vous pouvez les prendre en

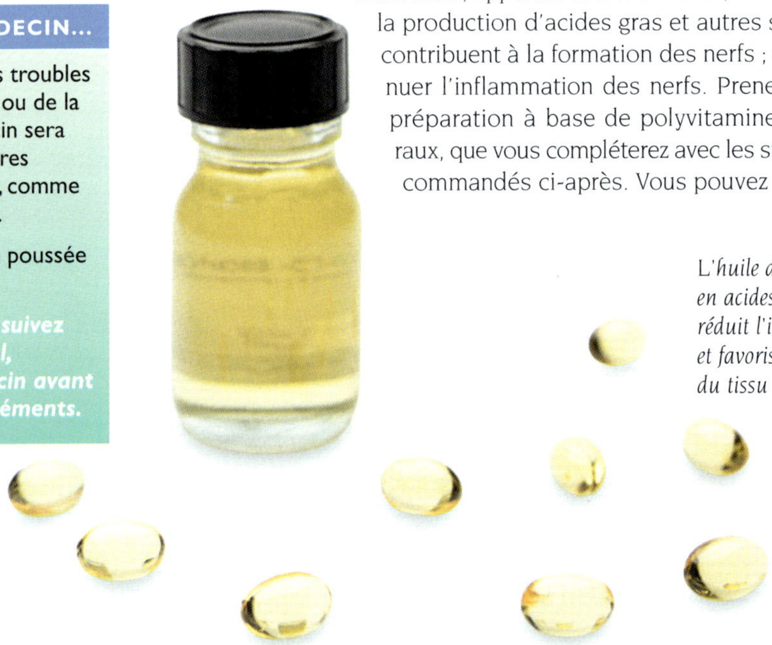

L'huile d'onagre, riche en acides gras oméga-3, réduit l'inflammation et favorise la régénération du tissu nerveux.

COMPLÉMENTS RECOMMANDÉS

Vitamine C/ vitamine E	**Dose :** 100 mg de vitamine C et 25 mg de vitamine E 2 fois par jour. **À savoir :** la vitamine C renforce l'action de la vitamine E ; prenez de préférence de la vitamine C sous forme d'acérola et de la vitamine E sous forme de germe de blé.
Vitamines B	**Dose :** 1 comprimé par jour. **À savoir :** choisissez un complexe B contenant 5 µg de vitamine B12, 50 µg de biotine, 400 µg d'acide folique et 5 mg de toutes les autres vitamines du groupe B.
Vitamine B12	**Dose :** 100 µg 3 fois par jour. **À savoir :** à prendre de préférence sous forme de méthylcobalamine.
Huiles de poisson	**Dose :** 2 capsules par jour, soit 600 mg d'acides gras oméga-3. **Attention :** ne dépassez pas la dose si vous prenez des anticoagulants.
Huile d'onagre	**Dose :** 1 000 mg 3 fois par jour. **À savoir :** vous pouvez la remplacer par 1000 mg d'huile de bourrache 1 fois par jour.
Ginseng de Sibérie	**Dose :** 1 sachet-dose pour tisane instantanée 2 ou 3 fois par jour.

Rappel : prenez en priorité les compléments indiqués en bleu. Vérifiez qu'ils ne vous sont pas déjà apportés par un autre complément nutritionnel – voir p. 181.

association, et parallèlement aux médicaments classiques. Les premiers résultats apparaissent généralement au bout de 1 mois. Du fait de leurs propriétés antioxydantes, les **vitamines C** et **E** se révèlent efficaces dans le traitement de la SEP. Les **vitamines B** et un apport supplémentaire de **vitamine B12** exercent également une action bénéfique en contribuant à la formation et à l'entretien des tissus nerveux. Il ressort d'ailleurs de certaines études que les patients atteints de SEP ont des taux peu élevés de vitamine B12 ou n'assimilent pas celle-ci correctement. Enfin, les acides gras oméga-3 des **huiles de poisson** et de l'**huile d'onagre** réduiront l'inflammation et favoriseront, à long terme, la formation de tissus nerveux sains.

Parmi les autres compléments testés avec succès par les phytothérapeutes, essayez le millepertuis microdosé (300 mg d'extrait 3 fois par jour), l'avoine, le **ginseng de Sibérie** et le gingembre.

Que faire d'autre ?

- ☑ Une exposition modérée au soleil se révèle parfois efficace contre la sclérose en plaques. Mais attention : les bains de soleil prolongés, l'exercice excessif et les bains très chauds peuvent aggraver les symptômes.
- ☑ Renseignez-vous auprès de votre médecin sur les traitements à base de compléments nutritionnels. Des régimes spécifiques ont été mis au point pour ralentir l'évolution de la SEP.
- ☑ Faites de la gymnastique douce pour fortifier vos muscles et améliorer votre souplesse, mais jamais au cours d'une poussée.

QUOI DE NEUF ?

L'excès de stress est particulièrement nocif pour les sujets atteints de SEP ; une étude a montré qu'un stress violent (qu'il résulte de l'accumulation des soucis quotidiens ou d'événements marquants) déclenchait de nouvelles lésions nerveuses dans leur cerveau.

Des travaux récents ont mis en évidence un aspect jusqu'alors inconnu de la SEP : elle détruit les cellules cérébrales selon un processus semblable à celui qui caractérise les maladies d'Alzheimer et de Parkinson. Les médecins envisagent donc d'appliquer aux malades atteints de SEP les traitements qui se sont révélés efficaces contre ces deux maladies.

Des recherches menées sur l'animal ont montré qu'un taux élevé de vitamine D pourrait protéger de la SEP, rare dans les pays tropicaux (où le soleil stimule la production de vitamine D) et sur les côtes norvégiennes (où l'on consomme beaucoup de poissons riches en vitamine D). Ces études doivent néanmoins être confirmées et l'on déconseille actuellement aux sujets souffrant de SEP de prendre un apport supplémentaire de vitamine D, celle-ci pouvant être toxique à fortes doses.

INFOS PLUS

- Un soutien psychologique peut être utile aux patients atteints de SEP ainsi qu'à leur entourage familial. L'ergothérapie et la physiothérapie aident aussi les malades.

Seins nodulaires

De nombreuses femmes de moins de 50 ans présentent des petites boules dans les seins et ressentent des douleurs mammaires qui augmentent avant les règles. Des compléments nutritionnels et un régime alimentaire peuvent atténuer ces symptômes.

Symptômes

- *Boules ou nodules dans les seins pouvant être douloureux ou non.*
- *Augmentation de la taille des nodosités ou de la sensation d'inconfort environ 1 semaine avant les règles.*

CONSULTEZ LE MÉDECIN...

- Si une grosseur apparaît, surtout si vous n'avez pas habituellement de kystes mammaires.
- Si la boule durcit, grossit ou ne diminue pas après les règles.
- Si vous constatez un écoulement au niveau du mamelon.
- Si la douleur mammaire est aiguë.

ATTENTION : si vous suivez un traitement médical, consultez votre médecin avant de prendre des compléments.

Qu'est-ce que c'est ?

La densité et la texture des seins varient tout au long de la vie d'une femme. Avant la ménopause, les seins sont constitués de tissus plus denses, ce qui peut les rendre plus fermes et favoriser l'apparition de grosseurs ; passé ce cap, les seins comportent plus de tissus adipeux. Certaines femmes présentent des kystes ou des tissus fibreux (seins fibro-kystiques) qui deviennent douloureux juste avant les règles. Si ces tensions ou douleurs restent généralement supportables, elles peuvent faire souffrir au point que la vie quotidienne en est affectée.

Ces changements prémenstruels sont appelés maladie kystique du sein ou maladie de Reclus. Si ces kystes ne présentent pas de risque d'évolution maligne, ils peuvent en revanche rendre la détection d'une tumeur cancéreuse plus difficile. On les distingue généralement des tumeurs malignes grâce à leur mobilité et à leur changement de taille tout au long du cycle menstruel.

Quelles en sont les causes ?

L'apparition de tumeurs fibro-kystiques dans les seins est due aux changements hormonaux qui se produisent durant le cycle menstruel. Un taux d'œstrogènes particulièrement élevé, auquel s'ajoute une faible sécrétion de progestérone après l'ovulation, prédispose à ce trouble. Ces deux facteurs sont associés à un taux élevé de prolactine, l'hormone qui déclenche la lactation après l'accouchement, mais qui augmente la tension mammaire chez les femmes qui ne sont pas en période d'allaitement. De nombreux chercheurs pensent que la caféine favorise l'apparition de ces grosseurs ou de ces kystes (certaines femmes constatent une amélioration en éliminant cette substance), mais d'autres affirment qu'il n'existe pas de corrélation entre la consommation de caféine et la tension mammaire.

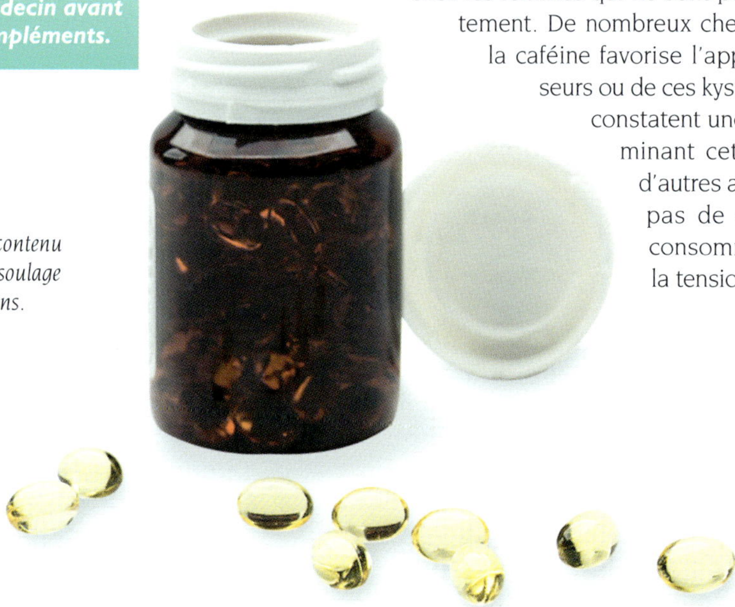

L'acide gras essentiel contenu dans l'huile d'onagre soulage l'inflammation des seins.

COMPLÉMENTS RECOMMANDÉS	
Vitamine E	**Dose :** 10 mg 2 fois par jour. **À savoir :** il est préférable de prendre de la vitamine E sous forme naturelle (germe de blé, fruits oléagineux...).
Gattilier	**Dose :** 20 gouttes d'extrait par jour dans un verre d'eau. **À savoir :** également appelé *agnus castus* ; extrait titré à 0,5 % d'agnuside.
Acides gras essentiels	**Dose :** 500 mg ou 2 capsules d'huile d'onagre 3 fois par jour. **À savoir :** vous pouvez remplacer l'huile d'onagre par 500 mg d'huile de bourrache 1 fois par jour.
Magnésium	**Dose :** 400 mg par jour. **Attention :** à prendre au cours des repas ; réduire la dose en cas de diarrhée ; s'abstenir en cas de maladie rénale.
Vitamine B6	**Dose :** 5 mg par jour pendant 1 semaine. **À savoir :** les vitamines B s'utilisent souvent en association de polyvitamines B.

Rappel : prenez en priorité les compléments indiqués en bleu. Vérifiez qu'ils ne vous sont pas déjà apportés par un autre complément nutritionnel – voir p. 181.

Les bienfaits des compléments nutritionnels

Tous les compléments recommandés ci-dessus peuvent être utilisés conjointement et aussi longtemps que nécessaire ; on constate généralement une amélioration au bout de 1 à 2 mois. De nombreuses femmes disent moins souffrir en prenant de la **vitamine E.** On ne sait pas exactement pourquoi, mais certains médecins pensent que cette vitamine inhiberait l'action de la caféine sur les tissus des seins.

Le **gattilier** réduit le taux de prolactine et restaure l'équilibre hormonal entre œstrogènes et progestérone, ce qui permet d'atténuer les modifications mammaires au cours du cycle menstruel. Les **acides gras essentiels** sont dotés de propriétés anti-inflammatoires et semblent en outre favoriser l'assimilation de l'iode, dont la carence pourrait conditionner l'apparition de tumeurs fibro-kystiques. Le **magnésium** contribue également à réduire l'inflammation et à calmer la douleur. La **vitamine B6** semble bénéfique pour les femmes souffrant d'un syndrome postmenstruel associé à des douleurs mammaires ; elle aide en outre le foie à assimiler l'excès d'œstrogènes.

Que faire d'autre ?

- ☑ Ayez une alimentation équilibrée, comportant des céréales complètes, des légumes et des fruits.
- ☑ Éliminez la caféine et voyez si cela vous aide. Les principales sources en sont le café et le thé, mais on en trouve aussi dans le chocolat, les boissons à base de cola et divers médicaments en vente libre. Soyez patiente, car il peut s'écouler 6 mois avant qu'une amélioration se fasse sentir.
- ☑ Portez un soutien-gorge qui maintienne bien la poitrine lorsque vos seins commencent à vous faire souffrir.

HISTOIRE VÉCUE

Et la douleur disparut...

Martine V., directrice de collège, appréhendait la seconde moitié de son cycle menstruel. Ses seins, présentant des nodules, devenaient chaque jour un peu plus douloureux, au point de rendre impossible le port d'un soutien-gorge. Son médecin lui prescrivit un traitement hormonal qui lui apporta un certain soulagement, mais au prix de terribles bouffées de chaleur, encore plus difficiles à supporter que la douleur.

Sa sœur lui recommanda alors une nutritionniste qu'elle connaissait. « Cette femme a tout de suite compris ma situation, témoigne Martine. Elle m'a conseillé de prendre de la vitamine E et d'éliminer tout ce qui pouvait contenir de la caféine. »

Au bout de plusieurs mois, Martine sut qu'elle avait fait le bon choix. Se passer de café avait été difficile, mais la disparition de la douleur valait bien ce sacrifice. Elle peut aujourd'hui faire ce qui lui semblait autrefois impossible, par exemple aller courir tous les jours avec son mari, même pendant la semaine précédant ses règles.

Sida

Alors que de nouveaux médicaments donnent un espoir de guérir cette maladie, le rôle des remèdes naturels fait l'objet de vives discussions. Des recherches laissent entendre que certains compléments, associés à un traitement classique, seraient d'une grande utilité.

Symptômes

- *Le plus souvent aucun chez les personnes séropositives.*
- *Fatigue persistante, douleurs articulaires ou musculaires ; fièvre récurrente ou prolongée, avec d'éventuelles sensations de froid ou une transpiration nocturne.*
- *Maux de gorge à répétition, glandes gonflées, toux, rhumes, boutons de fièvre, candidoses et autres types d'infection.*
- *Manque d'appétit, perte de poids, diarrhées fréquentes.*
- *Éruptions cutanées ou décoloration de la peau inhabituelle, apparition de marques violacées (sarcome de Kaposi).*

CONSULTEZ LE MÉDECIN...

- Si vous présentez l'un des symptômes ci-dessus.
- Si vous craignez d'avoir été exposé au virus du sida.
- Si vous êtes séropositif et que les symptômes s'aggravent soudainement.

ATTENTION : si vous suivez un traitement médical, consultez votre médecin avant de prendre des compléments.

Qu'est-ce que c'est ?

Le sida (syndrome immunodéficitaire acquis) se déclare chez les sujets séropositifs, c'est-à-dire contaminés par un virus appelé VIH (virus de l'immunodéficience humaine). Il peut se passer des années avant que le virus attaque le système immunitaire et que le sujet atteint présente les signes de la maladie. Celle-ci prend alors des formes diverses telles que pneumonie, infections parasitaires et certains cancers. Il n'existe à ce jour ni vaccin contre le sida, ni réel moyen de le guérir. Cependant, les trithérapies (association de trois médicaments actifs sur le virus) permettent d'obtenir de très longues rémissions qui ressemblent à des guérisons.

Quelles en sont les causes ?

Une fois dans le corps, le virus est transporté par les divers fluides organiques – sang, sperme, sécrétions vaginales, lait maternel. Il se transmet par ces mêmes fluides, lors des rapports sexuels, par exemple, et par le sang, notamment chez les drogués utilisant la même aiguille. La contagion n'a lieu que par contact direct car le virus meurt très vite après avoir quitté son hôte. Il ne se répand ni dans l'air ni dans l'eau et, contrairement à d'autres virus, s'attrape très rarement par la salive et jamais par les voies respiratoires supérieures.

Les bienfaits des compléments nutritionnels

Les compléments conseillés ici ont pour but de renforcer le système immunitaire et doivent être pris avec des polyvitamines et des minéraux. Ils peuvent sans danger être associés aux médicaments classiques prescrits contre le sida et feront l'objet d'un traitement prolongé. Leurs effets ne se font généralement sentir qu'au bout de 1 mois.

Les antioxydants semblent retarder l'évolution de la maladie et fortifier le système immunitaire. Parmi eux, la **vitamine C,** prise à fortes doses, lutterait contre les virus et infections fongiques et posséderait en outre des propriétés anti-inflammatoires. La **vitamine E** et la **levure de bière** sont également utiles. Pour pallier la baisse des **caroténoïdes** provoquée par

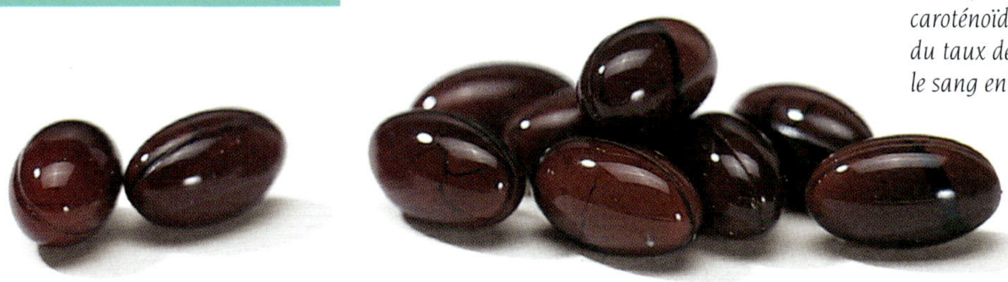

Les capsules molles de caroténoïdes pallient la baisse du taux de caroténoïdes dans le sang entraînée par le sida.

COMPLÉMENTS RECOMMANDÉS

Vitamine C/ vitamine E	**Dose :** 100 mg de vitamine C 2 fois par jour ; 25 mg de vitamine E 1 fois par jour. **À savoir :** la vitamine C renforce l'action de la vitamine E.
Levure de bière	**Dose :** 2 à 4 gélules par jour en cures de 2 mois sur 3. **À savoir :** il est préférable d'utiliser une levure de bière revivifiable.
Caroténoïdes	**Dose :** 15 mg 2 fois par jour, soit 2 à 4 capsules molles. **Attention :** assurez-vous que le bêta-carotène est naturel et non synthétique.
Zinc	**Dose :** 30 mg par jour. **Attention :** si vous prenez du zinc pendant plus de 1 mois, choisissez un complément contenant aussi 2 mg de cuivre.
NAC (acide aminé)	**Dose :** 500 mg de N-acétylcystéine 3 fois par jour ; pour les acides aminés, respectez la posologie indiquée sur la notice. **Attention :** à prendre avant les repas.
Curcuma/ broméline	**Dose :** 400 mg d'extrait de curcuma et 500 mg de broméline 2 fois par jour. **Attention :** extrait de curcuma à 95 % de curcumine.
Huiles de poisson	**Dose :** 2 capsules par jour, soit 600 mg d'acides gras oméga-3. **Attention :** ne dépassez pas la dose si vous prenez des anticoagulants.
Champignons reishi/maitake	**Dose :** 500 mg de reishi et 200 mg de maitake 3 fois par jour. **Attention :** évitez le reishi si vous prenez des anticoagulants.

Rappel : vérifiez que certaines de ces doses ne vous sont pas déjà apportées par un autre complément nutritionnel – voir p. 181.

la maladie, on recommande un mélange de ces substances. Le **zinc** joue un rôle essentiel dans le fonctionnement du système immunitaire, contribue au maintien du poids et aide à lutter contre une éventuelle pneumonie ou des infections fongiques. Du cuivre, dont il épuise les réserves dans l'organisme, doit lui être associé. Notons qu'une dose excessive de zinc peut, paradoxalement, porter atteinte au système immunitaire.

Pris avec un mélange équilibré d'**acides aminés,** l'acide aminé **NAC** (N-acétylcystéine) joue le rôle d'antioxydant ; il stimule le système immunitaire, contribue à la réparation des tissus et permet de lutter contre une perte de poids excessive. Le **curcuma,** mieux assimilé s'il est associé à la **broméline,** semble renforcer les défenses de l'organisme. Les **huiles de poisson** exercent elles aussi une action favorable sur le système immunitaire. Certains champignons chinois comme le **maitake** et le **reishi** aideraient, d'après certaines études, l'organisme des malades du sida à lutter contre certaines formes de cancer liées à la maladie.

Que faire d'autre ?

- ☑ Prenez régulièrement de l'exercice et arrêtez de fumer.
- ☑ Évitez le stress. La méditation, le yoga ou la participation à un groupe de soutien pourront vous aider.

QUOI DE NEUF ?

Des recherches ont indiqué que certains compléments pourraient un jour figurer sur la liste des substances susceptibles d'améliorer les perspectives offertes aux malades du sida. En effet, on sait qu'un faible taux de vitamine B12 est signe de progression de la maladie. Des recherches plus poussées détermineront si cette vitamine prise sous forme de compléments peut retarder cette évolution. D'autre part, une récente étude menée en Tanzanie a montré que les polyvitamines amélioraient la santé des futures mères séropositives et réduisaient le nombre des bébés mort-nés ou d'un poids très faible, ainsi que celui des naissances prématurées.

INFOS PLUS

- Trois plantes – la sauge, le thym et le citron – sont particulièrement intéressantes pour stimuler les défenses immunitaires et combattre l'asthénie des malades du sida. Les deux premières doivent être préparées en tisane à raison de 2 à 4 tasses par jour, et prises alternativement. Le citron pressé sera bu au cours des repas.
- Une alimentation saine renforce l'action des médicaments prescrits contre le sida. Adoptez un régime équilibré. Évitez l'alcool, la caféine, le grignotage et le sucre. Pour conserver votre énergie, mangez une grande variété d'aliments, par petites quantités, et plusieurs fois par jour.

Sinusite

Les sinus produisent un mucus lubrifiant qui assure la propreté du système respiratoire. En cas d'inflammation ou d'obstruction des sinus empêchant la circulation du mucus, il peut se produire un certain nombre de manifestations désagréables et parfois douloureuses.

Symptômes

- *Pression ou mal de tête au-dessus des yeux.*
- *Sensation de congestion du visage.*
- *Douleur accrue lorsque la tête est penchée en avant.*
- *Sensibilité au-dessus des sinus.*
- *Difficultés à respirer par le nez.*
- *Écoulement de mucus dans l'arrière-gorge.*
- *Sécrétions nasales d'un jaune verdâtre.*
- *Douleurs dentaires ou fièvre.*

CONSULTEZ LE MÉDECIN...

- Si les symptômes ne disparaissent pas au bout de 1 semaine ou s'ils s'accompagnent de sécrétions sanglantes.
- Si votre sinusite se manifeste plus de 3 fois par an.
- Si vous avez les yeux rouges, douloureux, bouffis ou paralysés : vous pourriez être atteint de cellulite périorbitaire, affection susceptible d'endommager les nerfs de l'œil et de la face ; demandez d'urgence une intervention médicale.

ATTENTION : si vous suivez un traitement médical, consultez votre médecin avant de prendre des compléments.

Qu'est-ce que c'est ?

La sinusite est provoquée par l'encombrement des sinus. Ceux-ci se composent de quatre paires de cavités situées, dans la partie frontale de la boîte crânienne, au-dessus des yeux, de chaque côté du nez, derrière l'arête du nez et derrière les pommettes. Ils sont entourés d'une fine membrane qui sécrète du mucus, lequel s'écoule dans le nez à travers les sinus (entraînant sur son passage poussière, pollen, germes et autres substances inhalées) avant d'être évacué dans l'arrière-gorge, où il est avalé. La majorité des bactéries nocives sont ensuite détruites par l'acide gastrique.

Il arrive que la muqueuse des sinus s'enflamme, d'où une production plus abondante ou plus épaisse de mucus et l'obstruction des minuscules passages dans les sinus. Le drainage s'effectue mal, provoquant des maux de tête, une sensation de congestion du visage et l'écoulement, dans l'arrière-gorge, d'une quantité excessive de mucus qui fournit un terrain de culture pour les bactéries.

Quelles en sont les causes ?

La sinusite peut être la complication d'une infection des voies respiratoires supérieures, rhume ou grippe par exemple, ou être provoquée par la fumée, la pollution de l'air ou une allergie. Enfin, des malformations nasales – déviation de la cloison ou polypes notamment – pourraient en accroître les risques.

Les bienfaits des compléments nutritionnels

Certains cas de sinusite, en particulier les infections bactériennes, exigent un traitement antibiotique. Mais la médecine conventionnelle commence à douter de l'usage universel de ces médicaments, surtout lorsqu'il s'agit de sinusites chroniques dont l'origine n'est pas forcément bactérienne. En outre, les antibiotiques n'ont aucune action préventive.

Les compléments peuvent aider à venir à bout d'une affection aiguë, même avec un traitement antibiotique. Une carence en éléments nutritionnels risquant d'aggraver l'inflammation, les sujets atteints de sinusite

La vitamine C est un stimulant de l'immunité, qui combat l'inflammation provoquée par la sinusite.

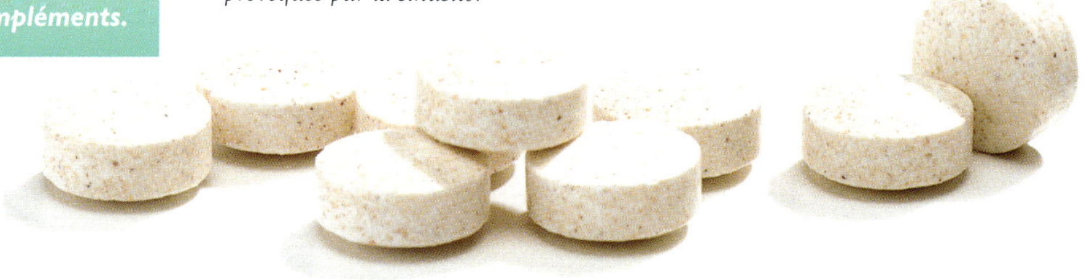

COMPLÉMENTS RECOMMANDÉS

Vitamine C/ flavonoïdes	**Dose :** 100 mg de vitamine C et 250 mg de flavonoïdes 2 fois par jour. **À savoir :** vous pouvez prendre de la vitamine C naturelle sous forme d'acérola.
Huiles de poisson	**Dose :** 2 capsules par jour, soit 600 mg d'acides gras oméga-3. **Attention :** ne dépassez pas la dose si vous prenez des anticoagulants.
Échinacée	**Dose :** 200 mg d'extrait 4 fois par jour. **Attention :** choisissez un extrait titré à 3,5 % au moins d'échinacosides.
Eucalyptus	**Dose :** 3 à 5 tasses d'infusion par jour à raison de 1 cuill. à soupe de feuilles séchées pour 250 ml d'eau bouillante.
Champignons reishi/maitake	**Dose :** 500 mg de reishi et/ou 200 mg de maitake, 3 fois par jour. **Attention :** évitez les reishi si vous prenez des anticoagulants.

Rappel : prenez en priorité les compléments indiqués en bleu. Vérifiez qu'ils ne vous sont pas déjà apportés par un autre complément nutritionnel – voir p. 181.

chronique prendront systématiquement un mélange de polyvitamines et minéraux. Les vitamines et plantes recommandées ici conviennent spécialement à ces cas chroniques et n'entraînent pas les effets secondaires (comme la sécheresse de la bouche) provoqués par les médicaments classiques contre la sinusite.

L'un des meilleurs moyens de prévenir et de guérir la sinusite est de renforcer les défenses de l'organisme. Prenez de la **vitamine C** et des **flavonoïdes,** stimulants de l'immunité particulièrement bénéfiques à ceux dont les crises d'allergie évoluent en sinusite. Ces substances réduisent les effets de l'histamine, corps inflammatoire produit par les cellules en réaction à des allergènes. L'alimentation actuelle tend à exacerber l'inflammation en raison de sa richesse excessive en acides gras oméga-6 et de sa pauvreté en acides gras oméga-3 : pour atténuer l'inflammation, prenez des acides gras oméga-3 sous forme d'**huiles de poisson.**

Choisissez enfin l'un des végétaux suivants, stimulants de l'immunité : **échinacée, eucalyptus** ou encore **champignons reishi** ou **maitake.** En cas de sinusite chronique, essayez de les prendre en alternance par cycles de 2 semaines pour renforcer durablement votre immunité. En revanche, en cas de crise aiguë, prenez une seule de ces plantes jusqu'à disparition de l'infection.

Que faire d'autre ?

- ☑ Évitez la fumée de cigarette et la poussière.
- ☑ Buvez beaucoup pour liquéfier le mucus.
- ☑ Utilisez un humidificateur d'intérieur.
- ☑ Appliquez-vous sur le visage des compresses chaudes pour favoriser l'ouverture des sinus.
- ☑ Lavez-vous les sinus avec du sérum physiologique.

QUOI DE NEUF ?

On accuse souvent le lait d'augmenter la production de mucus et certains le déconseillent formellement pendant les crises de sinusite. Pourtant, une étude menée récemment sur des participants sains qui buvaient environ 25 cl de lait par jour n'a révélé aucune augmentation notable de congestion ou d'épaississement du mucus.

LE SAVIEZ-VOUS ?

En terminologie médicale, le suffixe -ite (comme dans sinusite, notamment) signifie inflammation.

INFOS PLUS

- Pour décongestionner vos sinus, faites des inhalations à l'eucalyptus. Versez quelques gouttes d'huile essentielle d'eucalyptus dans un grand bol d'eau bouillante. Recouvrez votre tête et le bol d'une serviette et inspirez la vapeur par les deux narines. Mouchez-vous fréquemment.
- Certains médecins affirment que les aliments piquants, comme le raifort ou l'ail, peuvent aider à dégager des sinus congestionnés. Cette théorie ne repose cependant sur aucune étude scientifique sérieuse.

Stérilité féminine

Les traitements classiques de la stérilité ne sont pas toujours faciles à supporter, tant sur le plan moral que sur le plan financier. L'aide apportée par certaines plantes médicinales et nombre de compléments nutritionnels est donc très appréciable.

Symptômes

- *Inaptitude à procréer constatée durant une période de 1 an.*
- *Règles irrégulières, peu fréquentes ou inexistantes.*
- *Infection à chlamydiae, endométriose ou inflammation pelvienne.*

CONSULTEZ LE MÉDECIN...

- **Si vous pensez être stérile : le médecin évaluera le problème et en recherchera les causes ; pour cela, votre partenaire aura peut-être à se soumettre également à un examen.**

ATTENTION : si vous suivez un traitement médical, consultez votre médecin avant de prendre des compléments.

Qu'est-ce que c'est ?

Une femme a des raisons de se croire stérile si elle n'est pas enceinte après 1 année durant laquelle elle a eu régulièrement des rapports sexuels non protégés au moment le plus fécond de son cycle (généralement les 5 jours précédant l'ovulation et le jour de celle-ci). Les femmes de plus de 35 ans peuvent attendre 6 mois de plus avant de recourir à une assistance médicale, car la fécondité diminue avec l'âge. La proportion des couples incapables de procréer est de 15 %. Pour un tiers, le problème est dû aux deux partenaires, et aussi bien à l'un qu'à l'autre dans les autres cas.

Quelles en sont les causes ?

L'ovulation se produit normalement chez la femme au milieu du cycle menstruel. L'ovule quitte l'ovaire et chemine dans les trompes de Fallope vers l'utérus, où il pourra être fécondé par un spermatozoïde au cours d'un rapport sexuel. Chez certaines femmes, surtout chez celles dont les règles sont irrégulières, la libération des ovules est sporadique ou totalement absente ; chez d'autres, les trompes de Fallope sont endommagées ou bouchées. Ces anomalies sont généralement les causes de la stérilité. Mais on ne peut les détecter que par un examen médical, et les recherches ne permettent pas toujours de poser un diagnostic sûr.

L'ovulation devient souvent irrégulière chez les femmes à partir de 30 ans. Il arrive aussi qu'un déséquilibre hormonal lié à des problèmes de poids ou à un exercice physique exagéré, par exemple, la perturbe ou l'interrompe. Certaines affections comme l'endométriose, une inflammation pelvienne, et l'infection par des chlamydiae sont également à l'origine de lésions cicatricielles qui font obstacle à la fécondation.

Les bienfaits des compléments nutritionnels

Quelles que soient les causes de votre stérilité, vous associerez sans danger la plupart des compléments figurant dans le tableau ci-contre à des polyvitamines, à des minéraux et à des médicaments classiques. Cependant, leurs effets ne se feront peut-être sentir qu'au bout de 3 à 6 mois,

Les acides gras essentiels fournis par les huiles de poisson sont nécessaires au bon fonctionnement de l'utérus.

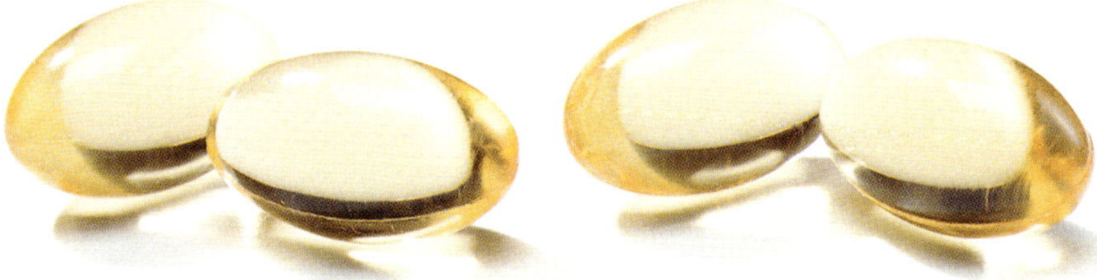

COMPLÉMENTS RECOMMANDÉS	
Vitamines B	**Dose :** 1 comprimé chaque matin au petit déjeuner. **Attention :** prenez des comprimés contenant 5 µg de vitamine B12, 50 µg de biotine et 400 µg d'acide folique et 5 mg des autres vitamines du groupe.
Vitamine E	**Dose :** 25 mg 2 fois par jour. **Attention :** il est préférable de prendre de la vitamine E sous forme naturelle (germe de blé, fruits oléagineux...).
Zinc	**Dose :** 30 mg par jour. **À savoir :** si vous prenez du zinc pendant plus de 1 mois, choisissez des compléments contenant aussi 2 mg de cuivre.
Huiles de poisson	**Dose :** 2 capsules par jour, soit 600 mg d'acides gras oméga-3. **Attention :** ne dépassez pas la dose si vous prenez des anticoagulants.
Gattilier/ racine d'*Helonias dioica*	**Dose :** en teinture-mère, 1/2 cuill. à café de chaque 2 fois par jour. **Attention :** cessez immédiatement si vous découvrez que vous êtes enceinte.

Rappel : vérifiez que certaines de ces doses ne vous sont pas déjà apportées par un autre complément nutritionnel – voir p. 181.

et vous ne devrez pas hésiter à consulter un spécialiste en cas d'échec. Les **vitamines B** contribuent au bon fonctionnement de l'appareil génital. En cas de grossesse, elles joueront un rôle essentiel dans les tout premiers stades du développement fœtal : l'acide folique luttera en particulier contre les malformations congénitales. La **vitamine E** est un puissant antioxydant capable de neutraliser les radicaux libres (molécules instables) en excès, qui risquent d'enrayer le fonctionnement des ovaires et de l'utérus. Le **zinc** est nécessaire à la division des cellules (attention : il faudra lui associer du cuivre si vous en prenez de fortes doses). Enfin, les acides gras oméga-3, fournis par les **huiles de poisson,** favorisent l'activité des ovaires et protègent l'utérus.

Si votre stérilité est due à une ovulation irrégulière, essayez de la stimuler en prenant un mélange de **gattilier** et de **racine d'*Helonias dioica*.** Il a en effet été prouvé que le gattilier agissait sur la production de deux hormones féminines, la progestérone et la prolactine : il favorise celle de la première et inhibe celle de la seconde, deux actions contribuant au retour de l'ovulation en cas de dysfonctionnement.

Que faire d'autre ?

☑ Veillez à consommer régulièrement céréales complètes et poisson gras, ainsi qu'au moins 5 portions de fruits et de légumes par jour.
☑ Ne fumez pas. On sait que le tabac est un obstacle à la fécondité et peut constituer un danger pour le développement et la santé du fœtus.
☑ Surveillez votre poids, qui ne doit être ni trop élevé, ni insuffisant.
☑ Faites de l'exercice avec modération : une activité physique trop intense peut empêcher l'ovulation.
☑ Limitez votre consommation d'alcool.

QUOI DE NEUF ?

D'après une étude récente, boire plus de 1/2 tasse de thé noir ou vert par jour multiplierait par deux les chances de concevoir. Les effets de la caféine sur la fécondité de 187 femmes ont également été observés à cette occasion ; et rien ne prouve actuellement que celle-ci soit ici néfaste. D'après les chercheurs, les bienfaits du thé sont peut-être attribuables à certains de ses composants, mais il se peut aussi que les « buveuses de thé » aient un mode de vie plus sain que les « buveuses de café »...

INFOS PLUS

- Les femmes sont nombreuses à tenter de déterminer la date exacte de leur ovulation (méthode des températures ou du calendrier, dite Ogino). Elles risquent de se tromper et il se peut que la période de fécondité soit terminée au moment où elles constatent que la libération des ovules est en cours. Une étude menée sur 221 femmes en bonne santé âgées de 25 à 35 ans a en effet montré que l'époque la plus favorable à la conception se situait le jour de l'ovulation et pendant les 5 jours qui la précèdent. En dehors de cette phase, les rapports sexuels ont moins de chances de donner lieu à une grossesse.

Stérilité masculine

Dans 50 % des cas, la stérilité d'un couple vient de l'homme. S'il faut parfois recourir à la chirurgie ou suivre des traitements médicaux pour y remédier, des thérapies naturelles permettent souvent de résoudre ce problème en douceur.

Symptômes

- *Inaptitude à procréer constatée pendant 1 an au moins.*
- *Chez certains hommes, présence de tissus cicatriciels empêchant l'émission de sperme et résultant d'une infection des organes génitaux, notamment par les chlamydiae.*

CONSULTEZ LE MÉDECIN...

- Si vous pensez être stérile : votre médecin évaluera le problème et vous aidera à en trouver la ou les causes. Votre partenaire peut avoir à subir également un examen.

ATTENTION : si vous suivez un traitement médical, consultez votre médecin avant de prendre des compléments.

Qu'est-ce que c'est ?

Un homme est considéré comme stérile si sa partenaire n'est pas enceinte après 1 année de rapports sexuels réguliers et non protégés au moment le plus fécond du cycle menstruel. On ignore le nombre de spermatozoïdes nécessaire pour qu'un homme soit fécond, mais on sait que plus il est élevé plus les chances de procréer sont grandes.

Quelles en sont les causes ?

La stérilité masculine peut être due à une malformation ou encore à la présence dans les organes génitaux de tissus cicatriciels laissés par d'anciennes infections. On constate par ailleurs chez les individus stériles une faible densité du sperme attribuable à un niveau trop bas de testostérone, l'hormone qui stimule la production de spermatozoïdes. Ceux-ci ne doivent pas seulement être nombreux, il faut qu'ils soient sains et mobiles. En outre, plus ils sont fragiles, plus ils sont vulnérables aux attaques des radicaux libres. Les facteurs qui freinent la production de testostérone et font proliférer les radicaux libres sont divers : parmi eux, l'abus d'alcool et de tabac, une mauvaise alimentation, le stress et certains médicaments qui altèrent la mobilité des spermatozoïdes et rendent la procréation difficile.

Les bienfaits des compléments nutritionnels

La chirurgie reste le meilleur moyen de corriger les défauts anatomiques, mais les compléments sont efficaces dans beaucoup d'autres cas, et quel que soit l'âge : la fécondité ne dépend pas chez l'homme du nombre des années, comme c'est le cas pour les femmes, chez qui elle diminue à partir de 35 ans. Il faut savoir que les compléments conseillés ici sont d'une part plus efficaces associés à des polyvitamines et à des minéraux, et, d'autre part, que leurs effets ne se font sentir qu'au bout de plusieurs mois.

Absorbées avec des **caroténoïdes,** les **vitamines C** et **E** constituent un puissant mélange d'antioxydants qui défend les cellules contre les radicaux libres tout en assurant la protection des spermatozoïdes. La vitamine C empêche en outre les spermatozoïdes de rester groupés, augmentant ainsi leur mobilité. Les fumeurs auront particulièrement avantage à prendre de cette vitamine, dont ils manquent souvent. Le **zinc** joue un rôle clé dans

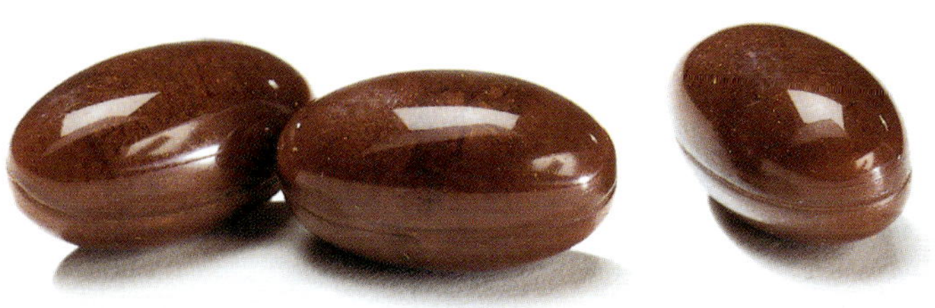

Les compléments de caroténoïdes sont riches en antioxydants assurant la protection du sperme.

COMPLÉMENTS RECOMMANDÉS

Caroténoïdes	**Dose :** 1 capsule molle d'un mélange de caroténoïdes 2 fois par jour au moment des repas. **Attention :** chaque capsule doit contenir 1,5 mg du mélange.
Vitamine C	**Dose :** 100 mg 2 fois par jour. **À savoir :** vous pouvez prendre de la vitamine C naturelle sous forme d'acérola.
Vitamine E	**Dose :** 25 mg 2 fois par jour. **À savoir :** il est préférable de prendre de la vitamine E sous forme naturelle (germe de blé, fruits oléagineux…).
Zinc	**Dose :** 30 mg par jour. **Attention :** si vous prenez du zinc pendant plus de 1 mois, choisissez des compléments contenant aussi 2 mg de cuivre.
Huiles de poisson	**Dose :** 2 capsules par jour, soit 600 mg d'acides gras oméga-3. **Attention :** ne dépassez pas la dose si vous prenez des anticoagulants.
Vitamine B12	**Dose :** 10 µg 1 fois par jour. **À savoir :** à prendre le matin, de préférence en même temps que 400 µg d'acide folique (une forte dose de l'un risque de masquer une déficience de l'autre).
Ginseng panax	**Dose :** 100 à 150 mg d'extrait 2 fois par jour ; en alternance avec du ginseng de Sibérie. **Attention :** extrait titré à 2 ou 3 % de ginsénosides au minimum.
Ginseng de Sibérie	**Dose :** 200 à 300 mg d'extrait 2 fois par jour ; en alternance avec du ginseng panax. **Attention :** extrait titré à 6 à 8 % au minimum d'éleuthérosides.

Rappel : vérifiez que certaines de ces doses ne vous sont pas déjà apportées par un autre complément nutritionnel – voir p. 181.

le processus masculin de la procréation, car il augmente la production de testostérone et la densité du sperme (cependant, le zinc inhibant l'assimilation du cuivre, mieux vaut associer ces deux oligoéléments). Les acides gras oméga-3 fournis par les **huiles de poisson** contribuent également à la bonne santé des spermatozoïdes et à celle des tissus des organes génitaux. Quant à la **vitamine B12,** elle joue un rôle essentiel dans le processus de la division cellulaire, une carence entraînant une réduction du nombre des spermatozoïdes ainsi qu'une diminution de leur mobilité.

Enfin, le **ginseng panax** et le **ginseng de Sibérie** stimulent la production de testostérone, et donc de sperme.

Que faire d'autre ?

- ☑ Veillez à consommer régulièrement des céréales complètes et du poisson gras, ainsi qu'au moins 5 portions de fruits et de légumes par jour.
- ☑ Évitez l'alcool et le tabac.
- ☑ Pratiquez le yoga, la méditation ou toute autre méthode de relaxation.
- ☑ Introduisez des aliments à base de soja (tofu, lait de soja... dans votre alimentation : leur richesse en stérols végétaux est bonne pour la prostate comme pour la qualité du sperme.

QUOI DE NEUF ?

D'après une récente étude menée sur 30 sujets, la vitamine E contribuerait à favoriser la fécondité masculine. En effet, les spermatozoïdes d'hommes ayant pris quotidiennement une dose très élevée (500 mg) de vitamine E pendant 3 mois se montrèrent plus performants que ceux d'individus auxquels on avait administré un placebo pour rejoindre des ovules dans une éprouvette et initier le processus de la fécondation.

La forme des sous-vêtements masculins n'a absolument aucune incidence sur la capacité à procréer. Deux études récentes ont démontré que porter des caleçons ne rendait pas plus fécond, et que les slips moulants, pour leur part, n'augmentaient la température des testicules que de 1 ou 2 °C, ce qui ne suffit pas pour diminuer la production de sperme. En revanche, les jeans très serrés contribuent certainement à diminuer la fécondité des hommes qui les portent.

LE SAVIEZ-VOUS ?

La vitamine E était autrefois surnommée vitamine antistérilité. Son nom chimique, tocophérol, vient en effet du mots grec *tokos*, progéniture, et *pherein*, porter.

Stress

La vie moderne, souvent épuisante pour les défenses naturelles de l'organisme, expose facilement au stress et à son cortège de problèmes de santé. Il existe des compléments nutritionnels pour vous aider à en venir à bout, et des plantes pour vous rendre la sérénité.

Symptômes

- *Fatigue, insomnie, difficultés de concentration.*
- *Nervosité, agitation, excitabilité inhabituelles.*
- *Manque d'appétit, nausées, troubles gastriques, diarrhée ou constipation.*
- *Maux de tête.*
- *Perte de l'appétit sexuel.*
- *Irritabilité, irascibilité, susceptibilité, apathie, pessimisme.*

CONSULTEZ LE MÉDECIN...

- Si vous présentez des symptômes de stress durables ou marqués : ils affaiblissent votre système immunitaire et vous exposent à des risques accrus de problèmes de santé – maladies cardio-vasculaires, hypertension artérielle, troubles digestifs, ulcère, migraines, voire cancer.
- Si les symptômes de stress perturbent vos relations sociales, votre travail, vos activités quotidiennes, ou vous entraînent à des débordements : vous avez peut-être besoin d'un traitement contre la dépression.

ATTENTION : si vous suivez un traitement médical, consultez votre médecin avant de prendre des compléments.

Qu'est-ce que c'est ?

Le stress est la réaction d'un individu à des exigences physiques, émotionnelles ou intellectuelles accablantes. L'organisme dispose des moyens de faire face à des crises brèves, mais un stress important qui se prolonge peut porter gravement atteinte à la santé physique et mentale.

Quelles en sont les causes ?

Toutes sortes de facteurs engendrent un stress important : discorde familiale, problèmes financiers, pressions professionnelles, blessure, maladie, événements traumatisants... Et l'organisme a pour réaction première de se préparer au danger qui menace : deux glandes surrénales (situées chacune au sommet d'un rein) libèrent de l'adrénaline et autres hormones de stress, qui déclenchent une explosion instantanée d'énergie et de force, que l'organisme met à profit pour affronter l'ennemi ou pour fuir le danger.

Cette réaction est normale et saine mais, si le stress persiste, elle présente des risques. Des taux d'hormones de stress chroniquement élevés finissent par tarir les réserves de l'organisme et entraînent un état d'épuisement général. La tension artérielle et le taux de cholestérol augmentent, avec des conséquences parfois fâcheuses pour le cœur et les vaisseaux. L'estomac sécrète trop d'acide, et la production d'hormones sexuelles baisse. Enfin, le cerveau manque de glucose, sa seule source d'énergie, ce qui altère les facultés mentales. Ces troubles soumettent à un surcroît de pression le système immunitaire, qui, dans certains cas, s'affaiblit au point que l'organisme n'arrive plus à résister aux infections et aux maladies.

Les bienfaits des compléments nutritionnels

En période de stress, les préparations de polyvitamines et minéraux jouent un rôle essentiel. Ainsi, les **vitamines B** stimulent les systèmes nerveux et immunitaire et permettent de lutter contre la fatigue. Le **calcium** et le **magnésium** diminuent la tension musculaire et renforcent le cœur. Quant

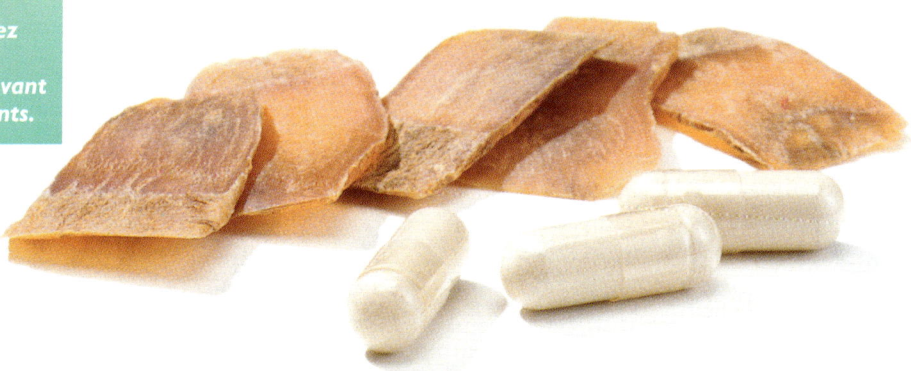

La racine séchée de ginseng panax, souvent présentée sous forme de gélules, aide l'organisme à se constituer des défenses contre le stress.

COMPLÉMENTS RECOMMANDÉS

Vitamines B	**Dose :** 1 comprimé 2 fois par jour aux repas. **Attention :** choisissez un complexe B dosé à 5 µg de vitamine B12 et 50 µg de biotine, 400 µg d'acide folique et 5 mg de toutes les autres vitamines B.
Calcium/ magnésium	**Dose :** 500 mg de calcium et 250 g de magnésium 2 fois par jour, aux repas. **À savoir :** également commercialisés sous forme de compléments simples.
Ginseng de Sibérie	**Dose :** 100 à 300 mg d'extrait 3 fois par jour. **Attention :** choisissez un extrait titré à 6 à 8 % au minimum d'éleuthérosides.
Ginseng panax	**Dose :** 100 à 250 mg d'extrait 2 fois par jour. **Attention :** choisissez un extrait titré à 2 ou 3 % au minimum de ginsénosides.
Kawa	**Dose :** 250 mg d'extrait 3 fois par jour. **Attention :** choisissez un extrait titré à 30 % au minimum de kawalactones.
Valériane	**Dose :** 300 mg d'extrait 2 fois par jour. **Attention :** choisissez un extrait titré à 0,5 % au minimum d'acide valérénique. **À savoir :** peut provoquer un état de somnolence en cas de manque de sommeil.
Millepertuis microdosé	**Dose :** 2 comprimés titrés à 0,1 mg d'extrait 2 fois par jour. **Attention :** choisissez un extrait titré à 0,3 % au minimum d'hypéricine.

Rappel : prenez en priorité les compléments indiqués en bleu. Vérifiez qu'ils ne vous sont pas déjà apportés par un autre complément nutritionnel – voir p. 181.

au **ginseng de Sibérie** et au **ginseng panax,** ils stimuleraient les glandes surrénales. Ces végétaux antistress sont parfois qualifiés d'adaptogènes – parce qu'ils aident l'organisme à s'adapter aux épreuves – ou de toniques – parce qu'ils tonifient l'organisme et le rendent plus résistant. Vous pouvez associer ces compléments, à l'exception des deux ginsengs, qui ne doivent pas être pris ensemble.

En cas d'anxiété, essayez le **kawa,** mais réservez-en l'usage – pendant 3 mois au maximum – aux périodes de grand stress. Prenez enfin de la **valériane** si l'inquiétude vous empêche de dormir et du **millepertuis microdosé** si le stress s'accompagne d'une légère dépression.

Que faire d'autre ?

☑ Faites régulièrement de l'exercice et tournez-vous vers les techniques de relaxation – exercices de respiration, yoga, tai-chi, méditation, massages ou bio-feed-back.

☑ Supprimez ou réduisez votre consommation de caféine et d'alcool : ils peuvent contribuer à accentuer votre anxiété et accroître vos insomnies.

☑ Envisagez un recours psychologique et une thérapie pour vous aider à mieux affronter les situations de stress important.

QUOI DE NEUF ?

D'après un chercheur américain, les effets de certaines thérapies alternatives pourraient venir en partie de leur aptitude à réduire le stress : c'est le cas de la thérapie par les cristaux disposés sur certains centres d'énergie du corps. Faire baisser le degré de stress produit des modifications notables dans le cerveau et le système immunitaire, lesquels augmentent la résistance de l'organisme.

Souffrir de stress pendant plus de 1 mois multiplie les risques d'attraper un rhume. Parmi les événements de la vie courante, ce sont les soucis professionnels, les déménagements et les problèmes d'ordre privé qui ont l'impact le plus fort sur le degré de stress.

LE SAVIEZ-VOUS ?

Une étude rapporte que 31 % des Américains et 43 % des Américaines ont perdu tout intérêt pour l'activité sexuelle. Le stress, beaucoup plus que leur santé physique, serait directement lié à cet état.

INFOS PLUS

- Les préparations antistress vendues dans les magasins de produits diététiques constituent un bon remède contre le stress : elles contiennent des vitamines B, de la réglisse, du ginseng de Sibérie et d'autres substances apaisantes.

Tabagisme

Il n'est jamais trop tard pour s'arrêter de fumer, même si la dépendance au tabac est très difficile à vaincre. Augmentez vos chances de réussite en prenant des compléments qui vous aideront à affronter le manque et à atténuer l'anxiété liée au sevrage.

Symptômes

Dus au tabac

- *Toux persistante ou accès répétés de bronchite ou de pneumonie.*
- *Enrouement, gorge irritée, mauvaise haleine et jaunissement des dents.*
- *Grisonnement, perte de cheveux et rides précoces.*
- *Chez certains hommes, impuissance.*

Dus au sevrage du tabac

- *Anxiété, dépression, sensation de manque, fringales, nervosité et irritabilité.*
- *Somnolence, fatigue, maux de tête, toux productive et constipation.*

CONSULTEZ LE MÉDECIN...

- Si vous constatez les signes d'une maladie sérieuse en relation avec le tabac : douleurs dans la poitrine ou le haut du dos, respiration asthmatique ou toux chronique, mucus rose ou sanglant, plaies ou taches blanches persistantes dans la bouche, sur la langue ou dans la gorge.
- Si vous avez besoin d'aide pour vous arrêter de fumer.

ATTENTION : si vous suivez un traitement médical, consultez votre médecin avant de prendre des compléments.

Qu'est-ce que c'est ?

Même si elle n'est pas considérée comme une maladie, l'habitude de fumer a des conséquences fâcheuses sur la santé. Dans les minutes qui suivent l'allumage d'une cigarette, d'une pipe ou d'un cigare, la tension artérielle du fumeur s'élève, son pouls s'accélère et son taux d'oxygène baisse. Au bout de quelques mois, des symptômes peuvent apparaître tels que toux, fatigue, congestion des sinus et essoufflement. À long terme, fumer peut entraîner un cancer, des troubles pulmonaires chroniques, des maladies cardio-vasculaires et des accidents vasculaires cérébraux.

Quelles en sont les causes ?

Le tabac crée une dépendance extrêmement forte. Non seulement la nicotine – la drogue à l'origine de cette accoutumance – a des effets physiques sur l'organisme, mais elle parvient presque directement au cerveau, procurant une impression de bien-être temporaire et calmant l'anxiété. L'arrêt du tabac faisant chuter le taux de nicotine, il provoque des sentiments d'angoisse et toutes sortes de troubles physiques.

Les bienfaits des compléments nutritionnels

Il existe, pour arrêter de fumer, des compléments qui ont un effet sur le plan nerveux et atténuent les sensations de manque. Ils peuvent être pris pendant des semaines ou des mois en association avec des produits de désintoxication au tabac, tels les gommes à mâcher ou les patchs à la nicotine et, sous surveillance médicale, avec des antidépresseurs.

Commencez par augmenter votre apport en **vitamines B** et **C,** dont les réserves sont épuisées par le tabac. Les vitamines B améliorent la résistance nerveuse et peuvent atténuer l'anxiété. La vitamine C possède un effet antioxydant, c'est-à-dire qu'elle a la capacité de détruire une partie des radicaux libres en excès engendrés par la fumée du tabac. Renforcez l'action de la vitamine C en prenant de la **vitamine E :** ensemble, elles réduisent le risque de maladies cardio-vasculaires provoquées par ces radicaux libres en excès. Un certain nombre d'autres éléments nutritionnels, absorbés seuls ou combinés, peuvent aussi diminuer l'envie

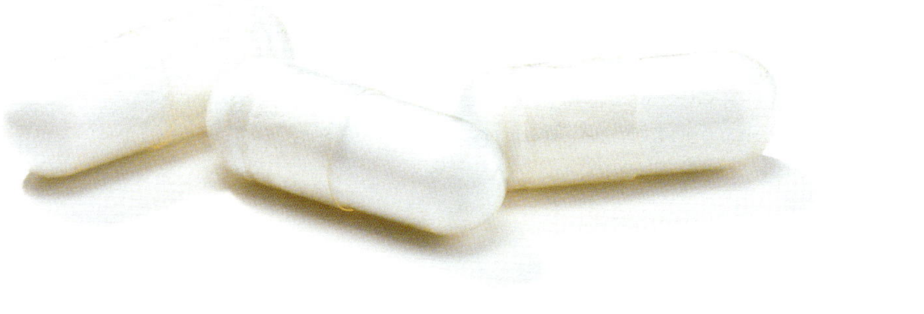

La tension nerveuse provoquée par le sevrage du tabac accroît les besoins de l'organisme en vitamine B5.

COMPLÉMENTS RECOMMANDÉS

Vitamines B	**Dose :** 1 comprimé 2 fois par jour au moment des repas. **Attention :** choisissez un complexe dosé à 5 µg de vitamine B12 et 50 µg de biotine, à 400 µg d'acide folique et à 5 mg de toutes les autres vitamines B.
Vitamine C	**Dose :** 100 mg 3 fois par jour. **À savoir :** vous pouvez prendre de la vitamine C naturelle sous forme d'acérola.
Vitamine E	**Dose :** 50 mg par jour. **À savoir :** il est préférable de prendre de la vitamine E naturelle (germe de blé, fruits oléagineux...).
Extrait d'avoine	**Dose :** 1/2 cuill. à café de teinture 4 fois par jour. **Attention :** également appelé *Avena sativa*, il s'agit d'un produit à base d'alcool.
Kawa	**Dose :** 250 mg d'extrait 3 fois par jour. **Attention :** choisissez un extrait titré à 30 % au moins de kawalactones.
Vitamine B5	**Dose :** 10 mg 2 fois par jour. **À savoir :** utilisez du pantothénate de calcium, sa forme la plus courante.

Rappel : prenez en priorité les compléments indiqués en bleu. Vérifiez qu'ils ne vous sont pas déjà apportés par un autre complément nutritionnel – voir p. 181.

de fumer. C'est le cas de l'**extrait d'avoine,** utilisé depuis toujours par les guérisseurs indiens pour mettre fin à la dépendance à l'opium. Une étude a montré que ce produit réduisait considérablement l'impression de manque, même chez des fumeurs qui avaient arrêté d'en prendre depuis 2 mois ; ce qui signifie qu'il atteint probablement dans le cerveau les zones où se situent les produits chimiques responsables de la dépendance. Le **kawa,** plante calmante, permettrait dans certains cas d'apaiser l'anxiété causée par le sevrage de la nicotine. Enfin, essayez la **vitamine B5,** ou acide pantothénique, qui stimule la production d'hormones antistress par les glandes surrénales.

Les racines de réglisse et de pissenlit pourraient également atténuer l'impression de manque : mâchez-en en cas de besoin impérieux. La tisane de molène a des effets similaires.

Que faire d'autre ?

☑ Consommez beaucoup de fruits frais et oléagineux et de légumes pour réduire les effets nocifs de la fumée du tabac sur l'organisme. Préférez les légumes verts à feuilles, les carottes, les baies (myrtilles et airelles, notamment, qui empêchent la vue de se dégrader) : tous ces aliments aident à prévenir le cancer.

☑ Pour vous aider à lutter contre le manque, envisagez de recourir aux gommes ou patchs à la nicotine, à l'acupuncture ou à l'hypnose.

☑ Pour oublier votre anxiété, faites de l'exercice. Une promenade d'un pas alerte peut aussi vous aider, en quelques minutes, à surmonter une sensation intense de manque.

QUOI DE NEUF ?

On sait depuis longtemps que les amateurs d'alcool ont tendance à fumer plus que les autres et que, sur le plan social, boisson et tabac vont souvent de pair. Une étude américaine récente a d'ailleurs prouvé que, chez les fumeurs, l'alcool accroissait l'envie de fumer.

D'après le *Journal of the National Cancer Institute*, au bout de 3 mois de sevrage du tabac, les risques de rechute deviennent moins élevés.

LE SAVIEZ-VOUS ?

La capacité pulmonaire d'un ex-fumeur s'élève au bout de 3 mois. Après 15 ans environ, la majorité des risques graves pour la santé disparaissent.

INFOS PLUS

■ L'impression de bien-être que l'on éprouve en fumant provient de composés qui reproduisent les effets de l'acétylcholine, substance chimique cérébrale essentielle pour la vivacité mentale. Une alimentation équilibrée et la prise quotidienne de polyvitamines fortement dosées peuvent stimuler la production d'acétylcholine naturelle et atténuer ainsi le besoin de fumer.

■ La fumée du tabac dans l'air ambiant est considérée comme un facteur cancérigène de catégorie A par l'Agence de protection de l'environnement des États-Unis, au même titre que l'arsenic, l'amiante, le benzène et le radon.

Thyroïde (troubles de la)

Les troubles de la thyroïde touchent beaucoup plus de femmes que d'hommes. Une fois diagnostiqués, ils se soignent très bien. Des compléments nutritionnels, pris sous surveillance médicale, peuvent être associés à un traitement classique.

Symptômes

Hyperthyroïdie

- *Sautes d'humeur, agitation, anxiété, troubles du sommeil.*
- *Perte de poids malgré une augmentation de l'appétit ; diarrhée ; tachycardie ; transpiration importante ; sensation de chaleur excessive.*
- *Goitre (hypertrophie indolore de la gorge) ; gonflements et irritations oculaires ; faiblesse musculaire ; aménorrhée ou règles très peu abondantes.*

Hypothyroïdie

- *Fatigue, léthargie ou ralentissement des mouvements ; dépression ; troubles de la mémoire.*
- *Prise de poids ; constipation ; sensation de froid excessive.*
- *Assèchement de la peau et des cheveux ; goitre ; yeux boursouflés ; règles abondantes.*

CONSULTEZ LE MÉDECIN...

- Si vous présentez l'un des symptômes ci-dessus (un test sanguin confirmera le diagnostic).

ATTENTION : si vous suivez un traitement médical, consultez votre médecin avant de prendre des compléments.

Qu'est-ce que c'est ?

La thyroïde est une glande constituée de deux grands lobes situés à la base de la gorge et qui sécrète des hormones indispensables au fonctionnement et à l'entretien de toutes les cellules de l'organisme. Lorsque cette glande produit une quantité excessive d'hormone thyroïdienne (hyperthyroïdie), le métabolisme s'emballe. À l'inverse, si la thyroïde sécrète trop peu d'hormone (hypothyroïdie), le métabolisme tourne au ralenti. Dans les deux cas, les symptômes apparaissent très vite ou au contraire progressivement, et ont souvent l'apparence d'une dépression légère mais prolongée.

Quelles en sont les causes ?

La plupart des troubles thyroïdiens résultent d'une maladie auto-immune dans laquelle le système immunitaire de l'organisme attaque la glande thyroïde. Des facteurs génétiques, des troubles hormonaux affectant d'autres régions du corps, une opération chirurgicale, des rayonnements ou un traitement médicamenteux peuvent également déclencher ces troubles. L'hypothyroïdie peut aussi être due à un déficit en iode.

Les bienfaits des compléments nutritionnels

Les compléments nutritionnels décrits ci-après exercent une action efficace contre les troubles de la thyroïde, y compris chez les malades qui suivent déjà un traitement classique. Il est toutefois indispensable de consulter votre médecin avant d'en prendre, car certains nutriments peuvent modifier la réponse de votre organisme aux médicaments prescrits sur ordonnance. Les effets bénéfiques des compléments se ressentent au bout de 1 mois environ.

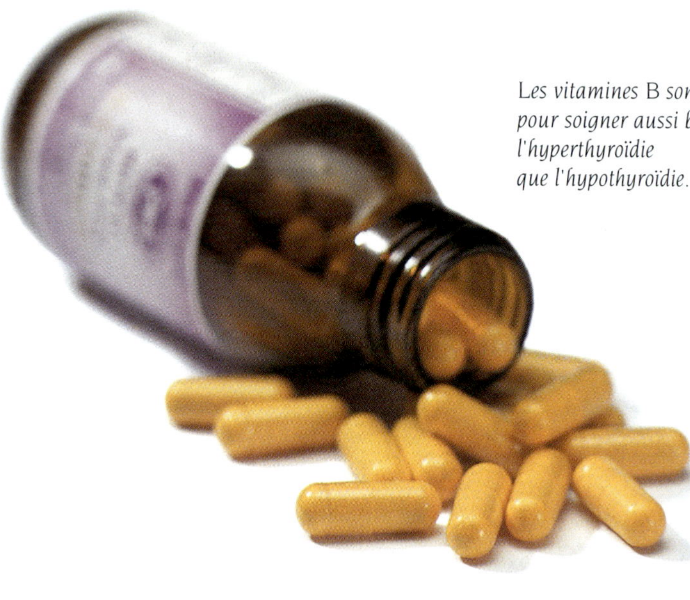

Les vitamines B sont utilisées pour soigner aussi bien l'hyperthyroïdie que l'hypothyroïdie.

COMPLÉMENTS RECOMMANDÉS

Vitamine C	**Dose :** 100 mg 2 fois par jour. **À savoir :** utile à la fois contre l'hyperthyroïdie et l'hypothyroïdie.
Vitamine E	**Dose :** 25 mg par jour. **À savoir :** il est préférable de prendre de la vitamine E sous forme naturelle (germe de blé, fruits oléagineux…).
Vitamines B	**Dose :** 1 gélule chaque matin contre l'hyperthyroïdie ou l'hypothyroïdie. **À savoir :** choisissez un complément contenant 5 µg de vitamine B12 et 50 µg de biotine, 400 µg d'acide folique et 5 mg de toutes les autres vitamines du groupe B.
Zinc	**Dose :** 30 mg par jour. **À savoir :** si vous prenez du zinc pendant plus de 1 mois, choisissez un complément contenant 2 mg de cuivre.
Sélénium	**Dose :** 50 µg par jour. **Attention :** à haute dose, le sélénium est toxique ; ne dépassez pas la dose recommandée.
Fucus	**Dose :** 400 à 600 mg d'extrait d'algues laminaires par jour. **À savoir :** elles apportent environ 150 µg d'iode.

Rappel : prenez en priorité les compléments indiqués en bleu. Vérifiez qu'ils ne vous sont pas déjà apportés par un autre complément nutritionnel – voir p. 181.

La **vitamine C,** la **vitamine E** et les **vitamines B** traitent l'hyperthyroïdie et l'hypothyroïdie, car elles jouent un rôle essentiel dans l'amélioration de toutes les fonctions de la glande thyroïde et du système immunitaire.

Si vos sécrétions thyroïdiennes sont insuffisantes, consultez le médecin pour qu'il vous prescrive des compléments appropriés. Un supplément de **zinc** (à associer à du cuivre en cas de prise prolongée) peut être nécessaire pour stimuler la fonction thyroïdienne. Les personnes souffrant d'hypothyroïdie doivent s'assurer que leur alimentation leur fournit une quantité adéquate de **sélénium,** car un apport insuffisant de ce minéral est souvent à l'origine d'un dysfonctionnement thyroïdien.

Lorsque les troubles résultent d'une carence en iode, on pourra associer aux médicaments classiques du **fucus,** qui en contient des quantités appréciables.

Que faire d'autre ?

☑ Palpez régulièrement la région de votre cou située juste au-dessous de la pomme d'Adam pour vérifier qu'elle n'est pas enflée, ce qui pourrait être un signe de troubles de la thyroïde.

☑ Si vous souffrez d'hyperthyroïdie, mangez beaucoup de légumes crucifères crus, comme les brocolis, choux de Bruxelles, choux, choux-fleurs et choux frisés, qui renferment une substance naturelle inhibant le fonctionnement de la thyroïde. Évitez le sel iodé et les aliments contenant de l'iode, comme les poissons de mer et les coquillages.

☑ Si vous souffrez d'hypothyroïdie, évitez les légumes crucifères, utilisez du sel iodé et mangez des aliments riches en iode tels que du poisson, des fruits de mer et des algues.

QUOI DE NEUF ?

Des chercheurs suisses ont découvert que le tabagisme pouvait accroître considérablement les symptômes de l'hypothyroïdie.

Selon une étude récente, les femmes enceintes souffrant d'une hypothyroïdie non traitée présentent 4 fois plus de risques d'avoir un enfant avec un QI inférieur à la moyenne. Dans cette étude, parmi les enfants nés de mères atteintes d'hypothyroïdie, 19 % avaient un QI de 85 ou moins, contre seulement 5 % de ceux dont la mère n'était pas atteinte de tels troubles.

Le dépistage systématique de l'hypothyroïdie néonatale est obligatoire en France depuis 1979. On dépiste ainsi 4-5 cas pour 10 000 naissances, qui doivent impérativement être traités très vite afin d'éviter des atteintes neurologiques et psychiques irréversibles chez l'enfant.

LE SAVIEZ-VOUS ?

L'incidence de l'hypothyroïdie est au moins 4 fois plus élevée chez la femme que chez l'homme. Les femmes de plus de 50 ans sont très exposées à cette maladie.

INFOS PLUS

- De nombreux symptômes de l'hyperthyroïdie s'apparentent à des signes du vieillissement. Un diagnostic fiable peut être établi à partir d'une simple analyse de sang. Le traitement préconise un comprimé hormonal par jour.

Toux

Des remèdes simples sont souvent suffisants pour se débarrasser de sa toux. Ils contribuent à décontracter les muscles des voies respiratoires et aident l'organisme à chasser la cause de l'irritation ou à calmer la douleur et l'inflammation sévissant dans la gorge.

Symptômes

- *La toux n'est qu'un symptôme : elle traduit généralement une infection respiratoire ou une irritation de la gorge, des poumons ou des voies respiratoires.*
- *La toux peut être sèche (improductive) ou grasse (productive).*

CONSULTEZ LE MÉDECIN...

- Si vous toussez jour et nuit. Si la toux vous épuise ou si elle est accompagnée d'une gêne respiratoire (essoufflement, sifflement), d'une douleur dans la poitrine, d'une perte de poids ou de violents maux de tête.
- Si votre température atteint ou dépasse 38 °C.
- Si vous avez mal en respirant.
- Si du mucus marron, rose, vert, jaune ou sanguinolent accompagne votre toux.
- Si cette toux persiste depuis plus de 1 semaine.

ATTENTION : si vous suivez un traitement médical, consultez votre médecin avant de prendre des compléments

Qu'est-ce que c'est ?

La toux remplit une fonction vitale pour l'organisme. Sans s'en rendre compte, on tousse probablement 1 ou 2 fois par heure pour s'éclaircir la voix et éliminer les poussières des voies respiratoires. La toux n'est pathologique que lorsqu'elle devient incontrôlable du fait d'une maladie ou d'une substance irritante présente dans l'environnement. Elle peut être sèche et improductive – ce qui signifie qu'elle n'est pas accompagnée de sécrétions ou de crachats – ou grasse et productive, permettant l'expulsion du mucus et des germes ou substances irritantes qu'il renferme.

Quelles en sont les causes ?

Lorsqu'une substance irritante pénètre dans le système respiratoire, de minuscules récepteurs situés dans la gorge, les poumons et les voies respiratoires activent la sécrétion de quantité de mucus. Ce phénomène stimule les terminaisons nerveuses et déclenche un processus d'expulsion, par la bouche, d'air et de corps étrangers : la toux. De nombreux facteurs peuvent provoquer cette réaction. Des bactéries ou des virus, tels ceux de la grippe ou du rhume, entraînent une production excessive de mucus, qui déclenche une toux réflexe, en particulier la nuit, quand les sinus s'assèchent. L'asthme, la bronchite, le rhume des foins et les divers polluants de l'environnement provoquent aussi la toux. Une indigestion peut faire tousser lorsque l'acide gastrique remontant par l'œsophage brûle et irrite la gorge. La toux peut encore être un effet secondaire de certains médicaments classiques, comme les hypotenseurs. Une toux persistante est parfois le signe d'une tumeur des poumons, de la gorge ou du larynx, ou peut être liée à la présence, due à une insuffisance cardiaque, de liquide dans les poumons.

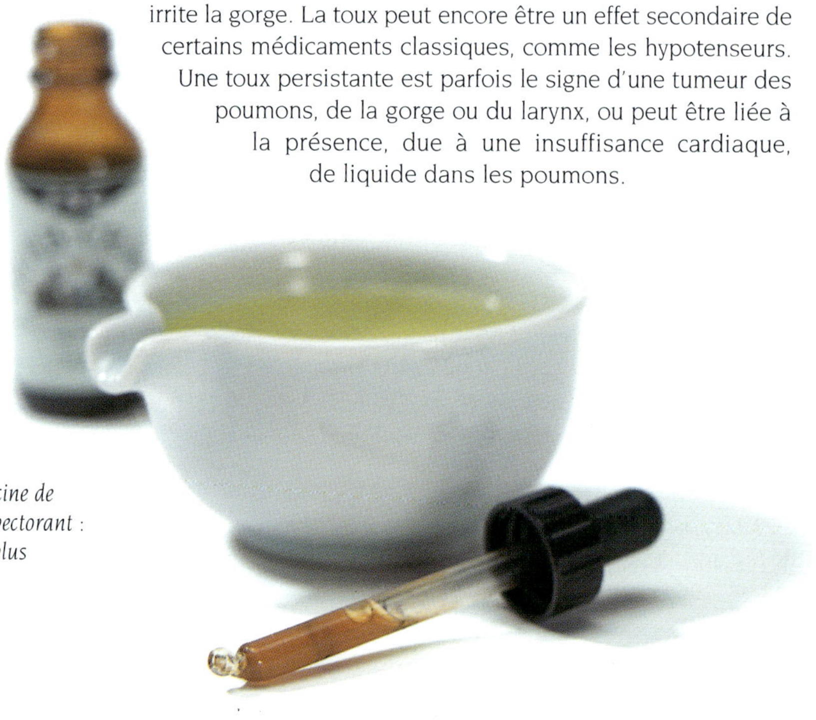

La teinture de racine de réglisse est un expectorant : elle rend la toux plus productive.

COMPLÉMENTS RECOMMANDÉS

Angélique/ tussilage/ marrube blanc/thym	**Dose :** en infusion, 1 à 3 tasses par jour, selon les besoins. **À savoir :** faites infuser 1 à 2 cuill. à café de plante séchée dans de l'eau chaude. Chaque plante peut être utilisée seule ou en mélange avec les 3 autres.
Réglisse	**Dose :** 45 gouttes de teinture ou 1 tasse de tisane 3 fois par jour. **À savoir :** diluez la teinture dans de l'eau ou faites infuser 1 cuill. à café de plante séchée dans de l'eau chaude additionnée d'orme rouge ou de guimauve. **Attention :** la réglisse peut faire monter la tension artérielle ; consultez votre médecin si vous souffrez d'hypertension.
Orme rouge	**Dose :** en infusion, 1 à 3 tasses par jour. **À savoir :** comptez 1 cuill. à café de plante séchée par tasse.
Feuilles de guimauve	**Dose :** en infusion, 1 à 3 tasses par jour, selon les besoins. **À savoir :** comptez 2 cuill. à café de plante séchée par tasse ; peut être mélangée avec de l'orme rouge.

Rappel : vérifiez que certaines de ces doses ne vous sont pas déjà apportées par un autre complément nutritionnel – voir p. 181.

Les bienfaits des compléments nutritionnels

Le traitement de la toux varie selon qu'il s'agit d'une toux productive ou improductive. Une toux productive ne doit pas être stoppée. On doit simplement prendre des expectorants qui fluidifient le mucus et facilitent son expulsion. Cela permet à l'organisme de chasser la substance irritante et aide la muqueuse à guérir. Une toux improductive, en revanche, doit être jugulée, surtout si elle est douloureuse ou perturbe le sommeil.

L'**angélique,** le **tussilage,** le **marrube blanc** et le **thym** ont des vertus expectorantes et peuvent être pris en infusion. Différents mélanges en sachets existent dans le commerce. La teinture de **réglisse,** associée à ces tisanes, décontracte les bronches et fluidifie le mucus nasal et pharyngé. Vous pouvez aussi utiliser ces plantes sous forme de teinture. Il suffit de suivre les instructions figurant sur la boîte ou de diluer la teinture de votre choix dans un verre d'eau chaude et de boire ce mélange 3 fois par jour.

L'infusion d'**orme rouge** adoucit la gorge et calme la toux sèche. On peut y ajouter des **feuilles de guimauve** ou de bouillon-blanc qui, plongées dans l'eau, libèrent du mucilage (substance végétale visqueuse) qui tapisse la gorge et apaise les récepteurs de la toux. Quelques gouttes de teinture de graines d'anis diluées dans un peu d'eau calment les toux sèches d'irritation. Des inhalations à base d'huile essentielle d'eucalyptus ou de camomille dégagent les sinus et les voies respiratoires, tout en réduisant les spasmes bronchiques. Les gouttes pour la toux et les pastilles à l'eucalyptus, à la menthe, à l'anis ou au fenouil augmentent la sécrétion salivaire, ce qui fait déglutir plus souvent et supprime le réflexe de toux.

Que faire d'autre ?

☑ Buvez beaucoup d'eau, de thé, de soupe chaude et de jus de fruits ou de légumes à température ambiante, pour fluidifier le mucus.
☑ Installez chez vous un humidificateur d'air.
☑ Ne fumez pas et évitez le contact des vapeurs ou fumées irritantes.

HISTOIRE VÉCUE

La bonne recette

Virginie P. attrapait régulièrement les rhumes de ses enfants, ce qui la faisait tousser sans arrêt. Après avoir lu des ouvrages sur les effets calmants des tisanes, elle décida d'établir une liste des plantes médicinales pouvant être prises en infusion. L'ayant montrée à son médecin pour s'assurer que les plantes étaient sans danger, elle commença à créer ses propres compositions afin de trouver la recette idéale qui ferait taire sa toux.

À l'issue de nombreux essais, elle mit au point le bon mélange et ne jure plus aujourd'hui que par lui. Chaque fois qu'elle est enrhumée ou qu'elle tousse, elle prépare l'infusion qui suit et en boit 1 ou 2 tasses par jour.

Ingrédients

1 cuill. à café d'orme rouge
2 cuill. à café de guimauve
1 cuill. à café d'hysope
45 gouttes de teinture d'échinacée
5 gouttes de teinture de réglisse
Miel

Préparation

Mettez les herbes dans une théière et versez-y 250 ml d'eau frémissante. Laissez infuser 20 min, filtrez. Ajoutez les teintures et parfumez avec du miel.

Transports (mal des)

Le mal des transports et les effets du décalage horaire peuvent provoquer des troubles digestifs passagers. En revanche, les étourdissements et les vertiges sont des troubles plus tenaces auxquels les remèdes naturels apportent un soulagement.

Symptômes

- *Nausées, vomissements et diarrhée.*
- *Étourdissements, faiblesse générale, troubles de l'équilibre ou malaises.*
- *Sueurs froides.*
- *Sensation de fatigue, bâillements et somnolence.*

CONSULTEZ LE MÉDECIN...

- Si les sensations de nausée persistent, ce qui pourrait être un signe de troubles hépatiques.
- Si les étourdissements sont accompagnés d'engourdissements, d'une accélération du rythme cardiaque, de troubles de la vision, si vous avez des difficultés d'élocution ou si vous perdez conscience.
- Si les étourdissements apparaissent brutalement, surtout s'ils sont accompagnés de nausées et de vomissements.
- Si les étourdissements deviennent plus fréquents ou persistants.

ATTENTION : si vous suivez un traitement médical, consultez votre médecin avant de prendre des compléments.

Qu'est-ce que c'est ?

Nombre de voyageurs sont un jour victimes d'étourdissements ou de nausées lors d'un déplacement en voiture, en avion ou en bateau. Toute personne ayant pris un vol long courrier connaît la sensation de fatigue et les troubles du sommeil occasionnés par le décalage horaire. Alors que la diarrhée du voyageur permet à l'organisme de se débarrasser des toxines nocives et ne dure généralement que quelques jours, les sensations de perte d'équilibre ou de malaise et les vertiges sont plus persistants.

Quelles en sont les causes ?

Le mal des transports survient lorsque les yeux tentent de se fixer sur un paysage en mouvement et que l'oreille interne, qui abrite les organes de l'équilibre, transmet au cerveau des signaux contradictoires. Les troubles dus au décalage horaire apparaissent lorsque l'horloge biologique de l'organisme n'est plus synchronisée avec l'heure réelle : l'épiphyse sécrète de la mélatonine, qui règle notre cycle de sommeil et de veille en fonction de certains paramètres comme la lumière, et cette fonction est perturbée lorsque l'on traverse plusieurs fuseaux horaires. Enfin, la diarrhée est généralement causée par la consommation d'aliments ou d'eau contaminés.

Les bienfaits des compléments nutritionnels

Le **gingembre,** frais, en conserve ou en complément, est très efficace dans la prévention et le traitement des nausées et des vertiges d'intensité moyenne. Il agit presque immédiatement et ne présente aucun des effets secondaires – somnolence ou troubles de la vision – des médicaments classiques. Le **magnésium** est un bon tonique qui calme les nerfs et peut prévenir l'apparition des étourdissements. La **vitamine B6,** essentielle au

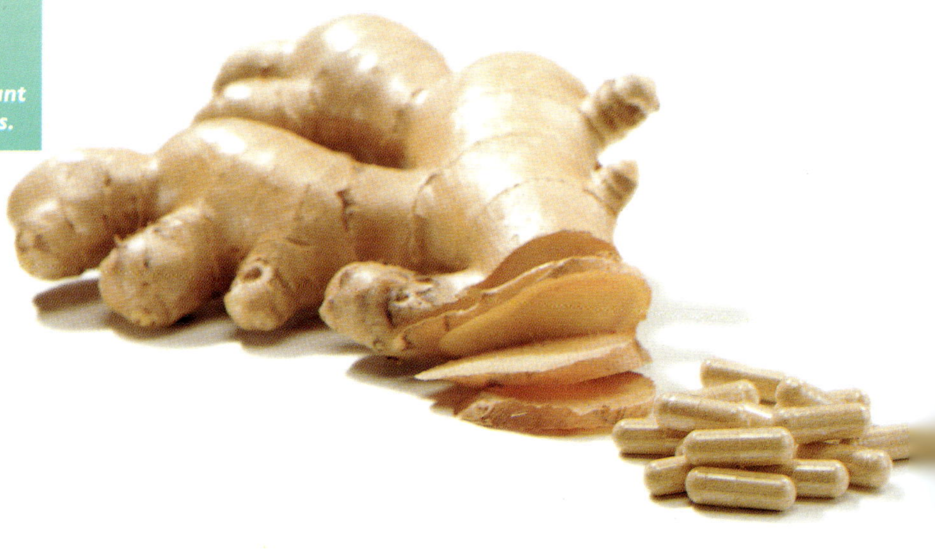

Le gingembre contribue à soulager les sensations de nausée provoquées par le mal des transports.

COMPLÉMENTS RECOMMANDÉS

Gingembre	**Dose :** 100 à 200 mg d'extrait en gélules 3 à 4 h avant le départ, puis toutes les 4 h selon les besoins. **À savoir :** avalez les gélules avec de l'eau.
Magnésium	**Dose :** 500 mg 1 h avant le départ. **Attention :** s'abstenir en cas de maladie rénale.
Vitamine B6	**Dose :** *contre le mal des transports,* 10 mg 1 h avant le voyage ; 10 mg 2 h plus tard ; *contre les étourdissements,* 10 mg 3 fois par jour. **Attention :** ne prenez pas plus de 10 mg à la fois. Une dose quotidienne de 200 mg peut, à long terme, provoquer des lésions nerveuses.

Rappel : vérifiez que certaines de ces doses ne vous sont pas déjà apportées par un autre complément nutritionnel – *voir p. 181.*

bon fonctionnement du système nerveux et cérébral, aide à soulager les sensations de nausée et peut être utile dans certains cas d'étourdissements chroniques. La menthe poivrée étant un remède efficace contre le mal des transports et les nausées, prenez-la en infusion ou versez une goutte d'huile essentielle sur votre langue.

Enfin, pour lutter contre la fatigue due au décalage horaire, le ginseng chinois, ou ginseng panax, est un bon tonique et un antistress qui peut être associé à d'autres remèdes.

Si vos malaises persistent, consultez un médecin pour traiter les causes graves.

Que faire d'autre ?

Contre le mal des transports.

☑ Bougez la tête le moins possible et limitez les stimulations visuelles. Les respirations profondes et l'air frais peuvent aider. Desserrez ou dégrafez votre ceinture.

☑ Mangez léger et évitez les graisses, de même que tous les aliments pouvant provoquer des troubles digestifs.

☑ Buvez des infusions de camomille pour soulager les maux d'estomac.

Contre les troubles dus au décalage horaire.

☑ Inhaler de l'huile essentielle de romarin peut soulager les symptômes.

☑ Peu après le décollage, réglez votre montre à l'heure locale de votre destination et adaptez votre comportement – notamment en matière d'alimentation et de sommeil – en conséquence.

☑ Évitez l'alcool et les boissons caféinées. Buvez plus d'eau et d'autres liquides qu'à l'accoutumée.

Contre les étourdissements ou les vertiges.

☑ Ne faites pas de mouvements brusques, notamment quand vous passez de la station allongée à la station debout, ni de mouvements rapides de la tête.

☑ Réduisez votre consommation de caféine, de nicotine et de sel, car ces substances peuvent réduire l'irrigation du cerveau.

LE SAVIEZ-VOUS ?

L'anxiété ou le stress peuvent aggraver le mal des transports. La pratique du yoga ou de la relaxation, associée à la prise de compléments, donne de bons résultats.

INFOS PLUS

- Prévenir le mal des transports est plus facile que de le traiter. Pensez à prendre un remède avant l'apparition des symptômes.
- Rester assis dans un avion pendant plus de 4 h augmente considérablement le risque de formation de caillots sanguins dans les jambes en raison du ralentissement de la circulation sanguine et de la sécheresse de l'air ambiant. Déplacez-vous aussi souvent que possible pendant le vol et buvez beaucoup. Si vos jambes sont gonflées ou douloureuses à l'arrivée, consultez un médecin.
- Vous pouvez vous reposer lorsque vous êtes très fatigué par le décalage horaire, mais les siestes de plus de 2 h rendent difficile l'adaptation à un nouveau fuseau horaire.

Troisième âge

Il n'est jamais trop tard pour profiter des avantages d'une vie saine. Quel que soit votre âge, les compléments nutritionnels peuvent tenir un rôle dans les divers moyens de rester en forme.

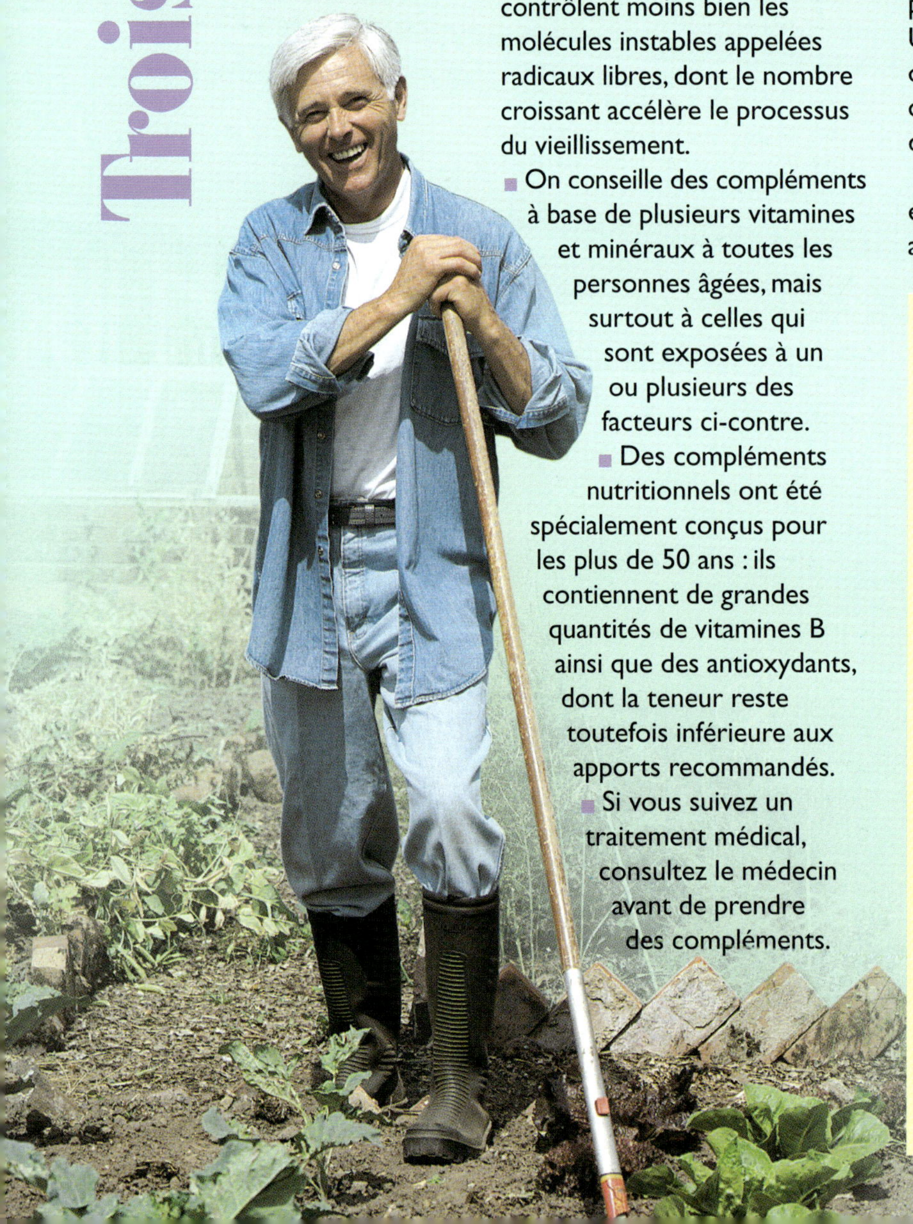

- Plus on vieillit, plus il importe de respecter des bonnes habitudes alimentaires et d'avoir une activité physique régulière.
- L'âge altère le corps. Les os se fragilisent, les dents se déchaussent, la masse musculaire diminue, et l'assimilation des aliments est plus difficile.
- Les cellules vieillissantes contrôlent moins bien les molécules instables appelées radicaux libres, dont le nombre croissant accélère le processus du vieillissement.
- On conseille des compléments à base de plusieurs vitamines et minéraux à toutes les personnes âgées, mais surtout à celles qui sont exposées à un ou plusieurs des facteurs ci-contre.
- Des compléments nutritionnels ont été spécialement conçus pour les plus de 50 ans : ils contiennent de grandes quantités de vitamines B ainsi que des antioxydants, dont la teneur reste toutefois inférieure aux apports recommandés.
- Si vous suivez un traitement médical, consultez le médecin avant de prendre des compléments.

LA SOLIDITÉ DES OS

La densité osseuse diminue avec le temps, ce qui augmente peu à peu le risque de fractures.

La ménopause provoque une chute du taux d'œstrogènes, hormones qui aident les os à fixer le calcium. Les femmes ménopausées sont donc plus exposées à l'ostéoporose, affection qui rend les os plus friables et poreux. Une ménopause précoce ou des antécédents personnels ou familiaux de fractures sont des facteurs aggravants.

Des compléments de calcium et de vitamine D, auxquels on associe souvent du magnésium,

LES FACTEURS DE DÉSÉQUILIBRE ALIMENTAIRE

- ***Handicap physique :*** **l'arthrite et la sénilité, entre autres, contribuent à rendre les tâches quotidiennes difficiles à exécuter.**
- ***Mauvaise denture :*** **elle peut réduire le choix des aliments pour les personnes âgées.**

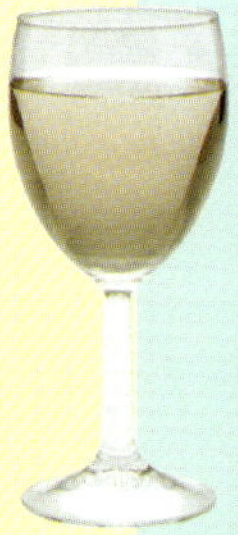

- ***Alcool :*** **au-delà d'un verre par jour, il risque de remplacer les aliments et autres boissons.**
- ***Dépression :*** **la solitude et l'isolement font parfois perdre l'appétit. De plus, le sens du goût s'estompe avec l'âge, de sorte que le plaisir de passer à table diminue.**
- ***Faibles revenus :*** **les fruits et les légumes frais, la viande et le poisson sont considérés comme des produits chers. Ils se voient remplacés par des aliments « bourratifs » bon marché, comme le pain, les pâtes et le riz.**

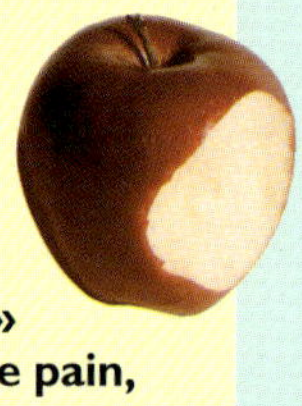

peuvent lutter contre l'ostéoporose. Des exercices réguliers contribuent également au maintien de la masse osseuse.

UNE ALIMENTATION ÉQUILIBRÉE

Pour rester en bonne santé au fil des années, privilégiez les aliments suivants :

- Fruits et légumes, pour les fibres, phytonutriments et vitamines.
- Produits à base de céréales complètes pour l'énergie.
- Viande, poisson, céréales enrichies pour petit déjeuner et œufs bien cuits pour le fer.
- Laitages pour le calcium.
- Œufs pour la vitamine D, poissons gras – sardine ou maquereau – pour la vitamine D et les acides gras essentiels.
- ... et buvez beaucoup pour éviter la déshydratation et la constipation.

VITAMINES ET MINÉRAUX

Les plus spécifiques sont cités ci-après ; les apports nutritionnels conseillés figurent dans le tableau.

VITAMINES ANTIOXYDANTES

Les vitamines C et E et le bêta-carotène aident à contrôler les radicaux libres. Un apport élevé de ces vitamines contribue à prévenir les maladies cardiaques, le cancer et la cataracte.
La vitamine E renforce en outre le système immunitaire.

MINÉRAUX ANTIOXYDANTS

Les personnes en maison de retraite risquent une carence en zinc qui affaiblirait leur système immunitaire et leur faculté de cicatriser. Le sélénium figure rarement en quantité suffisante dans l'alimentation, et ce quel que soit l'âge.
Or cet oligoélément protège les tissus contre les dégâts des radicaux libres et agit sur la peau, les cheveux et la vision. Un complément peut être très bénéfique aux personnes âgées.

CALCIUM

Son apport doit être au moins égal aux doses recommandées. Si la consommation de lait et produits laitiers est faible, un complément s'impose.

VITAMINES DU GROUPE B

La vitamine B12 participe à la formation de la myéline, la gaine blanche qui recouvre les nerfs, et une carence peut entraîner des troubles neurologiques. Un taux trop bas d'acide folique et de vitamines B6 et B12 accroît le risque de maladie cardiaque. L'acide folique sert à la formation du sang et au métabolisme cellulaire. Son propre métabolisme pouvant être affecté par les diurétiques et les anti-inflammatoires, les sujets âgés soumis à ces traitements prendront chaque jour un complément d'acide folique. Il en va de même pour ceux atteints de dépression.

VITAMINE D

Le processus de synthétisation de la vitamine D par le soleil devenant moins efficace avec le temps et les personnes âgées s'exposant moins, il peut leur être nécessaire de prendre un complément de cette vitamine, indispensable aux os.

APPORTS NUTRITIONNELS CONSEILLÉS (ANC)

Des ANC plus élevés que ceux des adultes peuvent être nécessaires chez les sujets âgés en raison d'une assimilation déficiente. Les quantités optimales peuvent être recommandées en prévention.

VITAMINES ANTIOXYDANTES

ANC
- ***Vitamine C : 120 mg***
- ***Vitamine E : 20 mg***

Quantités optimales recommandées
- ***Vitamine C : 120 mg***
- ***Vitamine E : 25 à 50 mg***
- ***Caroténoïdes : 15 mg***

MINÉRAUX ANTIOXYDANTS

ANC
- ***Zinc : 11 mg***
- ***Sélénium : hommes 70 µg, femmes 60 µg***

Quantités optimales recommandées
- ***Zinc : 15 mg***
- ***Sélénium : 75 µg***

CALCIUM

ANC
1 200 mg
Quantités optimales recommandées
- ***Égales aux ANC***

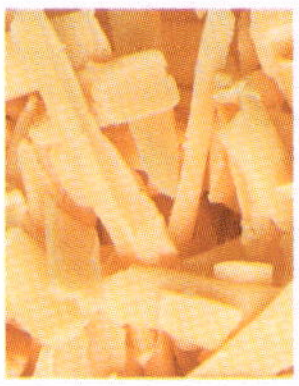

VITAMINE D

ANC
10 à 15 µg pour les plus de 65 ans
Quantités optimales recommandées
- ***Égales aux ANC***

VITAMINES DU GROUPE B

ANC
- ***B2 : 1,6 mg***
- ***B6 : 2,2 mg***
- ***B12 : 3 µg***
- ***Acide folique : hommes 400 µg, femmes 330 µg***

Quantités optimales recommandées
- ***Égales aux ANC***

Ulcère

Affection douloureuse, l'ulcère gastro-duodénal bénéficie d'un traitement médicamenteux classique qui se révèle généralement aussi rapide qu'efficace. Cependant, grâce à leur action bénéfique sur l'appareil digestif, des remèdes naturels accélèrent le processus de cicatrisation.

Symptômes

Symptômes typiques

- *Douleur sourde ou suraiguë au niveau de l'estomac avant les repas, pouvant s'apparenter à des brûlures d'estomac et s'accompagner d'une indigestion, de nausées ou de vomissements. Elle peut être soulagée par la prise d'antiacides, la consommation d'aliments sans irritants gastriques ou de lait.*

Symptômes graves

- *Des selles noires, du sang dans les selles ou le vomissement de sang ou de particules noires ressemblant à des grains de café peuvent être les signes d'une hémorragie interne. Une violente douleur abdominale surgissant brusquement peut correspondre à une perforation intestinale. Ce sont là des urgences médicales pouvant mettre en danger la vie du sujet.*

CONSULTEZ LE MÉDECIN...

- Si vous présentez les symptômes d'un ulcère.
- Si vous présentez les signes d'une hémorragie interne ou d'une perforation. Une prise en charge médicale immédiate s'impose.

ATTENTION : si vous suivez un traitement médical, consultez votre médecin avant de prendre des compléments.

Qu'est-ce que c'est ?

Un ulcère est une perte de substance, en forme de cratère, de la paroi protectrice de l'estomac ou du duodénum (segment initial de l'intestin grêle). En temps normal, les glandes de l'estomac sécrètent des substances qui favorisent la digestion, notamment des acides et une enzyme, la pepsine. Parallèlement, l'estomac et le duodénum sécrètent du mucus qui protège leur paroi contre l'agression de ces sucs gastriques. L'ulcère apparaît lorsqu'il y a rupture de cet équilibre et que les sucs commencent à s'attaquer à la paroi stomacale ou intestinale.

Quelles en sont les causes ?

Récemment encore, on pensait que l'apparition de l'ulcère était exclusivement due à un mode de vie stressant et un régime riche en graisses et en mets épicés. En fait, on sait aujourd'hui que la plupart des ulcères sont causés par une bactérie connue sous le nom d'*Helicobacter pylori*. Lorsque le système digestif est infecté par cette bactérie, la fonction protectrice de la muqueuse s'amoindrit, et des quantités, même faibles, de sucs digestifs peuvent alors entamer la paroi intestinale. Une fois que l'ulcère est apparu, certaines conditions secondaires comme le stress, l'alimentation, l'alcool, la caféine et le tabac peuvent en effet constituer des facteurs aggravants. Il existe aussi d'autres facteurs déclenchants, notamment l'hérédité (les ulcères ont souvent un terrain familial), la prise prolongée d'aspirine, d'ibuprofène ou d'autres anti-inflammatoires non stéroïdiens (AINS).

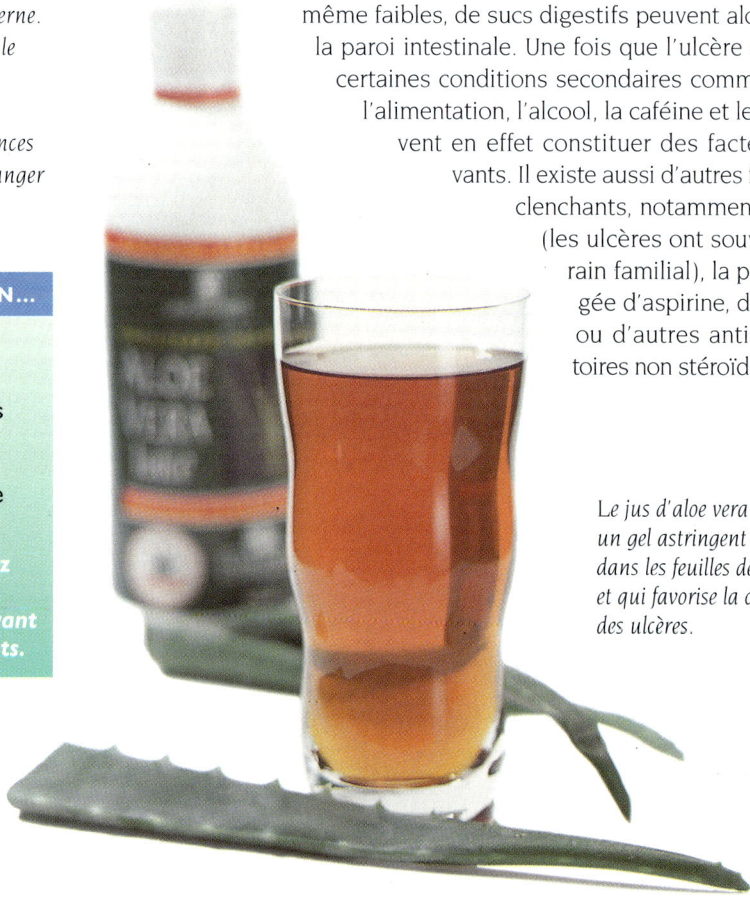

Le jus d'aloe vera contient un gel astringent présent dans les feuilles de la plante et qui favorise la cicatrisation des ulcères.

COMPLÉMENTS RECOMMANDÉS

Caroténoïdes	**Dose :** 1,5 mg 2 fois par jour. **Attention :** prenez du bêta-carotène naturel.
Vitamine C	**Dose :** 100 mg 2 fois par jour. **À savoir :** vous pouvez prendre de la vitamine C naturelle sous forme d'acérola.
Zinc	**Dose :** 30 mg par jour. **À savoir :** si vous prenez du zinc pendant plus de 1 mois, choisissez un complément contenant 2 mg de cuivre.
Réglisse	**Dose :** 1 ou 2 pastilles 3 fois par jour. **À savoir :** à prendre 30 min avant les repas. **Attention :** peut faire monter la tension artérielle.
Glutamine	**Dose :** 500 mg de L-glutamine 3 fois par jour pendant 1 mois. **À savoir :** à prendre à jeun.
Jus d'aloe vera	**Dose :** 300 ml 3 fois par jour pendant 1 mois. **À savoir :** le jus doit contenir 98 % d'aloès et pas d'aloïne ni d'aloe-émodine.

Rappel : vérifiez que certaines de ces doses ne vous sont pas déjà apportées par un autre complément nutritionnel – voir p. 181.

Les bienfaits des compléments nutritionnels

Si l'ulcère dont vous souffrez est causé par *Helicobacter pylori*, le médecin vous prescrira des antibiotiques ainsi que d'autres médicaments. Avec ou sans bactérie, les remèdes naturels indiqués ici peuvent tous être utilisés sans risque (en association les uns avec les autres et avec les médicaments classiques) et pourront accélérer le processus de cicatrisation. La douleur s'estompe généralement au bout de 1 semaine, mais la guérison de l'ulcère peut nécessiter jusqu'à 8 semaines. Le bêta-carotène contenu dans les mélanges de **caroténoïdes** est transformé en vitamine A par l'organisme, contribuant ainsi à la protection de la paroi de l'estomac et de l'intestin grêle, et donc à la cicatrisation des ulcères. La **vitamine C** peut inhiber directement la prolifération de la bactérie *Helicobacter pylori*.

Le **zinc** (pris avec du cuivre) et les pastilles de **réglisse** favorisent la cicatrisation. Prenez celles-ci pendant 3 mois pour une cicatrisation optimale, en surveillant votre tension artérielle. La **glutamine**, enfin, un acide aminé, contribue au processus de guérison en apportant des éléments nutritifs aux cellules qui tapissent le système digestif.

Le **jus d'aloe vera** réduit les sécrétions acides de l'estomac et soulage les symptômes. Cette plante populaire contient également des composés astringents pouvant prévenir la survenue d'une hémorragie interne. Enfin, essayez des tisanes de camomille, de guimauve, d'orme rouge, de reine-des-prés ou de souci, qui apaisent les muqueuses irritées.

Que faire d'autre ?

☑ Adoptez un régime alimentaire riche en fibres douces bien tolérées.
☑ Évitez l'alcool, le café, les boissons au cola et les jus de fruits acides.
☑ Essayez de ne pas fumer. Le tabagisme peut retarder la guérison.

QUOI DE NEUF ?

Plusieurs études démontrent que la réglisse est plus efficace que les antiacides dans un traitement d'entretien comme de courte durée.

Des études in vitro et sur l'animal indiquent que la vitamine C pourrait inhiber directement la bactérie *Helicobacter pylori* responsable des ulcères. Elle joue donc un rôle essentiel dans la prévention et le traitement des maladies ulcéreuses.

Des chercheurs du Royaume-Uni ont montré que le mastic naturel (*Pistacia lentiscus*), présent en région méditerranéenne et utilisé en médecine dans la Grèce antique, détruisait *Helicobacter pylori*. Des études ont été entreprises pour déterminer s'il pouvait constituer un traitement bon marché des ulcères.

LE SAVIEZ-VOUS ?

Depuis longtemps, la médecine populaire préconise le jus de chou pour traiter les ulcères ; le chou est en effet riche en glutamine, un acide aminé favorisant la cicatrisation.

INFOS PLUS

- Les antibiotiques sont sans aucun doute le meilleur moyen d'éliminer la bactérie *Helicobacter pylori*, mais la plupart des compléments présentent moins d'effets secondaires que la majorité des médicaments classiques, voire aucun.

Varices

Les varices sont souvent inesthétiques et douloureuses. On peut éviter les actes chirurgicaux invasifs en corrigeant son alimentation et son mode de vie, ainsi qu'en prenant des vitamines et des plantes qui renforcent les vaisseaux sanguins et empêchent le gonflement des veines.

Symptômes

- *Veines bleutées, gonflées et sinueuses, généralement situées au niveau du mollet, derrière le genou ou sur la face interne de la cuisse.*
- *Jambes douloureuses, surtout après une station debout prolongée.*
- *Dans les cas sérieux, chevilles enflées.*

CONSULTEZ LE MÉDECIN...

- Si la zone autour des varices devient rouge, car cela pourrait signaler une grave inflammation des veines.
- Si la douleur est telle que vous éprouvez des difficultés à marcher.
- Si la peau autour de la veine est décolorée ou pèle.
- Si une petite plaie persistante se développe sur une varice.
- Si vos chevilles sont enflées, ce qui peut être un signe de rétention d'eau.

ATTENTION : si vous suivez un traitement médical, consultez votre médecin avant de prendre des compléments.

Qu'est-ce que c'est ?

Lorsque les veines sont saines, leurs valvules s'ouvrent et se referment pour que la circulation sanguine se fasse dans une seule direction. Si ces valvules s'affaiblissent, le sang reflue et s'accumule, ce qui provoque l'apparition de veines saillantes, communément appelées varices. Elles sont pratiquement toujours localisées au niveau des jambes (les hémorroïdes sont, en fait, des varices situées dans la région anale).

Les varices n'occasionnent le plus souvent qu'une légère gêne. Dans les cas sérieux, du sang et d'autres liquides s'échappent des veines pour se répandre dans les tissus conjonctifs, ce qui provoque l'apparition de squames et de démangeaisons, ou un gonflement des chevilles dû au liquide qui s'est accumulé dans les jambes. Celles-ci peuvent aussi être lourdes ou douloureuses, particulièrement à la suite de longues périodes passées debout. Non soignées, les varices s'aggravent avec le temps.

Quelles en sont les causes ?

L'apparition de varices est favorisée par des facteurs héréditaires et hormonaux. Si elle touche plus particulièrement certaines familles, elle reste quatre fois plus fréquente chez la femme que chez l'homme.

L'obésité, le soulèvement répété de lourdes charges et la grossesse sont des situations où une pression excessive s'exerce sur les veines. La grossesse entraîne, de plus, des changements hormonaux qui affaiblissent les veines des jambes. Ce problème tend à toucher les personnes qui passent beaucoup de temps debout ou qui ont l'habitude de croiser les jambes, ou encore celles qui font trop peu d'exercice physique. Les maladies du foie ou une mauvaise circulation sanguine sont également des facteurs qui favorisent l'apparition des varices.

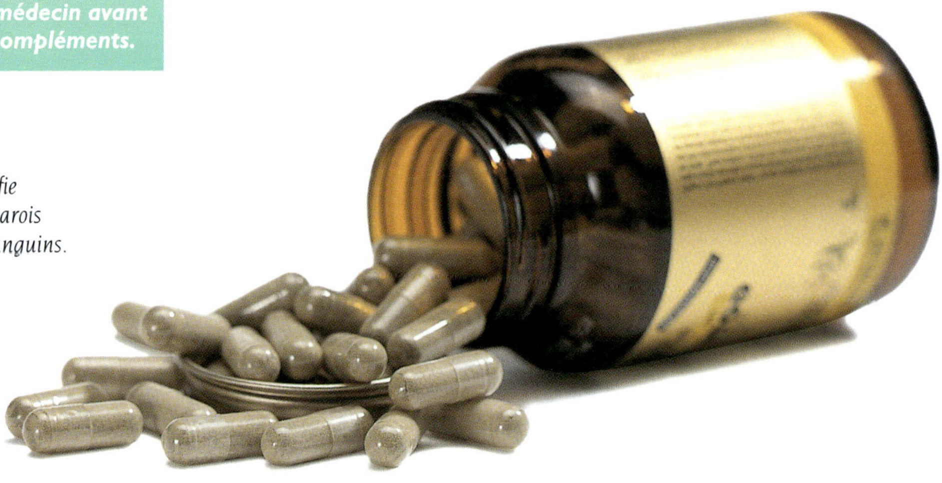

La centella fortifie les cellules des parois des vaisseaux sanguins.

COMPLÉMENTS RECOMMANDÉS

VitamineC/ flavonoïdes	**Dose :** 100 mg de vitamine C et 250 mg de flavonoïdes 2 fois par jour. **À savoir :** vous pouvez prendre de la vitamine C naturelle sous forme d'acérola.
Vitamine E	**Dose :** 25 mg 2 fois par jour. **À savoir :** il est préférable de prendre de la vitamine E sous forme naturelle (germe de blé, fruits oléagineux).
Centella	**Dose :** 200 mg d'extrait ou 1 ou 2 gélules 3 fois par jour. **À savoir :** extrait titré à 10 % d'asiaticosides. **Attention :** contre-indiquée chez la femme enceinte.
Myrtille	**Dose :** 80 mg d'extrait 3 fois par jour. **À savoir :** extrait titré à 25 % d'anthocyanosides.
Marron d'Inde	**Dose :** 500 mg d'extrait chaque matin. **À savoir :** extrait titré entre 16 et 21 % d'aescine.
Fragon épineux	**Dose :** 150 mg d'extrait 3 fois par jour. **À savoir :** extrait titré entre 9 et 11 % de ruscogénine.

Rappel : prenez en priorité les compléments indiqués en bleu. Vérifiez qu'ils ne vous sont pas déjà apportés par un autre complément nutritionnel – voir p. 181.

QUOI DE NEUF ?

Dans une étude italienne récente menée sur 87 volontaires, on a observé une amélioration bien plus nette du fonctionnement des veines chez les sujets qui avaient pris de la centella pendant 2 mois que chez ceux qui avaient reçu un placebo. De plus, aucun effet indésirable n'a été noté.

Les bas de contention soulagent les symptômes des varices, mais ils sont chers et rarement agréables à porter. Une étude allemande récente a montré que l'extrait de marron d'Inde procurait les mêmes bienfaits que ces bas.

Les bienfaits des compléments nutritionnels

La **vitamine C,** associée à des **flavonoïdes** (qui aident l'organisme à utiliser cette vitamine), et la **vitamine E** peuvent améliorer la circulation sanguine et renforcer les parois des veines et des vaisseaux capillaires.

En complément de ces vitamines, la **centella** améliore la circulation sanguine, augmente la tonicité du tissu conjonctif entourant les veines et contribue à leur souplesse. La **myrtille** renforce les effets de la centella : les deux plantes sont d'ailleurs souvent associées dans un même complément nutritionnel. L'extrait de **marron d'Inde** peut les remplacer ; il aide à maîtriser les phénomènes d'inflammation et de gonflement, et à réduire l'accumulation de liquide. À défaut, recourez au **fragon épineux.**

Vous pouvez prendre les compléments et les plantes qui vous conviennent le mieux aussi longtemps que vous le désirez. Sachez pourtant qu'il faut parfois compter jusqu'à 3 mois avant d'en ressentir les effets.

Que faire d'autre ?

- ☑ Faites de l'exercice, mais évitez les activités physiques intenses : préférez la marche, le vélo ou la natation au jogging. Si vous pratiquez l'haltérophilie, ne soulevez pas de poids trop lourds.
- ☑ Surélevez vos jambes aussi souvent que possible afin d'empêcher le sang de s'accumuler dans vos veines.
- ☑ Évitez de rester assis ou debout trop longtemps et ne croisez pas les jambes.
- ☑ Veillez à ne pas porter de vêtements serrés – ce conseil vaut également pour les chaussures, les collants (sauf les bas de contention) ou les ceintures, dans la mesure où ils compriment les veines des jambes et peuvent empêcher le sang de circuler facilement.

HISTOIRE VÉCUE

De nouvelles jambes

Peu de temps après ses 40 ans, Caroline S. remarqua les premiers signes de varices sur ses jambes, problème qui empoisonnait la vie d'autres femmes de sa famille depuis fort longtemps. Ayant décidé de ne pas en arriver au même point, elle commença à faire de l'exercice régulièrement. Elle acheta des bas de contention, modifia son régime alimentaire et veilla à ne pas croiser les jambes ni rester debout trop longtemps. Elle prit régulièrement de la centella, de la myrtille ainsi que d'autres compléments recommandés afin de conserver des veines en pleine santé.

Aujourd'hui âgée de 45 ans, Caroline n'a pratiquement plus de varices. Lorsqu'elle se regarde dans un miroir, elle ne peut s'empêcher de penser : « Sans aucun doute, ces changements tout simples ont sauvé la vie de mes jambes. »

Verrues

Ces excroissances gênantes, et parfois inesthétiques, touchent environ 10 % de la population française. Même si de nombreuses verrues disparaissent spontanément, les compléments nutritionnels peuvent accélérer le processus de guérison.

Symptômes

Les verrues apparaissent isolément ou en série ; si certaines démangent, la plupart sont indolores.

- ***Les verrues plantaires*** *sont des grosseurs plates ou légèrement saillantes, localisées sur la plante du pied et ressemblant à des durillons.*
- ***Les condylomes génitaux*** *sont des excroissances d'un rose rougeâtre pouvant prendre l'aspect d'un chou-fleur et apparaissant dans les régions anale et génitale.*

CONSULTEZ LE MÉDECIN...

- Si vous remarquez une tumeur cutanée inhabituelle, ou si une excroissance change de couleur ou de volume.
- Si une verrue apparaît après l'âge de 45 ans.
- Si une verrue saigne, si elle devient aussi grosse qu'une noix, qu'elle est douloureuse ou vous gêne dans vos tâches quotidiennes, ou encore si elle est localisée dans la région génitale.
- Si une verrue ne disparaît pas au bout de 12 semaines d'automédication.

ATTENTION : si vous suivez un traitement médical, consultez votre médecin avant de prendre des compléments.

Qu'est-ce que c'est ?

Les verrues, généralement bénignes, sont des zones cutanées qui se sont développées plus rapidement que le reste de la peau et ont accumulé de la kératine (matière dure et imperméable du revêtement cutané) sous l'action d'un virus. Elles revêtent de multiples formes, comme les verrues vulgaires, généralement situées sur les mains, et les verrues plantaires, sur les pieds. Les condylomes génitaux sont plus graves, car ils présentent un risque de cancer de la peau, du col de l'utérus et du pénis.

Quelles en sont les causes ?

Les verrues se forment lorsqu'un virus du type *papillomavirus* envahit la couche supérieure de la peau. Transmis par contact direct, celui-ci s'installe par le biais d'une coupure ou d'une écorchure. La verrue n'apparaît parfois qu'après plusieurs mois, voire plusieurs années d'incubation du virus, ce qui signifie qu'un sujet peut être contagieux sans pour autant présenter des verrues. Le condylome génital est la forme la plus courante des maladies sexuellement transmissibles.

Les bienfaits des compléments nutritionnels

Les verrues se développant souvent à la suite d'une défaillance du système immunitaire, il est conseillé de prendre une préparation associant plusieurs vitamines et minéraux : de la **levure de bière** pour sa richesse en vitamines B, ainsi qu'un **mélange de caroténoïdes** et de **vitamine C,** qui renforcent l'immunité, favorisent la disparition des excroissances et préviennent les récidives si on les prend de façon prolongée. En traitement local, appliquez les produits suivants : **vitamine E,** qui accélère la guérison,

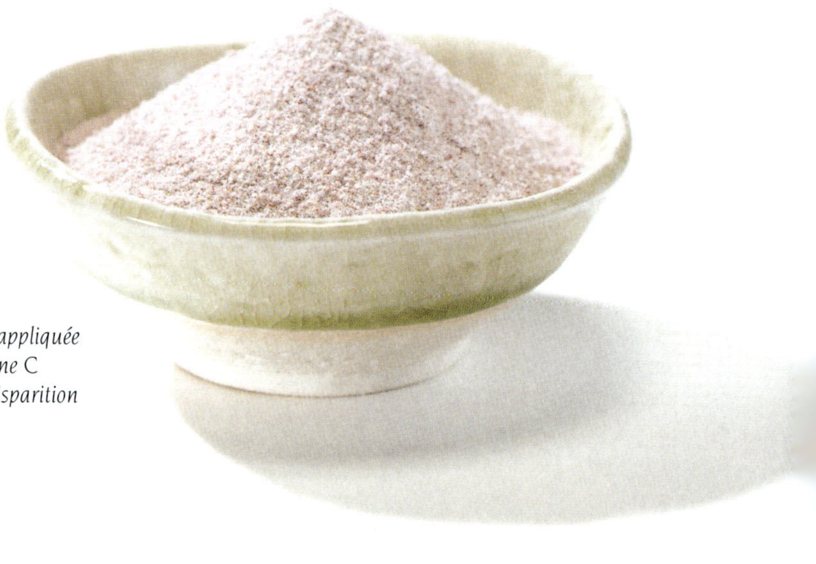

Mélangée à un peu d'eau et appliquée sur une compresse, la vitamine C en poudre peut favoriser la disparition des verrues.

COMPLÉMENTS RECOMMANDÉS

Levure de bière	**Dose :** 2 gélules de 450 mg 2 fois par jour. **À savoir :** il est préférable d'utiliser de la levure de bière revivifiable.
Mélange de caroténoïdes	**Dose :** 1,5 mg 2 fois par jour. **Attention :** prenez uniquement du bêta-carotène sous forme naturelle.
Vitamine C	**Dose :** 100 mg 2 fois par jour. **À savoir :** vous pouvez également mélanger 1/2 cuill. à café d'acérola en poudre à 17 % avec un peu d'eau et appliquer la préparation sous forme de compresse 2 fois par jour.
Vitamine E	**Dose :** versez le contenu d'une gélule sur une compresse. **À savoir :** appliquez-la au coucher et retirez-la le matin, jusqu'à guérison des verrues.
Huile essentielle d'ail	**Dose :** humectez-en une compresse. **À savoir :** appliquez-la au coucher et retirez-la le matin, jusqu'à guérison des verrues.
Huile essentielle d'arbre à thé	**Dose :** versez-en quelques gouttes sur une compresse. **À savoir :** appliquez-la au coucher et retirez-la le matin, jusqu'à guérison des verrues.
Gel d'aloe vera	**Dose :** mettez 1 noisette de gel sur une compresse et appliquez sur la verrue. **À savoir :** utilisez des feuilles fraîches d'aloès ou un gel vendu dans le commerce.

Rappel : prenez en priorité les compléments indiqués en bleu. Vérifiez qu'ils ne vous sont pas déjà apportés par un autre complément nutritionnel – *voir p. 181.*

huiles essentielles d'ail et **d'arbre à thé** ou **gel d'aloe vera,** qui contiennent des antiviraux, plus vitamine C en poudre. En cas d'irritation de la peau, diluez la préparation avec de l'eau ou de l'huile végétale, et protégez les zones cutanées entourant les verrues avec de la vaseline. La dilution est impérative lors d'une application sur la région génitale. Changez les compresses tous les jours. Même si les premiers effets apparaissent au bout de 3 ou 4 jours, le traitement doit être maintenu jusqu'à la guérison complète. Enfin, vous pouvez aussi utiliser de l'huile de ricin (mélangée à un peu de bicarbonate de soude) et de l'huile essentielle de clou de girofle, également en usage externe. Demandez toutefois l'avis de votre médecin, surtout en cas d'application sur un condylome génital.

Que faire d'autre ?

☑ Portez des sandales dans les salles de sport ou à la piscine : certains virus se transmettent par contact avec le sol.

☑ En cas de verrues persistantes, le traitement par cryothérapie, par électrocautérisation ou par laser peut s'avérer indispensable et doit être pratiqué par un médecin ou un pédicure qualifié.

☑ En cas de verrues tenaces, immergez la zone touchée dans de l'eau très chaude pendant environ 20 min avant d'appliquer un traitement local, afin que le remède pénètre plus facilement dans la peau.

QUOI DE NEUF ?

La consommation d'alcool augmenterait-elle les prédispositions aux condylomes génitaux ? Après avoir étudié les habitudes alimentaires, sexuelles, et d'autres facteurs favorisant le développement des verrues, des chercheurs américains ont découvert que le risque de condylome génital était doublé chez les sujets absorbant 2 à 4 boissons alcoolisées par semaine. Ces risques augmentent avec le nombre de verres supplémentaires.

Une autre étude récente indique que le tabagisme favoriserait aussi l'apparition des condylomes génitaux chez la femme. Ainsi, chez les fumeuses, le risque de développer ce type de verrues serait cinq fois plus élevé que chez les non-fumeuses.

INFOS PLUS

- Les remèdes classiques contre les verrues peuvent être efficaces, mais utilisez-les avec précaution, sans jamais les appliquer sur les zones génitales. Ils contiennent souvent des agents chimiques agressifs qui risquent d'irriter la peau beaucoup plus que les compléments naturels.
- Pour vous épiler le visage ou les jambes, utilisez un rasoir électrique ou une crème dépilatoire plutôt qu'un rasoir mécanique. Écorcher une verrue peut en effet la faire saigner et déclencher une infection avec la formation d'une cicatrice. Cela favorise également la propagation des verrues.
- L'excision d'une verrue n'entraîne pas sa disparition, car le virus reste dans la peau.

Vieillissement

À mesure que l'on avance en âge, le fonctionnement des organes ralentit et le risque de maladie augmente. S'il est impossible d'arrêter le temps, on peut vieillir en bonne santé avec une bonne hygiène de vie et l'aide des compléments nutritionnels.

Symptômes

- *Ralentissement des facultés cognitives : mémoire défaillante et difficultés à se souvenir de nouveaux visages ou d'événements récents.*
- *Détérioration sensorielle : diminution du pouvoir d'accommodation et de la perception des sons aigus.*
- *Affaiblissement des défenses immunitaires : vulnérabilité accrue au rhume, à la grippe et à d'autres maladies.*
- *Diminution de la masse osseuse.*
- *Risques accrus de maladies cardio-vasculaires et de cancer.*

CONSULTEZ LE MÉDECIN...

- À partir de 50 ans, vous devez passer un examen médical complet tous les ans ; cependant, n'hésitez pas à voir votre médecin si les maladies liées à l'âge vous inquiètent.

ATTENTION : si vous suivez un traitement médical, consultez votre médecin avant de prendre des compléments.

Qu'est-ce que c'est ?

Le vieillissement est un processus qui affecte l'organisme tout entier : les cheveux virent au gris, la peau se ride, les articulations et les muscles se raidissent, les os se fragilisent, la mémoire diminue, la vue baisse et le système immunitaire s'affaiblit.

Quelles en sont les causes ?

Le mécanisme de la division et du remplacement des cellules ralentit à mesure que l'on avance en âge, causant une détérioration progressive de l'organisme. Bien que celle-ci soit normale, il semble, d'après nombre de chercheurs, que des molécules portant un électron « célibataire », appelées radicaux libres, l'accélèrent. D'où la possibilité de ralentir le vieillissement en évitant les facteurs favorisant la production excessive de ces radicaux libres – tabac, pollution, abus d'alcool, exposition au soleil, médicaments chimiques – et en stimulant celle d'antioxydants, défenseurs naturels de l'organisme. Ceux-ci, fabriqués par les cellules et fournis par l'alimentation, sont des armes puissantes contre les radicaux libres.

Les bienfaits des compléments nutritionnels

Les vitamines C et **E** sont des antioxydants qui combattent les effets des radicaux libres. La vitamine C et les **flavonoïdes** agissent au sein même des cellules, tandis que la vitamine E protège la membrane graisseuse qui les entoure ; elle fortifie le système immunitaire des personnes âgées, éloignant ainsi le risque d'affections liées au vieillissement, telles les maladies cardio-vasculaires, certaines formes de cancer et, peut-être, la maladie d'Alzheimer. D'autres antioxydants sont sans doute encore plus efficaces : le **thé vert** (vanté depuis longtemps pour ses effets sur la longévité), le sélénium (40 µg 2 fois par jour) et l'extrait de pépins de raisin (100 mg 2 fois par jour), qui contient de nombreux flavonoïdes antioxydants.

L'**acide folique,** vitamine du groupe B, maintient le taux de globules rouges dans le sang, protège le cœur et contribue au bon fonctionnement du système nerveux. Son action est favorisée par la **vitamine B12,** qui contribue au bon fonctionnement du cerveau. Les personnes âgées ont intérêt à prendre cette vitamine en complément, car beaucoup d'entre elles

Les personnes âgées de plus de 50 ans ont besoin de compléments d'acide folique et de vitamine B12

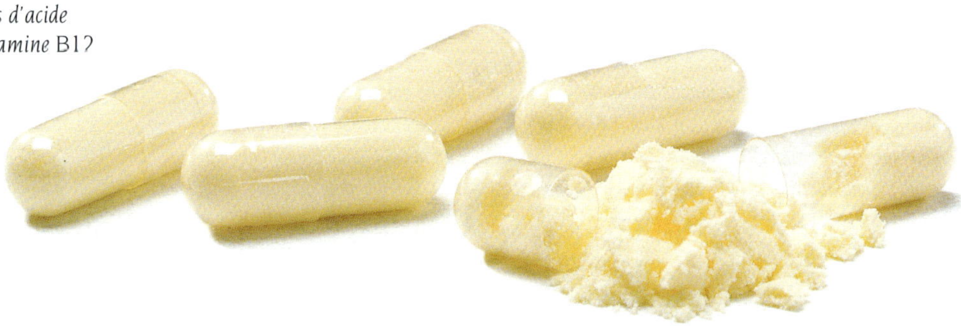

COMPLÉMENTS RECOMMANDÉS	
Vitamine C/ flavonoïdes	**Dose :** 50 mg de vitamine C et 100 mg de flavonoïdes 2 fois par jour. **À savoir :** mangez également 5 portions de fruits ou de légumes par jour.
Vitamine E	**Dose :** 20 mg par jour. **Attention :** il est préférable de prendre de la vitamine E sous forme naturelle (germe de blé, fruits oléagineux...).
Thé vert	**Dose :** une infusion (3 à 5 min) par jour, soit un sachet dans une grande tasse d'eau bouillante.
Acide folique/ vitamine B12	**Dose :** 400 µg d'acide folique et 5 µg de vitamine B12 1 fois par jour. **À savoir :** la vitamine B12 est toujours présentée en complexe polyvitaminique.
Calcium/ magnésium	**Dose :** 500 mg de calcium et 250 mg de magnésium 1 ou 2 fois par jour. **À savoir** : ces compléments consolident les os ; la vitamine D peut y être ajoutée à raison de 10 à 15 µg par jour ; s'abstenir de magnésium en cas de maladie rénale.
Cartilage et collagène de poisson	**Dose :** 250 à 500 mg par jour sous forme de comprimés. **À savoir :** existent à l'état pur ou mélangés à des produits qui contribuent à la reconstruction du cartilage.
Levure de bière	**Dose :** 2 à 4 gélules par jour.

Rappel : prenez en priorité les compléments indiqués en bleu. Vérifiez qu'ils ne vous sont pas déjà apportés par un autre complément nutritionnel – voir p. 181.

n'assimilent plus les vitamines apportées par les aliments. Or, une carence en vitamine B12 risque de causer des troubles nerveux, accompagnés de dépression. Il vaut probablement mieux prendre les vitamines B sous forme de polyvitamines et de minéraux qui, on l'a constaté, renforcent les défenses immunitaires et éloignent les risques d'infections chez les personnes âgées. Pour lutter contre l'ostéoporose, les nutritionnistes recommandent d'accroître l'apport en **calcium,** en **magnésium** et en vitamine D car les compléments de multivitamines et de minéraux n'en contiennent pas en quantité suffisante. Le **cartilage** et le **collagène de poisson** permettent de lutter efficacement contre l'arthrose en participant à la reconstruction du cartilage articulaire. La **levure de bière,** qui apporte toutes les vitamines du groupe B, est également un excellent complément pour pallier les insuffisances métaboliques du vieillissement.

Que faire d'autre ?

- ☑ Protégez-vous du soleil : il accélère le vieillissement de la peau.
- ☑ Essayez d'arrêter de fumer. Le tabac accélère la détérioration des os, des poumons et de la vessie.
- ☑ Efforcez-vous de maintenir votre masse osseuse et musculaire en faisant des exercices appropriés – marche, bicyclette...
- ☑ Mangez beaucoup de fruits et de légumes – riches en antioxydants – ainsi que des poissons gras, qui contiennent des acides gras oméga-3.

QUOI DE NEUF ?

La vitamine E pourrait prolonger la durée de la vie humaine. Une étude menée par l'Institut américain de gérontologie a montré que les risques de mourir d'une maladie cardio-vasculaire étaient moitié moindres chez les personnes prenant des compléments de vitamine E. D'après une autre étude, cette vitamine fortifie le système immunitaire des individus de plus 65 ans. Des comparaisons entre des individus ayant pris 125 mg de cette vitamine (d'origine chimique) pendant 4 mois et d'autres ayant pris une dose différente ou un placebo ont permis de constater des améliorations significatives chez les premiers.

Une étude menée sur un groupe de personnes âgées a démontré l'existence d'un lien entre la présence dans le sang de fortes doses d'antioxydants (bêta-carotène et vitamine C) et une meilleure capacité de mémorisation.

LE SAVIEZ-VOUS ?

Bien que l'appétit diminue avec l'âge, le besoin en vitamines, minéraux et autres éléments nutritifs augmente.

INFOS PLUS

- L'exercice physique, notamment la marche pratiquée à raison de 4 à 5 km par jour, est l'un des meilleurs moyens de lutter contre le vieillissement.

Zona

Après une varicelle, le virus responsable reste enfoui dans les cellules nerveuses et peut se réveiller plus tard, provoquant les cloques terriblement douloureuses du zona. Par bonheur, les remèdes naturels permettent souvent de soulager cette maladie parfois persistante.

Symptômes

- *Brûlures et picotements intenses dans une région du corps, suivis au bout de 2 ou 3 jours d'un rougissement de la peau. Parfois, maux de tête et fièvre.*
- *Grappes de vésicules emplies de liquide se formant sur une bande de peau enflammée, généralement sur le torse ou les fesses, mais parfois sur le visage ou les bras.*
- *Douleur et démangeaisons intenses aux alentours des vésicules, qui se dessèchent en croûtes au bout de 10 jours. La douleur subsiste en principe pendant 2 ou 3 semaines, mais peut dans certains cas durer pendant des mois, voire des années.*

CONSULTEZ LE MÉDECIN…

- Si vous constatez les symptômes décrits ci-dessus ; pour agir efficacement, les médicaments antiviraux doivent être pris très tôt.
- Si vous éprouvez une sensation de contusion sur un côté du visage ou du corps.
- Si les lésions du visage atteignent le tour des yeux.
- Si une zone enflammée s'infecte ou reste plus de 10 jours sans amélioration notable.
- Si la douleur est intolérable.

ATTENTION : si vous suivez un traitement médical, consultez votre médecin avant de prendre des compléments.

Qu'est-ce que c'est ?

Le zona est une forme de l'infection par le virus herpétique également responsable de la varicelle. Lorsque l'on a contracté la varicelle dans son enfance, le virus ne meurt pas, mais reste à l'état dormant dans les cellules nerveuses. Il peut se réactiver plus tard dans la vie, provoquant alors des vésicules cutanées extrêmement douloureuses. Le zona n'est pas contagieux en soi, mais ses vésicules ouvertes peuvent transmettre la varicelle aux jeunes enfants ou aux adultes qui ne l'ont jamais eue.

Quelles en sont les causes ?

Le virus contre le zona se trouve sans doute réactivé lorsque le système immunitaire est affaibli par l'âge, le stress ou la grippe, ou encore par certains médicaments ou une maladie immunodépressive. Personne ne connaît pourtant avec certitude les raisons qui expliquent pourquoi ce virus resurgit.

Les bienfaits des compléments nutritionnels

Les thérapies contre le zona sont conçues pour traiter les crises aiguës et la douleur qu'elles provoquent et qui peuvent s'installer en permanence pendant des mois, voire des années (névralgies postzostériennes). Les compléments destinés aux crises de zona aiguës (à prendre ensemble) se divisent en deux groupes : les traitements locaux, appliqués directement sur les lésions, et les traitements par voie orale, susceptibles de stimuler le système immunitaire et de favoriser la cicatrisation de la peau et des nerfs enflammés. Un traitement local avec du **gel d'aloe vera** procure dans certains cas un soulagement immédiat. Il fait office d'émollient apaisant, soulage la douleur et les démangeaisons, améliore la cicatrisation et

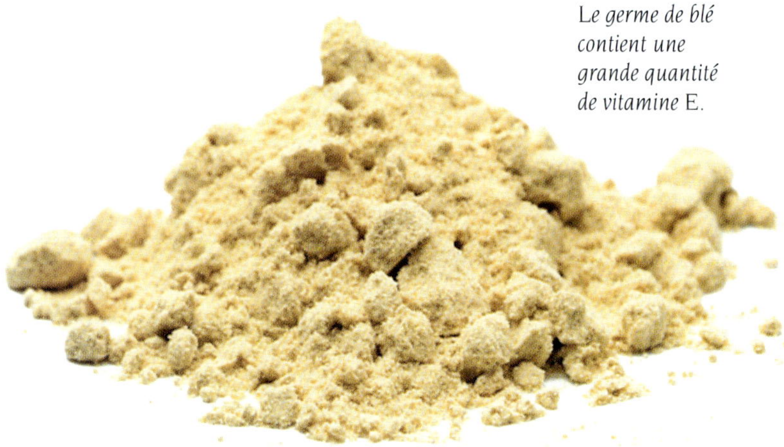

Le germe de blé contient une grande quantité de vitamine E.

COMPLÉMENTS RECOMMANDÉS

Gel d'aloe vera	**Dose :** appliquez largement le gel selon les besoins. **À savoir :** utilisez de la feuille fraîche d'aloès ou un gel vendu tout préparé.
Germe de blé	**Dose :** 2 gélules 2 fois par jour. **À savoir :** à prendre de préférence avant les repas.
Vitamine C/ flavonoïdes	**Dose :** 100 mg de vitamine C et 250 mg de flavonoïdes 2 fois par jour. **À savoir :** vous pouvez prendre de la vitamine C naturelle sous forme d'acérola.
Échinacée	**Dose :** 200 mg d'extrait d'échinacée 4 fois par jour, titré à 3,5 % d'échinacosides. **Attention :** à utiliser uniquement en phase aiguë.
Millepertuis microdosé	**Dose :** 1 comprimé 3 à 5 fois pas jour titré à 0,1 mg d'extrait. **À savoir :** choisissez un extrait dosé à 0,3 % d'hypéricine.
Lysine (acide aminé)	**Dose :** 1 000 mg de L-lysine 3 fois par jour, en phase aiguë uniquement. **Attention :** prenez-la à jeun et sans lait.
Sélénium	**Dose :** 50 µg par jour, pendant les phases aiguës uniquement. **Attention :** le sélénium est toxique à haute dose.

Rappel : prenez en priorité les compléments indiqués en bleu. Vérifiez qu'ils ne vous sont pas déjà apportés par un autre complément nutritionnel – voir p. 181.

réduit les risques d'infection des lésions. Le **germe de blé,** la **vitamine C** et les **flavonoïdes,** antioxydants protecteurs des cellules, s'utilisent en traitement interne. Associés à l'**échinacée,** ils stimulent la fonction du système immunitaire et lui permettent de lutter contre le virus herpétique et les infections bactériennes cutanées. Le **millepertuis microdosé,** qui possède lui aussi de puissantes propriétés antivirales, s'utilise de longue date pour soigner le zona. La **lysine** (acide aminé) et le **sélénium** (minéral) contribuent à la croissance d'une peau saine et accélèrent le processus de cicatrisation.

Pour traiter les douleurs résiduelles consécutives à un zona, fiez-vous aux compléments qui vous ont réussi pendant la phase aiguë ; ajoutez-y des vitamines du groupe B : de la thiamine (100 à 250 mg par jour), de la vitamine B12 (100 µg) et de l'acide folique (400 µg) chaque matin afin de nourrir les gaines protectrices des nerfs.

Que faire d'autre ?

☑ Maintenez les régions affectées propres et sèches. Ne grattez jamais les cloques et n'essayez pas non plus de les percer : vous pourriez déclencher une infection bactérienne.

☑ Calmez l'inflammation et la douleur avec des compresses humides fraîches ou des glaçons. Vous pouvez également appliquer sur la peau une lotion à la calamine.

QUOI DE NEUF ?

Les études cliniques sur la douleur ont prouvé que la pommade au piment aidait à atténuer la douleur nerveuse qui persiste dans certains cas après un accès de zona. Demandez impérativement l'avis de votre médecin avant d'employer ce genre de pommade. Ne l'appliquez pas sur des infections actives de zona : elle pourrait provoquer des brûlures intenses sur des plaies ouvertes. Réservez-la à un usage à long terme, après cicatrisation complète des lésions.

LE SAVIEZ-VOUS ?

Le zona frappe des milliers de personnes chaque année : la plupart ont plus de 50 ans, mais cette maladie n'épargne pas pour autant les jeunes.

INFOS PLUS

- Les compléments naturels peuvent se prendre en association avec des médicaments classiques comme l'aciclovir, produit antiviral puissant et également cicatrisant.
- L'avoine colloïdale, poudre d'avoine fine vendue en pharmacie, peut, ajoutée à l'eau du bain, aider à apaiser les démangeaisons. Préparez-la vous-même en passant de l'avoine à la moulinette et jetez-en quelques poignées dans votre bain. Soyez prudent en sortant de la baignoire : l'avoine rend la paroi glissante.

Interactions médicamenteuses

La prise de vitamines, minéraux et autres compléments nutritionnels n'est pas toujours sans risque. Certains peuvent interférer avec des médicaments en vente libre ou sur ordonnance, car ils en augmentent l'action et s'accompagnent parfois d'effets secondaires. Bien que les doses préconisées dans cet ouvrage ne soient que très rarement susceptibles d'entraîner des interactions médicamenteuses, il convient de rester prudent lorsqu'il s'agit de combiner un complément, quel qu'il soit, avec un médicament.

Vous trouverez dans ce chapitre les principales catégories de médicaments et les réactions pouvant survenir avec certains compléments. Pour plus de détails concernant les compléments présentés ici, reportez-vous aux entrées de la partie qui leur est consacrée, pages 38 à 179.

DÉTERMINER LES INTERACTIONS

Si vous devez prendre un médicament pour une raison médicale spécifique, consultez les catégories répertoriées ci-après par ordre alphabétique pour vérifier si un complément ne lui est pas contre-indiqué.

Seuls les membres les plus courants de chaque catégorie sont présentés, sous leur nom générique. Vous ne les trouverez donc pas tous. Sachez cependant que tous les médicaments appartenant à une même catégorie ont probablement des interactions similaires : même si le vôtre ne figure pas sur la liste, il aura les mêmes interactions que ceux de sa catégorie. En cas de doute, interrogez votre médecin ou votre pharmacien.

CONSULTER LE MÉDECIN

Sauf recommandation médicale, évitez les médicaments et les compléments à effets identiques. Ainsi, si vous prenez du kawa, de la passiflore ou de la valériane pour mieux dormir, vous risquez l'hypersomnie (excès de sommeil) en les associant à un somnifère traditionnel ou à un médicament entraînant une somnolence – antalgique narcotique, antihistaminique –, ainsi qu'à l'alcool.

De même, si vous êtes sous antidépresseur, ne prenez aucun complément nutritionnel agissant sur les éléments chimiques du cerveau et sur l'humeur sans avis médical. Si vous souffrez d'une maladie, quelle qu'elle soit, consultez toujours votre médecin ou votre pharmacien avant d'essayer un complément, fût-il à base de plantes a priori inoffensives. Enfin, n'arrêtez jamais un traitement sur ordonnance sans l'accord de votre médecin.

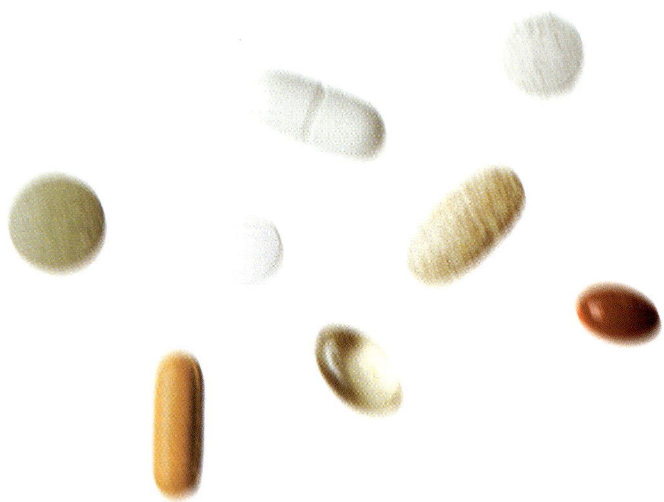

PRÉCAUTIONS GÉNÉRALES

La prise des compléments ci-dessous associée à certains médicaments conventionnels nécessite des précautions particulières.

- **FÉNUGREC** Peut modifier les dosages requis d'insuline ou d'un traitement oral contre le diabète ; consultez le médecin avant de prendre ce complément avec un médicament contre le diabète (ou antidiabétique).
- **PASSIFLORE** Peut provoquer de l'hypersomnie (excès de sommeil) si elle est associée à des sédatifs ou à des médicaments à effets sédatifs.
- **PSYLLIUM** Ne doit pas être absorbé dans les 2 h qui précèdent ou suivent la prise d'un médicament, car il risque d'en retarder l'absorption.
- **RÉGLISSE** Peut faire monter la tension artérielle et ne doit pas être prise avec des médicaments hypotenseurs ou tout autre traitement modifiant la tension artérielle.
- **VALÉRIANE** Peut provoquer de l'hypersomnie si elle est associée à des sédatifs ou à des médicaments à effets sédatifs.

ANALGÉSIQUES NARCOTIQUES

Acétaminophène
Codéine
Autres analgésiques narcotiques

Interactions avec les compléments nutritionnels suivants :

- **KAWA, PASSIFLORE, VALÉRIANE** Pris avec des myorelaxants, ils peuvent provoquer une somnolence excessive.

ANTIACIDES

Tous les antiacides

Interactions avec le complément nutritionnel suivant :

■ **ACIDE FOLIQUE** Son assimilation est diminuée par les antiacides ; prenez les compléments d'acide folique 2 h avant ou après un antiacide.

ANTIACNÉIQUES

Isotrétinoïne
Autres antiacnéiques

Interactions avec le complément nutritionnel suivant :

■ **VITAMINE A** Prise avec des antiacnéiques, risque de faire monter le taux sanguin de vitamine A et d'augmenter ainsi les risques d'effets secondaires.

ANTIBIOTIQUES

Tous les antibiotiques oraux

Interactions avec le complément nutritionnel suivant :

■ **FER** Peut réduire l'efficacité des antibiotiques ; prenez les compléments de fer 2 h avant ou après le médicament.

Amoxicilline
Doxycycline
Minocycline
Tétracycline

Interactions avec les compléments nutritionnels suivants :

■ **BROMÉLINE** Augmente parfois l'absorption de l'amoxicilline, ce qui n'est pas forcément mauvais.

■ **CALCIUM** Peut diminuer l'assimilation du médicament ; prenez-le 1 à 3 h avant ou après l'un des antibiotiques cités plus haut.

■ **FER** Peut réduire l'efficacité de l'antibiotique ; prenez les compléments de fer 2 h avant ou après le médicament.

■ **MAGNÉSIUM** Peut réduire l'efficacité de l'antibiotique ; veillez à prendre les compléments de magnésium 1 à 3 h avant ou après le médicament.

■ **PSYLLIUM** Peut réduire l'efficacité de l'antibiotique ; consultez le médecin.

■ **VITAMINE C** Augmente parfois l'absorption de la tétracycline, ce qui n'est pas forcément mauvais.

■ **ZINC** Peut réduire l'efficacité de l'antibiotique ; prenez les compléments de zinc 2 h au moins après le médicament.

ANTICOAGULANTS

Enoxaparine
Warfarine
Autres anticoagulants

Interactions avec les compléments nutritionnels suivants :

■ **AIL** Peut augmenter l'effet fluidifiant du médicament sur le sang ; consultez le médecin avant de les associer.

■ **CHAMPIGNONS ASIATIQUES** Les reishi peuvent augmenter l'effet fluidifiant du médicament sur le sang ; consultez le médecin.

■ **HUILES DE POISSON** À utiliser avec prudence, car elles augmentent l'effet fluidifiant du médicament sur le sang ; entraînent un risque de saignement prolongé ou, à doses exagérément élevées, d'hémorragie interne.

■ **MILLEPERTUIS** Peut augmenter l'activité hépatique et, éventuellement, réduire l'efficacité des anticoagulants ; consultez impérativement le médecin avant de prendre cette plante.

■ **VITAMINE E** Peut augmenter l'effet fluidifiant du médicament sur le sang ; consultez le médecin avant de les associer.

ANTIDÉPRESSEURS

Fluoxétine (Prozac®)
Autres antidépresseurs

Interactions avec les compléments nutritionnels suivants :

■ **GINSENG PANAX** Consultez le médecin si vous prenez un inhibiteur de la monoamine-oxydase (IMAO).

■ **KAWA** En association avec des antidépresseurs conventionnels, risque de provoquer une somnolence excessive.

■ **MILLEPERTUIS** En association avec des antidépresseurs conventionnels, peut entraîner des réactions indésirables ; consultez le médecin.

ANTIDIABÉTIQUES

Insuline
Antidiabétiques oraux

Interactions avec les compléments nutritionnels suivants :

■ **CHROME** Peut modifier les dosages requis d'insuline ou d'autres antidiabétiques ; consultez le médecin.

■ **FÉNUGREC** Risque d'entraîner une modification du dosage de l'insuline ou d'autres antidiabétiques ; consultez le médecin.

■ **GINSENG PANAX** La prise prolongée de ce complément peut nécessiter la modification du traitement à base d'insuline ou d'autres remèdes antidiabétiques.

■ **GINSENG DE SIBÉRIE** À utiliser avec prudence ; pourrait augmenter l'effet hypoglycémiant du glipizide, une substance qui favorise la sécrétion de l'insuline.

■ **PISSENLIT** À utiliser avec prudence car pourrait augmenter l'effet hypoglycémiant du glipizide, une substance qui favorise la sécrétion de l'insuline.

ANTIHISTAMINIQUES

Interactions avec les compléments nutritionnels suivants :

■ **KAWA, PASSIFLORE, VALÉRIANE** Risquent de provoquer des somnolences en association avec des antihistaminiques sédatifs.

ANTI-INFLAMMATOIRES NON STÉROÏDIENS

Étodolac
Ibuprofène
Kétoprofène
Naproxène
Autres anti-inflammatoires non stéroïdiens

Interactions avec les compléments nutritionnels suivants :

■ **PHOSPHORE** Son association avec des phosphates contenant du potassium peut augmenter le risque d'hyperkaliémie (excès de potassium dans le sang) et entraîner de graves effets secondaires ; consultez le médecin.

■ **POTASSIUM** Son association avec ces médicaments peut augmenter le risque d'hyperkaliémie (excès de potassium dans le sang) et entraîner de graves effets secondaires ; consultez le médecin.

Aspirine

Interactions avec les compléments nutritionnels suivants :

■ **AIL** Intensifie l'effet anticoagulant de l'aspirine dans le sang lorsqu'elle est prise en traitement à long terme ; consultez le médecin.

■ **CHAMPIGNONS ASIATIQUES** Les reishi peuvent intensifier l'effet anticoagulant de l'aspirine dans le sang lorsqu'elle est prise en traitement à long terme ; consultez le médecin.

■ **HUILES DE POISSON** Intensifient l'effet fluidifiant de l'aspirine sur le sang lorsqu'elle est prise en traitement à long terme ; à doses exagérément élevées, peuvent entraîner des hémorragies.

■ **VITAMINE E** Intensifie l'effet anticoagulant de l'aspirine dans le sang lorsqu'elle est prise en traitement à long terme ; peut entraîner des hémorragies.

ANTIVIRAUX CONTRE LE SIDA

Indinavir
Nelfinavir
Ritonavir

Interactions avec le complément nutritionnel suivant :

■ **CHARDON-MARIE** À forte dose, peut inhiber une enzyme hépatique qui contribue à l'élimination du produit, et en augmenterait la toxicité.

CŒUR ET TENSION ARTÉRIELLE

Tous les antihypertenseurs

Interactions avec les compléments nutritionnels suivants :

■ **AIL** Peut renforcer l'action des médicaments contre l'hypertension ; consultez le médecin.

■ **AUBÉPINE** Peut intensifier les effets des antihypertenseurs ; une réduction du dosage du médicament peut être conseillée ; consultez le médecin avant de prendre cette plante.

■ **CALCIUM** Peut faire baisser la tension artérielle ; consultez le médecin.

■ **GINSENG PANAX ET GINSENG DE SIBÉRIE** Consultez le médecin si vous prenez des médicaments antihypertenseurs.

■ **RÉGLISSE** Peut neutraliser les effets des antihypertenseurs.

■ **VITAMINE D** Peut faire baisser la tension artérielle ; consultez le médecin.

1. Les inhibiteurs calciques

Amlodipine
Diltiazem
Vérapamil
Autres inhibiteurs calciques

Interactions avec les compléments nutritionnels suivants :

■ **FLAVONOÏDES** En cas de traitement par un inhibiteur calcique, ne prenez pas de préparation bioflavonoïde d'agrumes contenant de la naringine – flavonoïde présent dans le pamplemousse mais non dans l'orange.

2. Les inhibiteurs de l'enzyme de conversion (IEC)

Bénazépril
Enalapril
Fosinopril
Autres IEC

Interactions avec les compléments nutritionnels suivants :

■ **PHOSPHORE** Son association avec ces médicaments est déconseillée ; pris avec des phosphates contenant du potassium, il peut augmenter le risque d'hyperkaliémie (excès de potassium dans le sang) et entraîner de graves effets secondaires.

■ **POTASSIUM** Son association avec ces médicaments est déconseillée ; il peut augmenter le risque d'hyperkaliémie (excès de potassium dans le sang) et entraîner de graves effets secondaires.

3. Les digitaliques

Digitoxine
Digoxine

Interactions avec les compléments nutritionnels suivants :

■ **AUBÉPINE** Peut intensifier l'effet antihypertenseur du médicament, d'où la nécessité éventuelle d'en réduire les doses ; consultez le médecin.

■ **GINSENG DE SIBÉRIE** Nécessite une augmentation du dosage du médicament ; consultez le médecin avant de les associer.

■ **PHOSPHORE** Son association avec des phosphates contenant du potassium peut augmenter le risque d'hyperkaliémie (excès de potassium dans le sang) et entraîner de graves effets secondaires ; consultez le médecin.

■ **POTASSIUM** Son association avec ces médicaments peut augmenter le risque d'hyperkaliémie (excès de potassium dans le sang) et entraîner de graves effets secondaires ; consultez le médecin.

■ **RÉGLISSE** Peut neutraliser l'effet des médicaments antihypertenseurs.

Isosorbide (dinitrate)
Nitroglycérine

Interactions avec le complément nutritionnel suivant :

■ **NAC (N-ACÉTYLCYSTÉINE)** Évitez l'association avec ces substances ; elles peuvent provoquer de violents maux de tête.

DIURÉTIQUES

1. Les diurétiques épargneurs de potassium

Amiloride
Spironolactone
Triamtérène

Interactions avec les compléments nutritionnels suivants :

■ **PHOSPHORE** En association avec des phosphates contenant du potassium, il peut augmenter le risque d'hyperkaliémie (excès de potassium dans le sang) et provoquer de graves effets secondaires ; consultez le médecin avant de les prendre ensemble.

■ **POTASSIUM** N'en prenez pas avec des diurétiques ; cela peut augmenter le risque d'hyperkaliémie (excès de potassium dans le sang) et provoquer de graves effets secondaires.

2. Les diurétiques de l'anse de Henle

Acide éthacrynique
Bumétanide
Furosémide
Torsémide

Interactions avec les compléments nutritionnels suivants :

■ **GINSENG PANAX** Si vous l'associez au furosémide, il risque d'accentuer les effets antihypertenseurs de ce médicament.

■ **PISSENLIT** À forte dose, risque d'amplifier les effets diurétiques de ces médicaments.

3. Les diurétiques thiazidiques

Chlorothiazide
Hydrochlorothiazide
Indapamide

Interactions avec les compléments nutritionnels suivants :

■ **CALCIUM** Peut entraîner des taux de calcium excessifs, voire toxiques, dans l'organisme, avec un risque d'insuffisance rénale en cas d'association avec un diurétique thiazidique ; consultez le médecin.

■ **PISSENLIT** À forte dose, risque d'amplifier les effets diurétiques de ces médicaments.

■ **POTASSIUM** Si vous l'associez à un diurétique thiazidique, n'interrompez pas brutalement la prise du médicament ; peut augmenter le risque d'hyperkaliémie (excès de potassium dans le sang) et provoquer de graves effets secondaires.

■ **RÉGLISSE** Peut faire baisser dangereusement le taux de potassium de l'organisme.

■ **VITAMINE D** Peut entraîner des taux de calcium excessifs, voire toxiques, dans l'organisme, avec un risque d'insuffisance rénale en cas d'association avec un diurétique thiazidique ; consultez le médecin.

HYPOLIPIDÉMIANTS

Atorvastatine
Simvastatine
Autres substances en « -statine »

Interactions avec les compléments nutritionnels suivants :

■ **FIBRES SOLUBLES** Une consommation excessive peut réduire l'absorption de ces médicaments.

MYORELAXANTS

Benzoate de quinine
Thiocolchicoside
Autres relaxants musculaires

Interactions avec les compléments nutritionnels suivants :

■ **KAWA, PASSIFLORE, VALÉRIANE** Pris avec des myorelaxants, ils peuvent provoquer une somnolence excessive.

NORMOTHYMIQUES/ ANTIÉPILEPTIQUES

Carbamazépine
Gabapentine
Phénytoïne
Autres anticonvulsifs

Interactions avec le complément nutritionnel suivant :

■ **ACIDE FOLIQUE** Interfère avec certains anticonvulsifs lorsqu'il est pris à une dose supérieure à 1 mg par jour ; dans tous les cas, informez votre médecin et ne dépassez pas la dose recommandée.

OBSTÉTRIQUE/ GYNÉCOLOGIE

Œstrogènes
Produits œstroprogestatifs
Autres hormones femelles

Interactions avec les compléments nutritionnels suivants :

■ **FLAVONOÏDES** Consultez le médecin avant de prendre une préparation bioflavonoïde d'agrumes contenant de la naringine – flavonoïde présent dans le pamplemousse mais non dans l'orange – avec des œstrogènes.

■ **MILLEPERTUIS** Peut stimuler la fonction hépatique et faire baisser ainsi le taux d'œstrogènes dans le sang ; consultez le médecin avant de prendre cette plante.

Contraceptifs oraux

Interactions avec le complément nutritionnel suivant :

■ **MILLEPERTUIS** Peut stimuler la fonction hépatique et faire baisser ainsi le taux d'œstrogènes dans le sang ; consultez le médecin avant de prendre cette plante.

PARKINSON (MALADIE DE)

Lévodopa (souvent associée à la carbidopa)

Interactions avec le complément nutritionnel suivant :

■ **VITAMINE B6** Peut nuire à l'efficacité du médicament.

PSYCHIATRIE

Antipsychotiques

Interactions avec les compléments nutritionnels suivants :

■ **GINSENG PANAX** Consultez le médecin avant toute association éventuelle.

■ **KAWA** Pris avec des antipsychotiques, les compléments de kawa peuvent provoquer une somnolence excessive.

Buspirone (anxiolytique)

Interactions avec le complément nutritionnel suivant :

■ **KAWA** Pris avec des anxiolytiques, un complément de kawa peut provoquer une somnolence excessive.

Lithium (actif contre la maladie maniaco-dépressive)

Ne prendre aucun complément nutritionnel pendant un traitement au lithium, que celui-ci soit de longue ou de courte durée.

PSYCHOSTIMULANTS

Méthylphénidate
Autres stimulants du système nerveux

Interactions avec les compléments nutritionnels suivants :

■ **FLAVONOÏDES** Soyez prudent si vous prenez une préparation bioflavonoïde d'agrumes contenant de la naringine – flavonoïde présent dans le pamplemousse mais non dans l'orange – avec du méthylphénidate.

■ **GINSENG PANAX** Augmente le risque d'hyperstimulation du système nerveux et de troubles gastriques.

SÉDATIFS/ TRANQUILLISANTS

Somnifères
Autres sédatifs

Interactions avec les compléments nutritionnels suivants :

■ **KAWA, PASSIFLORE, VALÉRIANE** Associés avec n'importe quelle catégorie de sédatif, les compléments respectifs de ces trois plantes risquent de provoquer une somnolence excessive.

STÉROÏDES

Béclométasone
Méthylprednisolone
Prednisone
Autres stéroïdes oraux

Interactions avec le complément nutritionnel suivant :

■ **GINSENG PANAX** À utiliser avec prudence ; l'association peut potentialiser certains effets secondaires des stéroïdes, notamment la rétention d'eau.

THYROÏDE

Benzylthiouracile
Carbimazole

Interactions avec les compléments nutritionnels suivants :

■ **FUCUS** À haute dose, il risque d'apporter trop d'iode et d'interférer avec l'action de ces médicaments.

■ **IODE** Peut réduire l'efficacité de ces médicaments et des autres agents antithyroïdiens.

TRANSPLANTATION

Cyclosporine
Autres médicaments immunosuppressifs

Interactions avec les compléments nutritionnels suivants :

■ **FLAVONOÏDES** Ne prenez pas de préparation bioflavonoïde d'agrumes contenant de la naringine – flavonoïde présent dans le pamplemousse, mais non dans l'orange – avec un traitement immunosuppresseur.

■ **MILLEPERTUIS** Peut stimuler la fonction hépatique et réduire le taux de l'immunosuppressif ; consultez le médecin avant de prendre cette plante.

Glossaire

ABSORPTION Assimilation par l'organisme d'un complément nutritionnel, d'un médicament ou d'une autre substance par l'appareil digestif, la peau ou les muqueuses.

ACÉROLA Petite cerise d'Amérique du Sud très riche en vitamine C. Disponible séchée dans les magasins diététiques, à prendre sous forme de tisane.

ACIDES AMINÉS Substances chimiques à partir desquelles les protéines s'élaborent. Les acides aminés sont apportés à l'organisme par les protéines des aliments.

ACIDES GRAS ESSENTIELS Éléments de base dont l'organisme se sert pour fabriquer les graisses. Pour rester en bonne santé, l'organisme doit se procurer différents types d'acides gras essentiels par l'alimentation ou les compléments nutritionnels (comme les huiles de poisson).

AIGU
Brusque, violent, non chronique ; désigne une maladie ou un état caractérisé par une évolution rapide et maximale de 1 à 2 semaines.

AJR (APPORT JOURNALIER RECOMMANDÉ)
Moyenne d'un élément nutritionnel de base qu'un individu doit se procurer par son alimentation, établie selon les normes de l'Union européenne. L'AJR s'applique à un adulte de corpulence moyenne et ne tient pas compte de besoins nutritionnels particuliers. Il est utilisé pour l'étiquetage nutritionnel. Dans tous les autres cas, il est fait référence à l'ANC (apport nutritionnel conseillé).

ALOPÉCIE Perte ou absence passagère des cheveux ou des poils.

ANALGÉSIQUE Médicament utilisé pour calmer ou supprimer la douleur.

ANC (APPORT NUTRITIONNEL CONSEILLÉ)
Quantité journalière d'une vitamine ou d'un minéral jugée nécessaire à des groupes d'individus bien définis (par l'âge, le sexe, etc.).

ANTIBIOTIQUE Médicament qui tue ou neutralise les bactéries responsables d'une infection.

ANTICOAGULANT
Médicament, comme l'aspirine ou la warfarine, qui empêche la coagulation du sang ; souvent utilisé en cas de risques de crise cardiaque.

ANTICONVULSIVANT
Médicament qui prévient les crises d'épilepsie et sert à soigner cette maladie.

ANTIFONGIQUE
Médicament qui combat le pied d'athlète et d'autres affections provoquées par les champignons.

ANTIHISTAMINIQUE
Médicament ayant pour fonction de s'opposer à l'action de l'histamine, substance naturelle déclenchant les effets de l'allergie.

ANTIHYPERTENSEUR
Médicament servant à contrôler l'hypertension.

ANTI-INFLAMMATOIRE
Médicament ou complément luttant contre l'inflammation, réaction de l'organisme à une blessure ou à une irritation, caractérisée par une rougeur, une sensation de chaleur, un gonflement et des douleurs.

ANTI-INFLAMMATOIRE NON STÉROÏDIEN
Médicament, comme l'aspirine ou l'ibuprofène, qui réduit l'inflammation et la douleur en bloquant la production de prostaglandines.
Voir aussi Prostaglandines.

ANTIOXYDANT Substance qui protège les cellules contre les atteintes de molécules très réactives appelées radicaux libres. Certains antioxydants sont fabriqués par l'organisme ; d'autres, comme les vitamines C et E, sont apportés par l'alimentation ou les compléments.

ANTISEPTIQUE Plante, médicament ou autre substance qui combat l'infection par voie externe.

ANTISPASMODIQUE
Médicament ou complément qui soulage et supprime les spasmes, les crampes et autres contractions pathologiques.

ARÉOLE
Zone rougeâtre entourant un point enflammé.

ATHÉROSCLÉROSE
Accumulation de cholestérol et autres substances dans les parois artérielles à l'origine de troubles ou de crises cardiaques, d'angine de poitrine, d'accidents vasculaires cérébraux et autres pathologies.

BÊTABLOQUANT
Type de médicament qui agit particulièrement sur le cœur et les vaisseaux sanguins. Souvent prescrit pour traiter l'hypertension ou l'angine de poitrine.

BILE Substance qui, stockée dans la vésicule biliaire et libérée dans l'intestin selon les besoins, participe à la digestion des graisses.

CAPILLAIRES (VAISSEAUX)
Tout petits vaisseaux sanguins qui relient les veines et les artères. C'est par les capillaires que l'oxygène et les éléments nutritionnels sont transférés du sang dans les cellules et que les déchets sont évacués.

CARTILAGE Tissu dense mais élastique, présent (entre autres) dans les articulations, la colonne vertébrale, la gorge, les oreilles et le nez. Sans être aussi dur que l'os, il assure protection et support.

CATAPLASME Préparation molle et humide étalée entre deux couches de tissu ou de gaze et appliquée – généralement chaude – sur la peau afin de réduire la douleur et l'inflammation, soigner les contusions ou favoriser la cicatrisation des blessures et l'évacuation du pus.

CHOLESTÉROL
Substance de type graisseux qui circule dans le sang et aide à construire les membranes cellulaires ; à un taux élevé, peut augmenter le risque de crise cardiaque. *Voir aussi* HDL, LDL.

CHRONIQUE Persistant ou durable ; désigne un état ou une maladie qui évolue lentement et nécessite souvent des mois ou des années de traitement.

COENZYME Substance qui agit de concert avec des enzymes pour accélérer certaines réactions chimiques dans l'organisme.

COMPLÉMENTS NUTRITIONNELS
Minéraux, vitamines, extraits de plantes ou autres substances – d'origine naturelle ou synthétisés en laboratoire – utilisés en vue d'améliorer l'équilibre nutritionnel et/ou à des fins médicales.

COMPLEXE
Combinaison de vitamines, minéraux, végétaux ou autres types de compléments nutritionnels : complexe de vitamines B, complexe lipotrope, par exemple.

COMPRESSE
Morceau de coton doux ou de gaze, trempé dans une infusion de plante ou autre substance curative, replié puis appliqué sur la peau pour aider à apaiser inflammation et douleur.

DÉMENCE Perte des facultés mentales due à la maladie d'Alzheimer ou à toute autre altération du cerveau.

DÉTOXICATION
Neutralisation du pouvoir toxique de certaines substances par leur combinaison avec d'autres molécules (au niveau du foie) ou par l'action des vitamines, oligoéléments et antioxydants (au niveau cellulaire).
.

DIURÉTIQUE Substance qui draine l'eau des tissus de l'organisme et augmente la quantité d'urine évacuée.

DOSE THÉRAPEUTIQUE
Quantité d'une vitamine, d'un minéral, d'une plante, d'un complément nutritionnel ou d'un médicament nécessaire à l'obtention de l'effet curatif désiré, par opposition à la quantité minimale nécessaire à la prévention d'une déficience.

DOUCHE VAGINALE
Mélange d'infusion de plantes, d'acidophilus et d'eau, par exemple, utilisé pour irriguer le vagin ; parfois recommandé en cas d'infection.

ENDORPHINES Substances antalgiques naturelles, produites par la glande pituitaire et aux effets identiques à ceux des analgésiques narcotiques.

ENZYME Protéine qui accélère la majorité des mécanismes et réactions chimiques spécifiques dans l'organisme, comme l'assimilation des nutriments et la production d'énergie.

EXPECTORANT
Substance qui favorise l'expulsion du mucus par la toux sous forme de crachat.

EXTRAIT
Forme concentrée d'un végétal, qui contient un taux souvent normalisé d'ingrédients actifs.

FERMENTS LACTIQUES
Cultures de bactéries « bienfaisantes » en principe présentes dans l'intestin. La consommation de ferments lactiques tels que l'acidophilus et le bifidus permet d'améliorer la digestion en multipliant et en restaurant la population bactérienne normale de l'intestin.

FLAVONOÏDES
Vaste groupe de phytonutriments présents dans les plantes. Bien qu'en majorité incolores, certains sont des pigments responsables des couleurs de nombreux fruits et légumes.

FOS (FRUCTO-OLIGOSACCHARIDES)
Sucres polymérisés formés de saccharose et de fructose et qui ne sont pas digérés dans les parties supérieures du tube digestif de l'homme. Ils constituent en revanche des facteurs spécifiques de croissance pour certaines bactéries intestinales, notamment les bifidobactéries.

GASTRORÉSISTANT
Qualité du revêtement protecteur qui permet à un comprimé, une gélule ou une capsule molle d'arriver intact dans l'intestin grêle, sans avoir été endommagé dans l'estomac ; le revêtement se dissout dans l'intestin, où le contenu du comprimé est absorbé.

HDL (LIPOPROTÉINE DE HAUTE DENSITÉ)
De l'anglais *High density lipoprotein*. L'un des deux types de lipoprotéines du sang qui font circuler le cholestérol dans l'organisme. Un taux élevé de HDL (qui transporte beaucoup moins de graisse que le LDL, lipoprotéine de basse densité) implique un risque de maladie cardiaque inférieur à la moyenne. Le HDL est baptisé « bon cholestérol ». *Voir aussi* Cholestérol, LDL.

HÉMOGLOBINE Élément des globules rouges chargé de la circulation de l'oxygène. Composé de fer et de protéine, il transporte l'oxygène des poumons aux cellules.

HOMÉOSTASIE
Maintien à une valeur normale de tous les paramètres physiologiques qui témoignent de la bonne santé d'un individu (formule sanguine, pH, température, tonus, etc.).

HOMOCYSTÉINE
Acide aminé soufré jouant un rôle essentiel dans la réparation cellulaire ; son taux élevé dans le sang indique un risque d'atteinte cardio-vasculaire.

HORMONE Ensemble de messagers chimiques (produits par les ovaires, les testicules, les glandes surrénales, pituitaire, thyroïde, etc.) exerçant leurs effets dans l'organisme. Les hormones règlent tout, de la croissance et de la régénération des tissus au métabolisme des cellules, en passant par la reproduction, la tension artérielle et la réaction de l'organisme au stress.

HUILE ESSENTIELLE Huile concentrée extraite de végétaux en tout genre ; parfois nommée essence.

HYPOLIPIDÉMIANT Médicament utilisé pour réduire l'excès de cholestérol et rééquilibrer les fractions HDL et LDL. *Voir aussi* Cholestérol, HDL, LDL.

IMAO (INHIBITEURS DE LA MONOAMINE OXYDASE) Catégorie de médicaments employés pour traiter la dépression, qui provoque souvent des interactions avec les aliments, les médicaments et les compléments nutritionnels.

INSULINORÉSISTANCE État dans lequel les cellules de l'organisme ne réagissent plus convenablement à l'hormone insuline. L'insulinorésistance peut faire monter le taux de sucre (glucose) dans le sang, accroître la production d'insuline par le pancréas et, éventuellement, provoquer diabète et obésité.

INTERFÉRONS Protéines aux propriétés antivirales produites par le système immunitaire.

ISOFLAVONES Molécules représentant l'un des deux groupes de phyto-œstrogènes, et transformées par les bactéries intestinales en ginestéine et daidzéine, qui ont des actions régulatrices sur les œstrogènes.

IU (UNITÉS INTERNATIONALES) Quantité de vitamine produisant les mêmes effets physiologiques, quelle que soit la forme chimique administrée ; cette unité s'emploie couramment pour la vitamine E, qui possède différentes formes chimiques.

JAUNISSE Symptôme d'hépatite et d'autres troubles du foie, caractérisé par une coloration jaune de la peau, de la conjonctive et des yeux.

LDL (LIPOPROTÉINE DE BASSE DENSITÉ) De l'anglais *Low density lipoprotein*. L'un des deux types de lipoprotéines du sang qui font circuler le cholestérol dans l'organisme. Le LDL transporte les trois quarts environ du cholestérol sanguin. Un taux élevé de LDL révèle généralement un taux élevé de cholestérol et implique un risque accru de maladies cardiaques. Le LDL est baptisé « mauvais cholestérol ». *Voir aussi* Cholestérol, HDL.

LIPOTROPE Se dit de substances, telles que la choline, la méthionine ou le chardon-Marie, dont l'action est de protéger les cellules du foie. On appelle composé ou complexe lipotrope une combinaison de ces substances.

MACROPHAGE Type de globule blanc capable d'entourer et de digérer des bactéries et autres microbes à l'origine de diverses pathologies.

MALADIE AUTO-IMMUNE Affection, comme le lupus ou la polyarthrite rhumatoïde, dans laquelle le système immunitaire attaque par erreur les tissus sains de son propre organisme.

MÉDIATEUR CHIMIQUE Substance chimique, présente dans le cerveau et l'ensemble de l'organisme, qui transmet les signaux aux cellules nerveuses.

MÉTABOLISME Ensemble des modifications chimiques qui se produisent au sein de l'organisme. Il s'exerce dans deux directions : l'anabolisme, synthèse des molécules, et le catabolisme, destruction et remaniement des molécules.

MICROGRAMME (µg) Mesure métrique de poids utilisée pour les petites valeurs. Il y a 1 000 µg dans 1 mg (milligramme). S'écrivait autrefois mcg.

MINÉRAL Substance inorganique, comme le calcium, l'iode ou le sélénium, présente dans la croûte terrestre et qui joue un rôle essentiel dans l'organisme humain comme cofacteur d'enzymes pour la régulation du rythme cardiaque, la formation osseuse, la digestion et de nombreux autres processus métaboliques.

MUQUEUSE Membrane fine humectée par du mucus, qui tapisse les lèvres, la bouche, le vagin, les paupières ainsi que les autres cavités et canaux de l'organisme.

NÉVRALGIE Douleur aiguë, parfois violente, provoquée par l'altération d'un nerf. Elle affecte souvent une zone précise du corps, le visage et le dos, par exemple.

ŒSTROGÈNE Hormone sexuelle femelle, produite essentiellement par les ovaires, qui aide à réguler la menstruation, la reproduction et différents autres mécanismes.

OLIGOÉLÉMENT Élément chimique – métal ou métalloïde – présent à l'état de traces chez les êtres vivants et les végétaux, et indispensable à la vie (par exemple cuivre, fer, fluor, magnésium, zinc...).

OPC (OLIGOMÈRES PROANTHOCIANIDIQUES) Groupe de composés antioxydants, aussi nommés procyanidines (présents dans l'écorce de pin, l'extrait de pépins de raisin, le thé vert, le vin rouge, entre autres), qui pourraient aider à protéger contre les maladies cardio-vasculaires.

PABA (ACIDE PARA-AMINOBENZOÏQUE) Un des composants de l'acide folique, qui assure la protection de la peau et le bon état des cheveux.

PHYTONUTRIMENTS Substances présentes dans les fruits, les légumes, les graines, les herbes et les plantes, et qui pourraient contribuer à protéger contre le cancer, les maladies cardiaques et autres pathologies.

PHYTO-ŒSTROGÈNES Composés présents dans le soja et d'autres plantes dotées de propriétés œstrogéniques légères. Ils contribuent à soulager les symptômes d'un déséquilibre hormonal chez la femme et pourraient réduire les risques de certains cancers.

PLACEBO Substance dépourvue d'activité. On utilise souvent un placebo au cours de recherches scientifiques pour comparer les effets curatifs d'un médicament ou d'un complément avec l'effet psychologique d'un produit neutre.

PRÉECLAMPSIE Pathologie de la femme enceinte caractérisée par de l'hypertension, la présence de protéines dans les urines et une prise de poids accompagnée d'œdème.

PROBIOTIQUES *Voir* Ferments lactiques.

PROGESTÉRONE Hormone sexuelle femelle produite par les ovaires, qui aide à réguler la menstruation. La progestérone appartient à un groupe d'hormones, les progestogènes, synthétisées à des fins thérapeutiques.

PROLACTINE Hormone sécrétée par l'hypophyse et dont le taux s'élève sous l'effet du stress ; la prolactine contribue aussi à déclencher la lactation.

PROSTAGLANDINES Éléments chimiques de type hormonal produits naturellement par l'organisme en réaction à un stimulus. Les prostaglandines ont des effets multiples, comme provoquer l'inflammation, stimuler les contractions utérines pendant l'accouchement et protéger la paroi stomacale.

PSYLLIUM Plante dénommée scientifiquement *Plantago ovata*. Ses graines, récoltées à maturité, sont utilisées pour traiter la diarrhée aussi bien que la constipation.

QUERCÉTINE Flavonoïde, ou pigment naturel, contenu dans de nombreux légumes, fleurs ou écorces d'arbres. C'est un antioxydant et un anti-inflammatoire puissant.

RADICAUX LIBRES Molécules hautement réactives et instables, engendrées par l'organisme mais susceptibles de dégrader les membranes cellulaires lorsqu'elles sont en excès. Ils représentent alors un risque potentiel de maladies cardiaques, de cancers et autres affections graves. Les antioxydants aident à limiter leurs agressions.

RÉACTION IMMUNITAIRE Défense naturelle de l'organisme contre les microbes infectieux (notamment les bactéries et virus responsables de maladies) aussi bien que contre les cellules cancéreuses se développant dans l'organisme.

STÉROÏDES Nom courant des corticostéroïdes, médicaments anti-inflammatoires parfois prescrits pour traiter les réactions allergiques, l'asthme, les éruptions cutanées, la sclérose en plaques, le lupus et autres affections.

SUBCARENCE Carence très légère, pratiquement asymptomatique.

SUBLINGUAL Signifie « sous la langue ». Certains compléments sont conçus pour se dissoudre dans la bouche, ce qui leur permet de pénétrer rapidement dans le sang. Cette forme évite ainsi le métabolisme du complément par le foie, ce qui peut en réduire le taux en circulation.

TANNIN OU TANIN Substance astringente dérivée de plantes et susceptible de contracter les vaisseaux sanguins et les tissus de l'organisme.

TEINTURE-MÈRE Liquide généralement obtenu par l'infusion d'une plante entière dans un mélange d'eau et d'alcool éthylique. L'alcool aide à extraire les principes actifs de la plante, les concentre et les préserve.

TESTOSTÉRONE Principale hormone sexuelle mâle, produite par les testicules, responsable de modifications corporelles à la puberté. Les ovaires de la femme produisent également une petite quantité de testostérone.

THÉRAPIE HORMONALE DE SUBSTITUTION Utilisation de complément d'œstrogènes et de progestérone (sous la forme de progestogène), hormones sexuelles femelles, pour réduire ou neutraliser les effets néfastes de la ménopause. Cette thérapie pourrait aussi aider à prévenir l'ostéoporose.

TONIQUE Plante (comme le ginseng) ou mélange de plantes employé pour « tonifier » l'organisme ou un organe précis, en lui donnant de la force et/ou de la vitalité.

TRIGLYCÉRIDE Terme chimique désignant l'un des composants des graisses. La présence d'un taux élevé de triglycérides dans le sang augmente les risques de maladies cardio-vasculaires.

VITAMINE Substance organique qui joue un rôle essentiel dans la régulation des fonctions cellulaires de l'organisme. La plupart des vitamines doivent être apportées par l'alimentation ou par les compléments puisque l'organisme est incapable de les produire.

Adresses utiles

Avertissement
Les conseils et traitements donnés par certains sites Internet le sont à titre indicatif. Ne les mettez jamais en application sans avoir pris l'avis de votre médecin.

NUTRITION ET ASSOCIATIONS MÉDICALES

FRANCE

Agence française de sécurité sanitaire des aliments
23, avenue du Général-de-Gaulle BP 19
94701 Maisons-Alfort
Tél. : 01 49 77 13 50
Fax : 01 49 77 26 12
www.afssa.fr
L'actualité en matière de risques et de recherche concernant la nutrition et l'hygiène alimentaire.

Association médicale pour la promotion de la phytothérapie
2, cours Aristide-Briand
33000 Bordeaux
Tél./fax : 05 56 94 41 03

Fédération médicale française de médecine naturelle (FMFMN)
Faculté de médecine de Bobigny
74, rue Marcel-Cachin, salle 232, 93017 Bobigny Cedex
Tél./fax : 01 64 64 05 51
www.upml.fr/glem/associat/fmfmn.htm

Institut français pour la nutrition (IFN)
71, avenue Victor-Hugo 75116 Paris. Tél. : 01 45 00 92 50
Fax : 01 40 67 17 76

www.ifn.asso.fr
Répertoire des organismes, sociétés, sites web dans les domaines de l'alimentation et de la nutrition ; dossiers sur l'alimentation aux différents âges de la vie, sur les nutriments et la sécurité alimentaire.

Société française de mésothérapie
15, rue des Suisses
75014 Paris
sfmesotherapie.ifrance.com

Syndicat national des médecins homéopathes français
79, rue de Tocqueville
75017 Paris.
Tél. : 01 44 29 01 31
Fax : 01 40 54 00 66
www.upml.fr/snmhf

www.sfaed.org
Syndicat français des aliments de l'enfance et de la diététique : nutrition, aliments diététiques et compléments alimentaires.

www.synadiet.com
Syndicat national des fabricants de produits diététiques, naturels et de compléments alimentaires.

www.naturmed.com
Médecines douces et bien-être : actualité, lexique, annuaire, recettes...

SUISSE

Association suisse pour l'alimentation
Effingerstrasse 2,
Case postale 8333, 3001 Berne
Tél. : 031/385 00 00
Fax : 031/385 00 05
www.sve.org

Fédération des médecins suisses
Elfenstr. 18, 3000 Berne 16
Tél. : 031/359 11 11
Fax : 031/359 11 12
www.fmh.ch

Office fédéral de la santé publique
CH-3003 Berne
Tél. : 031/322 21 11
Fax : 031/322 95 07
www.bag.admin.ch

Société suisse de mésothérapie
Case postale 325, 3962 Montana. Fax : 027/481 36 76
www.mesotherapy.ch

Société suisse d'homéopathie
Case postale 1050,
8134 Adliswil
www.homeopathy.org

Société suisse des médecins homéopathes
Steinhauserstrasse 5,
6300 Zoug
Tél. : 041/748 21 89

Société suisse des pharmaciens
Stationsstrasse 12,
3097 Liebefeld
Tél. : 031/978 58 58
Fax : 031/978 58 59
www.pharmagate.ch

www.swiss.pharmacy.ch
Portail santé des pharmaciens suisses. Information sur la santé, la forme et le bien-être.

ASSOCIATIONS D'AIDE AUX MALADES

FRANCE

Aide aux jeunes diabétiques (AJD)
17, rue Gazan 75014 Paris
Tél. : 01 44 16 89 89
Fax : 01 45 81 40 38

Alcooliques anonymes France (AA)
Aide à la désintoxication fondée sur la rencontre en groupes de personnes alcooliques.
Services généraux : 21, rue Trousseau 75011 Paris
Tél. : 01 48 06 43 68
Permanence téléphonique 24 h/24 : 01 43 25 75 00
http://perso.club-internet.fr/aafr

Association française des diabétiques (AFD)
58, rue Alexandre-Dumas
75544 Paris Cedex 11
Tél. : 01 40 09 24 25
Fax : 01 40 09 20 30
N° Allo Diabète (du lundi au vendredi de 9 h à 18 h) : 01 40 09 68 09

Association France migraine (AFM)
Actualité, informations sur la maladie et les traitements, sensibilisation aux problèmes des migraineux.
59, avenue Kléber 75116 Paris
Fax : 01 47 04 22 01
www.sos-migraine.com (informations, questionnaire de diagnostic)

Association François-Aupetit (AFA) Maladie de Crohn
Soutien et développement de la recherche, échange d'informations et de services.
Hôpital Rothschild
33, bd de Picpus 75571 Paris Cedex 12
Tél. : 01 40 19 99 19
www.afa.asso.fr

Association Herpès
Développement de la prévention, soutien aux patients atteints d'herpès.
www.herpes.asso.fr

Association nationale de prévention de l'alcoolisme (ANPA)
Prévention, soins et insertion. Contacts départementaux et régionaux des centres d'alcoologie et des comités.
20, rue Saint-Fiacre
75002 Paris.
Tél. : 01 42 33 51 04
Fax : 01 45 08 17 02
www.anpa.asso.fr

Association pour la lutte contre le psoriasis (APLCP)
Pour une meilleure connaissance de la maladie et de ses conséquences ; aide à mieux vivre avec son psoriasis.
1, allée du Stade
95610 Éragny
Tél. : 01 34 64 17 68
Fax : 01 30 37 45 81
www.multimania.com/lutpsoriasis

Comité français de lutte contre l'hypertension artérielle (CFLHTA)
Information et prévention. Pour le grand public et les professionnels.
C/o Fédération française de cardiologie
50, rue du Rocher 75008 Paris
www.comitehta.org

L'Enfant de l'espoir
Écoute et soutien des couples confrontés au problème de l'infertilité et de la stérilité.
members.aol.com/enfantesp/Assoc.html

Femmes pour toujours
Association française pour la prévention des maladies liées à la ménopause.
B.P. 172, 94305 Vincennes Cedex Tél. : 08 36 68 31 95
Fax : 01 43 65 68 79
perso.club-internet.fr/femtjour

France-Parkinson
Information, soutien, promotion de la recherche, représentation des malades auprès des institutions et des pouvoirs publics.
37 *bis*, rue La Fontaine
75016 Paris
Tél. : 01 45 20 22 20
Fax : 01 40 50 16 44
www.franceparkinson.org

Ligue française contre l'épilepsie (LFCE)
Conseils aux malades et à leur famille.
Siège social :
Centre médical de La Teppe
26600 Tain-l'Hermitage
lfce.epilepsies.free.fr

Ligue nationale contre le cancer
Soutien à la recherche, actions solidaires, éducation à la santé, prévention et dépistage.
Siège national :
14, rue Corvisart
75013 Paris
Tél. : 01 53 55 24 00
Fax : 01 43 36 91 89
Écoute Cancer : 01 45 02 15 15
www.ligue-cancer.asso.fr

Sida Info Service
24 h/24 et 7 j/7.
Infos, actualité, écoute, orientation.
N° gratuit : 0800 840 800

www.depress.com
Site du programme éducatif « Faire face à la dépression ». Qui en est affecté, pourquoi, les symptômes, où trouver de l'aide, dépistage des symptômes, questionnaire sur la dépression.

www.menoweb.com
Conseils et informations médicales sur la ménopause et les affections qui peuvent l'accompagner.

www.reseauparkinson.org
Information et soutien des personnes atteintes de la maladie de Parkinson.

www.sidaweb.com
Sida : actualité, échanges et orientation des personnes atteintes. Site réalisé par l'Association de lutte contre le sida.

www.sante.gouv.fr/htm/pointsur/tabac
Conseils pour se libérer du tabac, coordonnées des principaux organismes impliqués dans la lutte contre le tabagisme, textes réglementaires.

SUISSE

Aide suisse contre le sida (ASS)
Konradstrasse 20,
8031 Zurich
Tél. : 01/447 11 11
Fax : 01/447 11 12
www.aids.ch

Centre de gestion et d'action gérontologique
Rue du Simplon 23,
Case postale 844,
1800 Vevey 1
www.pro-senectute.ch

Fondation de l'association suisse du diabète (ASD)
Sennweidstr. 46,
6312 Steinhausen
Tél. : 041/748 76 80
Fax : 041/748 76 11
www.diabete.ch

Institut suisse de prévention de l'alcoolisme et autres toxicomanies (ISPA)
Avenue Louis-Ruchonnet 14,
Case postale 870,
1001 Lausanne
Tél. : 021/321 29 11
Fax : 021/321 29 40
www.sfa-ispa.ch

Ligue suisse contre le cancer
Case postale 8219,
3001 Berne
Tél. : 031/389 91 00
Fax : 031/389 91 60
www.swisscancer.ch

Société suisse de cardiologie
Schwarztorstr. 18,
3007 Berne
Tél. : 031/388 80 90
Cardio-Phone : 0878 800 810
www.swissheart.ch

Société suisse de la sclérose en plaques
Rue des Poudrières 37,
2006 Neuchâtel 6
Tél. 032/730 64 30
Fax : 032/730 64 70
www.multiplesklerose.ch

BELGIQUE

Alcooliques anonymes francophones de Belgique
11, rue du Boulet
B-1000 Bruxelles
Tél. : 32 (0)2 511 40 30
Fax : 32 (0)1 1184 46 58
www.alcooliquesanonymes.be

Association belge du diabète (ABD)
935, chaussée de Waterloo,
1180 Bruxelles
Tél. : 02/374 31 95
Fax : 02/374 81 74
www.diabete-abd.be

www.luttecontreletabac.com
Lutte contre le tabagisme et conseils pour le sevrage ; statistiques belges de bronchites, cancers bronchiques, consommation et mortalité.

Index

Les chiffres en **gras** renvoient aux sujets développés. Les chiffres suivis d'un astérisque (*) renvoient aux encadrés situés dans les colonnes de gauche et de droite des doubles pages.

A

B

C

D

E

F

G

H

I

J, K

L

M

Q, R

S

T

U

V

Y

Z

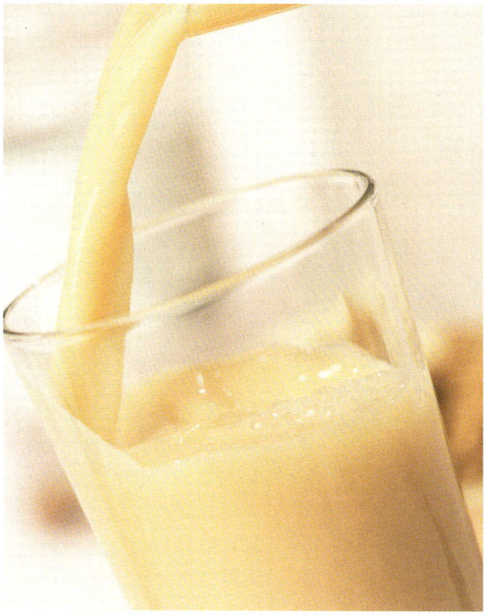

Abréviations : h = haut, m = milieu, b = bas, g = gauche, d = droite.

Jean-Pierre Delagarde : 46, 50, 60, 82, 89, 90, 92, 98, 100, 108, 114, 116, 126, 136, 146, 147, 192, 200, 208, 218, 226, 246, 248, 258, 264, 284, 322, 330, 332, 336, 344, 346, 376.

Groupe Getty

Ian Atkinson : 361

Martin Norris : 27bm, 28b, 30, 31, 34, 35, 48, 52bg, 52hg, 53, 64, 69, 78bd, 94, 102, 104, 123, 132hg, 137, 144, 152, 165, 168, 170, 178, 182, 186, 198, 202, 204, 206, 224, 234, 242, 250, 268, 268, 272, 274, 281, 282, 288, 296, 300, 314, 316, 318, 326, 338, 348, 360, 362, 368, 370, 400

Paul Williams : 16

Digital Vision : 10, 15, 188, 237, 271, 366bg

GettyOne Photodisc : 13, 19, 20, 21, 22, 23, 24, 27m, 37, 56, 132, 133, 134, 135, 216g, 216bd, 217, 236, 237hd, 270bg, 270hg 278, 280, 304, 366md, 366bd, 367

GettyOne Stone/Augusta Butera : 12, **GettyOne Stone/Dale Durfee :** 78, **GettyOne Stone/Chris Thomaidis :** 279, **GettyOne Stone/David Madison :** 302, **GettyOne Stone/Michelangelo Gratton :** 305.

Les photographies non mentionnées ci-dessus ont été réalisées par Lisa Koenig pour Reader's Digest.

GUIDE DES VITAMINES ET DES MINÉRAUX POUR UNE BONNE SANTÉ
Publié par Sélection du Reader's Digest

Photogravure : La Station Graphique
Impression et reliure : Mateu-Cromo, Madrid

PREMIÈRE ÉDITION
Premier tirage

Achevé d'imprimer : janvier 2002
Dépôt légal en France : février 2002
Dépôt légal en Belgique : D-2002-0621-45

IMPRIMÉ EN ESPAGNE
Printed in Spain